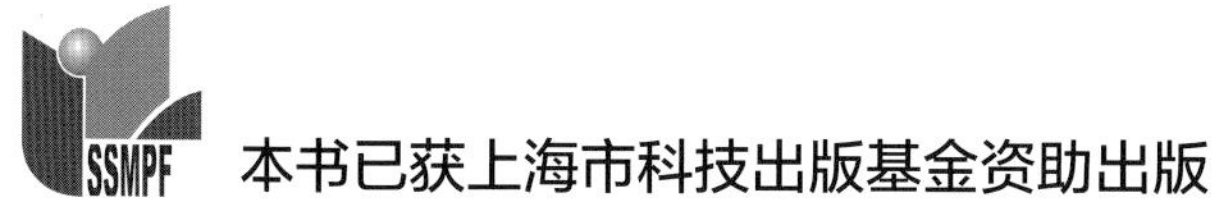

Modern Medical Mycology

现代真菌病学

主　　编　廖万清　吴绍熙
执行主编　潘炜华　张　宏

复旦大学出版社

图书在版编目(CIP)数据

现代真菌病学/廖万清,吴绍熙主编. —上海:复旦大学出版社,2017.10
ISBN 978-7-309-12399-9

Ⅰ. 现… Ⅱ. ①廖…②吴… Ⅲ. 真菌病-诊疗 Ⅳ. R519

中国版本图书馆 CIP 数据核字(2016)第 147401 号

现代真菌病学
廖万清　吴绍熙　主编
责任编辑/魏　岚

复旦大学出版社有限公司出版发行
上海市国权路 579 号　邮编:200433
网址:fupnet@fudanpress.com　http://www.fudanpress.com
门市零售:86-21-65642857　团体订购:86-21-65118853
外埠邮购:86-21-65109143　出版部电话:86-21-65642845
上海丽佳制版印刷有限公司

开本 787×1092　1/16　印张 32.75　字数 984 千
2017 年 10 月第 1 版第 1 次印刷

ISBN 978-7-309-12399-9/R · 1562
定价:398.00 元

主编简介

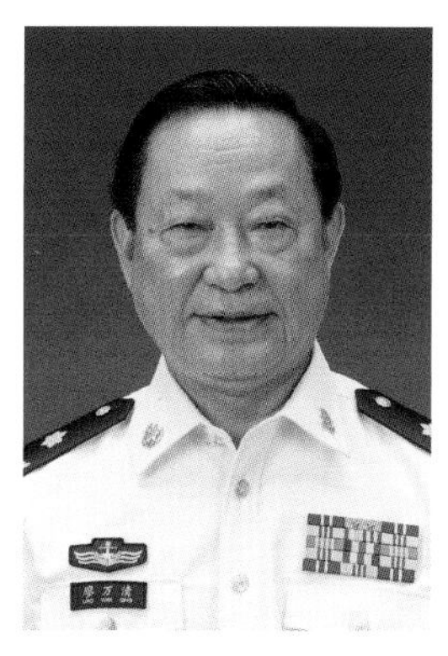

廖万清，中国工程院院士、一级教授、文职特级、博士生导师、总后一代名师。现任海军军医大学（原第二军医大学）皮肤性病与真菌病研究所所长、上海医学真菌研究所所长、上海市医学真菌分子生物学重点实验室主任，兼任全军医学科学委员会常务委员兼专业技术委员会副主任、中国华夏医学科技奖理事会副理事长、中华皮肤病与性病学会咨询委员会副主任委员、《中国皮肤性病学杂志》主任编委、《世界临床药物杂志》副主任编委等职。

主要成就与贡献：首次发现了 9 种新的致病真菌及其引起的疾病类型，发表论文 405 篇，主编专著 9 部。以第一完成人荣获国家科技进步二等奖 2 项、三等奖 1 项，上海市科技进步一等奖及其他各类成果奖 20 项，荣立二等功 1 次、三等功 4 次。1996 年荣获上海市侨界十杰荣誉称号，2002 年荣获全军专业技术重大贡献奖，2013 年荣获叶剑英奖，2014 年荣获中华医学会皮肤科学会终身成就奖，2016 年获全国优秀科技工作者奖。

主编简介

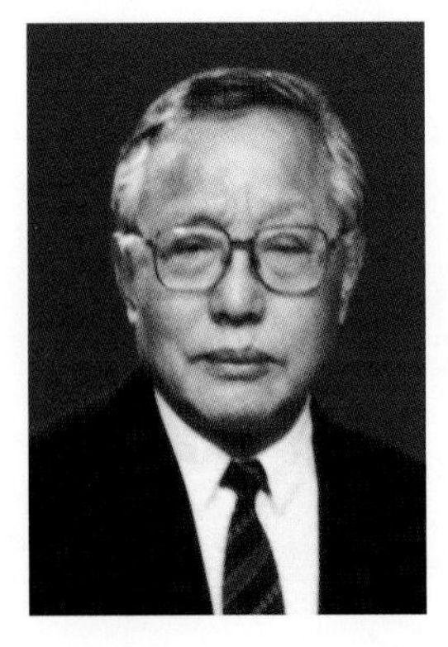

吴绍熙，1950 年毕业于国立上海医学院医本科；1958 年毕业于上海第一医学院内科学院皮肤科并获得副博士研究生学位；1962 年毕业于卫生部第三期全国西医学习中医班。1958 年被分配到中国医学科学院皮肤病研究所（原中央皮肤性病研究所），先后任主治医师、副研究员、研究员，历任医学真菌研究室、中西医结合研究室、国家科委中国微生物菌种保藏管理委员会医学真菌中心主任等职。曾担任国家自然科学基金委员会评审委员（第二、三届）、卫生部新药评审委员（第二、三届）、国际人兽共患真菌病学会中国分会主任委员（第一届）及《中华皮肤科杂志》等十几种杂志副主编、常务编委等职。主编《真菌病学》《现代真菌病诊断治疗学》等 10 余种专著。曾获国家科技进步奖二等奖、全国科学大会集体奖、中国医师协会杰出贡献奖、中国微生物学会突出贡献奖、中国菌物学会终身成就奖等多个奖项。

执行主编简介

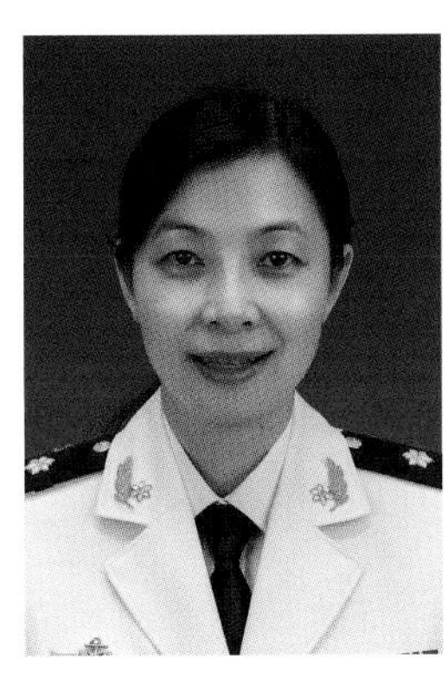

潘炜华，1968年出生，医学博士。海军军医大学教授，主任医师。担任中国整合医学会皮肤病分会主任委员，中国菌物学会理事，中华医学会皮肤病分会委员，上海微生物学会真菌专业委员会主任委员，《中国皮肤性病学杂志》《中国真菌学杂志》《中华医学杂志英文版》杂志编委等职。

主要研究方向：病原真菌与真菌病。发表论文100余篇，发明专利授权8项。主持973课题、国家自然科学基金等项目7项。主编、参编著作9部。

执行主编简介

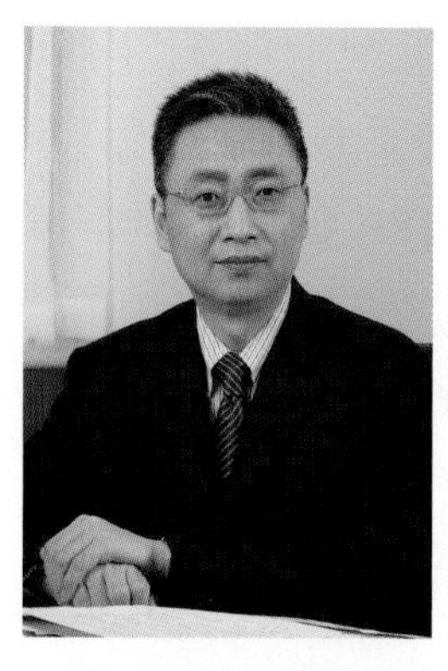

张宏，1966年出生，医学博士。暨南大学教授，主任医师。担任《中华皮肤科杂志》通讯编委，《中国人兽共患病学报》《国际皮肤性病学杂志》《中国真菌学杂志》编委，中华医学会、中国医师协会、中国中西医结合学会皮肤真菌病学组委员等职。

研究方向：病原真菌与真菌病。发表论文100余篇，发明专利授权4项。主持国家自然科学基金项目3项。主编、参编著作12部。

FOREWORD 序

随着生物分类学的迅猛发展，真菌已与动物、植物等并列为菌物界。真菌界约有200万种，其中大部分真菌对人类直接或间接有益，但也有少数菌种对人类有害，引起人类疾病，目前被确认为致病菌的真菌已有560余种。医学真菌虽然只占其中的少数，但真菌引起的疾病在皮肤科门诊病例中占近30%，而在感染、呼吸、ICU、肿瘤、血液等科室，并发深部或浅部真菌感染者也屡见不鲜。据初步统计，20世纪60年代以来，我国真菌病患者增加了30～50倍。随着对真菌病认识的增强，近年来不断发现原本认为"不致病"的真菌菌种均有引起严重疾病的可能。目前医学真菌学已被正式列为独立学科，各三级甲等医院已陆续成立真菌室并逐步发展壮大。

廖万清院士不仅是我国著名的皮肤病与医学真菌学家，为我国的真菌病学发展做出了重大贡献，更是一位对祖国无比忠诚的军人，有着坚定的信念和坚忍不拔的毅力，为理想和事业，不断追求，矢志不渝；是一位低调的高人，学问高深但不孤芳自赏，技艺高超但不恃才傲物，智谋高远但不唯我独尊；是一位智慧的好人，胸怀大爱而不念小我，心藏大志而不屑小技，情系大义而不计小利。

由廖万清、吴绍熙、潘炜华、张宏主编的《现代真菌病学》立意新颖、内容丰富，是作者在医学真菌学领域从事多年系统、深入的研究后撰写的在理论上有重大创新、在实践上有重要发现的学术著作，也是我国老、中、青三代部分医学真菌研究工作者集体智慧的结晶。《现代真菌病学》的出版对我国医学真菌学的临床、科研工作及学科人才培养具有重要意义。

孙颖浩

中国工程院院士

海军军医大学校长

PREFACE 前　言

真菌病学是研究致病真菌侵犯人体后引起不同疾病的病原、机制、诊断、治疗和预防的一门重要学科。浅部病原真菌可侵犯人体的光滑皮肤、毛发、指(趾)甲，引起各种癣菌，广泛流行于世界各国，全球浅部真菌病的患病率为20%～25%，危害广泛。深部病原真菌则可以侵犯人体的心、肝、脾、肺、肾、脑、血液、胃肠、骨骼等各个器官和系统，而且预后严重，死亡率高。特别是由于种种原因引起机体抵抗力降低的患者容易发生真菌感染，如严重创伤，长期应用激素、广谱抗生素、免疫抑制剂的患者，以及烧伤、器官移植、严重急性呼吸综合征、获得性免疫缺陷综合征、肿瘤患者等。

2012年7月至2013年7月，美国因注射污染的甲强龙引起的暴发性深部真菌感染达749例，死亡61例，鉴别后发现是以往认为不致病的嘴突脐孢菌引起的严重感染。近年来，笔者等发现指甲隐球菌、胶囊青霉等引起脑膜炎及肺部感染等不同疾病，引起了世界各国临床医务人员及基础研究工作者的高度重视。

目前真菌病学明显表现为4个特点：①病原流行病学的变迁：说明在临床诊治过程中必须对变迁的病原真菌进行精确诊断和治疗；②新兴诊断技术不断发展：目前真菌病的诊断仍以镜检、培养、病理检查为主，血清学、影像学检查为辅，对特殊真菌必须做分子生物学鉴定，从而做出确切诊断。③耐药真菌不断增加：临床上必须注意真菌的药敏试验及处理。④病原真菌与宿主相互作用极为复杂：必须注意真菌侵犯人体的机制研究，最终才能控制真菌病。

本书是一部具有中国特色、反映当代水平、图文并茂的真菌病学高级参考书，全书系统地介绍了当前国内外真菌病学研究的现状、新进展及主要成果。除大量的临床诊断、治疗、预防的经验外，还介绍了真菌的生物学、超微结构，真菌感染的动物模型，真菌感染的宿主免疫，病原真菌分子生物学检测等新技术、新方法。特别是载入了我国创新的防治真菌病的独特内容，图片精致，涉及真菌病学的各个方面。

本书由海军军医大学(原第二军医大学)、中国医学科学院、暨南大学、复旦大学、贵阳医科大学、解放军总医院、南京军区总医院等单位从事临床真菌病学、免疫学、微生物学、真菌分子生物学研究的专家、教授通力合作编就，读者对象为皮肤科、感染科及其他相关的各临床及基础学科的医师，以及真菌实验室、检验科、高等院校微生物学、医学真菌学工作者。

由于编者的水平所限，不足之处在所难免，恳望广大读者提出宝贵意见。

编　者

2017年9月8日

CONTENTS 目　录

第一篇　概论

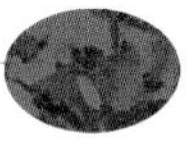

第二篇 浅部真菌病

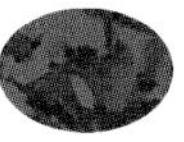

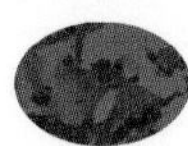

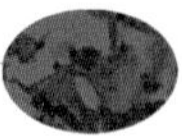

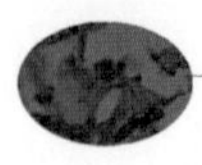

第三篇 深部真菌病

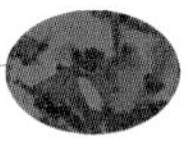

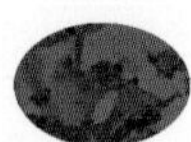

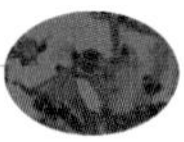

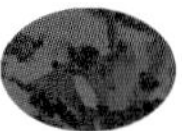

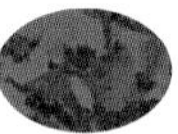

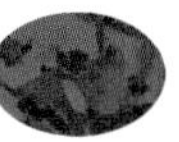

第四篇 真菌毒素中毒症

第五篇 放线菌病

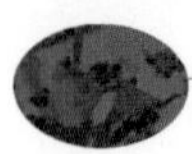

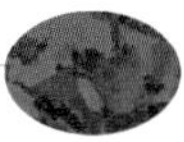

第六篇 常见的“污染真菌”

第七篇 真菌的培养与保藏

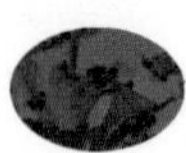

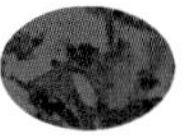

第一篇
概　论

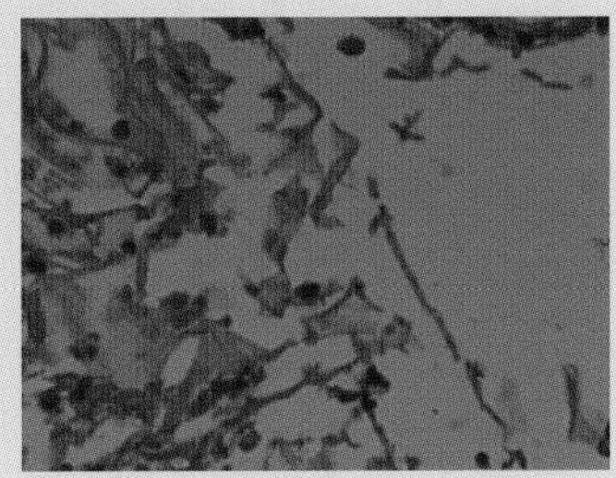

1　我国病原真菌学研究的历史及重要进展

2　真菌的生物学

3　真菌超微结构

4　真菌感染的宿主免疫

5　真菌病的组织病理学

6　真菌学实验室检测方法

7　病原真菌感染的动物模型

8　抗真菌药物

我国病原真菌学研究的历史及重要进展

近半个世纪来，随着历史的发展、科学的进步，以及客观的需要，尤其是随着整个医学的发展和需要，医学真菌学也应运发展。据不完全统计，从20世纪60年代以来，有些真菌病患者增加30～50倍，尤其是一些机会致病真菌，更是致病情况层出不穷。有人甚至预言，今后有可能所有条件致病真菌均可致病。这就从客观上要求医学真菌学必须不断发展。为此，我国卫生行政部门决定：凡是三级甲等以上医院都必须设立真菌科以适应形势的需要。这些就更促进了医学真菌学的进一步发展。

(1) 真菌在自然界的定位方面

早在200多年前，瑞典林奈首先将地球上的生物分为植物和动物两个界，一直沿用至20世纪中期。而实际早在1860及1866年Hogg及Hoeckel已先后提出应加原始生物界(protoctista)或原生生物界(protista)的概念，即生物界应分3界，但一直到20世纪60年代才被接受而采用。因为这时人们才更明确地认识原核生物和真核生物的差别更为重要。主要是由于这是生物进化的两个明显不同阶段，即生物界应首先分原核生物和真核生物两大类。1956年，Whittaker明确提出真菌界应从原生生物界分出，而与植物界、动物界、原生生物界4界并列，而将其他藻类、原生动物、细菌、蓝藻保留于原生生物界。后来又因这样分类后原生生物界又太庞杂，至1969年又再分成原生生物、原核生物、植物、真菌和动物5界。1979年，我国陈世骧考虑5界中未能包括病毒而提出6界分类。1980年后，裘维蕃则认为真菌一名应改成菌物，并成立菌物学会这个一级学会。这些沿革似尚不完善，可能还会有新的分类，不过作为真菌应独立成界，观点比较一致。在医学真菌方面，老一辈的医学家杨国亮、曹松年、秦作梁、郭可大、尤家骏、胡传揆、秦启贤等在发现我国新的真菌病患者及菌种研究等方面做出不少贡献，尤其是在参加常见真菌病的防治工作方面起到带动作用。

(2) 生态学方面

真菌作为一种真核生物，其多样性(diversity)是众所周知的。如以新生隐球菌为例，即有格特(*gattii*)变种和新生变种，有A、B、C、D及AD 5种血清型，还有尿素酶阴性和阳性、有荚膜和无荚膜类型等。1980年，廖万清等在上海地区发现格特隐球菌ITS C型(S8012)引起脑膜炎并成功救治。此外，吴绍熙等又先后从自然环境和非免疫缺陷患者中首次分离得到尿素酶阴性新生隐球菌，并证明从自然环境鸽粪中，尤其是在同一份鸽粪中同时分离得A和AD血清型，且发现当地临床分离的菌株其血清型又与之吻合。这些情况国际上尚未见类似报道。此外,从临床分离出的新生隐球菌 83%～89%是 *neoformans* 变种,11%～17%是 *gattii* 变种。

随着生物界分类学的发展,真菌已与动物、植物并列为菌物界。据专家估计,自然实际存在的真菌物种约有 160 万种,而目前世界上已被描述的真菌种类约为 10 万余种。其中大部分对人类直接或间接有益,但也有少数物种对人类有害,引起人类疾病。目前被确认为致病菌的真菌有 300 余种。医学真菌虽只占其中少数,但真菌引起的疾病在皮肤科门诊患者中高达 1/4 以上,而其他科,如感染、肿瘤、血液等科并发深部或浅部真菌感染者也屡见不鲜。目前,医学真菌学已正式列为独立学科,在三级甲等医院已陆续成立真菌室。从其初创至今已数十年,主要是由于真菌病的增多而发展壮大。

1.1 真菌病学研究

近 60 年来,我国进行过 3 次大规模流行病学调查。我国 25 个省、市、自治区(包括我国台湾地区)先后于 1986 年收集了 9 139 株致病真菌和 1996 年分离出的 18 085 株致病真菌。发现这两个年度中,前 10 位的主要致病真菌在几大区的变迁情况比较一致。总的情况是:红色毛癣菌均占优势,但在 1996 年于我国华东、西南和台湾等地区白假丝酵母(又称白念珠菌)已占优势,而在西北地区则以亲动物性须癣毛癣菌(原名石膏样毛癣菌)占优势。此外,两个年度的比较还发现,1986 年居第 5 位(占 5%)的白念珠菌到 1996 年已上升至第 2 位(占 19.6%)。同样,在 1986 年,较少见到的近平滑念珠菌到 1996 年已明显上升至第 8 位(占 1.6%),其他念珠菌种和酵母也都有明显增加,分别跃居第 4 位(5.6%)和第 5 位(4.4%),说明某些酵母类真菌在致病真菌中所占比例已明显上升。2006 年又进行过全国大规模的真菌病流行病学调查,分析了 33 022 株病原真菌,念珠菌感染已跃居首位,高达 26.9%,而念珠菌属中白念株菌与较易耐药的非白念珠菌(主要是光滑念珠菌、近平滑念珠菌、克柔念珠菌等)的比例也有明显改变。例如,1986 年白念珠菌与非白念珠菌为 80.3%比19.7%,1996 年则为 64.3%比 36.6%,而 2006 年则为 58.3%比 41.7%,几乎相近。另外,致病菌不断增多,1986 年共分离到 27 个少见属、种,主要是马尔尼菲篮状菌、镰刀菌、烟曲霉等。1996 年分离到 108 个属、种,而到 2006 年则升至 117 个属、种。这方面可能与对真菌病认识的增强有关。近年来不断分离出原来认为“不致病”的真菌菌种和新纪录菌,国际上的医学真菌学家已逐渐形成共识,即“没有不致病的真菌”。

为了更好地对日益增多且致病性较强的医学真菌进行管理,并更好地发挥其在医、教、研中的作用,也更有利于国际间交流,1979 年在全国科委领导下成立了中国微生物菌种保藏管理委员会医学真菌中心,挂靠于中国医学科学院皮肤病研究所,并与国际联机联网沟通情况,还在上海第一医学院附属华山医院(现复旦大学附属华山医院),北京医学院第一医院、肿瘤医院(现北京大学第一医院、肿瘤医院)及第二军医大学(现海军军医大学)附属长征医院设立蛙粪霉菌及表皮真菌、着色真菌、产毒及条件致病真菌及新生隐球菌专业实验室,对真菌病的基础研究有了较好的保证。

近年来,机会真菌感染的发病率和病死率呈急剧上升趋势,已日益受到医学界的关注。据国外资料报道,获得性免疫缺陷综合征(艾滋病)患者在病程中被真菌感染的可能性为 90%,真菌感染已是艾滋病患者的主要死亡原因,而我国人类免疫缺陷病毒(HIV)阳性人群正以每年 30%的速度增加。在发达国家,器官移植受者和恶性肿瘤患者中真菌感染的发病率高达 20%～40%,而且往往是致命的感染。在国内,机会性真菌感染同样呈现出明显的上升趋势。但是,有关国内真菌感染的流行情况及在不同人群中机会性真菌感染的具体发病情况仍然不十分清楚。

目前,我们虽然有一些对皮肤真菌病原学的回顾性研究,但尚缺乏全国范围内多中心前瞻性的研究。这主要与病原真菌研究实验室建设不足导致缺乏完善的真菌感染监测系统和训练有素的专业人员不足等有关。一般医院的真菌学研究设施相对贫乏,检验人员所受的医学真菌学系统培训不足,对临床来源的标本分离、鉴定从认识到技术、方法等方面都存在着较大差距,不能正确鉴定和分离、保存菌种,失去了很多特殊、少见的真菌菌种;部分临床病例不能被确诊,严重影响了临床的诊断水平。致使我们至今仍难以了解我国浅部真菌感染的真正状态。

在皮肤真菌病流行病学方面亟待解决的问题是:①我国浅部致病菌的地域分布特点及流行趋势、变迁规律,如头癣应特别注重易感因素、传播途

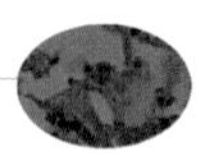

径和地域差异；②我国特有的皮下真菌病的流行情况，如孢子丝菌病、暗色真菌感染等；③机会致病真菌，如马尔尼菲篮状菌、念珠菌、曲霉、隐球菌、毛霉等在艾滋病、器官移植等各种高危人群中的分布规律如何。

为了解决上述问题，开展对我国浅部真菌感染的发生规律及病原菌特性的研究工作势在必行。这项工作的启动，可以使我们更加充分发掘病原真菌的资源，建立规范化的鉴定体系，发现新的病原真菌，了解其生物学特性；同时分析菌种流行规律、研究其毒力因素和耐药机制，为进一步深入研究真菌感染的发病机制，从而为达到早期诊断和有效治疗打下坚实的基础。

1.1.1 浅部真菌病

浅部真菌病主要的感染是皮肤癣菌病和浅表念珠菌病。

皮肤癣菌仅局限于表皮的角层组织、毛发和甲板，大多数不能独立生存与其他环境中的嗜角质真菌竞争，而需依靠宿主及与宿主之间的互相传播方可生存。致病的皮肤癣菌主要包括毛癣菌属(*Trichophyton*)、小孢子菌属(*Microsporum*)、表皮癣菌属(*Epidermophyton*)和角质层癣菌。它们在进化过程中，可能是由非特异的腐生型转化而来，大多数不再进行有性繁殖。一般来说，这些专性致病真菌已进化到能较好地适应人体环境，宿主细胞对它们只产生轻微或不明显的炎症反应。因此，皮肤癣菌所致的浅部真菌感染往往体征很明显而患者自觉症状并不太严重，这也是不受患者重视的原因之一。对于须癣毛癣菌(近来有人对其分类有不同观点)、疣状毛癣菌、犬小孢子菌等亲动物性真菌，若感染于人，则病变炎症激烈，多较快治愈。机体的炎症反应程度与容易治愈程度呈正相关。在豚鼠足毛癣病动物模型研究发现，亲人菌株在感染后只侵入角质层的上 2/3，无明显炎症；而亲动物菌株侵入角质全层至颗粒层，炎症剧烈。

自然界存在有 270 多种念珠菌，其中致病的以白念珠菌(*Candida albicans*)为最常见，其次是热带念珠菌(*Candida tropicalis*)、光滑念珠菌(*Candida glabrata*)，克柔念珠菌(*Candida krusei*)、近平滑念珠菌(*Candida parapsilosis*)、季也蒙念珠菌(*Candida guilliermondi*)皆少见，但随着咪唑类药物预防性应用的增多，非白念珠菌外的其他念珠菌感染有增多的趋势。念珠菌可以是人类的正常菌丛，一般不会致病，在宿主抵抗力下降而削弱了自然防御能力时，来自宿主内部的致病菌可导致黏膜、皮肤的感染。

(1) 皮肤癣菌病

皮肤癣菌是引起浅部真菌病的主要病原菌，在世界范围内广泛发生。根据患病部位将皮肤癣菌病分为足癣、手癣、体股癣、头癣及甲癣等各类癣病。

足癣是临床最常见的皮肤癣菌病，患者常合并手部感染，表现形式多为“两足一手”。我国皮肤科医生在长期的临床实践中对其特点进行了总结：大部分患者(88.4%)具有手足搔抓习惯。78.0%的患者发病手与搔抓手相符合，手、足接触习惯可能与足癣发病相关。94%以上的患者不同部位致病菌为同一菌种，提示手、足癣患者中，搔抓习惯导致不同部位间菌株的传播。无论是“两足一手”还是“两足两手”都是致病菌在手部和足部间相互传染的结果，是皮肤癣菌病的特殊临床表现。复发率高是足癣治疗的主要难点。我国从大规模防治研究中，试制了将药物与衣物结合的防癣用具如防足癣用胶鞋、鞋垫和袜子等对巩固疗效，预防复发和再感染起到一定作用。

头癣是我国 20 世纪中期防治的重点，60 年前，有些地区人群患病率高达 1%以上。经广大皮肤科工作者的努力，深入现场防治研究，改进防治方法，发动群众，总结出在现场最大限度地发现头癣患者，分型论治及切断传播途径的污染物灭菌等系列经验，从而取得了一个公社、一个县乃至全地区、全省、全国控制头癣流行的成果。而今除新疆等少数地区外，许兰毛癣菌及其变种所致黄癣(20 世纪 60 年代占头癣致病菌的 73.3%)几乎难以见到。20 世纪 60 年代分别占 19.4%和 7.3%的铁锈色小孢子菌和紫色毛癣菌所致头癣也已少见。目前内地头癣的主要病原菌为犬小孢子菌(约占白癣致病菌 86%)，其次为紫色毛癣菌和红色毛癣菌，少数由断发毛癣菌引起感染(黑癣)。而边远地区主要的头癣感染菌则与内地有差异，如新疆地区 1993～2004 年间在头癣病防治工作中，对采集的 16 799 例标本进行培养，其中 13 297 例培养出病原菌(阳性率 79.15%)，以紫色毛癣菌最多，共 6 547 株，占培养阳性总数的 49.24%。这可能与新疆，尤其是南疆地处塔什拉玛干沙漠西南边缘，干旱少雨、风沙大、特殊的自然环境有关。居住在这一带的人群卫生条件差，水源又缺乏，无法保证勤洗头，而且习惯用剃刀剃发，又多人共用剃刀后不消毒造成头癣的传播；另外习惯长期戴帽子和围头巾等也助长了病原菌的蔓延。

随着生活水平的提高，甲真菌病的治疗成为医患双方共同关注的焦点。刘维达等对甲真菌病的临床诊断、体外模型和患者免疫状态等进行了系列研究。有 6 项病史[手、足多汗史，浅部真菌病史，密切接触者中有浅部真菌病患者，掌(跖)脱屑史，趾(指)间浸渍糜烂史，掌(跖)、趾(指)腹水疱史]和 2 项体征[掌(跖)脱屑、单侧指甲受累]高度提示甲真菌病可作为诊断线索；多重聚合酶链反应(PCR)技术也被尝试用于临床诊断，并对培养基进行改良，缩短了结果报告的时间。此外，研究证实甲真菌病的发病与角蛋白酶有一定相关性，即使同种皮肤癣菌的不同株间也存在角蛋白酶活性的差异，同时与菌株的其他毒力因子及宿主的免疫状态及易感性也相关。

秦启贤等分析 22 433 例皮肤癣菌病的临床及菌学后认为红色毛癣菌不但引起浅部感染，还可引起深在感染，如发生脓癣、脓肿、肉芽肿和疣状增生等，是我国，乃至世界各国现阶段流行最广的一种皮肤癣菌，因而提出将皮肤癣菌病按病原菌来命名，对目前按解剖部位命名的方法提出了新的见解。

(2) 马拉色菌相关疾病

冉玉平等对马拉色菌的传播及发病机制进行了系列研究，性别、年龄、皮脂分泌状况及气候环境均与发病有关，部分与遗传相关。合轴马拉色菌与病情的发展关系更为明显。马拉色菌蛋白酶活性高低与菌株的致病性相关。

花斑癣是最早进行遗传模式研究的真菌感染性疾病之一。张学军等调查了 503 名花斑癣患者，探讨该病的临床流行病学特征和遗传模式。患者的初发年龄高峰在 20～29 岁，21.1%的患者有花斑癣的家族史。有家族史者的初发年龄要早于无家族史者，且复发率更高，病程更长；患者一级、二级和三级亲属的遗传度分别为 48.13%、40.11%和 27.20%，推测其可能的遗传模式为多基因累加模式。

(3) 外阴阴道念珠菌病

中国医学科学院皮肤病研究所真菌科连续十余年一直着眼于念珠菌皮肤、黏膜感染的临床和实验研究。对不同组阴道念珠菌病患者分离的白念珠菌进行基因分型，发现与感染状态并无关联；接着又对这些患者的阴道分泌物中的白念珠菌毒力因子 SAP 的表达进行了检测，发现了一些有特征性的表达；此外还构建了包括宿主应答因子和菌株毒力因子的微阵列芯片，对该病的发病机制进行了深入研究。近期又成功构建了小鼠口腔和阴道双部位白念珠菌感染模型，已将其应用于抗真菌药物药效学评价。另外，利用人皮肤来源的细胞，培养出了含色素的组织工程皮肤，层次结构分明；将白念珠菌接种于此模型，成功构建了中国人皮肤来源的组织工程皮肤念珠菌感染模型，这对开展白念珠菌对东方人致病过程中毒力因子的研究及药效学评价都具有重要意义。

1.1.2 深部真菌病

深部真菌病是指由真菌引起的皮下组织和系统性的感染，包括念珠菌病、隐球菌病、侵袭性曲霉病、孢子丝菌病和着色真菌病等。其中，念珠菌病、隐球菌病和侵袭性曲霉病较为常见，一些少见的条件致病菌和自然界的污染真菌引起的感染也有报道。

条件致病性真菌感染发病率在我国呈显著上升趋势，其中念珠菌感染居首位，占所有败血症感染菌的第 4～5 位；侵袭性曲霉病已成为器官移植患者常见的并发症；隐球菌性脑膜炎在我国人群中也非少见。现已公认的深部真菌感染发病率上升的诱发因素很多，尤其是在医院内，患者可能同时受多种因素的威胁。免疫缺陷患者是深部真菌病的高危人群，艾滋病、血液病、恶性肿瘤、器官移植和烧伤患者的免疫缺陷尤为严重，深部真菌感染也多发生于这类人群。因此，在一定意义上，促成深部真菌感染上升最重要的因素是机体免疫力降低，如 20 世纪 40 年代出现的类固醇激素治疗使隐球菌感染的危险性上升。同样，在 20 世纪后 50 年内推广普及的抗肿瘤治疗、肾脏透析和器官移植等均与深部真菌感染的高危因素相关。

我国深部真菌病发病率呈逐年增长趋势，在地域上逐渐由集中向分散变化，报道病例数前 3 位的地区依次为长江中下游地区、中原地区和岭南地区。中国深部真菌病的高发年龄段、病种和相关发病因素具有不同的历史、地理学特征。1950～1980 年，其好发年龄均为中青年，但 1980 年后，中青年比例下降，儿童和老年病例增多；无论是发病的病种还是发病因素方面，近 30 年和 30 年前均有差别。研究认为，中国深部真菌病的发病率将逐年上升，气候湿润、经济发达、人口稠密的长江中下游和中原地区等将成为该类病的主要发病区。

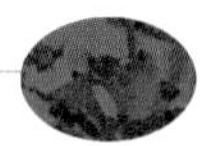

张宏等根据中国区域地理特点，将全国划分为8个地区，即西北地区：甘肃、宁夏、青海、新疆；西南地区：四川、重庆、云南、贵州、西藏；中原地区：陕西、山西、河北、山东、河南、北京、天津；长江中下游地区：湖北、湖南、江西、安徽、江苏、上海；东南沿海地带：浙江、福建；岭南地区：广东、广西、海南；东北地区：辽宁、吉林、黑龙江；北亚蒙古草原地区（后简称内蒙古地区）。对以上各个区域的深部真菌发病情况进行研究，分析探讨了近60年来的发病情况。

病种方面，以往在不同地区以念珠菌病、孢子丝菌病常见；1980年后，八大地区深部真菌病的病种增多，除念珠菌病、孢子丝菌病、着色芽生菌病、放线菌病外，组织胞浆菌、隐球菌、曲霉、马尔尼菲篮状菌、奴卡菌、毛霉、球孢子菌、暗色丝孢霉等也参与了深部真菌病的发病。尽管放线菌和奴卡菌属于原核生物，但通常将它们放入真菌中论述。

病种的地域变迁方面，1950～2007年，鼻孢子菌、球孢子菌、帚霉、尖端单孢菌感染区域仍局限，而马尔尼菲篮状菌、毛霉、暗色丝孢霉、着色芽生菌感染地域扩大。如孢子丝菌病的地域分布相对比较集中，东北一直为高发地区，其次为长江中下游地区。20世纪50年代前，我国公开报道的孢子丝菌病病例虽较少，但临床表现典型及真菌检查等实验室检查较全面，为以后认识和研究孢子丝菌病打下了坚实的基础。20世纪60年代以后，长江中下游地区及东北地区陆续报道了大量病例。截至2008年，全国已在文献上报道的孢子丝菌病超过3 489例，尚有许多病例未报道。据不完全统计，到目前为止，全国孢子丝菌病病例已愈万例。中原地区在70年代有大量报道，近年明显下降，其他地区则相对少见。马尔尼菲篮状菌病主要流行于东南亚国家及我国南方地区，而近30年的调查发现东北地区也有很多发病人群，这可能与80年代后期人口的流动性增大有关。

（1）念珠菌病

念珠菌病是由念珠菌属（主要是白念珠菌及少数其他念珠菌）引起的原发或继发感染。念珠菌引起局部组织感染，如鹅口疮、食管炎、腹膜炎和下尿路感染，更严重的是播散性念珠菌病。该病不易早期诊断且治疗困难，病死率高，可达50%以上。

念珠菌作为条件致病菌，在人体防御免疫功能健全的情况下不足为害。但念珠菌超出寄居范围侵入深部组织，可迅速被中性粒细胞和巨噬细胞吞噬和杀灭。粒细胞持续低下（$<0.1\times10^9$/L，持续7 d）是诱发播散性念珠菌病的最常见因素。早在20世纪50年代已发现，急性白血病患者中22%发生了念珠菌等真菌感染，而在急性白血病患者的尸检中发现30%的患者发生了以念珠菌为主的真菌感染。

播散性念珠菌病的感染源主要来自消化道，化疗、腹部手术及应用广谱抗菌药物等均可增加念珠菌感染机会。长期用肾上腺皮质激素（以下简称激素）和免疫抑制剂，以及糖尿病也可诱发该病。该病诊断较为困难，每当临床表现不能用其他疾病解释，而又同时存在诱发因素时应考虑该病。一旦血培养阳性，如发现同时有其他组织器官感染就可以确诊。一些专家认为，中性粒细胞持续低下者，血培养阳性即提示为急性播散性念珠菌病。

对医院内深部念珠菌感染的菌种类型调查及危险因素分析发现，医院内深部念珠菌感染，白念珠菌为首要致病菌；长期应用广谱抗生素是医院内深部念珠菌感染最常见的危险因素。应用激素治疗，合并恶性肿瘤，外科手术及合并糖尿病也是重要的危险因素。对238例念珠菌血症的病例进行分析发现，29.8%的致病菌为白念珠菌，27.7%为近平滑念珠菌，16.4%为季也蒙念珠菌。糖尿病是白念珠菌引起血液感染的重要危险因素；早产、低出生体重、静脉营养和手术是季也蒙念珠菌血症的危险因素；中心静脉插管和静脉营养是季也蒙念珠菌感染的危险因素。而泌尿系统念珠菌感染则与长期应用多种广谱抗生素及应用导尿管有关。

氟康唑目前仍是临床治疗念珠菌感染的主要药物。日益严峻的耐药现象是影响治疗成功的重要因素之一。从近期对中国多中心ICU所分离到的念珠菌进行药敏测试（China-scan），在389株临床分离株中，40.1%为白念珠菌，21.3%为近平滑念珠菌，17.2%为光滑念珠菌；同时还鉴定出一些少见的菌种，如 *Lodderomyces elongisporus* 和 *Candida ernobii*；对氟康唑敏感的白念珠菌、热带念珠菌和近平滑念珠菌分别为85.9%、62.7%和48.2%；对伏立康唑敏感的菌株≥90%。除光滑念珠菌（对卡泊芬净敏感的为86.0%）外，所有的菌株对两性霉素B和卡泊芬净均敏感。近平滑念珠菌和光滑念珠菌存在对氟康唑和伏立康唑的交叉耐药现象。

（2）侵袭性曲霉病

免疫缺陷患者和粒细胞低下的患者易并发侵袭性曲霉病（invasive aspergillosis），病死率可高达

50%以上。骨髓移植者发生侵袭性曲霉病时，病死率更高，可达 95%。随着抗肿瘤化疗和器官移植的广泛开展及艾滋病患者的不断增多，侵袭性曲霉病将更多见，加强对该病的防治也就显得越来越重要。

曲霉是条件致病菌，毒力较低，一般不感染正常人。机体巨噬细胞、中性粒细胞分别具有抗曲霉孢子及菌丝的作用。侵袭性曲霉病易感者常为中性粒细胞低下者，接受免疫抑制剂的器官、骨髓移植受者及艾滋病患者，尤其是 CD4 细胞$<100\times10^6$/L(100/mm^3)者。曲霉以菌丝出芽的方式侵入组织，形成肉芽肿、坏死性和化脓性等病变。由于该病诊断不容易，对该病的发病率也各家报道不同，为 0～25%。侵袭性肺曲霉病占侵袭性曲霉病的 80%以上，中枢神经系统感染则占侵袭性曲霉病 10%左右。曲霉感染中枢神经系统，可引起脑梗死、出血和脓肿形成。严重曲霉感染者还可发生播散性曲霉病，引起多器官感染。

国内报道的侵袭性曲霉病多为肺曲霉病，烟曲霉为主要病原菌。廖万清等首次报道了聚多曲霉引起的阻塞性支气管曲霉病。聚多曲霉广泛分布于自然界，其可产生杂色曲霉素。动物实验发现本菌可致肝癌、胃癌，用伊曲康唑治疗获得满意的疗效。

(3) 隐球菌病

新生隐球菌是临床上一种重要的条件致病真菌，最常侵犯中枢神经系统，导致免疫受损者，尤其是细胞免疫功能受损者并发隐球菌病。世界范围内有 5%～10%的艾滋病患者并发隐球菌感染。虽然以往研究显示我国隐球菌病患者以非艾滋病患者为主，但自 1993 年首次报道合并 HIV 感染的隐球菌病以来，近年来艾滋病患者并发隐球菌感染的报道逐渐增多。从我国不同纬度 10 个城市的 620 份鸽粪标本中共分离到新生隐球菌 358 株，阳性率达 57.7%，且以北纬 30°～40°地区鸽粪标本阳性率最高。此外，我国东南沿海地区属亚热带及亚热带和热带交界性气候，自 20 世纪 80 年代起曾大量引种澳大利亚桉树，尤以广东、福建、云南、浙江和江西种植面积最大。而我国卫生部网站公布的数据显示东南沿海地区也是艾滋病疫区。这可能是该地区合并 HIV 感染的隐球菌病患者报道较多的原因。

新生隐球菌的格鲁比变种(*Cryptococcus neoformans* var. *grubii*)和新生变种(*Cryptococcus neoformans* var. *neoformans*)菌株广泛分布于自然界，不仅鸽粪中常可分离，在桉树、土壤、室内灰尘、家畜(猫、牛、山羊等)的排泄物中都曾成功分离出。世界范围内，80%的新生隐球菌感染和超过 99%的艾滋病患者并发的新生隐球菌感染皆由格鲁比变种引起。格特隐球菌(*Cryptococcus gattii*)主要分离于热带及亚热带地区的桉树，如澳大利亚、亚洲、南美洲、南加利福尼亚和南欧等，且更易感染免疫力正常的人群，很少导致艾滋病患者的播散性感染，即使在艾滋病流行地区也是如此。

廖万清等在我国上海地区发现格特隐球菌 ITS C 型株(S8012)引起的脑膜炎并成功救治。该菌株被美国、比利时及荷兰的菌种保藏中心永久保藏、收录，并向世界各地研究机构供应。国际人畜共患真菌病学会前副主席 Unandar Budimulja 教授对该发现给予了高度评价。2007 年，采用 ITS 序列分型及系统进化学分析，发现了新生隐球菌 S8012 株与格特隐球菌 ITS 序列有 2 个位点不同，经系统进化学分析后将其划归格特隐球菌，并确定为 ITS C 型。

2005～2010 年，国内关于隐球菌病例分析的研究报道及相关文献病例报道 420 余篇，共报道 4 723 病例，平均 945 例/年，实际每年发病例数应较此偏高。

(4) 孢子丝菌病

孢子丝菌病是由申克孢子丝菌复合体(*Sporothrix schenckii* species complex)引起的慢性感染性疾病。该病广泛分布于世界各地，在个别地区可引起小规模流行，在我国东北、华东等地都有一定程度的流行，是皮肤科常见的深部真菌病之一。无论感染何种类型孢子丝菌病，均不可能自愈。因此，一旦感染，都需要系统或局部治疗。近年来，艾滋病和免疫缺陷患者中播散型和内脏型孢子丝菌病不断增多，且治疗有一定难度。

目前，碘化钾溶液治疗疗效肯定。尽管饱和碘化钾溶液的作用既不是抑真菌更不是杀真菌，但是却能影响患者对于病原菌的免疫应答，并且价格低廉。但是碘化钾味苦，同时也存在潜在不良反应(如碘疹、胃肠不适和甲状腺功能减退等)，限制了该疗法的应用。最近有不少伊曲康唑治疗该病成功的报道。美国感染病协会真菌组经过多中心非随机研究，推荐连续使用伊曲康唑(100～200 mg/d)3～6 个月，治疗淋巴皮肤型或者固定皮肤型孢子丝菌病。该药安全性和耐受性均好，复发率低。两性霉素 B 主要用来治疗严重的和播散性疾病。国内也有一些伊曲康唑和特比萘芬联合治疗孢子丝菌病的经验，但缺乏合理对照，病例数也比较有限。

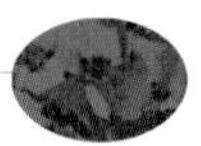

(5) 着色真菌病

着色真菌病主要包括着色芽生菌病和暗色丝孢霉病，这类感染在我国临床上并不少见。

席丽艳等对1990年1月～2011年8月国内外关于着色芽生菌病的文献报道进行荟萃分析发现卡氏枝孢霉是中国北方地区最常见的致病菌；而南方的致病菌以*Fonsecaea monophora*和*F. pedrosoi*居多。感染常发生在外伤后，男性、四肢多见。在中国内地发现7种不同的临床类型：斑块型、肿瘤型、瘢痕型、疣状型、假水泡型、红斑型和混合型。疗效与致病菌种类有关，临床类型和皮损的严重程度有关。物理治疗、化学治疗和(或)联合治疗对大部分患者有效。伊曲康唑、特比萘芬或两者联用是目前临床应用较多的治疗方案。物理治疗多为感染严重和病程较长患者的辅助治疗。近年来，光动力治疗也尝试用于顽固病例，取得较好的效果，有望在临床进一步推广应用。

暗色丝孢霉病广泛分布于世界各地，病原菌包括皮炎外瓶霉、棘状瓶霉、甄氏外瓶霉等。该病与着色芽生菌病主要区别在于其病变组织内看不到棕色厚壁孢子，且本病往往是条件致病菌感染，所以预后也比着色芽生菌病差。我国学者已陆续报道了多例少见或罕见菌种引起的病例。

由棘状外瓶霉引起的暗色丝孢霉病非常少见，国外1968年首次报道，我国1987年在患者身上分离并进行鉴定。该菌菌丝棕色分枝、分隔，许多黑色长棘状分生孢子梗生于侧枝上，半粗大至粗大，菌丝样，产孢细胞与环痕整体生于分隔菌丝上。用氟胞嘧啶及两性霉素B治疗有效。另有1例为由棘状外瓶霉所致孕妇感染的特殊病例，予口服伊曲康唑治疗，疗效满意。

林元珠等于1995年报道我国首见的墙毛壳菌所致的暗色丝孢霉病，患者为25岁的女性农民，感染菌分离自其前胸和腹部的大片暗红色和褐色斑块。患者有经常接触泥土及粪便史，OT试验阴性，C4补体低下，IgG升高。此外，王家俊等还首先报道球毛壳菌感染。

李若喻等于1990年报道了世界首例引起人类感染的葡萄孢维朗那霉的病例，并对其进行了系列实验研究。该菌分离自一位24岁农民手、前臂、面部多发性肉芽肿的真皮组织内，属暗色真菌，广泛分布于自然界。该菌36℃以上不生长，但皮肤温度一般低于37℃，尤其是暴露部位，如手、前臂、面部大大低于37℃，故皮肤可以感染该菌；同时，此菌可在皮内产生孢子，壁较厚，具有较强的抵抗力，因此能够致病。该研究团队还对我国临床首次分离引起肺部暗色丝孢霉病的奔马赭霉(*Ochroconis gallopava*)进行形态学、生理、生化及分子生物学特点的系列研究。

刘维达等报道了首例由夏胡许赭霉(*Ochroconis tshawytschae*)引起的人类感染病例。患者为一名19岁男性，就诊前10年因外伤引起颜面部擦伤，对创面简单处理后伤口逐步愈合。外伤后1～2个月在原擦伤部位出现红斑，且逐渐扩大，日久出现浸润，其上出现结节样损害。从患者的面部、颈部及左上肢多个部位分离到同一株暗色真菌，经鉴定为夏胡许赭霉。夏胡许赭霉首先分离自奇努克大马哈鱼的肾脏，是一种鱼类致病真菌。我国青海省土壤中曾分离到该菌。检索国内外文献发现，尚未有人类致病的报道，此病例为夏胡许赭霉引起的第1例人类感染。该菌与奔马赭霉和湿可乐赭霉(*Ochroconis humicola*)易混淆，但该菌分生孢子棒状，大多为4个细胞，没有缩窄。最近该科还诊治了1例由喙枝孢霉属的*Rhinocladiella basitona*引起的暗色丝孢霉病。患者为11岁女孩，因面部斑块3年就诊。该科通过组织病理学、真菌学检查和分子生物学鉴定等手段明确了病原菌，予伊曲康唑和特比萘芬联合治疗。该病例为国内首先报道，国际第2例。

暗色丝孢霉病的治疗一直是很大的难题，目前没有公认的治疗指南，三唑类药物(如伊曲康唑、伏立康唑等)疗效比较肯定，但缺乏统一剂量和合适疗程，对于安全性的观察也不够充分。联合用药在体外和临床方面部分病例已显示出优势，包括两性霉素B和氟胞嘧啶及咪唑类药物的联合、咪唑类药物和特比萘芬的联合等；还有一些化学药物治疗后成功联合外科手术切除的报道；也有一些学者尝试联合温热疗法，但观察往往限于少数病例，标准不够统一，同样没有解决单独用药和联合用药的选择标准、剂量和疗程问题。此外，对于一些顽固难治的真菌感染，患者可能存在某种免疫缺陷，是否应进行免疫调节治疗也是一个值得探索的方向。

(6) 马尔尼菲篮状菌病

马尔尼菲篮状菌系人类罕见的致病性双相青霉，该菌多感染免疫缺陷患者，特别是HIV感染者。1990年以前国际上文献报道只有29例患者，东南亚多见。1991年，我国在广西发现首例马尔尼菲篮

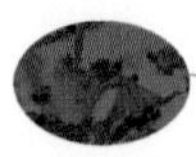

状菌病，以后全国陆续报道，并对该病进行了全方位的研究。1984 年 1 月～2009 年 12 月，我国内地共报道 668 例马尔尼菲篮状菌病病例，99.4%的病例来自中国南方地区，其中 42.8%来自广西壮族自治区，40.6%来自广东省。87.7%的患者合并 HIV 感染，3.8%的患者有其他免疫缺陷。8.5%的患者没有任何基础疾病。发热，体重下降，贫血，淋巴结大，肝、脾大，呼吸道症状和皮疹是最常见的临床表现。569 名患者接受了抗真菌治疗，病死率为 24.3%；99 名未接受治疗的患者病死率高达 50.6%。体外药敏试验显示伏立康唑、伊曲康唑和特比萘芬对该菌有效。席丽艳等研究发现巨噬细胞内寄生的马尔尼菲篮状菌可以通过阻断巨噬细胞一氧化氮(NO)通路而逃避杀伤；还可以通过调节异柠檬酸裂解酶、铜、锌、超氧化物歧化酶、过氧化氢酶-过氧化物酶、热休克蛋白 70 等基因的表达而降低吞噬细胞的抗真菌活性，这些基因编码的产物被认为是马尔尼菲篮状菌的毒力因子。

(7) 接合菌病

接合菌病(zygomycosis)是指由接合菌纲的致病性真菌所致的感染。接合菌纲包括毛霉目和虫霉目。由毛霉目真菌引起的感染称为毛霉病(mucormycosis)，好侵犯血管，引起血栓及周围组织坏死，主要分为 5 型，即鼻脑型、肺型、皮肤(皮下组织)型、胃肠道型和播散型；由虫霉目真菌引起的感染称为虫霉病(entomophthoramycosis)，通常引起皮下组织和皮肤、黏膜的慢性感染，主要包括蛙粪霉病和耳霉病。毛霉病和虫霉病合称接合菌病。该病在世界范围都有分布。近年随着免疫缺陷人群的扩大，该病的发病率明显上升。接合菌病为侵袭性丝状真菌感染的第 2 位，仅次于曲霉病。美国的资料表明，毛霉病的发病率为 1/71 100 万，在高危人群的发病率则更高。余进等回顾分析了 1976～2010 年中国内地 206 篇接合菌病的病例报道，共计 428 例患者，多集中在沿海和潮湿地区，感染部位以胃肠道最多，肺部、鼻、眼、脑和皮肤软组织次之，全身播散型感染病死率最高。遗憾的是大部分病例未进行病原菌种属的鉴定。

廖万清等在我国首次发现并报道了少根根霉引起的坏疽性脓皮病。由少根根霉引起的坏疽性脓皮病非常罕见，患者为 50 岁男性农民，右上臂内侧大疱，溃烂，皮肤变黑、坏死、糜烂、流脓，伴剧烈疼痛及恶臭，分离菌种经国内、外 4 家权威机构鉴定为少根根霉。经伊曲康唑及植皮治疗，痊愈出院。他们还首次报道了聚多曲霉引起的阻塞性支气管曲霉病。聚多曲霉广泛分布于自然界，可产生杂色曲霉素，动物实验证实本菌可致肝癌、胃癌。用伊曲康唑治疗获得满意的疗效。

近年来，我国陆续报道了十余例由多变根毛霉(现称不规则毛霉)引起的原发性皮肤感染病例，该病目前在除我国内地以外的地区十分罕见。对 1991 年至今报道的 13 例病例进行回顾分析发现，患者多集中于长江流域；临床多表现为局部红斑、丘疹和(或)结节，可缓慢扩展形成浸润性斑块伴溃疡坏死。发病前有明确皮肤损伤病史 6 例，无明确诱因 7 例。皮损多发生于暴露部位，面部 10 例，上肢 3 例。所有病例均经真菌学和病理学诊断确诊。除了 4 例患者淋巴细胞数量轻度减少外，所有 13 例多变根毛霉患者均无明显的免疫功能抑制或基础疾病(如糖尿病等)，与国外皮肤接合菌病文献报道一致。由于多变根毛霉感染多发生于面部、上肢等暴露部位，容貌毁损是其最主要的并发症，必须引起高度重视。

目前，对接合菌病尚无公认的治疗规范，多数治疗成功的病例是在积极处理基础病的基础上，系统抗真菌药物联合外科治疗取得的。抗真菌药物和治疗时机的选择是影响多变根毛霉感染的最重要因素。目前多数研究证实，两性霉素 B 是多变根毛霉最为敏感的药物。上述研究中 8 例经两性霉素 B 治疗的患者均获得理想效果。多变根毛霉对咪唑类药物具有不同的敏感性。不同的研究显示多变根毛霉对伊曲康唑表现出不同的敏感性，不同患者应用伊曲康唑治疗后疗效不完全一致。个别患者单用伊曲康唑获得理想疗效，可能与临床表现较轻(仅丘疹斑块，无破溃坏死)和药物干预较早密切相关。因此，早期治疗对多变根毛霉皮肤感染的临床治愈及并发症预防十分重要。

(8) 无绿藻病

无绿藻病是一种极为少见的感染性疾病。国外 1964 年首次报道，我国台湾及江苏、上海等地曾报道过 10 例无绿藻病。引起人类及动物致病的无绿藻有 3 种：大型(*Prototheca stagnera*)、中型(*Prototheca zopfii*)和小型(*Prototheca wickerharmi*)。中型和小型无绿藻对人类均可引起皮肤及深部感染，好发于四肢、前额、面颊部等暴露部位，呈皮肤结核样损害或疣状增生。章强强曾报道深部感染 3 例，值得重视。无绿藻菌广泛分布于世界各地的土

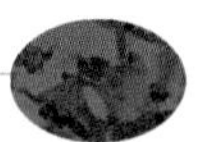

壤、海水、下水道的污水中，也可腐生或寄生于木材、蔬菜及粪便中。它是一种条件致病菌，大多数病例都有剖伤及接触污水的历史。发病与患者的免疫力有关，如免疫性疾病患者易并发无绿藻病。我国内地首次报道的患者家住安徽淮北农村，饮用河水，其发病原因是否与饮用水有关尚不能排除。该患者经口服氟康唑、碘化钾，局部注射氟康唑，外用复方咪康唑霜有一定疗效。

(9) 不育大孢子菌病

不育大孢子菌病是一种少见的人畜共患的真菌病，常由新月伊蒙菌感染引起，主要侵犯呼吸道。1991 年，吴绍熙等曾报道我国首例肺部不育大孢子菌病男性病例，31 岁，连续咳嗽 4 年并咳痰，呈白色或黄黏状。2 年后咳嗽加剧，午夜更重，难以入眠，并出现咳血。该病是由新月伊蒙菌引起的，其菌壁甚厚，20～30 μm，孢子中可见许多小的嗜酸性圆形颗粒(直径 1～3 μm)。孢子壁在 HE 染色时可见 2 层。该病 1964 年由法国人首先确诊 1 例患者，真菌毒力较小。克霉唑治疗有效。

(10) 毛孢子菌病

毛孢子菌病是由酵母样真菌——毛孢子菌(*Trichosporon* spp.)所致的感染性疾病。近 20 年来，毛孢子菌已成为免疫功能受损者的重要条件性致病菌。樊翌明报道国内首例真皮毛孢子菌(*Trichosporon dermatis*)引起皮肤感染，为 70 岁男性患者，右内踝植物刺伤后出现肿块、溃疡 9 个月。皮损直接镜检阴性，组织病理学检查显示真皮内菌丝和孢子。DNA 序列分析属于真皮毛孢子菌。菌株不能液化明胶，可在 25～40℃环境下生长。对两性霉素 B、伊曲康唑、伏立康唑、制霉菌素敏感。经伊曲康唑治疗 4 个月后皮损完全愈合。阿萨希毛孢子菌(*T. asahii*)是毛孢子菌属中最常见的深部致病菌，在免疫功能低下的宿主可导致致命的系统感染。杨蓉娅等于 2001 年报道了国内的首例患者，并对阿萨希毛孢子菌的形态结构、基因分型、致病性等进行了系列研究。菌丝形成调控相关 cphl 基因的突变可引起菌丝生长数量减少，而 tup1 基因则抑制与菌丝生长有关的基因。

(11) 鼻孢子菌病

李新章等于 1979 年在广州发现我国首例鼻孢子菌病。该病主要根据临床表现和病理来诊断，不能进行体外培养。鼻腔是好发部位，表面常呈红或暗红色，外观呈息肉样，触及时易出血，表面有许多细小的白色斑点，似草莓状。组织学检查见病变呈息肉状，切片中有大量不同发育阶段的具有特征性的孢子囊，囊壁为双层，内层为壳质，外层为纤维素，囊内有大量的内孢子。1980 年后吴绍熙曾在江苏、安徽等地见到 5 例，都用口服酮康唑治愈。

1.1.3 深部真菌病治疗

对于深部真菌病的治疗，主要以内服西药为主，包括两性霉素 B、氟胞嘧啶及咪唑类药物，另外是一些免疫治疗，通过 γ-干扰素及特异性白细胞介素的应用增强患者的主动免疫功能。国内开展了从有抗真菌活性的中药中提取有效成分，加强抗深部感染真菌的中医研究。抗真菌中药复方研究及利用动物真菌性疾病模型进行了研究，中药对抗真菌抗生素和化学合成药物减毒增效作用研究及中药抗真菌机制研究等，在深部真菌的治疗中起较好的辅助作用。尽管医学真菌学研究这些年获得了显著进步，但仍有许多亟待解决的问题，如尽管一些重要医学真菌基因组的测序已基本完成，但致病基因的功能研究才刚开始；虽然抗真菌新药的研发速度近年来明显加快，但真菌耐药的报道日益增多；在个别综合医院可以完成真菌的分子分型和鉴定，而更多的单位则连基本的镜检和培养都是奢求；抗真菌治疗取得了显著进步，但目前侵袭性曲霉病的病死率仍高达 30%以上，即便是常见的甲真菌病仍有 20%～30%的患者治疗无效。总之，医学真菌学研究任重而道远。

治疗中体外疗效监测及循证医学资料的积累如下。例如，孢子丝菌病在我国东北、华东等地都有一定程度的流行，在临床上并不少见。目前，碘化钾溶液治疗疗效肯定，尽管饱和碘化钾溶液的作用既不是抑真菌更不是杀真菌，但是却能影响患者对于病原菌的免疫应答，并且价格低廉。但是碘化钾味苦，同时也存在潜在不良反应(如碘疹、胃肠不适和甲状腺功能减退等)限制了该疗法的应用。最近有不少伊曲康唑治疗该病成功的报道。美国感染病协会真菌组经过多中心非随机研究，推荐连续使用伊曲康唑(100～200 mg/d)3～6 个月，治疗淋巴皮肤型或者固定皮肤型孢子丝菌病。该药安全性和耐受性均好，复发率低。两性霉素 B 主要用来治疗严重的和播散性疾病。国内也有一些伊曲康唑和特比萘芬联合治疗孢子丝菌病的经验，但缺乏合理对照，病例数也比较有限。

暗色真菌感染包括着色芽生菌病和暗色丝孢霉病，这些感染在我国临床上并不少见，其治疗一直是很大的难题。目前没有公认的治疗指南，三唑类药物(伊曲康唑、伏立康唑等)疗效比较肯定，但缺乏统一剂量和合适疗程，对于安全性的观察也不够充分。联合用药在体外和临床方面部分病例已显示出优势，包括两性霉素B和氟胞嘧啶及咪唑类药物的联合、咪唑类药物和特比萘芬的联合等，还有一些化学药物治疗后联合外科手术切除成功的报道。也有一些学者尝试联合温热疗法，但观察往往限于少数病例，标准不够统一。同样没有解决单独用药和联合用药的选择标准、剂量和疗程问题。此外，对于一些顽固难治的真菌感染，患者可能存在某种免疫缺陷，是否应进行免疫调节治疗也是一个值得探索的方向。

1.1.4 真菌病的预防

我国在真菌病的预防，尤其是浅部真菌病的预防，在消灭传染源及切断传染途径及防患于未然、治未病等思想指导下，对一些常见病、危害广大人民健康的真菌病进行了不懈的大规模的防治工作，取得很大成绩。例如，头癣曾在我国长期流行，60年前，有些地区患病率高达1%～10%。经广大真菌病工作者的努力，深入现场防治研究，总结出在现场最大限度地发现头癣患者，分型论治及切断传播途径的污染物灭菌等系列经验，从而取得了一个公社、一个县，乃至全地区、全省、全国控制头癣流行的成果。据江西试点复查，黄头癣的患病率已从3.4%降至0.000 9%。其他，如头白癣、头黑癣也均有减少。

足癣也是我国的常见病，煤矿工人患病率可高达57.26%，经防治结合，总患病率已降至8.33%，经3年后复查，效果仍然巩固。从大规模防治研究中，还试制了将药物与衣物结合的防癣用具如防足癣用胶鞋、鞋垫、袜子等对巩固疗效，预防复发和再感染起到一定作用。

上述简短回顾提示我国真菌学科60余年来，尤其是近30年来已有长足进步。展望未来，真菌学的研究将更上一层楼。有关真菌病的发病机制将逐渐阐明，因此一些真菌病有可能得到控制。随着分子生物学技术的广泛应用，对真菌病的诊断将更精确、更快速而简便，这些都将对临床防治起促进作用。但随着我国国际交流的频繁，人民生活习惯和微生态的改变，尤其是人们免疫状态的改变，某些真菌病将有增加的趋势。例如，随着宠物的增加，人畜共患真菌病，如犬小孢子菌病、须癣毛癣菌等有可能增多，某些严重的真菌病也有可能从国外传入，新的真菌菌种将会感染人体而继续被发现。有理由预期，我国真菌感染的发生将仍然处于上升趋势，真菌和真菌病研究领域将大有可为。我们应充分展开国内外协作，大量收集丰富的病原真菌资源，发挥优势，不断扩大研究，深入研究病原真菌的生物学特性。特别要开展对病原真菌的基因组学和蛋白组学研究；在此基础上，寻找更为可靠的真菌病诊断方法；及时发现致病基因和耐药基因，开发强有力的抗真菌药物，切实为新世纪医学真菌学的腾飞而不懈努力。

1.2 基础理论

1.2.1 病原真菌

吴绍熙等于1986年、1996年及2006年分别3次对我国的致病真菌进行大规模动态流行病学调查，调查地区包括华东、华中、华南、华北、东北、西北、西南、台湾等八大地区的25个省、市、自治区的几十个单位，共调查61 727株临床分离株，每10年做1次动态分析。1986年收集的9 139株致病真菌和1996年分离出的18 085株致病真菌(包括我国台湾地区)，发现这2个年度中，前10位的主要致病真菌在几大区的变迁情况比较一致。总的情况是：红色毛癣菌均占优势，但在1996年于我国华东地区、西南地区和台湾等地区白念珠菌已占优势，而在西北地区则以亲动物性须癣毛癣菌(原名石膏样毛癣菌)占优势。此外，在2个年度的比较中还发现，1986年居第5位(占5%)的白念珠菌到1996年已上升至第2位(占19.6%)。同样，在1986年较少见到的近平滑念珠菌到1996年已明显上升至第8位(占1.6%)，其他念珠菌种和酵母也都有明显增加，分别跃居第4位(5.6%)和第5位(4.4%)，提示某些酵母类真菌在致病真菌中所占比例已明显上升。2006年又进行过全国大规模的真菌病流行病学调查，分析了33 022株病原真菌，念珠菌感染已跃居首位，高达26.9%，而念珠菌属中白念珠菌与较易耐药的非白念珠菌(主要是光滑念珠菌、近平滑念珠菌，克柔念珠菌等)的比率也有明显改变。如1986年白念珠菌比非白念珠菌为80.3%比19.7%，1996年则为64.3%比35.7%，而2006年则为58.3%比41.7%，几乎相近。另外，致病菌不断增多，1986年

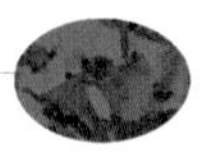

共分离到27个少见属、种，主要是马尔尼菲篮状菌、镰刀菌、烟曲霉等。1996年分离到108个属、种，而到2006年则升至117个属、种。这些数据为我们了解我国真菌感染病原菌的变迁及相关应对策略的制定提供了依据。

一些新的病原真菌在我国也被陆续发现。如国际上首先报道的球型阜孢霉、串珠镰刀菌、涎沫念珠菌、墙毛壳菌、少根根毛霉等引起的皮肤感染，微小根毛霉、尖端单孢霉引起的肺部感染，卡拉节纹霉、少根根毛霉引起的眼和鼻窦感染，以及更少见的中型无绿藻等引起的皮肤感染不下几十种。此外，随着分子生物学技术、种系进化分析和传统的真菌学鉴定方法相结合，一些和医学有关的病原真菌出现了新的分类，新的菌种(名)也相继出现。对致病机制和耐药机制等的研究也日趋深入。但总体而言，对病原真菌的研究仍相对滞后于细菌和病毒，有待进一步提高。

传统的分类方法是根据形态学特征将皮肤癣菌分为毛癣菌属、小孢子菌属和表皮癣菌属。近年来，通过对ITS、IGS及一些基因的组合测定和进化分析，出现了一些"复合群"(complex)，一些在无性期按形态分类较远的菌被归入一个"群"中。与临床相关的犬小孢子菌(*M. canis*)、奥杜盎小孢子菌(*M. audouinii*)和铁锈色小孢子菌(*M. ferrugineum*)被归入太田节皮菌复合群(*Arthroderma otae* complex)；断发毛癣菌(*T. tonsurans*)、马毛癣菌(*T. equinum*)、须癣毛癣菌趾间型(*T. interdigitale*)，含亲动物性的须癣毛癣菌须癣变种(*T. mentagrophytes* var. *mentagrophytes*)、颗粒变种(var. *granulosum*)、*T. verrucosum* var. *autothrophicum* 和亲人性的须癣毛癣菌 *T. mentagrophytes* var. *goetzii*、趾间变种(var. *interdigitale*)、结节变种(var. *nodulare*)被归入 *Arthroderma vanbreuseghemii* 复合群；许兰毛癣菌(*T. schoenleinii*)被归入 *Arthroderma simii* complex；同心性毛癣菌(*T. concentricum*)被归入 *Arthroderma benhamiae* complex；非洲来源的红色毛癣菌(*T. rubrum* of African origin)，包括旧的分类里的鲁比切克红色毛癣菌(*T. raubitschekii*)、苏丹毛癣菌(*T. soudanense*)、红色毛癣菌和紫色毛癣菌被归入红色毛癣菌复合群(*Trichophyton rubrum* complex)。

马拉色菌经典的分类是通过生化和形态学等特征将其分为7个种，即糠秕马拉色菌(*Malassezia furfur*)、钝形马拉色菌(*Malassezia obtusa*)、球形马拉色菌(*Malassezia globosa*)、斯洛非马拉色菌(*Malassezia slooffiae*)、合轴马拉色菌(*Malassezia sympodialis*)、厚皮马拉色菌(*M. pachydermatis*)和限制性马拉色菌(*Malassezia restricta*)。近年来，日本学者将生化、形态和分子生物学特征相结合，又陆续报道了7个新的种：*Malassezia dermatis*、*Malassezia equina*、*Malassezia japonica*、*Malassezia nana*、*Malassezia yamatoensis*、*Malassezia caprae* 和 *Malassezia cunicoli*。它们与临床的相关性还有待进一步的研究。

自然界存在270多种念珠菌，其中致病的以白念珠菌(*Candida albicans*)为最常见，其次是热带念珠菌(*Candida tropicalis*)、光滑念珠菌(*Candida glabrata*)、克柔念珠菌(*Candida krusei*)和近平滑念珠菌(*Candida parapsilosis*)，而季也蒙念珠菌(*Candida guilliermondi*)、涎沫念珠菌(*Candida zeylanoides*)皆少见。随着咪唑类药物预防性应用的增多，非白念珠菌感染有增多的趋势，尤其是光滑念珠菌。

最近通过种系分析发现念珠菌其实是酵母亚门(Saccharomycotina)里一个多系起源的群。热带念珠菌(*C. Tropicalis*)、近平滑念珠菌(*C. Parapsilosis*)、季也蒙念珠菌(*C. guilliermondii*)、葡萄牙念珠菌(*C. lusitaniae*)、*C. famata*、*C. rugosa* 和都柏林念珠菌(*C. dubliniensis*)组成了念珠菌CTG群，可以将CTG密码子翻译为丝氨酸而非亮氨酸。相反，光滑念珠菌(*C. glabrata*)和乳酒念珠菌(*C. kefyr*)被归入酵母科(Saccharomycetaceae)；剩余的克柔念珠菌(*C. krusei*)等可能和酵母科这一群关系密切，这有助于理解它们对咪唑类药物的普遍耐药性。

曲霉(*Aspergillus*)呈全球性分布，为自然环境中最常见的腐生菌，主要存在于空气、灰尘、土壤及腐烂的有机物中。人类最常见的致病菌有10种左右，以烟曲霉(*A. fumigatus*)最多见，其次为黄曲霉(*A. flavus*)、黑曲霉(*A. niger*)、土曲霉(*A. terreus*)，而构巢曲霉(*A. nidulans*)、灰绿曲霉(*A. glaucus*)及巨曲霉(*A. giganteus*)等较少见。环境中曲霉孢子数与侵袭性曲霉病发生率有关，当孢子数增多时侵袭性曲霉病的发生率明显上升。室外环境中孢子数一般为0.2～3.5个/mm^3，在有腐败有机物环境中，孢子数可达15个/mm^3；室内环境中孢子数一般为

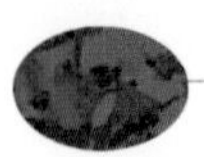

5个/mm^3。环境中的孢子数还受季节等因素影响，如晚秋季孢子数增多，冬季减少。

隐球菌属在真菌分类学上归入半知菌亚门芽孢菌纲隐球酵母目隐球酵母科，引起人类感染的隐球菌主要是新生隐球菌（*Cryptococcus neoformans*）和格特隐球菌（*Cryptococcus gattii*）。两种隐球菌的无性繁殖体均为无菌丝的单芽孢酵母样菌，在体外为无荚膜或仅有小荚膜，进入人体后很快形成厚荚膜，有荚膜的隐球菌菌体直径明显增加，致病力明显增强。20世纪中期曾应用兔抗血清鉴定出4种荚膜血清型（A～D）。AD血清型的菌株是A血清型及D血清型菌株的杂合子，相对来说比较少见，但也已成功从环境及患者体内分离出来。目前新生隐球菌主要分为两类菌株：一类为新生隐球菌格鲁比变种（*Cryptococcus neoformans* var. *grubii*）（血清型A）和新生变种（*Cryptococcus neoformans* var. *neoformans*）（血清型D），另一类为格特隐球菌（血清型B和C）。这两类菌株又可以进一步分为8种分子类型：VNⅠ和VNⅡ（格鲁比变种）、VNⅣ（新生变种）、VNⅢ（AD杂合型）、VGⅠ～VGⅣ（格特隐球菌）。新生隐球菌在世界范围分布，在鸟粪中可分离（特别是鸽子），是引起人类感染的主要病原菌；而格特隐球菌在热带和亚热带特别是桉树生长的地区分布，较少引起人类感染。

廖万清等于1980年发现格特隐球菌VGⅠ基因型，近年姚志荣等又发现VGⅡ基因型，2种基因型均属于B血清型。还有研究者对来自我国中东部地区的18个省、直辖市的120株血清A型和9株血清B型新生隐球菌临床株采用PCR指纹分析、基因间间隔区（IGS）序列测定和多基因座序列分型（multilocus sequencing test，MLST）方法进行分析，发现了一种新的VNⅠ亚型，命名为VNⅠc型，但VNⅠc型并不只分布在中国内地，MLST分析显示中国内地的VNⅠc型菌株同来自美国、日本、马拉维和巴西的7株菌株亲缘关系高达75，提示VNⅠc型可能是一种世界范围内分布的基因型。至今我国未发现C血清型的格特隐球菌。

吴绍熙等与美国国立卫生研究院（NIH）合作发现尿素酶阴性的新生变种，克隆了新的尿素酶基因，命名为URE2。该基因可使尿素酶阴性菌株转为阳性。动物实验证明其致病毒力。

双相真菌申克孢子丝菌是孢子丝菌病的致病菌，现在研究证明其是一个复合群。目前该复合群至少包括：球形孢子丝菌（*S. globosa*）（英国、西班牙、意大利、中国、日本、美国、印度）、巴西孢子丝菌（*S. brasiliensis*）、墨西哥孢子丝菌（*S. mexicana*）、卢里孢子丝菌（曾用名：申克孢子丝菌卢里变种，*S. schenckii* var. *luriei*）、白孢子丝菌（*S. albicans*，又名：*S. pallida*）和申克孢子丝菌（*S. schenckii sensu stricto*）6个菌种。人类感染主要由申克孢子丝菌、巴西孢子丝菌和球形孢子丝菌引起，亚洲以球形为主。球形孢子丝菌也是目前我国东北发现唯一有致病性的孢子丝菌。Yu等对74株来自黑龙江、吉林和辽宁的孢子丝菌特征进行深入研究，发现所有的菌株均为球形孢子丝菌，绝大部分（71/74）在37℃才生长。

近年来，我国报道了多例由暗色真菌引起的皮肤和皮下组织感染，部分病例为少见或罕见病原菌所致的感染。报道的病例中，南、北方病原菌有所不同，南方以裴氏着色真菌（*Fonsecaea pedrosoi*）为主，最近也分离出*Fonsecaea monophora*，北方则以卡氏枝孢霉（*Chladophialophora carrionii*）为主。2010年，我国北部地区也报道了首例*Fonsecaea monophora*所引起的感染。*Fonsecaea monophora*形态学易与裴氏着色真菌混淆，但通过ITS序列分析可资鉴别。此外，裴氏着色真菌引起的着色芽生菌病多表现为局限性感染，而*Fonsecaea monophora*可引起系统性感染。席丽艳等对该菌展开了从临床到实验室的系列研究，发现体外药敏试验证明*Fonsecaea monophora*对抗真菌药物更敏感，其所致的感染更易治愈，光动力治疗对其也有效。

近年，毛霉相关的种系发生、分类鉴定、新种变种等方面出现了不少新的值得关注的变化。例如，通过以多基因位点序列分析为基础的种系发生研究发现，多变根毛霉与根毛霉属的其他菌种种系进化关系较远，与毛霉属，特别是冻土毛霉关系最近。2011年，多变根毛霉更名为不规则毛霉（*Mucor irregularis*），归入毛霉属。不规则毛霉是我国，乃至东亚地区最常见的毛霉感染致病菌。刘维达等应用不规则毛霉感染动物模型，研究与毛霉感染相关的宿主免疫机制，发现IL-22在其中扮演了重要角色。此外，还应用多位点分析技术对21株不规则毛霉的分类学定位、流行病学特征及种内和种间的差异进行了系统分析。近期又完成了不规则毛霉的全基因组测序，并对不规则毛霉的RNA样品进行RNA-Seq测序。这是第1个接合菌纲的不规则毛

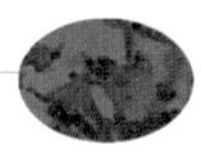

霉基因组草图，它提供了一个丰富的"基因 Pool"，为进一步进行不规则毛霉基因簇功能研究等奠定了基础。

毛孢子菌属（*Trichosporon* spp.）系担子菌亚门银耳纲银耳目真菌，在自然界广泛分布，热带和温带地区多见。在 20 世纪末以前，该菌属只有白吉利毛孢子菌（*T. beigili*）为人熟知。20 世纪 90 年代，Gueho 等采用形态、生理、生化与分子技术相结合，将毛孢子菌属重新分为皮样毛孢子菌（*T. cutaneum*）、阿萨希毛孢子菌（*T. asahii*）、星形毛孢子菌（*T. asteroides*）、黏性毛孢子菌（*T. mucoides*）、墨汁毛孢子菌（*T. inkin*）和卵圆形毛孢子菌（*T. ovoides*）6 个种。此后仍不断有新的菌种被发现。迄今，国际上已报道了至少 50 种毛孢子菌属的菌种，其中 16 种与临床相关。杨蓉娅等报道了由阿萨希毛孢子菌引起的国内首例播散性毛孢子菌病，并在国际上首先完成了阿萨希毛孢子菌标准株及环境株的全基因组测序，绘制了核染色体及线粒体基因组序列草图，为在分子水平上进一步研究阿萨希毛孢子菌的菌株特征、毒力因子和耐药机制等打下了坚实的基础。

1.2.2 真菌毒素及致癌真菌

在真菌中有一部分可形成肉眼可见的结构——子实体，称为大型真菌；另一部分不形成子实体，肉眼看不见的称为小型真菌。

形成子实体的真菌中有不少可以入药，如灵芝、茯苓、神曲、马勃等；有的是鲜美可口、富于营养的食品，如蘑菇、木耳、鸡丝、猴头、银耳等。这部分真菌在人们的生活中接触较多，但其中有的可产生强烈的毒性物质，食之可引起中毒，严重时可引起人或动物死亡。这种现象已引起人们重视。

过去对于大型真菌引起的中毒，多列于植物性自然毒中毒，以蘑菇类最为多见，占该类中毒的 70%。植物性自然中毒引起的死亡中，蘑菇中毒约占 60%。从生物界位置来看，蘑菇属于真菌。因此，由蘑菇及其他大型真菌引起的中毒，应认为是真菌毒性物质引起的中毒，不应列为植物性自然毒中毒。对于大型真菌产生的毒性物质，主要有毒肽（phalltoxins）、毒伞肽（amatoxins）、毒蝇碱（蕈毒碱 muscarine）、蟾毒色胺（bufotenine）、花盖毒伞（psilocybin）、马鞍酸（henellicacid）等。这些毒性物质分别由白毒伞、毒伞、鳞柄白毒伞、盔孢伞、环柄菇、毒蝇伞（蛤蟆菌）、淡紫丝盖伞、豹斑毒伞、完盖伞、花褶伞等蕈类所产生。可产生马鞍酸的鹿花菌很容易被误认为可食的草肚菌，误食后可引起中毒。

小型真菌毒素已发现有百种以上，有些毒素化学结构早已查明，有的属于高分子毒素。真菌可以侵害农作物、食物和饲料，并在繁殖中产生代谢产物，此种代谢产物对人及动物具有毒害作用，总称为真菌毒素（mycotoxin），由此毒素引起的中毒即为真菌毒素中毒。

细菌性食物中毒多表现为急性胃肠类症状，而真菌毒素中毒则易侵害肝、肾、神经系统及引起造血功能障碍，有致癌作用。产毒真菌使人或动物发生各种急性或慢性中毒症状时，大致可分为 4 种情况：①某些真菌本身含有毒素，人、畜误食后可直接发生中毒，如蘑菇中毒。②某些真菌本身含有毒性物质，粮食和牧草等被这些真菌污染后带毒，如麦角中毒、赤霉病麦中毒等。③腐生于粮食或饲料，某些真菌腐生于粮食或饲料后，在生长发育、代谢过程中，产生了各种毒性代谢物质积累于粮食与饲料中，使之带毒，如曲霉、青霉、葡萄穗霉等毒素中毒。④代谢产物，粮食、饲料被某些真菌生长、繁殖、代谢后变了质，形成了对健康有害的物质，或长期食用后引起营养缺乏。

因此，真菌中毒症（mycotoxicosis）狭义而言一般是指产毒真菌在自然界，主要是在粮食或饲料上腐生或寄生后产生了毒性代谢产物或毒素。这种毒素抗热能力相当强，不因通常的加热而破坏。如果食品或饲料是用带毒的粮食或草料所制备，或者受到毒性真菌的污染，当人、畜进食这些食物或饲料，根据毒素性质摄入量和机体的敏感性，就可能发生不同种类和程度的急性或慢性真菌中毒症。真菌中毒症和一般的细菌性和病毒性疾病有所不同，主要是没有传染性。真菌中毒症和肉毒杆菌毒素中毒有些相似。由于产毒真菌是一种微生物，感染粮食等基质后的生长、繁殖及形成毒素，就受着多种环境和生态学因素所支配，所以食物性真菌中毒症的发生、消长和流行，就有明显的地区性、季节性和波浪式等特点；有时只侵犯某部分人群，或某种动物中的部分动物。产毒真菌的代谢产物"毒素"都是化学物质。

（1）产毒真菌

目前所发现的能引起人类和动物中毒的产毒真菌主要包括镰刀菌属、曲霉属、青霉属和蘑菇类。现将一些主要代表性的产毒真菌介绍如下。

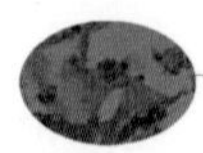

1) 镰刀菌属(*Fusarium* Link ex Fries)。镰刀菌属的真菌种类很多,分布极广,且多为腐生,也有不少菌种为重要的粮食作物和其他植物的病害菌。目前已发现有许多种不但能使贮粮和其他食品霉坏变质,也能在粮食和食品中产生毒素,如禾谷镰刀菌(*F. graminearum*),其中有性世代称为玉米赤霉菌(*G. zeae*)、梨孢镰刀菌(*F. poae*)、拟枝孢镰刀菌(*F. sporotrchoides*)、三线镰刀菌(*F. tricinetum*)、雪腐镰刀菌(*F. nivale*)和藨草镰刀菌(*F. scirpi*)都是重要的产毒菌种。另外,茄病镰刀菌(*F. solani*)和串孢镰刀菌(*F. moniliforme*)等菌种所产生的毒素也有使动物中毒的报告。

A. 镰刀菌:常寄生在麦米及玉米上易引起人类食物中毒。此中毒的表现为皮肤出血、瘀斑、坏死及白细胞计数减少,很像败血症的临床表现,死亡者的剖检可见骨髓有明显的损害。此种中毒常称为食物中毒性白血病,目前认为此种中毒系由镰刀菌所产生的F2毒性物质所引起。

镰刀菌可在土壤中生存繁殖,也可寄生于多种农作物,引起农作物枯死,是一种植物病原菌,广泛分布在自然界,常见引起中毒的镰刀菌为拟枝孢镰刀菌、犁孢镰刀菌(*Fusarium poae*)等。我国报道在燕麦、甜瓜、苞米、小麦上有此菌寄生,河北省百花山上土壤中曾分离出此菌,引起中毒最常见的是小麦赤霉菌等。

B. 小麦赤霉(*Gibberella saubinetii*):属于镰刀菌属,常寄生在小麦、玉米、水稻、高粱等农作物上引起赤霉中毒。本菌有性期命名为玉米赤霉(*G. zeae*),无性期阶段称为禾谷镰刀菌(*Fasarium graminenrum*)。侵犯小麦时可引起小麦赤霉病。被赤霉侵染了的粮食作物,不但严重地影响产量,且在粮粒中还存留着中毒的真菌代谢产物,人、畜误食这些粮食就会引起呕吐等急性中毒反应。人误食后多数在1 h内出现恶心、眩晕、腹痛、呕吐、全身乏力等症状,少数伴有腹泻、流涎、颜面潮红、头痛等,血压、脉搏、体温无变化,儿童和年老体弱者症状较重但未见死亡;猴、犬、猫、马、鸭雏等均能引起呕吐,而牛、羊、成年鸡、鸭则无此现象。

对赤霉病的毒性研究,国内曾于1955年和1974年进行为期90 d和135 d的猪亚急性中毒试验,观察到喂病麦的猪群体重远较对照猪为低。有的仅达对照组39.4%,有的猪更换为对照饲料后仍生长缓慢,出现“僵猪”情况。喂病麦的猪宰后脂肪呈土黄色,心脏出血并以心耳最为严重,肝脏发黄,胆囊出血。1954～1955年对48只大鼠自断奶后起进行108 d的亚急性中毒试验,继而从中留24只大鼠(雌、雄各半)进行375 d的慢性毒性试验,从中观察到病麦组的最大体重远较对照组大鼠为低,50%病麦组所产的第1代仔鼠断奶后继续饲以108 d 50%病麦,然后改饲育种饲料,其最大体重甚至比其父代更低。可见其对生长率的影响尚可保持到下一代,甚至成为“僵鼠”。各病麦组的繁殖率,仔鼠此周内存活率显著下降,甚至不育动物在初食病麦时虽暂时有拒食或食欲缺乏现象,但一般在48 h内均可恢复正常食量,其中有一适应过程。对照组与病麦组间的红、白细胞计数无明显差异。

1966年,美国曾以人工接种产赤霉烯酮的镰刀菌在玉米上,并以此喂饲怀孕母猪。4 d后其外阴肿胀,21 d后发生流产。

日本曾报道,有4起因食用被小麦赤霉侵染的小麦和大米而引起食用者急性中毒,其共同症状为呕吐,其次为厌食和腹泻。

到目前为止,已知能导致麦类(或玉米)赤霉病的一些镰刀菌(主要是禾谷镰刀菌),可能产生两类真菌毒素:一类具有致呕吐作用的赤霉病毒素;另一类是具有雌激素作用的玉米赤霉烯酮。

C. 赤霉病麦毒素类:属于单端孢霉烯族化合物(trichothocenes),其提纯工作始于1948年,而于1967年命名,因其在第12、第13位上有一环氧基,故称12,13-环氧单端孢霉烯族化合物。现知这类毒素有28个,其中有15个已知由镰刀菌所产生。赤霉病麦毒素就是指在自然界能导致麦类、玉米等谷物赤霉病的镰刀菌所产生的具有12,13-环氧单端孢霉毒素结构,它是能致试验动物呕吐的有毒真菌代谢物。

单端孢霉素对试验动物的经口中毒症状为:精神不振、不活跃、腹泻、直肠出血、口部有坏死性损伤、胃及小肠黏膜侵蚀并伴有出血,可能发展为严重胃肠炎,然后死亡。尸体解剖有时可见骨髓细胞、淋巴结癌变。在大动物小肠腔内可能有大量出血现象,有的可以使受试动物呕吐、肺充血、肝脏脂肪变性。

D. 玉米赤霉烯酮类毒素:1928年,在美国有人观察到母猪喂饲霉变饲料后阴户肿胀和乳腺隆凸,怀孕的母猪流产等现象。1962年,有人将玉米赤霉接种在经磨碎的消毒玉米上,接种瓶的相对湿度为

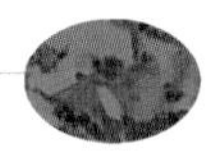

相当于玉米的含水量35%，在24℃培养2～3周后，将此霉玉米喂饲未发育成熟的雌猪，4 d内其阴户增大，乳腺隆起。1967年，有人从侵染赤霉的储存玉米中分离得同样的毒素纯品，将此毒素命名为玉米赤霉烯酮，确定了该毒素的化学结构式，且又命名为F-2毒素。现知的玉米赤霉烯酮类毒素有16个，其中7个毒素为禾谷镰刀菌在田间玉米上的代谢产物。

关于玉米赤霉烯酮为产毒真菌，有人曾于1968年测试镰刀菌属中的11种，得出三线镰刀菌、禾谷镰刀菌、膨孢镰刀菌、木贼镰刀菌和黄色镰刀菌能产此F-2毒素。1974年，又有人认为只有禾谷镰刀菌、三线镰刀菌、尖孢镰刀菌和串珠镰刀菌能在自然界产生F-2毒素。1976年，有人确认禾谷镰刀菌、黄色镰刀菌、串珠镰刀菌、雪腐镰刀菌、接骨木镰刀菌蓝色变种(*F. sambucinum vairoeruleiim*)和燕麦镰刀菌能在自然界的大麦上产生F-2毒素，这后3种镰刀菌是以前从未报道过能在自然界产生。

有关玉米赤霉烯酮类毒素的实验动物毒性报道甚少。猪的急性中毒症状除阴户肿胀、流产外，严重的尚可出现直肠和阴道脱垂，子宫增大、增重，甚至扭曲和卵巢萎缩。亚急性中毒剂量可使猪不育，产仔猪数减少。仔猪体弱或产后死亡，生存的雄性小猪具有睾丸萎缩、乳腺增大等雌性化影响。其他实验动物，如大鼠、小鼠、豚鼠、兔、火鸡、母鸡和绵羊也可由于摄入F-2毒素而引起雌激素亢进症。有人在母猪怀孕后立即分别经口每天给予6 mg、60 mg和150 mg玉米赤霉烯酮纯品，连续15 d。待至产小猪时，前2组产8只小猪，后1组平均只产6只，而对照组则平均产9.25只小猪。另一个试验对成熟母猪2只喂饲纯玉米赤霉烯酮每天60 mg，另2只每天喂饲150 mg，3只对照母猪，27 d后立即宰杀，发现喂饲玉米赤霉烯酮纯品的母猪卵巢上有很多卵泡，但没有找到黄体；对照组母猪与此相反，有正常分布的黄体。

2) 曲霉属(*Aspergillus*)。这个菌属的真菌在自然界分布极广。许多菌种具有分解有机物质的能力和产生多种有机酸，其中不少是重要的工业真菌；另外有些菌种，寄生于食品、储粮和动物饲料后，不但能引起霉坏，甚至还产生致癌性毒素。一些重要产毒的菌种，如黄曲霉(*A. flavus*)、寄生曲霉(*A. parasiticus*)、棕曲霉(*A. ochraceus*)和杂色曲霉(*A. versicolor*)等，都是当前引起极其注意的曲霉菌种。

A. 黄曲霉产生的黄曲霉毒素可引起一种急性中毒。1960年，英国伦敦郊外养鸡厂有10万只火鸡的鸡雏同时由于中毒而死亡。当时尚不知系何种毒素物质，故此中毒死亡的火鸡称为火鸡X病(Turkey X-disease)。后多方研究证明系黄曲霉毒素造成。

黄曲霉毒素引起的急性中毒在泰国、印度有许多报道。泰国东北部一个地区经常发生原因不明的类似急性脑病，每年死亡100多人。最近研究证明是黄曲霉毒素引起的一种急性中毒。

印度西南部有两个地区在1975年10月11日，居民因进食被黄曲霉毒素严重污染的玉米而引起中毒，主要表现为肝损害，出现黄疸、腹水。在397名中毒患者中死亡106名(26.6%)，在患者血清中检出黄曲霉毒素B_1。经过调查研究，实验证实，黄曲霉毒素是由黄曲霉和寄生曲霉产生。黄曲霉毒素及其衍生物有许多种，其毒性按雏鸭口服的半数致死量(mg/kg)的大小依次为：B_1(0.24～0.36)、M_1(0.32)、G_1(0.78)、M_2(1.2)、B_2(1.68)、G_2(3.5)，B_{2a}(240)、G_{2a}(320)。大多数黄曲霉产生毒素B_1的量比其他种为多，B_2及G的量较少；而且当无B_1时，就几乎无B_2和G的存在，只有少数菌株产的量比多，毒性又最大，故实验研究多用鉴定食物中污染黄曲霉毒素的含量，并作主要指标。

黄曲霉毒素主要引起肝脏损害，如肝实质细胞的变性、坏死或肝硬化、肝肿瘤等。最敏感的动物是雏鸭。有人对火鸡、小鸡、小牛、小公牛、羊、猪、大鼠、豚鼠、猴子实验都发现有肝损害的表现，而且诱发肝癌的动物有大鼠、小鼠、豚鼠、雪貂、绵羊、猴、鸭、鳟等。其中，以大鼠及鳟鱼最敏感，用大鼠做诱癌实验的最多。实验表明用相当低浓度的黄曲霉毒素B_1可在大鼠成功诱发高发生率的肝癌。其中浓度最低的一个例子是饲料中毒素的含量为0.015×10^{-6}，经Fischer大鼠做实验68～82周，不论雌、雄全数出现肝癌。

黄曲霉毒素对许多动物具有高度毒性和致癌性已为许多实验所证实。对人类的健康危害性除个别报道外，还缺乏直接证据。但也陆续发现一些黄曲霉毒素中毒的例子。例如，非洲曾报道一个15岁男孩进食污染黄曲霉毒素(1.7×10^{-6})的木薯饼后发生急性重型肝炎而死亡，其病变与非洲猴黄曲霉毒素急性中毒的肝病变相似，同食的另两个孩童中毒较轻后治愈。我国台湾地区曾发现3家农民39人中有25人中毒，发霉大米为可疑食物。大米中黄曲霉毒素B_1含量最高者为225.9×10^{-6}及182.4×10^{-6}。25人中3个孩童死亡。以该批霉米喂饲雏鸭，肝脏显示黄曲霉毒素中毒的病变。

黄曲霉毒素与人类癌肿发生的关系难以在人体上得到直接证据。但在亚非地区的肝癌流行病学的调查研究中，发现食物中黄曲霉毒素污染重和实际摄入量多的地区肝癌发病率也较高。亚非地区肝癌发病率较欧洲高，黄曲霉毒素对食物污染也较重。在非洲撒哈拉沙漠以南高温、高湿地区，黄曲霉毒素污染较重，肝癌发病率也较高，埃及和中东等干燥地区则发病率较低。Linsell等(1972)曾在肯尼亚检查不同地区的饮食样品，并以每日平均饮食消耗量为基础，计算黄曲霉毒素摄入量，发现与肝癌发病率相平行(表1-2-1)。Shank(1972)在泰国调查市售食品和家庭熟食(膳食)，计算每人每日平均摄入黄曲霉毒素量，也发现与肝癌发病率的地区分布相一致。如Ratburi地区肝癌死亡率为每年6/10万，摄入黄曲霉毒素平均每人每日为45～77 ng/kg体重；Songkhla地区肝癌死亡率为每年2/10万，摄入毒素量为5～8 ng/kg体重。在乌干达、斯威士兰等地的调查也有类似的情况(表1-2-1)。

表1-2-1 肯尼亚原发性肝癌发病率与黄曲霉毒素的关系

地势	性别	摄入黄曲霉毒素［ng/(kg·d)］	原发性肝癌例数(年龄>16岁，1967～1970)	发病率(%)［1/(10万·年)］
高地势区	男	4.88	1	3.11
	女	3.46	—	0.00
中地势区	男	7.84	13	10.80
	女	5.86	6	3.28
低地势区	男	14.81	15	12.21
	女	10.03	9	5.44

B. 杂色曲霉：杂色曲霉产生杂色曲霉毒素，结构上与黄曲霉毒素相似，两者均具二呋喃甲氧苯环，故有人认为这两种真菌毒素在其生物合成上可能来自共同的中间产物。自然存在的杂色曲霉毒素及其同类物现已证明其结构有8种。最近用^{14}C标记研究由杂色曲霉素能转变成黄曲霉毒素B_1。所以其毒性类似黄曲霉毒素，也是以损害肝为主，另外还可损害到肾。有人在用猴子做实验中发现急性中毒时病变为肝和肾坏死，病变随毒素量增加而严重。用最大剂量时(800 mg/kg)猴子肝损害重，黄疸明显，肉眼可见肝脏增大，变黄而脆。镜下观察肝细胞弥漫性脂肪变性，广泛点状坏死和小叶中央性出血坏死，在未坏死肝实质细胞间的毛细胆管有淤胆现象。肾脏实质弥散性出血，肾曲管上皮细胞透明变性，脂肪变性和坏死。此外，有胃肠道、心包和全部浆膜出血及心肌的玻璃样变。

值得注意的是，在一些肝癌发病率高的地区，主要是肝细胞型肝癌，常伴有不同程度的肝硬化或纤维化，这与杂色曲霉毒素所致的动物肝癌相似。有些学者发现，在南非和日本杂色曲霉分布较广，在其污染的食物上产毒量也较大，从而认为其危险性可能比黄曲霉毒素更大。我国广西扶绥、江苏启东也曾一度有肝癌流行，经积极防治粮食霉真菌污染后，肝癌发病率明显降低，可能与此两种毒素有关。

C. 赭曲霉：赭曲霉产生的是赭曲霉毒素，有A和B两种毒素，主要是A毒素。A毒素的毒性较大，在适合的培养基上，可产生多量毒素，如在蔗糖酵母浸液培养基上，可产生赭曲霉毒素A 29 mg/100 ml。赭曲霉毒素引起的中毒病变主要在肝及肾。鸭雏肝脏出现严重脂肪变，但不见坏死和胆管增生。大鼠肝脏可见肝细胞透明变性、点状坏死或灶性坏死，致髓质的集合管阻塞而使肾单位的其他肾小管扩张。有人从米中分离出的赭曲霉经扩大培养提取其毒素注射雄性小鼠皮下，可见肝细胞核分裂象增加。用赭曲霉毒素A和B灌喂小鸡、动物出现急性肾病、肝细胞变性和灶性坏死、小肠炎、骨髓造血组织及脾脏淋巴细胞成分减少，尿路及心、心包、脾、肝等内脏有广泛的尿酸盐沉积，不论A或B两种毒素均可有上述改变，但毒素B引起的病变少，且所需剂量要大得多。

3) 青霉属(*Penicillium* Link)。青霉属与曲霉属接近，种类甚多，分布也广。许多菌株均引起食品的霉坏，特别是储粮。和曲霉一样，均能导致粮食发热霉变。也有不少菌种能够产生强烈的毒素而使粮食带毒，最常见的就是“黄变米”。1940年以来，日本从国内生产和进口大米中，发现有部分米粒呈黄色，叫“黄变米”。经检查发现有15种以上的真菌与“黄变米”有关。其中主要有黄绿青霉、橘青霉、岛青霉3种青霉，产生的毒素在动物实验上具有明显的毒性。

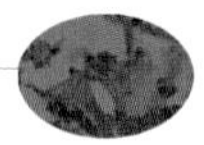

A. 黄绿青霉(*Penicillium citreo-viride Biourge*):黄绿青霉产生黄绿青霉素。日本最初从有毒的黄变米分离出此菌时曾称为毒青霉,后进一步鉴定实际为黄绿青霉。在此菌污染收获后储存的粳米中,当其含水量达到14.6%时,此菌即繁殖生长。霉变粳米呈黄色。

用此毒素粗提取物作多种脊椎动物和哺乳动物实验时,可引起典型的急性中毒。毒性随制备的粗提物不同而异,小鼠皮下注射LD_{50}为1～10 mg/10 g体重,豚鼠、猫也接近这个LD_{50}的比值,犬、猴、兔、大鼠有类似毒性反应。

急性中毒的特征是出现进行性上行性麻痹的神经系统症状。首先出现后肢及尾部麻痹,后来发展至前肢及颈部,最后呼吸停止而死亡。此过程可因较大剂量而缩短。呼吸变化在早期即可出现,但直至上肢麻痹时才明显。在此进行性麻痹发展过程中,一旦躯干被累,即突然发生急促的呼吸,由胸式变成腹式,胸部几乎不活动,横膈的活动范围极受限制,失去紧张性。又由于腹壁活动为被动的,膈肌与胸肌几乎同时出现麻痹。膈肌麻痹是一个最显著的表现。随着肠肌麻痹出现心动过速,X线下见右心扩张,心影如圆球形,静脉淤滞。但心脏直至呼吸停止后才停止。除这一系列上行性麻痹的表现外,还可见呕吐、抽搐、共济失调、体温过低、昏迷等症状。

B. 橘青霉(*P. citrinum*):橘青霉产生橘青霉毒素。这种真菌也常生长在储藏的大米上,使米也变成黄色,变色部分在紫外线下有荧光反应。最先发现感染橘青霉的大米是在日本从泰国进口的黄变粳米中,以后在意大利、埃及和美国也发现粳米有此菌的感染,所以分布比较广泛。橘霉素对动物的LD_{50}(表1-2-2)。

表1-2-2　橘青霉毒素对动物的LD_{50}(单位:mg/kg)

动　物	皮下注射	腹腔注射	口　服
小鼠	35(60)	35(58)	
大鼠	67		≥50
兔		19	
豚鼠	37		

表中LD_{50}的观察期为14 d,其中括弧者为24 h。观察时间增加时,LD_{50}值减少,显示橘青霉毒素的作用缓慢。

橘青霉毒素毒性的最大特点是引起肾脏功能及形态上的损害。大鼠口服此毒素后尿排出量增加,肾廓清试验显示肾脏对水分的重吸收作用被毒素所抑制。病变主要在肾小管。如以橘青霉接种米粒培养后,将100%霉米或10%霉米加入饲料中喂大鼠,2个月后100%霉米组改成正常饲料饲喂4个月,发现大鼠食霉米后生长较缓慢。100%霉米组长期喂饲,尿量持续增加。尸检见肾脏明显增大、混浊、灰白色,表面未见出血。肾的重量为对照组的1.5倍。镜下检查显著改变为亨利襻以下的肾单位变性及扩张,在皮、髓质交界处的肾小管管腔内由于变性的上皮脱落而致闭塞。3个月后见肾、肾小管上皮细胞核分裂增加,管腔内有无定形物质沉积。肾小球也有病变,如肾小球的血管丛与囊膜的粘连,常与肾小管的损害并存,但不如肾小管变化严重。这些病变类似肾小球肾病或相当于所谓中毒性肾病所见的改变。显微解剖术检查见肾小管不规则变形,直径增大,特别是肾单位下部。兔(体重2 kg)饲以10 g橘青霉感染的霉米粉5～21 d,也显示肾小球功能的障碍。橘青霉培养物滤液也可使小鼠发生肾损害,但其菌丝体对小鼠无毒性。

C. 岛青霉(*P. islandicum*):岛青霉在非洲谷物中是主要的污染菌之一,在南非的熟食中也是优势菌,在日本也有报道。岛青霉的产毒性在菌株之间不如黄曲霉那样有明显的差异,所有从食品分离出来做过试验的菌株都有毒性。据估计,从150 g被岛青霉污染的霉米中可分离出大约1.5 g的黄天精,从100 g岛青霉的菌丛中可获得大约1.5 mg的环氯素。岛青霉感染的大米同样使大米变成黄色,动物食后引起严重的肝损害,从岛青霉分离出的毒素主要有黄天精、环氯素和岛青霉毒素,均为肝脏毒。

经过许多作者实验,综合起来岛青霉霉米所致中毒可分3种类型。

a. 急性中毒:发生急性肝萎缩,见于毒量较大时,动物表现为不喜活动,毛变蓬松,肌肉及皮肤紧张性丧失,呼吸表浅,最后呈昏迷状态而死亡,类似人类的肝性脑病。血中转氨酶及酚四嗅呋钠(BSP)增高。肝小叶中肝细胞坏死,呈凝固性,坏死区周围的肝细胞可见水样变性及脂肪变性,严重者相邻的坏死区相连,随之有网架塌陷。

b. 亚急性及亚慢性中毒:发生亚急性肝萎缩,表现中度的肝小叶中央性坏死和网架塌陷。

c. 慢性中毒:饲以中等量者有半数无明显早期

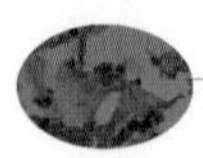

症状，小量者几乎全部无明显早期症状，可活至 6 个月以上，尸检见纤维化、肝硬化或肝肿瘤。

（2）毒蘑菇(*Russola*)

蘑菇又叫蕈，是一种高等真菌。种类甚多，形态各异，色彩不一，分布极广。常见蘑菇中，大部分营养丰富，味道鲜美，不仅是人类生活中的一种极好的美味食品，而且有些也是抗癌、防衰、延年益寿的保健补品，因此人们爱食用。但是有些蘑菇是有毒的，所以常常出现毒蘑菇中毒。据文献报道，我国已发现的毒蘑菇有 80 多种，常见的有以下几种。

1）毒红菇(*R. emetica*)：包括毒粉褶菌(*R. sinuatus*)、稀褶黑菇(*R. nigricacns*)、变黑蜡伞(*H. conicus*)、虎斑蘑(*Tricholomu tigdnum*)、发光侧耳(*P. olearius*)、褐盖粉褶菌(*Rhodophytlus rhodopolius*)、臭黄菇(*Russula faetens*)、毒光盖伞(*Psiloct hevenenata*)、月光菌(*Pleurotus iaponicus*)等。这类毒蘑菇的中毒症状：主要表现为胃肠系统功能障碍。起病较急，开始多为恶心，继而剧烈呕吐、腹痛，以脐周围或上腹部为中心，是阵发性剧痛，有的可出现绞痛或疝痛；腹泻频繁，多为水样便，多者每天可 10 余次，泻程可持续 2～3 d。有的患者还可伴有头晕、头痛、倦怠无力等神经症状。重症者可有脱水、电解质紊乱、休克，甚至谵语、昏迷或急性肾衰竭等。

2）毒蝇伞(*Amanita muscaria*)：又名蛤蟆菌、蝇菌、毒蝇菌、扑蝇菌；豹斑毒伞(*Amanita pantherina*，又名白芝麻菌、满天星假芝麻菌、斑毒菌)；角鳞灰伞(*Amanita spissacea*)又名油麻菌、黑芝麻菌、麻子菌)等。这类蘑菇中毒主要症状随着毒性物质不同有不同表现。目前已知有下列几种。

A. 毒蝇伞产生的毒蝇碱(muscarin)：化学名称为 2-甲基-3-羟基-5-三甲基四呋喃氯盐，无色、无臭、无味，易潮解，结晶生物碱，其碱性比较强。主要的毒性作用：可兴奋副交感神经系统，降低血压，减缓心率，增快胃肠平滑肌蠕动，使汗腺、唾液腺、泪腺及各种黏液、胰液、胆汁等分泌增多。属神经心脏毒。其中毒症状为：患者最初多先大汗淋漓、热不可耐、流涎不止、大量流泪，转而发冷、四肢冰凉，以至寒战发抖，继而胃部极度不适、恶心、呕吐、阵发性腹痛和频繁腹泻；瞳孔缩小、视物模糊，严重者还可出现复视、幻觉、一时性“失明”；有些患者还可以引起子宫及膀胱紧张收缩、尿少、尿道痛及脉搏缓弱、心率减慢、血压下降，甚至出现心绞痛、肺水肿、抽搐及全身性僵直性抽动；有的患者由于支气管轮状肌收缩而出现呼吸困难、抑制及意识不清、谵语和昏迷，如不及时救治，此刻极易出现死亡。

B. 异噁唑类衍生物：即毒蝇母、蜡子树酸、麦斯卡松和白蘑酸等物质。中毒症状为：躁动不安、视物模糊、肌肉痉挛、谵语、精神错乱等。中毒者兴奋之后可进入深睡，极似酒精中毒。特别是毒蝇母中毒，不仅可出现明显的精神错乱，而且还会产生幻视与色觉紊乱。

C. 色胺类化合物(又称色胺置换物)：即光盖伞素、赛洛西(psilociii)和蟾蜍素等物质。前者毒性作用，可引起交感神经兴奋，使瞳孔散大，心率过快，血压升高，颜面潮红，似酒醉感，发冷以至发抖；有的人可出汗及体温升高等。有报道，食入 1～3 g 光盖伞的干品或口服光盖伞素 5～15 mg 可使听觉、味觉改变，并产生明显的幻觉；有时还可使人丧失时间和距离的概念。严重者可出现光怪陆离的视幻觉和情绪的明显改变，因而患者可能出现狂歌乱舞，极度兴奋；又可能表现为焦虑忧郁、痴呆苦闷；有时喜怒哭笑，交错无常；有时又产生迫害妄想，行凶或自伤；最后患者全身软弱，疲乏思睡，其过程有的较长，有的较短，表现不一。蟾蜍素于柠檬黄伞(*Amanita citriina*)中被发现，其毒性作用是能引起明显的对色幻视。据文献记载，静脉注射 8 mg，即可出现头痛、气急、恶心、出汗、皮肤潮红、瞳孔散大、眼球震颤、幻视及轻度呼吸障碍；有的还可出现腓肠肌痉挛，或一时性麻痹，甚至出现意识障碍等；但持续时间较短，一般数分钟至 1 h 即可恢复。

D. 幻觉原(hallucinogens)又称幻觉诱发物：据资料记载，光盖伞属、花褶伞属和橘黄裸伞等均含有致幻觉物质；而且日本在 1967 年就已报道了橘黄裸伞的幻觉作用。

a. 橘黄裸伞中毒症状：开始多为目眩、眩晕、视物不清、物体变小、颜色奇异、举步不稳、行如醉汉、兴奋狂笑、手舞足蹈、多语等；有的还可出现交感神经兴奋症状，如血压升高、瞳孔散大、血糖升高等。但一般恢复较快。

b. 小美牛肝菌中毒症状：我国云南地区也经常发生因食用小美牛肝菌(*Boletusspeciousus*)等而引起的神经精神型中毒。其特有的“特征性的幻视症—小人国幻视症”已引起了广泛注意。据称小美牛肝菌炒食味美，食者众多，多数食后安然无事。敏感者如果食量过大，或是进食半生不熟的菌体，均可引

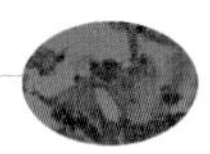

起中毒，似属“条件可食菌”。

3）鹿花菌(*Gyromitra esculenta*)：又名河豚蕈、缠头蕈、马鞍蕈、褐鹿花菌(*Gyromi trabrunnea*)和赭鹿花菌(*Gyromitra infula*)等，其所含毒性物质为马鞍酸(helvellic acid)，具有强烈溶血作用；其分子式为 $C_{12}H_{20}O_7$，极易溶于水，溶于乙醇和乙醚。马鞍酸对热和干燥都不能耐受，通常在 60℃或脱水干制均可破坏其毒性。因此，对这类蘑菇先煮制弃汤而后烹调食用，或是食用干制菌体，都比取食生菌或喝其菌汤安全。中毒症状：发病后多见出现上腹部胀痛、恶心及不可遏止的呕吐，一般腹泻的较少见，腹泻多为水样便。病情较重者可有瞳孔散大、虚弱，但体温多无改变；1～2 d 患者因体内红细胞大量破坏，可迅速出现溶血性中毒症状，其主要表现为急性贫血、黄疸、血红蛋白尿、尿闭、尿毒症样痉挛、肝脏和脾大等；严重者还可伴有脉弱、抽搐、幻视、幻听、反射消失、嗜睡等，有的患者常因肝脏严重受损和心力衰竭而死亡。

4）毒伞(*Amanita phalloioles*)：又名绿帽菌，蒜叶菌，鬼笔鹅膏白毒伞(*Amanita verna*，又名白帽菌、瓢菌、春生鹅膏)，鳞柄白毒伞(*Amanita virosa*，又名毒鹅膏)，褐鳞小伞(*Lepiota helveola*，又名褐鳞小伞菌)等，共 10 余种。这类蘑菇产生的毒素为原浆毒素，能使机体大部分器官发生细胞变性的极毒物质，包括毒肽中的两大类环肽化合物：毒伞 7 肽类(phallotoxins)和毒伞 10 肽类(anmtoxins)。毒伞 7 肽与毒伞 10 肽两类毒素的区别主要在于它们对肝脏致病的作用部位及作用速度不同。毒伞 7 肽作用于肝脏细胞的内质网，使其受损；毒伞 10 肽是直接作用于肝脏细胞核，在中毒过程中使细胞质严重受累，使细胞迅速破坏。这是导致死亡的一个重要原因。

肝脏损害型中毒的临床表现一般分为 5 期，即潜伏期、急性胃肠炎期、假愈期、内脏损害期、恢复期。

A. 潜伏期：最短者 4 h，最长者 48 h，有时可达 72 h。70%以上患者发病于食后 24 h，故称迟发型。

B. 急性胃肠炎期：发病前绝大多数患者均无前驱症状，腹痛和不可遏止的腹泻，腹泻多呈灰乳白色水样便(也有呕吐频繁，而腹泻不甚剧烈的病例)，呕吐和腹泻之急骤，颇与霍乱或急性砷中毒相似。由于患者大量呕吐或腹泻，即可出现脱水、血液浓缩、全身发绀、血压下降、衰弱无力及腓肠肌痉挛、尿少或尿闭等。此时，应特别注意老年和幼童及体弱患者的病情变化，有时可能由于极度虚脱而突然死亡。

C. 假愈期：进入此期的患者仍不同程度处于衰弱状态，但精神却大为好转，特别是幼、少年患者，精神状态尤佳，若无其事，给人以大病痊愈之假象。但经 18～48 h 后，大部分患者病情突变。两类毒肽已在此时侵害了机体实质性器官，特别是患者的肝脏通常已遭受中度，甚至重度损害，肝功能明显异常。

D. 内脏损害期：此期患者的主要临床表现是急性中毒性肝炎。患者肝大、肝区压痛，甚至出现黄疸，转氨酶明显升高；尿中可见大量红细胞、白细胞及蛋白和管型；此时，尚伴有头晕、头痛、食欲缺乏、乏力、嗜睡和发热(38℃左右)；有的还可出现便血、鼻出血和黏膜出血等症状。此刻若治疗及时得当，病情多无恶化，一般在 1～2 周内进入恢复期。病程多在15～40 d，患者可痊愈。但是，病情严重者，可出现急性肝萎缩、高热(40℃)、心电图改变，致患者死于肝性脑病或呼吸、循环衰竭。病程之短，死亡之快，多在 1 周左右，一般 3～5 d。

5）胶陀螺(*Bulgaria miguman*)：胶陀螺多生长在树缝内，群生或丛生，柄短弯曲，形似木耳，体小质硬，黑不透明，所含毒素尚不清楚。中毒症状开始是颜面肌肉震颤，继而手指和脚趾疼痛，尤以拇指(踇趾)疼痛难忍。同时患者的双上肢及面部可出现皮疹，疹丘高出皮肤，融合成片，压之褪色；与日光接触暴露部位的皮肤，均可出现肿胀；指甲尖剧痛，指甲根出血；特别是患者的嘴唇肿胀外翻，形似猪嘴，这一症状是此型中毒的一个特殊性的临床特征。患者在发病过程中少有恶心、呕吐、腹痛和腹泻等胃肠系统症状。

(3) 真菌毒素的分类

目前已知的真菌毒素已近 200 种。Townsend 根据真菌毒素损害机体的部位及病变特征，将毒素分为肝脏毒、肾脏毒、神经毒、光过敏性皮炎物质及造血组织毒 5 种。从研究进展情况看，上述分类已感不足，作者认为应在以上分类基础上再补充心脏毒、致畸变及致癌 3 种类型。此外，光过敏性皮炎物质尚不能包括引起机体其他部位(如呼吸器官)过敏的真菌毒性物质。因此，光过敏性皮炎物质改为变态反应性物质似更较全面。现将几种毒素型中毒特点概述如下。

1）肝脏毒。主要引起肝脏损害，如肝实质细胞的变性、坏死或肝硬化、肝肿瘤等。这类真菌毒素比较多，最令人关注的是黄曲霉产生的黄曲霉毒素，杂色曲霉产生的曲霉毒素，岛青霉产生的黄天精和含氯肽等。

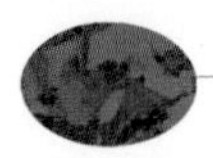

2) 肾脏毒。主要引起肾脏损害,往往发生肾小管的病变,也有导致肾小球的损害,产生急性或慢性肾病。如橘青霉产生的橘青霉毒素等。

3) 神经毒。主要引起中枢神经系统的损害,包括神经组织的变性、出血和功能障碍等。如黄绿青霉产生的黄绿青霉毒素等。

4) 造血系统毒。主要引起造血系统的损害,发生造血组织坏死或造血功能障碍,出现白细胞缺乏症等。如某些种的镰刀菌和黑葡萄穗霉产生的毒素。

5) 光过敏性皮炎毒。主要使人、畜体内代谢异常,皮肤感光过敏,发生光过敏性皮炎,如菌核病核盘霉产生的毒素等。

这种分类是人为的。实际上许多真菌毒素不仅作用于某一系统某一器官,中毒时往往表现为一个以上系统的症状,因此有些真菌毒素难以归类。主要的真菌毒素分类如表 1-2-3 所示。

表 1-2-3 主要的真菌毒素分类

毒素种类	毒素名称	主要产毒的真菌	自然发生的中毒病	自然中毒或实验动物	发生自然中毒或毒性研究的年份
肝脏毒	黄曲霉毒素	黄曲霉寄生曲霉	火鸡X病、鳟鱼肝癌	鸭、火鸡、牛、猪、犬、猫、兔、鱼、大鼠、小鼠、豚鼠等	1960
	杂色曲霉毒素	杂色曲霉、构巢曲霉等		大鼠、小鼠、猴	1966
	赭曲霉毒素	赭曲霉		鸭雏、大鼠	1965
	皱褶青霉毒素	皱褶青霉等		小鼠	1958
	红青霉毒素	红青霉等	犬X肝炎	小鼠、犬、牛、猪等	1962
	灰黄霉毒素	灰黄霉等		小鼠、大鼠	1960
	黄西林X	点青梅射瓦曲霉		小鼠	1966
肾脏毒	橘青霉毒素	橘青霉等	黄变米中毒	小鼠、大鼠	1955
	曲酸	米曲霉等		大鼠、犬	
神经毒	展青霉毒素	荨麻青梅等	牛中毒、牛X病	牛、小鼠	1953
	黄绿青霉毒素	黄绿青梅	上行性麻痹	小鼠、犬、猴	1942
	麦芽米曲霉毒素	小孢子米曲霉变种	麦芽中毒	牛、小鼠	1955
	环并偶氮酸	圆弧青霉素		鸭雏、大鼠	1969
造血组织毒	拟枝孢镰刀菌配质	梨孢镰刀菌等	食物中毒性白细胞缺乏症	人、牛、马、猪、犬	1941
	雪腐镰刀菌烯醇	雪腐镰刀菌	造血功能障碍	牛、马	
	葡萄穗霉毒素	葡萄穗霉	葡萄穗霉毒素中毒症	人、马、羊、猪、犬、小鼠	1931
光过敏性炎毒	孢子素	纸皮丝霉	光过敏性皮炎	羊、牛	
	菌核病核盘霉毒素	菌核病核盘霉素	光过敏性皮炎	人、畜	
	木霉毒素	绿色木霉	内脏出血	牛、猪	
其他	豆类丝核霉毒素	豆类丝核霉	腹泻	牛、羊	
	赤霉病麦毒素	小麦赤霉	赤霉病麦中毒	人、畜	

(4) 毒蘑菇毒素的分类

以对人的主要侵害器官和部位,临床表现也可以分型。

1) 胃肠型:主要表现为胃肠系统功能障碍。起病较急,开始多为恶心,继而剧烈呕吐、腹痛、腹泻频繁。重症者可有脱水、电解质紊乱、休克。常见蘑菇为毒红菇、稀褶黑菇等。

2) 神经精神型:主要毒性作用为兴奋副交感神经系统,降低血压、减缓心率、增快胃肠平滑肌蠕动,使汗腺、唾液腺、泪腺及各种黏液、胰液、胆汁等分泌增多,属神经心脏毒。如毒蝇伞产生的毒蝇碱、毒蝇母能使精神紊乱;光盖伞素等能使瞳孔散大,心率加快,还可使人产生幻觉等。

3) 溶血型:主要引起患者体内红细胞大量破

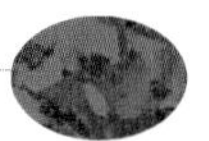

坏，出现溶血性中毒症状，表现为急性贫血、黄疸、血红蛋白尿、尿闭等，如鹿花菌类。

4）肝脏损害型：肝脏损害型中毒一般分为潜伏期、急性胃肠炎期、假愈期、内脏损害期和恢复期。其中肝损害最明显的是急性中毒性肝炎、肝大、肝区压痛，甚至出现黄疸、转氨酶明显升高。病情严重者：可出现黄色肝萎缩，以至死亡。如毒伞、白毒伞等10余种蘑菇产生的毒素——毒伞7肽类和毒伞10肽类。

5）光过敏性皮炎型：主要表现为颜面肌肉震颤、手指和脚趾疼痛，患者上肢及面部可出现皮疹。常见的为胶陀螺等毒菇。

Aushiick将毒素按化学结构进行分类，共分为11类，其分类概况如表1-2-4所示。

表1-2-4　按化学结构对毒素进行分类

化学性质	真菌毒素名称
1. 生物碱	麦角酸衍生物（lysergic acid derivatives）
	棒麦角生物碱（ciavine aikaloid）
2. 蒽醌（anthraquinone）	岛青霉毒素（islandicin）
	黄天精（luteoskyrin）
	皱褶青霉毒素（rugulosin）
3. 丁烯酸内脂（bulenolide）	展青霉毒素（patuliii） 棒曲霉毒素（clavacin）
4. 青豆素（coumarin）	黄曲霉毒素（aflatoxin B_1 B_2 G_1 G_2 M_1 M_2）
	赭曲霉毒素（ochratoxin A）
	杂色曲霉素（sterigmafocystin）
	补骨脂素（psoralen）
5. 环氧肽（cyclopeptide）	岛青霉毒素（islanditoxin）
6. nonadride	红色青霉毒素（ruberatoxin B）
7. 酚大环内酯（phenolic acrolide）	玉米赤霉烯酮（zeralenone）
8. 哌嗪（piperazine）	葚孢菌素（sporidesmin）
9. 吡喃酮和吡喃	橘青霉毒素（citrinin）
10. 单端孢霉烯族化合物	单端孢霉烯（trichothecin） T-2毒素（T-2 toxin）
	二酯酸藨草濂刀菌烯醇（diacetoxyscripennol）
	镰刀菌肴酮-X（fusarenon-X）
	雪腐镰刀菌烯醇（nivaleiiol）
	露湿漆斑霉毒素（roridin A D E H）
	疣孢漆斑霉毒素（vermcarin A B J）
	黑葡萄状穗霉毒素（satratoxin C F G H）

1.3 药物研究

1.3.1 抗真菌药物

在19世纪30年代，Robert Remark和Johann Schonlein首先从皮肤癣菌病患者皮损中分离到真菌，从而揭示皮肤癣菌病的本质是一类由致病性真菌感染引起的疾病。随后，David Gruby和Raimond Sabouraud两位真菌学家对真菌的镜下和培养特性及与人类疾病的关系进行了广泛的研究，这些研究标志着一门新的学科——医学真菌学的诞生。但研制开发有效治疗人类皮肤癣菌病的药物却进展缓慢，直到20世纪前半叶，抗真菌药物仅有屈指可数的几种非特异抗菌剂，如治疗浅部真菌感染的外用制剂龙胆紫、苯甲酸（韦氏膏）、11-烯酸等。因诊断技术所限，深部真菌感染报道较少，而且治疗药物也仅有碘化钾等。对于上述药物的治疗机制也鲜于研究。从20世纪50年代以来，抗真菌药物的研制和开发取得了长足的进步，已有多种药物可供临床医生选择。迄今，采用外用或口服抗真菌药物治疗浅部真菌感染，治愈率能超过80%。近30余年，系统抗真菌药物的研制和开发取得长足的发展，一些新一代口服抗真菌药物，如特比萘芬、伊曲康唑、氟康唑等陆续上市并在临床上广泛应用。这些药物治疗泛发性、慢性及症状严重的皮肤真菌感染和甲真菌病的疗效都不错。但目前能有效治疗深部真菌感染，尤其是免疫缺陷引起的播散性感染的药物种类还很少。研制抗真菌药物的主要困难在于，致病性真菌与其哺乳类宿主一样都是真核生物，在代谢、基因和结构方面有许多相同之处。因此，研制抗真菌药物时应考虑到，药物只作用于真菌特有的结构或代谢过程，而不影响宿主，这样才能获得安全、有效的抗真菌药物。常用的系统性抗真菌药物有抗生素、咪唑类、烯丙胺类及近年来新上市的棘白菌素（echinocandins）类。

1.3.2 药用真菌

真菌作为药物、食物等应用有着悠久的历史。公元1 000多年前的《吕氏春秋》《礼记》等典籍中就有食用菇类的记载。东汉时的《神农本草经》已对10余种真菌，包括雷丸、茯苓、木耳和猪苓等有详细描述。明代李时珍的《本草纲目》增加了桑耳、六芝、

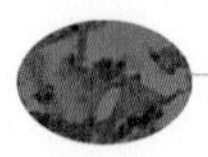

羊肚菜、鸡、桑黄、蝉花、鬼盖、鬼笔、槐耳、柳耳、皂荚菌、香蕈、天花蕈、竹荪、雪蚕、茯苓、猪苓、雷丸及马勃等40余种。

目前，药用真菌按其用途可分为两大类：一类是药食兼用型，如香菇、木耳、猴头菌、金针菇、竹荪、姬松茸等；另一类是医药专用型，如灵芝、云芝、猪苓、麦角菌、冬虫夏草等。药用真菌是天然药物中的一个重要组成部分，传统药用及研究证实有药效的真菌多达470余种，在分类上多属于担子菌亚门和子囊菌亚门，其种类繁多、大小不同、形态各异。有效成分可从菌丝体、子实体、菌核及孢子中分离，种类较为丰富，包括氨基酸、肽类、维生素、多糖、苷类、萜类、生物碱、类固醇类、抗生素及多种矿物质等。

(1) 药用真菌的有效成分

1) 多糖：真菌多糖是自然界中存在种类较多、生物学活性较高的一类活性多糖，是从真菌子实体、菌丝体、发酵液中分离出的，由10个以上的单糖通过糖苷键连接而成的高分子多聚物。目前所分离的有活性的真菌多糖，主要为β-葡聚糖，其次为甘露聚糖，前者多为β-(1→3)糖苷键连接的葡萄糖组成，也包括β-(1→6)、β-(1→4)糖苷键。后者主要有α-糖苷键连接甘露糖聚合而成。

迄今，研究较多的真菌多糖包括香菇多糖、茯苓多糖、猪苓多糖，均为β-(1→3)葡聚糖；云芝多糖为杂聚糖，主要包括β-(1→3)、β-(1→4)葡聚糖和β-(1→4)、β-(1→6)葡聚糖，还含有半乳糖、甘露糖、木糖、阿拉伯糖、鼠李糖、岩藻糖等；银耳多糖的主链结构是由α-(1→6)糖苷键连接的甘露聚糖，侧链由葡萄醛酸和木糖组成；灰树花多糖是由α-(1→3)葡萄糖和α-(1→3)甘露糖聚合的杂聚糖。

从桑黄分离的多糖，多为杂聚糖。不同提取方法获得的多糖有所不同，包括甘露葡聚糖；由葡萄糖、树胶醛糖、甘露糖、半乳糖、木糖和麦芽糖聚合而成的多糖；由半乳糖、葡萄糖、甘露糖、岩藻糖聚合而成的杂聚糖。

真菌多糖具有免疫调节、抗肿瘤、抗感染、抗氧化、调节脂代谢等多种药理活性。

2) 萜类：从真菌中分离出来的萜类化合物多为倍半萜、二萜和三萜类。其中，对茯苓三萜、灵芝三萜研究报道较多，已证实其具有抗肿瘤、抗炎、抗感染等药理活性。

茯苓三萜主要包括3,4-开环-羊毛甾烷三萜烯型和羊毛甾烷三萜烯型两种类型，其中3,4-开环-羊毛甾烷三萜烯型有9个化合物，都是从茯苓皮中分离获得。羊毛甾烷三萜烯型已发现了12个化合物，可从茯苓内核、皮和菌株培养液中提取。

三萜类化合物是灵芝的有效成分之一，目前已报道从灵芝子实体、菌丝体、孢子粉中分离出140多种三萜类化合物。

3) 生物碱：在真菌中分离出来的生物碱主要分为3类：吲哚类生物碱、腺苷嘌呤类生物碱和吡咯类生物碱。吲哚类生物碱主要包括麦角碱、麦角新安碱、麦角铵、麦角异铵、麦角生碱和麦角异生碱等。子囊菌中的麦角菌是最常见分离获得此类物质的真菌，具有血管收缩等效应。嘌呤类物质是真菌新陈代谢过程的产物，有调节脂类代谢的作用。

4) 类固醇类：日本学者从猪苓中分离得到的7个脱皮甾酮类似物，包括 polyporusterones A，-nes B～G。此外，还分离到麦角甾-4,6,8(14),22-四烯-3-酮；这些成分在体外有抗肿瘤细胞的活性。

5) 其他成分：包括肽类、氨基酸、维生素、核苷、有机酸、黄酮类等。肽类可以和多糖形成复合物，如由灵芝属薄树芝菌丝体分离制备的薄芝糖肽，其组分为多糖和多肽。从蛹虫草原浆液中分离得到虫草素(cordycepin)为第1个从真菌中分离出来的核苷类，具有抗肿瘤、抗感染、免疫调节、抗氧化等作用。从头状秃马勃分离出的马勃酸具有抗革兰阳性、阴性细菌。桑黄的醇提取物富含黄酮类物质，具有很好的抗氧化作用。

(2) 药用真菌的主要药理作用

1) 免疫调节及抗肿瘤

A. 多糖成分的免疫调节及抗肿瘤作用：在我国、日本及东南亚等国临床上已将香菇多糖、云芝多糖等作为免疫调节剂应用于肿瘤治疗，来自日本学者的临床研究结果已发表于 *Lancet*。日本学者的临床研究表明，从真菌分离的富含β-葡聚糖的多糖药物作为免疫调节剂主要应用于胃癌、结直肠癌患者的辅助治疗。此外，最近一项关于β-葡聚糖制剂PGG联合抗肿瘤单抗治疗结直肠癌的Ⅱ期临床试验经美国食品与药品管理局(FDA)批准已在美国临床机构开展。多认为上述多糖并不能直接杀伤肿瘤细胞，而是通过激活机体免疫反应来抑制肿瘤细胞。

早期研究发现，灵芝多糖既不能直接抑制或杀死肿瘤细胞，也不能诱导肿瘤细胞凋亡。其可明显促进巨噬细胞生成IL-1β、TNF-α和IL-6，并促进T细胞生成IFN-γ等。香菇多糖已被证实具有

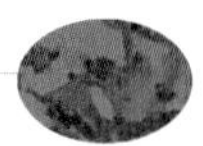

较强的免疫调节作用，能激活巨噬细胞、淋巴因子激活杀伤(LAK)细胞、自然杀伤(NK)细胞等固有免疫细胞。有研究发现可通过诱导消化道肿瘤患者上调1型T辅助细胞(Th1)细胞因子分泌IL-2、IL-12，抑制Th2型细胞因子分泌IL-4来影响获得性免疫反应。灰树花多糖能促进巨噬细胞分泌IL-12，进一步活化NK细胞，并激活由Th1细胞诱导的细胞免疫从而产生抗肿瘤作用。

近年来，对β-葡聚糖免疫调节作用机制研究有了长足进步。dectin-1作为一种模式识别受体能特异性识别β-1,3和(或)β-1,6-葡聚糖，广泛分布于树突细胞、单核细胞、巨噬细胞、中性粒细胞及T细胞的某些亚类。dectin-1介导的信号通路为Syk途径。当dectin-1与β-葡聚糖结合后，其胞内结构ITAM磷酸化，接着激活脾脏酪氨酸激酶(Syk)。同时诱导蛋白酶募集域9(CARD9)、Bcl-10和MALT1等信号分子的活化，进而激活经典的NF-κB途径，即激活IkB激酶复合体导致NF-κB的活化。LeibundGut-Landmann等研究发现，热凝多糖[curdlan，为纯β-(1→3)葡聚糖]在体外作用小鼠树突细胞后，与树突细胞共培养的T细胞通过分泌IFN-γ反馈作用于树突细胞导致分泌IL-12p70，进而诱导产生抗肿瘤活性的CTL($CD8^+$ cytotoxic T cells)。同时，小鼠模型也证实curdlan能够有效促进产生抗黑素瘤活性的CTL，而上述体内、外效应均依赖dectin-1-Syk传导通路。

B. 多糖对肿瘤细胞直接作用：

a. 对细胞膜的影响：茯苓多糖能升高肿瘤细胞膜的唾液酸(SA)，减少磷脂，改变细胞膜磷脂脂肪酸的组成，干扰膜肌醇磷脂代谢，抑制磷脂酸肌醇(PI)转换，从而影响细胞表面电荷特性和物质转运及膜表面受体功能，抑制肿瘤细胞增殖。

b. 抑制酪氨酸蛋白激酶(TPK)活性：香菇多糖、茯苓多糖与猪苓多糖体外能激活肿瘤细胞系酪氨酸蛋白磷酸酶活性，从而降低酪氨酸蛋白的磷酸化水平，抑制其活性来发挥抗肿瘤活性。

c. 诱导凋亡：灵芝多糖与小鼠腹腔巨噬细胞及脾淋巴细胞共同培养的上清液能够诱导人早幼粒细胞性白血病细胞系HL-60细胞的凋亡，提示该多糖通过促进淋巴细胞功能，分泌活性细胞因子进而诱导HL-60细胞的凋亡。

d. 抑制核酸和蛋白质合成：猪苓多糖和茯苓多糖能干扰癌细胞RNA转录过程中肽链的延长，影响DNA拓朴异构酶Ⅱ活性，促进泛酶介导的DNA断裂，引起肿瘤细胞死亡。

e. 抗突变：针层孔菌所分离的多糖具有抗突变。

粗皮针层孔菌多糖可通过下调突变的抑癌基因p53 mRNA水平，对苯并芘所致大鼠贲门窦癌模型中发挥抗肿瘤作用，即抑制癌细胞的生长和转移。

2) 其他真菌成分抗肿瘤活性：

A. 猪苓中分离得到的脱皮甾酮类似物对白血病L-1210细胞具有细胞毒活性，麦角甾-4,6,8(14),22-四烯-3-酮体外对结肠癌细胞株HT-29、子宫颈癌细胞株HeLa-229、人肝癌细胞株Hep3B、人胃癌细胞株AGS产生抑制作用。

B. 凝聚素：其为一类能够可逆性与特异单糖或多糖结合的蛋白质分子，能够选择性凝集人或动物血液中的红细胞，或结合到其他细胞表面的糖缀合物。已从多种大型真菌分离获得有较强抗肿瘤活性的凝聚素。研究证实牛肝菌分离的单体凝集素KL-15体外能诱导白血病细胞U937的凋亡，此效应是通过激活胱冬裂酶(caspase)而实现。

C. 灵芝三萜能直接杀伤肿瘤细胞，还可引起不同肿瘤细胞发生细胞周期阻滞的阶段也有所不同。灵芝三萜组分WEES-G可抑制蛋白激酶(PKC)的活性，激活JNK和MAPK，阻滞人肝癌细胞Huh-7G的细胞周期。灵芝乙醇提取物中的酸性组分能抑制人乳腺癌细胞MCF-7 DNA的合成，使细胞周期停止在G1期。该效应机制可能与下调细胞周期蛋白(cyclin)D1的表达，上调原癌基因p21，抑制细胞周期蛋白依赖的激酶cdk4，进而导致抑癌基因RB的去磷酸化，使转录因子E2F失活有关。

3) 抗氧化、衰老：自由基是人体中的代谢产物，主要包括超氧阴离子、羟基自由基、过氧化氢、NO、DPPH。自由基产生过多可损伤机体组织细胞，主要表现在氧化染色体、线粒体、细胞膜等结构中的不饱和脂肪酸，从而导致功能受损、细胞衰老。真菌成分既能够清除自由基的损伤，又可通过提高机体内超氧化物歧化酶(SOD)和谷胱甘肽-过氧化物酶(GSH-PX)活性，抑制脂质过氧化，降低体内自由基代谢产物丙二醛(MDA)的生成，从而保护和修复机体组织细胞，延缓衰老。

A. 多糖成分抗氧化活性：桑黄存在着不同亚种，其多糖组成和含量都不尽相同。从桑黄(*Phellinus ribis*)分离的多糖能增强小鼠SOD、

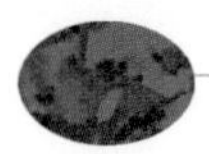

GSH－PX 活性，降低血中丙二醛含量。桑黄(*Phellinus igniarius*)胞内多糖及灵芝多糖也有类似效应。

B. 桑黄的醇提取的黄酮类物质：可清除 DPPH 自由基，对脂质过氧化的抑制呈浓度依赖性。桑黄子实体醇提取物中，可分离到 4 种黄酮类化合物，其中 46 和 47 有明显的抑制 Fe^{2+}－Cys 诱导大鼠肝微粒体丙二醛的生成。

桑黄分离到的 6 个酚类和芳香酸成分、hispolon [6－(3，4－二羟苯基)－3，5－己二烯－2 酮]、4(3，4－二羟苯基)－3－丁烯－2－酮、原儿茶醛、丁香酸、原儿茶酸和咖啡酸均能减少 MDA 含量，其中 hispolon 能明显抑制 Fe^{2+}－Cys 诱导大鼠肝微粒体丙二醛的生成。

4) 降血脂：食、药用真菌可通过抑制胆固醇的生物合成、减少胆固醇或胆酸的吸收或促进其排出及促进脂类代谢等方面发挥降血脂的作用。

A. 抑制胆固醇合成：灵芝多糖、香菇多糖、黑木耳多糖、云芝多糖、金耳多糖能抑制 3－羟基－3－甲基戊二酰辅酶 A 还原酶活性或降低其含量而抑制体内胆固醇的合成。冬虫夏草、猴头菇、平菇等的提取物可抑制羟甲基戊二酰辅酶 A(HMG－CoA)还原酶活性，而灵芝的提取物既可以抑制 HMG－CoA 还原酶活性，也可以抑制羊毛甾醇－14α－去甲基化酶活性。

B. 减少胆固醇或胆酸的吸收或促进其排出：香菇多糖能加速逆向胆固醇转运，即通过增强卵磷脂胆固醇酰基转移酶(LCAT)活性，可把沉积在细胞表面的游离胆固醇经酯化作用生成胆固醇酯(CE)，结合到高密度脂蛋白(HDL)中，转运至肝脏，以利于排出体外。

C. 促进胆固醇向胆汁酸的转化，增强胆固醇或胆汁酸的排泄：金耳多糖能有效升高小鼠胆汁酸水平，降低胆固醇水平。其可能促进胆固醇向胆汁酸的转化作用，从而降低了血液中胆固醇的沉积。冬虫夏草菌丝体的水提取物可能通过促进胆汁酸排泄或阻止胆固醇的吸收来发挥其降血脂作用。

D. 灵芝多糖可以显著提高机体内 GSH－PX 和 SOD 活性，抑制 MDA 升高。可能阻止 HDL 被氧化，从而保证体内过剩的胆固醇顺利排出。

E. 调节三酰甘油的代谢：灵芝多糖是一种水溶性多糖，能增强脂蛋白脂肪酶(LPL)的活性，使乳糜微粒(CM)中三酰甘油(TG)分解成脂肪酸，后者被利用氧化，使血中 CM 减少。香菇多糖通过提高 LPL 活性，催化 TG 水解成甘油和脂肪酸。

5) 抗感染：

A. 抗病毒活性：云芝多糖及香菇所分离的蘑菇 RNA 均能诱导分泌 IFN－γ，增强抗病毒 T 细胞免疫活性。

B. 抗细菌、真菌活性：巴西蘑菇、隆纹黑蛋巢菌对金黄色葡萄球菌、大肠埃希菌及真菌有抑菌作用。头状秃马勃分离的马勃酸对革兰阳性、阴性菌和真菌有抑制作用。

1.3.3 新药研制及药敏测定

(1) 新药研制

在抗真菌药物的研究方面，我国于 20 世纪 50～60 年代即研制四烯类制霉菌素，同时还筛选了大量中草药的抗真菌作用，研制成功了复方土槿皮酊、大蒜素等，现已列入《中华人民共和国药典》。60 年代初制成的国产灰黄霉素、曲古霉素曾广泛应用于临床，为真菌病的防治做出了贡献。其后还研究出使灰黄霉素增效的中药对羟基苯乙酮，可节约 50%的灰黄霉素。70 年代起，我国先后制成了克霉唑、益康唑、庐山霉素、金褐霉素及两性霉素 B 等。80 年代又制成咪康唑、酮康唑、环吡酮胺、肟康唑等。90 年代初更研制出氟康唑、硫康唑、丙烯胺类萘替芳和三并萘芬及两性霉素 B 脂质体、联苯苄唑等。21 世纪以来，氟康唑、伊曲康唑、特比萘芬已在真菌病的治疗中得到广泛应用，更有效的新一代抗真菌药伏立康唑也已使用。虽然，其中多系引进国外信息或资料，但其工艺独特，产品质量与国外相同，为真菌病的治疗提供了有力武器，且大大缩短了与国际间的差距。近年来，在我国抗真菌药物筛选与研究方面，第二军医大学(现海军军医大学)药学院运用先进的计算机辅助药物设计技术和分子生物学技术，在国内外率先建立了一套集分子设计、化学合成和分子筛选三大系统为一体的抗真菌药物的创新设计体系。利用这个体系已在短期内获得十多个优于现有药物的新型三唑类化合物单体，并从中筛选出了一个广谱、高效、低毒的抗真菌新药——艾迪康唑。此外，该院还成功设计出一类全新结构类型、全新作用机制的氮唑类抗真菌先导化合物，大大提高了创制新药的效率。该院还通过对白念珠菌耐药相关基因的研究，提出了针对耐药性设计新型抗真菌药物的开发策略，并已从植物、海洋生物中获得若干有可

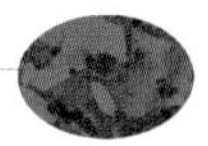

能开发成为克服耐药性的新药。福建微生物研究所重点从小单孢菌中筛选新的抗真菌生物活性物质，已从2 000多株小单孢菌中获得9株，其代谢产物具有抗白念珠菌作用。由于一个令人关注的现象是包括环孢素、西罗英司（雷帕霉素）及他克莫司（FK-506）等在内的免疫抑制剂均具有抗真菌活性，因而，开拓了对已应用的免疫抑制剂进行结构修饰，从中筛选新的抗真菌抗生素的新途径。

中药不良反应小，来源广，价格低廉，较少出现耐药等，使研究开发抗真菌中药具备良好前景。我国中医药学对真菌病的研究历史悠久，从20世纪20年代开始，人们便开始从中药中寻找高效、低毒的抗真菌中药，至60年代已成功地筛选出许多具有抗真菌活性的中药。特别是进入90年代后，抗真菌中药的研究有了长足的进步，如开展了中药抗真菌作用的有效成分研究、中药联合应用的抗真菌作用研究、抗真菌作用的复方研究、中药抗真菌的作用机制研究等。

从中草药及提取物中筛选出具有抗真菌作用的药物，与西药联合应用，可降低西药的治疗量，减低不良反应，增强杀菌效果；同时可防止耐药性发生，如用姜黄挥发油、肉桂酸、茴香醛、黄芪搽剂抗糠秕孢子菌。中医学认为浅部真菌病是由于外感湿热之毒蕴积皮肤，或者接触不洁者传染而成，肌肤失养因而毛发枯、皮脱、甲灰，治疗应包括内治和外治。主要治则为清热解毒利湿，祛风杀虫，如茵陈、蒲公英、大黄、银花、土茯苓、苦楝根皮、蛇床子、苦参等，对于浅部真菌病的治疗均有较好的疗效。外治用白鲜皮、土茯苓、苦参煎汤薰洗有一定疗效。尽管对中药治疗真菌病做了一些独特的研究，但总体看来，现阶段中药抗真菌的报道多见于单细胞真菌和皮肤癣菌方面，研究手段多半停留于形态学层面，药物在体内的抗真菌作用研究也多限于疗效报道。首先应进一步从有抗真菌活性的中药中提取有效成分。迄今，作者曾对200多种中药水、乙醇及乙醚提出物进行研究，已发现300余种中药具有抗真菌活性。先前抗真菌中药的研究主要是筛选研究，绝大多数采用水煎剂或粗提物进行实验。由于中药水煎剂和粗提取物中含有多种化学成分，其抗真菌有效成分的含量相对较少，既影响进一步研究，又因临床应用较难达到有效浓度，疗效并不理想。今后研究的重点应从筛选研究转向从已发现具有抗真菌作用的中药中提取有效成分，应用有效成分进行抗真菌研究。对已确定化学结构的中药抗真菌有效成分，应根据其抗真菌结构特点，探索合成其衍生物，寻找新的高效、低毒的抗真菌药物。

开展中药对抗真菌抗生素和化学合成药物减毒增效作用研究有广阔的前景。目前应用于临床的抗真菌抗生素和化学合成药物种类较少，且多因毒副作用较大、患者较难耐受等原因在临床应用受到限制。研究证明，一些中药能调整机体状态，增强对某些抗生素和化学合成药物毒副作用的耐受性、降低其毒性和（或）增强药物的作用，如许多中药对抗肿瘤化疗药物及物理射线有减毒增效效应。但至今未见中药对抗真菌抗生素和化学合成药物减毒的研究报道，用中药对其增效的研究也极少。今后应开展这方面研究，寻找对毒副作用较大的抗真菌抗生素和化学合成药物具有减毒增效作用的中药，利用抗生素和化学合成药物抗真菌活性强的优点，同时用中药降低其毒副作用和（或）增强其疗效。

此外，对抗真菌中药的机制研究应更深入、细致。研究和探索抗真菌中药的作用机制将有助于指导这类药物的合理使用，并为发现和研制更理想的抗真菌药物提供有益的线索和理论依据。由于真菌本身是一复杂的有机体，对中药活性成分的反应可能是复杂的且多方面的。因此，对中药抗真菌机制的研究，不应停留在电镜观察细胞超微结构变化和对真菌的宏观影响上，应深入细致地探讨中药活性成分是如何作用于这些细胞结构而使其发生改变的，特别是需对胞壁、胞膜主要成分生物合成关键酶的影响，开展中药抗真菌机制分子水平的研究。

鉴于真菌病常伴机体免疫紊乱，国外曾以转移因子治疗慢性念珠菌病而获效。抗真菌药辅以免疫调节剂治疗真菌病有一定疗效，并从动物实验中证实，如郭宁如等以胸腺素或中药甘草甜素（可提高机体NK细胞活性，T细胞产生IL及其他淋巴因子）单独用于系统致死量白念珠菌感染的小鼠，可使其病死率从100%降至50%。

（2）药敏测定

随着真菌感染的不断增多，临床抗真菌治疗领域也发生了许多令人瞩目的变化，如更加有效的三唑类药物伊曲康唑和氟康唑及丙烯胺类特比萘芬的相继问世，既提高了疗效，又缩短了疗程，降低了毒副作用。而体外疗效监测方法对于选择有效药物、合适疗程和剂量具有重要意义。体外药敏试验是重要的疗效监测手段，无论对于药物的选择还是对监

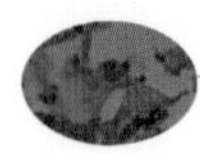

测耐药株的出现均有重要意义。其方法的标准化已成为目前亟待解决的问题。另一方面，了解抗真菌药物的组织浓度对于制订合理治疗方案，在最安全、最经济条件下获得最佳疗效具有重要意义。高精度的体外药敏试验是指导临床正确用药的重要环节。通过建立标准化的药敏试验方法，可以筛选出耐药菌株，同时了解药物的抗菌谱，相互之间是否存在交叉耐药。然而，抗真菌药物体外药敏试验结果受很多因素的影响，主要包括：接种量的大小、培养基 pH 值、培养基的成分、孵育温度、孵育时间、结果判读时间、终点判断等。由于这些因素难以统一，导致试验的重复性差，实验室间结果变异较大，抗真菌药敏试验一直缺乏规范化的方法，其对临床的指导性受到一定限制。这些问题都是在以后的临床工作中需要解决的。应用于临床广泛开展药物敏感性测定，将成为监测抗真菌药物疗效的有力手段。

1.4　我国医学真菌学研究成果与展望

我国真菌学科 60 年来已有长足进步，无论是发现一些重要的致病真菌还是对真菌病的发病机制的阐述，都对真菌病的临床防治起促进作用。

吴绍熙等于 1986 年共分离出 27 个属、种病原真菌，1996 年共分离出 108 个属、种病原真菌，而 2006 年分离出 113 个属、种病原真菌，其中酵母类段条件致病性真菌明显增多。另外，他们还报道了国内首例面部皮肤中型无绿藻病。皮肤无绿藻病是一种极为少见的感染性皮肤病。国外 1964 年首次报道，我国台湾地区 1989 年曾报道过 1 例 5 岁的中国女孩患小型无绿藻病。

新生隐球菌患者 90%以上为格特变种感染引起，1980 年在国内首次发现格特变种引起的新生隐球菌性脑炎。2007 年再次用现代分子生物学方法采用 ITS 序列分型及系统进化学分析，发现了新生隐球菌 S8012 与格特隐球菌 ITS 序列有 2 个位点不同，经系统进化学分析后将其划归格特隐球菌，并确定为 ITS C 型。临床发现以管壁血栓形成为特点，也可引起皮下组织慢性感染。

李春阳等报道多变根毛霉引起原发性皮肤毛霉病。原发性皮肤毛霉病少见，该患者为 33 岁男性患者，除肺结核已钙化、CD4 细胞略低于正常外，无系统性疾病及免疫异常。皮损初发于外伤部位，表明病菌由外伤处植入引起感染。樊翌明报道国内首例真皮毛孢子菌(*Trichosporon dermatis*)引起皮肤感染。近 20 年来，毛孢子菌已成为免疫功能受损者的重要条件性致病菌。我国学者已发现阿萨希毛孢子菌和皮肤子菌可导致皮肤和系统性感染，但尚无真皮毛孢子菌引起皮肤感染的报道。感染者为 70 岁男性患者，右内踝被植物刺伤后出现肿块、溃疡 9 个月。皮损直接镜检阴性，组织病理显示真皮内菌丝和孢子。DNA 序列分析属于真皮毛孢子菌。菌株不能液化明胶，可在 25～40℃ 环境下生长，对两性霉素 B、伊曲康唑、伏立康唑、制霉菌素敏感。经伊曲康唑治疗 4 个月后皮损完全愈合。杨蓉娅等对阿萨希丝孢酵母的形态结构、基因分型、致病性等进行了系列研究，发现阿萨希丝孢酵母是毛孢子菌属中最常见的深部致病菌，在免疫功能低下的宿主可导致致命的系统感染，于 2001 年报道了国内的首例患者。菌丝形成调控相关 cphl 基因的突变可引起菌丝生长数量的减少，而 tup1 基因则抑制与菌丝生长有关的基因。戴文丽等报道我国首例由棘状外瓶霉所致系统性暗色丝孢霉病。由棘状外瓶霉引起的暗色丝孢霉病非常少见，国外 1968 年首次报道，我国 1987 年在患者身上分离并进行鉴定。该菌菌丝棕色分枝、分隔，许多黑色长棘状分生孢子梗生于侧枝上，半粗大至粗大，菌丝样，产孢细胞与环痕整体生于分隔菌丝上。用氟胞嘧啶及两性霉素 B 治疗有效。林元珠等于 1995 年报道我国首见的墙毛壳菌所致的暗色丝孢霉病，患者为 25 岁的女性农民，感染菌分离自其前胸和腹部的大片暗红色和褐色斑块。患者有经常接触泥土及粪便史，OT 试验阴性，C4 补体水平低下，IgG 水平升高。该菌与着色真菌病的主要区别在于其病变组织内看不到棕色厚壁孢子，且本病往往是条件致病感染，所以预后也较着色真菌病差。

在机制研究方面，宿主在感染真菌前后的免疫状态及真菌感染的发病机制在我国研究得还不多，但近年仅有的一些资料提示宿主的免疫功能存在紊乱。如刘维达等通过对外阴阴道念珠菌病小鼠模型阴道组织趋化因子 MCP－1 和 MIP－2 mRNA 水平的研究，发现 MCP－1 mRNA 高水平表达可能与白念珠菌持续的阴道感染过程有关；郭宁如等对足癣患者检测 T 细胞、外周血多形核白细胞及免疫球蛋白、C3、C4 等，结果提示患者呈高度致敏状态。在对深部真菌病，如孢子丝菌病的研究中发现不同临床表现不仅与宿主的免疫力有关，还与申克孢子丝

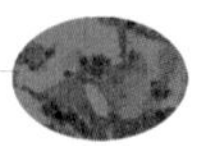

菌的基因差异及致病力相关。有念珠菌发病倾向者其口腔黏膜对白念菌的黏附有所增加，唾液 IgA 量降低；缺壁白念珠菌（L 型）的致病性消失，但如留在体内可恢复至正常白念珠菌而又出现致病性，提示白念珠菌壁是致病的主要成分。

随着分子生物学的发展，真菌分子生物学研究也开始深入，相继成功提取、克隆了念珠菌及新生隐球菌的特异 DNA 片段，并制成探针，分别以生物素、放射性核素标记建立了念珠菌、隐球菌 DNA 探针杂交鉴定法，较敏感而特异，是分子生物学与临床结合的端倪。同时还发现星形念珠菌与白念珠菌有交叉反应，与国外学者认为实为一菌的论点相符。对新生隐球菌的致病因子荚膜基因、产黑素因子等都有较深的研究，并应用纳米技术在实验动物身上将药物导入真菌致病位点。

上述回顾，尤其是近 30 年来的成绩提示我国真菌学科 60 年来已有长足进步。展望未来，真菌学的研究将更上一层楼。有关真菌病的发病机制将逐渐阐明，因此一些真菌病有可能得到控制。随着分子生物学技术的广泛应用，对真菌病的诊断将更精确、更快速而简便，这些都将对临床防治起促进作用。但随着我国国际交流的频繁，人民生活习惯和微生态的改变，尤其是人们免疫状态的改变，某些真菌病将有增加的趋势。例如，随着宠物数量的增加，人畜共患真菌病，如犬小孢子菌病等有可能继续增多，某些严重的真菌病也有可能从国外传入，新的真菌种将会感染人体而继续被发现。有理由推测，我国真菌感染的发生仍然将处于上升趋势，真菌和真菌病研究领域将大有可为。

我们应充分展开国内外协作，大量收集丰富的病原真菌资源，发挥优势，不断扩大研究，深入研究病原真菌的生物学特性。特别要开展对病原真菌的基因组学和蛋白组学研究，在此基础上，寻找更为可靠的真菌病诊断方法，及时发现致病基因和耐药基因，开发强有力的抗真菌药物，切实为新世纪医学真菌学的腾飞不懈努力。

主要参考文献

[1] 耿燕，陆震鸣，史劲松，等. 中国药用真菌资源开发与应用研发现状与展望. 生物产业技术，2013，1：32－36.

[2] 王钦博，杨焱，艾连中，等. 药用真菌桑黄的抗氧化研究进展. 食用菌学报，2011，18(4)：99－104.

[3] 殷伟伟，张松. 食药用真菌降血脂作用的研究及应用. 菌物研究，2006，4(4)：82－86.

[4] 车付彬，朱定衡，赵瑾，等. 我国新生隐球菌临床株基因型分析. 微生物学通报，2009，36(9)：1378－1383.

[5] 赵作涛，鲁巧云，高那，等. 首次报道中国北方 Fonsecaea monophora 所致着色芽生菌病 1 例及其相关实验研究. 中国真菌学杂志，2010，5(4)：193－195.

[6] 吕雪莲，刘维达. 毛霉与毛霉病一实验室与临床的新挑战. 中国真菌学杂志，2012，7(6)：321－326.

[7] 吴绍熙. 黄连等五种中药抗真菌作用的进一步观察. 皮肤病防治研究通讯，1075，19(3)：38－40.

[8] 吴绍熙，郭宁如. 抗真菌药物敏感试验法. 四川生理科学杂志，1997，19(3)：38－40.

[9] 张震. 西北某地区浅部真菌病流行病学调查. 中国医学理论与实践，2005，15(11)：1674－1678.

[10] 李若瑜. 皮肤真菌病诊治中的新问题. 皮肤病与性病，2010，32(2)：11－12.

[11] 梁伶，李菊裳. 马尔尼菲青霉的生态学研究. 广西医科大学学报，1999(5)：602－604.

[12] 阎呼琳. 一例同性恋男性 AIDS 患者伴发皮肤传染性软疣样皮肤新型隐球菌病. 国际皮肤性病学杂志，1993，2(10)：45－46.

[13] 冉玉平. 检测糠秕马拉色菌的几种取材、染色和培养方法介绍. 中国皮肤性病学杂志，1999，13(3)：181－182.

[14] 李顺凡，卢荣熙. 刚果红染色快速检查真菌. 中华皮肤科杂志，1993，26(1)：52－53.

[15] 苏飞腾，孔宪涛. ABC－ELISA 法诊断隐球菌脑膜炎. 中华皮肤科杂志，1990，23(5)：311－313.

[16] 姜萍，段正芳. 应用免疫荧光技术快速诊断孢子丝菌病. 中华皮肤科杂志，1991，24(2)：120－123.

[17] 林元珠，李向印. 我国首见的墙毛壳菌所致致的暗色丝孢霉病. 中华皮肤科杂志，1985，28(6)：367－369.

[18] 罗汉超. 花斑癣的传播因素和发病机理(附 101 例临床观察). 华西医讯，1989，4(4)：375－378.

[19] 郭宁如，吕桂霞. 念珠菌体外黏附上皮细胞的观察. 中国医学科学院学报，1994，16(4)：312－316.

[20] 吴绍熙，陈祥生，王洪斌，等. 煤矿工人足癣的流行病学分析. 中华皮肤科杂志，1987，20(6)：328－331.

[21] 吴绍熙，王洪斌，孙国治，等. 煤矿工人足癣等综合防治研究. 中华皮肤科杂志，1988，21(2)：73－74.

[22] 吴绍熙，陈满斗，沈永年，等，防霉菌(足癣)胶鞋、鞋垫抗真菌作用及预防足癣效果的研究报告. 中华皮肤科杂志，1981，14(4)：248－251.

[23] 吴绍熙，陈满斗，沈永年，等. 防足癣袜预防 1 189 例足癣效果等研究报告. 中华皮肤科杂志，1983，16(2)：79－80.

[24] 吴绍熙，赵建林，沈永年，等. 大面积防治头癣等远期复

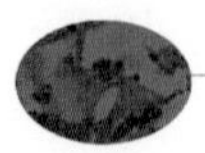

查. 中华皮肤科杂志,1999,32(5):334.

[25] 吴绍熙,郭宁如,刘维达,等. 新生隐球菌的生态学、流行病学、分子生物学及临床研究. 真菌学报,1996,15(2):114-120.

[26] Moradali MF, Mostafavi H, Ghods S, et al. Immunomodulating and anticancer agents in the realm of macromycetes fungi (macrofungi). Intern Immunol pharmacol, 2007,7:701-724.

[27] Nakazato H, Koike A, Saji S, et al. Efficacy of immunochemotherapy as adjuvant treatment after curative resection of gastric cancer. Study group of immunochemotherapy with PSK for gastric cancer. Lancet, 1994,343(8906):1122-1126.

[28] Chan GC, Chan WK, Sze DM. The effects of beta-glucan on human immune and cancer cells. J Hematol Oncol, 2009,10(2):25-36.

[29] Graser Y, Scott J, Summerbell R. The new species concept in dermatophytes - a polyphasic approach. Mycopathologia, 2008,166:239-256.

[30] Cafarchia C, Iatta R, Latrofa MS, et al. Molecular epidemiology, phylogeny and evolution of dermatophytes. Infect Gene Evol, 2013,20:336-351.

[31] Papon N, Courdavault V, Clastre M, et al. Emerging and emerged pathogenic candida species: beyond the candida albicans paradigm. PLoS Pathogens, 2013, 9(9):e1003550.

[32] Fitzpatrick DA, Logue ME, Stajich JE, et al. Fungal phylogeny based on 42 complete genomes derived from supertree and combined gene analysis. BMC Evol Biol, 2006,6:99.

[33] Liao WQ, Shao JZ. A strain of multiform Cryptococcus neoformans. Chin Med J (Engl), 1986,99(10):787-790.

[34] Marimon R, Cano J, Gen J, et al. Sporothrix brasiliensis, S. globosa, and S. mexicana, three new Sporothrix species of clinical interest. Clin Microbic, 2007,45(10):3198-3206.

[35] Mahajan VK. Sporotrichosis: an overview and therapeutic options. Dermatol Res Pract, 2014,2014:272376.

[36] Yu X, Wan Z, Zhang Z, et al. Phenotypic and molecular identification of Sporothrix isolates of clinical origin in Northeast China. Mycopathologia, 2013,176(1-2):67-74.

[37] Xi L, Sun J, Lu C, et al. Molecular diversity of Fonsecaea (Chaetothyriales) causing chromoblastomycosis in southern China. Med Mycol, 2009,47(1):27-33.

[38] Xi L, Lu C, Sun J, et al. Chromoblastomycosis caused by a meristematic mutant of Fonsecaea monophora. Med Mycol, 2009,47(1):77-80.

[39] Hu Y, Huang X, Lu S, et al. Photodynamic therapy combined with terbinafine against chromoblastomycosis and the effect of PDT on fonsecaea monophora in vitro. Mycopathologia, 2015,179(1-2):103-109.

[40] Wei B, Lei J, Fu HJ, et al. Interleukin-22 mediates early host defense against rhizomucor pusillscan pathogens. PLoS ONE, 2013,8(6):e65065.

[41] Lu XL, Najafzadeh MJ, Doltabadi S, et al. Taxonomy and epidemiology of Mucor irregularis, agent of chronic cutaneous mucormycosis. Persoonia, 2013,30:48-56.

[42] Gueho E, et al. Contributions to a revision of the genus Trichosporon. Antonie Van Leeuwenhoek, 1992, 61:289-316.

[43] Yang RY, Li HT, Zhu H, et al. Genome sequence of the Trichosporon asahii environmental strain CBS 8904. Eukaryot Cell, 2012,11(12):1586-1587.

[44] Yang RY, Li HT, Zhu H, et al. Draft genome sequence of CBS2479, the standard type strain of Trichosporon asahii. Eukaryot Cell, 2012,11(11):1415-1416.

[45] Wu SX, Guo NR, Yin ZN, et al. Characterization of pathogenic fungi genome using pulse field gel electrophoresis. Chin Med Sci J, 1996,11(3):188-190.

[46] Wu SX, Guo NR, Lv GX. A rare case of Fusarium vercillitoides facial granuloma successfully treated by itraconazole. J Mycol Med, 1996,6(1):88-91.

[47] Wu SX, Guo NR, Lv GX, et al. Basidiobolomycosis in China successfully treated with itrconazole. J Mycol Med, 1997,7(1):40-42.

[48] Wu SX, Lv GX, Shen YN, et al. The first case of protothecosis zopfii in China. Chin Med Sci J, 2000,15(2):121-123.

(吴绍熙　李　岷　李筱芳　郭宁如　陈世平)

2 真菌的生物学

2.1 真菌的概念、命名与分类

2.1.1 真菌的概念

真菌(true fungi)是微生物中的一大类群(除一些大型真菌外),广泛分布于地球表面。从高山、湖泊到田野、森林,从海洋、高空到赤道两极,有的还可寄生于动物、植物、人及其他真菌。根据专家最保守的估计,自然界实际存在的真菌物种约有160万种。目前,世界上已发现的真菌种类约10万种。

真菌的子实体大多较小,需用显微镜才能看见,而部分大者的子实体可达1 m以上。它们共同的主要特征是体内无叶绿素及其他光合色素,不能利用CO_2来制造食物,因而只能靠腐生、寄生、共生和超寄生(superparasitic)生活。细胞中储藏的养料是肝糖而不是淀粉,这又和绿色植物有明显差别。真菌的细胞都有细胞壁,这与不具细胞壁的动物细胞及黏菌有明显区别。此外,真菌与细菌、放线菌等原核生物也有本质的差别。一般来说,细菌与放线菌没有性细胞的分化,细胞内核质或基因载体只是1条裸露的环状DNA双螺旋,与细胞质没有相隔的膜;而真菌不但有性细胞的分化,且有真正的细胞核,核内有核膜、核仁,且其染色体呈线状,有组蛋白结合。同时核糖体是80S型,而细菌是70S型。此外,细菌呈极微小的单细胞状态,同放线菌产生的放射状菌丝体和孢子的直径与细菌体积的大小相似;而真菌的菌丝和孢子直径比放线菌大几倍,甚至数十倍。所以,真菌是生物界中独立的一大群生物,属于真菌界。

大多数真菌学家认为,真菌是指具有真正的细胞核,产生孢子和不含叶绿素,以腐生、寄生、共生或超寄生方式吸收养料,仅少数为单细胞,其他都有分支或不分支的丝状体;是细胞壁中含有壳多糖(chintin,又名几丁质)和葡聚糖,能进行有性和(或)无性繁殖,产生的孢子大多数无鞭毛,当有鞭毛时也无鞭茸毛,且分布十分广泛的一群细胞生物。

2.1.2 真菌的命名

真菌的命名就是为一种新发现的真菌确定一个新学名(即科学的名称)。为了避免混乱,便于各国使用,真菌的命名也同样采用生物学中一贯沿用的以“双名制”为基础的国际植物学命名法规(International Code of Botanical Nomenclature)。双名制是瑞典植物学家Linneaus于1753年创立的。

生物双名制的名字就是所谓的学名。一种真菌的学名是由拉丁词或拉丁化的词构成的。第1个词是属名,通常用拉丁文的名词,属名第1个字母必须大写。第2个词是种名加词(或种的加词),用于区别同一属中的其他种,一般是拉丁文的形容词,并按拉丁文的语法规则,性、数、格与名词一致,字首一律小写。最后加上命名人的姓和命名年份(一般使用时,命名人的姓和命名年份可省略)。在出版物中,真菌学名应排成斜体字,而命名人的姓和命名年份则分别以正体字母(可以缩写)和阿拉伯数字表达。

真菌的属名和种名加词往往是指产生孢子的方式、孢子的特点、菌落颜色或质地、气味或其他较显著的特征。此外,有些真菌的属名或种名加词用以对某真菌学家表示敬意,将其姓定为种名加词或属名。也有种名加词是由地方名称衍生而来或指生存场所。另再有一些寄生真菌的种名加词来自寄主植物的属名。下面举例说明:①黄曲霉(*Aspergillus flavus* Link 1809),第1个词是属名,原意是一种洒圣水的帚。由于该类真菌常存在于我国和东南亚国家的曲子内,因而译为"曲霉属"。第2个词是种名加词,意思菌落呈黄色,由Link于1809年命名。②拉曼毛霉(*Mucor ramannianus* Moller),属名原意是真菌,种名加词是一个人的姓,即德国植物学家E. Ramann的姓。如果现定名人为两人,则应在两个现定名人之间加上连接词et表示,如爪哇拟青霉[*Paecilomyces javanicus* (Fr. Bail) Brown et Smith],其中Fr. Bail是首次定名人,Brown et Smith是现定名人。若现定名人有多人时,则在最后一个定名人前加上et(近年来越来越多的文献用&来代替"et")。有时发现一种真菌具有某一明显而稳定的特征与模式种不同,这时可将其定为某个变种。学名可按"三名法"构成,如柱黄曲霉(或黄曲霉柱头变种)(*Aspergillus flavus* var. *columnaris*)。其中*columnaris*是变种名的加词,而"var"是变种(variety)的缩写词。此外,当某个或某些真菌只知其属名,而其种名加词未确定时,那么其种名加词可用"sp"或"spp"表示,如*Aspergillus* sp.即表示一种曲霉;同样,*Aspergillus* spp.表示若干种曲霉。发表新种或新变种时应在学名后加上"sp. nov"或"var. nov"。

国际命名法规定,一种真菌只能有一个属名和种名加词。如果一种真菌的生活史中具有性和无性阶段,则按有性阶段所起的名称是合法的。无性型真菌(半知菌)当只知其无性阶段时,它们的命名可根据无性阶段的特征而定,一旦发现其有性阶段时,正规的名称应该是有性阶段的名称。但有些真菌在整个生活史中,经常出现无性阶段,偶尔也产生有性阶段,因此仍用其无性阶段的名称,如曲霉属、青霉属(*Penicillium*)及小孢子菌属(*Microsporum*)等均为无性阶段的名称。

此外,为了保证"名称"有精确、能为大家所了解的意义,命名法还规定凡报道一个新的属或种时,不论用何种文字发表,必须附有适当的拉丁文特征集要。

在真菌分类中所应用的单位和其他生物中的一样,即域、界、门、亚门、纲、亚纲、目、亚目、科、亚科、属、种。其中,属以上的单位都有一定的词尾,如门(mycota);亚门(mycotina);纲(mycetes);亚纲(mycetidae);目(ales);亚目(ineae);科(aceae);亚科(oideae)。属以下一般无固定的词尾。种下又可分为亚种、变种、亚型、专化型和生理小种等。

现以匍枝根霉(*Rhizopus stolonifer*)为例,说明它在真菌界的地位[据《安·贝氏菌物词典》(第9版),2001]。

域(Domain)　真核生物域 Domain Eukaryota
　界(Kingdom)　真菌界 Kingdom Fungi
　　门(Phylum)　接合菌门 Zygomycota
　　　纲(Class)　接合菌纲 Zygomycetes
　　　　目(Order)　毛霉目 Mucorales
　　　　　科(Family)　毛霉科 Mucoraceae
　　　　　　属(Genus)　根霉属 *Rhizopus*
　　　　　　　种(Species)　匍枝种 *stolonifer*

匍枝根霉以 *Rhizopus stolonifer* (Ehrenb. ex Fr.) Vuill 来表示。

2.1.3 真菌的分类

真菌早在几千年前就被人类认识和利用,但对真菌的系统研究仅有200多年的历史。自1729年Michei首次对真菌(现在称作菌物,即广义的Fungi)进行分类以来,有代表性的真菌分类系统不下10多个,如De Bary(1884)、Martin等(1950)、Whittaker(1969)、Margulis(1974)、Alexopoulos(1979)、Kendrick(1992)、Alexopoulos & Mins(1996)、Ainsworth等(1973、1983、1995、2001)的分类系统等。前期得到学术界较广泛采用的是

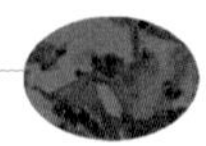

Ainsworth 等(1973)的分类系统。该系统主要依据营养方式、胞壁成分和形态特点将真菌分为黏菌门和真菌门，后者又分为 5 个亚门、18 纲、66 目、244 科(图 2-1-1)。

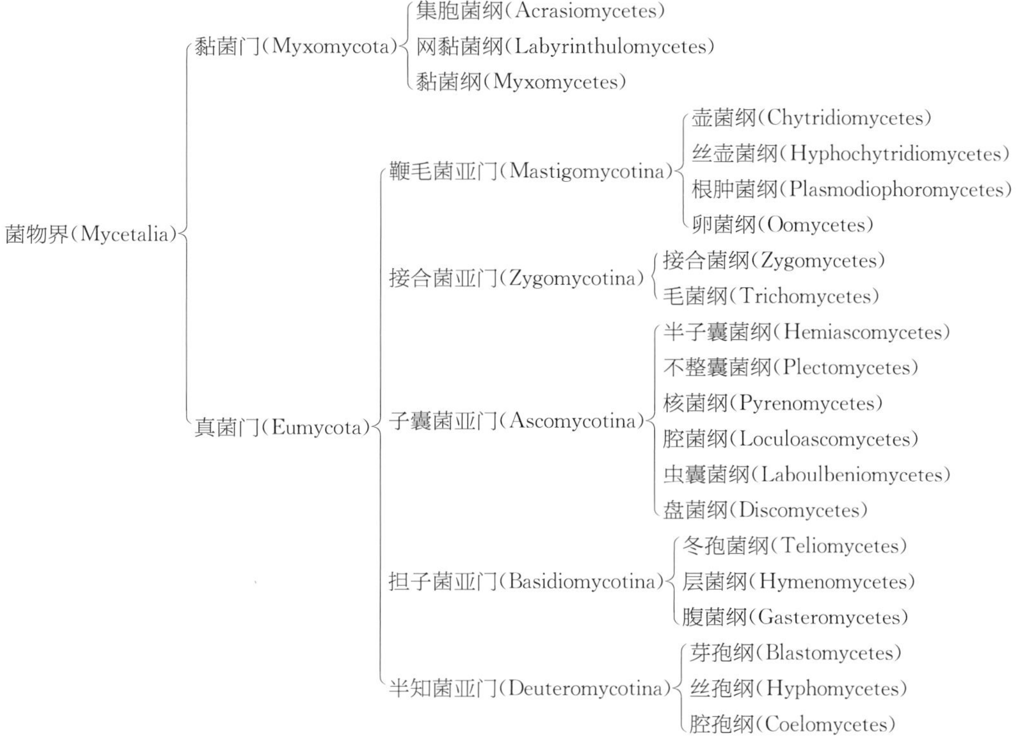

图 2-1-1　Ainsworth 等(1973)分类系统

根据近年来超微结构、生物化学及分子生物学的研究，已经明确过去所称的真菌(即广义的 fungi)是多元起源和演化的，尤其是其中的卵菌，其细胞壁的主要成分是纤维素，细胞为双倍体，具有鞭茸毛的鞭毛，mol%(G+C)含量高于接合菌。此外，其 rDNA 序列也和真菌(true fungi，即狭义的 fungi)有差异，表明卵菌是不属于真菌的另一个类群。越来越多的研究表明，黏菌和卵菌在生物演化的早期都与真菌有所分化。在现代的生物八界系统(Cavalier-Smith，1988～1989 年提出)中，它们均属于和真菌不同的界[卵菌和黏菌分别归入假菌界(或称藻菌界，Kingdom Chromista)和原生动物界(Kingdom Protozoa)]。

此外，《安·贝氏菌物词典》(第 8 版)(*Ainsworth and Bisby's Dictionary of the Fungi* 8th eds，1995)和第 9 版(2001)也均将以往所称的真菌(广义的 fungi，即菌物)列入真核生物域(Domain Eukaryota)，即真菌界、原生动物界和假菌界。其中，第 9 版(2001)中，真菌界包括 4 门和 1 类，其划分情况如图 2-1-2 所示。

其中壶菌门菌体为单细胞、单细胞具须或无隔多核、分支菌丝体，细胞壁为壳多糖(至少在菌丝阶段)。无性阶段产生具 1 根后生尾鞭式鞭毛的游动孢子(罕见多鞭毛)，有性阶段可形成休眠孢子、休眠孢子囊或卵孢子。接合菌门菌体绝大多数为发达菌丝体或虫菌体，菌丝体大多无隔多核，细胞壁由壳多糖组成。无性阶段主要产生孢囊孢子，有性阶段产生接合孢子。子囊菌门菌体丝状，有隔，少数为单细胞，细胞壁为壳多糖。无性阶段常产生分生孢子，有的产生厚垣孢子，有性阶段产生子囊孢子。担子菌门菌体丝状、有隔，大多有锁状联合。无性阶段产生分生孢子、节孢子或粉孢子等，有性阶段产生担孢子。无性型真菌类菌体大多为有隔菌丝体，少数为单细胞。无性阶段主要产生分生孢子，有性阶段缺乏或未发现。

- 真菌界(Kingdom Fungi)
  - 子囊菌门(Ascomycota)
    - 子囊菌纲(Ascomycetes)
    - 酵母菌纲(Saccharomycetes)
    - 裂殖酵母菌纲(Schizosaccharomycetes)
    - 外囊菌纲(Taphrinomycetes)
    - 新床菌纲(Neolectomycetes)
    - 肺炎菌纲(Pneumocystidomycetes)
  - 担子菌门(Basidiomycota)
    - 担子菌纲(Basidiomycetes)
    - 锈菌纲 Urediniomycetes
    - 黑粉菌纲 Ustilaginomycetes
  - 接合菌门(Zygomycota)
    - 接合菌纲(Zygomycetes)
    - 毛菌纲(Trichomycetes)
  - 壶菌门(Chytridiomycota)
  - 无性型真菌类(Anamorphic fungi)

图 2-1-2 真菌界分类系统

壶菌门包括 2 纲、6 目、17 科、123 属、914 种*。

真菌界中与医学关系密切的为接合菌门、子囊菌门及无性型真菌类。此外,担子菌门中也有少数种类与之有关。

接合菌门包括 3 纲、15 目、38 科、181 属,约 1 090种*。本门中的人类致病菌主要存在于接合菌纲毛霉目(Mucorales)中。其中,毛霉科(Mucoraceae)、瓶霉科(Saksenaeaceae)、小克银汉霉科(Cunninghamellaceae)和共头霉科(Syncephalastraceae)中的一些种引起人的接合菌病(Zygomycosis)。此外,接合菌纲虫霉目(Entomophthorales)中也有少数人类致病菌,如该目中的虫霉科(Entomophthoraceae)中的裂孢蛙粪霉(*Basidiobolus ranarum*)等菌种可引起人类的皮肤病。

子囊菌门包括 7 纲、56 目、226 科、3 409 属、32 739 种*。与人类致病有关的真菌有内孢霉科(Endomycetaceae)和酵母科(Saccharomycetaceae)中酵母属(*Saccharomyces*)的少数种。此外,裸囊菌科(Gymnoascaceae)和散囊菌科(Eurotiaceae)中也有一些人类致病菌,如皮炎芽生菌(*Blastomyces dermatitidis*)的有性期——皮炎阿耶罗菌(*Ajellomyces dermatitidis*);组织胞浆菌(*Histoplastoma*)的有性期——伊蒙菌(*Emnoniella*);小孢子菌(*Microsporum*)和毛癣菌(*Trichophyton*)的有性期——节皮菌(*Arthroderma*);构巢曲霉(*Aspergillus nidulans*)的有性期——构巢裸壳胞菌(*Emericella nidulans*);另外,还有假性阿利什霉(*Pseudallescheria*)及毛结节菌(*Piedraia*)等。

担子菌门包括 4 纲、33 目、130 科、1 353 属、29 914 种*。人类致病菌主要为新生隐球菌(*Cryptococcus neoformans*)的有性期,即新生拟线黑粉菌(*Filobasidiella neoformans*)。

无性型真菌类包括不具有或尚未发现有性阶段的真菌(即以往称为半知菌、不完全菌或有丝分裂孢子真菌等)。《安·贝氏菌物词典》(第 9 版,2001)仍接受传统分类中该类真菌的 3 个形态菌群[即过去所称的丝孢纲(Hyphomycetes)、腔孢纲(Coelomycetes)和无孢纲(Agonomycetes)],但不作为正式分类单位。本类真菌共包括 2 887 属、15 945 种*。致病菌有隐球菌属、念珠菌属(*Candida*)、红酵母属(*Rhodotorula*)、毛孢子菌属(*Trichosporon*,即丝孢酵母属)、曲霉属、青霉属(*Penicillium*)、芽生菌属、球孢子菌属(*Coccidioides*)、组织胞浆菌属、着色霉属(*Fonsecaea*)、表皮癣菌属(*Epidermophyton*)、枝顶孢属(*Acremonium*)、小孢子菌属、毛癣菌属、副球孢子菌属(*Paracoccidioides*)、孢子丝菌属(*Sporothrix*)、瓶霉属(*Phialophora*)、外瓶霉属(*Exophiala*)、枝孢霉属(*Cladosporium*)、喙枝孢属(*Rhinocladiella*)和维朗那霉属(*Veronaea*)等。此外,还有一些条件致病菌。

2.2 与人类相关的真菌种类

真菌是一类丰富的生物资源,它所蕴藏的经济潜力是十分巨大且多样的。如含有多种蛋白质和维生素的蘑菇和酵母等,可作为人类的食物来源。此

*:《安·贝氏菌物词典》(第 9 版,2001)中,真菌各门提及的纲中,有些纲未被最终接受,见真菌界 4 门 1 类划分情况。

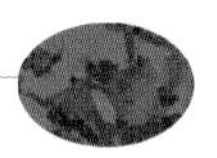

外,可作为药物的来源,如人类发现的第 1 种抗生素——青霉素就是由产黄青霉产生的。这种抗生素的问世,改变了传染病的治疗方式,并使人类平均寿命从 40 岁提高到 65 岁。同时人们又陆续发现了真菌产生的头孢霉素、灰黄霉素等抗生素、免疫抑制剂[如膨大弯颈霉(*Tolypocladium inflatum*)等产生的环孢素 A,是当今应用于临床器官移植方面最成功的一种药物]及多种具有抗肿瘤作用的真菌(如猪苓中提取的猪苓多糖及灵芝多糖等)。这些新的发现对于保障人类身体健康起到极其重要的作用。从工业用途上说,真菌的代谢产物,如乙醇、甘油、酶制剂、甾醇、有机酸、维生素等化合物,也是极为重要的。在生物防治方面,真菌杀虫剂虽不及化学杀虫剂快速,但在环境污染和生态危机引起极其关注的今天,却具有重要意义。据了解,目前约有 100 个属、900 种真菌能寄生于昆虫,其中大多数对昆虫是致命的,如用白僵菌防治松毛虫、绿僵菌防治甘蔗沫蝉及蝗虫霉防治蝗虫等都是成功的例子。此外,有些真菌在生长发育过程中能分泌生长素(如赤霉素)和异生长素(如吲哚乙酸)等,这些生长素可以促进植物的生长。某些真菌在污水处理等环保领域中也起着重要作用,如李蒙英等发现青霉 G-1 菌株对 3 种偶氮、蒽醌型染料表现出较强的吸附性,同时在马铃薯葡萄糖琼脂(PDA)培养基中培养的菌丝使 3 种染料水溶液中染料浓度由试验初时的100 mg/L 下降至 0～19 mg/L,去除率达 81%～100%。真菌在生物技术领域也发挥着巨大作用,如以酵母、脉孢菌等为表达载体的基因工程系统也已建立。由于酵母属于真核生物,从而这一体系适宜转导高等生物的基因。如人胰岛素和人干扰素等药物就是以酵母为宿主的基因工程产物。作为感染人畜和植物的病原菌,真菌确实是一类不容忽视的敌人。例如,毛癣菌、皮肤癣菌、烟曲霉、马尔尼菲篮状菌和新生隐球菌等可使人致病,其中有些真菌致病难于诊断和治疗,常引起患者死亡。此外,少部分真菌还可产生毒性很强的真菌毒素,如黄曲霉毒素、杂色曲霉毒素及展青霉毒素等就是致人和动物癌症的主要真菌毒素。作为变质的因素,真菌还可使电器设备、光学仪器、皮革制品、纺织品、纸制品和各种食品霉腐变质。因此,真菌与人类的关系是极为密切的。

2.2.1 对人类有益的真菌

对人类有益的真菌种类很多,现列举以下数种。

(1) 产黄青霉(*Penicillium chrysogenum*)

本菌是生产青霉素的一个菌种,属于无性型真菌、丝孢菌、淡色孢菌类、青霉属(传统上归入半知菌亚门丝孢纲丝孢目丛梗孢科青霉属)。它具有以下形态学特征:菌落生长快,10～12 d 直径达 3～5 cm,呈致密绒状,有的菌株略呈絮状。菌落表面有明显的放射状沟纹,呈蓝绿色,边缘白色,老龄后有的呈灰色或淡紫褐色。大多数菌株渗出液多,聚成淡黄色至柠檬黄色的大滴。菌落反面呈亮黄至暗黄色,黄色色素扩散于培养基中。帚状枝非对称,自分生孢子梗出现 2～3 次分支,副枝长短不等,一般为(15～25)μm×(3～3.5)μm,分生孢子梗为(150～350)μm×(3～3.5)μm,壁光滑,梗基(10～12)μm×(2～3)μm,小梗 4～6 个轮生,为(8～10)μm×(2～2.5)μm,分生孢子呈椭圆形,为(2～4)μm×(2.8～3.5)μm,少数近球形,壁光滑。分生孢子链呈分散的柱状,长可达 200 μm(图 2-2-1)。

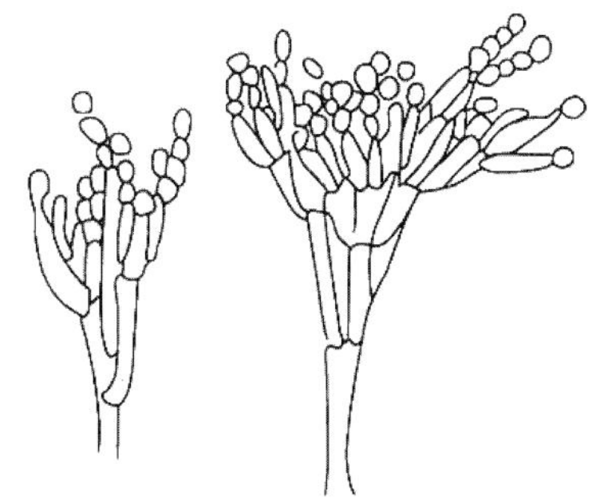

图 2-2-1 产黄青霉

引自:吴绍熙.现代医学真菌检验手册.2005.

(2) 展开青霉(*Penicillium patulum*;异名:荨麻青霉,*P. urticae*)

本菌是灰黄霉素的生产菌种。其产生的灰黄霉素可用以治疗真菌性皮肤病,瘌痢发症及灰指甲病等。它也属于无性型真菌、丝孢菌、淡色孢菌类、青霉属。菌落生长局限,12～14 d 直径为 2～2.5 cm,表面大多有放射状沟纹,边缘陡峭,中央稍凸起,表面呈粒状。有的在边缘有明显的菌丝束,有的呈絮状,厚密,呈灰绿色至亮灰色。有的菌株产生近无色的渗出液。反面暗黄色,后变为橙褐色至红褐色,稍扩散于培养基中,帚状枝疏松散开,具 3～4 层分支,其大小和复杂程度差别很大,一般为 40～50 μm,极限为 20～80 μm。分生孢子梗部分为单生,部分聚集成束,多弯曲,壁光滑,一般为(400～520)μm×(3～4)μm,副枝

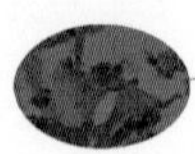

散开，大多为(15～20)μm×(3～3.5)μm；梗基较短，大多为(7～9)μm×(3～3.5)μm；小梗短，为(4.5～6.5)μm×(2～2.5)μm；8～10个密集成一簇。分生孢子呈椭圆形，后变为近球形，长轴2.5～3 μm，光滑。分生孢子链略散开，长达50～100 μm(图2-2-2)。

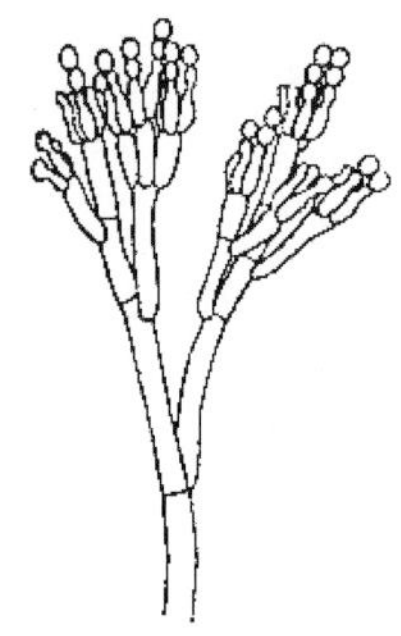

图2-2-2　展开青霉

引自：郁庆福. 现代卫生微生物学. 1995.

(3) 灵芝(*Ganoderma lucidum*)

本菌是重要的真菌药材之一，对神经衰弱、支气管炎、肾炎、关节炎等具有一定的疗效。此外，还对食蕈中毒具有解毒的功能。它属于担子菌门担子菌纲非褶菌目(也称多孔菌目)灵芝菌科灵芝属。本菌的菌盖为木栓质，呈半圆形或肾形，罕见近圆形，达12 cm×20 cm，厚达2 cm，黄色，渐变为红紫色。皮壳有光泽，有环状棱纹和辐射状皱纹，边缘薄或平滑，往往稍内卷。菌肉近白色至淡褐色，厚1 cm。菌管长达1 cm，初白色后渐变为淡褐色，管口初期白色，后期呈褐色，平均每毫米4～5个；柄测生，稀偏生，长达19 cm，粗4 cm，呈紫红褐色，其皮壳亦有光泽。担孢子呈褐色，卵形，为(8.5～11.5)μm×(5～6.5)μm(有时宽达7～8 μm)，中央含1个油滴(图2-2-3)。

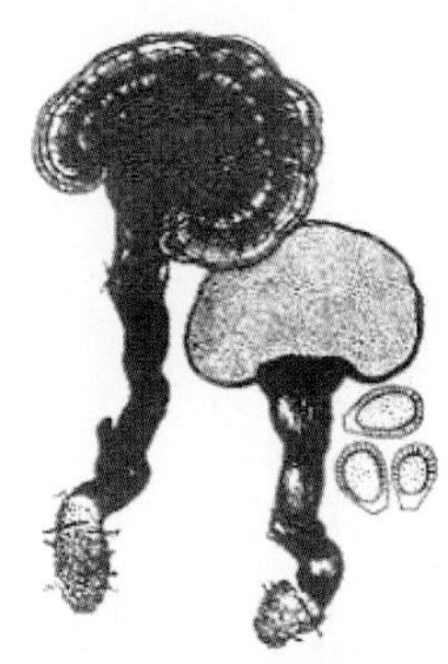

图2-2-3　灵芝

引自：卯晓岚. 中国经济真菌. 1998.

(4) 酿酒酵母(*Saccharomyces cerevisiae*)

本菌除了用于酿造啤酒、酒精及其他饮料酒外，还可发酵面粉制面包。菌体含有丰富的维生素和蛋白质，可作食用、药用和饲料酵母。同时还可用于辅酶A、维生素C、辅酶Ⅰ、谷胱甘肽、麦角甾醇、腺苷三磷酸等生产。此外，在某些甾体化合物的转化中可代替一部分化学反应(目前，已发现该菌某些菌株可引发人的阴道炎和鹅口疮等疾病)。其属于子囊菌门酵母纲酵母目酵母科酵母属。本菌通常具有以下特征。

1) 形态学特征：在5%麦芽膏培养液中25℃培养3 d，细胞呈球形、卵形或长形(图2-2-4)，细胞大小为(3～8)μm×(5～10)μm。培养液底部具沉淀物。在5%麦芽膏肉汤/同化培养液中25℃培养21 d，不产生菌醭。在25%麦芽膏琼脂上20℃培养1个月，菌落软而湿润，淡奶油色，表面光滑，平坦，偶有隆起或皱褶，不透明。在加盖玻片的玉米粉琼脂培养基上25℃培养5 d，不形成假菌丝，或形成不典型的假菌丝。此外，在醋酸盐琼脂培养基上其芽细胞可直接转化形成子囊，且每个子囊中含1～4个球形至短椭圆形的子囊孢子。子囊孢子形成率一般低于10%(而高度可育的同宗配合菌株在20℃培养6～10 d，其产孢率可达40%～95%)。

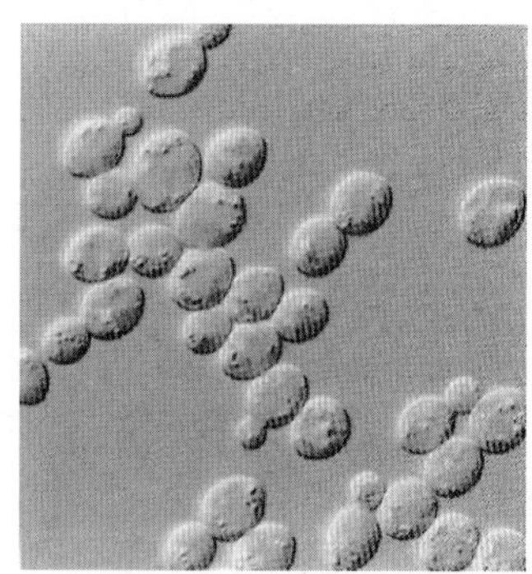

图2-2-4　酿酒酵母

引自：Barnett JA, et al. Yeasts: Characteristics and Identification. 2000.

2) 生理、生化等特征：

A. 发酵：葡萄糖+，乳糖-，半乳糖±，蜜二糖-，蔗糖+，棉子糖+，麦芽糖+，海藻糖-。

B. 生长(在液体培养基中)：葡萄糖+，菊糖-，蔗糖+，棉子糖+，蜜二糖-，半乳糖±，乳糖-，海

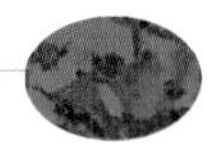

藻糖+,麦芽糖+,松三糖±,甲基-α-D-葡萄糖苷-,可溶性淀粉-,纤维二糖-,水杨苷-,L-山梨糖-,L-鼠李糖-,D-木糖-,L-阿拉伯糖-,D-阿拉伯糖-,D-核糖-,甲醇-,乙醇+,丙三醇±,赤藓糖醇-,核糖醇-,卫矛醇-,D-甘露醇-,D-山梨醇-,肌醇-,DL-乳酸±,琥珀酸盐-,柠檬酸盐-,D-葡萄糖酸盐±,D-葡萄糖胺-,N-乙酰-D-葡萄糖胺-,十六烷-,硝酸盐-,维生素-。

C. 附加的生长试验及其他特征:木糖醇-,2-酮基-D-葡萄糖酸盐-,5-酮基-D-葡萄糖酸盐-,D-葡糖醛酸盐-,赖氨酸-,尸胺-,乙胺-,10% NaCl/5%葡萄糖-,50%葡萄糖培养基中+,淀粉形成-,明胶液化-,吐温80水解-,重氮基蓝色B盐反应(DBB反应)-,25℃中生长+,30℃中生长+,37℃中生长±,40℃中生长±(某些致病的菌株能在40℃中生长)。

辅酶Q:含有CoQ-6。mol%(G+C):38.5~41.1。细胞碳水化合物:该菌的纯细胞壁中含有甘露糖(主要)和葡萄糖。

2.2.2 对人类有害的真菌

对人类有害的真菌种类也不少,且涉及面较广,下面以数种病原真菌或条件致病真菌为例作一简介。

(1) 红色毛癣菌(*Trichophyton rubrum*)

本菌为亲人性皮肤癣菌,主要侵犯皮肤、指(趾)甲,偶可侵犯毛发,是我国最常见,也是最多见的一种皮肤癣菌。它可引起股癣、体癣、手足癣,并伴发甲癣,也可侵犯毛发引起发外型感染并致脓癣、须癣及癣菌疹。深在性感染表现为蜂窝状毛囊炎,Majocchii肉芽肿、皮下组织脓肿、足菌肿等。本菌属于无性型真菌、丝孢菌、淡色孢菌类、毛癣菌属(传统上归入半知菌亚门丝孢纲丝孢目从梗孢科毛癣菌属)。其形态学特征如下。

1) 直接镜检:

A. 皮屑及甲屑:可见有分支、分隔的菌丝或成串的孢子。

B. 毛发:发外孢子,排列成串。有时可见发内链状孢子,毛发穿孔试验阴性。

2) 培养特征:本菌在葡萄糖蛋白胨琼脂培养基上室温培养,其菌落形态可分5型(表2-2-1)。

表2-2-1 红色毛癣菌各型菌落特征

菌落类型	菌落形态特征	表面颜色	反面颜色
Ⅰ	羊毛状菌丝充满斜面,卷成筒状	鲜红	葡萄酒色
Ⅱ	稀疏的绒毛状菌丝,边缘整齐	红色	葡萄酒色
Ⅲ	表面粉状,中央凸起	粉红	暗红色
Ⅳ	少许菌丝表面有放射状沟纹,边缘整齐	白色或红色	暗红色
Ⅴ	表面颗粒状,有少许白色绒毛状菌丝,并有同心环纹	白色或红色	暗红色

3) 生长物镜检:上述Ⅰ、Ⅱ、Ⅳ型菌落生长物中,具有分支、分隔菌丝,小分生孢子侧生于菌丝两侧,或在短分生孢子梗的末端,数目或多或少,其形状为梨形或棒状。间或可见少数大分生孢子,间生厚垣孢子、球拍菌丝及结节菌丝。而Ⅲ型及Ⅴ型菌落生长物中,小分生孢子为棒状或梨形,侧生,但不形成分生孢子梗或具短的分生孢子梗。此外,红色毛癣菌可形成较多大分生孢子,其形状为棒状或铅笔状,薄壁光滑,有3~10个分隔(图2-2-5)。

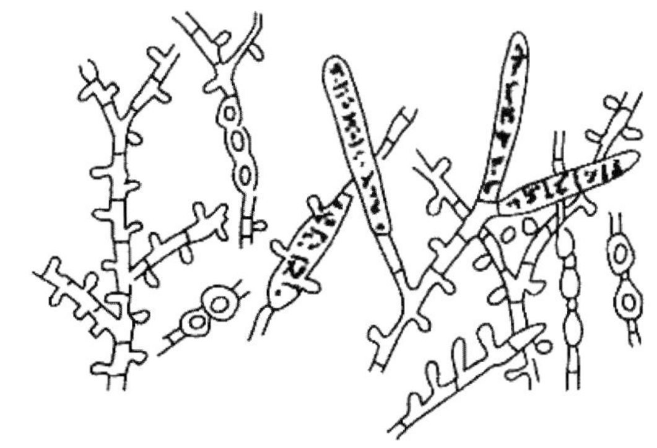

图2-2-5 红色毛癣菌

引自:吴绍熙.现代医学真菌检验手册.2005.

4) 其他特征:本菌的红色色素常因移种传代而渐消失,或未移种传代前即产生很少红色色素。研究发现,本菌若在1%葡萄糖米粉琼脂培养基上生长,不但可增加其色素,同时可长期保持红色。此外,若将本菌培养在蛋白胨脑心浸液琼脂培养基上,则可形成较多的大分生孢子。

(2) 铁锈色小孢子菌(*Mircrosporum ferrugineum*)

本菌为亲人性皮肤癣菌,主要引起头白癣、甲癣

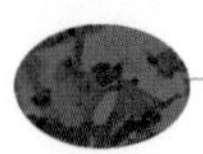

及体癣。有时还可引起深在性感染，如肉芽肿等。它属于无性型真菌、丝孢菌、淡色孢菌类、小孢子菌属（传统上归入半知菌亚门丝孢纲丝孢目丛梗孢科小孢子菌属）。其形态学特征如下。

1）直接镜检：皮屑及甲屑内可见到分隔菌丝，病发可见发外卵圆形小孢子，密集成群呈镶嵌状排列。有时在发根部位可见少量菌丝。

2）菌落特征：根据菌落特征差异，本菌可分3种类型：①Ⅰ型：在葡萄糖蛋白胨琼脂培养基上室温培养，则生长较慢，初期沿毛发形成淡黄色或红黄色条状生长物，稍隆起，略湿润，表面有不规则褶皱，外围有一圈短的放射状沟纹，再外围是狭窄、带状的边缘，境界清楚。菌落初呈铁锈色，后变黄、变白，反面为棕黄色。②Ⅱ型：最初沿病发呈条状生长，后在中心产生扁平状隆起，有少量褶皱，边缘清楚，稍下沉，色泽较深。③Ⅲ型：菌落表面有少量绒毛状气生菌丝，形态似犬小孢子菌。此外，本菌的菌落日久或经多次传代，其颜色逐渐减退，直至消失。另外，菌落表面可产生大量白色绒毛状气生菌丝。

3）培养物镜检：3种菌落镜检的特征相同，如菌丝较粗，有分隔、分支，分支与菌丝体呈45°角，一点上可以生出3～4个支，其形状如杉树叶。还可形成球拍菌丝、破梳状菌丝。当菌落产生粉末时，可形成大量顶生或间生的厚垣孢子。还可形成少量不典型的小分生孢子。此菌在含0.01%磷酸氢二钾、0.01%结晶硫酸镁的培养基上可产生形状不典型的大分生孢子（图2-2-6）。

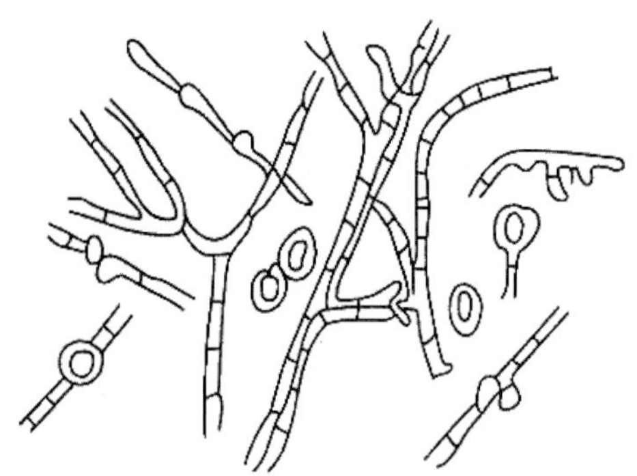

图2-2-6　铁锈色小孢子菌

引自：吴绍熙.现代医学真菌检验手册.2005.

（3）烟曲霉（*Aspergillus fumigatus*）

本菌可寄生于肺内，发生肺结核样症状，是肺曲霉病的主要病原菌，常可致死，也可产生毒素。它属于无性型真菌、丝孢菌、淡色孢菌类、曲霉属（传统上归入半知菌亚门丝孢纲丝孢目丛梗孢科曲霉属）。

在察氏琼脂培养基上，本菌菌落生长迅速，呈绒状或一定的絮状。显暗烟绿色，老龄后色更深。反面无色或呈黄褐色。分生孢子头呈短柱状，长短不一，长约400 μm，直径40～50 μm，分生孢子梗短且光滑，长达300 μm。直径5～8 μm，常带绿色。顶囊呈烧瓶形，直径20～30 μm，显绿色。小梗单层，密集地产生于顶囊上部，一般（6～8）μm×（2.5～3.0）μm，分生孢子呈球形或近球形。表面有细刺，直径大多为2.5～3 μm，带绿色（图2-2-7）。此外，本菌还具有嗜高温的特点，能在45℃或更高温度中生长。

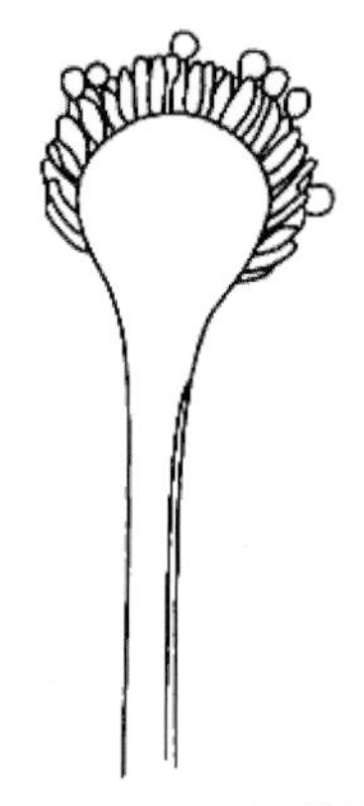

图2-2-7　烟曲霉

引自：郁庆福.现代卫生微生物学.1995.

（4）马尔尼菲篮状菌（*Penicillium marneffi*）

本菌于1956年首次从越南中部的中华竹鼠内脏中分离得到。我国自20世纪80年代初期在广西地区发现由本菌引起的马尔尼菲篮状菌，迄今已有20余例。在广东地区也有个例报道。本菌主要侵犯肺、肝、肠、淋巴、肾、皮肤等器官，一旦感染，若不及时治疗则预后不良。它属于无性型真菌、丝孢菌、淡色孢菌类、青霉属（传统上归入半知菌亚门丝孢纲丝孢目丛梗孢科青霉属），是青霉属中温度依赖性双相型真菌。

本菌在SDA或麦芽汁琼脂培养基上25℃培养，呈霉菌相。一般3～4 d后，菌落呈浅灰色膜状或白色、浅黄白色绒样，直径约5 mm，2周后直径达15～20 mm，颜色变为玫瑰红，有脑回状褶皱及放射状沟纹，反面呈红葡萄酒色。老龄时，菌落上可形成白色

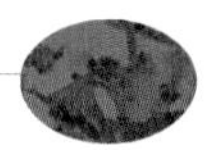

绒样气生菌丝。菌丝有隔且分支。分生孢子梗光滑，帚状枝双轮生，对称或不对称，少数为单轮生。梗基通常有3～5个，轮生散开。小梗3～6个轮生，顶端狭窄。分生孢子呈椭圆形或近球形，大多为(2.5～4.0)μm×(2.0～3.0)μm，壁光滑，有明显孢间联体，分生孢子链散乱(图2-2-8)。

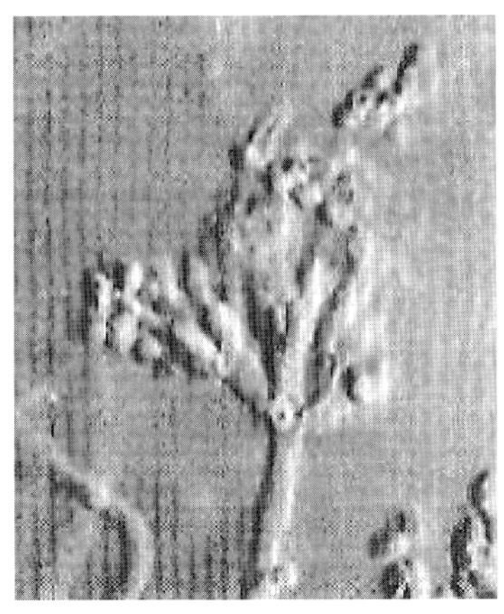

图2-2-8 马尔尼菲篮状菌

引自：Pitt JL. The Genus *Penicillium*. 1979.

在SDA培养基上37℃培养，呈酵母相。2周后菌落呈棕褐色、膜状、湿润、有脑回状褶皱及放射状沟纹，最后培养基变为玫瑰红色。培养物镜检可见圆形或卵圆形的酵母样孢子及两端钝圆有分隔的腊肠形孢子。

本菌在麦芽汁琼脂培养基上生长良好，而在察氏琼脂培养基上则生长不良。

(5) 总状毛霉(*Mucor racemousus*)

本菌可侵犯人体的鼻、肺、脑等部位，是引起人体毛霉病的菌种。它属于接合菌门接合菌纲毛霉目毛霉科毛霉属。菌落质地疏松，一般高度在1 cm内，呈灰色或浅褐灰色。孢囊梗最初不分支，以后以单轴式生出不规则的分支。长短不一，直径达8～20 μm。孢子囊球形，直径20～100 μm，呈浅黄色至黄褐色，成熟时壁消解。囊轴为球形或近卵形，(17～60)μm×(10～42)μm，孢囊孢子为短卵形至近球形，(4～7)μm×(5～10)μm。接合孢子囊球形，呈红褐至亮褐色，直径70～90 μm。配囊柄对生，无色，无附属物，异宗配合。本菌显著特征是在菌丝体、孢囊梗或囊轴上形成大量光滑、无色或黄色的厚垣孢子(图2-2-9)。

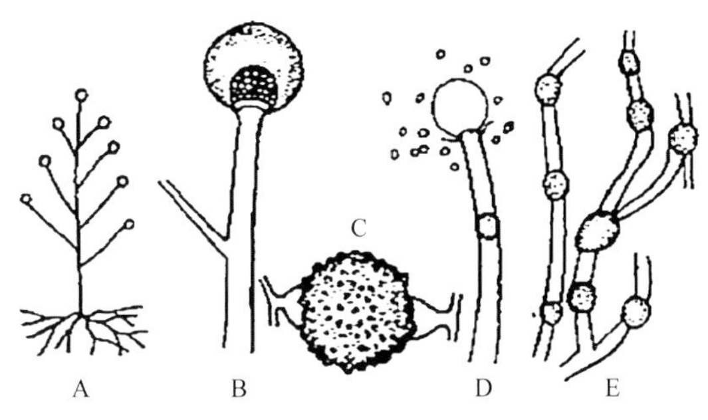

图2-2-9 总状毛霉

A. 全形；B. 孢囊梗及幼年孢子囊；C. 接合孢子囊和对生的配囊柄；D. 放出的孢囊孢子和露出的囊轴；E. 菌丝和厚垣孢子。引自：廖万清，等. 真菌病学. 1989.

(6) 白念珠菌(*Candida albicans*)

白念珠菌(又称白假丝酵母)是引起鹅口疮、阴道炎、皮肤病、气管炎、肺炎和心内膜炎等深、浅部念珠菌病的主要菌种。它属于无性型真菌、念珠菌属(传统上归入半知菌亚门芽孢纲隐球菌目隐球菌科念珠菌属)。本菌通常具有以下特征。

1) 形态学特征：在葡萄糖-酵母膏-蛋白胨液体培养基中25℃培养3 d，细胞呈球形或卵形，大小为(3.5～6)μm×(4～8)μm，通常以单个、成对、成链和簇状排列。在葡萄糖-酵母膏培养液中，不形成菌环或菌膜。在加盖玻片的玉米粉琼脂培养基上25℃培养7 d，可形成较多假菌丝(属菌丝圆酵母型的假菌丝)，且假菌丝中间或顶端常形成球形的厚垣孢子(图2-2-10)。同时，本菌在上述培养基上也可形

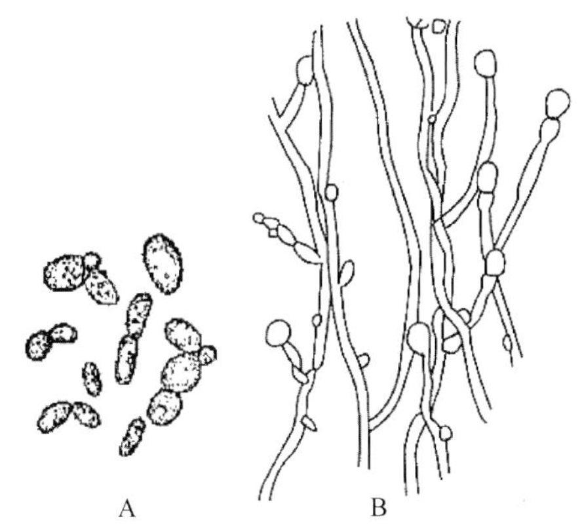

图2-2-10 白念珠菌

A. 细胞；B. 假菌丝。引自：中国科学院微生物研究所. 常见与常用真菌. 1973.

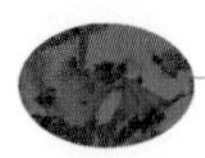

成具隔膜的菌丝。此外,在上述培养基上,菌落呈白至奶油色,具光泽,质软,表面常光滑。有时培养物呈膜质。

2) 生理生化等特征:

A. 发酵:葡萄糖+,麦芽糖+,半乳糖±,蔗糖±,乳糖-,棉子糖-,海藻糖±。

B. 生长(琼脂上):葡萄糖+,菊糖-,麦芽糖+,半乳糖+,蔗糖±,乳糖—,棉子糖—,蜜二糖-,海藻糖±,松三糖±,甲基-α-*D*-葡糖苷±,可溶性淀粉+,纤维二糖—,水杨苷-,*L*-山梨糖±,*L*-鼠李糖-,*D*-木糖+,*D*-阿拉伯糖±,*L*-阿拉伯糖±,*D*-核糖±,甲醇-,乙醇+,甘油±,赤藓糖醇-,核糖醇±,卫矛醇-,*D*-甘露醇+,*D*-山梨醇±,肌醇-,*DL*-乳酸盐+,琥珀酸盐+,柠檬酸盐+,*D*-葡萄糖酸盐±,*D*-氨基葡萄糖±,N-乙酰-*D*-葡糖胺±,十六烷±,硝酸盐-,无维生素±。

C. 附加生长试验和其他特征:木糖醇±,α-酮基-*D*-葡萄糖酸盐+,*D*-葡糖醛酸-,葡萄糖酸-δ-内酯±,无氨基酸+,亚硝酸盐-,乙胺+,*L*-赖氨酸+,尸胺+,10%NaCl±,50%葡萄糖±,淀粉产生-,重氮基蓝色B盐反应(DBB反应)-,明胶-,酪蛋白-,脂肪酶+(缓慢),酸产生-,0.01%放线菌酮+,0.1%放线菌酮+,1%醋酸-,30℃中生长+,37℃中生长+。

辅酶Q:具CoQ-9。mol%(G+C):32.6~37.3。细胞水解物:在全细胞水解物中具有葡萄糖和甘露糖。

本菌血清芽管试验阳性。血清型分A、B两种。近年有报道C型,即非A、非B型。

(7) 新生隐球菌(*Cryptococcus neoformans*)

本菌是引起隐球菌病的主要病原菌。通常能侵犯肺、骨骼、皮肤、淋巴结及其他内脏器官,但以侵犯中枢神经系统,引起隐球菌性脑膜炎最为常见、最严重。本菌对免疫功能受损或机体抵抗能力降低的人群能致病。它属于无性型真菌、隐球菌属(传统上归属于半知菌亚门芽孢纲隐球菌目隐球菌科隐球菌属。有性期目前归入担子菌门伞菌亚门银耳纲银耳目拟线黑粉菌属,即为新生拟线黑粉菌)。目前,本菌共包括2个变种,即新生隐球菌新生变种(*C. neoformans* var. *neoformans*)和新生隐球菌格特变种(*C. neoformans* var. *grubii*)。下面以新生隐球菌为例,做一简介。

1) 形态学特征:本菌在2%麦芽膏培养液中25℃培养3 d,细胞大多为球形或卵形,呈单个排列或具芽细胞,大小为(2.5~3)μm ~(8~10)μm,但大多直径为3~5 μm(图2-2-11)。培养液表面可形成细环,另管底可见少量沉淀物(随着培养时间延长可形成较多沉淀物)。在2%麦芽琼脂培养基上25℃培养3~5 d后,菌落呈白色到奶油色,表面光滑,质地黏胶状,菌落边缘整齐。细胞为球形或卵形,直径为2.5~10 μm。在加有盖玻片的玉米粉琼脂培养基上不形成假菌丝或真菌丝。此外,该种的有性生殖是通过异宗配合方式产生担子和担孢子。其中担孢子呈卵形、椭圆形、梨形到球形,大小为(1.8~3)μm×(2~5)μm,壁粗糙。

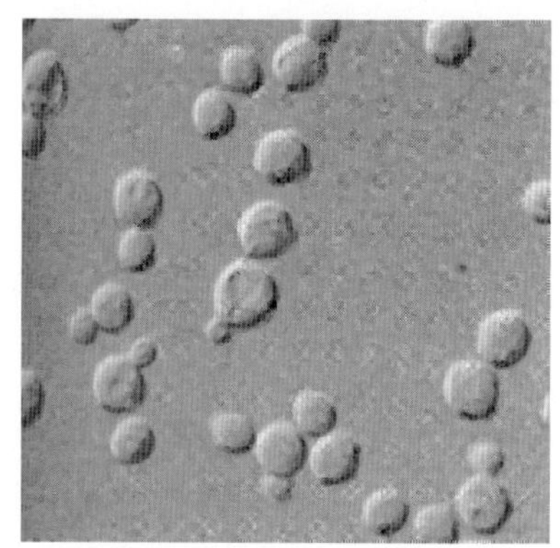

图2-2-11 新生隐球菌

引自:Barnett JA, et al. Yeasts: Characteristics and Identification. 2000.

2) 生理生化等特征:

A. 发酵:不发酵。

B. 生长(在30℃琼脂培养基上):葡萄糖+,菊糖±,蔗糖+,半乳糖+,蜜二糖-,棉子糖±,海藻糖+,乳糖-,麦芽糖+,松三糖+,甲基-α-*D*-葡糖苷+,可溶性淀粉+,纤维二糖±,水杨苷+,*L*-山梨糖-,*L*-鼠李糖+,*D*-木糖+,*L*-阿拉伯糖+(慢),*D*-阿拉伯糖+,*D*-核糖±,甲醇-,乙醇±,甘油-,赤藓糖醇-,核糖醇±,卫矛醇+,*D*-甘露醇+,*D*-山梨醇+,肌醇+,*DL*-乳酸盐-,琥珀酸盐±,柠檬酸盐±,*D*-葡萄糖酸盐+,*D*-氨基葡萄糖±,N-乙酰-*D*-葡糖胺±,十六烷-,硝酸盐-,无维生素-[需维生素B_1(硫胺素)]。

C. 附加生长试验和其他特征:2-酮基-*D*-葡

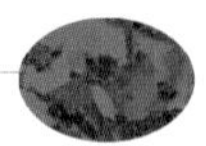

萄糖酸盐±，*D*-蔗糖盐±，苹果酸盐－，*D*-葡糖醛酸＋，抗坏血酸＋，乙胺－，*L*-赖氨酸±，*D*-脯氨酸＋，10%NaCl/5%葡萄糖酵母膏琼脂－，醋酸产生－，淀粉形成＋，尿素水解＋，亚硝酸盐－，刀豆氨酸－，甘氨酸，－溴麝香草酚蓝(CGB 琼脂中颜色反应)－，30℃中生长＋，37℃中生长＋，40℃中生长＋(慢)。

辅酶 Q：具 CoQ-10。mol%(G+C)：53.2～56.7。细胞水解物：主要含有葡萄糖、甘露糖和木糖。另外，细胞外可产生厚的多糖类荚膜。

2.3 真菌的形态

真菌在生长发育过程中，表现出多种多样的形态特征。人们要利用和改造它首先需要认识它，即认识维持真菌生存的营养体及起真菌传宗接代作用的繁殖体，而繁殖体是由营养体转变(或产生)的。

2.3.1 真菌的营养体

(1) 营养体的类型

真菌在营养生长阶段中，用于吸收水分和养料并进行营养增殖的菌体通常被称为营养体。从简单到复杂，营养体一般可分为 5 种类型：①第 1 类：原生质团。这种原始的菌体没有细胞壁，所以形状不固定，如壶菌门(Chytridiomycota)中的雕蚀菌(*Coelomomyces*)。②第 2 类：单细胞或具须(假根)，如酵母属(*Saccharomyces*)和壶菌属(*Chytridium*)中的一些种。③第 3 类：假菌丝。有些酵母，当它们的单细胞营养体通过出芽繁殖，母子细胞不立即分离，其间仅以极狭小的面积相连，这种藕节状结构的细胞串称为假菌丝，如白念珠菌。④第 4 类：两型菌丝(dimorphic hyphae)。有些真菌的营养体类型在寄主体内和人工培养基上呈两种不同类型的菌体，称两型菌丝。如引起人类疾病的荚膜组织胞浆菌(*Histoplasma capsulatum*)，在寄主组织内为酵母型，但在人工培养基上为菌丝状。而黑粉菌属(*Ustilago*)的一些种与上述相反。⑤第 5 类：菌丝体。营养体呈丝状或管状的菌体，自由分支，通常分有隔和无隔两种类型，是绝大多数真菌典型的营养体。

(2) 菌丝体

通常由成熟的孢子在基质上萌发产生芽管，进一步伸长，并产生分支或是由一段菌丝细胞增长而来。每一根细丝称为菌丝。许多菌丝交织在一起所形成的营养体类型叫菌丝体。无隔的菌丝体呈细管状，由于菌丝无隔多核，可解释为多核的单细胞。有隔膜的菌丝外形像竹节(图 2-3-1)。在适宜条件下，菌丝可无限生长，但其直径是有限的，通常是 5～10 μm，少数 0.5 μm 或大于 100 μm。幼龄菌丝一般是无色透明，而老龄菌丝则呈现各种色泽，如暗褐色、黑色或其他鲜艳的颜色。有的能分泌某种色素于菌丝体外部，或分泌出有机物质而成结晶附着在菌丝的表面。许多真菌在培养过程中常常发生一种联结现象，即一菌丝的分支与另一菌丝相结合，或两条平行的菌丝各自生出短枝或突起，由其顶点相结合。由于发生这种现象，而使菌丝体常表现为梯形或网状。

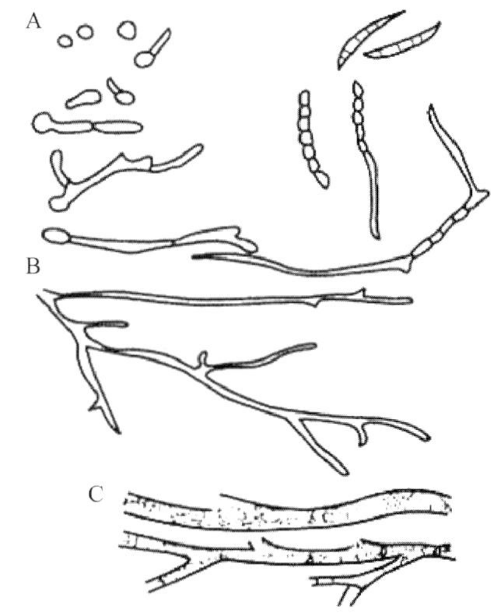

图 2-3-1 真菌孢子萌发和菌丝体的示意

A. 真菌孢子萌发；B. 菌丝体；C. 无隔菌丝和有隔菌丝。引自：Alexopoulos Mims. Introductory Mycology. 1979.

(3) 隔膜

真菌菌丝的隔膜是由菌丝细胞壁向内环状生长而形成的。隔膜形成的时间一般较快，如杯盘菌(*Ciboria*)的隔膜仅 6 min 便可形成，而根霉(*Rhizopus*)需 20～25 min。真菌菌丝隔膜实际上是细胞壁向内生长的横壁，其结构与细胞壁结构相似。研究表明，隔膜形成是受生理控制的一种高级调节。如某些真菌中隔膜形成的位置与核分裂的位置相关,似乎核分裂中微管系统的成分是隔膜形成位置的信息物。例如,构巢曲霉(*Aspergillus nidulans*)中隔膜形成过程为:首先菌丝顶端细胞以原来细胞长度的2倍生长,同时细胞核开始分裂,隔膜是在靠近细胞中央部位发生,且在短时间内快速形成。在下一个隔膜形成前转为慢速,同时在形成的亚顶端细胞中仍保持一定的核数量。真菌隔膜的类型主要有4种(图2-3-2)。

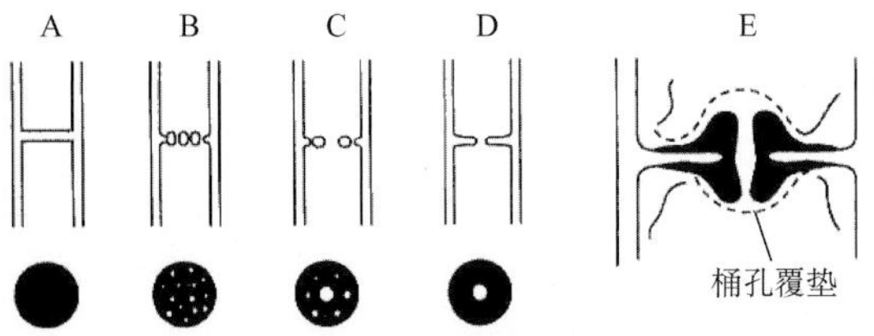

图2-3-2 菌丝隔膜类型

A. 低等真菌菌丝的全封闭隔膜;B. 白地霉菌丝的隔膜;C. 镰孢菌菌丝的隔膜;D. 典型的子囊菌单孔隔膜;E. 典型担子菌的桶孔隔膜。引自:邢来君,等. 普通真菌学. 2010.

1) 单孔型:隔膜中央具有一个孔口,小孔的直径一般为0.05~0.5 μm,能容许细胞核在内的一切细胞器通过。这种单孔型的隔膜是多数子囊菌和半知菌菌丝的典型隔膜。

2) 多孔型:隔膜上有多个小孔,小孔在隔膜上的排列又有不同,如白地霉(*Geotrichum candidum*)和某些镰孢菌(*Fusarium* spp.)。

3) 桶孔型:这种隔膜有一中心孔,孔的直径一般为0.1~0.15 μm,而孔的边缘膨大,使中心孔呈"琵琶桶"状,外面覆盖一层由内质网形成的弧形网,膜上大多有孔,称为桶孔覆垫。这种桶孔覆垫的结构显示了它的筛网功能,即能使细胞质从一个细胞穿过到另一细胞,但通常约束细胞核通过。大多数的担子菌的初生菌丝或次生菌丝上可形成这种结构较复杂的隔膜。

4) 封闭型:壶菌和部分接合菌中,当菌丝形成繁殖器官或受伤时,常形成这种全封闭的隔膜。

隔膜可能是由于适应陆地环境而形成的,有隔膜的菌丝往往更能抵抗干旱条件。在子囊菌和无性型真菌的隔膜孔附近常停留着伏鲁宁体(Woronin body)和几种蛋白质晶体,当菌丝受伤时它们便迅速地堵塞隔膜孔而防止细胞质流失。因而被认为隔膜是用于防止机械损伤后的细胞质流失的有效结构。这种情况常见于低等真菌中衰老的、损伤的或产生繁殖器官的菌丝中,只不过它们产生的隔膜是全封闭的。此外,隔膜还起着支持菌丝强度的作用,菌丝内隔膜有规律地存在,可最大限度地增加菌丝的机械强度,另对细胞内含物的运动起着最小的阻碍作用。

(4) 菌丝细胞的结构

在显微镜下观察真菌菌丝时,一般呈管状。有隔膜的菌丝分隔为节状菌丝,而每两节中间的一段菌丝叫菌丝细胞。它的结构一般包括细胞壁、原生质膜、边体、细胞核、线粒体、内质网、高尔基复合体(仅存在于少数低等真菌中)和液泡等细胞器(图2-3-3)。其详细介绍见1.3。

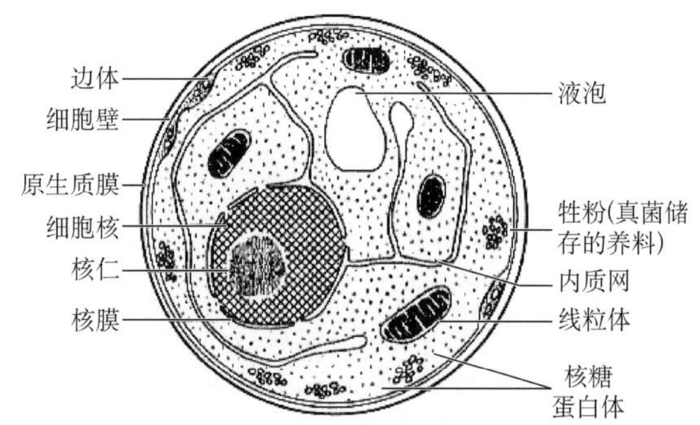

图2-3-3 典型真菌细胞横剖面示意

引自:樊庆笙,等. 微生物学进展. 1984.

(5) 菌丝的变态和组织体

1) 菌丝的变态:在长期适应不同外界环境条件和满足生长发育需要的过程中,真菌的菌丝结构发生变态而产生了多种的类型,而这些变态的菌丝在长期演化过程中被赋予特殊的功能。因此,与其叫做变态不如说它们是具有特殊功能的菌丝营养结构。下面列举几种菌丝变态的例子。

A. 吸器(haustorium):有的寄生真菌,特别是专性寄生菌,它们的菌丝形成旁枝,侵入寄主细胞间隙或细胞内吸取养料。这种特殊的菌丝旁枝称吸器。其形状有球状、树根状等(图2-3-4)。吸器的主要功能似乎是为了增加寄生真菌吸收营养的面积。

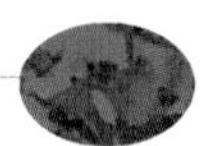

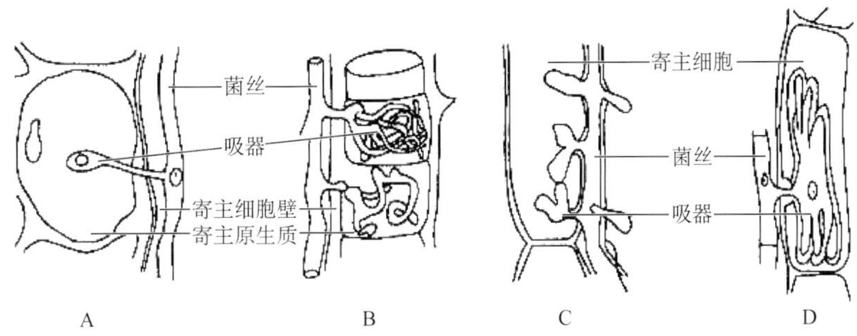

图 2－3－4 真菌吸器的类型

A. 球状；B. 根状；C. 指状；D. 佛手状。引自：樊庆笙，等. 微生物学进展. 1984.

B. 黏性菌球(adhesive knob)：某些捕虫类真菌的菌丝短支顶端通常可产生有柄或无柄的、单细胞的球形或近球形的黏性菌球(图 2－3－5)。这种黏性菌球是一类简单的捕食器官。当线虫被黏性菌球黏住后，该菌球产生菌丝侵入线虫体内，形成一个球状体。再从这个球状体上长出大量菌丝，直至充满虫体。

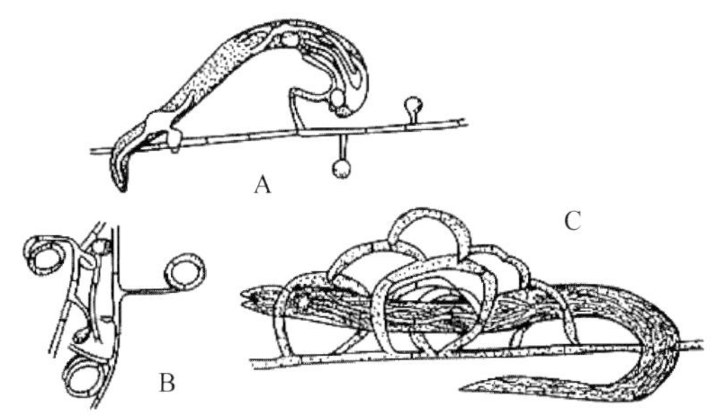

图 2－3－5 真菌的黏性菌球、菌环和菌网

A. 黏性菌球及其捕食的线虫；B. 菌环结构；C. 黏性菌网及其捕食的线虫。引自：邢来君，等. 普通真菌学. 2010.

C. 菌环(hyphae ring)：有些捕虫类真菌常由菌丝分支组成圈环来捕捉线虫。菌环由 3 个弧形菌丝细胞组成，当线虫头部进入菌环中，由于菌环细胞渗透压作用，使细胞膨大，而将线虫牢牢套住；然后菌环上生出菌丝，穿入线虫的体腔，从中吸取营养(图 2－3－5)。

D. 黏性菌网(adhesive network)：也是由某些捕虫类真菌形成。黏性菌网是由菌丝形成的许多小环所组成(图 2－3－5)。其表面有一层黏性物质，线虫一旦与之接触，就像捕蝇纸黏住苍蝇一样立刻把线虫黏住；而后黏性菌网生出穿透枝，穿过线虫的角质，进入体内。在穿透枝的顶端形成一个侵染球，再从侵染球上长出营养菌丝，吸取线虫体内的营养物质。

此外，有些真菌还形成假根、匍匐菌丝、珠拍菌丝和厚垣孢子。有的真菌菌丝产生分支，借助分支附着在寄主或其他目的物上，称为附着枝。这些都是菌丝的适应性变态物。

2）菌丝的组织体：许多真菌生长到一定阶段，为适应一定的环境条件或抵御不良的环境条件，有些分散的菌丝体可交织起来，形成疏松或紧密的密丝组织(图 2－3－6)。密丝组织又分为两种类型：一类是疏丝组织，为疏松的交织组织，菌丝体是长型的、相互平行排列的细胞；另一类是拟薄壁组织，为紧密的交织组织，组织中细胞部分是等径的或卵圆形的薄壁细胞，且排列紧密，很像高等植物的薄壁组

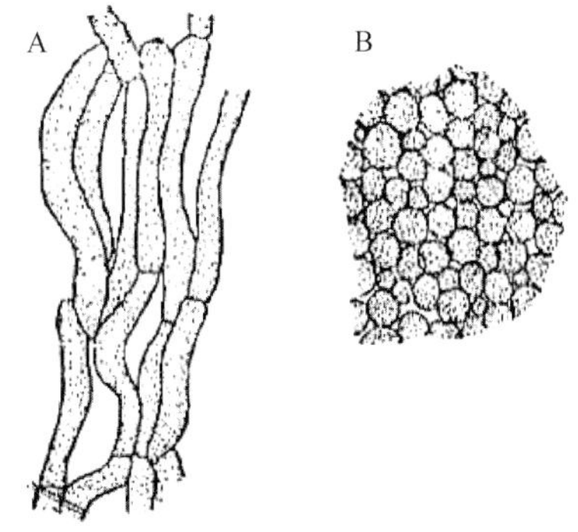

图 2－3－6 真菌的密丝组织

A. 疏丝组织；B. 拟薄壁组织。引自：Alexopoulos，Mims. Introductory Mycology. 1979.

织。疏丝组织和拟薄壁组织在许多真菌中形成各种不同的营养结构和繁殖结构。归纳起来真菌的常见组织体有菌索、菌丝束、菌核和子座等。

A. 菌索(rhizomorph):一般是生于树皮下或地下形似根状的结构,呈白色或其他颜色。菌索周围被有外皮(或称皮层,是由数层小型厚壁暗色细胞组成的密丝组织),中央有菌髓(由薄壁细胞所组成),尖端为生长点,如假密环菌(*Armillariella mellea*)的根状菌索。菌索有助于真菌迅速运送物质和蔓延侵染,在不良的环境中呈休眠状态(图 2-3-7)。

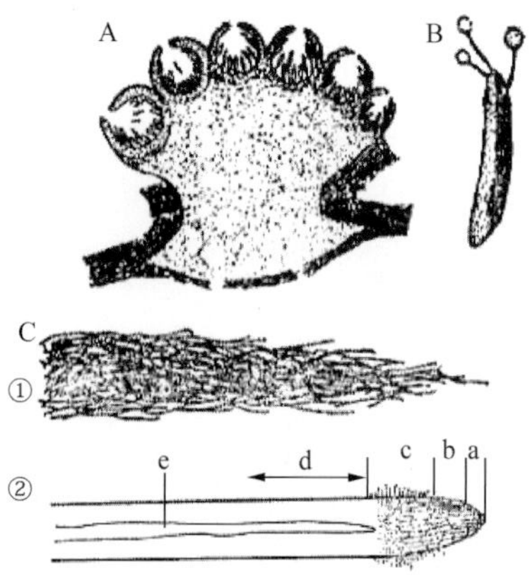

图 2-3-7 真菌菌丝的组织体

A. 朱红丛赤壳菌的子座; B. 麦角菌的菌核; C. 菌索和菌丝束; ① 菌丝束; ②示假密环菌的菌索; a. 顶端; b. 伸长区; c. 吸收营养区; d. 成熟变黑的菌丝区; e. 菌髓。A 和 B 引自:邵力平,等. 真菌分类学. 1981. C 引自:Deacon. Introduction to Modern Mycology. 1980.

B. 菌丝束(mycelial strand):菌丝束是由菌丝平行排列的绳状结构,多种木材腐朽菌具有菌丝束。它和菌索一样,具有在缺少营养物质的环境中为菌体生长提供基本营养来源的功能(图 2-3-7)。

C. 菌核(sclerotium):菌核是由菌丝聚集和黏附而形成的一种休眠体,同时又是糖类和脂类等营养物质的储藏体。不同真菌产生的菌核,其形态和大小也各不相同。如引起水稻纹枯病的离心丝核菌(*Rhizoctonia centrifuga*)所形成的菌核小,如同油菜籽,而大的茯苓重达 60 kg。菌核的内部结构可分为两层,即皮层和菌髓。皮层是由紧密交错的、具有光泽而又厚壁的菌丝细胞组成,有一层或数层细胞厚;菌髓是无色菌丝交错组成,菌核萌发所产生的子实体都起源于菌髓。菌核发育的形式说法不一,但是阻碍先导菌丝的生长,从而促进侧支形成的任何因素都能引发菌核的形成,这只是形成菌核的因素之一,同时也说明了一些菌丝的老化产物能促进菌核的形成。菌核一般可分 3 种类型:①真菌核,菌核完全由菌丝组成;②假菌核,由菌丝和寄主组织共同组成;③小菌核,体积很小,由几层细胞组成,当菌核形成时往往大量出现。在条件适宜时,菌核可萌发产生菌丝体或形成子实体(图 2-3-7)。

D. 子座(stroma):许多真菌的有隔菌丝体生长到一定时期可产生菌丝的聚集物,且进一步膨大,形成结实的团块状组织。这种由密丝组织形成的柱状、棍棒状、头状等结构叫子座。子座可由菌丝单独构成,也可由菌丝与寄主组织混合构成。子座成熟后,在它的内部或上部形成有性或无性的子实体。其具有使真菌渡过不良环境的功能(图 2-3-7)。

2.3.2 真菌的繁殖体

真菌的繁殖能力很强,且繁殖方式也多样化。通常以菌丝的片段就能进行繁殖。然而,自然界往往通过各种无性或有性繁殖的方式来达到其传宗接代的目的。真菌的繁殖器官多由营养器官转变而来。有些真菌发育到某一阶段,其整个营养体全部转变为繁殖体,即营养体和繁殖体不可能同时存在。真菌学家将这种转变方式称为整体产果式(holocarpous)(图 2-3-8)。但是大多数真菌的繁殖体是由营养体的一部分产生出来,其余部分仍维持其营养体的形态和功能,这种方式称为分体产果式(eucarpous)(图 2-3-8)。真菌繁殖时主要产生形状多样、色泽各异的孢子作为繁殖单位。孢子常成万成亿地产生,但体积却极其微小。

不同真菌都有它特有的孢子,其形态、大小、表

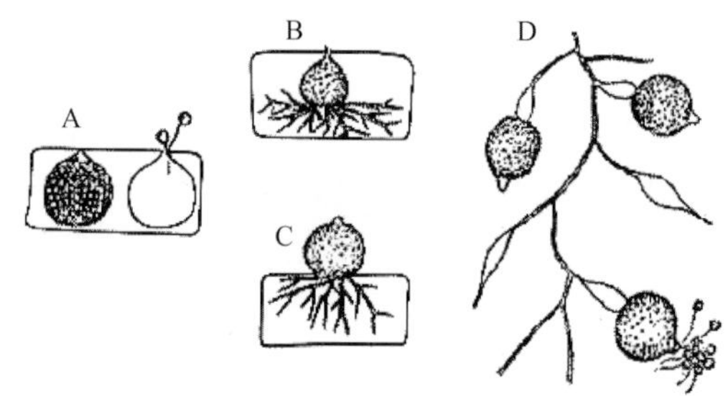

图 2-3-8 壶菌目菌体结构类型示意图

A. 整体产果式; B~D. 分体产果式; B 和 C 为单中心,D 为多中心。引自:Webster. Introduction to Fungi. 1977.

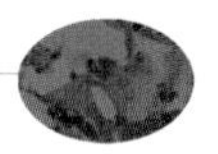

面纹饰和色泽等都各有不同。此外，产生孢子的结构，即子实体(fructification 或 sporophore)也都有差别，并且这些结构是相对稳定的，所以这些不同的孢子及子实体特征是鉴别真菌的重要依据。

(1) 无性孢子和无性子实体类型

无性孢子是指不经过两性细胞的结合(即细胞核的融合)而产生的孢子，这种繁殖过程称为无性繁殖。在自然界，一年中无性繁殖可进行多次，并产生多种类型的无性孢子及无性子实体。

1) 无性孢子类型：

A. 游动孢子(zoospore)：游动孢子是壶菌产生的无性孢子。它产生于一定形状的游动孢子囊内。孢子囊以液泡割裂方式将多核的原生质体分割成许多小块，每一小块有一细胞核，小块逐渐变圆，被以薄膜；最后形成具有一根后生尾鞭式鞭毛的游动孢子，成熟后可以从游动孢子囊中放出，并在水中游动(图 2-3-9)。

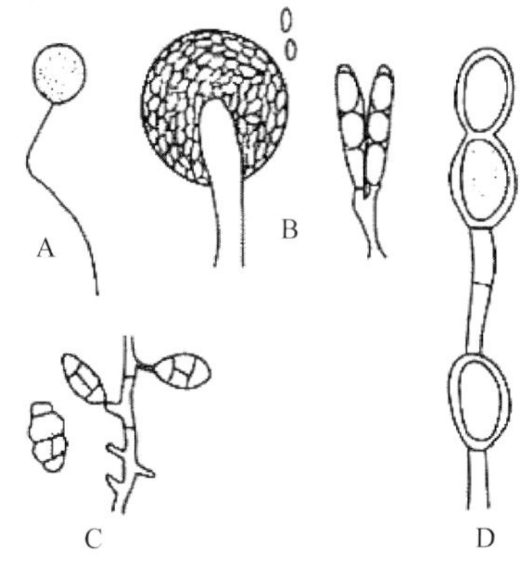

图 2-3-9 真菌无性孢子的主要类型

A. 游动孢子；B. 孢囊孢子；C. 分生孢子；D. 厚垣孢子

B. 孢囊孢子(sporangiospore)：孢囊孢子是接合菌形成的无性孢子。它产生在孢子囊内，是无鞭毛的孢子，故又称静孢子。孢囊孢子在形状、大小、颜色等方面互不相同。在大多数种内呈球形或卵圆形，有些呈圆柱形。此外，有些孢子表面光滑，有些具有纵纹，有些在两端具有透明的刚毛。孢子囊一般形成于孢囊梗顶端，孢囊孢子是通过孢子囊内的原生质体割裂方式形成的。大多数的接合菌在孢子囊与孢囊梗间的隔膜一般呈弧状凸起，凸起膨大而形成球形、半球形或锥形的囊轴，且孢子囊内形成大量的孢囊孢子。有些孢子囊内无囊轴，并含少量的孢囊孢子。孢子囊成熟后，壁破裂，孢囊孢子被释放出来。有的孢子囊内只有 1 个孢子，这种孢子囊有时称为“分生孢子”(图 2-3-9)。

C. 厚垣孢子(chlamydospore)：厚垣孢子是真菌的一种休眠孢子。当一些真菌遇到不良环境条件时，其菌丝中的原生质浓缩，尤为类脂物质的密集，然后形成厚壁与其他细胞分开，或由原细胞壁加厚而成。厚垣孢子的形状通常为圆形或长方形等，如白念珠菌在假菌丝顶部可形成厚垣孢子；总状毛霉的厚垣孢子可形成在菌丝或孢囊梗中间；镰孢菌(*Fusarium*)某些种的厚垣孢子可形成在分生孢子内(图 2-3-9)。

D. 分生孢子(conidium)：

a. 分生孢子发育类型：分生孢子是真菌中最常见的一种无性孢子，主要由无性型真菌(半知菌)及子囊菌的无性阶段产生。分生孢子通常从菌丝分支顶端细胞或分生孢子梗顶端细胞分化而成(图 2-3-9)，其形态、大小、结构、颜色及着生方式多种多样。无性型真菌的分类大多是以分生孢子的特征为依据而进行的。根据分生孢子个体发育的基本形式可分为芽殖型和菌丝型两类。

Ⅰ. 芽殖型(blastic)：分生孢子由产孢细胞的一部分通过生长而形成，具体又可分为内生芽殖型和外生芽殖型两类。

i. 内生芽殖型(enteroblastic)：即孢子从产孢细胞的管孔或孔道内长出来，其重要特征是：孢子壁不含有产孢细胞的外壁成分，包括瓶梗孢子和孔出孢子(图 2-3-10)。

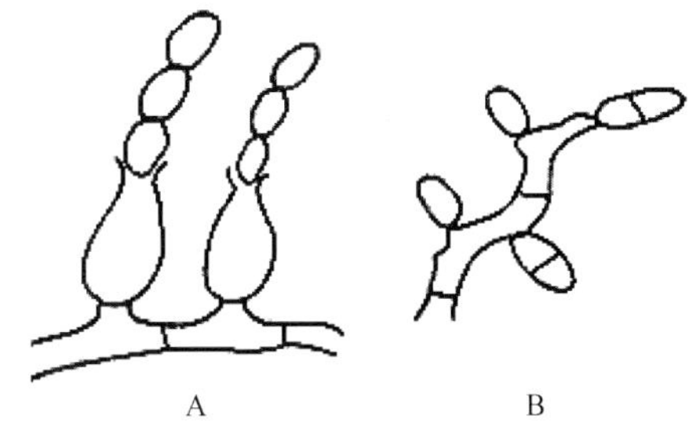

图 2-3-10 内生芽殖型分生孢子着生情况

A. 瓶梗孢子；B. 孔出孢子。引自：邢来君，等. 普通真菌学. 2010.

ii. 外生芽殖型(holoblastic)：孢子由产孢细胞的产孢点通过生长、膨大、产生隔膜而形成，孢子的壁含有产孢细胞的内壁和外壁成分。这类孢子通常

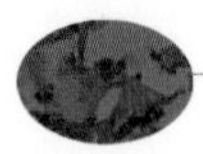

又称为外生芽孢子(holoblastic conidia)。外生芽殖型的孢子根据产孢细胞在产生芽孢子的过程中不同的变化又分为以下 3 种情况。

第一,产孢细胞不断地增长或膨大,其增长方式有环痕式(annellidic)、合轴式(sympodial)和基部增长式(basauxic)(图 2-3-11)。

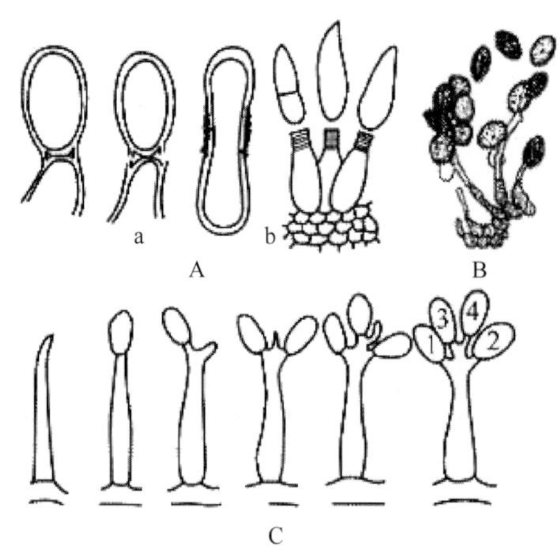

图 2-3-11 外生芽殖型分生孢子着生情况(一)

A. 环痕产孢细胞上的芽孢子(a. 环痕形成过程;b. 环痕产孢细胞);B. 生长点在基部的分生孢子梗;C. 产孢细胞的合轴式生长方式。数字表示孢子产生的次序。引自:邢来君,等. 普通真菌学. 2010.

第二,产孢细胞的长度固定不变,可由产孢细胞(或分生孢子梗)膨大成头状或囊状,上面具有多个产孢点,每个产孢点通过生长、膨大、形成隔膜并产生单生的芽孢子或向顶性成熟的孢子链。此外,有的产孢细胞不膨大,借助出芽方式形成孢子链或单生(图 2-3-12)。

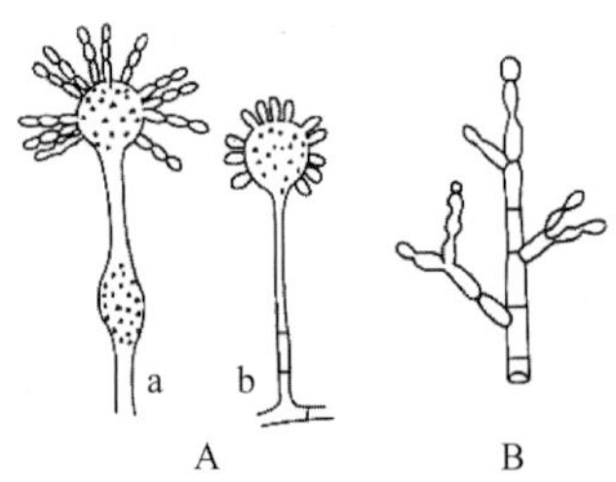

图 2-3-12 外生芽殖型分生孢子着生情况(二)

A. 膨大产孢细胞上形成的芽孢子(a 孢子串生;b 孢子单生);B. 串生的芽孢子。引自:邢来君,等. 普通真菌学. 2010.

第三,产孢细胞倒缩式,不断地缩短。当产孢细胞顶部的产孢点通过生长、膨大产生隔膜形成第 1 个孢子后,产孢点下移到缩短了的产孢细胞的顶端,再产生第 2 个孢子,依次进行最终形成向基性成熟的孢子链(图 2-3-13)。

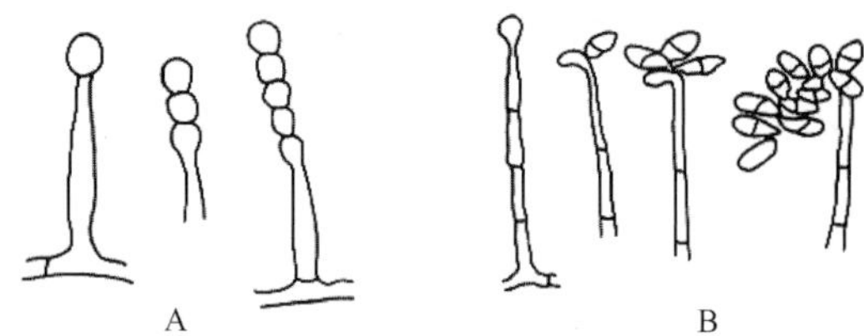

图 2-3-13 外生芽殖型分生孢子着生情况(三)

A. 向基孢属分生孢子链的形成;B. 单端孢属分生孢子链的形成。引自:邢来君,等. 普通真菌学. 2010.

Ⅱ. 菌丝型(thallic):分生孢子由已存在的菌丝细胞整个转化而来,具体有外生节孢子和内生节孢子两种类型。

i. 外生节孢子(holoarthric conidium):产孢菌丝顶端停止生长后,产生许多隔膜,最后在隔膜处断裂形成一系列的孢子。该类孢子特点是产孢菌丝的各层壁均参与分生孢子的生成,如白地霉(*Geotrichum candidum*)等真菌的产孢方式(图2-3-14)。

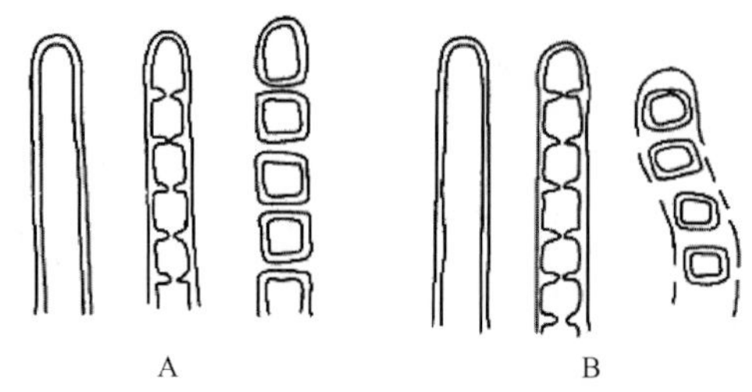

图 2-3-14 菌丝型分生孢子的发育类型

A. 外生节孢子类型;B. 内生节孢子类型。引自:邢来君,等. 普通真菌学. 2010.

ii. 内生节孢子(enteroarthric conidium):产孢菌丝产生隔膜,通过节裂形成分生孢子。该类孢子特点是产孢菌丝的外壁不参与新生孢子的壁的形成,因而该孢子是内生的,如 *Bahusakala* 等属真菌的产孢方式(图 2-3-15)。

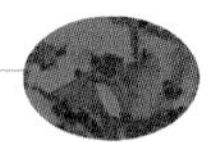

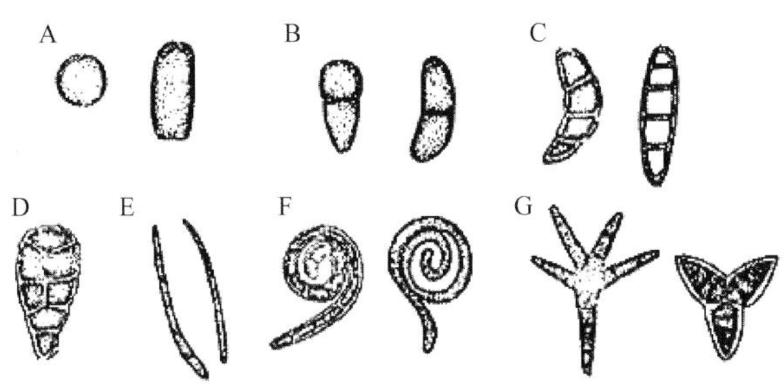

图 2-3-15 分生孢子的形态类型

A. 单胞孢子；B. 双胞孢子；C. 多胞孢子；D. 格胞孢子；E. 线形孢子；F. 螺旋孢子；G. 星状孢子。引自：Alexopoulos, Mims. Introductory Mycology. 1979.

b. 分生孢子的形态类型：真菌的分生孢子形态多样，通常有圆形、椭圆形或长筒形，也有丝状、蠕虫状、螺旋状或星状等，没有分隔或具有 1 至数个分隔（图 2-3-15）。

c. 分生孢子的着生方式：在产生分生孢子的许多真菌中，分生孢子着生方式也有差异，通常可归纳为以下几种情况。

Ⅰ. 分生孢子着生于一般菌丝顶端，单生或成链，如红曲霉(*Monascus ruber*)（图 2-3-16）。

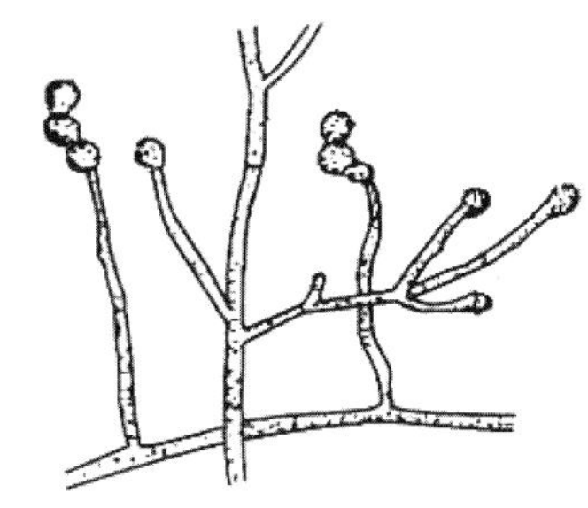

图 2-3-16 分生孢子在一般菌丝顶端着生情况（红曲霉）

引自：中国科学院微生物研究所. 常见与常用真菌. 1973.

Ⅱ. 分生孢子着生在与一般菌丝已有显著差异的分生孢子梗顶端和侧面，分生孢子梗的粗细、长短、色泽和细胞壁都与一般菌丝明显不同，如弯孢(*Curvularia lunata*)（图 2-3-17）。

Ⅲ. 分生孢子着生于分生孢子梗产生的瓶梗上，成链或成团。瓶梗在分生孢子梗上着生位置因种而不同。如青霉的瓶梗是簇生在分生孢子梗上或帚状分支的顶端，而曲霉的分生孢子梗顶端膨大呈囊状，称顶囊，瓶梗着生在顶囊的四周或上半部（图 2-3-18）。

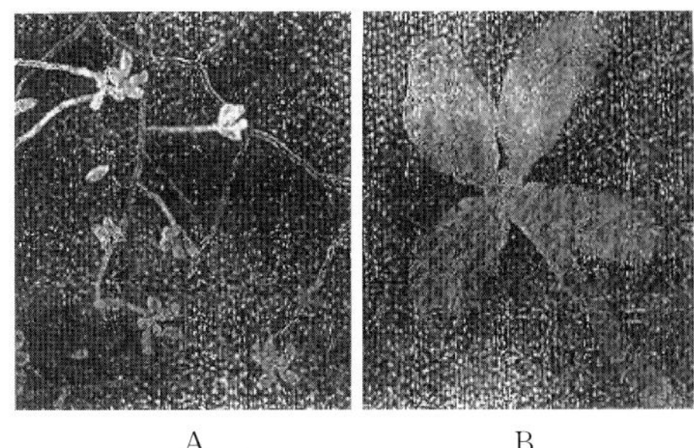

图 2-3-17 弯孢的扫描电子显微镜照片

A. 分生孢子梗着生情况；B. 分生孢子在分生孢子梗上呈轮状着生。引自：张纪忠. 微生物分类学. 1990.

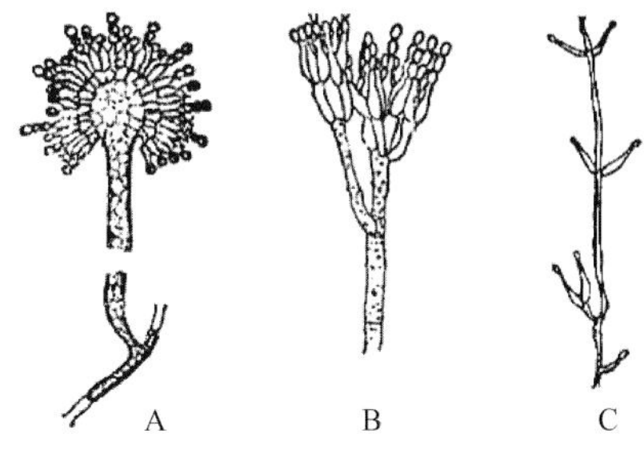

图 2-3-18 分生孢子在瓶梗上的着生情况

A. 曲霉；B. 青霉；C. 拟青霉。引自：中国科学院微生物研究所. 常见与常用真菌. 1973.

Ⅳ. 分生孢子着生于较复杂的子实体内外部。

2）无性子实体类型：真菌种类十分繁多，其形成的无性子实体形状也呈多样。下面列举数种较复杂的子实体。

A. 分生孢子座(sporodochium)：通常由许多分生孢子梗紧密聚集成簇，形成垫状，分生孢子着生于每个梗的顶端，称为分生孢子座（图 2-3-19）。

B. 分生孢子器(pycnidium)：这是一种球形或瓶形具腔的无性繁殖结构，在器内壁表面或底部生有极短的分生孢子梗，梗上产生分生孢子。分生孢子器有的有孔口，有的无孔口，成熟后吸水膨胀，释放孢子（图 2-3-19）。

C. 分生孢子盘(acervulus)：分生孢子梗簇生在一起而形成一种盘状或扁平状结构，有时其中夹杂着刚毛，一般在寄主表皮或角质层下形成。分生孢子梗着生在垫状的拟薄壁组织上，产生分生孢子后，

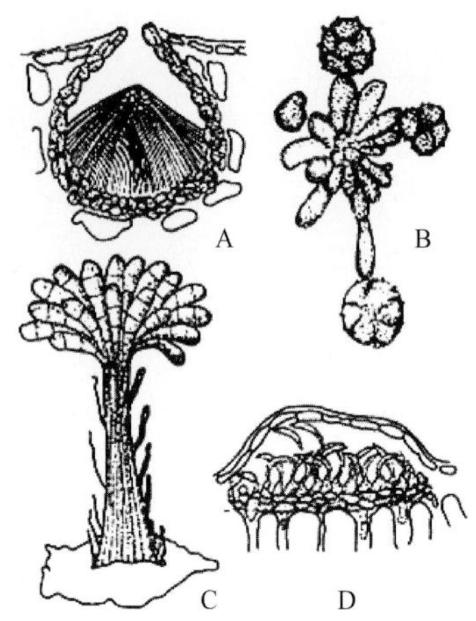

图 2-3-19 分生孢子的产孢结构

A. 分生孢子器；B. 分生孢子座；C. 孢梗束；D. 分生孢子盘。引自：邢来君，等. 普通真菌学. 2010.

可冲破寄主表皮的覆盖层而外露，这是黑盘孢目(Melanconiales)的特征性构造(图 2-3-19)。

D. 孢梗束(synnema)：分生孢子梗的基部联合成束，其束丝顶端分开，而且常具分支。分生孢子着生在分支的顶端，这种结构称孢梗束(图 2-3-19)。

此外，曲霉的分生孢子头、毛霉的孢子囊等均属于无性的子实体。真菌的无性子实体特征也是其鉴定的重要依据。

(2) 有性孢子和有性子实体类型

真菌经不同性细胞或性器官结合(可亲和性核的融合)而产生的孢子称有性孢子。而产生有性孢子的过程称为有性生殖。真菌的有性生殖较无性繁殖复杂，其一般包括几个不同的阶段：质配(N+N)→[双核期(N+N)]→核配(2N)→减数分裂(N)。

由两个带核的原生质体在同一细胞中相互配合，称作质配，而由质配带入同一细胞内的两个核的配合称核配。多数低等真菌质配后，一般即进行核配。而高等真菌中这两个阶段在时间上常是分开的，即核配延迟了，所以质配和核配之间有一个双核阶段。但不管是哪一类真菌，核配后的双倍体细胞最终必将进行减数分裂，重新形成单倍体细胞。

1) 性细胞结合方式：多数真菌的有性生殖是通过特殊的性细胞配合来完成的，而少数真菌则仅依靠营养菌丝或孢子来完成。此外，还有一些真菌是由单独的雌配子发展而来的。真菌的性细胞结合方式通常有以下 5 种类型。

A. 游动配子配合(planogametic copulation)：配子囊中形成的性细胞称配子。两个游动配子的结合可以是同型的，也可以是异型的。其中，异型配合中可有两种情况：①两个形状相同，但大小差异的游动配子结合；②两个配子中，雌配子是不动的，能动的雄配子进入藏卵器使卵受精(图 2-3-20)。

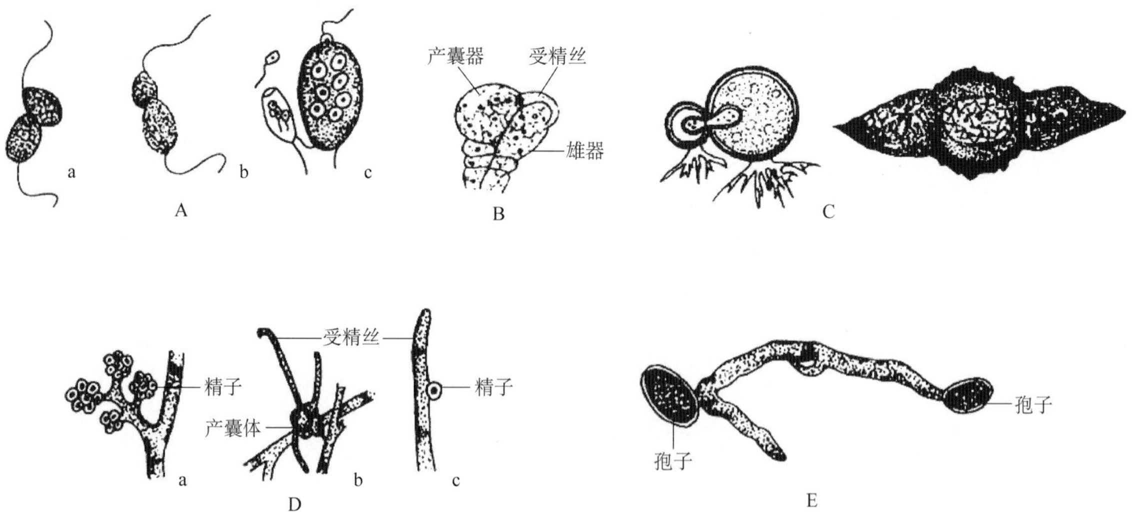

图 2-3-20 真菌性细胞的结合方式

A. 游动配子配合(a. 同型配子配合；b. 异型配子配合；c. 能动的雄配子进入藏卵器中使卵受精)；B. 配子囊接触交配；C. 配子囊接合；D. 精子配合(a. 精子；b. 产囊体和受精丝；c. 精子附着在受精丝上)；E. 体细胞配合。引自：邢来君，等. 普通真菌学. 2010.

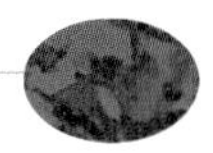

B. 配子囊接触交配(gametangial contact):这种配合方式中,雌雄配子囊中的配子退化为核,且这样的配子核不能从配子囊中释放出来,而是直接从一个配子囊转移到另一个配子囊中。当配子囊交配时,雄性的核通过两个配子囊间形成的受精丝进入雌配子囊中。核输送完后,雌配子囊发育而雄配子囊最后消解,如火丝菌(见图 2-3-20)。

C. 配子囊接合(gametangial copulation):这种方式是以两个相接触的配子囊的全部内容物的融合为特征。通常有两种方式:①两个配子囊直接融合为一,两配子囊接触的壁消解而形成一个公共的细胞,两者的原生质混合在一起;②雄配子囊的全部内含物通过配子囊壁上的接触点生成的小孔而转移到雌配子囊中(见图 2-3-20)。

D. 受精(作用)(spermatization):有些真菌以不同方式产生很多小型、单核的不动精子,依靠昆虫、风、水或其他方法传播到受精丝或营养菌丝上,在接触点上形成 1 个孔,精子的内含物输入丝状细胞而完成质配过程。这种方式多发生在子囊菌和担子菌中,如脉孢菌和锈菌等(见图 2-3-20)。

E. 体细胞配合(somatogamy):有些高等真菌不产生有性器官(或性器官退化),仅依靠营养细胞的结合来完成配合作用(代行其性功能)。如大多数的担子菌及有些酵母的生殖方式也属此类(图 2-3-20)。

2) 有性孢子类型:有性孢子是许多真菌用来渡过不良环境的一种休眠体,也是许多植物病原真菌侵染寄主的传染体。它对于真菌复壮或形成杂种优势具有重要意义,同时也是区分真菌大类的重要依据。真菌的有性孢子一般可分为 5 种类型。

A. 休眠孢子囊(resting sporangium):休眠孢子囊是水生壶菌形成的有性孢子。它通过游动配子的结合而形成一个双鞭毛的合子,合子侵入寄主组织后,就形成一个体内生的休眠孢子囊,它萌发时可产生游动孢子(图 2-3-21)。

B. 卵孢子(oospore):卵孢子是壶菌中的某些种,如单毛菌(*Monoblepharidales*)形成的有性孢子。通常由菌丝顶端形成雄器和藏卵器,然后雄器中能游动的精子通过藏卵器壁上的乳头状接替口进入藏卵器,并与卵球配合,最后发育成卵孢子(图 2-3-21)。

C. 接合孢子(zygospore):接合孢子是接合菌形成的有性孢子。它由菌丝上生出的 2 个同型或略有不同的配子囊接合而成。有同宗配合和异宗配合

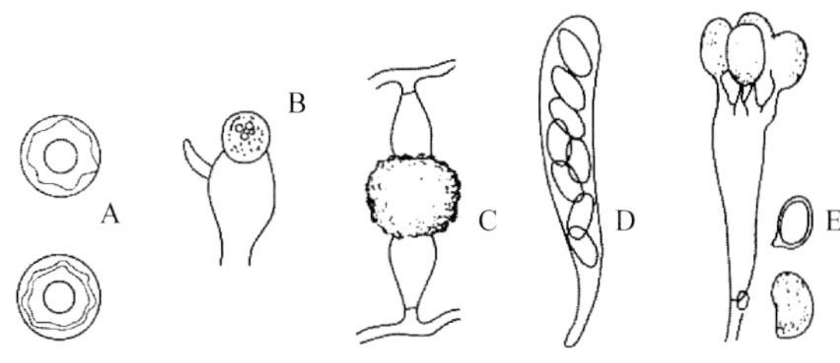

图 2-3-21 真菌有性孢子的主要类型

A. 休眠孢子囊;B. 卵孢子;C. 接合孢子(内生);D. 子囊孢子;E. 担孢子。引自:樊庆笙. 微生物学进展. 1984.

2 种方式。当 2 个邻近的菌丝相遇时,各自向对方生出短的侧支,称为原配子囊。当 2 个原配子囊接触后,各自顶端膨大并形成隔膜,隔成 1 个顶生多核的细胞,称配子囊和基部的配子囊柄。2 个配子囊之间的隔膜消失后,质与核各自相互配合,形成瘤状突起的具双倍体核的厚壁的接合孢子囊,内含 1 个接合孢子(图 2-3-21)。

在接合孢子的形成过程中,尽管有许多对核的融合,但并不是所有的核都能配合。在许多对配合的核内也只有 1 个双倍体的核能存活到减数分裂期。由于减数分裂而使双倍体核成为 4 个单倍体的核。当接合孢子萌发时,这 4 个单倍体核中的 1 个进入芽管,并借助多次的有丝分裂在减数分裂孢子囊(meiosporangium)内产生许多单倍体核。

D. 子囊孢子(ascospore):子囊孢子是子囊菌形成的有性孢子。它产生在一种囊状结构的子囊内(图 2-3-21)。在一些低等子囊菌如酵母菌中,其子囊由两个营养细胞接合后直接形成。而高等子囊菌,其子囊由产囊体上形成的产囊丝产生。产囊体受精后产生多根产囊丝,产囊丝是多核的,而产囊丝的顶部为双核,它们分别来自雄器和产囊体,产囊丝形成子囊时,先由产囊丝顶端的双核细胞伸长并弯曲成 1 个钩状体,即产囊丝钩;接着双核在产囊丝钩内同时分裂,产生 4 个子核;然后产生两个隔膜,形成 3 个细胞。顶细胞和基部细胞都是单核的(其中一个是雄核,另一个是雌核),中间细胞(亚顶细胞)为双核。核配发生在此细胞内。核配后的细胞即为子囊母细胞。由于产囊丝钩的顶细胞弯曲成一个圆圈,与产囊丝的基部细胞融合并形成 1 个新的产囊丝钩。这样又可重复上述过程形成子囊。由于进行多次上述重复发育过程,最终形成一丛子囊。在子囊母细胞内的双核先行核配,成为双倍体

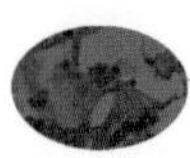

的核，然后进行减数分裂，形成4个单倍体的核，再进行1次有丝分裂，形成8个单倍体的核，最终细胞质围绕每个细胞核进行割裂，形成子囊孢子，而子囊母细胞在细胞核分裂过程中也逐渐膨大，最终发展成子囊。

子囊形状不一，通常有球形、棍棒形、圆柱形等。子囊中的孢子数一般为2的倍数。多数为8个，极少数可达32个，甚至1 024个。子囊孢子形状多样，一般为椭圆、圆形或线形，外壁光滑、有瘤或有刺，单胞或多胞，无色或有色，这些特征也是子囊菌分类的重要依据。

E. 担孢子(basidiospore)：担孢子是担子菌产生的有性孢子。在担子菌中，其两性器官大多已退化，所以其有性生殖通常首先是以菌丝结合方式产生双核菌丝。而双核菌丝的顶细胞一般可进一步膨大为担子，其内的双核配合形成1个双倍体的细胞核，经过减数分裂形成4个单倍体的核。同时在担子顶端生出4个小梗，小梗顶端稍微膨大，4个核分别进入4个小梗内，最后形成4个外生的单倍体担孢子。担孢子通常为圆形、椭圆形、肾形和腊肠形等(图2-3-21)。

3) 有性子实体类型：像真菌无性繁殖时通常可产生无性子实体一样，真菌在有性生殖时也能形成繁简不一、容纳孢子的各种类型的子实体。低等真菌有性子实体结构简单，体型小。高等真菌子实体结构复杂，体型大。下面以子囊菌和担子菌的子实体为例做一简介。

A. 子囊果(ascocarp)：在多数的子囊菌中，子囊是被包裹在一个由菌丝组成的包被内，形成具一定形状和结构的子实体，称为子囊果(图2-3-22)。主要的子囊果有以下5种类型：①裸果型，子囊裸生，没有包被；②闭囊壳(cleistothecium)，子囊被封闭在一个球形的、缺乏孔口的子囊果内；③子囊壳(perithecium)，子囊生于顶端有孔口的、烧瓶状或球状的子囊果内；④子囊盘(apothecium)，子囊生于一盘状或杯状开口的子囊果内，子囊与侧丝(子囊间的不孕菌丝)平行排列形成子实层，子囊顶部全裸露。⑤子囊座(ascostroma)，还有一类子囊菌，它们的子囊是单独地、成束地或成排地生于子座的腔内，因而子座本身便是子囊果的壁。这种含有子囊的子座称为子囊座，而子囊座内着生子囊的腔，称为子囊腔(locule)。

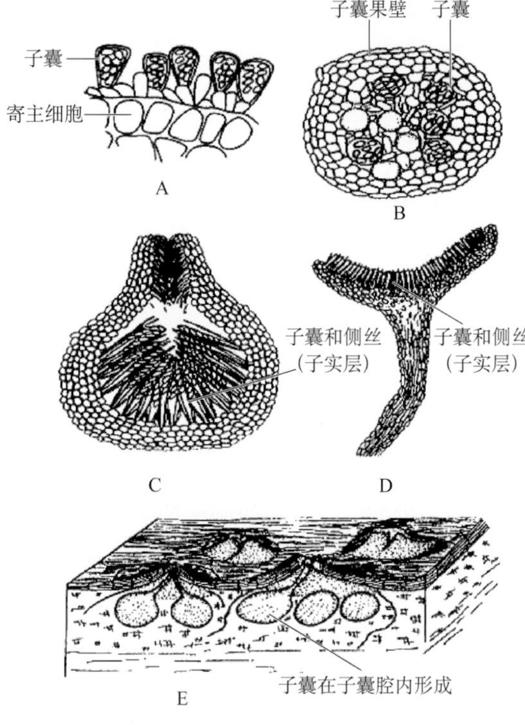

图2-3-22 子囊果的类型

A. 裸果型(缺子囊果)；B. 闭囊壳；C. 子囊壳；D. 子囊盘；E. 子囊座。引自：邢来君，等. 普通真菌学. 2010.

B. 担子果(basidiocarps)：是高等担子菌产生子实层(担子和担孢子)的一种高度组织化结构。通常形态多样，如伞形、马蹄形、珊瑚形等。大小差别悬殊，质地也呈多样化，最常见的如蘑菇、银耳等(图2-3-23)。

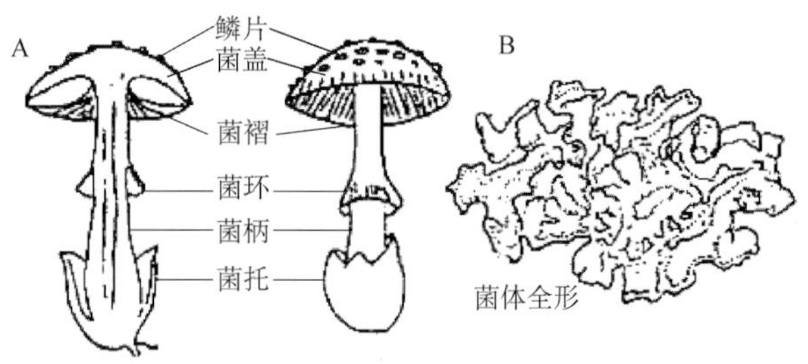

图2-3-23 蘑菇和银耳的子实体结构示意图

A. 蘑菇；B 银耳。引自：中国科学院微生物研究所. 常见与常用真菌. 1973.

(3) 准性生殖

真菌除进行无性繁殖和有性生殖外，有些真菌具有另一种生殖方式——准性生殖(parasexuality)。所

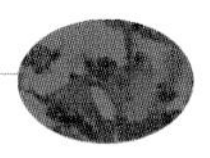

谓准性生殖，实际是真菌在无性繁殖过程中导致基因重组的过程。这种重组不依赖有性生殖，但它与有性生殖是殊途同归的。准性生殖是 Pontecorvo 和 Roper 于 1952 年在构巢曲霉（*Aspergillus nidulans*）中首先发现。后来相继在无性型真菌（半知菌）、担子菌和子囊菌中也发现有这一过程。准性生殖过程包括异核体形成、杂合二倍体的形成、有丝分裂交换和单倍体化。

1）异核体的形成：异核现象是指不同类型的核存在于同一菌丝中，因此，具有不同性状的同种而不同的两菌株菌丝相互融合，导致在同一细胞中并存有不同遗传性状的核，这样的菌丝体叫异核体。一般可通过两种方式形成异核体。

A. 具有不同遗传性状的两个菌丝细胞发生融合，细胞质和核从一个细胞进入另一个细胞中。

B. 相同遗传性状的菌丝体内发生核的突变。

2）杂合二倍体的形成：在异核体内，两个遗传性状不同的细胞核偶尔能融合成 1 个二倍体的杂合核，即杂合二倍体，继而形成 1 个稳定的杂合二倍体的无性繁殖系。

在自然界中，自发形成杂合二倍体的频率是很低的。如构巢曲霉仅以 10^{-7}～10^{-5}这样低的频率在异核体中发生核融合，形成稳定的杂合二倍体。通常可根据孢子颜色的不同将杂合二倍体与异核体加以区别。

3）有丝分裂交换和单倍体化：

A. 有丝分裂交换：杂合二倍体核的有丝分裂中，染色体间偶尔发生交换，结果形成新的组合。这是准性生殖过程中最主要的阶段，其功能相当于有性生殖的基因重组作用。因此，准性生殖使缺乏有性生殖的真菌也能得到像有性生殖一样的好处，不过这种现象发生的概率一般较低，据估计仅相当于有性生殖的 1/500 左右。

B. 单倍体化：真菌在有性生殖过程中的减数分裂，使每对染色体减为半数，并由 1 个母细胞产生 4 个单倍体的子细胞。而准性生殖过程中，同样可由双倍体细胞产生单倍体细胞。两者差别是：减数分裂过程中，每个染色体都至少发生 1 次交换，每对染色体同时减为半数；而单倍体化过程中，通常不发生染色体交换，每次细胞分裂中仅有个别染色体可能由 1 对变为单个。同时，这种结果也是由于有丝分裂过程中一再发生的染色体不离开行为造成的。一般将通过上述方式产生非整倍体或单倍体的过程，称为单倍体化。

Pontecorvo 于 1958 年利用双倍体菌落中产生扇变角特点来分离单倍体的菌株，证明这些单倍体化菌株的遗传现状是不同于亲本的新组合。因为双倍体菌落中的扇变角上产生的分生孢子是单倍体分生孢子，这些孢子在新的基质上可形成单倍体菌落。从而证明菌丝体内一些双倍体核进行单倍体化。它们的性状也是不同于任何一个亲本的新组合。需要强调的是，有丝分裂交换和单倍体化也是两个相互独立的过程，两者发生在同一细胞中的概率是很小的。

准性生殖的发现不仅在实践上为微生物的育种开辟了一条有希望的途径，而且为病原真菌的防治也增添了新的内容。同时，在理论上对无性型真菌的认识也深入了一步，即在某些无性型真菌的进化中，似乎也通过准性生殖来替代有性生殖。

随着研究的深入，目前已报道发生准性生殖的真菌有构巢曲霉、粗糙脉孢菌（*Neurospora crassa*）、烟曲霉（*A. fumigatus*）、产黄青霉（*P. chrysogenum*）、玉蜀黍黑粉菌（*Ustilago maydis*）、尖镰孢（*Fusarium oxysporum*）、黑曲霉（*A. niger*）和黄萎轮枝孢（*Verticillium albo-atrum*）等。

2.3.3 真菌的菌落

真菌的菌落一般是指在一定的固体基质上，接种某一种真菌的孢子或菌丝，经过培养后向四周蔓延生长出丝状的群体，这种群体在微生物学中称为菌落（colony）（图 2－3－24）。而生长在液体培养基内的菌落，多数呈球状。在自然界中，也有菌落形成，尤其是一些大型土生真菌，在它们产生子实体季节是很易被见到的。单细胞的酵母，其形成的菌落形态较简单，常与细菌近似。而丝状真菌菌落形态多样，质地有松絮状、绒状、绳状等。此外，菌落表面有的具有放射状沟纹，有的具有同心环纹，有的中央隆起或凹陷。菌落表面、背面颜色及分泌的可溶性色素也是丰富多彩，因而人们有时很难用常见的色调来描述，而借助色谱来加以鉴别。此外，不同的真菌，其菌落大小也是差别较大。如有的种可蔓延、扩展到整个培养皿，而另一些种的菌落则有一定的局限性。

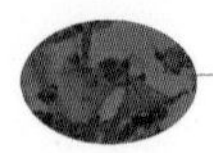

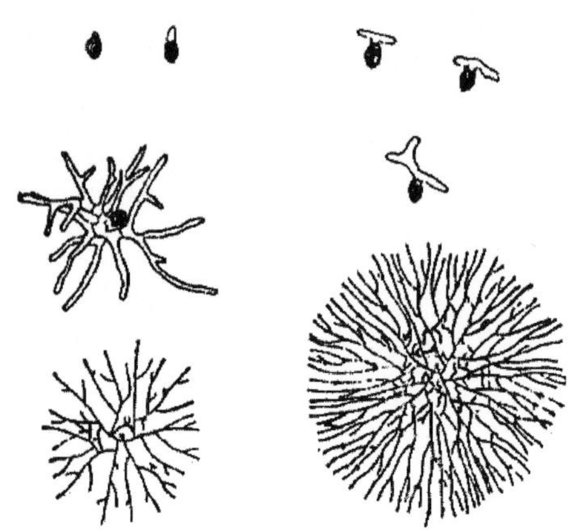

图 2-3-24　粪鬼伞在培养皿内从单个孢子扩展成放射状菌落的过程

引自:Burnett. Fundamentals of Mycology. 1976.

同一种真菌,在不同成分的培养基和其他不同条件下培养,其形成的菌落也有差异。因此,真菌菌落特征观察时,一定要强调在固定条件下(如培养基成分、培养时间和温度)所呈现的形态、大小、色泽和结构等。这些特征,对于不同真菌来说,往往特征差异显著,因而菌落特征可作为真菌鉴定的重要依据。

2.4　真菌的生活史

2.4.1　真菌生活史的概念

真菌的生活史是指从 1 个孢子开始,经萌发、生长和发育,最终又产生同一种孢子所经历的过程。真菌典型生活史,通常包括无性繁殖和有性生殖两个阶段,分别产生无性和有性两类孢子。需要说明的是,在自然界中真菌无性繁殖阶段可以反复独立循环,1 年中可以发生多次;而有性生殖阶段,仅在植物休眠期或缺氧、温度过低或过高等不良情况下发生,且每年中通常仅发生 1 次。不同种的真菌生活史常有差异,如有些真菌在生活史中无或未发现有性生殖阶段,有的没有无性繁殖阶段,也有的在其生活史中不产生任何孢子。此外,有些寄生性真菌通常需在 1 种寄主,有的需在 2 种或 2 种以上寄主上才能完成其全部生活史。

2.4.2　真菌生活史的类型

真菌生活史根据细胞核的变化,又可分为单倍体阶段、双核体阶段和双倍体阶段。在不同真菌的生活史中,单倍体、双核体和双倍体阶段所占时间的长短不一,所以真菌生活史显得较为多样。目前认为,真菌生活史可分为 5 种基本类型(图 2-4-1)。

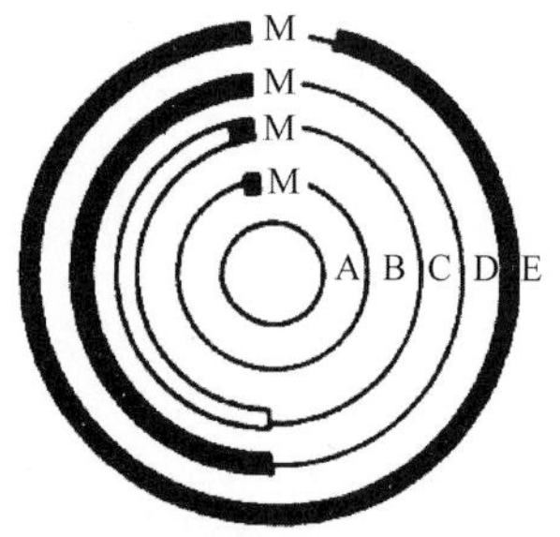

图 2-4-1　真菌发育循环(生活史)示意图

A. 无性; B. 单倍核; C. 单倍双核; D. 单倍、双倍; E. 双倍体。每一圈代表一种生活史。M 代表减数分裂;细线代表单倍期;双线代表双核期;粗黑线代表双倍期。引自:贺运春. 真菌学. 2008.

(1) 无性的(asexual)

缺乏有性生殖,如无性型真菌(半知菌)。

(2) 单倍体的(haploid)

营养体和无性繁殖为单倍体。在有性生殖过程中,质配后立即进行核配和减数分裂,双倍体时期很短,如壶菌、接合菌和有些低等的子囊菌。

(3) 单倍体-双核体的(haploid-dikaryatic)

这种类型的生活史可形成单核单倍体及双核单倍体的菌丝。在这一生活循环中,可包括 3 种情况:①在多数子囊菌中,形成子囊前的双核产囊丝。这种双核菌丝是不能明显地独立生存于单倍体阶段的,即所谓"单倍体生活史中具有限制性的双核体"。②减数孢子(meiospore)进行融合后组成双核体,结果使真菌在其整个生活史中为双核体,直至发生受精作用后,随即进行减数分裂。如酵母中,尤其是在黑粉菌目(Ustilaginales)中更为常见。③在担子菌(*Basidiomycetes*)中,其生活史也是较为独特的。经减数分裂后的孢子形成的菌丝以单核单倍体形式存在,但通过菌丝融合等方式形成双核体后,可在生活史中存在很长的生活阶段,如仙环菌的双核期可存活几个世纪。

(4) 单倍体-双倍体的(haploid-diploid)

生活史中出现单倍体和双倍体营养体,且单倍

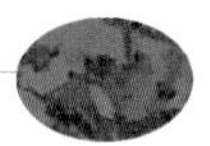

体和双倍体阶段的交替是有规律的，如壶菌中的异水霉(*Allomyces*)及酿酒酵母。

(5) 双倍体的(diploid)

这种类型生活史在真菌中极为少见，典型的一例为路德类酵母(*Saccharomycodes ludwigii*)。其营养体为双倍体，不断进行芽殖，此阶段很长。而单倍体阶段仅以子囊孢子的形式存在，且该阶段占用时间很短，因而该菌生活史是典型的双倍体循环。

真菌的5种生活循环中，前3种具有普遍的意义，而后2种仅分别在少数和极个别真菌中存在。下面举例加以说明。

1) 烟色红曲霉(*Monascus fuliginosus*)的生活史：烟色红曲霉是子囊菌的一个种。它的菌丝每个细胞含有多核，菌丝体常有联结现象。当其无性繁殖时，在菌丝或其分支的顶端直接产生单个或2至数个成链的、梨形多核的分生孢子。在条件适宜时，分生孢子可萌发形成菌丝。

有性生殖是在菌丝顶端或侧支顶端先形成1个单细胞多核的雄器，之后在雄器下面的细胞以单轴方式生出1个原始的雌性器官(即产囊器前身)。接着，该雄性器官的顶部形成一隔膜，使其分为两个细胞。其中顶端细胞为受精丝，基部细胞为产囊器，两者均含多个细胞核。当受精丝尖端与雄器接合后，接触点的细胞壁产生一孔，从而使雄器内的细胞质和核通过受精丝进入产囊器内。此时，两者的细胞核成对排列，但不结合。同时两性器官下面产生许多菌丝将其围住，形成原闭囊壳。壳内的产囊器逐渐膨大并长出许多产囊丝，每个产囊丝形成许多双核细胞，紧接着进行核配，经过核配的细胞称子囊母细胞。在该子囊母细胞中的核经减数分裂和一次有丝分裂，形成8个核，最终发育成含有8个卵形子囊孢子的子囊。此时球形的闭囊壳成熟，其中子囊的壁消解，子囊孢子游离于壳内。当闭囊壳破裂后，释放出子囊孢子，之后该孢子在适宜条件下，又形成多核菌丝(图2-4-2)。

2) 新生拟线黑粉菌(*Filobasidiella neoformans*)生活史：本菌是担子菌中的一个种，其无性阶段称为新生隐球菌。本菌生活史中，有性生殖(即产生担孢子的过程)是通过异宗配合的。研究发现，从担孢子

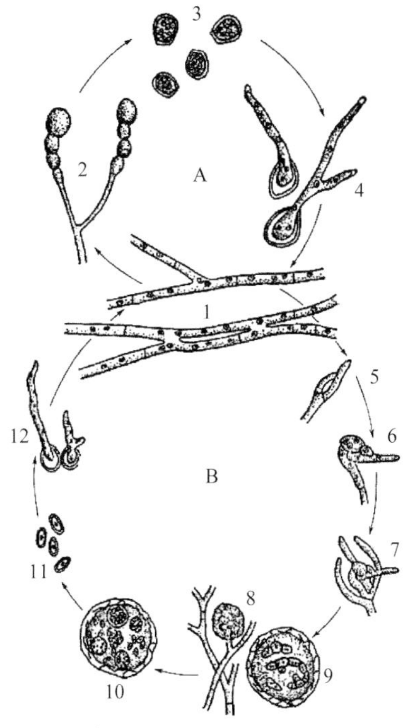

图2-4-2 烟色红曲霉生活史

A. 无性繁殖；B. 有性生殖。1. 菌丝和菌丝的联结现象；2、3. 分生孢子梗和分生孢子；4. 分生孢子萌发；5. 雄器和产囊器；6. 受精丝的形成；7. 形成不育菌丝将雌、雄二器包围；8. 原闭囊壳；9. 原闭囊壳剖面；10. 闭囊壳(剖面)；11. 子囊孢子；12. 子囊孢子萌发。引自：中国科学院微生物研究所. 常见与常用真菌. 1973.

萌发形成的酵母细胞是单核单倍体，包括两种接合型(即MATa和$MAT\alpha$)，它们分别通过芽殖进行无性繁殖。当两种接合型细胞混合在V8、麦芽膏、蔗糖酵母膏及干草浸液等琼脂培养基上培养时，便可发生接合现象。进一步产生具有锁状联合的双核菌丝。经进一步生长发育，在锁状联合处产生顶生或侧生的顶部近球形、细长、无隔的担子，并在担子中发生核配、减数分裂和重复有丝分裂过程。最终在担子顶部4个位点上通过出芽方式形成向基性生长的4条担孢子链[每条孢子链最多可由40个担孢子组成(图2-4-3)]。

此外，已发现本菌$MAT\alpha$或MATa菌株也可通过单核产孢(monokaryotic fruiting)方式产生担子和担孢子。

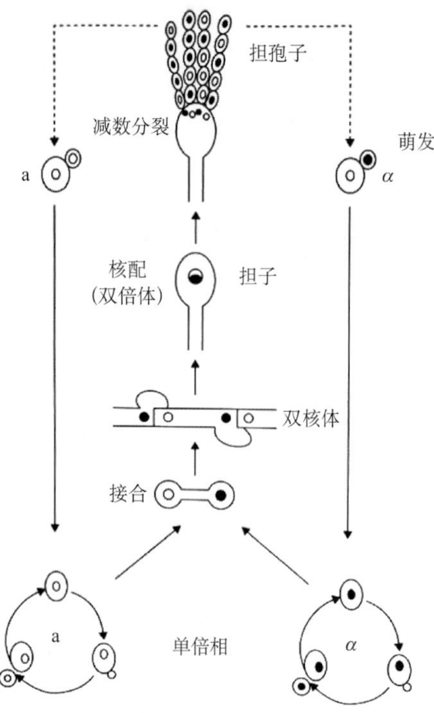

图 2-4-3　新生拟线黑粉菌的生活史

引自：Kurtzman CP, et al. The yeasts, a taxonomic study. 2011.

主要参考文献

［1］廖万清，吴绍熙. 病原真菌生物学研究与应用. 北京：化学工业出版社，2006.

［2］秦启贤. 临床真菌学. 上海：上海医科大学出版社，2001.

［3］裘维蕃. 关于真菌和菌物译名的真实涵义. 植物病理学报，1997，27(1)：1～2.

［4］裘维蕃. 菌物学大全. 北京：科学出版社，1998.

［5］王家俊. 临床真菌检验. 上海：上海医科大学出版社，1995.

［6］吴绍熙. 现代医学真菌检验手册. 2 版. 北京：中国协和医科大学出版社，2005.

［7］邢来君，李明春，魏东盛. 普通真菌学. 2 版. 北京：高等教育出版社，2010.

［8］徐同，葛起新. 多界菌物系统. 植物病理学报，1997，27(1)：3-4.

［9］余永年. 真菌的形态与分类. //樊庆笙，陈华癸. 微生物学进展. 北京：农业出版社，1984.

［10］张纪忠. 微生物分类学. 上海：复旦大学出版社，1990.

［11］中国科学院微生物研究所. 常见与常用真菌. 北京：科学出版社，1973.

［12］贺云春. 真菌学. 北京：中国林业出版社，2008.

［13］Hawksworth DL, Kirk PM, Sutton BC, et al. Ainsworth and Bisby's dictionary of the fungi. 8th ed. London: CAB International, 1995.

［14］Barnett JA, Payne RW, Yarrow D. Yeasts: characteristics and identification. 3rd ed. London: Combridge University Press, 2000.

［15］Kirk PM, Cannon PF, David JC, et al. Ainsworth and Bisby's dictionary of the fungi. 9th ed. Wallingford: CAB International, 2001.

［16］Kurtzman CP, Fell JW, Boekhout T. The yeasts, a taxonomic study. 5th ed. Amsterdam: Elsevier, 2011.

（徐德强）

3 真菌超微结构

3.1 真菌的电子显微镜检查技术

电子显微镜作为20世纪30年代最伟大的发明之一,将人类的视野深入到超微水平,曾被誉为"科学之眼"。电子显微镜的分类主要包括扫描电镜、透射电镜、超高压电镜及分析电镜等。近年来,电子显微镜已广泛应用于材料科学、生命科学和临床病理诊断等领域,是科学研究的一种重要手段。虽然现在分子生物学等新的新生技术将研究推进到分子水平,但电子显微镜在细胞形态结构的观察方面仍然起着不可替代的作用。尤其是对于细胞间的连接、细胞膜表面结构、细胞器的细微变化、细胞个体发育等方面的观察,仍然需借助于电镜技术。而且随着免疫学、分子生物学等技术的发展,电镜技术与之相结合将继续在医学真菌学的研究方面发挥重要作用。

3.1.1 扫描电镜技术(SEM)

扫描电子显微镜是近半个世纪以来迅速发展的一种电子光学仪器,具有制样方法简单、分辨率高,3~5 nm,放大倍数20万倍,可观察细胞表面细微结构、连续调节放大倍数、三维立体成像等特点,应用领域十分广阔。其作用原理是电子束照射在样品上,产生次电子等信息,再将其收集起来放大成像,因此为间接成像。主要用于对真菌分生孢子个体发育的观察,如产孢细胞和分生孢子间相互位置关系、分生孢子的排列顺序、产孢细胞的持续发展、产孢的特殊方式等,这些对观察半知菌,尤其是对丝孢菌纲的分类具有重要意义。利用扫描电镜可以观察到光镜分辨率无法辨认的细微结构,如外瓶霉的环痕梗,其中棘状外瓶霉环痕数目达30个以上,该菌为多形性真菌,还可以瓶梗方式产孢,可通过扫描电镜证实。通过扫描电镜还可以观察到孢子发生的过程,如瓶梗产孢的第1个细胞是自产孢细胞顶端开始,此后从其内部序贯发生,呈向基性排列。利用扫描电镜可以清楚地观察到孔出产孢。标本制作方法如下。

(1) 真菌标本采集

传统的扫描电镜真菌标本制作方法一般是用成熟的平皿培养物,大多应用马铃薯葡糖糖琼脂,打开平皿盖子,用消毒刀片,切取薄层培养物,送电镜室制作标本。也可以采用小培养或者盖玻片培养法,或使用钢圈或者铜圈法等,接种待检菌种,室温培养,成熟后取下盖玻片及载玻片,用二甲苯擦去石蜡,将玻片切成小片,送电镜室制作电镜标本。韩立刚等报道采用盖玻片培养法,用接种针在附有培养基薄膜的盖玻片中央接种真菌后取下盖片制作电镜标本。

(2) 扫描电镜标本制作

用上述标本或盖片制作标本,在 4℃冰箱中用 2%戊二醛固定 1~2 h;磷酸缓冲溶液(PBS)洗涤 3 次,每次 10 min;再浸泡于 1%锇酸溶液中,4℃下 1~2 h;用 50%、70%、95%、100%系列乙醇各脱水 10 min,醋酸异戊酯置换 20 min。以上各步骤均在 4℃下进行。临界点干燥,真空镀金。制好的扫描电镜标本可在扫描电子显微镜下观察。

3.1.2 透射电镜技术

利用电子束作为光源透过样品,利用电磁透镜直接成像。其特点为:①分辨率高。点分辨率为 0.2~0.3 nm,晶格分辨率为 0.1~0.2 nm,放大倍数 80 万倍。②制样技术。超薄切片法时,样品厚度为 1~100 nm。③图像特点表现为二维图像。透射电镜常用来观察真菌细胞器的超微结构特点,在分类鉴定方面常用来观察产孢细胞的结构,了解细胞壁与孢子发生的关系,可用来分析孢子发生的过程。透射电镜技术与其他技术结合则在医学真菌研究方面具有重要的作用:①免疫电镜,即将电镜技术与免疫细胞化学结合起来,从而达到抗原或抗体在分子水平上的定位。②电镜立体定量分析,在透射电镜的基础上,对细胞的形态进行立体定量分析。③电镜原位杂交,在分子水平上,对检测的靶核酸进行亚细胞定位,可揭示含有特定核酸序列的细胞超微结构。

标本制作:标本用 2%戊二醛和 1%锇酸溶液固定,系列乙醇脱水等步骤同扫描电镜,在无水乙醇脱水后,丙酮洗涤 15 min,3 次,环氧树脂 618 或 Epon615 等包埋,超薄切片,醋酸铀和柠檬酸铅染色,镜下观察。

3.2 真菌的超微结构

真菌是真核微生物,大多数是丝状的,两个毗邻细胞间由隔膜分开,而且大多数隔膜中央有隔膜孔,运行细胞质,甚至细胞核通过。细胞与外界环境之间有细胞壁为分界线。在细胞壁内含有质膜、细胞质、细胞核、线粒体、微粒体、核糖体、液泡、微管等结构,有些真菌还具有鞭毛。

3.2.1 细胞壁以外成分

疏水蛋白(hydrophobin)是细胞壁的延伸结构,并非是细胞壁的固定结构,是细胞壁外层的一类小的分泌蛋白,它存在于气生菌丝、分生孢子和子实体的表面,形成疏水层,以此介导真菌结合到宿主的疏水表面。这种蛋白约有 100 个氨基酸,其中含有 8 个半胱氨酸残基,由 8 个半胱氨酸形成 4 个二硫键桥,构成 4 个环,其中 2 个带有强烈的疏水氨基酸。

3.2.2 细胞壁

真菌细胞的细胞壁比较坚韧,是细胞最外层的结构单位,其干重约为细胞总重量的 30%。起着维持细胞形态、保护细胞内部的细胞器等的作用。保护其在光学显微镜下,细胞壁是一层均匀的透明的结构、厚度在 100~250 nm。在电子显微镜下观察到细胞壁的结构可分以下 4 层。

1) 最外层由无定型的 s-葡聚糖组成,厚度为 80~90 nm。

2) 第 2 层由粗网型的糖蛋白组成。组成粗网的网绳粗 25 nm,网孔径为 75 nm;粗网埋入厚 45~50 nm 的基质中。其基质是无定型的葡聚糖;蛋白质的含量由外向内逐渐增多。

3) 第 3 层由蛋白质组成,厚 8~10 nm。

4) 最内层为几丁质微丝与蛋白质混合构成。厚约 20 nm。微丝的主要成分是由 β-(1→4)键连接的 *n*-乙酰基葡萄糖胺(2-乙酰胺-2 脱氧-右旋葡萄糖)残基构成的线状聚合物。

菌丝细胞壁的结构与化学成分,可以随环境条件及分化程度而发生些变化。以已经研究比较清楚的粗糙脉孢菌(*Neurospora crassa*)的细胞壁结构为例来说明细胞壁的 4 层结构(图 3-2-1)。

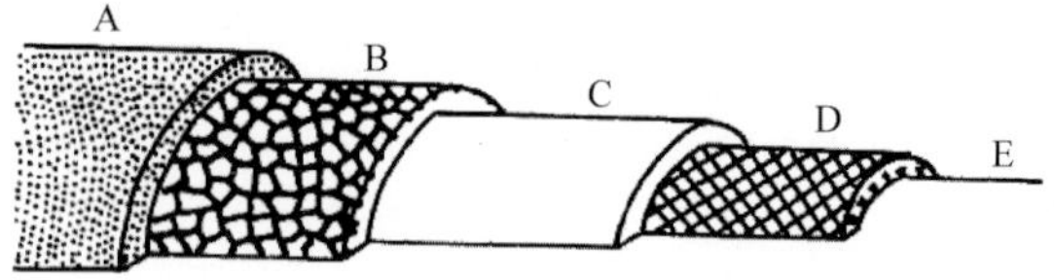

图 3-2-1 粗糙脉孢菌菌丝胞壁的结构

A. 最外侧是无定型的葡聚糖,厚度约 87 nm;B. 糖蛋白形成的粗糙的网,埋在蛋白基质中,厚度约 49 nm;C. 蛋白质层,约 9 nm,可能还有其他成分,尚未检测出;D. 最内层是放射状排列的几丁质纤维丝,可能还有蛋白质成分,厚度约 18 nm;E. 质膜

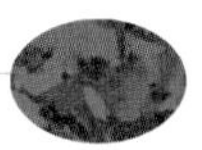

真菌细胞壁的主要成分为己糖或氨基己糖构成的多糖链，如几丁质（甲壳质）、脱乙酰几丁质、纤维素、葡聚糖、甘露聚糖等，次要成分为蛋白质、脂类、无机盐等。不同真菌类群之间多糖的数量和性质是不同的（表 3-2-1），甚至同一真菌在生活史不同时期，其细胞壁的化合物比例和类型也不同（表 3-2-2）。

表 3-2-1 真菌细胞壁的化学分析

胞壁成分	壶菌纲 (Allomyces)	卵菌纲 (Phytophthora)	接合菌纲 (Mucor)	子囊/半知菌门 (Aspergillus)	酵母(子囊菌) (Saccharomyces)	担子菌门 (Schizophyllum)
葡聚糖(α 和 1,3-β)	16	54	0	43	29	61
纤维素(1,4-β)	—	36	0	0	0	0
几丁质(甲壳质)	58	0	9	19	1	10
聚氨基葡糖	—	10	33	—	0	—
甘露聚糖	—	<1	2	2	31	<3
蛋白质	10	5	6	11	13	7
脂类	—	3	8	5	9	3

表 3-2-2 鲁氏毛霉生活史中细胞壁化学组成的差异

胞壁成分	酵母形	菌丝形	孢子囊	孢囊孢子
几丁质	8.4	9.4	18.0	2.1
脱乙酰几丁质	27.9	32.7	20.6	9.5
甘露糖	8.9	1.6	0.9	4.8
墨角藻糖	3.2	3.8	2.1	0.0
半乳糖	1.1	1.6	0.8	0.0
葡糖醛酸	12.2	11.8	25.0	1.9
葡萄糖	0.0	0.0	0.1	42.6
蛋白质	10.3	6.3	9.2	16.1
脂类	5.7	7.8	4.8	9.8
磷	22.1	23.3	0.8	2.6
黑色素	0.0	0.0	0.0	10.3

注：数字为细胞总干重的质量分数

3.2.3 间隔

间隔由细胞壁向内折曲而成。由于细胞壁由四周向中心折曲，因此在中央留下 1 个中心孔。平时，在这个中心孔的两端各有 1 个括弧帽将其包盖着。括弧帽是由内质网发育来的，它可以防止细胞核及线粒体等细胞器在菌丝间流动。在电子显微镜下可见由 3 层不同的物质构成，其内外两层是不能透过电的微粒层，中间层为电子透光层，无色透明。

3.2.4 细胞膜

是介于细胞壁与细胞质之间的成分，厚 7～9 μm，其主要成分是蛋白质、脂类和一些甘露糖。在电子显微镜下可分为 3 层：内、外两层深色不透光层，中间为浅色的中心区。

3.2.5 线粒体

线粒体是真菌细胞细胞呼吸和产能的场所，同时也是酶的载体，含有参与呼吸作用、脂肪酸降解和各种其他反应的酶类，参与呼吸作用、脂肪酸的降解等。

线粒体外形呈圆形或椭圆形囊状，有时呈分枝状。线粒体的形态与外界条件有密切关系，圆形的线粒体普遍存在于菌丝顶端，而椭圆形的则常见于菌丝的成熟部位。线粒体由内外 2 层膜包裹，囊内充满液态基质。外膜平整，可通过较大的分子，通透性强；内膜仅能通过小分子和不带电荷的稍大分子，内膜向基质内伸展，形成大量由双层膜构成的嵴。嵴的形状在真菌中有 2 种：①管状嵴，存在于卵菌纲真菌中；②板片状嵴，存在于壶菌、接合菌、子囊菌和

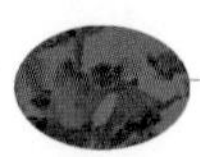

担子菌中。在内膜的表面上着生许多基粒(ATP 合成酶复合体)及脂蛋白复合物(电子传递链的组成部分)。膜间隙充满着各种可溶性酶、底物和辅助因子。基质内含有三羧酸循环的酶系,并含有一套为线粒体所特有的 DNA 链和 70S 核糖体。所有真菌细胞中至少有 1 个或几个线粒体,随着菌龄的不同而有变化,一般生长旺盛的细胞内,线粒体数目相对较多。

3.2.6 溶酶体

由单层膜包裹、内含多种酸性水解酶的囊泡状细胞器,一般为球形,直径 0.2～0.5 μm。其主要功能是进行细胞内的消化。具有维持细胞营养及防止外来微生物或异体物质侵袭的作用。细胞死亡时,溶酶体膜破裂,使细胞自溶。

3.2.7 核糖体

核糖体又称核蛋白,存在于细胞质和线粒体中,具有蛋白质合成功能。其中细胞质核糖体游离于细胞质、固着在核膜和内质网,而线粒体核糖体则存在于线粒体内膜的嵴间。单个核糖体可以结合成多聚核糖体。

核糖体的组成包括 RNA 和蛋白质。其中,RNA 因沉降系数不同分为 25SRNA、18SRNA、5.8SRNA 和 5SRNA。25SRNA 的相对分子量介于人和大肠埃希菌之间,在各种真菌中有一定的区别,几丁质胞壁的真菌 25SRNA 较小,而 18SRNA 的变化不大。

核糖体的结构包含 60S 和 40S 2 种主要亚基,大亚基包括 25S、5.8S、5SRNA 和 39～40 种蛋白质,40S 亚基包括 18SRAN 和 21～24 种蛋白质。

3.2.8 液泡

真菌细胞中液泡与植物细胞中的液泡相似,起源于光滑型内质网或高尔基体的大型囊泡,或由质膜形成,是质膜的胞饮作用或吞噬作用的结果。液泡的形态变化很大,其大小和数目随菌龄或菌丝老化而增加,小的液泡可以相互融合而增大,大的液泡也可分成许多小液泡。

液泡是由单层膜围成的,其组分目前尚不清楚,但液泡的内含物则比较特殊,主要是碱性氨基酸,如精氨酸、鸟氨酸、瓜氨酸和谷氨酰胺等,液泡中的氨基酸常游离到液泡外。所用的多磷酸盐分子也都储藏在液泡内。同时液泡内还有许多酶,如蛋白酶、酸性磷酸酶、碱性磷酸酶、核酸酶、纤维素酶等。其主要功能是储存各种氨基酸和酶类等营养物质,以及调节菌丝的渗透压,还有溶酶体的功能。

3.2.9 微体

微体(microbody)普遍存在于真菌中,常为圆形或卵圆形,直径 0.5～1.5 nm。它是电子密集的一种膜结构,但因其内具有过氧化氢酶和其他不同的酶,使其具有与代谢相关的功能。微体所含的酶与溶酶体不同,分为过氧化物酶体(使细胞免受过氧化氢的毒害,参与脂肪酸的氧化分解)和乙醛酸酶体(使细胞中的脂类转化为糖类)。

3.2.10 微丝与微管

微丝和微管是构成真菌细胞骨架的主要成分,为细胞质提供了一些机械力,维持了细胞器在细胞质中的位置,同时负担了细胞质和细胞器的运动。

微管是直径 24～25 nm 的中空管状纤维,由一种特殊的蛋白——微管蛋白聚合而成,微管分散在细胞质中而且走向与菌丝的长轴平行,有时集中成束,在细胞质的外层区域,相邻的微管之间交叉连接而成网状,具有支持、运动功能;还可构成细胞分裂时的纺锤体以及鞭毛和纤毛。

微丝又称肌动蛋白丝,比微管直径更小,为直径 5～8 nm 的实心纤维,它是由收缩蛋白——肌动蛋白构成。微丝必须依附在某一结构上,如常附着在质膜和液泡膜上,有时也附着在其他细胞器和微管上。这样的附着可以固定微丝,当激动蛋白滑过时在细胞质中产生波动。

3.2.11 高尔基体

高尔基体是由若干(一般 4～8 个)平行堆叠的扁平膜囊和大小不等的囊泡组成的膜聚合体,是合成分泌糖蛋白和脂蛋白、对某些无生物活性的蛋白质进行酶切加工的重要细胞器,也是为合成新细胞壁和质膜提供原材料的重要细胞器。

目前,仅在少数低等真菌,如根肿菌、前毛壶菌、卵菌和腐霉等发现存在高尔基体,在接合菌、子囊菌及担子菌等较高等的真菌中极少报道。

3.2.12 内质网

内质网(endoplasmin reticulum, ER)是细胞内

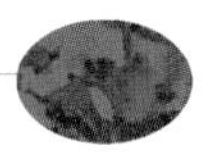

由膜包围的狭窄的通道系统，存在于质膜和液泡膜之间，是由一对平行的膜所组成，因其常呈网状，有时形成交叉而呈分枝状的管道，有时甚至出现囊状、腔形、水泡状等多种形状，其主要成分是脂蛋白。内质网有两类：在膜上附有核糖体颗粒，称为糙面内质网；膜上不含核糖体的称光面内质网。糙面内质网具有合成和运送胞外分泌蛋白的功能。光面内质网主要存在于动物细胞中，与脂类和钙的代谢有关。

电子显微镜下，内质网为一个不连续的片状物。在膜的表面附集着核糖体，这些核糖体常呈小螺旋状排列的群体。内质网的膜与核膜间是连续的，横隔膜上桶状孔的括弧帽是内质网特化而成。一些内质网与核膜相连接并将物质从核运输至胞质内。

3.2.13 膜边体

在许多真菌菌丝细胞中，在细胞质和细胞壁之间有一些小的质膜结构，它是由单层膜包被的细胞器，由于位于细胞膜的周围而称为膜边体。

膜边体的形态变化很大，可为管状、囊状、球状、卵圆形或多层折叠的膜等，其内盛有泡状物或颗粒物。在某些情况下膜边体与质膜连接在一起，说明膜边体可能是质膜内陷而形成的。这种内陷经常出现在质膜内侧，有时也出现在质膜外侧。膜边体的形状和位置与细菌的中体相似，所以有人建议称为“真菌中体”。膜边体这种结构至今尚未在真菌以外的其他生物细胞中发现。膜边体也可以由高尔基体或内质网的特殊部位形成，膜边体彼此相互融合，也可与其他细胞器或膜结合。

至于膜边体的功能目前尚不十分清楚。显然，细胞的分泌、壁的合成、膜的增生及胞饮现象都与膜边体有关，但它的作用在很大程度上还不为人所知。

3.2.14 鞭毛

有些真菌的孢子细胞的表面长有或长或短的毛发状细胞器，具有运动功能，较长者（150～200 μm）称鞭毛，一般只有1～2根。主要功能是运动，是利用ATP水解释放的能量，做挥鞭式运动。

鞭毛由基体、过渡区和鞭杆（9＋2结构）3部分组成。整条鞭杆由细胞质膜包裹。在真菌游动孢子的鞭毛结构中，微管以轴纤维的形式参与了鞭毛的组成，由9对微管包围2个微管，形成9＋2结构。这种9＋2结构与其他真核生物的鞭毛结构是相似的。微管相互间滑动而使鞭毛运动，运动所需能量通过细胞介质传导过来。这些微管终止于游动孢子细胞内的基体上，通过基体把鞭毛固定与细胞核上（图3－2－2）。

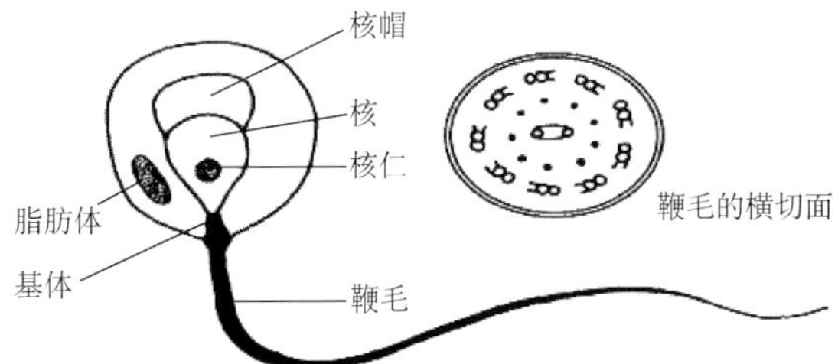

图3－2－2 游动孢子的鞭毛和鞭毛的横切面

3.2.15 细胞核

真菌的细胞核比其他真核生物小，直径为2～3 μm，个别可达25 μm。细胞核的数目变化很大，可有20～30个核，如青霉属（*Panicillium*），占细胞总体积的20％～25％，而担子菌的单核菌丝和双核菌丝，只占菌丝细胞总体积的0.05％。在相差显微镜下观察活体细胞，可见到其外层是透明层，中心部分为致密区；用铁矾苏木精可以使中心区染成深色，其他染料很难使其着色。细胞核是遗传物质的存储、复制和转录的场所，是维持其生物学特性的关键场所。其主要成分为核糖核酸（RNA）和脱氧核糖核酸（DNA），以及碱性氨基酸、酶类、脂类和无机盐等。

在电子显微镜下可以见到细胞核的核包膜。它是由2层膜构成的，厚8～20 nm；核膜外层有核糖体附着，核膜与内质网相连接。在核膜上还保留有许多小孔口。

主要参考文献

［1］王端礼．医学真菌学——实验室检验指南．北京：人民卫生出版社，2005．

［2］毛晓霞，黄敏毅．透射电镜样品制备技术改良研究．现代农业科技，2013，7：177－179．

（张　宏）

4 真菌感染的宿主免疫

宿主对真菌的识别和免疫应答是宿主的免疫系统与真菌相互作用的结果。近年来，随着广谱抗生素、糖皮质激素和免疫抑制剂的广泛应用，病原真菌感染的发病率在全球范围内呈急剧增长趋势。真菌感染引起的免疫反应及其发生机制成为重要的研究方向。

4.1 抗真菌感染的非特异性免疫

人体的非特异性免疫作为机体抵御微生物入侵的第1道防线，在机体防御机制中发挥着重要作用。参与机体抗真菌感染的非特异性免疫主要包括屏障作用、非特异性细胞免疫和体液免疫。

4.1.1 非特异性屏障作用

机体的外屏障包括皮肤和各类黏膜，内屏障包括血脑屏障、血胸屏障和胎盘屏障等，两者的物理屏障作用共同为机体构筑了抵御真菌感染的重要防线。

健康完整的皮肤和黏膜包裹着机体，构成了机体的外屏障，它们可以机械性地阻挡真菌及其他病原微生物的入侵。在正常情况下，皮肤能不断分泌抑菌物质。汗腺分泌的乳酸、皮脂腺分泌的脂肪酸都呈酸性，不利于真菌的生长。同时，皮肤的上皮组织可产生β-防御素杀伤多种细菌和真菌。黏膜主要包括呼吸道、肠道及泌尿生殖道的覆盖组织。鼻腔中的鼻毛、呼吸道黏膜表面的纤毛，有助于阻挡病原异物的侵入，痰液、尿液等体液则有助于病原异物的排出。唾液、泪液、乳汁及呼吸道分泌液中的溶菌酶能溶解革兰阳性细菌；胃液中的胃酸和各种消化酶也有很强的杀菌能力。此外，在皮肤、黏膜及机体与外界相通的腔道中生长的正常菌群，如大肠埃希菌、乳酸杆菌和革兰阴性厌氧菌等，通过其生长代谢所分泌的代谢产物，可干扰、抑制各种致病菌的存活和繁殖。临床证明，长期使用或滥用广谱抗生素可使正常菌群失调，引发某些机会致病菌感染，如耐药性葡萄球菌性肠炎及口腔或肺部念珠菌、霉菌感染等。

内部屏障主要是由血管内皮和所在器官的外层组织构成，如血脑屏障由脑毛细血管和软脑膜组成。除血脑、血胸和胎盘屏障外，还有血眼、血睾屏障等，它们可以阻挡血液中病原微生物及其他大分子物质进入脑组织、胎儿体内或胸腺实质等，从而保护机体不受损害。

4.1.2 非特异性细胞免疫

当真菌进入组织内，非特异性免疫细胞就成为固有免疫的主要力量。非特异性免疫细胞的主要作用是吞噬微生物及产生非特异性免疫介质，参与的细胞主要有巨噬细胞和中性粒细胞，此外还有树突

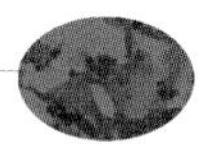

状细胞、自然杀伤细胞、γδT 细胞及肥大细胞等。

非特异性免疫作为免疫应答的始动环节，通过抗原呈递细胞（APC），如单核-巨噬细胞等吞噬真菌菌体，进行降解并以 MHC－抗原肽的形式呈递给 $CD4^+$ 或 $CD8^+$ Th 细胞来启动特异性免疫应答；同时通过合成炎性介质和细胞因子引发炎症反应。

（1）模式识别受体在抗真菌感染中的作用

在真菌等微生物细胞表面具有一类共有的组成性保守结构，称为病原相关分子模式（pathogen associated molecular patterns，PAMP）。相对应地，机体内存在一类免疫识别分子，称为模式识别受体（pattern recognition receptors，PRR）。PRR 能识别 PAMP 并触发固有免疫反应发生。目前发现参与真菌免疫识别的 PRR 主要有 Toll 样受体（Toll-like receptors，TLRs）、C 型凝集素和补体受体等。

白念珠菌因其具有极高的感染率与致死率，以及易产生耐药性而在临床备受关注。实验研究发现，TLRs 和 C 型凝集素分子是参与白念珠菌感染的主要 PRR。目前，在哺乳动物免疫细胞中已发现 13 个 TLRs，其中至少 TLR2、TLR3、TLR4、TLR6、TLR7 和 TLR9 与真菌的识别有关。其中，TLR2、TLR4、TLR6 主要参与识别真菌的细胞壁成分，如壳多糖（chitin）、葡聚糖（glueans）、甘露糖（mannose）、甘露聚糖（mannans）、磷脂甘露聚糖（phospholipomannan，PLM）、甘露糖蛋白（mannoproteins）等。而 TLR3、TLR7 和 TLR9 主要参与识别病原真菌的核酸物质，如 dsRNA、ssRNA 和 CpG DNA。

TLRs 是进化上高度保守的胚系编码的Ⅰ型跨膜蛋白，可分为胞外区、跨膜区和胞内区 3 部分。胞外区是由富含亮氨酸的重复序列（leucine rich repeats，LRRs）组成。跨膜区是富含半胱氨酸的结构域。胞内区含有 TIR（Toll/IL－1 receptor homologous region）结构域，是起始下游信号转导的核心元件。该结构域与细胞内含有 TIR 结构域的接头蛋白分子发生相互作用，募集信号分子，将刺激信号传递到细胞核，调节基因的表达。根据 TIR 结构域接头蛋白的不同，TLR 介导的信号通路可分为 MyD88 依赖型和 TRIF 依赖型（MyD88 非依赖型）信号通路。其中，TLR2 和 TLR4 均能识别白念珠菌并能调节机体免疫，从而应对白念珠菌的感染。

TLRs 被激活后会启动下游的一系列蛋白激酶级联反应，引发包括 NF－κB 在内的转录因子的核转位，最终导致细胞因子和趋化因子的基因转录，产生一系列的细胞因子和趋化因子从而发挥抗感染作用。同时，树突状细胞（dendritic cell，DC）的 TLRs 被激活还会诱导共刺激分子的表达，进而促进初始 T 细胞的活化。

有研究发现，白念珠菌在 $TLR4^{-/-}$ 小鼠体内的生长速度明显快于野生型小鼠，病灶周围的中性粒细胞的募集也出现障碍，并且巨噬细胞的角质细胞衍生的趋化因子（keratinocyte derivedchemokine，KC）和巨噬细胞炎性蛋白－2（macrophage inflammatory protein，MIP－2）的表达水平下降，但 TNF－α 和 IL－1β 的分泌水平却未受影响 。这说明 TLR4 可能主要通过释放趋化因子和趋化中性粒细胞发挥抗真菌作用。

白念珠菌表面的 PLM 通过 TLR2 刺激 DC 和巨噬细胞分泌 IL－10，导致 Th2 和调节性 T 细胞（Treg）细胞的分化。与野生型小鼠相比，$TLR2^{-/-}$ 小鼠对白念珠菌的抵抗力增加。$TLR2^{-/-}$ 小鼠的 TNF－α、IL－1β 的分泌水平正常，但 IL－10 和 $CD4^+CD25^+$ 调节性 T 细胞的分泌水平明显减少，从而引起 IFN－γ 和 IL－12 分泌的增加。因此，虽然 TLR2 介导对白念珠菌的识别，但会导致 IL－10 的分泌和 Th2 与 Treg 细胞的分化，抑制机体的免疫反应，从而逃避机体的免疫识别。

白念珠菌以依赖 TLR2 和 TLR4 的方式激活 NF－κB，而用抗真菌药处理过的白念珠菌仅以依赖 TLR2 的方式激活 NF－κB。这表明抗真菌药除具有直接的药效外，还可能引起 PAMPs 的隐蔽或暴露而影响 TLR 介导的巨噬细胞的激活。有研究发现，只有白念珠菌孢子才能被 TLR4 识别，菌丝并不激活 TLR4 通路，且由于菌丝被 TLR2 识别后可诱导 IL－10 的分泌，在一定程度上对炎症反应的发生起到抑制作用。因此推断，在体内白念珠菌从芽生孢子相转化为菌丝相，然后通过 TLR2 引起 IL－10 与 $CD4^+CD25^+$ 调节性 T 细胞的活化，进而逃避 TLR4 的识别。

C 型凝集素家族模式识别受体包括甘露糖受体（MR）、Dectin－1 和 Dectin－2 等，其特点是存在一个 C 型凝集素样结构域（C-type lectin-like domains，CTLDs），能够识别配体并通过内吞或吞噬获取病原体，在维持内源性糖蛋白的稳定、抗原递呈和吞噬杀伤中发挥重要作用。

MR 的 CTLD4－8 能够连接于甘露糖、岩藻糖或 N-乙酰葡糖胺的末端，发挥对微生物的识别作用。MR 在巨噬细胞、DC 及肝和淋巴管内皮细胞等广泛表达，能识别新型隐球菌、白念珠菌、巴西芽生菌和卡氏肺孢菌等真菌。研究发现，MR 介导巨噬细胞对白念珠菌的反应并选择性引起 IL-1β、IL-6 及粒细胞巨噬细胞集落刺激因子的释放。新型隐球菌甘露糖蛋白能够通过 MR 促进 DC 的成熟并激活 DC，促进 IL-12 与 TNF-α 的产生。这表明 MR 在对真菌的固有免疫及适应性免疫反应中均发挥着重要作用。但是也有研究者发现，MR 基因缺失小鼠与野生型小鼠相比，除了有些器官的真菌负荷较高之外，两者在生存率方面未见明显差异。同时，两者的腹腔巨噬细胞对白念珠菌的摄取能力相当，且这种作用可以被 β 葡聚糖阻断，这说明 MR 在正常宿主抗播散性念珠菌及对白念珠菌的吞噬作用中不是必须的。而在人体中，MR 或许显得更为重要，因为体外实验显示对卡氏肺囊虫的应答主要由人白细胞中的 MR 介导，而在鼠源细胞中却是由 Dectin-1 介导。这些发现是否真实反映了该受体的不同功能还需进一步深入研究。尽管如此，以上结果仍然表明 MR 确实参与真菌的固有识别和应答。

Dectin-1 能够识别多种真菌，如酵母菌、念珠菌、隐球菌、肺囊虫和曲霉等，并介导真菌的摄取和杀伤及炎症细胞因子和趋化因子的产生。有报道发现在烟曲霉菌感染的气管内，Dectin-1 可有效减弱肺炎症应答。Dectin-1 基因敲除小鼠对白色念珠菌感染易感性增强，下游信号组分 CARD9 基因缺陷小鼠对白色念珠菌感染同样表现出易感性。因此，尽管该受体在抗真菌免疫方面的具体作用机制尚不完全明确，但其在抗真菌免疫中发挥的重要作用仍不可忽视。

Dectin-2 广泛分布于郎格罕斯细胞、DC 和组织巨噬细胞，具有 Ca^{2+} 依赖的甘露糖和岩藻糖凝集素活性，可特异性识别高甘露糖结构。该受体优先识别真菌的菌丝，包括白色念珠菌、奥杜盎小孢子菌和红色毛菌等真菌的菌丝形式，对酵母和孢子仅有微弱的识别作用。

此外，C 型凝集素家族模式识别受体还包括DC-SIGN(dendritic cell-specific ICAM-3-grabbing non-integrin)和胶原凝集素(collectins)受体。目前研究表明，至少甘露糖结合凝集素(mannose-binding lectin, MBL)、表面活性蛋白 A(SP-A)和 SP-D 等 3 个胶原凝集素与真菌免疫有关。在对真菌的免疫反应中，各个受体并不是孤立作用，往往需要多个受体的协同作用。例如，对活的白念珠菌的最佳炎症反应需要 TLR2、TLR4、Dectin-1 和 MR 对甘露糖及葡聚糖的协同识别；肺孢菌介导的人肺泡巨噬细胞释放 IL-8 需要 MR 和 TLR2 的共表达。

(2) 吞噬细胞在抗真菌感染中的作用

吞噬细胞在胞外或胞内均能抑制或杀灭菌体，但不同的细胞其抗菌能力有一定差别。如在兔模型中，巨噬细胞能杀死烟曲霉的孢子，但不能杀死其菌丝，中性粒细胞能杀死烟曲霉的菌丝和正在形成芽管的孢子，但不能杀死未形成芽管的孢子。吞噬细胞抗真菌主要通过氧依赖杀伤机制。活化的巨噬细胞能产生高水平的活性氧中间体和氮源性氧化剂，对菌体有较强的杀伤作用。研究表明，小鼠感染新型隐球菌后，其巨噬细胞能被 IFN-γ 激活，表达高水平的一氧化氮合酶，通过催化产生一氧化氮，抑制和杀伤菌体。此外，真菌在厌氧条件下被吞噬时还能启动细胞的非氧依赖性的杀菌系统。该系统包括酸性环境、溶菌酶、阳离子蛋白、乳铁蛋白和弹性蛋白酶等。

被吞噬细胞吞噬的真菌可在吞噬细胞内生存，甚至增殖，引起局部组织炎性细胞浸润，形成肉芽肿。如果侵入的真菌在局部不能被消灭，则随吞噬细胞进入机体深部组织和器官中，引起脏器的真菌性炎症。

4.1.3 非特异性体液免疫

非特异性免疫的体液免疫是指通过血液、淋巴液及细胞间液中所含的多种抗病原微生物的非特异性防护物质发挥免疫作用，这些物质包括补体、溶菌酶等。这些物质有赖于特异性细胞免疫的作用才能发挥强大的免疫力。

补体系统是一组存在于血清、组织液和细胞膜表面的经活化后具有酶活性的蛋白质反应系统，由固有成分、调节蛋白和补体受体组成。肝细胞产生的甘露聚糖结合凝集素是一种存在于血清中的分泌型 PRR，能识别真菌细胞壁表面的甘露糖和 N-乙酰基葡萄糖胺，从而激活补体活化的 MBL 途径。形成的膜攻击复合体虽然不足以使有着坚固细胞壁的真菌细胞死亡，但补体激活过程中产生的 C3b、C4b、iC3b 等都是重要的调理素(opsonin)，可结合并激活中性粒细胞或巨噬细胞表面相应受体如 CR1 和 CR3，促进对真菌的黏附和吞噬作用。

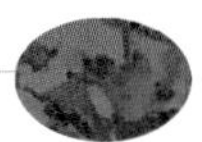

4.2　抗真菌感染的特异性免疫

抗真菌的特异性免疫是指病原微生物侵入机体后，引起宿主发生获得性免疫反应，包括体液免疫和细胞免疫两大方面。特异性细胞免疫是指T细胞介导的免疫反应。T细胞主要依赖Th1细胞介导的迟发型炎症反应而清除致病菌，其特点是释放Th1型细胞因子和局部单个核细胞浸润等。特异性体液免疫是指B细胞激活后转化为浆细胞，然后产生特异性抗体，发挥抗感染作用。针对真菌不同组分的特异性抗体可通过不同机制发挥抗感染作用，包括：中和作用、调理吞噬、阻断某些受体与配体结合等。目前研究发现，不同类别抗体所介导的特异性抗菌作用各异。例如，IgG类抗体是机体发挥特异性抗真菌作用的主要效应分子；SIgA是参与黏膜免疫的重要局部抗体；IgM是体液免疫应答最先出现的高效价抗体；而IgD和IgE与变态反应有直接关系。

4.2.1　抗真菌感染的特异性体液免疫反应

特异性体液免疫在抗真菌免疫中起着多方面的作用。例如，抗体可中和真菌产生的毒素；黏膜分泌物中的抗体可在真菌表面沉积和包裹，使真菌不能与黏膜表面接触和黏附；抗体的调理作用可促进巨噬细胞对真菌的吞噬；抗体还可作为中间桥梁，介导NK细胞以抗体依赖性细胞介导的细胞毒作用(ADCC)的方式杀伤真菌感染的细胞。

抗白色念珠菌抗体成分复杂，根据其在免疫反应中的作用分为3类：保护性抗体、非保护性抗体和毒性抗体。保护性抗体通过阻断白色念珠菌的黏附或中和白色念珠菌分泌蛋白酶等来发挥保护作用。使用人重组抗体IgG1可增强念珠菌感染后小鼠腹膜内巨噬细胞吞噬及杀伤效能，从而增强宿主对弥散性念珠菌病的免疫抑制力。非保护性抗体和毒性抗体在被动免疫治疗实验中，会阻碍效应细胞对白色念珠菌的吞噬，从而加重病情。在艾滋病患者的口腔内、弥散性白色念珠菌病患者的血清中均有大量抗体存在，但不能抵御念珠菌的感染。

肺曲霉病是曲霉属感染或吸入曲霉属病原引起的一组急慢性肺部病变，临床上一般将肺曲霉病分为变态反应性支气管肺曲霉病(allergic bronchopulmary aspergillosis, ABPA)和侵袭性肺曲霉病(invasiv pulmonary aspergillosis, IPA)两种类型。其中，IPA危害最大且病死率最高。IPA近年来发病率呈上升趋势，已成为仅次于念珠菌病的主要肺部真菌感染性疾病。血清曲霉特异性IgE或IgG抗体阳性是ABPA的重要诊断依据。血清抗体在慢性真菌病，如曲霉球病的诊断中有一定意义，其诊断标准为：①典型的X线表现；②曲霉血清沉淀素阳性。此外，血清学抗体测定实验对某些地方性条件性真菌感染仍有一定的诊断价值，如芽生菌病、组织胞浆菌病、球孢子菌病和副球孢子菌病等。

4.2.2　抗真菌感染的特异性细胞免疫反应

$CD4^+$ T细胞和$CD8^+$ T细胞的激活对宿主抵抗多种真菌感染至关重要，包括白念珠菌、新生隐球菌、荚膜组织胞浆菌和皮炎芽生菌等。这些真菌都会引发宿主产生以Th1型免疫应答为主的保护性免疫，其特征是产生IL-12、IFN-γ、TNF-α和(或)粒细胞-巨噬细胞集落刺激因子。除此之外，新发现的调节性T细胞也直接影响宿主对真菌的免疫应答。研究显示，宿主在真菌感染早期，免疫细胞受到病原体刺激后产生Th1型细胞因子，包括IFN-γ、IL-2等，激活宿主对病原体产生杀伤作用，此时以Th1型应答为主；随着病程进展，Th2型细胞因子，包括IL-4、IL-10等大量产生，从而削弱Th1型应答对宿主的炎症作用，使Th1/Th2达到相对平衡。因此，体内Th1和Th2细胞失衡是影响系统性真菌病发病及病情严重程度的重要因素。

有研究者采用裸鼠模型研究细胞免疫在口腔白念珠菌感染中的作用，发现模型裸鼠相对于异源性同胞小鼠的白念珠菌口腔定植明显增加，导致了长达3个月以上的严重慢性感染；若行胸腺移植或$CD4^+$ T细胞移植，通过细胞因子检测可得到IFN-γ、IL-12和TNF-α的分泌，表明在感染白念珠菌时$CD4^+$ T可分化为Th1，并起到机体防御作用。同时可观察到口腔白念珠菌的数量明显减少，感染得到有效控制。

$CD8^+$ T细胞广泛存在于人类及小鼠的免疫反应中。有报道发现，IL-2和IL-15在感染口腔白念珠菌的组织中表达水平增加，而两者均具有促进$CD8^+$ T细胞分化为效应细胞的作用，同时$CD8^+$ T细胞产生的趋化因子RANTES和IP-10也明显增加。由此可见，$CD8^+$ T细胞也存在于口腔白念珠菌免疫反应中。

$CD4^+$、$CD25^+$调节性T细胞(regulatoryt

cells, Tregs)和 Th17 是近年来新发现的 Th 细胞亚群。它们在维持机体免疫平衡方面发挥着重要作用,成为免疫学和肿瘤学等领域的研究热点。

Treg 细胞是一类具有免疫抑制功能的 T 细胞亚群,约占外周 $CD4^+$T 细胞的 5%～10%。它的特异性标志是叉头翼状螺旋转录因子 3(forkhead transcription factor 3, Foxp3)。Treg 细胞能分泌 IL-4、IL-10 和 TGF-β 等,对效应 T 细胞有抑制作用,参与自身免疫性疾病、感染、移植免疫及肿瘤免疫等疾病的发病机制。有研究者在胃内接种白念珠菌的小鼠模型中发现,白念珠菌菌丝激活 DC 产生 IL-10,诱导 Treg 增殖。Treg 抑制 Th1 型反应,减轻炎症性病理损伤。在气管内接种烟曲霉孢子的小鼠模型中发现,在感染早期,*n*Tregs(自然调节性 T 细胞)的扩增、激活和局部募集使吲哚胺 2,3-双加氧酶(indoleamine2,3-dioxygenase, IDO)通过 IL-10 和细胞毒 T 细胞相关抗原 4(CTLA-4)依赖的机制表达增加,活性增强,从而抑制中性粒细胞(PMN),控制炎症反应;在感染后期,iTregs(适应性调节性 T 细胞)抑制 Th2 细胞和组织对真菌的变态反应。在巴西芽生菌病患者中的研究发现,Treg 细胞在这一真菌引起的肉芽肿性疾病中发挥控制局部和全身免疫反应的作用。研究者还发现,CCR5 是介导 Treg 细胞进入巴西芽生菌感染部位的关键受体,引起免疫反应效应下调并使真菌在肉芽肿内长期存活。

Th17 细胞以产生白细胞介素 17(IL-17)为特征,在炎症、自身免疫病、肿瘤发生发展及感染性疾病中均发挥重要作用。通过对口咽念珠菌感染小鼠模型的研究发现,Th17 主要通过 IL-17 发挥抗念珠菌感染作用。Th17 缺陷(IL-23p19$^{-/-}$)和 IL-17 受体缺陷(IL-17RA$^{-/-}$)的小鼠 PMN 募集受损。Th17 缺陷小鼠唾液抑制念珠菌活性的能力降低。此外还发现,Th17 相关的细胞因子 IL-17A 在小鼠抗全身性念珠菌感染中发挥重要作用。与野生型小鼠相比,IL-17AR$^{-/-}$的基因敲除小鼠肾脏真菌负荷增加,外周血 PMN 的动员和进入感染部位的能力受到损害生存率下降。慢性皮肤黏膜念珠菌病(CMC)患者不能自行清除念珠菌感染,表现为持续或反复发生的皮肤黏膜念珠菌(大多为白念珠菌)感染。与急性念珠菌感染的免疫正常患者及健康志愿者相比,CMC 患者的外周血单核细胞受白念珠菌激发后 Th17 相关的细胞因子 IL-17 和 IL-22 产生减少。有研究者还发现,在荚膜组织胞浆菌肺部感染小鼠中,IL-17 的产生是最佳保护性炎症反应所必需的,中和 IL-17A 使真菌清除能力降低。使用野生型和 IL-23p19$^{-/-}$小鼠感染新生隐球菌后,尽管与野生型小鼠相比,IL-23p19$^{-/-}$小鼠产生 IFN-γ 水平相当,IL-17 的产生却显著减少,IL-23p19$^{-/-}$小鼠肝肉芽肿产生减少,但肝真菌清除延迟,生存期缩短。

以上研究结果都说明,Th17 细胞在真菌感染过程中发挥着复杂作用。Th17 型免疫反应除了有利于清除杀灭进入体内的真菌之外,过度增强的 Th17 型免疫反应有可能加重炎症性病理损伤,起到阻止病原体清除的作用。

真菌感染常与免疫功能低下有关。HIV 感染的患者中,口腔念珠菌病常常是其早期的临床表现之一。在艾滋病晚期患者,机体免疫功能严重受损,会并发系统性念珠菌病。在少见的慢性皮肤黏膜念珠菌病患者中,伴有不同程度的细胞免疫功能低下,表现为慢性、浅表性、多发性念珠菌感染。许多主要与 T 细胞有关的免疫缺陷综合征,如 DiGeoge 综合征和 Glanzman-Riniker 综合征,常常伴发口腔念珠菌病;而细胞免疫和丙种球蛋白的产生皆有缺陷的瑞士型无丙种球蛋白血症患者常发生口腔念珠菌病和系统性念珠菌病。此外,许多学者就有关体液免疫和细胞免疫在念珠菌的发生、发展中的作用做了大量的实验研究。动物实验和临床观察结果提示:在系统性念珠菌病中,体液免疫具有重要作用;在预防浅表性念珠菌病中,细胞免疫是其关键因素。

4.3 真菌感染的免疫学诊断

真菌感染的诊断方法可分为传统的镜检培养诊断方法和新近发展的非培养诊断方法。近年来,随着生物学技术的迅速发展,真菌感染的非培养诊断技术水平不断提高,这类方法主要包括免疫学和分子生物学方法。

免疫学检测主要包括抗体检测和抗原、代谢产物检测两大类。其中真菌抗原和代谢物成分的检测不仅敏感性高、特异性好,而且能够反映病情的变化,对于免疫功能受损的患者更有价值,现已多应用于隐球菌病、曲霉病、念珠菌病、组织胞浆菌病和副球孢子菌病的诊断。理想的真菌感染的抗原性标记物应该与感染特异性相关,且不出现集群现象,作用

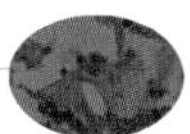

时间还不能太短暂。它们应该在目标菌种内保守，不能与人类和其他微生物抗原发生交叉反应；在抗真菌治疗开始前出现时间较早。此外，真菌的抗原试验最好能够在临床常规实验室内开展和操作，且不出现明显误差。隐球菌荚膜多糖抗原的检测是作为真菌常规操作最有价值的快速血清学诊断手段之一，在世界范围常规实验室中被广泛应用。在感染或寄生宿主的体液或组织中检测真菌代谢物也是病原学诊断方法之一，如甘露醇与曲霉和隐球菌感染、D-阿拉伯糖醇与念珠菌感染等。

目前，临床可用于各类真菌疾病诊断的检测手段更趋多样，也出现了一些可用于感染早期检测的新方法。然而，一些新方法的敏感性和特异性尚不能令人满意。此外，有些新方法因成本较高，操作复杂，不能作为常规使用。因此，需要对这些方法做进一步的调整，以简化它们的使用并提高检测的敏感性和特异性，以便指导临床诊治。需要强调的是，到目前为止，传统的方法仍是临床实验诊断最可靠的方法。医务工作者在进行真菌病诊断时除使用真菌培养和形态学等传统方法外，综合应用新近发展的一种或多种方法进行诊断，可获得更多的信息以提高诊断的准确性。

主要参考文献

[1] 廖万清，顾菊林. 医学真菌学研究进展. 中国科学技术前沿中国工程院版. 北京：高等教育出版社，2006：427－429.

[2] 何维，曹雪涛. 医学免疫学. 2 版. 北京：人民卫生出版社，2010：140－141.

[3] Michael ES, ANDRE JO. Mammalian defensins in the antimicrobial immune response. Nat Rev Immunol, 2005,6(6):551－557.

[4] Wuthrich M, Filutowicz HI, Warner T, et al. Vaccine immunity to pathogenic fungi overcomes the requirement for CD4 help in exogenous antigen presentation to CD8$^+$ T cells: implications for vaccine development in immune-deficient hosts. Exp Med, 2003,197:1405－1416.

[5] Brown GD. Dectin－1: a signalling non-TLR pattern-recognition receptor. Nat Immunol, 2006,6(1):3343.

[6] JIN Y, Samaranayake YH, YIP HK, et al. Characterization of switch phenotypes in Candida albicansbio films. Mycopathologia, 2005,160(3):191－200.

[7] Bozza S, Perruccio K, Montagnoli C, et al. A dendritic cell vaccine against invasive aspergillosis in allogeneic hematopoietic transplantation. Blood, 2003,102:3807－3814.

[8] Roilides E, Walsh T, Netea M, et al. Recombinant cytokines in augmentation and immunomodulation of host defenses against Candida spp. Med Mycol, 2004, 42:1－13.

[9] Nierman WC, Pain A, Anderson MJ, et al. Genomic sequence of the pathogenic and allergenic filamentous fungus Aspergillus fumigates. Nature, 2005,438:1151－1156.

[10] Wuthrich M, Filutowicz HI, Warner T, et al. Vaccine immunity to pathogenic fungi overcomes the requirement for CD4 help in exogenous antigen presentation to CD8$^+$ T cells: implications for vaccine development in immune-deficient hosts. Exp Med, 2003,197:1405－1416.

[11] Sobel JD. Vulvovaginal candidosis. Lancet, 2007,369: 1961－1971.

[12] MacNeill C, Umstead TM, Phelps DS, et al. Surfactant protein A, an innate immune factor, is expressed in the vaginalmucosa and is present in vaginal lavage fluid. Immunol, 2004,111:91－99.

[13] Moser M. Dendritic cells in immunity and tolerance-do they display opposite functions? Immunity, 2003, 19: 5－8.

[14] Oliver A, Ciulla TA, Comer GM. New and classic insights into presumed ocular histoplasmosis syndrome and its treatment. Curr Opin Ophthalmol, 2005, 16:160.

[15] Playford EG, Webster AC, Sorrell TC, et al. Antifungal agents for preventing fungal infections in nonneutropaenic critically ill and surgical patients: systematic review and metaanalysis of randomized clinical trials. Antimicrob Chemother, 2006,57(4):628－638.

[16] Essendoubia M, Toubasb D, Bouzaggou M, et al. Rapid identification of Candida species by FT-IR microspectroscopy. Biochim Biophys Acta, 2005, 1724 (3):239－247.

[17] Lain A, Moragues MD, Ruiz JC, et al. Evaluation of a novel enzyme-linked immunosorbent assay to detect immuneoglobulin G antibody to enolase for serodiagnosis of invasive candidiasis. Clin Vaccine Immunol, 2007,14(3):318－319.

[18] Romani L. Immunity to fungal infections. Nat Rev Immunol, 2011,11:275－288.

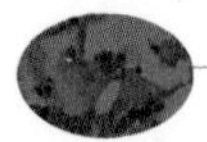

[19] Wuthrich M, Deepe GS, Klein B. Adaptive immunity to fungi. Annu Rev Immunol, 2012, 30: 115 - 148.

[20] Shinobu S, Yoichiro I. Dectin - 1 and Dectin - 2 in innate immunity against fungi. Int Immunol, 2011, 23 (8): 467 - 472.

[21] Dong C. TH17 cells in development: Be updated view of tlleir molecular identity and genetic programming. Nat Rev Immunol, 2008, 8(5): 337 - 348.

[22] Zhu J, Paul W E. Heterogeneity and plasticity of T helper cells. Cell Res, 2010, 20(1): 4 - 12.

[23] Swain SD, Lee SJ, Nussenzweig MC, et al. Absence of the macrophage mannose receptor in mice does not increase susceptibility to Pneumo-cystis carinii infection in vivo. Infect Immun, 2003, 71(11): 6213 - 6221.

[24] Lee SJ, Zheng NY, Clavijo M, et al. Normal host defense during systemic candidiasis in mannose receptor-deficient mice. Infect Immun, 2003, 71(1): 437 - 445.

[25] Taylor PR, Tsoni SV, Willment JA, et al. Dectin - 1 is required for b-glucan recognition and control of fimgal infection. Nat Immunol, 2007, 8(1): 31 - 38.

[26] Sato K, Yang XL, Yudate T, et al. Dectin - 2 is a pattem recognition receptor for fungi that couples with the Fc receptor gamma chain to induce innate immune responses. Biol Chem, 2006, 281(50): 38854 - 38866.

[27] Taylor PR, Reid DM, Heinsbroek SE, et al. Dectin - 2 is predominantly myeloid restricted and exhibits unique activation-dependent expression on maturing inflammatory monocytes elicited in vivo. Eur J Immunol, 2005, 35 (7): 2163 - 2174.

[28] Conti HR, Shen F, Nayyar N, et al. Th17cells and IL - 17 receptor signaling are essential for mucosal host defense against oral candidiasis. Exp Med, 2009, 206 (2): 299 - 311.

[29] Eyerich K, Foerster S, Rombold S, et al. Patients with chronic mucocutaneous candidiasis exhibit reduced production of Th17 - associated cytokines IL - 17 and IL - 22. J Invest Dermato, 2008, 128(11): 2640 - 2645.

[30] Deepe GS Jr, Gibbons RS. Interleukins 17 and 23 influence the host response to Histoplasma capsulatum. Infect Dis, 2009, 200(1): 142 - 151.

[31] Montagnoli C, Bacci A, Bozza S, et al. B7/CD28 - dependent $CD4^+$ $CD25^+$ regulatory T cells are essential components of the memory-protective immunity to Candida albicans. J Immunol, 2002, 169(11): 6298 - 6308.

[32] McKinley L, Logar AJ, McAllister F, et al. Regulatory T cells dampen pulmonary inflammation and lung injury in an animal model of pneumocystis pneumonia. J Immunol, 2006, 177(9): 6215 - 6226.

[33] Loures FV, Pina A, Felonato M, et al. TLR2is a negative regulator of Th17cells and tissue pathology in a pulmonary model of fungal infection. J Immunol, 2009, 183(2): 1279 - 1290.

[34] Cavassani KA, Campanelli AP, Moreira AP, et al. Systemic and local characterization of regulatory T cells in a chronic fungal infection in humans. J Immunol, 2006, 177(9): 5811 - 5818.

[35] Fidel PL. Candida-Host interactions in HIV disease: relationships in oropharyngeal candidiasisi. Adv Dent Res, 2006, 19: 80 - 84.

（高　鹏　安华章）

5 真菌病的组织病理学

真菌病的实验室检查对其诊断具有十分重要的意义,包括直接涂片检查、培养检查、生理测定和血清免疫检查等。此外,组织病理检查也有相当重要的价值,尤其是对深部真菌病的诊断意义更大,特殊染色配合常规苏木素-伊红染色明显提高阳性率。

5.1 采取活组织标本的适应证及注意事项

一般而言,浅部真菌病通常不做活组织检查,但为了教学、科研等需要,对浅部真菌病也可切取病变皮损组织;而对深部真菌病,活组织检查甚为重要。头发应取其有折断及无光泽的病发,应包括毛干及毛根;皮屑应取损害活动边缘的鳞屑;指(趾)甲病变,应先用钝刀刮去表浅脱屑,取其深部病甲碎屑;痰宜用消毒器皿收集,以收集漱口后第1口痰为佳;对怀疑真菌感染的皮损,特别是深部真菌病,切取皮肤标本时,应带一部分正常组织,以便与病理组织对比。应选择皮损活动边缘部分,便于找出真正典型的病变。标本要有一定大小和深度,一般取长1～1.5 cm,宽0.5～1 cm,深度应达皮下组织。所取标本即组织块勿挤压,刀剪要锋利,切割时不要来回挫动,夹取时勿用力过猛,以免损伤细胞。为保持组织原有状态,可将组织块展平,放入固定液中。

5.2 采取活组织标本的技术

先以碘酊及乙醇在病损处消毒(如损害系糜烂或肉芽组织,宜用甲紫消毒),用局部浸润麻醉或氯乙烷喷雾麻醉。左手拇指及示指固定损害,右手持刀,使刀与皮面保持垂直,切忌将标本切成上宽下窄的"船底"形。尽量避免在面部取材,必须采取者,应尽可能取小些,切缝也应仔细,以免损害容貌。

5.3 标本的切片制作

活组织标本的制作方法与普通病理制片相同,详见病理检验技术专著。以下是真菌病活组织标本制作中值得注意的问题。

5.3.1 标本的固定

所取活组织须立即固定,因为放时过久组织和细胞可发生死后变化,甚至自溶和腐败。组织应放置于广口瓶内,要保持活组织标本不与瓶底粘连。

固定液量应为标本的10倍左右并使标本完全淹没在固定液中。真菌病活组织标本常用单一固定液，多数用10%甲醛（福尔马林）液，固定液最好临用时配制，因为放置过久可有白色副甲醛沉淀及蚁酸产生而呈酸性，会影响制片质量及阅片结果。为防止酸性变化，可加少许碳酸镁、碳酸钠。少数特殊染色标本如黏蛋白卡红染色（MCS）需用95%乙醇固定。3种常用的混合固定液是Bouin固定液、Zenker固定液和乙醇-甲醛固定液。Bouin固定液用于Gridley染色和嗜银染色的标本；Zenker固定液用于抗酸染色的标本；乙醇-甲醛固定液用于糖原保存。

（1）Bouin固定液配制

成分：	
饱和苦味酸水溶液	75 ml
冰醋酸	5 ml
甲醛	25 ml

临用时配制。此液对组织穿透快，且均匀，很少引起收缩。如急需检查，小块标本固定2～3 h即可。但用本液固定的组织需经水洗12 h后方可置入乙醇内脱水。

（2）Zenker固定液配制

成分：	
冰醋酸	5 ml
重铬酸钾	2.5 g
二氯化汞	50 g
蒸馏水	加至100 ml

将二氯化汞溶解于半量蒸馏水中，再将重铬酸钾溶解于半量蒸馏水中，然后将两者混合（适当加热），用时加入冰醋酸。因冰醋酸易蒸发，并与重铬酸钾起作用，故一般固定12～24 h。此液固定的组织，细胞核与细胞质染色均较清晰，且稳定。

（3）酒精-甲醛固定液配制

成分：	
40%甲醛	100 ml
95%乙醇	900 ml

此固定液适用于保存糖原。

5.3.2 脱水与透明

由于固定液中含有很多水分，因而在石蜡包埋前需用脱水剂将组织块内的水分置换出来。脱水应由低浓度脱水剂开始，逐步转入高浓度脱水剂进行梯度脱水。常用的脱水剂有乙醇、丙酮、正丁醇等。正丁醇具有脱水兼透明作用，经它脱水的组织块可直接浸蜡包埋，很少引起组织块收缩和变脆，故此脱水剂最适宜于真菌标本。

常用的透明剂有二甲苯、氯仿等。因二甲苯透明力强，易使组织收缩、变脆，故组织块不易在二甲苯内久放。

5.3.3 包埋

真菌病组织标本多用石蜡包埋，为避免石蜡冷凝后的脆性，可加入一定量的黄蜂蜡，以增加石蜡的韧性。蜂蜡与石蜡之比为1∶9。

5.3.4 切片、粘片及封固

切片与粘片方法与普通组织病理片同样。真菌病的组织切片厚度为6～8 μm。

封固是为了标本长久保存，分干封与湿封两种。干封的封固剂为树胶（香胶、松脂）溶于二甲苯及甲苯内。常用二甲苯树胶。但后者的二甲苯氧化后会产生苯甲酸类物质，时间长久易使标本的碱性染料褪色。为克服这一不足，可改用中性树胶。湿性封固法，真菌病组织切片基本不用。

5.4 真菌病理组织标本的染色法

为便于显示和观察组织的微细结构及真菌的形态，一般根据组织和真菌的化学成分采用不同染料进行染色后加以辨认。在通常情况下，真菌病的组织标本苏木素-伊红染色（HE）即足以显示真菌的存在。但在菌量少，鉴别有困难，病灶陈旧，尤其是用过抗真菌治疗的病灶，宜借助特殊的染色法予以鉴别。现分述如下。

5.4.1 石蜡切片苏木素-伊红染色法

（1）染液的配制

1）苏木素染液：

苏木素	1 g
无水乙醇	10 ml
钾明矾（硫酸钾铝）	20 g
蒸馏水	200 ml
黄氧化汞	0.5 g

将苏木素溶于无水乙醇内，因苏木素不易溶解，故应隔水加热，此为①液。再将钾明矾加入蒸馏水中，放入三角烧瓶内煮沸2～3 min，此为②液。将①液与②液缓慢混合，再煮沸2～3 min，移去火源，徐徐加入黄氧化汞，边加边以玻棒搅拌，直至完全混匀，随后再煮沸2～3 min，至溶液变成暗紫色为止，

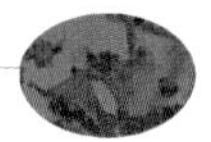

立刻将三角烧瓶置于冷水或流动冷水中冷却，次日置阴暗处备用。

苏木素溶液放置时间越长，染色效果越好，用前需先过滤。用时，每 100 ml 苏木素溶液内加冰醋酸 5 ml。

2）伊红染液：

伊红	1 g
冰醋酸	0.5 ml
蒸馏水	100 ml
95％乙醇	75 ml

将伊红加入蒸馏水中，完全溶解后加入冰醋酸，用玻棒搅拌成泡沫，将泡沫取出，放入另一瓶内。继续搅拌，随时取出泡沫。取上泡沫液 25 ml，加入 95％乙醇 75 ml 备用。

（2）载玻片处理

新玻片经泡酸处理 24 h 后，流水冲洗干净，烤干，纯乙醇浸泡后晾干。

（3）染色步骤

1）将切片置于二甲苯Ⅰ、Ⅱ内 1～2 min 溶解脱蜡，天冷时置 56℃温箱内 2 h，切片上余蜡更易溶去。

2）将切片自二甲苯（应完全透明）中移至无水乙醇内 1～2 min（变为不透明）。

注意：切片上如见有透明斑片，应即返入二甲苯Ⅰ内再处理 1 min。切片从二甲苯瓶内取出时如显有白色斑片，此可能系切片上带有水分，故应将切片返入乙醇处理 1 min，再入二甲苯内 1 min，待白斑消失，再置乙醇内 1 min。

3）将切片自无水乙醇中取出，移至 95％乙醇内 1～2 min。染色前，先以自来水，再以蒸馏水洗半分钟，然后染色。

如果切片含有甲醛（福尔马林）色素，可做如下处置：将切片自乙醇转至苦味酸乙醇内（苦味酸在乙醇内达饱和）5～10 min，移至玻片冲洗盘内 10 min，再移到 90％乙醇内 2 min，再行苏木素液染色。

4）将切片自乙醇内取出，排液后移至苏木素液内静置 30～40 min。

也可用减退性染色法，即先将切片过度染色，再用盐酸乙醇选择性褪色，到认为适中为止。此法易于控制染色程度，并使胞质和背景更为清晰。

5）将载玻片多余的苏木素液排去，置玻片于冲洗盘内冲洗至变为蓝色。在 pH 为 8 的流水中冲洗 10 min。

6）置玻片于盐酸乙醇内不断摇动约数秒钟分化，再移至冲洗盘内冲洗至切片再次变蓝。将此切片置显微镜（低倍）观察，看颜色是否分化清晰。

7）如切片分色不足，应退至盐酸乙醇内短时间分色。如分色过度（即细胞核染色淡时），将切片先用蒸馏水洗，然后退至苏木素液 10～15 min。

8）将分色良好的切片置于 10％伊红液内 1～2 min。

9）切片自伊红液内取出，移至冲洗盘内冲洗 3～4 min。

10）自冲洗盘内取出切片，排液后移至 90％乙醇内摇振 10～15 s。

11）自 90％乙醇内移出，置无水乙醇内摇振约 15 s。

12）从无水乙醇Ⅰ移至无水乙醇Ⅱ内 30 min。

13）切片从无水乙醇Ⅱ移至二甲苯Ⅰ内至完全透明，约 15 min。

14）切片完全透明时移至二甲苯Ⅱ内，准备封固。

15）选适合于被封固切片大小的盖玻片，用柔软不掉丝的纤维布清拭干净，加盖在标本上。

16）在盖玻片四周滴 1～2 滴树胶，滴时应缓慢，以免卷入气泡。

多数致病真菌在常规染色（HE 染色）的切片中都能看到，但因 HE 染色无特异性，故单用此法对真菌病的诊断尚嫌不够，如肉芽肿病并非真菌病特异性病变，一些微生物和化学物质（如矽、铍和油类在肺组织中）都能引起肉芽肿改变；且 HE 染色时真菌和组织的颜色相似，不易鉴别，故需作特殊染色。

5.4.2　真菌的特殊染色法

真菌的特殊染色方法很多，诸如过碘酸-希夫（PAS）染色法、嗜银染色法（Grocott-Gomori 染色法）、黏蛋白卡红染色法（MCS）、改良的革兰（Gram）染色法、改良的姬姆萨（Giemsa）染色法、抗酸染色法、Gridley 染色法、阿新蓝（alcian blue）染色法、新型隐球菌染色法和荧光染色法等。一般多用改良姬姆萨染色法、PAS 染色法、嗜银染色法和 Gridley 染色法。黏蛋白卡红染色法只用于新型隐球菌，有相对的特异性，因其荚膜比其他真菌壁含有更多的黏

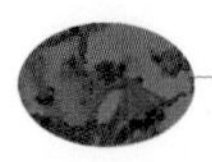

多糖。嗜银染色法敏感性强，可染出各种退行性变的真菌。

(1) 过碘酸-希夫染色法(PAS染色法)

适用于甲醛固定及石蜡包埋的切片，操作步骤如下。

1) 取新切的组织切片2张。

2) 浸入0.5%过碘酸水溶液5 min。

3) 蒸馏水冲洗。

4) 浸入复方碱性复红Ⅰ或Ⅱ液内15 min。

A. 碱性复红Ⅰ液成分：

碱性复红	1 g
蒸馏水(热)	200 ml
焦亚硫酸钾	2 g
1 mol盐酸	1 ml

碱性复红和蒸馏水加热至沸点，冷却后加入焦亚硫酸钾及盐酸，24 h后加入活性炭0.5 g，摇振1 min后过滤，直到滤液无色，置冰箱备用。

B. 碱性复红Ⅱ液成分：

碱性复红	1 g
蒸馏水(热)	200 ml
1 mol盐酸	200 ml
焦亚硫酸钠	1 g

碱性复红和蒸馏水加热煮沸，待冷(50℃)加入盐酸和焦亚硫酸钠，放暗处48 h，至溶液退色，存放冰箱。临用前先取数滴放入40%甲醛溶液10 ml中，如立即变红色可用，如为紫蓝色，说明变质，应重配。

5) 自来水冲洗10 min，至切片发红色。

6) 淡绿复染：

淡绿(结晶)	0.2 g
蒸馏水	100 ml
冰醋酸	0.2 ml

7) 95%乙醇脱水1次，然后纯乙醇脱水2次。

8) 二甲苯洗2次。

9) 封固。

结果：由于真菌的细胞壁系由纤维素和明角质混合组成，含有多糖，故真菌被PAS染成红色(图5-4-1)。为区别真菌的多糖类与糖原颗粒，因前者耐淀粉酶，故可先将组织切片在37℃经1∶1 000麦芽淀粉酶液处理1 h，再做PAS染色，细胞核染蓝色。PAS染色也可用于毛发、体液及渗出物制作的涂片染色查找真菌。

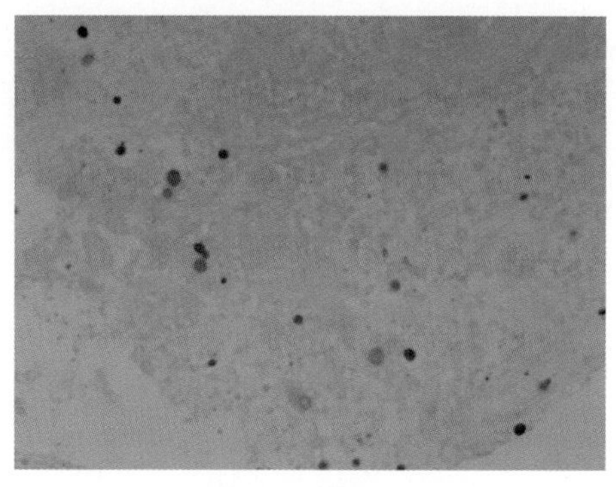

图5-4-1 脑组织内真菌感染(PAS，×40)

(2) 嗜银染色法

嗜银染色法又称Grocott-Gomori环六亚甲基四胺(乌洛托品)硝酸银染色法。先由Gomori用于黏液染色，后来Grocott用于真菌染色。

原理：真菌的细胞壁富有多糖，经铬酸氧化后释出醛基，直接使硝酸银还原成金属银，因而使真菌的细胞或菌丝壁染呈深黑色，使真菌的轮廓显得很清楚。由于与周围组织反差很强，故最适于拍照，经铬酸氧化后之切片放入亚硫酸氢钠以除去残留的铬酸，可使溶液变为碱性，故于硝酸银液中加入乌洛托品。乌洛托品硝酸银液中加入硼砂作为缓冲剂，加入氯化金为了调色，使组织切片的棕褐色变成紫色，使真菌显示出清晰而又突出的黑色，最后用硫代硫酸钠固定颜色，以去除未还原的银，操作步骤如下。

1) 标本以10%甲醛液或Bouin液固定。

2) 石蜡切片5 μm厚。

3) 切片先用二甲苯、纯乙醇、95%乙醇脱蜡2次，水洗。为防止组织片浮起脱落，将切片置58～60℃温箱中烤干，然后进行染色。

4) 脱蜡入水后，在5%铬酸水溶液内氧化1 h，过滤氧化能使银还原性丧失，脱银组织氧化20 min即可。5%铬酸水溶液配制法如下：

铬酸	5 g
蒸馏水	加至100 ml

5) 流水洗2～5 min。

6) 将切片浸入10%亚硫酸氢钠水溶液内1 min，以除去残留的铬酸。

7) 自来水洗5 min，再用蒸馏水洗3次。

8) 切片投入染色用的乌洛托品硝酸银液中，在56℃温箱内染30～60 min(染液可预热至45～50℃)。乌洛托品硝酸银液配制法如下：

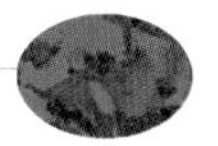

5%硝酸银　　5 ml

3%乌洛托品　　100 ml

两者相混，立即出现白色沉淀，振荡后即溶解澄清，此液保存冰箱内备用。

染色用的乌洛托品硝酸液配制法如下：

乌洛托品硝酸液　　50 ml

5%硼砂　　4 ml

蒸馏水　　50 ml

将后两者相混后加入乌洛托品硝酸银原液即成染液，随配随用。

9）用蒸馏水洗涤2～3次。

10）以0.1%氯化金溶液调色5 min，使组织切片由棕褐色变为灰紫色。0.1%氯化金溶液调制方法如下：

1%氯化金　　10 ml

蒸馏水　　90 ml

11）蒸馏水洗。

12）入2%硫代硫酸钠溶液1～2 min，以除去未还原的银，使被黑染的组织成分固定下来。

13）自来水充分洗涤。

14）淡绿复染30～45 min：

淡绿溶液（见PAS染色）　　10 ml

蒸馏水　　50 ml

15）95%乙醇、纯乙醇脱水2次，二甲苯清洗2～3次。

16）封固。

结果：真菌呈黑色，细胞呈蓝色，背景呈淡红色（图5-4-2）。

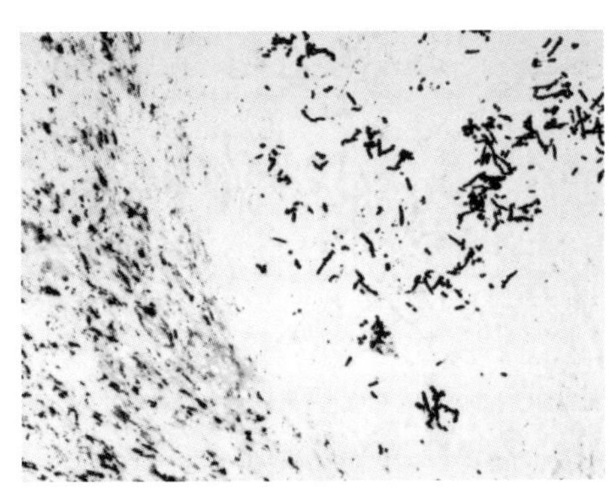

图5-4-2　真菌六安银染色（×40）

（3）黏蛋白卡红染色法（MCS）

原理：此法主要用于新型隐球菌的染色，它能将新型隐球菌的细胞壁染成红色，有时甚至将整个菌染成红色，而在菌周围留一空晕，有时可见有红染的黏多糖纤维呈蛛网状悬浮于空晕上。这种染色反应具有特殊的诊断价值，能将与新型隐球菌大小相似的酵母菌区别开来。以纯乙醇固定最好，石蜡包埋切片，操作步骤如下。

1）取新切片，用二甲苯、95%乙醇脱蜡，后水洗。

2）新鲜铁苏木素液染7 min：

甲液：苏木素　　1 g

　　　95%乙醇　　100 ml

乙液：29%氯化铁　　4 ml

　　　浓硫酸　　1 ml

　　　蒸馏水　　95 ml

临用时，甲乙液等量配制。

3）水洗5～10 min。

4）浸入黏蛋白卡红稀释液30～60 min：

卡红　　1 g

氯化铝（无水）　　0.5 g

蒸馏水　　2 ml

在试管内混合，加热2 min，不时搅拌成黑色糊状，用50%乙醇100 ml稀释，放2 h过滤，用自来水按1∶4再稀释备用。

5）立即蒸馏水洗。

6）皂黄染1 min：

皂黄　　0.25 g

冰醋酸　　0.25 ml

蒸馏水　　100 ml

7）蒸馏水洗，再用95%乙醇洗。

8）纯乙醇脱水2次，再用二甲苯清洗2～3次。

9）封固。

结果：隐球菌的胞壁和膜染红色，孢子丝菌和鼻孢子菌的胞壁染红色，细胞核呈黑色。

（4）改良的革兰染色法

1）染液配制：

A. 结晶紫液：

结晶紫　　1 g

蒸馏水　　加至100 ml

B. 革兰碘液：

碘　　1 g

碘化钾　　2 g

蒸馏水　　300 ml

C. 碱性复红液：

储存液：碱性复红　　0.25 g

蒸馏水　　100 ml 过滤

应用液：碱性复红储存液 1 ml

蒸馏水　　25 ml（用于甲醛、Bouin 液固定的组织）

D. Gallego 液：

冰醋酸　　0.5 ml

甲醛（37%～40%）　　1 ml

蒸馏水　　50 ml

E. 苦味酸丙酮溶液：

苦味酸　　0.5 g

丙酮　　1 000 ml

F. 丙酮二甲苯：

丙酮　　50 ml

二甲苯　　50 ml

2）染色步骤：

A. 切片脱蜡至水洗。

B. 置片于 10%结晶紫染液染色 2 min。

C. 流水洗，除去多余的结晶紫。

D. 以革兰碘液染色 5 min。

E. 水洗，除去多余的碘液。

F. 吸水纸吸干水分。

G. 置片于丙酮液中，直至蓝色不再从玻片上脱下为止。

H. 迅速水洗，充分洗脱丙酮。

I. 以碱性复红应用液染色 5 min。

J. 流水洗。

K. 加 Gallego 液染色 5 min。

L. 充分水洗，用吸水纸吸干。

M. 在丙酮液中快浸 3 次。

N. 在苦味酸丙酮液中快浸 3 次。

O. 在丙酮液中快浸 3 次。

P. 在丙酮二甲苯中快浸 5 次。

Q. 在二甲苯中快浸 10 次。

R. 二甲苯洗 2 次。

S. 封固。

实践证明，改良的革兰法较原法染色清晰，除可用于细菌染色外，尤其适用于放线菌、奴卡菌的染色，也可用于芽生菌、隐球菌和念珠菌的染色。

结果：念珠菌为革兰阳性菌丝及孢子；放线菌颗粒中央可见革兰阳性分枝菌丝，直径 1 μm 左右；在奴卡菌可见革兰阳性分枝菌丝。

（5）改良的姬姆萨染色法

1）染色液配制：

A. 储存液：

甲蓝Ⅱ-伊红　　2 g

甲蓝Ⅱ　　1 g

甲蓝 B-伊红　　1 g

甲蓝 A-伊红　　0.5 g

以上皆溶于 500 ml 等量混合的甘油（试剂级）和甲醇（试剂级）中，置室温过夜，振摇 5～10 min，不经过滤，倾入棕色瓶内，密封，室温下保存。

B. 操作溶液 A（2 h 染色用）：

储存液（不过滤）　　5 ml

蒸馏水（pH 中性）　　65 ml

调节 pH 至 4.8～5.2，如超过 5.2，加 1～2 滴 1%醋酸（试剂级）。

C. 操作液 B（过夜染色用）：

储存液　　3～5 滴

蒸馏水（pH 中性）　　65 ml

调节 pH 至 6.5～6.8，如需要则加 1%醋酸（试剂级）。

2）染色步骤：

A. 用甲醛液或 Zenker 液固定。

B. 石蜡切片。

C. 用二甲苯脱蜡，蒸馏水冲洗。

D. 如用 Zenker 液固定，应将切片放在 Gram 碘溶液中 15 min，除去汞结晶，水洗，放在 5%水溶液硫代硫酸钠液中 3 min，除去残余的碘，再用蒸馏水洗。

E. 置片于操作溶液 A 中染色 2 h 或在操作液 B 中染色过夜。

F. 切片取出后，迅速放入 10%醋酸液中，立即取出。

G. 切片立即用吸水纸吸去水分，在无水乙醇内洗数次，直至切片角端仅有浅蓝色小滴滴入乙醇内为止。

H. 二甲苯透明，加盖玻片。

I. 如染色太蓝，可按 C～G 重复操作，再浸入 1%醋酸数次，吸干，再经过 100%乙醇，然后用二甲苯透明。

改良的姬姆萨法，由于用了甲蓝 A 和甲蓝 B 的伊红盐，甲蓝 A 伊红可增强核染色质，而不丧失细胞质，可加强细胞着色。改良法的另一优点是较原法染色时间为短。

结果：荚膜组织胞浆菌呈鲜红色。

（6）抗酸染色法

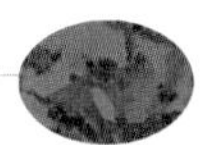

操作步骤如下：

1）用乙醇、10%甲醛液或 Zenker 液固定均可。

2）石蜡切片。

3）染色前的一般步骤(略)。

4）染色：有两种染色法

A. Ziehl-Neelsen 染色法：

a. 将 Ziehl-Neelsen 苯酚品红液加于石蜡切片上后加热，使有蒸气出现约 5 min。

Ziehl-Neelsen 苯酚品红液的制备方法是：饱和的(约 5.959%)碱性品红乙醇溶液 10 ml，5%苯酚水溶液(即熔解的苯酚结晶 5 ml 加蒸馏水 95 ml) 90 ml，混合后过滤。

b. 浸 1%盐酸乙醇 20 s 至 1 min，脱色至红色出现为止。

c. 水冲洗。

d. 加入 Loeffler 甲烯蓝液进行对比染色 1/2～1 min。

Loeffler 甲烯蓝液的制备方法是：饱和的(约 1.48%)甲烯蓝 95%乙醇溶液 30 ml，加 1∶10 000 氢氧化钠溶液 100 ml，混合。

e. 用 95%乙醇分化。

f. 水洗，晾干，透明封固。

结果：奴卡菌呈红色，结核分枝杆菌也呈红色。

B. Lack 染色法：

a. 切片步骤同前。

b. 切片浸入 1%孔雀绿水溶液中 5 min(此溶液须先过滤，加温至 55～60℃)。

c. 将切片在室温下充分冷却(约 10 min)。

d. 水洗。

e. 入 10%苯酚品红液染 2～5 min。

f. 用 8%硝酸分化，至无颜色退出为止。

g. 水洗后复染 0.1%俾士麦棕 10 s。

h. 水洗，晾干，用二甲苯透明和树胶封固。

结果：奴卡菌颗粒呈孔雀绿色。

(7) Gridley 染色法

1）原理：真菌的细胞壁富于多糖，经铬氨酸氧化后释放出醛基，再用 Schiff 试剂与其作用可形成紫红色产物，使真菌得以显色。

2）染色方法：

A. 以 10%甲醛液或其他固定液，如 Bouin 液固定。

B. 石蜡切片，厚约 5 μm。

C. 脱蜡入水后在 4%铬酸溶液内氧化 1 h。4%铬酸溶液的配制：

铬酸	4 g
蒸馏水	100 ml

D. 流水洗 5 min。

E. 在无色品红液(Schiff 试剂)中浸 15～20 min。

品红液的制备：取碱性品红 1 g 溶于煮沸的蒸馏水 200 ml 中，搅拌 5 min，全溶后冷却至 50℃过滤，滤液中加 1 mol 盐酸 20 ml，冷却至 25℃，加异性重亚硫酸钠(sodium metabisulfite)或亚硫酸氢钠(sodium bisulfite)1 g，将该液置冷暗处脱色 24 h，为去除溶液中的杂质，加活性炭 2 g，振荡 1 min 后过滤，滤液无色透明，保存在 4℃以下备用。

F. 以亚硫酸水洗 2 次，每次 1～2 min。亚硫酸水的配制：

10%亚硫酸氢钠	18 ml
1 mol 盐酸	15 ml
蒸馏水	300 ml

G. 流动自来水冲洗 15 min。

H. 置片于 Gomori 醛品红液 15～20 min。Gomori 醛品红液的配制：

碱性品红	1 g(需先研成细末)
70%乙醇	200 ml
盐酸(浓缩)	2 ml
副醛	2 ml

放室温 2～3 d，直至溶液变深紫色，然后过滤，置冰箱备用。

I. 用 95%乙醇快速洗去多余的染液，尔后再用蒸馏水洗数次。

J. 复染于酸性间苯胺黄(metanile yellow)液约 30 s。酸性间苯胺黄液的配制：

酸性间苯胺黄	0.25 g
冰醋酸	0.25 ml
蒸馏水	100 ml

K. 自来水冲洗。

L. 经 95%乙醇和无水乙醇脱水。

M. 二甲苯透明，封固。

结果：真菌孢子呈紫红色，真菌菌丝呈深蓝色，弹力纤维和黏蛋白为蓝紫色，背景呈黄色。

(8) 阿新蓝染色法

操作步骤如下。

1）10%甲醛液固定。

2）石蜡包埋切片，皮肤标本厚 6 μm，眼睛标本

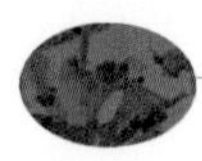

厚 8 μm。

3）溶液：

A. 3%醋酸溶液：

冰醋酸	3 ml
蒸馏水	97 ml

B. 阿新蓝溶液：

阿新蓝	1 g
3%醋酸溶液	100 ml

调整 pH 至 2.5，过滤，而后加少许麝香草酸结晶。

C. 核快速红溶液：

Kernechtrat(核快速红)	0.1 g
5%硫酸铅溶液	100 ml

加热溶解，冷却，过滤，加少许麝香草酸结晶。

D. 透明质酸酶溶液：将透明质酸酶 1 瓶(150 IU)溶解在 1 ml 内。

4）染色步骤：

A. 将切片置于二甲苯、无水乙醇和 95%乙醇内脱蜡 2 次。

B. 自来水冲洗，再用蒸馏水冲洗。

C. 浸阿新蓝染色 30 min。

D. 流动自来水冲洗 10 min。

E. 蒸馏水冲洗。

F. 置 Kernechtrat 溶液复染 5 min。

G. 流动自来水冲洗 1 min。

H. 用 95%乙醇、纯乙醇脱水 2 次，然后用二甲苯透明 2～3 次，封固。

结果：新生隐球菌荚膜含有酸性黏多糖，可被阿新蓝染成蓝色(图 5-4-3)。如用阿新蓝和 PAS 合并染色，则孢子呈红色，而周围荚膜为蓝色。

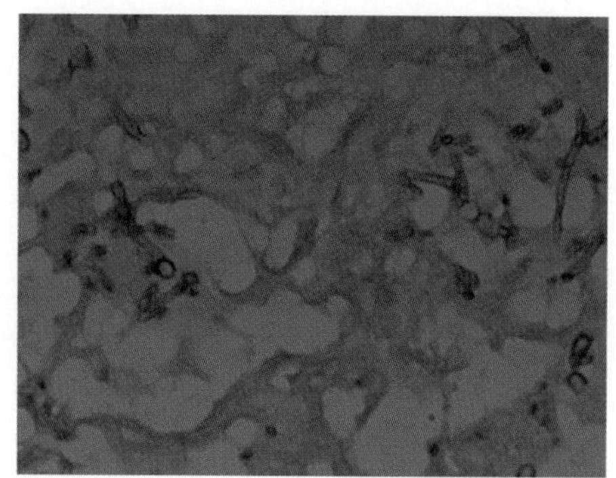

图 5-4-3　真菌阿新蓝染色(×100)

(9) 新生隐球菌染色法

操作步骤如下：

1）标本用甲醛液固定，石蜡包埋切片。

2）脱蜡至蒸馏水。

3）苯酚结晶紫染色 15 s，并在酒精灯上加温腾气(注意勿煮沸)。苯酚结晶紫染色液的配制：

结晶紫	1 g(需先研成细末)
苯酚(纯)	1 ml
无水乙醇	10 ml
加水至	100 ml

4）自切片的一端流水洗去染料，切片先倾倒染料后水洗，否则易残留结晶。

5）加革兰碘染液 1 min。革兰碘染液的配制：

碘	0.5 g
碘化钾	1 g
蒸馏水	150 ml

先将碘化钾溶于少量水中，后加碘，待碘完全溶解，再加水至 150 ml。

6）水洗并加 95%乙醇分化，薄片分化 30 s 左右。分化时应不时振动玻片，使之分化均匀，肉眼观至浅灰色为止。

7）蒸馏水冲洗，加革兰碘液 1 min，倾去碘液，加美绿伊红染液 1 min，并加温腾气。美绿伊红染液的配制：

甲液：美绿	0.5 g
苯胺水	10 ml

乙液：2.5%～3%伊红水溶液

取甲液 1 ml 与乙液 100 ml 混合即成。

8）快速蒸馏水洗，入 95%乙醇快速脱水，烘干。

9）二甲苯透明，封固。

结果：新生隐球菌染为深紫色，其他组织为浅红色。

本法优点在于：①速度快，数分钟内即完成全部染色过程，可及早作出诊断。②染色满意，背景淡红，菌体为深紫色，便于分辨。不足之处为荚膜呈环状，中央缺如。

特殊染色法较 HE 染色法所获阳性率高。各种真菌染色法比较如表 5-4-1 所示。

(10) 荧光染色法

此法适用于皮屑、甲屑及毛发标本的直接制片及培养涂片，也可用于组织切片，操作步骤如下。

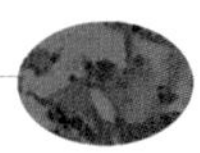

表 5－4－1 病理组织真菌染色法比较

真 菌	组织内形态	HE 染色	革兰染色	糖原染色	黏蛋白卡红染色	嗜银染色	备 注
新生隐球菌	孢子	＋＋	＋＋	＋＋＋	＋＋＋	＋＋＋	黏蛋白卡红有鉴别作用
孢子丝菌	孢子	－	＋＋	＋＋＋	＋＋	＋＋＋	
组织胞浆菌	孢子	＋＋	＋＋	＋＋	－	＋＋＋	
北美芽生菌	孢子	＋＋	＋	＋＋＋	－	＋＋＋	
南美芽生菌	孢子	＋＋	＋	＋＋＋	－	＋＋＋	
球孢子菌	孢子	＋＋	＋＋	＋＋＋	－	＋＋＋	
鼻孢子菌	孢子	＋＋	＋＋＋	＋＋＋	＋＋＋	＋＋＋	
着色真菌	孢子	－	－	－	－	－	
念珠菌	菌丝	＋	＋＋＋	＋＋＋	－	＋＋＋	
曲霉	菌丝	＋＋	＋＋	＋＋＋	－	＋＋＋	
毛霉或藻菌	菌丝	＋	＋＋	－	－	＋＋	
放线菌	颗粒	＋＋	＋＋＋	－	－	＋＋	
奴卡菌	颗粒	－	＋＋＋	－	－	＋＋＋	部分抗酸染色阳性
足菌肿(真菌型)	颗粒	＋＋	＋＋	＋＋＋	－	＋＋＋	不同菌种有差异

1) 切片前步骤(略)。

2) 切片浸铁苏木素染液 5 min，以使背景呈黑色，遮掉非真菌性荧光物质。铁苏木素染液的配制：

甲液：	苏木素	1 g
	95％乙醇	100 ml
乙液：	29％氧化铁	4 g
	蒸馏水	95 ml
	浓盐酸	1 ml

临用时将等量的甲、乙两液混合。

3) 水洗 3～5 min。

4) 1∶1 000 吖啶橙染色 2 min。

5) 自来水洗 30 s。

6) 95％乙醇脱水 1 min。

7) 纯乙醇脱水 2 次，每次 2～3 min。

8) 二甲苯清洗 2 次。

9) 用无荧光物质固定。

结果：如表 5－4－2 所示。

表 5－4－2 常见深部真菌的荧光反应

真 菌	荧光反应
白念珠菌	黄绿色
新生隐球菌	红色
组织胞浆菌	红黄色
北美芽生菌	黄绿色
南美芽生菌	黄色
球孢子菌	黄绿色
鼻孢子菌	红色
曲霉	绿色
放线菌	红至绿色
奴卡菌	(－)

5.5 真菌病的组织病理变化

浅部真菌病因罹患部位表浅，根据临床损害形态、真菌直接镜检和培养即可确诊。而对于深部真菌病，真菌的直接镜检和培养虽很重要，但其组织病理检查也有很大实际意义。真菌病的组织病理变化受两大因素的影响：一是真菌的种类、数量、毒性和真菌的化学成分及其代谢产物；二是患者年龄、抵抗力、病变部位、感染久暂及用药情况。真菌感染后组织病理变化发生的机制有 3 种可能：①异物作用，首先出现化脓，继之细胞浸润，出现肉芽肿和纤维化改变；②变态反应，在化脓病变中出现小型或广泛的干酪样坏死，此点与结核相似，推测与变态反应有关；③内毒素作用，曲霉可产生内毒素，在急性炎症反应和轻度坏死周围有广泛出血，此出血变化可能系毒素所致。归纳起来，真菌病的基本病理变化有如下几种。

(1) 无炎症反应

浅部真菌生长于表皮角质层、指(趾)甲(图 5-5-1)、毛发等无血管区，故不引起炎症，少数深部真菌病，如新型隐球菌性脑膜炎，有时也无炎症反应。

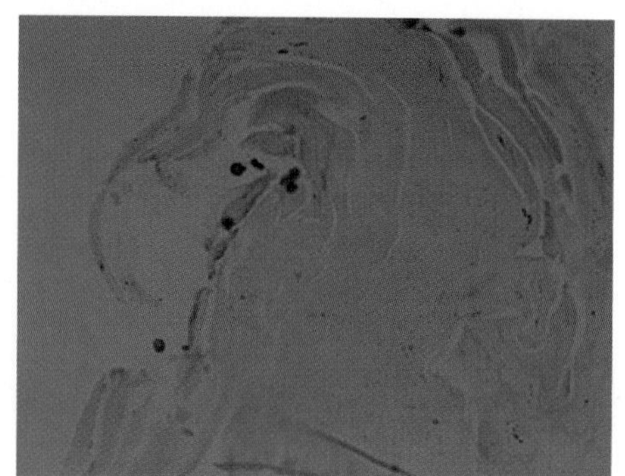

图 5-5-1　指甲真菌孢子

注：其中 1 个孢子出芽(PAS,×100)

(2) 化脓性炎症

化脓性炎症为深部真菌常见的病理变化(图 5-5-2)，尤以念珠菌病、芽生菌病、球孢子菌病、放线菌病及奴卡菌病、孢子丝菌病为著，脓性渗出物内常可见真菌菌丝和孢子(图 5-5-3)。化脓性炎症早期可有脓肿形成，晚期则以肉芽组织形成、纤维化和干酪样坏死为主或形成肉芽肿。脓肿液内可见到菌丝。

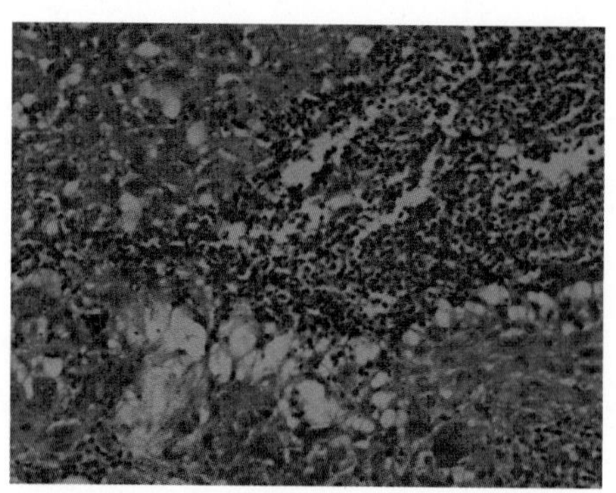

图 5-5-2　真菌感染导致化脓性炎症

注：病变中央为脓性渗出物，周边为上皮样细胞和多核巨细胞构成的肉芽肿(HE,×40)

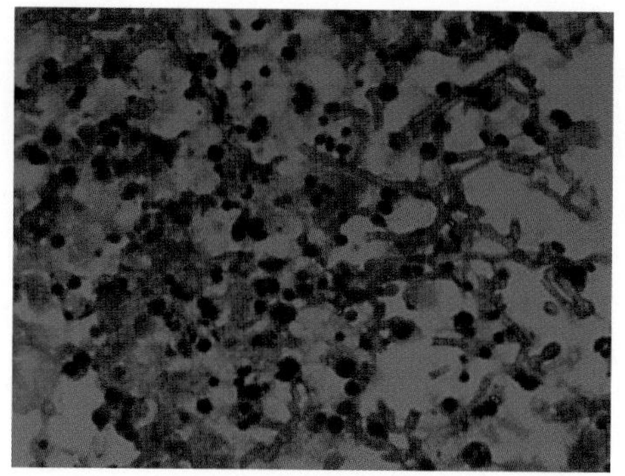

图 5-5-3　中央化脓性渗出物内可见真菌菌丝和孢子(HE, ×100)

(3) 慢性非特异性非化脓性炎症

真菌感染与细菌感染相似，常以炎症首先出现。大部分浅部真菌病，除可在角质层找到真菌菌丝或孢子外(图 5-5-4)，还出现表皮细胞间及细胞内水肿，甚至有海绵形成，棘层肥厚，真皮浅层以淋巴细胞浸润为主。黄癣除可在表皮角质层、毛发内或周围找到黄癣菌丝和孢子外，黄癣痂在显微镜下观察由角化和角化不全的细胞、浆液及炎性细胞组成(图 5-5-5)，真皮内有中等度炎性反应，有多核巨细胞

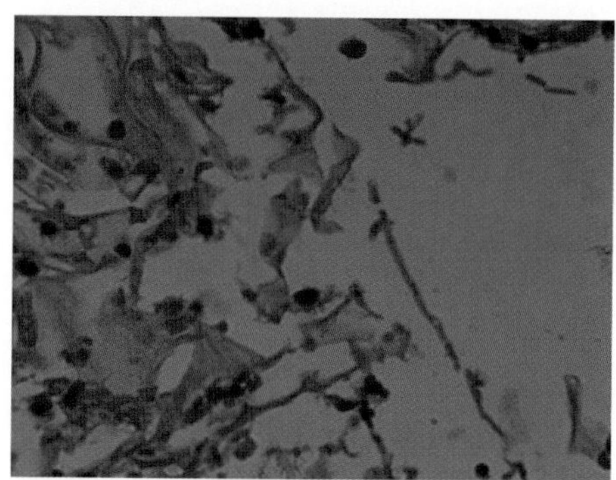

图 5-5-4　皮肤表面角化物内可见真菌(HE, ×100)

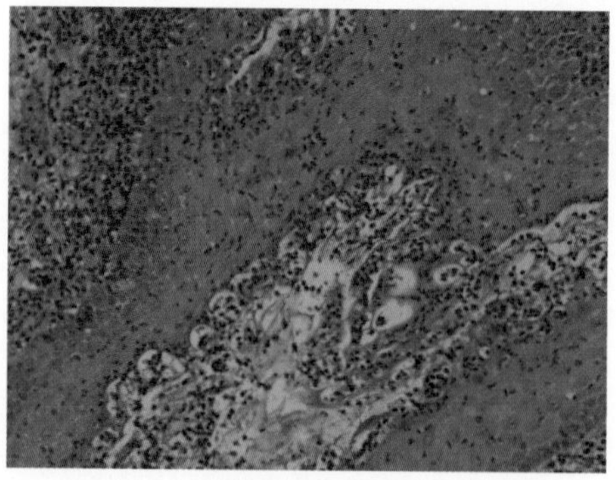

图 5-5-5　真菌感染致皮肤黄癣痂形成(HE, ×40)

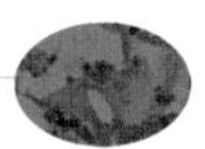

和较多浆细胞。

某些深部真菌病，如链状芽生菌病、鼻孢子菌病、新生隐球菌病，其组织病理表现为非化脓性炎症或肉芽肿。鼻孢子菌病的早期组织病理变化为急性炎症、中性粒细胞浸润或脓肿形成，晚期有淋巴细胞、浆细胞聚集，其间有孢子囊存在，内有内孢子。新型隐球菌的新鲜病变，除可见大量繁殖的隐球菌外，其间有炎性细胞浸润。由于隐球菌的黏液荚膜物质有抑制中性粒细胞渗出的作用，故浸润炎症细胞主要为单核细胞、淋巴细胞及浆细胞，陈旧病变则系由单核细胞、类上皮细胞及多核巨细胞等构成的肉芽肿。

（4）肉芽肿

1）化脓性结核样肉芽肿：除具有一般炎症特点外，在真皮内可见上皮样细胞、淋巴细胞及大量朗格汉斯(Langerhans)巨细胞浸润，但无干酪样坏死（图5－5－6）。

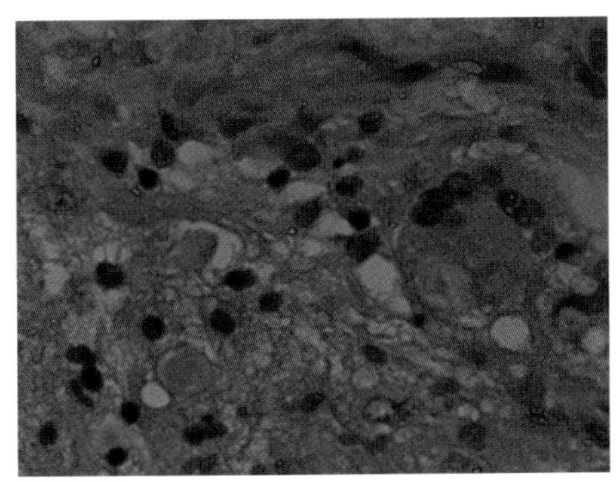

图5－5－6　脑组织内真菌感染性肉芽肿

注：朗格汉斯巨细胞内可见吞噬的真菌(HE，×100)

此种病理变化见于孢子丝菌病、皮炎芽生菌病、球孢子菌病、着色真菌病、巴西芽生菌病、曲霉病等。孢子丝菌病组织病理变化常可呈3个带（图5－5－2）：①中心带，又称化脓带。以中性粒细胞为主，同时有淋巴细胞、巨细胞及少量嗜酸性粒细胞浸润。②中间带，为结核样结构，即大量上皮样细胞和许多多核巨细胞浸润。③外带，为梅毒样带，可见大量浆细胞、淋巴细胞及少量组织细胞。上述3带分界常不太明显，在一个患者的标本上并非3带俱全，常以某一带为主，其他为次。

2）异物性肉芽肿：真菌在人体内，因其毒力低下或死亡而成为一种异物，在组织内形成包绕现象，导致周围有大量的组织细胞、淋巴细胞、浆细胞和异物巨细胞浸润，有肉芽组织和纤维化形成。随着病变时间的延长，中性粒细胞逐渐被单核细胞代替，真菌菌丝被多核巨细胞吞噬而逐渐纤维化。急性病变因感染时间短，菌丝多纤细而短，孢子较多而壁薄；慢性病变因感染时间长，则菌丝较粗且长，孢子罕见。新型隐球菌病的陈旧损害以肉芽肿多见，由不同比例的隐球菌、单核细胞、多核巨细胞及淋巴细胞组成，其中往往以多核巨细胞为主，形成巨细胞肉芽肿，多核巨细胞的核有几个至十几个，多位于中央，呈异物巨细胞型（图5－5－7）。

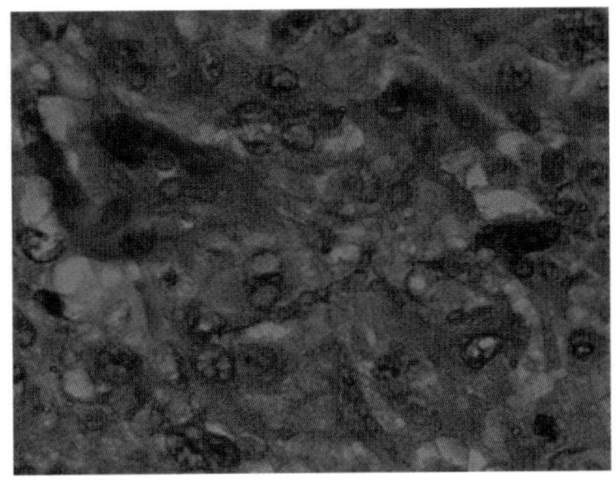

图5－5－7　真菌感染导致异物肉芽肿反应

注：图中可见分节状真菌，并见数个多核巨细胞(HE，×100)

3）嗜酸性肉芽肿：蛙粪霉病的组织病理变化以皮下和以胃肠道为主的深部嗜酸性肉芽肿性脓肿。病变中央为嗜酸性凝固性坏死或伴有脓肿液，周边有肉芽肿形成，其内有大量嗜酸性粒细胞浸润。在早期急性炎症阶段或在斑块边缘可见中性粒细胞并形成脓肿，脓肿内可见菌丝及其外围排列成栅栏状的嗜伊红样物质，晚期则呈上皮样细胞和朗格汉斯巨细胞构成的肉芽肿样病变，仍可见粗短的菌丝，直径8～12 μm，分隔或不分隔，分支或不分支，菌丝外围绕以3～5 μm宽的嗜伊红样物质，这种现象称为Splendore-Hoeppli现象。菌丝PAS染色阳性。

（5）凝固性坏死

真菌所致的坏死是由于循环障碍，致使实质器官出现坏死区，坏死区可以是血管或支气管，真菌菌丝或孢子向四周蔓延，使原来组织结构模糊不清，坏死区往往伴有炎性渗出反应，因此与周围组织分界不清（图5－5－8）。消化道发生坏死时，其黏膜层可出现广泛坏死，肉眼可见假膜，其间杂有真菌菌丝，有人统计毛霉菌100%、白念珠菌病63%、曲霉病62%出现凝固性坏死，显示细胞核浓缩，染色质凝集，进而核膜破裂，已凝集的染色质团块崩解成小碎片，从而使核染色质溶解，核轮廓消失，继之胞质也逐渐崩解，整个细胞轮廓消失或残留，加之细胞坏死崩解后释放出蛋白酶，使坏死区内的蛋白质凝固，而呈现一片结构模糊，其间有纤维素形成，并充满颗粒状物质，组织胞浆菌病常在肺和皮肤形成脓肿和坏死灶，灶壁由多层含有多量病原体的巨细胞组成。

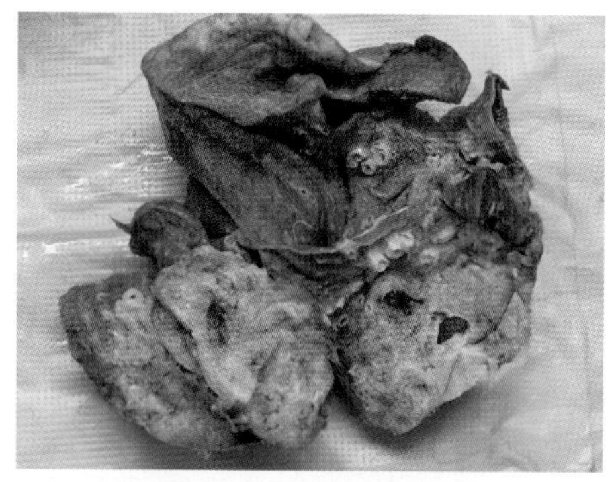

图5-5-8 肺脏真菌病

注：肺组织大片坏死累及整个肺叶，呈淡黄色，边界不清，局部囊性变

(6) 血管炎

曲霉病、毛霉病、孢子丝菌病及足菌肿等常引起血管炎，足菌肿由于化脓性肉芽肿反应导致瘢痕组织形成和局部末梢动脉炎，中心有脓肿和颗粒，外围有中性粒细胞、淋巴细胞、浆细胞及异物巨细胞浸润。近年来发现原发性皮肤型孢子丝菌病的组织病理改变中，血管炎性反应十分普遍而明显，显示真皮和皮下组织的小血管内皮细胞肿胀，管壁增厚，管腔狭窄，甚至闭塞或栓塞，血管周围有慢性炎症细胞浸润或伴有毛细血管增生。毛霉常侵犯血管形成菌栓或血栓，阻塞血管而导致坏死，伴有不同程度的出血和炎症。

(7) 病原菌

上述6种基本的组织病理变化，对真菌的诊断有一定意义，但不是特异性的，只有在病变组织内找到真菌时才能确定诊断，除少数真菌病如花斑癣、鼻孢子菌病外，多数病原菌可人工培养获得成功，在培养基上，由于真菌各类不同，其形态各异；在组织内，多数表现为菌丝(见图5-5-3)、孢子(见图5-4-1)，少数为颗粒。

1) 菌丝型：在培养基上，菌丝有单纯菌丝、球拍菌丝、破梳状菌丝、鹿角菌丝及关节菌丝等形态；在组织中，真菌生长的情况与37℃培养基下生长者相似，但形态较简单，有丝状，分支或不分支，分隔或不分隔，不像培养基上的菌丝那样形态多种，浅部真菌病用过碘酸-希夫染色法或其他真菌染色法，在角质层可见到菌丝或孢子，如感染毛发，在发内或发外可见到真菌，酵母样菌组中的念珠菌，曲菌和毛霉在组织切片中表现为菌丝。曲菌在组织切片中，菌丝的粗细均匀，直径3～7 μm，有隔；新生的或位于病灶表面的菌丝较细，陈旧的或位于深部的菌丝较粗，呈钝角且分支，常为放射状排列。在组织中的念珠菌，兼有孢子和菌丝，菌丝直而细长，达1.5～2.5 μm，粗细均匀，有隔，分支少且不规则。退变的菌丝，胞质内出现空泡，着色又很淡，需借助特殊染色进行检查。毛霉在组织中主要为菌丝，菌丝粗大达10～30 μm，宽窄不匀，其浆不分隔，分支少而钝，直角分支。此菌丝一般在血管壁内、壁外或胞内，血管壁及外膜有轻度炎性反应。三者比较，在组织切片内念珠菌的菌丝最细，曲霉的菌丝比念珠菌的菌丝粗约1倍，而毛霉的菌丝最为粗大，念珠菌的菌丝直长而挺拔，有隔，分支少，常在分支、分隔处有孢子芽突起，但变性的念珠菌菌丝明显肿胀增粗，胞质内有空泡，曲菌的菌丝粗壮，分支多，在一根菌丝的顶端可发展成一束，故常呈放射状排列。

2) 孢子型：在培养基上，孢子有叶状孢子、分生孢子、孢子囊孢子、子囊孢子等形态，而在组织内，虽多数表现为孢子，但不如培养基上的形态多样，酵母型和双相型深部真菌在组织内表现为孢子，如新型隐球菌、孢子丝菌、皮炎芽生菌、巴西芽生菌、链状芽生菌、着色菌、组织胞浆菌、球孢子菌及鼻孢子菌等，可根据孢子的形态、大小、着色与否、出芽情况、数目、有无内孢子及孢子与细胞的关系等区分真菌的各类。新生隐球菌引起的皮肤损害有两型组织反应，即胶质型和肉芽肿型。胶质型损害呈疏松黏液样组织状，其中有许多圆形的酵母样菌，大小不一，直径2～20 μm，较大菌体常可见出芽，菌体外周有宽厚的荚膜包绕，在HE染色标本中胞壁粉红色，有折光性，中央部空亮，胞壁外可见3～5 μm宽的空隙(此系甲醛固定后菌体的胶质样荚膜收缩所致)。但陈旧的病灶或经过两性霉素B等治疗的菌体常发生退行性变，呈半球形、碗形、镰刀形。孢子丝菌病原发皮肤型病原菌在病理组织切片内表现为酵母型，

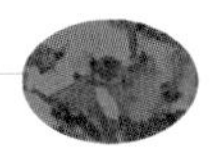

孢子直径 4～8 μm，圆形或卵圆形，具有双层膜，有时出芽。HE 染色不易看到，PAS 染色呈紫红色，孢子壁较厚，有明显的折光性。有的病例在小脓疡中发现中央有较大的(3～8 μm)圆形厚壁孢子，周围有星芒样放射状嗜伊红凸起，即星状体，具有诊断价值，在组织切片中白念珠菌也表现为孢子，圆形或卵圆形，直径 2～4 μm，个别孢子大而壁厚，直径达 10 μm，一般情况下，念珠菌病的组织切片内孢子量多，小而圆，尤其急性病灶中孢子更多，常突出于假菌丝的分节处。新型隐球菌的特点是其宽厚而折光的荚膜，菌体外围有一圈空晕。

3）颗粒型：放线菌、尖端单孢霉、奴卡氏菌和足菌肿病原菌在组织内表现为颗粒，放线菌在组织切片内，其病原颗粒中央均匀，嗜碱性，不规则分叶，菌丝纠缠一团而周围呈放射状，PAS 染色放线菌颗粒为紫红色。

主要参考文献

[1] 辛德梅，李秀丽，廖万清. 一种新的测定新生隐球菌活力的染色方法. 中国麻风皮肤病杂志，2008，24(8)：623－624.

[2] 陈丽娜，陈永年，肖红燕，等. 甲真菌病 316 例观察报道. 中国麻风皮肤病杂志，2004，20(6)：584.

[3] 廖万清，王爱平，徐晓光. 皮肤念珠菌病诊治. 中国感染与化疗杂志，2011，11(2)：124－127.

[4] 陈丽娜，温海，廖万清，等. 临床疑诊甲真菌病 1036 例真菌学分析. 中国皮肤性病学杂志，2004，18(04)：217－218.

[5] 吴绍熙，廖万清. 中国致病真菌 10 年动态流行病学研究. 临床皮肤科杂志，1999，28(1)：1－5.

[6] 马天，宋月星，邹先彪. 真菌的组织病理学特殊染色. 中国真菌性杂志，2011，6(6)367－369.

[7] 孙建方，高天文. 皮肤组织病理学. 北京：人民卫生出版社，2013.

[8] 王伯沄，李玉松，黄高昇，等. 病理学技术. 北京：人民卫生出版社，2000.

[9] 全国卫生专业技术资格考试专家委员会. 病理学技术. 北京：人民卫生出版社，2012.

[10] Samaila MO, Abdullahi K. Cutaneous manifestations of deep mycosis: an experience in a tropical pathology laboratory. Indian J Dermatol, 2011, 56(3): 282－286.

[11] Nguyen MH, Husain S, Clancy CJ, et al. Outcomes of central nervous system cryptococcosis vary with host immune function: results from a multi-center, prospective study. J Infect, 2010, 61(5): 419－426.

[12] Torres-Rodríguez JM, Nicolás MC, Madrenys N, et al. Distribution of serotypes A and B of Candida albicans in 502 strains isolated from pathological specimens. Med Clin (Barc). 1991, 1; 97(1): 1－3.

[13] Dunning K, Safo AO. The ultimate Wright-Giemsa stain: 60 years in the making. Biotech Histochem, 2011, 86(2): 69－75.

（马小梅　刘惠敏）

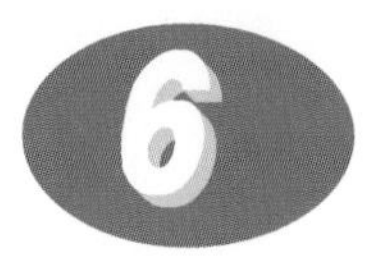

真菌学实验室检测方法

真菌感染的发生率日趋增加，目前真菌致病菌已达400余种，真菌病与细菌感染性疾病的临床症状十分相似。因此，确诊真菌病，不论浅部或深部感染，几乎完全依赖于临床标本的真菌学实验室检查，而病原真菌的形态结构十分多样，在不同条件下同一真菌也可形成不同特点的形态。因此，在真菌的实验室检查工作中，必须熟练掌握各类真菌的形态特征及其在不同条件下的演变规律才能获得正确的判断。

真菌病临床标本的检验有：显微镜的直接检查、真菌培养；其他特殊检查方法有血清免疫学及分子生物学基因检测等。真菌病的组织病理学检查及真菌的动物接种(致病力的检查)将另章论述。

6.1 病原真菌的鉴定方法

6.1.1 直接镜检与培养

(1) 临床标本的采集与处理

真菌病按入侵组织的深度分为浅部真菌病及深部真菌病(系统性真菌病)。因此，按不同类真菌病及其入侵组织采集不同的标本，临床标本采集是否得当直接关系到检验结果的可靠性。在采集及处理中应注意以下几点。

1) 保质：标本应由医师或检验人员，最好是经过培训的专业技术人员采集。采集时应在有充足自然光线的条件下，针对疾病的临床特点及病理改变的特征采集适宜的标本，这样有利于提高检出率。例如，黄癣的病发标本应选污秽、弯曲、失去光泽、松动的毛发；白癣则应选有白鞘的断发，有条件可通过Wood灯照射采集有荧光的病发；体癣则要在环状损害的边缘，新发皮损部位阳性率高；怀疑放线菌病或奴卡菌病时则要在脓肿、瘘管内的脓液中，在换药纱布上或引流条上寻找硫黄颗粒；着色真菌病则要取带黑色颗粒的痂皮等。

2) 保量：所采集的标本不但要保证其质量，而且还要有一定的数量。如标本数量过少，也会影响检验结果。标本的数量应能保证同时可以作镜检和培养的需要。骨髓、血液、脑脊液标本不得少于2 ml；体腔液不得少于20 ml。

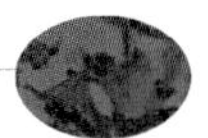

3）保鲜：深部真菌病标本，如痰、脓、血、脑脊液、体腔液等应在无菌条件下收集标本，并立即送检，2 h 内处理完毕。无条件立即送检或需要较长时间运送标本，应取材后立即放入冰箱保存或立即冷藏运送，一般不超过 8 h 以防止标本变质污染，影响检验结果。

4）注意资料的收集：要准确无误地登记患者的姓名、性别、年龄、家庭住址、临床诊断、标本来源、显微镜直接镜检结果、培养结果、报告日期及近期（1～2 周）内有无使用抗真菌药物（外用或内服）史等，完整的资料有助于临床的诊断和治疗，也有利于科研工作和工作人员业务水平的提高。

（2）不同临床标本的收集、处理及保存

1）皮肤标本：

A. 皮屑：先以 75%乙醇消毒病变部位，选择病损的活动边缘，以钝手术刀刮取表皮皮屑，取水疱标本取疱壁组织，脓疱则取脓液，手癣以虎口处的取材，足癣以第 4、5 趾间取材，可提高阳性率。如疑为花斑癣，因病损极为表浅，取材时应尽可能刮取表面皮屑，或用双面胶粘贴后直接移至载玻片上；婴儿皮肤及皮肤黏膜交界处或菲薄的皮肤部位，如龟头、大阴唇、口周、肛周等处可用浸有 0.9%氯化钠溶液的湿棉拭子擦拭局部涂片检测。

B. 甲屑：取材前先以酒精棉拭清洁病甲，甲标本应从变色、萎缩或变脆的部位采取。以钝手术刀刮除表层，采集病甲边缘下的较深层（贴近甲床）的甲屑置于载物片上。而白甲症则取病甲表层。

C. 毛发：疑为头癣需取头发检查，可先在 Wood 灯下初筛，再以镊子取荧光阳性，根部折断，脆而松动的病发检查；数量以 5～6 根为宜，如需检查腋毛或阴毛，取毛干上有黄、红、黑色的结节或鞘状物，置载玻片上，以 KOH 等封固液检查。

上述皮屑、甲屑及毛发等标本在采集后必需置于消毒的平皿或信封（标本袋）内再送至实验室检查，如需存放，不宜置于冷（4℃）或潮湿密闭环境，以免个别真菌遇冷死亡或腐生真菌或某些污染细菌的繁殖生长。

2）眼部标本：疑有真菌性角膜炎等真菌感染时，应由眼科医师取材，一般应在手术显微镜下以眼科小匙刮取溃疡、化脓部位的标本；如取结膜标本可用消毒 0.9%氯化钠溶液的湿拭子直接拭取；而泪管标本应先扩张泪管，注入灭菌 0.9%氯化钠溶液 2 ml 冲洗后搜集冲洗液。以上采取标本时除结膜部位外，均应做局部麻醉。一般培养基及检查玻片均应携入手术室中将标本立即涂片或接种。

3）腹腔、胸腔及关节腔液标本：用消毒注射器在无菌操作下直接吸取并应置于灭菌容器内立即送至实验室，如需运送，可于 4℃条件下维持一夜。采取标本容量至少 5 ml，胸腔液则至少 20 ml，常规检查可于 2 500 r/min 下离心 10 min 取沉淀，以 KOH 封固液固定后作镜检，如做培养则取 0.05～0.10 ml，接种于含放线酮，氯霉素沙堡琼脂，或氯霉素沙堡琼脂及无任何抗生素的沙堡琼脂上。

4）脓液或溃疡、窦道、瘘管部位的标本：应在无菌条件下取材以减少更多的污染，并应以 75%乙醇消毒病变表面，可直接刮取脓液、窦道壁及其周围组织，以尽量深取为原则，如脓肿尚未破溃，应以灭菌 0.9%氯化钠溶液冲洗做直接镜检及培养。培养时除选用常规的含放线菌酮、氯霉素及单有氯霉素或不含任何抗生素的沙堡琼脂外，必要时还可选用脑心浸液琼脂做厌氧培养。

5）脑脊液标本：在腰椎穿刺前应谨慎消毒皮肤，取量至少 2 ml，送实验室检查前应保持无菌状态并密封试管，必须立即送检，不必冷藏，因脑脊液本身就是真菌的良好培养基，在 25～30℃条件下，真菌可以在其内继续繁殖，标本检查前可离心 1 000 r/min 15 min，取沉渣检查，或经 0.45 μm 滤膜过滤，此时真菌可留在滤膜上，直接把滤膜种于培养基上，并隔日移动滤膜位置 1 次，如有菌生长，置滤膜处会有很高浓度的真菌存在。培养时可选用无抗生素的培养基，培养基内应避免染有血液。

6）血液标本：应于吸取其他腔内液相同，取血前必须充分消毒皮肤，取血量至少 10 ml，如做血培养应在床边取血，直接接种至血培养瓶中，后送实验室置 25～30℃恒温箱内培养；如应用溶解离心法应取 10 ml 血放入灭菌试管内，后立即送实验室，用试剂破坏血细胞后离心再接种至培养瓶中，在 25℃下可保存 9 h。血培养应每日检查，观察有无菌生长。

7）骨髓标本：穿刺前必须充分消毒皮肤，抽吸用的无菌注射器或装骨髓液的无菌试管必须加有肝素，取材后应立即送检，常规涂片检查时可以最后取存于注射器内的颗粒状骨髓。

8）尿液标本：取外阴清洁后导尿管的中段尿或经皮肤消毒后从耻骨上施膀胱穿刺术抽取的尿液，标本量 20～30 ml，取材后应立即送检，4℃下保存不

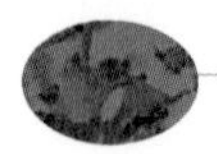

应超过 12～15 h，在导尿袋内超过 24 h 不宜取用。

9）阴道分泌物或男性尿道标本：阴道内取分泌物多由妇产科医生用窥阴器从阴道及宫颈后穹窿处取白色假模，如乳酪样、豆渣样凝块，并应立即送检或冷藏不超过一夜。男性标本以灭菌湿棉拭尿道拭子伸入尿道 2.5 cm 伸处停留 2～3 min 旋转取出，尽量多取一些尿道脱落细胞及分泌物。

10）呼吸分泌物（痰、支气管洗液、支气管抽吸液、气管吸出液、洗胃液）标本：取清晨痰液、必须先刷牙，有义齿者先取出，以消毒漱液刷子清洗口腔，应吸取伸入气管或支气管的分泌物，鼻咽分泌物、唾液或口腔分泌物均不宜做检测，所取标本应置于灭菌广口瓶或灭菌痰盂中，一般在 10～15 ml 即可，应尽可能立即送检或 4℃数日即可。检测真菌前标本处理与检测结核菌完全不同，前者不宜加 2% NaOH，如要邮寄标本，可接种于酵母抽提物磷酸盐培养基，在培养基接种区边缘滴加 1 滴 NH_4OH 溶液，使其扩散以抑制细菌及酵母，但仍可使缓慢生长的双相菌生长，若痰液过稠可用 0.9%氯化钠溶液稀释并以灭菌玻璃珠打散。

11）组织标本：取材后先以无菌剪子剪碎，置于灭菌容器（有盐水无其他保存液），如为脓肿应同时取脓腔壁组织，如不能立即检查应置于 4℃不超过 8 h。

（3）临床标本的检测

1）真菌直接检查法：所谓的直接检查，即从人体（或动物）直接采集标本制品后在显微镜下观察，在涂片内找到菌丝、孢子或菌体即为阳性，示有真菌存在，可初步判断为真菌感染。除少数特殊菌种，如马拉色菌、纤细棒状杆菌、微小棒状杆菌外，一般均不能单凭直接镜检确定是何种真菌感染所致，直接镜检阴性时也不完全排除外真菌感染的存在。

A. 原理：真菌感染的标本经封固液或染液染色体处理后，而真菌仍保持寄生于宿主活体时的形态特征，对疾病有诊断意义。

B. 材料和方法：

a. 基本设备：光学显微镜、酒精灯、连柄手术刀（以 3 号柳叶刀为好）、睫毛镊子、剪刀、载物片、盖玻片、三角烧瓶、试管、离心机。

b. 常用试剂：

Ⅰ. 封固液：

i. 复方氢氧化钾溶液：

组分：氢氧化钾（AR）10 g、二甲基亚砜（DMSO）（AR）40 ml、甘油（丙三醇）（AR）10 ml、蒸馏水加至 100 ml。

配制方法：将氢氧化钾先加入 30 ml 蒸馏水中溶解后，再依次加入 DMSO、甘油摇匀后，用蒸馏水加至 100 ml，装入塑料瓶内。

优点：配方中加 DMSO，能促进角质的溶解，有甘油涂片不易干，不易形成氢氧化钾结晶，氢氧化钾的浓度相对低，腐蚀性也低。此封固液可使检验标本保持结构的完整性，透明度好，提高镜检的分辨能力，延长了保存时间，一般无须加热，这对进行大面积普查或大批量采集标本作镜检带来了方便。

缺点：涂片仍不能永久保存。

ii. 印度墨汁或经滤纸过滤的绘图墨水：主要用于新生隐菌球的检验，观察背景下有无透亮荚膜的新生隐球菌菌体。

iii. 乳酸酚棉蓝染液：

组分：棉蓝 50 mg、苯酚（AR）10 g、乳酸（医药用）10 ml、甘油 20 ml、水加至 100 ml。

配制方法：用试管精确称取 50 mg 棉蓝（又名亚甲蓝／次甲基蓝）加入 5 ml 无水乙醇在试管内反复震荡至完全溶解后，再加入到乳酸酚封固液 95 ml 中，充分摇匀即可。

优点：乳酸对真菌有杀灭作用，含有甘油，也是常有的封固保存液。用于真菌标本染色，真菌菌细胞可染呈蓝色。

缺点：对角质溶解差，用于临床标本封固时，可先用氢氧化钾封固液处理后，从一侧吸干氢氧化钾封固液，另一侧重新加乳酸酚甘油封固液来克服。另外，本封固液受光线照射后可变为褐色，虽不影响使用，但保存时宜避光。

iv. 派克墨水染色法：

组分：由 20%的 KOH 和派克墨水各半混合而成，为国际上报告的常用马拉色菌染色方法。染色时间至少要 10 min，若能过夜次日染色效果更好。镜下观察时将光调至最亮，菌体染为深蓝色或黑色。

c. 消毒液：常用的有 5%苯酚溶液、2%碘酊、过氧乙酸溶液，均对真菌有较强的杀灭作用。

d. 直接镜检操作步骤：

Ⅰ. 氢氧化钾/复方氢氧化钾法：所采集的标本放在载物片中央，滴加 1 滴氧化钾/复方氢氧化钾封固液，盖上盖片，在酒精灯火焰上方微微加热，以不沸腾为度，放置数分钟，轻轻压盖片，用棉签拭去多余液体，即可镜检。镜检时先用低倍镜找到标本中

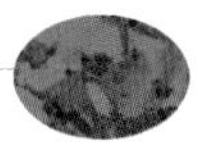

的可疑菌丝、孢子或菌体，再用高倍镜加以证实，即可签发报告。本检验方法适用范围广，适用于皮屑、甲屑、毛发、痂皮、痰、粪便、组织、耵聍等。

Ⅱ. 胶纸粘贴法：用 1 cm 宽 1.5 cm 长的透明双面胶带贴于取材部位数分钟后自取材部位揭下，撕去附带在上面的底板纸贴在载物片上，使原贴在取材部位的一面暴露在上面，再进行革兰染色或过碘酸-希夫染色，或直接滴加氢氧化钾封固液，镜检。以先低倍后高倍的顺序镜检，找到菌丝、孢子或芽生孢子，即可签发报告。此检验法适用于花斑癣及脂溢性皮炎。在操作过程中应注意双面胶带粘贴在载物片上时不可贴反，而且要充分展平，否则会影响观察。

Ⅲ. 红癣检查法：红癣是纤细棒状杆状菌所引起的，标本虽为皮屑，但处理上有所不同。于红癣损害部位用连柄手术刀刮取皮屑（有条件可借助 Wood 灯取材），所刮皮屑集中于玻片中央，滴上无水乙醚，将皮屑脱脂，滴 1 滴乳酸酚亚甲蓝染液染色，盖上盖片，油镜观察。可见 0.6～0.8 μm 粗细、5～20 μm 长而纤细的分枝菌丝，有时断裂成杆菌状或球菌样。

Ⅳ. 涂片染色检查法：在载物片上滴 1 滴 0.9% 氯化钠溶液，将所采集的标本均匀涂在载物片上，自然干燥后，火焰固定或甲醇固定，再选择适当的染色方法，染色后，高倍镜或油镜观察。寻找菌丝、孢子或菌体即可签发报告。常见镜检染色方法的比较如表 6-1-1 所示。

表 6-1-1　直接镜检所用染色方法的比较

方　法	用　途	耗　时	适应性	不　足
抗酸(acid-fast)	测抗酸菌及诺卡菌	13 min	诺卡菌（为抗酸菌）皮炎芽生菌	组织均一物因背景染色难以观察
刚果白(calcofluor)	测定真菌	1 min	可见与 KOH 合用，荧光色亮，迅速检出真菌	需荧光显微镜，荧光背景深，而真菌荧光更深，阴道分泌物难分辨
革兰染色(galcofluor)	测细菌	3 min	标本中如存在真菌可以检出	多数真菌染色体新生隐球菌染色弱，某些诺卡菌不易染出
印度墨汁(Indiaink)	可测脑脊液（CSF）中的新生隐球菌	1 min	如阳性，可诊断该菌脑膜炎	阳性率在脑膜炎中<50%
KOH(potassium hydroxide)	标本消化后易于见到真菌	5 min，如不清晰至 10 min	迅速检出任何真菌的成分	人为不良背景可混淆，需有经验人员检测，如将标本处理清晰些，则需延长检测时间
嗜银染色(methenamine silverstaink)	测组织内真菌	1 h	是测定真菌各成分的最好方法	系特殊染色方法，在普通微生物实验室中难以获得此染料
巴氏染色(papanicolaou)	检查分泌物中的恶性细胞	30 min	细胞学家可以测出真菌成分	
过碘酸-希夫染色(PSAstain)	测真菌	20 min 如用对比染色，需加 5 min	染真菌各成分佳，可迅速鉴定菌丝型霉菌及酵母	诺卡菌难染色，皮炎芽生菌呈多色
瑞氏染色(Wtight stain)	检查骨髓及血片	7 min	测组织胞浆菌	仅限于检出组织胞浆菌

Ⅴ. 真菌荧光染色试剂盒：适用于临床新鲜或冰冻组织标本的多种真菌感染的快速检测。适用标本类型包括痰液、支气管肺泡灌洗液、支气管冲洗液、组织活检切片（甲醛固定切片、GMA 树脂切片）。试剂盒成分：①A 染液。为 0.05%高纯荧光溶液，可非特异性结合于细胞壁的多种成分，如几丁质、纤维素的 β-葡聚糖。②B 染液。为复染液（Evans blue dye），降低背景荧光。

该试剂盒适用于多种真菌的检测，如念珠菌属、组织胞浆菌属、曲霉菌属等。此外，亦可应用于卡氏肺囊虫、疟原虫等寄生菌的荧光检测。弹力纤维、胶原蛋白、角蛋白的荧光标记检测对临床诊断有指导意义。

i. 优势：①检测准确，优于 KOH 的湿片法，易于辨认；②检测快速，较 PAS 和 GMS 染色方法节省时间；③对后续 PAS 和 GMS 染色无干扰；④复

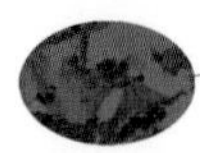

染程序极大地降低了背景荧光，可提高检测准确性；⑤滴瓶包装，简便易用。

ii. 标本准备：切片或标本用甲醇固定 1～5 min，根据切片或标本厚度确定固定时间。冰冻切片或标本需根据其厚度或实验室操作流程用甲醇固定 5～10 min。固定程序有助于标本黏附于玻片，防止染色过程中成分丢失。待去离子水或蒸馏水冲洗后可立即进行染色。

iii. 染色：①将标本水平放置，取 A 染液数滴染色 1 min，确保标本被完全覆盖。②待染液干燥，蒸馏水或双蒸水轻轻冲洗。③将标本水平放置，取染液 B 数滴染色 1 min，确保标本被完全覆盖。④待染液干燥，蒸馏水或双蒸水轻轻冲洗。⑤95%乙醇和无水乙醇中快速脱水，二甲苯透明后覆盖盖玻片。注意：细胞培养基或刮取的碎屑可直接滴加 1～2 滴染液 A 和染液 B，直接显微镜下观察。

iv. 显微镜滤光片要求：荧光显微镜滤光片的设置因显微镜的型号不同而有区别。建议您与您的显微镜制造商进行讨论后确定适用于观察的滤光片型号。显微镜制造商会根据您的需求为您提供滤光片：①紫外光、荧光增白滤光片，可激发 340～380 nm 波长的光，过滤 430 nm 波长的光。经复染后荧光物质呈蓝色，背景呈红色。②H3 紫加蓝光，宽波 FITC 滤光片，激发 420～490 nm 波长的光，过滤 515 nm 波长的光，经复染后荧光物质呈绿色，背景呈红色。

v. 不足之处：真菌荧光染色试剂盒适用于多种真菌类型及成分的非特异性荧光染色，并不能识别特异性结构。

vi. 注意事项及储存条件：真菌荧光染液具有刺激性，使用时需小心，切勿直接接触皮肤，注意防护。染液需避光室温保存，请勿冻存。

2）常见真菌病标本直接镜检光镜下特征：

A. 毛发标本：真菌侵害毛发有以下几种类型。

a. 黄癣型病发：发外有脂滴，发内可见气泡、气沟、菌丝和关节型孢子。痂皮内有时可见鹿角状菌丝。

b. 发外型病发：孢子在发外成鞘状，一般毛表皮被破坏，孢子成镶嵌状或成团，或成短链，靠近毛根部位有时可有菌丝。

c. 发内型病发：一般毛发较短，呈残根状，发内充满关节型或长椭型呈链状的孢子。

d. 头发的发外有质硬黑色结节，结节间毛发正常，结节内为直径 4～8 μm 的暗色菌丝和子囊，其中含有 2～8 个子囊孢子，病原菌为何德毛结节菌，需经培养证实。

e. 发外或胡须毛干上有淡棕色较软的结节，镜下结节内有长方形细胞，直径为 2～4 μm，有的直径可达 8 μm，有芽生孢子，病原菌为白吉利毛孢子菌。

两者同为毛结节病，在临床上稍有区别，前者为暗色孢科的何德毛结节菌感染所致，后者为酵母菌的白吉利毛孢子菌所引起，两者的鉴别主要依靠病原菌的分离培养。

f. 腋毛癣病：光镜下毛干上包绕有胶质鞘状物，染色为革兰阳性。油镜下可见菌丝短而细，直径约为 1 μm，部分断裂成杆菌样，有时也可呈球菌样，根据以上特征即可确诊为纤细棒状杆菌引起的腋毛癣，无须再做培养。

B. 皮屑和甲屑标本：镜下可见分支、分隔菌丝，无色，有时成段或见到关节孢子等，病原体多为皮肤癣菌。若标本中见到圆形或卵圆形直径为 2～5 μm 的出芽细胞，或呈树枝状且顶端有小孢子的特征为念珠菌。若皮屑中有成簇圆形或卵圆形孢子，直径为 3～8 μm，菌丝短，直形、短弧形或呈“S”形，病原菌为马拉色菌。

C. 痂皮：镜检如见到单个或成堆圆形、厚壁、暗棕色，直径为 6～12 μm 的分裂体，称为硬壳小体，多为着色真菌。找到硬壳小体应同时做培养，才能确定为何种着色真菌感染。

D. 分泌物：镜检见到假菌丝和芽生孢子为念珠菌感染所致，仅见芽生孢子一般可能为酵母菌或寄生态所致。

E. 脑脊液：脑脊液标本怀疑真菌感染时，沉渣首先做墨汁染色，看有无荚膜的新生隐球菌菌体，一般阴性时应将墨汁涂片保留 1～2 h，再观察 1 次。若没有再涂片作革兰染色或其他染色，观察有无菌丝、孢子及芽生孢子，以除外毛霉、念珠菌和斑氏支孢霉感染的可能性。

F. 痰、脓、体腔液：标本可根据临床怀疑何种真菌感染所致而选择不同的染色方法。标本首先是寻找颗粒，若找到颗粒，将颗粒用 0.9%氯化钠溶液洗数次后，注意颗粒的颜色，压碎后作革兰染色检查，若为放线菌颗粒，其革兰染色为阳性，镜下菌丝极细，直径为 0.8～1.0 μm。其他还可见到不同的菌存在各自具特征性的菌丝、孢子或芽生孢子，但单凭

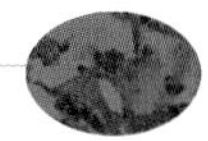

镜检不能确定为何种真菌感染。不同的菌对染色方法的敏感性不同，若怀疑诺卡菌时可选用抗酸染色，疑为组织胞浆菌时可用姬姆萨染色或瑞氏染色，有利于观察。菌种的确定依赖于培养。

G. 囊肿样内容物：囊肿样感染的真菌多是一些暗色真菌所引起，在脓中可见到棕色菌丝片段，芽生孢子或成链的念珠菌形细胞，菌种主要依靠培养来确定。

H. 骨髓和血液涂片：行瑞氏或姬姆萨染色应注意在大单核细胞内，多形核细胞内和巨噬细胞内有无卵圆形或梭形小体，找到上述小体考虑为组织胞浆菌感染，再经特殊培养作进一步确诊。

有关直接镜检临床标本中，真菌的特征简要总结如表 6-1-2 所示。

表 6-1-2 临床标本直接镜检中各种真菌形态

标本中所见形态型别	真　菌	直径(μm)	形态特征
酵母样(yeast like)	① 组织胞浆菌 *Histoplasma capsulatum*	2～5	小，出芽细胞圆至卵圆形，成簇分布于组织细胞内，如孢子少则难以被检出
	② 申克孢子菌丝 *Sporothrix schenchii*	2～6	小，卵圆，圆至雪茄形，出芽单个或成群，临床标本中少见
	③ 新生隐球菌 *Cryptococcus neoformans*	2～15	大小变异甚大，球形或橄榄球形，芽单个或成群，有时可看到荚膜。分泌物或脑脊液中见到孢子，有或无荚膜
	④ 皮炎芽生菌	8～15	常较大，呈双折光，出芽常为单个，有时尚附着于母体，附着体的基部甚宽
	⑤ 巴西副球孢子菌 *Paracoccidioides brasiliensis*	5～60	较大，周围常围绕一圈小芽，也有小如 2～5 μm 的孢子同时存在，似组织胞浆菌
孢子(spherules)	粗球孢子菌 *Coccidioides Immitis*	1～200	体积变异大，有或无内孢子，似皮炎芽生菌，内孢子似组织胞浆菌，无出芽，如直制
孢子及假菌丝或菌丝(yeast, pseudohyphae, hyphae)	① 念珠菌属 *Candida*	3～4(孢子) 5～10(假菌)	常为单个出芽，有假菌丝者末端缩窄仍附于菌上，似香丝肠样连接，菌丝多有分隔
	② 马拉色菌 *Malassezia furfur*	3～8(孢子) 2～4(菌丝)	常在孢子周围绕有短而弯曲的菌丝，孢子圆形成簇紧密排列
非分隔菌丝(nonseptate hyphae)	接合菌：黏菌，根霉等 *Zygomycetes*: *mucor*, *Rhizopus*, other genera	10～30	菌丝大，似丝带状，常折断或绕，有分隔，较小者常与曲菌混淆，尤其是黄曲霉
透明分隔菌丝(hyalineseptate hyphae)	① 皮肤癣菌 *Dermatophytes* 皮肤、指甲、毛发	3～15 3～15	常见透明分隔菌丝，可有关节链 在毛干周围有鞘，是发外型的标志，毛干内有菌丝折断的碎片形成的关节孢子，是发内型感染的标志
	② 曲霉病 *Aspergillus* spp.	3～12	菌丝分隔及存在双义型呈 45°角的分支，菌丝较大，常很乱，类似结合菌
	③ *Geotrichum* spp.	4～12	有菌丝，呈直角，有时为圆形或不规则性
	④ 毛孢子菌 *Trichosporom* spp.	(2～4)×8	有菌丝及长方形关节孢子，有时为圆形，偶见芽生孢子
	⑤ *Pseudallescheria boydii*		为分隔菌丝，不易与曲霉等鉴别
暗色分隔菌丝(dematiaceous septate hyphae)	① *Cladosporium* ② *Curvularia* ③ *Drechslera* ④ *Exophiala* ⑤ *Phialophora* 瓶霉 ⑥ Wangiella 皮炎外瓶霉 ⑦ *Werneckii exophiala* 外瓶霉	1.5～15	可见暗色多形态菌丝，有出丝芽细胞，呈单分隔及肿胀球形细胞链，偶为成堆

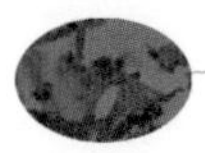

续 表

标本中所见形态型别	真　菌	直径(μm)	形态特征
硬壳小体(sclerotic bodies)	① *Cladosporium carrionii* ② *Fonsecaea compacta* ③ *Fonsecaea pedrosoi* ④ *Phialophora verrucposa* ⑤ *RhinoCladiella aquspera*	5～20	棕色圆形至多形态,厚隔细胞具横隔,各存在 2 个分裂板,形成 4 体细胞,有时沿硬壳体外有分支的分隔菌丝
颗粒(Cranula)	① *Acermonium* *A. falciforme* *A. kiliense* *A. recifei*	200～300	白色,软颗粒,无黏性基质
	② *Curvalaria* *C. geniculata* *C. lunata*	500～1 000	黑色,周围有黏样基质,并具有坚硬颗粒
	③ *Aspergillus* *A. nidulaus*	65～160	白色,软颗粒,无黏基质
	④ *Exphiala* *E. jeanselmei*	200～300	黑色,软颗粒,有空泡,无黏基质
	⑤ *Fusarium* *F. moniliforme*	200～500	白色,软颗粒,有黏基质
	F. solani	300～600	
	⑥ *Leptospheria* *L. senegalensis*	400～600	黑色,硬颗粒,有黏样基质
	L. tompkinisii	500～1 000	周围有多角形肿胀细胞及中央有菌丝网
	⑦ *Madulla* *M. grisea*	350～500	黑色软颗粒,无黏基质,周围有多角形肿胀细胞,中央有菌丝网
	M. mycetomatis	200～900	黑至棕色,硬颗粒分两型:①绣棕色,有黏基质;②深棕色,有多数囊,直径 4～6 μm,周围有黏基质,中央区为亮色菌丝
	⑧ *Neotestuclina* *N. rosatti*	300～600	白色软颗粒,周围有黏基质
	⑨ *Pseudallescheria*	200～300	白色软颗粒,周围有菌丝及肿胀细胞在黏基质中
	⑩ *Pyrenochaeta* *P. romeri*	300～600	黑色软颗粒,有多角形肿胀细胞于周边,中央为网状菌丝,无黏基

3) 涂片保存:为了教学或进一步研究,常需要保存涂片。KOH 封固液极易干燥,腐蚀性强,常对涂片的保存造成困难,实验室工作者虽通过增加甘油浓度来延长保存时间,但收效甚微。我们的办法是一边用滤纸将 KOH 封固液吸去,另一边滴加不含 KOH 的乳酸酚亚甲蓝染液,在盖片上再滴一滴中性树胶覆盖一张大盖片保存。或在乳酸酚棉蓝染液中直接加入聚乙烯,溶解后一次封固。

聚乙烯乳酸酚亚甲蓝染液配制方法:聚乙烯粉末 15 g,蒸馏水 100 ml,玻棒搅匀,放 80℃水浴,不断搅匀,直至搅成均匀糊状物,与等量的乳酸酚亚甲蓝染液混合均匀,即可使用。

(4) 真菌培养鉴定方法

真菌培养就是对临床上怀疑真菌感染的患者在病损部位采集适当的标本,把标本接种在人工配制的适合真菌生长繁殖的培养基上,在一定温度和湿度的条件下,原寄主(人)身上寄生形态的菌丝和孢子,在人工培育的条件下,菌丝、孢子发育生长形成菌落,同时菌丝和孢子生长发育成特定的形态,按一定的规律排列。根据形成的菌落形态、性状、颜色结合显微镜下菌丝、孢子的大小、形态及排列规律等特点确定有无真菌感染,而不能确定系何种真菌感染。因此,培养更有利于疾病的明确诊断,对临床选择抗真菌药物治疗疾病有指导意义。

培养的目的在于从临床上进一步对其形态学分

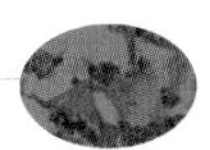

类、生理生化特点、生态、致病性、致病特点及对抗真菌药物的敏感性等进行研究，为临床、科研和教学服务。病原菌除鼻孢子菌和链状芽生菌等少数菌以外，绝大多数目前都可以人工培养。

1）培养方法：根据不同的临床标本分离接种的方法也不相同。接种方法大体可分为点植法和划线法两种。

A. 点植法：适用于皮屑、甲屑、毛发、痂皮、组织等固体有形标本。具体做法是：用接种钩将标本分3点接种到沙堡琼脂斜面上，一点在斜面的中央，此处培养基的表面积最大，有利于菌落的伸展，常用来观察菌落形态，上1/4处一点，较中央一点干燥，此点长出的菌落易产生色素和菌丝、孢子发育较好，常用于观察色素和显微镜下观察菌丝排列情况、产孢及大小分生孢子的形态等结合菌落形态，对菌种作出鉴定。下1/4处靠近管底的一侧，培养基较多，菌落不易干燥，远离试管口不易污染，常用于分离菌种的保存。

B. 划线法：适用于痰、分泌物、脓液、组织液、组织块的研磨悬液等液体标本。具体做法是：接种前标本内加少许灭菌0.9%氯化钠溶液稀释后用接种环划波浪线接种在沙堡琼脂斜面上或平板上。

C. 培养基性状：从培养基的性状可分为固体（琼脂）培养、液体培养和双相培养（部分固体和部分液体培养基的混合）。前者适用于所有真菌标本的需要，而后两种主要用平皿培养或菌量特别少的情况下，先增菌再转到固体培养进行菌种鉴定。

D. 培养条件：按培养环境分为试管培养、平皿培养（大培养）和玻片培养3种。

a. 试管培养：最为常见。主要用于临床标本分离的初代培养和菌种保藏的传代移种，接种方法见点植法和划线法。

b. 平皿培养：主要用于酵母及酵母样菌的分纯和纯菌种的培养和研究。由于培养皿的表面积大，酵母及酵母样菌可以通过分区划线的方法，使菌的密度逐步降低，最终可形成单个菌落，获得纯种，进行生理及生化特征的研究。丝状真菌在平皿中，因表面积大，菌落可以充分扩散，便于研究和观察菌落形态、色素等。

这种培养方法的缺点是易污染，不适应于传染性强的真菌，如粗球孢子菌等。

c. 玻片培养：又名小培养，主要用于菌种鉴定。临床上分离到的待定真菌，接种在带有培养基的盖片上，在恒温恒湿的条件下，菌通过微量培养和大培养一样，菌丝和孢子按一定的规律发育生长，形成各自特有的结构特征，而且可以通过显微镜直接进行观察。结合试管培养或大培养的菌落特征，即可对待定菌种作出鉴定。不同菌种根据其本身的特征，选择不同的玻片培养方法，玻片培养法大致可分为3种：1滴法、方块法、钢圈法。

Ⅰ. 1滴法：适用于酵母及酵母样菌的鉴定。材料、方法及步骤：①实验器材：灭菌9 cm直径培养皿（内有“V”形玻璃棒）、玻片、盖片、镊子、无菌滴管等；26℃。②培养基：米粉吐温琼脂。玉米粉4 g、吐温-80 1 ml，琼脂1 g，蒸馏水加至100 ml。制法：玉米粉4 g加水50 ml，放60℃水浴1 h，过滤，上清液加吐温-80 1 ml，琼脂1 g，水补足至100 ml，加热融化后混匀分装，每管2～5 ml，10磅（1磅力＝4.5 N）20 min高压灭菌后放4℃冰箱保存。③操作步骤：玻片酒精灯上火焰灭菌后放在培养皿内V形玻璃棒上，盖片火焰灭菌后放在载物片上，用灭菌滴管滴1滴事先溶化的培养基于盖片上，用接种针蘸取少许待检菌乳酪样菌落，紧贴盖片从培养基边缘向中心穿刺接种，接种完毕后将盖片反转将培养基一面覆盖在载物片上，用接种针蘸取少许待检菌乳酪样菌落，紧贴盖片从培养基边缘向中心穿刺接种，接种完毕后将盖片反转将培养基一面覆盖在载物片上，平皿内加少许灭菌蒸馏水，标好菌号、接种日期，放置26℃恒温培养24～48 h。放置显微镜下观察。结果：仅见孢子及芽生孢子，无假菌丝为酵母菌；在酵母样菌中，有顶端厚壁孢子的即为白念珠菌。酵母及酵母样菌的详细鉴定程序及方法，详见有关章节。本方法优缺点：本法快速、简便，易于推广但培养基少，易干燥，不易保存，且属于开放性接种，传染性的菌不能接种，故仅适用于酵母及酵母样菌的鉴别。

Ⅱ. 琼脂块法：适用于丝状真菌的培养。材料、方法及步骤：①实验器材：灭菌9 cm直径培养皿（内有V形玻璃棒）及灭菌9 cm直径空培养皿（空）各1只，玻片、盖片、镊子、连柄手术刀、接种钩等。②培养基：沙堡琼脂15～20 ml，灭菌后倾入无菌的9 cm直径空培养皿内制成培养基平板，供作小培养用，用时用灭菌手术刀切成0.5～1 cm见方的琼脂块。根据菌的要求不同也可选其他培养基，如含维生素的沙堡琼脂、PDA琼脂、察氏琼脂等。③操作步骤：玻片在酒精灯上火焰灭菌后放置在灭菌培养皿的"V"形玻璃棒上，将切好的琼脂块挑放在载物片中央，用接种钩将待鉴定菌种接种在琼脂块上方四边的中点上，盖上火焰灭菌后冷却的盖片，标上待定菌的菌号、接种日期及琼脂块为何种培养基等资料写在玻片的一角上，以便查对。在培养皿内放1～2个湿0.9%氯化钠溶液棉球，放置26℃恒温培养，为保持培养室环境湿润，定期添加少量蒸馏水滴在棉球上，根据所接种菌的生长速度不同，而决定观察时间，一般为1～2周。因属开放性培养，仅适用于一般丝状真菌的培养，对于一些生长慢、观察时间长及传染性强、毒性大的致病真菌，不宜适用此方法。

Ⅲ. 钢圈法：本法适用于所用丝状真菌的小培养，尤其适用于具传染性的致病真菌的微量培养，封闭的环境，可以避免孢子扩散的危险，减少和杜绝实验室内感染。国内最早由郭可大教授创造的不锈钢圈微量培养法，因不绣钢圈需要特殊定制，操作麻烦。我室在多年从事医学真菌实验研究中，吸取了郭氏微量培养法的优点，用粗铝丝代替不锈钢圈，按一定尺寸弯成圆形框，对郭氏微量培养法进行了改良，现将此方法介绍如下。

i. 实验器材：湿盒、玻片、盖片、培养皿（直径9 cm）、铝丝圈、封腊（固体石蜡：凡士林＝2：1，以增加腊的韧性、镊子、无菌滴管等。

ii. 培养基：一般用沙堡琼脂，也可根据根据不同菌的要求选择其他培养基，每管3～5 ml，灭菌后4℃恒温保存，备用。

iii. 操作方法：①将培养皿在酒精灯上火焰灭菌后反扣好，形成一个小的无菌空间；②将玻片、盖片火焰灭菌后依次放入小空间内；③铝丝圈在酒精灯火焰上烧热后蘸醋后刮多余的蜡趁热粘在盖片上；④用灭菌滴管吸取事先溶化好的培养基一大滴滴在盖片的一角上；⑤将待鉴定菌种接种在培养基的边缘，并紧贴盖片；用镊子翻转盖片，反扣在载物片上放正，用滴管吸溶化的封腊将盖片四周封固在载物片上，并留下通气孔；⑥在玻片一角标上待检菌号、接种日期，培养基等资料备查；⑦放置湿盒内26℃恒温培养，观察时间可比琼脂块法有所延长，而且可以反复观察而污染机会少。此法适用于所有丝状真菌。

2）培养基种类选择：用于真菌培养的培养基可分为3类，即半合成培养基、人工合成培养基和纯天然培养基，但在医学真菌学研究中纯天然培养基适用很少，主要是前两种。所谓半合成培养基，即由天然物质加上人工合成成分组成，如马铃薯葡萄糖琼脂（potato dextrose agar，PDA）培养基，其中只有部分成分清楚。合成培养基即全部由已知人工合成成分组成，如察氏（Czapek-Dox solution agar）培养基等。不管何种培养基都应包含真菌生长繁殖所必需的碳源、氮源、无机盐、维生素和水。

同一菌种在不同的培养基上，或虽用同一培养基但温度条件不同（26℃或37℃），也会形成不同的菌落状态，其颜色、质地、显微镜下结构和生长速度也可不同，所以选用恰当的培养基和培养条件对菌种的分离、培养和保藏具有至关重要的意义。因此，鉴定菌种必须在标准、适用的培养基上进行，必须采用原始文献中所规定的培养基和培养温度的条件下进行裸眼及显微镜下的形态学观察。医学真菌使用的标准培养基为沙堡琼脂（Sabouraud dextrose agar，SDA）培养基。

病原真菌对营养的要求高于一般真菌，有些菌种更需要供给特殊的营养。这一点在初代分离培养时表现得尤为突出。如从痰中分离荚膜组织浆菌，若使用常规培养基沙堡琼脂分离未必能获得阳性结果，但将分离出来的荚膜组胞浆菌转种在沙堡琼脂上却生长良好，而欲从临床标本中分离它，就必须选用脑心浸膏琼脂（brain-heart infusin agar，BHIA）培养基等作为初代分离培养基。但绝大部分的病原真菌初代分离均在沙堡琼脂培养基上，何种真菌或标本需要特殊培养基均已在标本采集或菌的各论中叙述，不再赘述。

用于分离、鉴定和保藏病原菌的培养基种类很多，各具有不同的效用，适用于不同的菌种。但临床真菌实验室并无必要制备所有的培养基，而需根据日常工作的范围选择常规使用的培养基即可，其他培养基需要时可临时配制。

常规培养基有沙堡琼脂、改良沙堡琼脂（Sabouraud dextrosr agar modified by Emmons，SAB）：用于浅部和深部真菌病病原菌的分离；橄榄油培养基：用于分离马拉色菌；脑心浸膏琼脂、脑心浸膏肉汤：用于少数特殊菌的分离和血标本、痰标本、颗粒标本等的需氧培养和厌氧培养。察氏培养基和马铃薯葡萄糖琼脂（PDA）培养基：用于生态标本分离及曲霉、青霉、毛霉等分离培养。此外，常用的还玉米粉琼脂、米粉琼脂等。

为防止标本中细菌的繁殖和污染，可在培养基

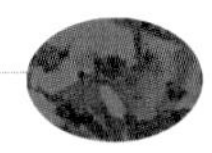

中加入 1 种或多种抗生素，最常用的氯霉素，浓度为 12.5～50 μg/ml，因其抗菌谱广，高温高压下不影响其抗菌效果，故被首选。此外，还可以选用的抗生素有：金霉素，浓度为 30 μg/ml；庆大霉素，浓度 5 μg/ml。联用的抗生素有：青霉素 100 μ/ml，加链霉素 200 μg/ml；青霉素 100 μ/ml 加多黏菌素 5 μg/ml。以上抗生素耐热差，易失效，故需在培养基高压灭菌后冷却至 45～50℃加入混匀分装。除加抗细菌抗生素外，有时还需加入放线菌酮来抑制一些霉菌的生长，浓度为 500 μg/ml，常用于分离皮肤癣菌的培养基中。用于分离放线菌和诺卡菌的培养基不应加任何抗生素。

另外，在制作过程中应严格按配方称量，文火慢煮或微波炉加热至熔、充分搅拌直至完全混匀；高压灭菌时，应严格控制在 110℃以下，因超过此温度作为碳源的葡萄糖等有机物易发生变化，直接影响培养基质量。培养基中若需加血或抗生素等不耐高压成分，应在培养基冷却至 45～50℃时以无菌方式加入并充分混匀；制好的培养基在室温放置 24 h 后，移至冰箱 4℃保存，保存时试管应管口向上，平皿应反扣，以保持培养基表面干燥无水渍；每批培养基均应抽样，接种已知菌，做质量检查，不合格废弃重做；冰箱保存的培养基有效期一般在 3 周以内，时间过久影响平培养效果。

3）培养条件选择：

A. pH：一般真菌适于在中性和酸性环境中生长，所以培养基的 pH 范围一般为 5.0～7.0，视不同培养基的要求而定。

B. 温度：真菌培养的最适宜温度为 25～28℃，在此温度下，绝大多数医学真菌均生长良好，温度过低或过高均可影响菌的生长，甚至死亡。深部致病真菌一般都适于 37℃培养。其中双相菌可随温度变化菌落形态及结构发生变化，26℃时为菌丝相，37℃时为酵母相。因此，温度试验对菌的鉴定有一定的参考价值。

C. 渗压性：少数真菌能在高渗条件下生长。在培养基中适当增加糖的浓度（一般加至 20%～30%）或加 10%～20%的 NaCl，可获得满意结果。

4）培养标本检查：标本接种后，应每天检查 1 次，或至少每周检查 2 次，观察菌落开始生长时间、变化情况及菌落形态、颜色及镜下结构。检查可分为两项。

A. 肉眼检查：点植或划线接种在培养基上的病原菌在一定温度下，经过一段时间的培养，繁殖发育生长形成菌落，通过肉眼从以下几个方面观察并记录结果。

a. 生长速度：48～72 h 生长，为快速；4～6 d 为较快；7～10 d 为中速，10 d 以上为较慢；3 周仅有少许生长为慢速。一般浅部真菌超过 2 周、深部真菌超过 4 周仍未生长，可报告为阴性。

b. 菌落大小：多数真菌菌落的大小与生长时间成正比，一般在 14 d 左右测量菌落的直径。但有些菌却不遵循此规律，如紫色毛癣菌，生长很局限；而青霉、曲霉的有些种和毛霉等一旦生长就迅速扩展充满整个培养基表面。

c. 菌落的质地及高度：质地可分为乳酪样、毛样（毛样又可分为羊毛状、绒毛状、棉花状、丝绒状、粉末状、颗粒状、腊状、皮革状或明胶状等类型）；菌落高度有扁平或陷没，中央部分凸起或凹陷，呈丘状或隆起等。

d. 菌落表面及边缘：疏松或致密，其表面形态千姿百态，有平滑状、皱褶状、大脑状、放射沟纹状、同心圆状、火山口状、皮革状或明胶状等类型；菌落边缘可呈锯齿状、树枝状或纤毛状等。菌落在不同培养时间，用不同温度或不同培养基，其表面形态不尽相同。

e. 菌落的颜色和色素：菌落表面的颜色主要取决于孢子的颜色，而培养基背面的颜色来源于真菌所产生的可溶性色素；培养基变色则是某些可溶性色素扩散到菌落以外基质的现象。除少数菌种，如紫色毛癣菌、红色毛癣菌、铁锈色小孢子菌外，多数病原性真菌的颜色并不鲜明。菌落的颜色与培养基的种类、培养的温度、观察的时间、移种的代数及其他因素有关。因此，菌落的颜色对菌种的鉴定仅有参考价值，不能作为鉴定菌种的主要依据。

f. 渗出物和气味：有些真菌常在菌落表面凝集带色的液滴，观察时应注意其色调和数量。某些真菌在培养过程中可散发出气味，常具霉味、土气味或芳香味等，观察应注意并记录，可供菌种鉴定时参考。

g. 变异：有些菌落极易发生变异，尤其是皮肤癣菌。变异发生后，菌落表面白色絮状气生菌丝逐渐增多，产孢能力减弱消失，结构单纯化，甚至最后整个菌落成为一片白色菌丝，不再产孢，完全丧失原有特征。此变异很难恢复，除非通过宿主体表再感染重新分离。这种变异成为绒毛状变性，它给真菌的研究和保藏造成了极大的困难。不同的真菌差异很大，有些真菌从不发生绒毛状变性，有些则需相当长的时间和多次传代才会发生，而某些菌种变异出现迅速，甚至刚刚开始分离鉴定即已经开始发生变异。

B. 光镜检查：玻片培养可直接利用显微镜进行检查，试管培养和平皿培养的边缘部分也可以直接利用显微镜的低倍镜观察，但结构显示不如玻片培养清楚。试管培养和平皿培养的菌种检查主要采用菌落不同区域、不同形态和质地的地方挑取培养标本制片，制片时要采用分离针作分离，以免菌丝成团，影响观察。结构的观察应以玻片培养为最佳，因其排列结构完整、形态与大培养的完全一样，是菌种鉴定的主要依据之一。

6.1.2 API 法鉴定真菌

输入计算鉴定程序(API)技术起始于 20 世纪 70 年代。酵母鉴定测试条件最早的原型是一套商品化的医学重要酵母菌鉴定试剂盒(Analytab Products, Div, of A Yerst Laboratories, Plainbview, N. Y.)，主要是无水的酵母菌碳源发酵和同化的培养基，结合形态学特点可以鉴定菌种。但是这个原型产品的问题是使用过程比较繁琐、数据库比较小、只能鉴定临床最常见的少数念珠菌菌种，以及在使用前准备材料比较麻烦。

(1) 酵母和酵母样真菌鉴定的 API 方法

1978 年，API 20C 的出现就是为了克服上述产品的缺陷，对其原型产品做出如下改进：只使用同化试验、增加同化底物的种类和对模糊结果采取计算机判别(表 6-1-3)。同一菌种的数据至少达到 20 个，甚至超过 100 个，这样的数据库在最大程度上代表了所涉及的酵母和酵母样真菌的生物多样性。可以根据同化结果鉴定未知菌种的基础是包含 19 种底物的同化生长结果构成的菌种鉴定名称代码(a binomial profile number)，即 API(analytical profile index)。通过对大量菌种的分析最终形成一个鉴定数据库。该鉴定技术的核心由 2 个部分组成：一是同化测试条，允许同时进行 19 种底物的同化试验；二是数码鉴定方法，可以动态扩增数据库。

(2) 操作步骤

使用 API 20C 时先将拟鉴定标本在平板培养基上划线接种 30℃、48 h 做纯培养，取单个均匀菌落制成 2 ml 0.9%氯化钠溶液的 No. 2 浊度的菌悬液。

表 6-1-3 API 20C AUX 的 19 种同化底物

略 语	全 称	中 文
CLU	CLU cose	葡萄糖
GLY	GLYcerol	甘油
2KG	2-keto-D-gluconate	2-酮-D-葡萄酸盐
ARA	ARAbinose	阿拉伯糖
XYL	XYLlose	木糖
ADO	ADOnitol	核糖醇
XLT	XyLiTol	木糖醇
GAL	GALactose	半乳糖
INO	INOsitol	肌醇
SOR	SORbitol	山梨醇
MDR	α-methyl-D-glucoside	α-甲基-D葡萄糖苷
NAG	N-acetyl-D-glucoside	N-乙酰-氨基葡萄糖
CEL	CELlobiose	纤维二糖
LAC	LACtose	乳糖
MAL	MALtose	麦芽糖
TRE	TREhalose	海藻糖
SAC	SACcharose	蔗糖
MLZ	MeLeZitose	松三糖
RAF	RAFfinose	棉子糖

在测试条的每个同化孔中加入 100 ml 菌悬液(不得出现气泡)，封盖好之后放置湿盒内 30℃培养。同时做米粉培养基上的小培养。一般 24～28 h 可以观察到结果，部分生长缓慢的菌种或遭遇少数不确定的情况可以到 72 h 观察。观察结果时使用专用的记录卡片(图 6-1-1)。图 6-1-1 中右端方格为附加米粉培养基小培养的显微镜下观察结果，观察到菌丝或者假菌丝均记录为"+"。按照每 3 个孔为 1 组，阳性结果分别计为 1、2 和 4，阴性为 0，每组技术相加，最终形成 7 个数字的代码。该代码可以通过检索《鉴定编码手册》(*API*)或输入计算鉴定程序得到鉴定结果。在实际应用中可能出现同一个编码下有若干鉴定结果的情况。此时，除根据鉴定概率可以初步判断菌种外，还需要进行其他附加试验，如形态学观察、生化试验(硝酸盐还原酶、发酵、酵素酶等)。计算机辅助分析则基于未知菌株的检测结果与数据库中的大量数据对比后根据鉴定报告结果。

(3) 应用

API 20C 酵母鉴定系统结合显微镜观察可以得到与常规技术 97%以上符合的结果。其中，念珠菌、球拟酵母、酵母属和红酵母属的鉴定符合率可以

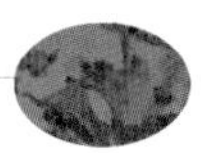

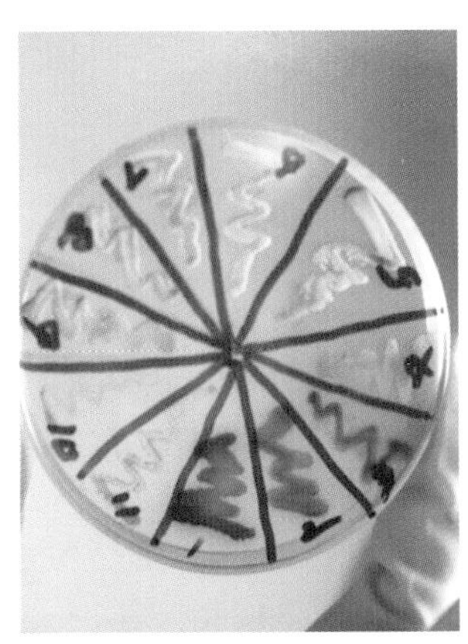

图 6-1-1 CHROMager 念珠菌显色培养基

注：各种念珠菌显示不同的颜色

达到 98%，隐球菌、丝孢酵母属和地酶属的鉴定结果稍差（约 90%）。同时，随着该系统的广泛应用，其数据库不断增加和完善，应用的范围也在扩大。

（4）不足和注意要点

对临床实验室而言，API 技术的确大大简化了酵母菌鉴定的过程，在真菌感染性疾病的临床诊断和治疗中意义可以起重要作用。但是因为该技术仍然没有摆脱形态学观察，所以仍然需要建立酵母菌形态观察的方法，包括小培养技术，同时通过训练来正确识别酵母菌的形态。值得注意的是使用 API 测试之前必须首先保证菌株细胞的纯度，即没有其他细菌或酵母菌的混合，否则不能得到正确的结果。如果出现非典型结果（编码），首先考虑检查受鉴定菌株的纯度。例如，重新划线分离单个菌落，再做 API 鉴定；其次，考虑属于现有 API 数据库外的菌种，需要进行其他酵母鉴定试验完成菌种鉴定。此外，部分酵母菌生长比较缓慢，其生化特点可能逐步显示，所以，要求在使用过程中加以关注并及时总结有关观察和读取结果的最佳时间的经验。

6.1.3 产色培养基鉴定

在常见致病真菌种的鉴定中，运用在真菌的培养基中加入了一些特殊的成分和色素或指示剂，在菌的生长和代谢过程中而产生菌落带有色素或培养基变色，这类鉴定方法称为产色培养基鉴定。常见的有以下。

（1）念珠菌显色培养基

1）CHROMager 念珠菌显色培养基：用于分离和鉴定主要的念珠菌，也是临床的最为常用的一种，目前已商品化。

A. 组分：蛋白胨 10.2 g/L，琼脂 15 g/L，色素 22 g/L，氯霉素 0.5 g/L，pH（6.1±0.2），取瓶内干粉，用 1 000 ml 蒸馏水溶解，按 47.7 g/L 的比例扩大或缩小。将上述干粉缓慢倒入蒸馏水中，搅拌溶解。将混合好的培养基加热至 100℃，并按常规不断搅拌。如果用高压锅，不加压，加热不超过 100℃。混合物也可在微波炉内加热，用此方法加热，煮沸后，混合物应立即移出微波炉并轻轻搅拌，而后再移入微波炉内加热，直至琼脂完全溶解（大量大气泡代替泡沫产生）。加热后的培养基水浴冷却至 45℃，轻轻地摇动均匀，倾入已灭菌的带盖的培养皿中，使其凝固。此培养基在室温可保存 1 d 或冰箱内储存数天（避光，2～8℃）。以直接划线接种临床标本，也可以划线接种已经分离的标本。接种后放置 30℃培养。分别于 24 h、48 h 和 72 h 观察结果。一般推荐如下标准菌种用于预试验或者作为对照物：白念珠菌 ATCC10231，生长良好，绿色菌落；克柔念珠菌 ATCC6258 生长良好、干燥、不规则、粉红-棕色的菌落；大肠埃希杆菌 ATCC25922，不生长。

B. 结果：

a. 白念珠菌为绿色、翠绿色；热带念珠菌为蓝灰色、铁蓝色；克柔念珠菌为粉红色（模糊有微毛、菌落较大）；光滑念珠菌为紫色；其他念珠菌为白色（图 6-1-1）。

b. 不足和注意要事项：此显色培养基对上述显色明确的念珠菌的鉴定结果比较明确和肯定，而对其他念珠菌，如近平滑、季也蒙、都柏林念珠菌等，则必须结合其他鉴定方法才能得到鉴定到种水平的结论。此外，在试验过程中必须设置严格的对照，包括使用前述的标注菌株作为对照。因为许多细菌也具有相同的酶，培养过程中也发生显色反应，应当注意鉴别，如做涂片观察细胞形态等。

2）TTC 培养基：氯化三苯基四氮唑（TTC）在微生物代谢过程中可使其还原，形成红色。在念珠菌属中，各种菌还原 TTC 能力有差异，可借此用于念珠菌种的鉴别。

白念珠菌为白色或淡红色；热带念珠菌为紫红色或深红色；近平滑念珠菌为红色；季也蒙念珠菌为红色；乳酒念珠菌为红色。

3）钼素培养基（molybderum medium）：钼为微

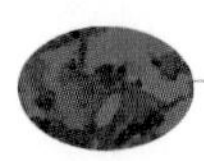

量元素，部分真菌可以以钼作为营养因素参与菌的代谢，代谢产物可使菌产生不同色素。利用此特性用于菌株的鉴定。组分：蛋白胨 10 g，蔗糖 40 g，琼脂 15 g，加水至 1 000 ml，pH 7.6，磷钼酸（12.5%水溶液）15 ml 用于分离、鉴别酵母，特别是白念珠菌。白念珠菌为中等大光滑型橄榄色菌落，星形念珠菌（*Candida stellatoidea*）为有光泽的浅灰色菌落，热带念珠菌（*Candida tropicalis*）为光滑、有光泽、深蓝色或深灰色菌落，克柔念珠菌（*Candida krusei*）为光滑、暗白色菌落，酿酒酵母菌为光滑有光泽的浅蓝色或深蓝色菌落。

4）产黑培养基：包括多巴培养基和咖啡酸培养基。用于鉴定新生隐球菌。由于新生隐球菌含有酚氧化酶，在咖啡酸或多巴培养基中产生黑色素，使菌落呈黑色。这种培养基对光敏感，应避光保护。

5）多巴培养基：K_2PO_4 4.0 g，硫酸镁 2.5 g，葡萄糖 0.05 g，琼脂 15.0 g，L-DOPA 0.04 g，天冬氨酸 1.0 g，蒸馏水 1 000 ml。①液取 200 ml 蒸馏水高压灭菌，取出后加入多巴和天冬氨酸，用 K_2PO_4 调 pH 至 5.5，使其完全溶解。②液将琼脂加入 800 ml 蒸馏水中，加热溶解，再加入其他成分溶解后调整 pH 至 5.5，高压灭菌，121℃，15 min，冷却后将①液抽滤、灭菌，加入混匀后倒无菌平皿，置冰箱 4℃备用。

6）咖啡酸培养基：咖啡酸 0.3 g，琼脂 15.0 g，米粉 10.0 g，吐温-80 20 ml，蒸馏水 1 000 ml。将琼脂加入蒸馏水中，加热溶解，再加入其他成分溶解后调整 pH 至 5.5，高压灭菌，121℃，15 min，冷却后倒无菌平皿，置冰箱 4℃备用。

用于鉴别新生隐球菌，新生隐球菌在此培养基上经室温培养可形成褐色或黑色菌落，而其他的隐球菌、球拟酵母等均不产生颜色。

7）马铃薯葡萄糖琼脂培养基：此培养基用于分离与鉴定真菌的基础培养基。

A. 组分：马铃薯块 200～300 g，葡萄糖 20 g，琼脂 20 g，水 1 000 ml。马铃薯洗净去皮，切成小块，按配方将马铃薯放入水中，煮 30 min，用纱布过滤，榨出所有液体，补足 1 000 ml 水量，加入葡萄糖和琼脂，加热熔化，调 pH 至 5.5～5.7，分装容器，121℃ 20 min 高压灭菌。

B. 应用：皮肤癣菌可在此培养基上产不同色素，如犬小孢子菌产黄色，奥杜盎小孢子菌产褐色，红色毛癣菌产红色，须癣毛癣菌不产色素，有鉴别意义。

8）皮肤癣菌试验培养基（DTM）：此培养基可鉴别出皮肤癣菌及有关真菌的产碱能力。

A. 组分：蛋白胨 10 g，葡萄糖 10 g，琼脂 20 g，水 1 000 ml，0.2%酚红水溶液 6 ml，硫酸庆大霉素 100 mg，将上述成分混匀后高压灭菌，无菌分装在容器内。

B. 应用：这是一种选择性培养基，用于分离、培养和鉴别皮肤癣菌，多数皮肤癣菌在生长过程中可使分解的氨基酸产碱，培养基由黄色变为红色，污染真菌一般不变色，白念珠菌等酵母菌亦不变色。

9）尿素酶培养基：

A. 组分：葡萄糖 10.0 g，蛋白胨 1.0 g，NaCl 5.0 g，KH_2PO_4 2.0 g，尿素（20%）50.0 ml，酚红（0.02%）6.0 ml，琼脂 15.0 g，蒸馏水 1 000 ml，除尿素及酚红外，其他成分相加，混匀加热溶解，调 pH 至 6.8，加入酚红混匀后分装，每三角烧瓶 50 ml，至高压消毒，116℃ 30 min，取出后冷却至 45～50℃时，在每瓶中加入抽滤灭菌的 20%尿素溶液 2.5 ml，混合均匀后倒平皿，冷却后置 4℃备用。

B. 应用：用于鉴定红色毛癣菌及须癣毛癣菌，后者生长 3～4 d 后，可使培养基由黄色变为红色，即为阳性反应。新生隐球菌为阳性反应，很少有新生隐球菌为阴性。马拉色菌属为阳性而念珠菌及酵母则为阴性反应，培养基不变色。

产色培养基在菌种鉴定中仅为一种方法，准确地鉴定一株菌应综合其他鉴定试验综合判断。

6.1.4 G试验

测定 β-1,3-葡聚糖在侵袭性曲霉病的早期诊断中的应用。20 世纪 90 年代初，有学者建立了以检测血浆或血清中真菌胞壁中成分 β-1,3-葡聚糖的含量来早期诊断深部真菌感染，这一方法也已初步应用于动物模型和临床标本上，现简要介绍此方法的原理和应用。

（1）原理

有学者偶然发现，真菌胞壁成分 β-1,3-葡聚糖能激活鲎变形细胞溶解产物中的 G 因子，从而旁路活化检测革兰阴性菌内毒素的产色底物法鲎溶解试验，因激活 G 因子，故称 G 试验。其基本原理：变形细胞溶解物中含有 B 因子、C 因子、G 因子和凝固酶原等成分。内毒素能依次激活 C 因子、B 因子，而葡聚糖只活化 G 因子。活化的 B 和 G 因子都能再

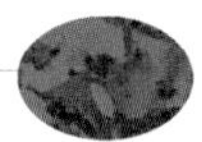

激活凝固酶原转化为凝固酶。后者有α-凝血酶和酰胺酶活性，可水解产色底物-对硝基苯胺肽类，产生对硝基苯胺并呈现显色反应，405 nm 处分光光度计测吸光率。再加入重氮偶联物（N-1-二盐酸乙二胺萘酯）增加显色反应灵敏度，545 nm 处测吸光率。不同浓度标准品与相应的吸光率绘制标准曲线，待测标本吸光率，在标准曲线上计算相应浓度。G 试验较灵敏，检测限值 1.0 pg/ml。此外，还可以用真菌指数法测定葡聚糖含量。原理为经典鲎试验（含 G 因子）和内毒素特异性试验（去掉 G 因子）分别测葡聚糖含量，两者浓度差即为葡聚糖的含量。

（2）操作方法

最近，一种称为 GBP-ELISA 的酶联免疫吸附法用于测葡聚糖的含量。原理为从鲎变形细胞溶解物中分理出特异结合β-1,3-葡聚糖的蛋白质（T-GBP），并用生物素方法测定。小鼠抗β-1,3-葡聚糖单克隆抗体孵育于培养板上，再加不同浓度标准品孵育，最后加生物素标记的 T-GBP 及底物混合物，450 nm 处测吸光度，绘制标准曲线。此方法检测范围是（0.1～1 000）ng/ml。

（3）结果及影响因素

已发现β-1,3-葡聚糖自身的一些理化性质就可以影响 G 试验。Tanaka 的研究表明，随直链葡聚糖分子量增大，活化 G 因子能力也明显提高，数均分子量在 3 452～5 800 间的低分子量葡聚糖活化 G 因子的最小浓度>6 mg/L，而 6 800、28 300、216 000 最小活化浓度分别是 9～10 mg/L、10～10 mg/L、10～12 mg/L，聚合度 2～7 的低聚葡聚糖浓度为 6～10 mg/L 时仍不能激活 G 因子。直链或支链β-1,3-葡聚糖和混合β-1,3 固 1,6-葡聚糖在 8～10 mg/L、0～10 mg/L 范围内能活化 G 因子。其他多糖包括羧甲基纤维素、直链淀粉、果聚糖、水溶性几丁质分解物、软骨素、透明质酸、脂多糖等浓度在 10～7 mg/L 时都不能激活 G 因子。作者还认为，活化 G 因子能力与葡聚糖聚合度、葡聚糖是否由吡喃型葡萄糖残基构成有关。发现单螺旋β-1,3-葡聚糖是 G 因子激活剂。当三螺旋的葡聚糖溶于 0.3 mol/L 氢氧化钠时，其激活 G 因子的能力提高 100 倍，这与三螺旋构象全部或部分转为单螺旋有关。此外还发现，低分子量β-1,3-葡聚糖和聚地衣多糖能抑制高分子量β-1,3-葡聚糖活化 G 因子的能力，数均分子量范围是 340～58 100，聚合度 2～359，且其能力与本身浓度成比例。国外不少学者已将测定临床标本中β-1,3-葡聚糖含量应用于深部真菌感染的诊断，并就该方法的灵敏度和特异性与其他一些血清学方法进行了比较，在系统性真菌感染模型上也得到了验证。

（4）烟曲霉肺感染大鼠模型

感染前实验大鼠皮下注射 100 mg/kg 的醋酸可的松并予低蛋白饮食造成大量免疫缺陷后，经气管感染 0.1 ml 烟曲霉分生孢子悬液（浓度为 10^4/ml），建立大鼠肺曲霉病模型。分 3 组：①两性霉素 B（0.5 mg/kg）组，在感染后第 1、第 2、第 3 天连续静脉注射 3 d；②两性霉素 B(1.0 mg/kg)组，连续静脉注射 7 d；③未治疗组。采用 G 试验检测大鼠血清中β-1,3-葡聚糖浓度，其浓度>9.6 pg/ml，时，判定为阳性结果。结果如表 6-1-4 所示。

表 6-1-4　大鼠肺曲霉病模型血清中β-1,3-葡聚糖浓度（单位：pg/ml）

分　组	感染前	1 d	3 d	6 d	11 d	15 d
未治疗组	(2.8±2.29) (0/5)	(5.2±3.4) (1/5)	(1.3±1.2) (0/5)	(370±178) (5/5)	(2 590±2 940) (5/5)	
两性霉素 B(0.5 mg/kg)组			(2.5±2.4) (0/5)	(154±43) (5/5)	(448±442) (5/5)	(541±529) (5/5)
两性霉素 B(1.0 mg/kg)组			(1.8±1.3) (0/3)	(8.1±3.6) (2/3)	(36.3±17.0) (3/3)	(16.8±16.0) (4/8)

与此同时还检测了循环半乳糖甘露聚糖抗原滴度，未治疗组结果明显高于 2 个治疗组，而两性霉素 B(1.0 mg/kg)组无阳性结果。本研究表明，G 试验测定β-1,3-葡聚糖浓度不仅可用于大鼠肺曲霉病的诊断，还可以反映抗真菌药物的疗效。

日本 9 家医院开展了一项多中心研究，检测 179 例发热患者的 202 份发热时血浆标本中β-1,3-葡聚糖含量。尸检、血培养及临床体征诊断，41 份为真菌感染,包括念珠菌、曲霉、隐球菌。毛孢子菌感染,59 份为其他原因(菌血症、系统性细菌感染、癌性发热及结缔组织病),102 份发热待查。G 试验测葡聚糖浓度,60 例健康志愿者<10 pg/ml。真菌感染组,37 份阳性,灵敏度 90%。其他原因组 59 份标本菌阴性,特异性 100%。阳性预期值为 59%,阴性预期值为 97%。尸检确诊深部真菌病和真菌血症血浆葡聚糖明显高于菌学或临床确诊的,平均值分别为 278 pg/ml 和 31.7 pg/ml($P<0.000\ 1$)。

6.1.5 GM 试验

(1) 原理

原理是真菌半乳甘露聚糖检测(GM 实验)。半乳甘露聚糖抗原是曲霉细胞壁上一种多聚抗原,菌丝生长时,能从薄弱的菌丝顶端释放,是最早释放的真菌抗原,GM 释放量与菌量成正比,可以反映感染程度。

(2) 材料方法

ELISA 中单克隆抗体 EB-A2 识别的是 GM 呋喃半乳糖决定簇,检测浓度达到 1 ng/ml。处理过的血清标本和酶标抗体(二抗)加入到一抗包被的微孔中(固相载体),孵育、洗版以清除未结合物质,然后加底物。底物与抗原抗体结合物反应呈蓝色,加酸后终止反应,蓝色变为黄色,标本和参考品的吸光度用波长 450~620 nm 的分光光度计测量。

(3) 结果判读

测试标本中半乳甘露聚糖的含量以计算指数(又称 GMZ 指数,GMI)表示,即样本的吸光度(A 样本)与参考品(A 参考品平均)之比。不同国家和地区判定标准不同,欧洲许多国家采用 1.0 或 1.5 的临界值,且连续两次阳性有诊断意义。2003 年,美国 FDA 将临界值下调至 0.5,虽然敏感性和特异性有所提高,但 0.5~1.5 的可疑阳性给临床断带来很大的差异。2006 年,欧洲和美国一致同意大于 0.5 连续两次为阳性结果。

(4) 临床意义

GM 试验作为曲霉菌的诊断指标及疗效判定的指标。循环 GM 的检测可比侵袭性曲霉病(IA)临床症状平均早 5~8 d,比高分辨 CT 平均早 7.2 d,比开始经验性抗真菌治疗平均早 12.5 d,有 2/3 的血液肿瘤患者在其他诊断方法阳性之前 6~14 d(平均 8 d)即可检测到 GM。使用与侵袭性曲霉病感染的早期诊断,标本可以是血清、尿液、脑脊液及肺泡灌洗液(BAL)等,常用的方法有 ELISA、PIA 和乳胶凝集实验。敏感性和特异性因不同方法而异。GM 实验在欧洲已用了十多年,2003 在 FDA 认可在美国使用。目前,GM 实验主要用来监测侵袭性曲霉病(IA)高危免疫移抑制患者 GM 抗原血症的发展。作为 IA 的早期诊断标志物。此外,还用于观察病情和监测抗真菌治疗的疗效。

(5) 注意事项

1) 严格按照操作流程,确保无菌操作,避免因标本污染造成的假阳性。

2) 操作按照试剂盒的说明进行。

3) 操作人员经过培训,熟练操作流程。

4) 开展室内质控,保证检测的精密度和准确度。

6.1.6 乳胶凝集(LA)试验

乳胶凝集(LA)试验为一种凝集试验,系颗粒性抗原(细菌、真菌、红细胞、乳胶等)或吸附于表面的抗原(或抗体)与相应的抗体(或抗原)结合出现肉眼可见的凝集块(凝集反应)。而乳胶凝集反应是利用聚苯乙烯胶乳颗粒具有吸附蛋白质一类生物高分子性能,以它作为载体直接吸附抗体(或抗原)形成致敏胶乳颗粒,与相应抗原(或抗体)产生反应是乳胶凝集为肉眼可见的白色沉淀,即为乳胶凝集反应。

(1) 材料与方法

1) 聚苯乙烯胶乳颗粒(polyturence latex particle)悬液:以 0.81 mm 直径的乳胶颗粒经稀释 10 倍使其吸光率的光密度达(0.31±0.02),取 1 ml,加水 2 ml,再加入甘氨酸缓冲液 7 ml(pH 8.4),使成为 1%的乳胶液。

2) 抗隐球菌荚膜多糖抗体 IgG 的制备:以肉汤培养 A 型隐球菌 72 h, 80℃ 30 min 加热灭活,再以乙醇沉淀即为隐球菌荚膜多糖抗原。按常规法免疫家兔,取效价达 1∶640 以上的抗血清,以 1/3 饱和硫酸镁沉淀之,上清经 DEAE 柱层析后获得特异 IgG 抗体。

3) 抗隐球菌抗体致敏乳液(LT)的制备:以 1%乳胶 5 ml,逐滴加入 4%高效价隐球菌抗体 IgG 1.5 ml,滴加速度要很慢,边滴边振摇,并在振荡器中振荡 3 min,使两者充分混合,置室温 24 h 备用。

4) 兔抗正常球蛋白抗体(LN)致敏乳胶液的制备:以正常健康人血清提取的 IgG 免疫家兔制备兔抗人球蛋白 IgG 抗体,具体制备方法同(LT)。

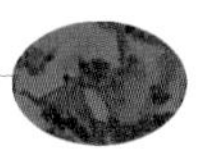

(2) 实验步骤

1) 标本来源与处理：待检标本有脑脊液、血清、尿或皮肤组织浸出液，先 56℃ 30 min 灭活其中可能存在的其他病原体（包括 HIV），标本混浊者先取 120 μl 离心沉淀，再加入链霉蛋白酶（pronase）20 μl，以消化非特异性蛋白以增加标本的敏感性，再加入酶中止液，如为尿液，应以缓冲液稀释 1 倍。

2) 操作步骤：①取 40 μl 待检液滴加特制的乳胶板第 1 孔内（也可以洁净载玻片）；②第 2 孔内加入兔抗正常球蛋白抗体（LN）致敏乳胶液 40 μl（阴性对照）；③第 3 孔内加入抗隐球菌抗原乳胶液 40 μl；④于上述各孔内各加抗隐球菌抗体致敏乳胶液 10 μl；⑤用小玻棒充分混合各孔内的液体并置于 160 r/min 振荡器 10 min 或前后缓缓摆动玻板，判定结果。

3) 结果解释：如于第 1、第 3 孔内出现裸眼可见的颗粒，第 2 孔无凝集为阳性，如第 1、第 2、第 3 孔内均阳性为可疑，第 1、第 2 孔阳性，第 3 孔阴性则为阴性，第 1、第 2 孔阴性，第 3 孔阳性也为阴性，如第 1 孔强阳性，应稀释标本 100 倍重复测定；在可疑结果时可稀释标本 3～5 倍再重复试验以除外假阴性（前带现象），或以 EDTA 处理以排除干扰蛋白所致假阳性。

阳性结果的标本可将灭菌盐水或缓冲液作倍比稀释以确定阳性滴度，如滴度超过 1∶8 即可确诊为活动期的隐球菌病（此时抗正常人球蛋白的滴度应不改变）。

4) 注意事项：①标本置 2～8℃ 保存，不可冷冻；②本方法的敏感度为 35 ng/ml（抗原量）；③不应触摸试验板，并免铜、铅离子污染（可与 N3 结合，形成沉淀）。板仅应用 1 次。

6.2 病原真菌的分子生物学检测

在真菌学研究中，传统的分类方法以形态特征和生理生化指标为分类基础，但大部分菌种的类别多、分布广、形态特征复杂，而且少数的形态特征和生理生化指标会随着环境的变化而不稳定。因此，传统的菌物分类常引起分类系统不稳定或意见分歧。生物繁殖并代代相传，是通过传递 DNA 而实现的。与其他真核生物一样，不同的真菌在 DNA 分子水平上存在着差异，包括染色体 DNA 及线粒体 DNA 在数量、大小及碱基序列上的差异等。核酸指纹技术是 DNA 指纹技术和 RNA 指纹技术的总称，前者主要研究 DNA 序列差异，而后者则主要研究基因的差异性表达。随着分子生物学的迅速发展和广泛应用，真菌的分类鉴定因建立在 DNA 指纹技术上的“分子标准”的渗入而不断完善。

医学真菌分子生物学检测主要是针对基因组 DNA 或者 DNA 片段进行相关分析。起初通过测定 mol%(G+C) 含量对真菌基因组 DNA 进行粗略分析，现在随着分子生物技术的发展，可采用脉冲凝胶电泳（PFGE）技术来分析真菌核型，采用限制性片段长度多态性（RFLP）、核酸杂交技术和随机扩增多态性 DNA（RAPD）等技术对皮肤癣菌、念珠菌、隐球菌、曲霉等常见的真菌进行分型，可采用聚合酶联反应（PCR）及其相关检测技术和基因芯片技术等来分析特异性核糖体 DNA 的片段序列，从而鉴定病原体真菌。新近国外开始采用环介导等温扩增（LAMP）技术来快速检测真菌的特异性 DNA 片段，并采用多位点序列分型（MLST）进行菌株分型。此类技术具有操作简便，省时省力，敏感性、特异性高及准确可靠等优点，特别是从分子水平对真菌从遗传进化角度阐明菌种间内在的分类学关系，从而真正达到人们追求已久的自然分类的目的。虽然目前这些方法尚未普及到真菌检验的实际工作中，大多仍在实验研究阶段，不能或不可能完全替代常规鉴定方法，但至少可成为鉴定中有力补充，尤其是对一些疑难、特殊或高度变异的菌种鉴定及侵袭性真菌感染的早期诊断。群体遗传变异、地理生态、抗病育种等方面更可显示出这些新方法的优越性，而一些分类地位不明确、亲缘关系不清楚的物种也通过分子生物学技术得到验证。下面将对这些技术一一介绍。

6.2.1 G+C 含量分析

(1) 原理

这是最早用于真菌分类学研究的分子生物学技术，它利用真菌 DNA 中核酸序列的同源性及基因大小相似性的遗传特征，测定 DNA 中的碱基含量作为真菌分类鉴定的重要遗传指标之一。DNA 碱基含量主要是指 mol%(G+C) 含量，即鸟嘌呤（G）和胞嘧啶（C）在整个 DNA 中的摩尔百分比。不同种的真菌，其 4 种碱基的含量及排列顺序不同，因此，mol%(G+C) 含量一般会随种的不同而有变化。物种之间的亲缘关系越远，其 mol%(G+G) 含量差别就越大，反之亦然。mol%(G+C) 测定的主要作用在于否定，即 mol%(G+C) 含量不同的 2 个菌株，可肯定地回答它们不是同种菌，但 mol%(G+C)含量相同的菌，就不能肯定地说它们是相同或相近的真菌，因为其碱基排列顺序不一定相同。此方法在酵母菌的应用较为成功。

一般认为，测定的 2 株菌的 mol%(G+C)含量差别在 2%之内是无意义的；2 个菌株的 mol%(G+C)含量差别在 4%～5%，可认为是同一种内的不同菌株；若差别在 10%～15%之内，可认为是同属内的不同种真菌；若差别在 20%～30%，则认为是不同属甚至不同科的真菌。

(2) 方法

测定 mol% (G+C)含量的方法很多，但热变性温度法操作简单、精确度高、重复性好，最为常用。其原理为不断加热变性使碱基间氢键不断打开，互补双链螺旋不断变成单链，导致核苷酸碱基在 260 nm 的紫外吸收明显增加(增色效应)，当双链完全变成单链后，紫外吸收停止增加。在热变性过程中，紫外吸收增加的中点值所对应的温度为热变性温度，又称为解链温度(Tm)。若某种真菌 DNA 中 G+C 碱基对含量多，全部打开 G+C 碱基对所需要的温度就要高，Tm 值也就高。所以，1 个 DNA 样品的 Tm 值可直接反映出该样品 G+C 碱基对的绝对含量。

以红色毛癣菌核中 DNA 的 Tm 值测定为例，将待测的红色毛癣菌 DNA 样品用 1×标准柠檬酸盐水溶液(SSC)(150 mol/L NaCl，15 mol/L，柠檬酸钠，pH 7.0)溶液适当稀释，充分振荡混匀，置一带热敏电阻探针塞子石英比色杯中；另一只杯中装入相应的稀释液 1×SSC 做对照。把比色杯放入紫外分光光度计内有加热装置的比色架中，波长固定在 260 nm，使样品浓度的吸光度为 0.2～0.4。先记录 25℃的吸光度，然后将温度迅速上升到 50℃左右。取出比色杯检查有无气泡，如有轻弹杯壁可除去，比色杯继续加热，估计开始变性前 3～5℃，停止升温，稳定 5～10 min，待杯内温度不再上升，逐度升温。每升 1℃停顿 5～10 min，保证升温后吸光度不再增加为止。将试验原始数据输入电脑进行分析处理得出 DNA 热变性曲线。其曲线中点所对应的温度即为 Tm 值。将 Tm 值代入公式计算 mol% (G+C)值。公式为 mol% (G+C)=(Tm−53.9)×2.44。

6.2.2 核型(EK)分析

(1) 原理

大多数真菌都具有染色体长度多态性的现象，故可通过核型分析来显示真菌的染色体 DNA 差异。通常采用脉冲场凝胶电泳(pulsed field gle electrophoresis, PFGE)技术来分离出不同长度的真菌染色体 DNA，因其分辨范围可达 100 000 的 DNA 片段，而普通琼脂凝胶电泳只能分离 50 000 以下的 DNA 片段。普通琼脂凝胶电泳是单方向电场，较大的 DNA 分子很容易陷在凝胶孔隙中而停滞不前，而 PFGE 有两个方向的电场在设定的脉冲时间里交替变换，使大分子 DNA 在行进中不断地改变自己形状及迁移方向，从而绕过细小的凝胶孔隙得以分离。电泳过程中较大的 DNA 分子泳动得慢些，较小的快些，从而在凝胶上按染色体大小而呈现出电泳带型，即电泳核型(electrophoretic karytype, EK)，又称为染色体 DNA 指纹。核型分析得到的 DNA 带数可以被近似地认为是真菌核内的染色体数，DNA 带的密度也从一定水平上反映了核内 DNA 的含量及 DNA 分子的大小。事实上适于 PFGE 作核型分析的致病微生物主要是医学真菌和某些原虫。

PFGE 电泳带型清晰易辨、分辨力较强，电泳条件稳定时结果重复性好。但是电泳受到许多因素的影响，如上样标本 DNA 的浓度、电泳缓冲液的离子强度、电泳温度、凝胶硬度、脉冲时间、电压等，其中以电压和脉冲时间最为重要。一般地说，分离较大分子量的 DNA 宜用较低电压和较长脉冲时间；反之则用较高的电压和较短的脉冲时间。这可根据不同分子量的 DNA 及实验要求来摸索确定。以上因素影响不同实验室间的可比性。此外，相同大小的两条不同染色体往往因迁移率相近会呈现为同一条带，昂贵的电泳仪器及操作费时等均影响其应用。

(2) 方法(以酵母菌为例)

1) 真菌破壁法——全染色体 DNA 的制备：

A. 将保存于 4℃沙氏斜面的菌株接种于 YPD 斜面(2%葡萄糖、2%蛋白胨、1%酵母浸膏、2%琼脂)，37℃，24 h 培养，然后挑取一菌环菌苔接种于 5 ml YPD 液体培养中，30℃，200 r/min 振荡培养 8 h。

B. 将菌悬液倒入离心管内，3 500 r/min，0℃，离心 10 min，弃上清液，菌细胞用 0.05 mol/L，EDTA (pH 5.5)20 ml 悬浮，同法洗 2 遍。

C. 洗毕的菌细胞用 0.05 mol/L EDTA (pH 7.5)调整细胞数为 8×10^9 cfu/ml(血细胞计数板法)，并吸取 0.5 ml 菌液移至 2 ml Eppendorf 管内。

D. 每管内加破壁酶 Novozym 234 6～8 mg 或

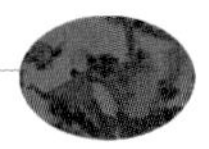

Zymalase-100 T 20 μg，然后在37℃水浴中加预先溶化在0.125 mol/L EDTA（pH 7.5）中的1.5% LMP Agarose(低溶点琼脂糖)0.5 ml。用移液器吸头轻轻吸吹数次，完全混匀后加入预冷模具的孔洞中(1 mm×10 mm×6.5 mm)中，冷凝30 min。

E. 凝固的胶块用一与胶孔同样孔径的塑料推入到5 ml无菌的Eppendorf管，然后每管加含7.5% β-巯基乙醇的0.5 mol/L的EDTA（pH 7.5）2 ml，37℃，轻微震荡孵育2～12 h。

F. 弃掉管中液体，用0.05 mol/L EDTA（pH 9.0)洗3次，加ESP（0.5 mol/L EDTA，pH 9.0；1%Sarcosine，0.5 mg/ml蛋白酶K）2 ml，50℃，轻微震荡孵育48 h。

G. 弃掉ESP溶液，用ET（10 ml/L Tris，50 mmol/L EDTA，pH 8.0)洗3次，用无菌塑料环将胶块移入2 ml无菌Eppendorf管内，加1 ml 0.5 mol/L EDTA(pH 9.0)，4℃保存备用。

2）脉冲电泳分离染色体DNA：

A. 电泳缓冲液采用0.5×TBE（44 mmol/L Tris，44 mmol/L boric arid，2 mmol/L EDTA，pH 8.2)。用该溶液配制浓度为0.8%的电泳凝胶，微波炉加热至完全溶解，稍冷却后轻轻倾入特制的模具中，插好梳子，如产生气泡应除去，冷却30 min。

B. 凝胶完全凝固后小心垂直地拔去梳子，产生的胶孔用电泳缓冲液注满，以免回缩。取出4℃保存的胶块，用无菌塑料环操作，将胶块置胶孔内，吸出液体，用熔于0.5×TBE的1%LPM Agarose封孔固定。

C. 将电泳缓冲液约2 500 ml倒入电泳槽中，开动循环冷却使电泳温度保持在10～12℃，将载有样品胶块的凝胶推入槽中，四角固定，平衡10 min后启动脉冲电泳仪，设定电泳参数。

D. 电泳完毕，将胶取出放入一搪瓷盘内，加0.5×TBE略浸过胶面，加溴化乙锭(EB)振荡15 min，双蒸水脱色1 h以上，然后用凝胶成像系统或在暗室内用紫外透射仪观察、照相。

此外，制备好的全染色体DNA包块还可用于酶切、PCR扩增等。

6.2.3 限制性片段长度多态性分析

(1) 原理

核酸限制性内切酶是一类能识别双链DNA上特定碱基顺序的核酸水解酶，其中Ⅱ型酶为通常所指的DNA限制性内切酶，其分子量较小，仅需Mg^{2+}作为催化反应的辅助因子，它们在特异的识别顺序内进行切割，产生特异的DNA片段。Ⅱ型酶识别顺序一般为4～6个碱基对，其靶顺序大小决定了它切割DNA后产生的DNA片段的长短。限制性酶切片段长度多态性(restriction fragment length polymorphism，RFLP)是指用限制性内切酶消化不同个体的同源DNA分子，会产生不同长度的片段，凝胶电泳时呈现不同的带型亦称酶切图谱。RFLP可显示不同个体在DNA水平上的差异，也就是染色体DNA RFLP指纹(chromosomal DNA RFLP finger printing)。这种差异主要来源于基因突变和DNA分子结构重排所引起的限制性内切酶识别位点的改变。目前用于真菌研究的限制性内切酶已达20余种，原则上只要限制性内切酶选择合适，不同种属真菌的基因组DNA顺序存在差异，可表现为酶切图谱的差异，从而进行分类。

该技术的优点有快速、简便、价廉。缺点有以下几方面：一是由于真菌基因组的复杂性，RFLP可能产生很多片段，从而降低了特异性片段的分辨率；二是由于与其他真核生物相似，真菌基因组中存在着重复的rRNA基因，伴随相对同源的序列和基因间区域，所以RFLP难以反映出不同菌株间的差异。近年来，将RFLP分析与其他技术，如PCR技术、杂交技术结合起来，对PCR产物进行RFLP分析或将基因组DNA RFLP图谱以特定探针杂交后分析杂交带的大小与数目，可弥补单纯RFLP分析时结果模糊之缺陷，从而对生物体多态性的分析变得简捷快速。

(2) 方法

医学真菌DNA的抽提方法颇多，选择一个方便可靠的方法介绍如下。

1）菌体的培养与收集：从YEPD(蛋白胨2%，酵母浸膏1%，葡萄糖2%)斜面上挑取适当大小的一团菌丝体，接种于含20 ml YEPD液体培养基的100 ml Erlenmeyer瓶中，28℃振荡(150 r/min)培养72 h。4 000 r/min离心1 min收集菌体，以无菌0.9%氯化钠溶液悬浮洗涤2次。沉淀用组织匀浆器轻轻研磨至无大菌团存在。4 000 r/min离心2 min，保留沉淀的菌体。

2）基因组DNA的提取：在上述沉淀中加入含Novozym234 10 mg/ml的SCS（1 mol/L蔗糖，20 mmol/L枸橼酸钠，pH 5.8）100 μl，37℃水浴

30 min。4 000 r/min 离心 1 min 后，沉淀中加入 ETS(0.45 mol/L EDTA, 10 mmol/L Tris-Cl，2% SDS, pH 8.0)400 μl，37℃水浴 20 min。分别以饱和酚 400 μl 氯仿-异戊醇 400 μl 抽提 1 次，水相中加入 0.54 倍体积的异丙醇，−20℃静置沉淀10 min。12 000 r/min 离心 5 min，沉淀 70%乙醇洗涤 2 次，真空抽干，溶解于 10 μl 三蒸水中，加 RNAase A 至终浓度 20 μg/ml，37℃水浴 30 min，4℃保存备用。

3) 基因组 DNA 的 RFLP 分析：一般是 1 μg 底物 DNA，在 50 μl 终反应体系中，用 1 单位的内切酶催化，在推荐的反应缓冲液混合度下反应 1 h，加入过量的内切酶，可以缩短反应时间并达到酶解完全效果。但酶量过大会导致识别顺序的特异性下降，故建议用稍过量的酶(2～5 倍)及较长的反应时间。限制性内切酶的选择应依实验目的不同而定。理想的酶切片段既不能产生太少，以免多态性稀少不便找出特异片段，也不能太多而使背景模糊难以比较。

以用 EcoR Ⅰ酶切念珠菌 DNA 为例，取 10 μl (DNA 约 1 μg)制备好的 DNA 溶液，于 Eppendorf 离心管内与 26 μl 无菌去离子水混合，加 12 μl 含高盐的 5×酶切反应缓冲液(1×为 50 mmol/L Tris-Cl pH 7.5, 10 mmol/L $MgCl_2$，100 mmol/L NaCl，1 mmol/L DTT)，加入 2 μl EcoR Ⅰ(5 U/μl)，反应总体积为 50 μl。轻弹管壁使之充分混匀，于 37℃水浴中消化 90～180 min。加 0.5 mol/L EDTA (pH 7.5)使终浓度为 10 mmol/L，以终止反应。然后制备 0.7%琼脂糖凝胶，上样电泳。

4) 线粒体 DNA(mtDNA)的提取：将菌种振荡培养于沙堡弱液体培养基中 5 d，以双蒸水洗涤菌体细胞 2 次，置于含 30 mg Zymolyase-100T、0.1 ml 2-巯基乙醇的缓冲液(0.9 mol/L 山梨醇、10 mol/L EDTA, 10 mol/L Tris-Cl, pH 7.0)中，37℃孵育 1 h。8 000 g 离心，取菌体细胞在 20 ml 山梨醇缓冲液中超声破碎 30 s，6 000 g 离心 10 min。将上清以 20 000 g 离心 10 min，获得线粒体 DNA 碎片。将悬浮于含 1% SDS 的山梨醇缓冲液 4 ml 中以裂解线粒体。此时，需加入 1 mol/L 的 NaCl 溶液 0.44 ml，并以酚抽提 3 次，水相部分加入 TE 缓冲液(pH 8.0)，4℃48 h，再加入 NaCl 至终浓度为0.1 mol/L。加入 2.5 倍体积的预冷 99%乙醇，−20℃过夜，15 000 g 离心 10 min，即获得 mtDNA 沉淀物。真空干燥后溶于 0.1 ml TE 缓冲液。

5) 线粒体 DNA (mtDNA)的 RFLP 分析：线粒体 DNA 是真核生物核外 DNA 的一种，呈环状的小分子双链 DNA 结构，单拷贝，不含基因间隔区和内含子，进化历史简单明了，酶切位点少，易于分析。不足之处是与基因组 DNA 相比，它所包含的遗传信息要少得多，以 HaeⅢ、HindⅢ或 MSPI 等限制性内切酶对暗色丝孢科部分真菌 mtDNA 消化的结果表明：从 mtDNA RFLP 分析，甄氏外瓶霉与高氏瓶霉是相同的；甄氏外瓶霉种内存在多个型，是一个杂合群体；而皮炎外瓶霉则未见种内多态性；卡氏枝孢瓶霉的种间特异性标志清晰，但种内多态性显著与菌株来源的地理位置密切相关。

6.2.4 核酸杂交分析

(1) 原理

对 RFLP 所分离片段进行特异性 DNA 片段的核酸杂交，可大大提高目的片段的分辨率。核酸杂交技术是分子生物学领域中最常用的基本技术方法之一，其理论基础是 DNA 变性/复性的动力学原理，即具有一定同源性的 2 条核酸单链在一定条件下(适宜的温度及离子强度等)，可按碱基互补原则退火形成双链。核酸分子杂交的序列同源性主要以杂交百分率和杂交复合体的热稳定性来衡量。两种生物之间的亲缘关系越近，它们之间所共有的多核苷酸的相同序列就越多，即同源百分率越高。

与真菌分类学有关的核酸杂交技术包括 DNA-DNA/rRNA 杂交同源性(DNA - DNA/rRNA reassociation)分析、核酸分子探针杂交等。一般在相同的菌种中，DNA/DNA 杂交的成功率高达 80%以上，若低于 20%，则基本可考虑是无关的菌系。真菌基因组 DNA 序列的同源性为 65%～80%，则提示是同一属的不同种，但是如果同源性在 20%～25%范围。则难以作出判断，需要用其他方法分析确定。对属或属以上水平的分类则采用 DNA/rRNA 杂交，因为 rRNA 在进化过程中保守性更强。将用示踪物标记的 rRNA 分别与 DNA 杂交，根据 *Tm*(e)值或 RNA 结合数可获得被测 DNA 分子亲缘关系的资料。

随着 DNA 研究的深入，DNA 探针在真菌分类领域的应用日益广泛。真菌核酸分子探针大致可分成种特异性探针和多态性探针 2 类。种特异性探针主要用于鉴定真菌菌种。例如，Ca3、27A 和 CARE2 是白念珠菌特异性探针；Ct3、Ctl4 和 Ctl3-8 是热带念珠菌的特异性探针；Cg6 和 Cg12 是光滑

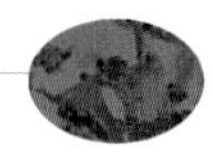

念珠菌的特异性探针；Cdl、Cd24 和 Cd25 是都柏林念珠菌的特异性探针；Cp3 是近平滑念珠菌的特异性探针；CkF1、2 是克柔念珠菌的特异性探针；CNRE－1 是新生隐球菌的特异性探针；λ3. 9（Af3. 9）、M13 和 Afut1 是烟曲霉的特异性探针；pAF28 是黄曲霉的特异性探针。真菌多态性探针从来源上可分为基因组 DNA 多态性探针，mtDNA 多态性探针、rDNA 多态性探针、微（小）卫星重复序列 DNA 探针等。基因组多态性探针的研究多见于酵母菌。例如，Ca7 是念珠菌属内多态性探针，它们形成的杂交带数目适中、清晰、稳定性高，具有良好的分辨力和稳定性。mtDNA 的保守性较强，用白念珠菌 mtDNA/EcoR 酶切片段制备的探针与基因组 DNA 酶切产物进行 Southern 杂交。杂交可见白念珠菌的株间差异很小，而念珠菌各种间的带型差异明显且富特征性。因此，mtDNA 探针有望成为种以上水平的分类指标。与此类似，rDNA 是编码核糖体 RNA 的基因序列，在进化中有高度的保守性，它只占总 DNA 中很小的一部分。以 rDNA 作探针只能检测 rDNA 及其邻近 DNA 片段的差别，适于鉴别同源性低的菌群，而对同源性较高的菌种没有明显的鉴别意义。以简单的微（小）卫星重复序列(GACA)4、(GTG)5、(GATA)4 等制备的探针对念珠菌、隐球菌等酵母基因组 DNA 杂交的结果显示良好而稳定的属间、种间和株间多态性。微（小）卫星重复序列探针因其具有序列简单、便于人工合成、易于标准化和便于比较等特点可发展为一种很有前途的探针。

（2）方法（以裴氏着色真菌为例）

从裴氏着色真菌基因组 DNA 文库中筛选出一个 3. 1 kb 的种特异性探针，并初步证明具有多态性特征，简介如下。

1）用常规方法制备裴氏着色真菌基因组 DNA 和质粒 DNA：裴氏着色真菌基因组 DNA 文库的构建，限制性内切酶部分酶解裴氏着色真菌基因组 DNA。

A. 小量酶切确定部分酶解的反应条件：

a. 配制溶液 D：

基因组 DNA	24 μg
10×NE buffer1	24 μl
10×BSA	24 μl
三蒸水加至	240 μl

b. 充分混匀，冰浴放置：取 10 只 1. 5 ml Eppendorf 管，按序编号。1 号管加溶液 D 40 μl，余管各加 20 μl。

c. 在冰浴中进行如下操作：在 1 号管内加入 2 单位 Sau 3Al，用平头毛细管温和地混匀。换新吸头吸取 20 μl 1 号管中的溶液加入 2 号管中，重复操作，依次转移 20 μl 溶液至下一管中做倍比稀释，9 号管中弃去 20 μl 溶液，10 号不加 Sau 3Al 作为空白对照。

d. 同时将管 1～10 放置于 37℃水浴 1. 5 h，立即冰浴并加 1 μl 0. 5 mol/L EDTA 至终浓度 20 mmol/L 以终止酶切反应。加 4 μl 6×琼脂糖凝胶加样缓冲液于 1%琼脂糖凝胶支持的 0. 6%琼脂糖凝胶中电泳分离样品，4℃时 3 V/cm 电泳 8～10 h 至溴酚蓝走出凝胶，同时以 λ/Hind Ⅲ酶解产物做分子量标准参照物。紫外灯（波长 302 mm）下观察并照相。

e. 分析照相结果，以能产生 2 500～6 000 片段产量最多的反应管中 Sau 3Al 浓度为最适酶浓度。

B. 大量基因组 DNA 的部分酶解：按小量酶切法确定的部分酶解的反应条件，将 100 μg 裴氏着色真菌基因组 DNA 进行酶切。反应产物和适量 6×琼脂糖凝胶加样缓冲液点样于 0. 6%琼脂糖凝胶的梳孔内。5 V/cm 电泳 3 h。紫外灯（波长 302 nm）下迅速切下 2 500～6 000 kb 之间 DNA 片段所在的凝胶部分，切碎，加等体积酚，振匀，－20℃ 10 min。立即离心 10 000 r/min 5 min。水相保留，在酚/凝胶管中加入 1/4 体积三蒸水，振匀后－20℃ 10 min，立即离心，2 次的水相合并，以等体积的酚-氯仿异戊醇抽提 1 次、氯仿异戊醇抽提 1 次。加 1/10 体积 3 mol/L 醋酸钠（pH 5. 2）、2. 5 倍体积预冷无水乙醇，－20℃ 20 min。4℃ 12 000 r/min 离心 10 min，沉淀用预冷的 70%乙醇洗涤 2 次。真空抽干，最后溶解于 50 μl TE（pH 8. 0）中供连接用。

2）质粒 PUC18DNA 的完全酶切和 5′-脱磷：

A. 完全酶切：

10×Bam HI 缓冲液	3 μl
10×BSA	3 μl
PUC18 DNA（1 μg/μl）	10 μl
Bam HI（20 U/μl）	1 μl
三蒸水加至	30 μl

于 37℃水浴 3 h，取 1 μl 作 1%琼脂糖凝胶电泳检查酶切是否完全。

B. 酶切产物 5′-脱磷：在上述酶切反应体系中

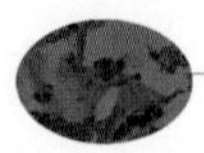

加入 CIP(10 U/μl) 1 μl,37℃水浴 1 h。75℃水浴 10 min 灭活 CIP 和 BamⅡ活性。

以等体积酚-氯仿异戊醇各抽提 1 次,1/10 体积 pH 5.2 的 3 mol/L,醋酸钠和 2.5 倍体积预冷无水异戊醇沉淀 20 min,70%冷乙醇洗涤 2 次,真空抽干后溶于 10 μl Tdw 中作连接反应用。

C. 连接反应:

裴氏着色真菌基因组 DNA/Sau 3AI(部分酶切)	8 μl
PUC18/Bam HI	8 μl
10×T_4DNA 连接酶缓冲液(新配制)	2 μl
T_4DNA 连接酶(20 U/μl)	1 μl
三蒸水	1 μl

16℃连接过夜。75℃水浴 10 min 灭活 T_4DNA 连接酶。

D. 重组质粒 DNA 的转化:常规制备 DH5a 感受态细胞,将 20 μl 重组质粒 DNA 转化入其中。

E. 重组质粒的筛选和重组效率及 DNA 文库完整性的估算

a. 重组质粒的筛:按常规进行(参见有关文献)。

b. 重组效率及基因组 DNA 完整性的估算:重组效率按重组质粒数/被检查的质粒总数×100%计算。DNA 文库的完整性按下式算:

$$N = \ln(1-p)/\ln(1-f)$$

式中:N 为重组克隆总数,P 为任意一段 DNA 顺序在文库中出现的概率,f 为插入片段长度与基因组总长度之比值。

3) 斑点杂交:将从裴氏着色真菌基因组 DNA 文库中随机挑选的重组质粒 DNA 分别用 TE (pH8.0)缓冲液调整至相同浓度(50 mg/μl),并点在一张 Hybond-N 尼龙膜上,用于和 5 株裴氏着色真菌基因组混合 DNA 探针杂交。而后以筛选出的杂交信号较强的重组质粒 DNA 以同样方式与混合裴氏着色真菌基因组 DNA 放射性探针作斑点杂交。取无杂交信号的重组质粒作为初选质粒,与疣状瓶霉、皮炎外瓶霉、卡氏枝孢霉、甄氏外瓶霉混合基因组 DNA 同样作斑点杂交,同时以白念珠菌、新生隐球菌、烟曲霉、申克孢子丝菌、须癣毛癣菌各 1 株的基因组 DNA 混合物作探针,按上述方法与之斑点杂交。取无杂交信号的重组质粒作备选质粒,与人白细胞 DNA、大肠埃希菌及星形诺卡菌基因组 DNA 混合物放射性探针再作斑点杂交。此时,筛选出的无杂交信号的重组质粒即可作为裴氏着色真菌种特异性探针。

4) Southern 印迹分析:为进一步确认筛选出探针的特异性,采用 Southern 印迹分析。用以下反应体系首先对暗色丝孢科真菌或其他病原体、人白细胞 DNA 进行完全酶切:10×NE buffer 13 μl,10×BSA3 μl,基因组 DNA(1 μg/μl)4 μl, Sau 3Al (0.06 U/μl),双蒸水 19 μl。而后以 2%琼脂糖凝胶电泳分离酶切产物,变性后转移到 Hybond-N 尼龙膜上,分别与裴氏着色真菌备选特异性探针进行 Southern 印迹分析。

5) 筛选结果:以(α-^{32}P)- dATP 标记的重组质粒探针不能与疣状瓶霉、皮炎外瓶霉、甄氏外瓶霉、紧密着色真菌、其他真菌和细胞、人白细胞各自的混合基因组 DNA 进行 Southern 杂交,而可和 4 株裴氏着色真菌出现 1~3 条杂交带。

6.2.5 核酸体 DNA 序列分析

核酸序列分析方法是指通过测定核酸一级结构中核苷酸序列组成来比较同源分子之间相互关系的方法。核苷酸是生物体遗传信息的最基本组成单位,核苷酸序列能够为物种提供最丰富、最直接的信息。核酸序列分析用于研究生物分类和进化,可以克服杂交、RFLP 分析等方法所遇到的局限性。大量的性状可直接观察到,如碱基变化的转化与颠换,不活动性与有选择性,核苷酸的变化趋势,这些变化在物种系统发育分析时都可以以不同的方式表现出来;公开发表的序列都可直接用来进行所需要的比较和分析。这就大大拓宽了我们的研究范围,可以在更广的范围上进行生物进化和系统发育的研究。目前,真菌核酸序列研究几乎都集中在 rRNA 基因(即 rDNA)上,因为 rDNA 存在着广泛的保守区域,可用作引物的结合位点,同时客观存在的不同区域进化水平不同,可以用于不同分类等级的研究。目前已成功设计用于扩增 rDNA 不同区域的保守引物,并广泛用于菌物系统发育研究中。

核糖体由几十种蛋白质和 rRNA 组成,真菌基因组中编码 rRNA 的基因包括 4 种,5S rDNA、18S rDNA、5.8S rDNA 和 25S rDNA。它们在染色体上头尾相连、串联排列,相互之间由间隔区分隔。从 5′到 3′端依次为:基因内间隔区 IGS(intergenicspacer);位置可变的 5S rDNA; 18S rDNA;内转录间隔 ITS

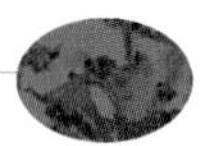

1(internal transcribed space 1)序列;5S rDNA; ITS 2 序列和 25S rDNA。真菌的 4 种核糖体基因及间隔区有不同的进化速度,有的序列比较保守,有的序列进化较快,因此可以根据它们的序列,将真菌鉴定到属及属以上、种、亚种、变种,甚至菌株的水平。

最早用于系统研究的 rDNA 是 5S rDNA,后因其长度大小和进化太快,现已证明,它不适用于比较大多数真菌的系统学关系。5. 8S 基因分子量小且高度保守,已较少用于系统学研究,目前用于设计真菌 rDNA PCR 扩增的通用引物。18S rDNA 和 25S rDNA 序列(分别约为 1. 8 kb 和 3. 2 kb)中既有保守区又有可变区,目前已广泛用于真菌系统学的属(genus)、种(species)、变种(variety)的分类研究中。18S、5. 8S、25S rDNA 基因序列之间的 ITS 序列在绝大多数的真核生物中表现出了极为广泛的序列多态性,同时其序列长度适中,从人类到酵母的各种真核生物中 ITS 的序列长度为 1 000 bp 到<300 bp 大小不等,适用于属内亚种(sister species)或变种的分类研究。在真菌的 rDNA 各亚基间的 ITS 为高度重复序列,其序列和重复次数有显著的株间差异,可用作种以下菌株(strain)等分类学的指标。

6.2.6 PCR 相关检测分析

聚合酶链反应(polymerase chain reaction, PCR)诞生于 1985 年,是体外扩增特定 DNA 片段的技术,其原理类似于 DNA 的体内复制。该方法适用样品广泛,操作简便易行,同时具有高度的特异性和敏感性,适用于形态和生化反应不典型的真菌鉴定。在经典 PCR 技术基础上,已发展并衍生出多种适用于不同场合的需求的 PCR 检测方法。下面将适用于真菌鉴定的 PCR 技术进行介绍。

(1) 随机扩增多态性 DNA (RAPD)分析

1) 原理:随机扩增多态性 DNA(randomly amplified polymorphic DNA, RAPD)技术是一种利用一系列随机合成的寡核苷酸单链(通常为 10 聚体)为引物,对靶细胞 DNA 进行 PCR 扩增。在聚丙烯酰胺或琼脂糖电泳上分离扩增产物,经 EB 染色或放射性自显影来检测所扩增的 DNA 片段,由此反映出基因组相应区域 DNA 差异。对于任一特异性引物,它同基因组某些区域内 DNA 序列发生特异性结合位点,符合 PCR 扩增反应条件时就可扩增出 DNA 片段。如果基因组在这些区域内发生 DNA 插入、缺失或碱基突变,那么就可能导致这些特定结合位点分布的变化,从而使 PCR 产物增加、缺少或发生分子量的改变,由此可检出基因组 DNA 的差异。虽然就单个引物而言,其检测基因组 DNA 多态性的区域有限,但 RAPD 分析时使用一系列 DNA 序列各不相同的引物,可检测的区域几乎覆盖整个基因组,故 RAPD 可对整个基因组 DNA 进行差异检测。RAPD 尤其适合于事先未知的 DNA。序列的靶基因差异性分析早期用于形态学鉴定十分困难的致病性暗色真菌分类和鉴定,尤其是对外瓶霉的种间鉴定,现已推广到致病性念珠菌、隐球菌、皮肤癣菌和曲霉的分类鉴定与分型。该方法使用 PCR 技术,可检测出 RFLP 与 Southern 印迹分析所不能发现的菌种变异,适于病原真菌各秩级的分类与鉴定研究。序列特异性 DNA 多态(sequence-specific DNA polymorphism, SSCP)采用特异性引物进行 PCR 扩增,大大提高了 RAPD 的可重复性。

2) 方法:

A. RAPD 反应条件:

a. 引物:为 RAPD 试剂盒中的随机引物,如 OPA3、OPA7、OPA12、OPA20 等。也可为不完全随机引物,如白念珠菌等 18 种真菌 18S rDNA 编码基因上的一级共同序列(GCATCACAGACCTGTTATTGCCTC)。

b. 反应体系:总体积 30 μl。其中包括:

Tdw	18 μl
10×PCR 反应缓冲液	3 μl
$MgCl_2$(25 mmol/L)	3 μl
dNTP(各 2. 5 mmol/L)	3 μl
引物(25 μmol/L)	1 μl
模板 DNA(50 ng/μl)	1 μl
Taq DNA 聚合酶(1 U/μl)	1 μl

各成分充分混匀后置于 0. 2 ml PCR 管中,如 PCR 管密封不好,则需要再加入 30 μl 液状石蜡覆盖。

c. 反应条件:将待扩增管置 PCR 仪中,先以低退火温度扩增 2 循环:94℃ 3 min, 40℃ 2 min, 72℃ 2 min;然后再以高温退火扩增 35 循环:92℃ 45 s, 55℃ 45 s, 72℃ 2 min。72℃继续保温 5 min 使扩增产物充分延伸,4℃保存备用。

B. 扩增产物的检测:将扩增管中的水相部分移于一洁净 Eppendorf 管,加入 1/5 体积的 6×凝胶加样缓冲液,混匀后取 20 μl,以含 EB 0. 5 μg/ml

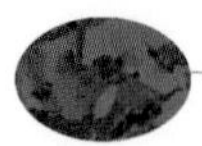

的1.2%琼脂糖凝胶进行电泳，电泳缓冲液1×TAE。在波长302 nm的紫外线下观察、照相。

C. 医学真菌基因DNA RAPD图谱：Uijthof等对21件甄氏外瓶霉基因组DNA RAPD图谱进行分析，可见种特异性电泳带，这一带型可作为鉴定该菌的参考标准。李冬梅等对6种24株外瓶霉属的菌进行比较，依RAPD图谱可清晰鉴别菌种，尤其是皮炎外瓶霉与甄氏外瓶霉、棘状外瓶霉。作者等对6种30株重要致病性暗丝孢科基因组DNA的RAPD图谱特征进行研究，各株真菌可扩增出数目不等(7～12条)、大小不同(180～1 100 bp)的DNA产物，呈显著株间多态性。各菌株有一共同扩增带，约280 bp大小。不同菌种有一些种特异性扩增片段。虽然同一菌种内不同菌株间的扩增带型多有些差异，但种间变异明显大于种内变异。在不同菌株间、较小片段(＜400 bp)DNA片段的大小和数目较为稳定和相似，较大片段则多态性明显。

(2) PCR-RFLP

PCR-RFLP是指将RFLP与PCR技术相结合，根据18S rDNA或者5.8S rDNA的ITS区等高度保守序列来设计真菌通用引物，进行通用真菌PCR扩增，然后对PCR产物采用限制性内切酶进行酶切，从而获得酶切图，鉴别常见病原真菌。

(3) 巢式PCR

当用普通PCR扩增产物非特异性扩增较强，而预期大小的PCR产物很少时，可采用巢式PCR(nested PCR, N-PCR)来提高检测病原真菌的灵敏度和特异性。该方法是应用双引物系统进行套式PCR扩增，一般来说，第1步是用外侧引物(真菌通用引物)扩增真菌DNA模板，第2步是用内侧引物(种属特异性引物)进行扩增第1步的PCR产物，这种方法的缺点是进行两次PCR扩增，发生交叉污染的概率较大。为了克服此缺点可采用同一反应管中巢式PCR(one-tube nested PCR)，主要利用内外引物*T*m值不同(外引物*T*m值高，而内引物*T*m值低)。PCR反应开始的若干循环采用较高退火温度，内引物由于*T*m值低，高温下不能与模板结合，而外引物可与模板退火延伸，再采用较低的退火温度进行后面的循环，内引物则可与模板退火延伸，这样实际上进行2次扩增，但只做1次操作，可减少交叉污染的机会。

(4) 多重PCR

多重PCR(multiplex PCR)是指在同一个反应体系中采用多对引物同时扩增数种常见真菌的特异性DNA片段，从而可以快速鉴定出病原性真菌。目前，GenBank数据库中已提供多种常见真菌的ITS序列，如烟曲霉(GenBank：AF176662，AF078889)、白念珠菌(GenBank：L47111，L28817)、光滑念珠菌(GenBank：AB032177，AF167993)、近平滑念珠菌(GenBank：AF287909，L47109)、热带念珠菌(GenBank：AF287910，AF268095)、新生隐球菌(GenBank：M94516，M94517)等。根据已知的ITS序列来设计真菌的种属特异性引物，可在ITS 1区内选择正向引物，在ITS 2区内选择反向引物。另外，还可选真菌通用引物ITS1和ITS4(GenBank：M27607，D89886)作为PCR反应的阳性对照。注意：在每个反应体系中，应保证所扩增的目的片段差异＞50 bp，从而通过电泳将其加以区分。

(5) 单链构象多态性和异源双链体迁移分析

单链构象多态性(single-strand conformation polymorphism，SSCP)和异源双链体迁移分析(heteroduplex mobility assays，HMA)技术均用于检测目的片段中潜在的核苷酸变异。相同之处在于两者均采用普通PCR方法对目的片段进行扩增。SSCP分析在PCR扩增产物内加入甲酰胺并进行热变性产生单链DNA，变性后迅速冰浴冷却，单链DNA形成三级构象。不同DNA片段可形成特异性的构象，因其在非变性聚丙烯酰胺凝胶电泳中迁移率不同，从而得以分离。18S和28S rDNA的SSCP以往已用于常见病原真菌的检测。SSCP缺点在于对电泳条件要求严格，要保持电泳过程中温度恒定，需要有恒温设备。异源双链分析体则是通过简单的变性和重新退火(通常是加热和冷却)形成部分互补DNA链，然后通过分析异源双链体在聚丙烯酰胺电泳中迁移率的减少来检测序列的改变。结合参比片段(panel of reference fragments)的HMA分析已用于检测曲霉属的种内变异。

(6) 实时荧光PCR

实时荧光PCR(real-time PCR)检测主要是在PCR体系中加入荧光染料或荧光探针作为示踪分子，结合实时荧光PCR仪来检测PCR过程中的扩增情况。因荧光染料法不能排除PCR过程中产生的非特异性扩增信号，故现在多用荧光探针法。目前使用较多的是TaqMan水解探针，主要利用荧光共振能量转移(fluorescence resonance energy transer，FRET)原理和Taq酶的5′端外切酶活性。

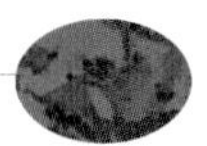

目前使用的其他探针还有 Amplisensor、Molecular beacon 和 Lightcycler 等。现在针对某些菌株的核糖体 rRNA 基因设计出特异性的荧光探针，从而快速地检测样品中是否有目的菌株存在。实时荧光 PCR 优点在于缩短检测时间、提高检测自动化、无须进行 PCR 后处理、减少 PCR 产物的污染。该技术的缺点在于合成探针及实时荧光 PCR 仪较昂贵。

(7) 多位点序列分型(MLST)技术

多位点序列分型(multilocus sequence typing, MLST)是指通过 PCR 来扩增 6～8 个管家基因片段，采用 DNA 测序的方法来比较核苷酸序列多态性，从而来进行真菌种内分型。MLST 对于白念珠菌具有高度分辨力，类似于 Ca3 特异性探针。该技术简便易行，其结果可以共享，利于实验室间进行比较，随着测序的自动化，它将被广泛应用。http://calbicans.mlst.net 上提供了白念珠菌的 MLST 数据库。

6.2.7 基因芯片检测分析

基因芯片(gene chip)又称核酸芯片、DNA 芯片、DNA 微阵列(DNA microarray)，是基于核酸杂交技术基础上的基因分型技术。其原理与核酸杂交基本相同，利用碱基相互配对结合达到检测的目的。它采用原位合成技术或微量点样技术，将数以百计的菌种特异性 DNA 探针固定在一块面积很小的硅片、玻片或尼龙膜等支持物上，从而产生二维 DNA 探针阵列，然后与标记样品进行杂交，通过检测杂交信号来实现检测的自动化，极大地提高了检测效率。该技术可以一次性对一大量序列进行检测和基因分析，避免了传统上核酸印迹杂交的复杂操作和检测片段数量少等缺点。

生物样品成分往往比较复杂，所以在与芯片接触前，必须预先对样品进行处理，对来自血液或组织中的 DNA/mRNA 样本须先行 PCR 扩增，然后再被荧光标记(目前常用 Cy3 和 Cy5)成为探针。影响样品与探针杂交的因素很多，但主要是时间、温度及缓冲液中的盐浓度。杂交条件的选择要根据芯片上核酸片段的长短及其本身的用途来定。目前最常用的是激光共聚焦荧光检测系统，其原理主要是与芯片发生杂交的探针上的荧光被激发后经过棱镜刚好能通过共聚集小孔，从而能被探测器检测到，而芯片之外的其他荧光信号则不能被探测器检测到，检测到的荧光信号通过计算机处理后就可直接读出杂交图谱。此法灵敏度和精确度较高，但是扫描所需时间较长。另一种检测系统采用 CCD 摄像原理，它虽然灵敏度和精确度较低，但所需的扫描时间较短，因而更适用于临床诊断。此外，近年来还发展了多种检测方法，如质谱法、化学发光法、光导纤维法等多种方法。

目前影响基因芯片技术广泛使用的主要因素是：基因芯片制备比较复杂，商品化的基因芯片价格昂贵，分析检测设备的成本较高。

6.2.8 非 PCR 扩增核酸检测分析

核酸检测(nucleic acid testing, NAT)技术除了大多数采用的 PCR 方法外，其他的核酸扩增法包括核酸序列扩增法(nucleic acid sequence based amplification, NASBA)、自维持序列扩增法(self-sustained sequence replication, 3SR)和链置换扩增法(strand displacement amplification, SDA)。每一种方法在其起始新 DNA 链合成方面都各有创新。PCR 技术对双链 DNA 采用热变性来起始下一轮的扩增，而 NASBA、3SR 和 SDA 则均采用等温扩增系统，前两者采用一系列转录和反转录反应来扩增目的片段；后者则使用一系列限制性内切酶和单链置换 DNA 合成来对核苷酸底物进行加工。

环介导的等温扩增(loop mediated isothermal amplification, LAMP)是一种可替代 PCR 的价廉、迅速、简便、准确的新型核酸检测技术。LAMP 与 PCR 一样利用酶反应系统直接扩增靶核酸序列，即采用 DNA 聚合酶和针对靶基因上的 6 个部位而设计的 4 条引物，利用链置换反应在恒温下使靶核酸序列呈指数级高效扩增。前内引物含有扩增片段一侧的有义链与反义链，后内引物含有扩增片段对侧有义链与反义链，2 条外引物则在扩增片段外侧起始 DNA 合成并置换出具有茎环结构的单链。反应条件是：95℃变性 5 min，冰冷后加入 DNA 聚合酶，65℃循环 1 h，80℃加热 10 min 终止反应。选取的靶基因 DNA 片段最好＜300 bp，所形成的茎环结构中环长度≥40 bp。LAMP 的灵敏度与 PCR 相近，扩增片段的特异性要高于 PCR，此外，还可以以 RNA 为模板。该方法适用于床边诊断和大量样品同时检测，正逐步应用于检测各种微生物。

6.2.9 蛋白分析

蛋白质是基因表达的直接产物，关系密切的真菌会有一致或相似的蛋白质组成，这是蛋白电泳用于真菌分类的理论基础。资料表明，蛋白电泳分类的结果与核酸同源性研究结果基本吻合，是一个可靠性强的真菌分类表型指标。蛋白电泳装置简单、价廉，从蛋白电泳图谱上可见两部分条带：保守性强的和多态性明显的。前者系进化缓慢的，如核糖体蛋白，可用于种属或以上水平的分类；后者为株特异性的，用于种以下水平的分类，因而具有足够的分辨力。稳定性好、判断结果直观是蛋白电泳的突出特点之一。

多位点酶电泳（multi locus enzyme electrophoresis，MLEE）用于分析菌种间同工酶的差异。该方法通过提取真菌胞质蛋白并进行凝胶电泳，以特异性同工酶活性染色法进行染色，然后观察各酶的电泳移动情况，从而分析真菌的表型。常用的多位点酶是乙醇脱氢酶、葡萄糖-6-磷酸脱氢酶、谷氨酸脱氢酶等活性较高的酶。根据各酶的电泳迁移率，计算待检真菌间的相似系数。此法方便可靠，分辨力尚佳，重复性好，便于不同实验室对不同批次结果进行比较。表6-2-1是用于真菌MLEE分型的管家酶。

表6-2-1　用于真菌MLEE分型的管家酶

酶	菌　种
α-淀粉酶 EC 3.2.1.1	白念珠菌，近平滑念珠菌，季也蒙念珠菌，克柔念珠菌，热带念珠菌，酿酒酵母
酸性磷酸酶 EC 3.1.3.2	近平滑念珠菌
顺乌头酸酶 4.2.1.3	白念珠菌，近平滑念珠菌，季也蒙念珠菌，克柔念珠菌，热带念珠菌，酿酒酵母，A烟曲霉
α-酯酶 EC 3.1.1.1	白念珠菌，近平滑念珠菌，季也蒙念珠菌，克柔念珠菌，热带念珠菌，酿酒酵母
α-葡(萄)糖苷酶 EC 3.1.1.20	近平滑念珠菌
乙醇脱氢酶 EC 1.1.1.1	白念珠菌，近平滑念珠菌，季也蒙念珠菌，克柔念珠菌，热带念珠菌，酿酒酵母
醛缩酶 EC 4.1.2.13	白念珠菌
碱性磷酸酶 EC 3.1.3.1	近平滑念珠菌
α-甘露糖苷酶 EC 3.2.1.24	近平滑念珠菌
天冬氨酸转氨酶 EC 2.6.1.1	白念珠菌，烟曲霉
天冬氨酸脱氢酶 EC 1.4.3.x	白念珠菌，近平滑念珠菌，季也蒙念珠菌，克柔念珠菌，热带念珠菌，酿酒酵母
β-酯酶 EC 3.1.1.1	白念珠菌，近平滑念珠菌，季也蒙念珠菌，克柔念珠菌，热带念珠菌，酿酒酵母
β-葡(萄)糖苷酶 EC 3.2.1.21	近平滑念珠菌
过氧化氢酶 EC 1.11.1.6	白念珠菌，近平滑念珠菌，季也蒙念珠菌，克柔念珠菌，热带念珠菌，酿酒酵母
果糖激酶 EC 2.7.1.4	烟曲霉
延胡索酸酶 EC 4.2.1.2	白念珠菌
葡萄糖-6-磷酸脱氢酶 EC 1.1.1.49	白念珠菌，近平滑念珠菌，季也蒙念珠菌，克柔念珠菌，热带念珠菌，酿酒酵母，烟曲霉
葡萄糖脱氢酶 EC 1.1.1.47	白念珠菌，近平滑念珠菌，季也蒙念珠菌，克柔念珠菌，热带念珠菌，酿酒酵母
葡萄糖-6-磷酸异构酶 EC 5.3.1.9	白念珠菌，烟曲霉
葡萄糖转移酶 EC 2.4.1.11	白念珠菌，近平滑念珠菌，季也蒙念珠菌，克柔念珠菌，热带念珠菌，酿酒酵母
谷氨酸-草酰乙酸转移酶 EC 2.6.1.1	白念珠菌，近平滑念珠菌，季也蒙念珠菌，克柔念珠菌，热带念珠菌，酿酒酵母
己糖激酶 2.7.1.1	白念珠菌，烟曲霉
异柠檬酸脱氢酶 EC 1.1.1.42	白念珠菌，近平滑念珠菌，季也蒙念珠菌，克柔念珠菌，热带念珠菌，酿酒酵母，烟曲霉
乳酸脱氢酶 EC 1.1.1.27	白念珠菌，近平滑念珠菌，季也蒙念珠菌，克柔念珠菌，热带念珠菌，酿酒酵母，烟曲霉
亮氨酸氨酸转肽酶 EC 3.4.11.1	白念珠菌，近平滑念珠菌，季也蒙念珠菌，克柔念珠菌，热带念珠菌，酿酒酵母
苹果酸脱氢酶 EC 1.1.1.37	白念珠菌，近平滑念珠菌，季也蒙念珠菌，克柔念珠菌，热带念珠菌，酿酒酵母，烟曲霉
苹果酶 EC 1.1.1.40	白念珠菌，近平滑念珠菌，季也蒙念珠菌，克柔念珠菌，热带念珠菌，酿酒酵母，烟曲霉
甘露醇脱氢酶 EC 1.1.1.67	白念珠菌，近平滑念珠菌，季也蒙念珠菌，克柔念珠菌，热带念珠菌，酿酒酵母

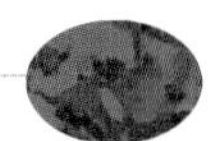

续 表

酶	菌 种
甘露醇-6-磷酸异构酶 EC 5.3.1.8	白念珠菌
肽酶 1EC 3.4.13.18，底物 Val-Leu	白念珠菌
肽酶 2EC 3.4.11.4，底物 Leu-Gly-Gly	白念珠菌
肽酶 3EC 3.4.13.9，底物 Phe-Pro	白念珠菌
肽酶 A EC 3.4.11，底物 Val-Leu	烟曲霉
肽酶 B EC 3.4.11，底物 Ley-Gly-Gly	烟曲霉
肽酶 C EC 3.4.11，底物 Lys-Leu	烟曲霉
肽酶 D EC 3.4.11，底物 Phe-Pro	烟曲霉
过氧化物酶 EC 1.11.1.7	白念珠菌，近平滑念珠菌，季也蒙念珠菌，克柔念珠菌，热带念珠菌，酿酒酵母
葡萄糖磷酸变位酶 EC 5.4.2.2	白念珠菌
葡萄糖磷酸变位酶 EC 2.7.5.1	烟曲霉
磷酸葡糖酸脱氢酶 EC 1.1.1.43	烟曲霉
嘌呤核苷磷酸化酶 EC 2.4.2.1	烟曲霉
丙酮酸激酶 EC 2.7.1.40	白念珠菌，烟曲霉
山梨醇脱氢酶 EC 1.1.1.14	白念珠菌，近平滑念珠菌，季也蒙念珠菌，克柔念珠菌，热带念珠菌，酿酒酵母
超氧化物歧化酶 EC 1.15.1.1	白念珠菌，近平滑念珠菌，季也蒙念珠菌，克柔念珠菌，热带念珠菌，酿酒酵母

我们以可溶性全细胞蛋白单向 SDS－PAGE 图谱薄层扫描分析对 6 种常见重要致病性暗色丝孢科真菌进行分类和鉴定研究，方法如下。

（1）可溶性全细胞蛋白的提取

分别在各暗色丝孢科真菌的 SCS 悬液中加入 30 μl Lyticase（5 U/μl），37℃ 水浴 30 min；4℃ 4 000 r/min 离心 1 min 使其形成原生质体沉淀；取沉淀再以 15 000 r/min 4℃离心 30 min 使原生质体裂解；取上清液加入等体积预冷的 7.5%三氯醋酸，使蛋白质沉淀；4℃ 10 000 r/min 离心 10 min，沉淀用预冷丙酮洗 1 次，空气中自然干燥。最后将其溶解于 200℃的加样缓冲液中。

（2）SDS－PAGE 电泳

以 12% SDS－PAGE 分离胶 15 ml、5%积层胶 10 ml 配制电泳凝胶，在 1×Tris－甘氨酸缓冲液中进行电泳。电泳条件为：开始时电压为 8 V/cm 凝胶，等染料进行分离胶后电压增加到 15 V/cm 凝胶，直到染料出胶后 2 h 停止电泳。SDS－PAGE 胶块常规染色、脱色与保存。

（3）SDS－PAGE 凝胶蛋白图谱的薄层扫描

采用薄层扫描仪，对各凝胶块进行扫描，以确定各菌株可溶性全细胞蛋白电泳带的位置。由于不同的胶块电泳时条件的细微差别影响电泳带的位置，需用低分子量标准蛋白质电泳带作参考，校正薄层扫描仪对凝胶块扫描出的数据。

（4）重要致病性暗色丝孢科真菌可溶性全细胞蛋白电泳薄层扫描图谱结果

30 株致病性暗色丝孢科真菌的可溶性蛋白电泳图经扫描后可清晰辨认的光吸收峰共有 39 个，相对应的蛋白分子大小在 11 200～98 500，不同菌株的蛋白光吸收峰数在 17～31 个之间。这 39 个光吸收峰多数值较小，相对应大小的蛋白质含量较低。有一个峰为各菌株共有的(相应蛋白质分子量为 31 500)；部分峰为种属特异性；绝大多数多态性明显，有株特异性，因此，有着良好的分辨力和分型性。在分子量为 62 000～76 400、36 000～43 500、24 000～31 500 及 15 700～16 800 的部分，有一些峰值较大的光吸收峰，其在种属内及种属间的保守性较大，可作为不同秩级的分类与鉴定指标。由于在同一 SDS－PAGE 凝胶块或不同胶块形成的蛋白电泳带和薄层扫描图重复性很好，因此具有高度可比性。

6.3 结语

现代分子生物学的发展使未来临床真菌病实验室的走向趋于明朗化：采用 DNA 或 DNA 密切相关产物为基础的方法对临床标本中的病原真菌进行鉴定和追踪。一种好的分类与鉴定技术要满足以下要求：①分型性高；②分辨力强；③重复性好；④简单易行。从理论上说，任何一种满足了这些要求的技术指标仍不能单独用于物种分类，必须结合多个可

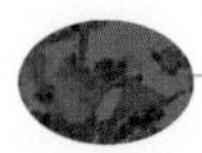

靠的分类与鉴定指标，如大体形态、结构、代谢、生态，乃至基因水平的指标综合考察，这便是所谓“全形态(holomorphy)”的概念。

主要参考文献

[1] 廖万清，吴绍熙，王高松. 真菌病学. 北京：人民卫生出版社，1989，297－328.

[2] Maraki S, Mavromanolaki VE. Epidemiology of Dermatophytoses in Crete, Greece. Med Mycol J. 2016，57(4)：e69－e75.

[3] Latronico N. Skin diseases. Minerva Pediatr，2001，53(1)：61－85.

(沈永年)

病原真菌感染的动物模型

动物模型是指人类在生命科学研究过程中逐步探索建立并不断完善的可模拟人类疾病表现的动物,动物模型的出现对生命科学研究的发展具有重要的推动作用。在人类医学研究过程中,很多疾病常常无法复制,而人体研究常不符合伦理,此时根据研究目的人为构建动物模型,在预先设计的实验条件下反复观察和研究以获得相关数据,同时可避免对患者或健康人体造成伤害。临床观察病例通常为散发,且患者常合并多种疾病,从而干扰了对某种疾病或者现象的单一性研究;此外,临床上同一时间点通常很难获得足够数量的样本与信息。相比之下,模型动物,不仅在样本数量上易于实现,而且可以在方法学上严格控制实验条件,在对饲养条件、遗传、营养等偏倚因素严格控制的情况下,易于获得条件均一、数量充足的模型,从而提高实验结果的可比性和重复性,科研数据更准确、更深入。基于以上优势,近年来,动物模型已成为生命科学研究不可或缺的工具。本章将就动物模型在医学真菌研究领域中的应用范围及原则进行简要介绍。

7.1 动物模型的概要及意义

医学真菌病是由病原真菌经皮肤、呼吸道、血液等不同途径入侵人体从而引起的一类感染性疾病,其临床表现与结局转归主要取决于真菌病原体与宿主之间复杂的相互作用关系,单一的细胞模型或体外实验常难以有效模拟真菌感染的自然病程,而动物实验有利于我们模拟并推测感染发生过程中病原与宿主之间的相互作用关系。迄今,这些信息尚无可靠的替代途径去获得。动物模型研究,引导我们更加深入地理解真菌感染的演变与进展、真菌的毒力因子与宿主的免疫应答及如何提高临床诊断与治疗水平以改善疾病预后。

7.1.1 动物模型可应用于真菌致病机制的研究

近年来,随着真菌感染发病率的不断上升,真菌致病机制的研究也越来越引起重视。病原真菌需要克服并适应宿主体内恶劣的生存环境才能引起人体真菌病,在致病过程中何种毒力因子发挥关键致病作用、其与宿主免疫应答之间存在何种作用关系,这些都是医学真菌研究工作者亟待解决的重要科学问题。当前,根据特定的研究目的,构建相应动物模型已成为研究真菌感染致病机制的主要工具手段。以新生隐球菌为例,为了探索其潜在的分子致病机制,学者们通过构建荚膜、黑色素酶、尿素酶等隐球菌重要毒力因子的基因缺陷株,将相关菌株经不同感染途径注入不同的动物(如小鼠和线虫)体内,分析比较基因缺陷株与野生株感染组动物的生存率、器官菌落负荷或组织病理情况,以模拟并推测不同毒力因子在新生隐球菌致病过程中的重要功能及潜在机制。

7.1.2 动物模型可应用于真菌病临床诊断技术的研发

真菌感染的经典诊断方法为真菌学(显微镜镜检与培养)和组织病理学检查,这些方法对技术人员的能力与经验要求很高,且耗时较长并存在一定的假阴性率。因此,开发新型高效、快速、精确的诊断技术已然迫在眉睫,而动物模型在诊断技术研发过程中发挥非常重要的作用。以血清学检验为例,血清抗原检测是曲霉菌病的重要辅助诊断方法,已成功应用于该疾病的临床诊断。在该技术研发过程中,学者们应用曲霉感染的兔模型研究发现,半乳甘露聚糖检测实验数据与人体数据高度一致,诊断敏感可靠,有重要的临床应用价值。

7.1.3 动物模型可应用于抗真菌药物的研发

在临床药物研究方面,其疗效判断常以随机双盲临床试验为"金标准"。该临床试验通常需要大量入组患者、价格昂贵、耗时较长,常需协调多个临床中心,且易受到治疗组变异性的干扰(如疾病阶段、年龄、性别及遗传学背景等因素)。当无法实施随机化临床试验时,动物实验模型为我们提供了重要的替代研究方案,可用于发现有效的治疗药物、新的给药途径或治疗方案。动物模型可有效模拟多种疾病,相对价格低廉、样本数量充足、易于重复,便于统计学分析,所有实验动物年龄、性别、遗传背景一致,可人为设置并控制并发症,且入组时处于疾病同一阶段,实验结果误差极小。还可同时开展不同治疗方案的研究,以避免未知的干预因素(如住院模式、并发症治疗),可避免主观性评判终末事件。此外,研究者还可开展在患者中无法实施的药理学和毒理学实验,尤其适于研究那些在随机化临床试验中受试对象不足而无法开展的实验研究。

动物模型已广泛地应用于评估临床重要真菌感染的抗真菌药物治疗,有利于预测临床治疗的疗效和安全性,或者进一步拓展已批准药物的临床治疗指征。动物实验是连接体外实验和临床试验之间不可或缺的一个重要环节。同时,在动物实验中改变治疗时间,可为临床疾病起始治疗时间的选择提供有价值的线索。当然,我们不应忽视某些抗真菌药物在不同种属动物之间存在重要的差异性。因此,获得临床药物的动物实验数据后,下结论必须谨慎。

7.2 传统动物模型与真菌病的研究

目前,医学真菌病研究领域已建立了很多动物模型,主要用于研究探索分子致病机制、临床诊疗技术及药物干预方案。尽管构建动物模型可有效控制多种变量,有效模拟疾病状态、量化疾病病程,然而需要指出的是,目前尚无一种模型能完全模拟人体自然的疾病过程,且动物种系及感染途径的选择对实验结果差异明显。因此,动物模型的应用与选择应小心谨慎,需根据不同的研究目的选取合适的动物模型、感染途径及研究参数。

7.2.1 传统动物模型种类的选择

医学真菌病的传统动物模型主要以哺乳动物最为常见,如小鼠、兔、豚鼠等。哺乳动物在进化上与人类相近,体内环境也与人体具有很大程度的相似性,是目前绝大多数真菌感染动物实验研究的首选。动物选择方面应尽可能真实地模拟人类感染,如研究动物真菌病,则常以原发感染动物为模型。迄今,大量的哺乳动物已应用于真菌病研究,如小鼠、大鼠、兔子、豚鼠、仓鼠、犬、猫,其中小鼠最为常用。小鼠生理上与人体相似、易于获得、成本低廉。小鼠和人体基因组均约有3万条蛋白编码基因,非同源基因比例小于1%,且可通过近系繁殖获得大量遗传背景一致或相同遗传学操作(基因敲除)的品系。此外,大量的免疫学和遗传学操作方法,可使得我们有效模拟并量化感染过程。目前,小鼠已成功应用于构建静脉、呼吸道及中枢神经系统真菌感染模型。

除了小鼠之外,兔子在真菌病研究方面也较为常用。兔子模型有利于获得小型哺乳动物难以获得的生理学病理学数据。例如,我们可以从同一只动物身上多次获得大量的血样本,连续多次取样较小鼠容易;同样也易于多次抽提高质量脑脊液(CSF),可通过检验分析脑脊液的生化和细胞参数研究、探索中枢神经系统(CNS)的真菌感染情况,如新生隐球菌感染性脑膜脑炎。而且,兔子形体较大,有利于临床观察其症状和体征,目前已广泛地应用于眼部真菌感染,如烟曲霉、白念珠菌、新生隐球菌、组织胞

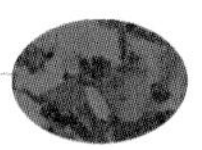

浆菌、镰刀菌等病原真菌引起的角膜炎和眼内感染；应用兔感染模型，还有利于准确、特异地观察内脏结构。例如，在粗球孢子菌的兔脑膜炎模型中，其关节炎和血管炎可有效模拟人体感染。此外，系统性真菌感染模型也可应用兔模型，包括白念珠菌、烟曲霉等。尽管兔模型对于真菌感染研究有重要价值，但成本相对高昂，饲养条件严格，可用的免疫学和生物学标记较少，且遗传背景不完全一致。

第 3 种常用的动物模型是豚鼠。豚鼠主要用于念珠菌、须癣毛癣菌等引起的浅部真菌感染及马拉色菌相关的脂溢性皮炎，还可应用于建立曲霉菌、隐球菌、赛多毛孢子菌等的系统性感染模型。此外，豚鼠还可应用于监测抗真菌药物疗效，如伏立康唑在豚鼠中的血药浓度与人体相似。该模型的不足之处在于，豚鼠存在复杂的群体结构，在不熟悉的饲养环境或实验操作过程中易处于应激状态，对实验结果有一定的干扰，且价格相对昂贵、遗传背景不完全一致。

总体而言，哺乳动物模型都不可避免地出现一些不足。例如，操作复杂、成本不低、繁殖周期相对较长、存在生物伦理道德禁忌、动物感染后免疫应答反应复杂，基因敲除的哺乳动物模型构建更是耗时耗力、价格昂贵，在实验研究时动物种系选择必须谨慎。

除了哺乳动物之外，鸟类感染模型，如日本鹌鹑、火鸡及小鸡等也可应用于某些医学真菌病的研究。在无免疫抑制条件下，某些鸟类通过自然感染途径可罹患曲霉菌病，因此有学者应用静脉接种和呼吸道感染（支气管内或气溶胶）建立鸟类感染模型，以研究曲霉菌感染的致病机制、药物干预及疫苗预防等科学问题。

7.2.2 动物模型实验参数的设定

目前，多数动物模型主要采用两类实验参数评估真菌感染情况，生存时间和组织器官真菌负荷。动物模型的生存时间研究以死亡为终点事件，而自然病程死亡通常不为动物伦理委员会所允许，通常需要在死亡前实施安乐死。因此，安乐死标准应当尽可能量化、客观，同时具有可重复性以保证数据信息的准确可靠，避免主观评判及预测。统计学方法通常应用 Log rank 或 Gehan's Wilcoxon 生存分析。组织器官真菌负荷是另一个常用的敏感检测指标，通常与感染严重程度密切相关。以新生隐球菌为例，该酵母感染后靶器官（如肺、脾、脑）真菌负荷定量检测，通常先将器官组织完整摘除，经均质化处理后连续稀释并涂板，直接计数检测。组织器官真菌负荷也可作为研究药物疗效、比较菌株毒力、评估疾病进展的敏感指标。组织器官真菌负荷检测的优点在于，其消耗时间较生存研究缩短；其不足之处在于，对于霉菌感染其菌落负荷计数评估方法尚存在争议。在此基础上，有研究者进一步应用 qPCR 检测霉菌的几丁质来代替菌落负荷计量，后者通常需要特殊的设备和试剂，相对成本较高。

7.2.3 动物模型感染途径的选择

在构建真菌感染动物模型时，研究者通常根据研究目的，选择最接近人体情况、最容易操作的感染途径。常见的感染途径，主要包括肺部（经鼻或支气管内）、腹膜内、静脉内、颅内、鞘内、脑膜内、黏膜（阴道或口腔胃肠道）、真皮（皮肤或角膜）及皮下组织感染。每一种感染途径均已应用于特定的真菌感染。然而，不同种系的动物宿主经不同感染途径接种同一种病原真菌，其易感性可出现较大差异。以皮炎芽生菌为例，病原菌经鼻和经腹膜感染对小鼠易感性差异显著，同等剂量病原菌（30 cfu）经鼻感染可引起 50%的 C3H/Hej 小鼠死亡，而经腹膜感染则可引起 17%的 C3H/Hej 小鼠死亡。然而，DBA/1J 小鼠对腹膜感染皮炎芽生菌更为易感（病死率 85%），而经鼻感染则相对不敏感（病死率 25%）。因此，感染途径和动物种系的选择对构建真菌感染动物模型具有决定作用。

绝大多数侵袭性真菌感染主要通过呼吸道或通过损失的皮肤屏障入侵宿主。因此，多数情况下，肺部感染途径可模拟病原侵入人体的自然病程，以新生隐球菌为例，小鼠呼吸道接种病原真菌后，可发生广泛的系统感染，可出现严重的脑部和肺部感染症状，与人类隐球菌病表现相似。然而，感染发生状况、潜在侵犯器官在动物和人体之间可能存在一定的差异，这可能源于病原真菌的器官倾向性（在特定器官内环境生长能力增强）及宿主因素的影响。例如，多种曲霉病动物感染模型均可见显著的肾脏侵犯，而肾脏曲霉感染在人体较为少见。鉴于其致病机制和器官侵袭性的差异，我们可通过修正感染途径选择性模拟疾病的感染过程。

呼吸道感染可通过多种不同实验操作方法建立，其中以鼻内接种最为常见，已成功应用于多种真菌感染模型的构建，如肺部曲霉病、隐球菌病、组织胞浆菌病、芽生孢子菌病、副球孢子菌病、接合菌病。其缺点在于实际到达肺部的菌荷量不能确定，对动物麻醉程度和操作经验要求高。在此基础上，有研究者应用干燥的真菌分生孢子代替液滴菌悬液构建模型，发现二氧化钛颗粒可实现更为均一的肺部真菌分布，应用气溶胶室建立模型则可经自然吸入途径获得较高数量的肺部真菌分生孢子感染。此外，还可应用支气管内接种构建呼吸道感染模型。该方法有利于保证接种真菌菌荷量的一致性，但通常需要微型手术操作以便于微生物直接注入气管，目前已成功应用于马尔尼菲篮状菌、白念珠菌等病原真菌的感染模型构建。

通过静脉接种建立的系统性感染动物模型，常用于模拟不依赖于自然感染途径的人类播散性真菌感染。目前，该感染途径已成功应用于构建大多数侵袭性病原真菌的动物模型，如曲霉菌、隐球菌、念珠菌、粗球孢子菌、组织胞浆菌、赛多孢子菌、申克毛孢子菌、巴西副球孢子菌、马尔尼菲篮状菌、镰刀菌等。静脉感染渠道取决于不同动物种类的解剖学特点，在小鼠或大鼠以尾静脉感染最为常用，而其他动物尾静脉不易进入或不存在，此时常需选择其他静脉渠道，如侧耳静脉和阴茎静脉是兔子和豚鼠的常选感染渠道。

CNS是侵袭性真菌血源性播散的常见部位，如烟曲霉、新生隐球菌、粗球孢子菌、多育赛多孢子菌及在暗色真菌。模拟自然感染病程的动物模型（呼吸道感染）并非总可诱导CNS播散感染，此时常需进行颅内接种。以脑曲霉病为例，分生孢子直接颅内接种可产生较高的CNS真菌负担，其大脑组织病理病灶和宿主免疫应答状况与人类CNS感染相似。此外，不同的实验操作如鞘内、脑内或脑池内接种，可用于构建多种病原真菌的CNS感染动物模型。以粗球孢子菌病感染为例，鞘内接种感染通常需要切开腰椎上覆的皮肤，经腰穿接种菌悬液（节孢子、内生孢子等）进入蛛网膜下隙。通过这种感染途径，真菌在感染后3 d和8 d抵达脑膜和脑部，出现脑或脊髓的组织病理学异常如急性脑膜炎、血管炎等改变。

真菌的黏膜感染主要发生于口腔、胃肠道、阴道等部位，其中以白念珠菌的胃肠道感染模型最具有代表性。该模型主要通过给大鼠喂食酵母菌悬液或真菌丸子诱导感染，也有报道应用成年和新生小鼠构建。该模型还可模拟不同易感人群的黏膜念珠菌病，可通过应用免疫抑制剂药物或调整致病菌种诱导。中性粒细胞减少的小鼠已成功应用于检测念珠菌经胃肠道易位发生的播散感染，临床多见于伴中性粒细胞减少或化疗的患者，而AIDS患者尽管易发皮肤黏膜念珠菌病，但酵母通常不发生扩散。阴道感染模型研究多应用小鼠，可模拟人体外阴念珠菌病，其他真菌菌种感染也有报道。该模型可经小鼠阴道部位浸润酵母菌悬液构建，感染前通常需先应用雌激素诱导小鼠发情，这是建立并维持小鼠阴道感染的先决条件。有趣的是，并非所有种系小鼠对外源性雌激素处理效果一致，CD-1小鼠通常对雌激素抵抗，不利于小鼠阴道念珠菌病的建立。

在构建真菌感染的动物模型时，必须认识病原真菌在感染特定动物种群时可表现出一定的器官组织亲嗜性，这种亲嗜性常不依赖感染途径的选择，有时需经特定感染途径建立，但并不总是与人类感染一致。最典型的是小鼠念珠菌静脉感染模型，该模型建立后肾脏为主要受累器官，而肺、脑、肝和脾感染往往短暂发生，这种肾脏感染在人体感染却并不显著。然而，如应用遗传学缺陷的小鼠，则可导致组织亲嗜性的改变，以肝脾侵袭性感染更为显著。此外，不同种属的病原真菌在同一动物模型也可表现出一定的器官亲嗜差异性。例如，应用BALB/c小鼠构建的隐球菌系统感染模型，新生隐球菌（格鲁比变种，*Cryptococcus neoformans* var. *grubii*）静脉感染时小鼠脑部和肝脏菌荷量显著升高，而格特隐球菌（*Cryptococcus gattii*）感染时脑部和肝脏菌荷量则不显著，而且长时间的格特隐球菌感染可诱导不常见的皮肤和小肠黏膜病灶，而新生隐球菌则无此表现。

7.3 蜡蛾、线虫等非脊椎动物模型在真菌研究中的应用

近年来，随着生命科学的发展，多种模式非脊椎动物已完成基因组测序工作，学者们已成功应用这些动物构建相应的真菌感染模型。这些非传统动物模型，不仅可替代脊椎动物研究探索多种病原真菌的致病机制，还有利于促进人们对病原真菌毒力进化的认识。目前，应用较广泛的有线虫、蜡蛾、果蝇等感染模型。它们大多繁殖周期短，子代数量多，有利于节约实验时间，且易于进行前向和逆向遗传性

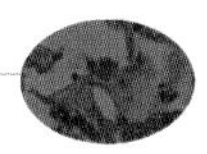

操作(如 RNA 干扰和基因转录组学分析)。经研究论证,多种与哺乳动物感染模型相关的病原真菌毒力基因,在真菌病原体和非脊椎动物之间的相互作用过程中同样发挥重要的致病作用。

非脊椎动物无法完全模拟哺乳动物真菌感染的表型,但每种非脊椎动物模型均有其特定的优点。非脊椎动物模型的选择在很大程度上依赖于预定的研究目的,如研究固有免疫应答,则动物选择更倾向于多细胞生物模型(如线虫或果蝇),如研究宿主细胞对病原真菌的吞噬作用,则动物选择更倾向于单细胞生物(如阿米巴原虫),如研究哺乳动物体温环境下真菌的生物活动,则应选择可耐受温度变化的非脊椎动物模型(如蜡蛾或者阿米巴原虫)。

自从 20 世纪 60 年代 Brenner S. 首次将线虫(*Caenorhabditis elegans*)应用于神经生物学与遗传学研究之后,线虫动物模型获得了学界广泛的关注,并已成功应用于多种感染性疾病和免疫学研究。线虫繁殖周期短、生理学简单、遗传背景单一,加之其躯体透明有助于研究者直接观察。最重要的时,线虫基因组序列已完全破译,可进行 RNA 干扰等遗传学操作以控制宿主因素。线虫体积较小,经直接注射菌悬液感染线虫不可行,通常养殖于大肠埃希菌(*Escherichia coli*, OP50)环境中(以之为食物来源),而后置于含真菌菌悬液的培养基上以诱导感染,检测指标主要通过观察感染线虫的生存率。线虫造价低廉、使用方便,但缺点在于感染过程无法精确控制其食入真菌的数量和效率,通常需要多次重复才能得到较为准确的结果。目前,线虫已成功应用于研究真菌感染致病机制和筛选抗真菌药物。

蜡蛾(*Galleria mellonella*)是另一种简易的非脊椎动物模型,可用于高通量检测多种病原的活体内毒力。蜡蛾体积较大,可将真菌菌悬液经其腹侧伪足直接注入血腔接种感染,其主要优点在于价格低廉、操作简便、可重复性好,目前应用较为成熟。蜡蛾获得通常不需要特殊的实验设备,且可在 37℃ 条件生存,使其成为研究真菌毒力因素的理想动物模型。需要警惕的时,蜡蛾在高温条件下的养殖会增大其对病原微生物的免疫应答,且其基因组测序尚未完成,尚无法构建基因缺陷的蜡蛾个体。

常用的非脊椎动物模型还包括果蝇模型(*Drosophila melanogaster*)。多种接种方式可用于建立病原真菌的果蝇感染模型,其中以注射方式最为常见,可用于非自然感染的人类真菌病原体。将定量的病原真菌菌悬液,以精细的注射针直接注入果蝇的胸腔或腹腔背侧,通常腹腔注入量更大,但更易伴发创伤相关死亡。病原体与果蝇之间的相互作用机制尚未完全明确,实验证实某些真菌注入果蝇体内可导致致死性感染。此外,还可经食入或其他途径感染果蝇,如将特定浓度的菌悬液混入果蝇食物(香蕉泥),或将菌悬液直接喷洒于果蝇甲壳等。

主要参考文献

[1] Capilla J, Clemons KV, Stevens DA. Animal models: an important tool in mycology. Med Mycol, 2007,45(8):657 - 684.

[2] Saunte DM, Simmel F, Frimodt-Moller N, et al. In vivo efficacy and pharmacokinetics of voriconazole in an animal model of dermatophytosis. Antimicrob Agents Chemother, 2007,51(9):3317 - 3321.

[3] Cassone A, Sobel JD. Experimental Models of vaginal Candidiasis and their relevance to human Candidiasis. Infect Immun, 2016,84(5):1255 - 1261.

[4] Singh M, Mahajan L, Chaudhary N, et al. Murine models of Aspergillosis: role of collectins in host defense. Indian J Exp Biol, 2015,53(11):691 - 700.

[5] Niedźwiecka K, Dylag M. Insects as model organisms to study the pathogenesis of fungal infections and evaluation of potential antimycotics. Med Dosw Mikrobiol, 2015,67(2):133 - 139.

[6] Ploss A. Mouse models for human infectious diseases. J Immunol Methods, 2014,410: 1 - 2.

[7] Paulussen C, Boulet GA, Cos P, et al. Animal models of invasive aspergillosis for drug discovery. Drug Discov Today, 2014,19(9):1380 - 1386.

[8] Sahaza JH, Pérez-Torres A, Zenteno E, et al. Usefulness of the murine model to study the immune response against Histoplasma capsulatum infection. Comp Immunol Microbiol Infect Dis, 2014,37(3):143 - 152.

[9] Hohl TM. Overview of vertebrate animal models of fungal infection. J Immunol Methods, 2014,410:100 - 112.

[10] Panayidou S, Ioannidou E, Apidianakis Y. Human pathogenic bacteria, fungi, and viruses in Drosophila: disease modeling, lessons, and shortcomings. Virulence, 2014,5(2):253 - 269.

[11] Arvanitis M, Glavis-Bloom J, Mylonakis E. Invertebrate

models of fungal infection. Biochim Biophys Acta, 2013,1832(9):1378-1383.

[12] Maestrone G, Sadek S, Mitrovic M. Lesions of dermatophytosis in quinea pigs treated with triamcinolone acetonide: an animal model. Am J Vet Res, 1973, 34 (6): 833-836.

[13] Steele C, Wormley FL. Immunology of fungal infections: lessons learned from animal models. Curr Opin Microbiol, 2012,15(4):413-419.

[14] Lionakis MS. Drosophila and Galleria insect model hosts: new tools for the study of fungal virulence, pharmacology and immunology. Virulence, 2011,2(6): 521-527.

[15] Ben-Ami R. Innate immunity against moulds: lessons learned from invertebrate models. Immunol Invest, 2011,40(7-8):676-691.

[16] Guarro J. Lessons from animal studies for the treatment of invasive human infections due to uncommon fungi. J Antimicrob Chemother, 2011,66(7):1447-1466.

[17] Templeton SP, Buskirk AD, Green BJ, et al. Murine models of airway fungal exposure and allergic sensitization. Med Mycol, 2010,48(2):217-228.

[18] Shimamura T, Kubota N, Shibuya K. Animal model of dermatophytosis. J Biomed Biotechnol, 2012, 2012: 125384.

[19] Mylonakis E, Casadevall A, Ausubel FM. Exploiting amoeboid and non-vertebrate animal model systems to study the virulence of human pathogenic fungi. PLoS Pathog, 2007,3(7):e101.

[20] Naglik JR, Fidel PL, Odds FC. Animal models of mucosal Candida infection. FEMS Microbiol Lett, 2008,283(2):129-139.

（方　伟　廖万清）

8 抗真菌药物

8.1 抗真菌药物作用机制

抗真菌药物主要作用靶点包括真菌细胞膜、细胞壁、细胞核及细胞质中的细胞器。了解各种抗真菌药物的不同抗菌机制有利于临床上有的放矢地选择用药，提高抗真菌治疗的效果。现将各类药物的抗真菌机制简介如下。

8.1.1 破坏真菌细胞膜

(1) 干扰胞膜脂质合成

多种药物影响膜麦角固醇的合成，它们分别作用于合成途径的不同环节，造成麦角固醇合成受阻，甲基戊酸堆积在膜内，使胞膜结构破坏，抑制真菌细胞生长。丙烯胺类药物，如萘替芬和特比萘芬，其抗菌机制为特异性地抑制角鲨烯环氧化酶，阻止了麦角固醇合成，角鲨烯堆积于膜中，导致膜脆性增加破裂。咪唑类药物(常见的有氟康唑、伊曲康唑、联苯苄唑等)的作用位点为细胞色素 P450 固醇合成酶中羊毛甾醇的 C14 去甲基化酶。细胞色素 P450 是真菌微粒体中的成分，其中，C14 去甲基化酶活性最高，是麦角固醇生成中不可或缺的中间合成酶。咪唑类药物对此酶均有较强的亲和性，能抑制酶的催化活性。吗啉类的阿莫罗芬的可以同时抑制次麦角固醇转化成麦角固醇中的两个关键酶，即 14 位还原酶和 7－8 异构酶，使次麦角固醇堆积于真菌胞膜中，而麦角固醇大量减少，导致胞膜结构破坏。

(2) 损害膜脂质结构及其功能

麦角固醇是真菌胞膜特有的脂质，胆固醇脂为哺乳动物细胞膜上固有成分。两性霉素 B 均可和这两种膜脂质结合，破坏其结构，干扰膜的功能，使细胞受损死亡，故两性霉素的抗真菌作用和毒副反应都较强。

(3) 对真菌细胞膜的机械损伤

一般能破坏细胞壁,产生壁破裂的碎屑,就会继发膜的损伤。

8.1.2 损害真菌细胞壁

真菌胞壁能维持细胞结构完整,抵抗各种环境因素的影响。多糖是构成真菌胞壁最主要成分,包括β-葡聚糖、甘露聚糖和几丁质,其中β-葡聚糖含量最多,这几种多糖在胞壁中分布部位不同,所具有的生物活性也存在差异。

(1) 对甘露聚糖的作用

真菌胞壁中的甘露聚糖是一种多糖蛋白质复合物,多数研究表明它分布于胞壁的最外层和最内层,具有多种免疫活性。BMY-28864是Pradimicin A型抗生素的衍生物,此类抗生素分A、B、C 3型,原型不稳定,仅BMY-28864是一种稳定的水溶性化合物。其抗菌机制是通过钙离子桥联至胞壁上的甘露聚糖,使后者的三维空间结构发生改变,胞壁和胞膜正常的接触关系受损,胞壁破裂,碎屑刺入胞膜,造成细胞溶解死亡。这种抗真菌药物依赖Ca^{2+},如在培养基中加入Ca^{2+}配位剂,其抗菌效能大减或消失。

(2) 对β-葡聚糖合成的抑制

β-葡聚糖构成了酵母菌胞壁的骨架结构,包含了β-(1→3)和β-(1→6)两种结构,两者在酵母相、菌丝相和芽管胞壁中含量比例存在差异。β-葡聚糖是真菌所特有的结构组分,不存在于人体组织中,故此类药物在作用机制上对人体无毒性,已成为研制抗真菌药物的一个重要领域。抑制β-(1→3)葡聚糖合成酶的药物多为肽或糖脂肪酸衍生物,即棘白菌素(echinocandins)类药物。

β-(1→3)-葡聚糖合成酶位于细胞膜上,该酶复合体由两种以上成分构成,只有当这些成分相互结合后,才有催化活性。其中一亚单位,既可与底物(二磷酸尿苷-葡萄糖)也能和一小的三磷酸鸟苷-调节亚单位结合。β-(1→3)-葡聚糖合成酶聚合二磷酸尿苷-葡萄糖形成葡聚糖纤维,并分泌出细胞膜构成胞壁的骨架结构。β-(1→3)-葡聚糖合成酶抑制剂通过阻碍产物的合成,导致胞壁结构破坏,细胞破裂死亡。有研究表明睫状真菌素能非竞争性抑制该酶活性,它的亲脂性侧链基团能协助整个结构基团定位在合成酶活性位点上,使酶活性中心的空间结构发生改变,失去催化活性。

(3) 抑制几丁质合成酶

几丁质是丝状菌胞壁主要的骨架结构,其由几丁质合成酶Ⅰ和合成酶Ⅱ所合成。有两种多烯类抗生素药物能抑制这两种酶,从而干扰几丁质的形成,使胞壁受损。目前研究较多的是两种多烯类抗生素,多氧霉素D和尼克霉素(Z和X)。观察两药对两种合成酶的抑制情况,发现两种药在Mg^{2+}存在时,都对酶Ⅰ和酶Ⅱ呈抑制,差异不大。但在Co^{2+}存在时,两药抑制酶Ⅱ的差别明显,尼克霉素Z的作用强,提示Co^{2+}能与尼克霉素Z的吡啶环形成复合物占据酶Ⅱ活性中心,提高了抑制效能。两种药的化学结构与酶Ⅰ的底物N-乙酰葡萄糖胺相似,在Mg^{2+}存在下,占据酶活性中心,使底物不能与酶Ⅰ结合。可见,两种酶受抑制的机制不同,所受金属离子的影响也不同。

(4) 抑制6-磷酸氨基转移酶

已发现一种合成的二肽,经膜转运酶进入胞内,在胞内水解后释放出有效成分FMDP,后者能抑制6-磷酸氨基转移酶,阻碍D-葡萄糖转化为合成几丁质和葡聚糖的底物,造成真菌胞壁合成受阻。

8.1.3 影响核酸合成和功能

灰黄霉素结构与鸟嘌呤碱基结构相似,竞争性干扰真菌核酸的正常合成,使细胞分裂减慢。氟胞嘧啶(5-FC)的作用机制为5-FC经胞嘧啶脱氨酶脱胺后形成氟尿嘧啶(5-FU),5-FU转化成5-氟尿嘧啶脱氧核苷,再生成脱氧尿苷,它能置换DNA上的胸腺嘧啶核苷,阻止真菌DNA的正常合成。此外,氟尿嘧啶脱氧核苷转化成5-FUDP,后者能替换RNA上的三磷酸尿苷,使DNA转录错误,形成错误的mRNA,最终影响蛋白质的合成。

8.1.4 其他作用机制

环吡酮胺是一种吡啶酮类抗真菌药物,其抗菌机制是干扰真菌对大分子物质的摄取和保存,高浓度时可致细胞膜通透性增加,细胞内容物外漏,继发细胞内呼吸抑制,细胞自溶死亡。此药能络合Fe^{3+}和Al^{3+},抑制依赖Fe^{3+}和Al^{3+}的过氧化物酶,还可抑制还原型烟酰胺腺嘌呤二核苷酸(NADH)氧化和干扰线粒体功能。

8.1.5 作用机制尚不明确的药物

碘化钾是最早使用的抗真菌药之一,迄今仍应

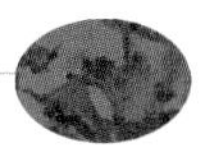

用于孢子丝菌病的治疗。体外实验发现孢子丝菌在含10%碘化钾的培养基中仍能生长，表明此药不直接作用于真菌。以往认为其抗菌机制为，碘刺激吞噬细胞的髓过氧化物酶- H_2O_2-卤化物杀灭系统，使碘活化而杀灭真菌；也可通过铁离子过氧化物碘杀灭系统(F^{2+} - H_2O_2 - I)来杀伤真菌。也有研究结果提出上述两种杀灭系统并不参与碘化钾杀伤真菌的过程，可能通过刺激吞噬细胞来抑菌。

8.2 外用抗真菌药物

目前，常用的外用抗真菌药物主要包括三大类，即多烯类抗真菌抗生素、咪唑类和丙烯胺类，其他还有染料类制剂(如甲紫)、碘制剂、硫代氨基甲酸酯类、羟吡酮类(环吡酮胺)、吗啉类(阿莫罗芬)等。

8.2.1 多烯类抗真菌抗生素

多烯类抗真菌抗生素是从20世纪50年代晚期开始应用于临床，这类药物的结构中均含有一系列不饱和脂肪酸链(—C═C—C═C—)，并按其结合双链不同来进行分类。基本结构是含系列结合的双链的一大环内酯环及被各种化合物，如氨基糖、碳酸基等所取代的侧链，其中有些具两性。临床上最常用的是制霉菌素(nystatin)和两性霉素B(amphotericin B, AmB)，后者很少外用。

制霉菌素(nystatin)是第1个应用于临床的多烯类抗真菌抗生素，1949年Hazen和Brown在纽约州立卫生实验室(New York State Health Laboratory)发现，故命名为nystatin。

1) 作用机制：制霉菌素是链霉菌(*Streptomyces*)产生的抗生素，为四烯化物(tetraene)抗生素，其结构和抗菌机制与两性霉素B相似，体外试验结果提示制霉菌素具有抑菌和杀菌双重活性，其能与真菌胞膜中的麦角固醇结合形成的非特异氢键，使膜通透性改变，胞内大分子物质逐渐丧失而死亡。但体内毒性大，仅限于外用。不易溶于水，皮肤、消化道和阴道黏膜都不能吸收。

2) 临床应用：

A. 用药剂型和浓度：有片剂(50万U/片)、悬液(100万U/ml)、霜剂、软膏、粉剂、栓剂(10万U/g)等。

B. 用法：片剂，50万U/片，每日3次，每次2片。悬液，100万U/ml，1～2 ml，qid。霜剂、软膏、粉剂，每日2～3次；栓剂，每日1～2次。

3) 适应证：可有效地治疗白念珠菌和其他敏感的念珠菌种，如热带念珠菌、近平滑念珠菌、克柔念珠菌引起的皮肤和黏膜感染，但治疗皮肤癣菌感染疗效不好。

A. 消化道念珠菌病：口腔念珠菌病，外用悬液。胃肠道念珠菌病，成人口服片剂，小儿口服悬液，直至粪便查菌正常。

B. 皮肤念珠菌病：外用霜剂、软膏，间擦部可用粉剂。

C. 阴道念珠菌病：栓剂，连续7～14 d。

4) 不良反应：耐受性好，仅有0.1%的患者出现不良反应，最常见的为烧灼感、发疹、湿疹化、疼痛等。极个别报道有超敏反应发生。

8.2.2 咪唑类药物

咪唑类抗真菌药物的临床应用已有30多年的历史。此类药物的出现克服了多烯类药物对皮肤癣菌不敏感等缺点。随着不断研发出新的咪唑类药物，新一代药物的抗菌谱更广，临床疗效更好。咪唑类药物的抗菌机制基本相同，主要是通过作用在真菌胞膜麦角固醇的合成途径中的羊毛固醇生成去甲基羊毛固醇这一环节，造成麦角固醇合成受阻，甲基戊酸堆积在膜内，使胞膜结构破坏，抑制真菌细胞生长。靶酶为细胞色素P450固醇合成酶中羊毛固醇的C-14去甲基化酶。细胞色素P450是真菌微粒体中的成分，其中C-14去甲基化酶活性最高，是麦角固醇生成中不可或缺的中间合成酶。咪唑类药物对此酶均有较强的亲和性，能抑制酶的催化活性。

人的皮肤对大多数咪唑类药物有良好的屏障作用，皮肤结构完整时，透皮吸收通常低于1%；若皮肤出现炎症或结构受损(如擦伤或角质层剥脱)时，吸收可增至4%。

(1) 咪康唑(miconazole)

咪康唑为合成的苯乙基咪唑类衍生物。

1) 临床药理及作用机制：咪康唑难溶于水，微溶于大多数有机溶剂，可被无机酸稀释。咪康唑经角质层吸收良好，只外用1次，4 d后仍可在角质层中检出。外用后药物系统吸收低于1%。此药抗菌机制如上所述，作用于细胞色素P450固醇合成酶羊毛固醇的C14去甲基化酶，影响真菌胞膜麦角固醇的合成。

2) 临床应用2%的霜剂、软膏、粉剂和栓剂等，每日2次。咪康唑在体外能抑制常见的皮肤癣菌，如红色毛癣菌、须癣毛癣菌和絮状表皮癣菌的生长，也可抑制白念珠菌和糠秕马拉色菌。外用咪康唑霜剂、软膏能有效治疗体股癣、手足癣、汗斑和皮肤念珠菌病；栓剂可治疗阴道念珠菌病。此外，咪康唑还具有抗某些革兰阳性细菌的活性。已证实此药治疗A组β-溶血性链球菌和致病性葡萄球菌感染所致的红癣、脓疱疮中度有效，但抗菌活性不足，临床上并不用于治疗上述感染。尚有报道，此药与过氧化苯甲酰联合成功治疗寻常型痤疮，对炎症型痤疮联合治疗 30 d 疗效超过单用过氧化苯甲酰，但尚无厂家生产这一制剂。

3) 不良反应：耐受性好，很少出现不良反应，常见的有局部刺激、烧灼、浸渍、变态反应性皮炎。

(2) 克霉唑(clotrimazole)

克霉唑是 1967 年合成的广谱抗真菌药，又称为氯代三苯甲咪唑。

1) 临床药理及作用机制：在结构完整、有急性炎症的皮肤上外用 1%克霉唑霜剂或溶液后，角质层中检出克霉唑的浓度为 100 $\mu g/cm^3$，真皮中为 0.5～1.0 $\mu g/cm^3$，皮下组织中为 0.1 $\mu g/cm^3$。常规外用，系统吸收极低。外用克霉唑霜剂或溶液后再局部封包 48 h，血清中未检测出克霉唑，尿中含量为 0.5%或更低。与其他咪唑类药物一样，克霉唑也是作用于 C－14 去甲基化酶，使真菌胞膜麦角固醇的合成受阻，膜结构损伤，胞质中重要内容物外逸，核酸破坏，真菌生长抑制。

2) 临床应用 1%，2%～5%的霜剂、软膏，2%～4%的搽剂和溶液，每日 2 次；片剂(0.1 g/片)，每日 1 片，7 d 为 1 个疗程，如无效，5 d 后再予 1 个疗程。克霉唑在体外能抑制常见的皮肤癣菌，如毛癣菌、表皮癣菌和小孢子菌的生长；也可抑制念珠菌的生长，但活性略低于制霉菌素；还可抗革兰阳性细菌。外用能有效治疗体股癣、手足癣、汗斑和皮肤念珠菌病；纳入片剂可治疗阴道念珠菌病。

3) 不良反应：通常耐受性好，有出现不良反应的个别报道，包括局部红斑、烧灼、刺激、脱屑、刺痛、肿胀、水疱、瘙痒和风团等。

(3) 酮康唑(ketoconazole)

酮康唑为水溶性咪唑类广谱抗真菌药。

1) 临床药理及作用机制：在健康志愿者的躯干和上肢外用酮康唑 1 次，72 h 后收集血样并检测(检测限为 5 $\mu g/L$)，所有志愿者血清中都未能检出酮康唑。婴幼儿头皮外用酮康唑治疗 10 d 后，血清中也未能检出该药。多认为酮康唑抗菌机制与其他咪唑类药物相似，通过抑制真菌细胞色素 P450 和 C－14α 去甲基酶，使真菌细胞膜渗透性增加，真菌生长受抑制。酮康唑可通过抑制炎性介质的产生或改变脂肪酶活性而发挥抗炎作用，包括改变脂肪酶活性，而脂肪酶可通过旁路激活补体；抑制 5－脂氧合酶，减少白三烯生成；抑制前列腺素 E_2 诱导的环氧化酶表达。

2) 临床应用：1%～2%的霜剂、软膏，每日 1～2 次；1%酮康唑洗剂(香波)在国外为非处方(OTC)药物，2%洗剂(香波)为处方药。酮康唑为广谱抗真菌药，对常见致病真菌如皮肤癣菌、念珠菌、马拉色菌等均有效。外用 2%的酮康唑霜剂能有效治疗体股癣、手足癣。Lester 等报道外用酮康唑，每日 1 次，连续用 4 周，治疗体股癣、手足癣疗效可达 82%。酮康唑霜剂还能有效治疗汗斑和皮肤念珠菌病。2%的霜剂和洗剂可有效治疗一些马拉色菌相关性皮肤病如脂溢性皮炎等。有研究表明，外用酮康唑治疗婴幼儿脂溢性皮炎，连续 10 d，总有效率达 78.9%，对成人也获得同样疗效。有报道治疗脂溢性皮炎，外用匹美莫司临床有效率 86.2%，外用酮康唑为 86.1%。

3) 不良反应：有报道，2%的酮康唑霜治疗 905 名患者，不良反应发生率为 5%，不良反应有刺激、刺痛，其中 1 例患者在局部出现痛性变态反应。有关里素劳霜上市后的全球临床研究中，未见接触性皮炎发生的报道。

(4) 奥昔康唑(oxiconazole)

奥昔康唑为咪唑类衍生物。

1) 临床药理及作用机制：外用奥昔康唑能迅速被角质层吸收，涂药后最短 100 min 即可在表皮中达到最大浓度，并且在表皮中能维持有效抑菌浓度达 5 h。动物实验发现，外用 1 次奥昔康唑后在角质层中可持续存在 96 h。由于奥昔康唑这种蓄积作用，每日使用 1 次即能保证良好的疗效。在临床研究中，未见奥昔康唑系统吸收；志愿受试患者连用奥昔康唑霜剂 5 d，在尿中检出为 0.3%，均未在粪便中检出。与其他咪唑类药物一样，奥昔康唑抗菌机制也是使真菌胞膜麦角固醇的合成受阻，膜结构损伤。

2) 临床应用：1%的霜剂和搽剂，每日只需外用 1 次；后者多用于皮损面积较大时或毛发部位。奥昔康唑体外对皮肤癣菌、念珠菌均有抑制作用。在欧洲、美国、拉丁美洲及日本的多项临床试验结果均

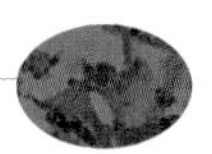

表明，外用奥昔康唑治疗浅部真菌感染疗效较佳。有报道每日 1 次外用奥昔康唑治疗足癣包括角化多度型和趾间型，疗效和安全性均优于赋形剂组。在一项多中心、双盲、平行对照研究中，Ellis 等研究者采用奥昔康唑霜剂每日 1 次或 2 次治疗足癣，赋形剂为对照。2 周随访结果为每日 1 次组真菌学治愈率为 80%，每日 2 次组为 75%，对照组为 34%。

3）不良反应：奥昔康唑外用耐受性好，不良反应发生率较低。在美国使用奥昔康唑的 995 名患者中，有 41 位出现与该药相关的不良反应，包括瘙痒（1.6%）、烧灼（1.4%）、刺激（0.4%）、红斑（0.2%）、浸渍（0.1%）和裂隙（0.1%）等。Meinhof 等报道在一项大样本多中心研究中，1 759 例接受奥昔康唑霜剂治疗的患者不良反应发生率仅为 2.8%。在日本的一些临床研究中均未报道发生不良反应。

（5）益康唑（econazole）

益康唑是 1969 年合成的咪唑类衍生化合物。

1）临床药理及作用机制：局部外用益康唑后，大部分保留在角质层中，浓度远远高于对皮肤癣菌的最小抑菌浓度，甚至在表皮中部所检测出的益康唑浓度仍有抑菌效应。外用益康唑系统吸收很低，在尿和粪便中检出量<1%。益康唑的抗菌机制与其他咪唑类药物相似。

2）临床应用：常用为 1%的霜剂，每日 2 次。益康唑体外能抑制常见的皮肤癣菌，如毛癣菌、表皮癣菌和小孢子菌及白念珠菌和糠秕马拉色菌的生长。外用益康唑能有效治疗上述病原真菌感染引起的体股癣、手足癣、汗斑和皮肤念珠菌病。此外，益康唑还有抗某些革兰阳性细菌和革兰阴性细菌的活性。Kate 等外用益康唑治疗 KOH 镜检阴性的趾间细菌感染的患者，总有效率达 88%，而赋形剂组则均无改善。

3）不良反应：益康唑外用耐受性好，不良反应发生率低。一些临床研究表明，不良反应发生率约为 3%，包括红斑、烧灼、刺痛和瘙痒。

（6）联苯苄唑（bifnazole）

联苯苄唑为一较新的外用咪唑类药物，较咪唑类其他衍生物在抗菌活性和抗菌谱等方面都明显为优。

1）临床药理及作用机制：局部外用联苯苄唑后，72 h 后角质层中浓度仍远远超过药物的杀菌浓度。联苯苄唑具有亲脂性有助于在角质层潴留，更好地发挥抗真菌的活性，故每日使用该药 1 次即能保证良好的疗效。外用益康唑系统吸收很低。作用机制，除与其他咪唑类一样，抑制麦角固醇合成酶中羊毛固醇的 C14 去甲基化酶外，还对麦角固醇合成的更早阶段有抑制作用，即作用于 HMG－CoA 还原酶，途径如下：

乙酰辅酶 A→羟甲基戊二酰辅酶 A（HMG－CoA）—X→甲羟戊酸→角鲨烯

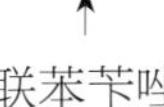

联苯苄唑

联苯苄唑这种麦角固醇合成双重抑制作用，使其抑菌活性远大于其他咪唑类，但对人的胆固醇合成无影响。它还具有杀菌作用，并可抑制皮肤癣菌合成、分泌重要的毒力因子——角蛋白酶。

2）临床应用：1%的霜剂、溶液、凝胶，每日 1 次。联苯苄唑对各种皮肤癣菌、酵母菌、丝状真菌及双相真菌等有广谱抗菌活性，且迄今很少发现有原发耐药性，诱导继发耐药也少见。外用联苯苄唑能有效治疗体股癣、手足癣、汗斑和皮肤念珠菌病。

3）不良反应：联苯苄唑耐受性好，不良反应发生率低，主要包括红斑、烧灼、瘙痒。

（7）硫康唑（sulconazole）

硫康唑的结构与其他咪唑类相似，不同之处在于它具有 1 个硫醚键。

1）临床药理及作用机制：外用硫康唑 96 h 后仍能在角质层中检出，人的透皮吸收率高于其他咪唑类药物。硫康唑与其他咪唑类药物一样，也可阻断 C－14 去甲基化酶发挥抗真菌作用，同时还有抗革兰阳性细菌的活性。

2）临床应用：1%的霜剂、溶液，每日 1～2 次，连续 2～4 周。外用硫康唑能有效治疗体股癣、手足癣、汗斑和皮肤念珠菌病，但疗效并不优于前述的各种咪唑类药物。有报道硫康唑能治疗 A 组 β-溶血性链球菌和致病性葡萄球菌感染所致的脓疱疮和深脓疱疮，外用，每日 2 次，连续 14 d，但不能作为治疗这些疾病的一线药物。

3）不良反应：硫康唑外用耐受性好，有少数发生变态反应性接触性皮炎的报道。

（8）拉纳康唑（lanoconazole）

拉纳康唑是一种新型的咪唑类外用抗真菌药

物，商品名 Astst。

1）临床药理及作用机制：外用^{14}C标记的拉纳康唑霜，用后 24 h 在角质层中能检出总量的 83%，并能保持至少 96 h。人的透皮吸收率高于其他咪唑类药物。拉纳康唑与其他咪唑类药物一样，能作用于 C-14 去甲基化酶活性，抑制真菌麦角固醇的合成；14-α-甲基麦角固醇聚集可破坏磷酸脂的酰基链的线性结构，导致电子转运系统中一些酶，如腺苷三磷酸酶的功能异常；上述作用导致真菌生长的抑制。

2）临床应用：1%的霜剂，每日 1 次，连续 2～4 周。体外实验发现，在含有角质层的培养基中，拉纳康唑抑制白念珠菌生长的能力高于联苯苄唑；而且拉纳康唑能使酸性角蛋白水解酶活性降低 40%～70%，联苯苄唑则为 50%，白念珠菌分泌此酶来分解角蛋白作为生长所需的氮源，两种药物均不能直接抑制此酶的活性，但降低此酶活性有助于抑制真菌生长。拉纳康唑能有效治疗豚鼠的体股癣和皮肤念珠菌病模型，对于后者拉纳康唑比联苯苄唑更有效。还发现拉纳康唑治疗须癣毛癣菌感染的豚鼠模型疗效优于 1%特比萘芬霜。

拉纳康唑还能加速创伤的愈合，0.5%和 1%拉纳康唑能加快大鼠表皮切除模型伤口的愈合，1%的霜剂加快伤口愈合的效能与 5%去蛋白小牛血提取物相似，后者为治疗伤口愈合的标准药物。拉纳康唑能加速大鼠肉芽组织的形成，并呈浓度依赖方式。此外，拉纳康唑还能增加新生肉芽组织中胶原蛋白含量及促进血管形成。

外用拉纳康唑能有效治疗体股癣、手足癣和皮肤念珠菌病。

3）不良反应：已报道 3 例拉纳康唑引起变态反应性接触性皮炎，但都与其他咪唑类药物无交叉反应。

（9）舍他康唑（sertaconazole）

舍他康唑为咪唑类抗真菌药物。

1）临床药理及作用机制：具有高度亲脂性，快速渗透并在角质层高浓度长达 48 h，且无全身吸收。同其他咪唑类抗真菌药一样，舍他康唑通过抑制真菌细胞麦角固醇的合成而产生抗菌作用；同时舍他康唑也可直接作用于真菌细胞膜，造成细胞膜损伤，有一定止痒和抗炎活性。可通过激活 p38MAPK 激酶，诱导前列腺素 E_2(PGE_2)产生，后者可抑制人角质形成细胞产生前炎症因子。

2）临床应用：目前，舍他康唑有多种剂型可供选择，常见为 2%的霜剂和栓剂，每日 1 次，连续 2～4 周。体外实验显示抗菌谱广，包括酵母菌（念珠菌、球属酵母、毛孢子菌、红酵母）、皮肤癣菌（小孢子菌、毛癣菌、表皮癣菌）、其他丝状真菌（曲霉、链格孢霉、支顶孢霉、镰孢霉和帚霉）、某些革兰阳性细菌（葡萄球菌和链球菌）和毛滴虫。对临床分离的 390 株皮肤癣菌进行了体外抗菌实验，显示舍他康唑对皮肤癣菌有很强的抗菌活性，最小抑制浓度（MIC）值为 0.01～8 μg/ml。絮状表皮癣菌，红色毛癣菌，断发毛癣菌和犬小孢子菌对舍他康唑最为敏感，MIC 值仅为 0.08 μg/ml、0.13 μg/ml、0.13 μg/ml 和 0.19 μg/ml；对氟康唑耐药菌株，舍他康唑也同样显示出良好的抗菌活性。舍他康唑对临床分离的大多数酵母菌有良好的抗菌活性，MIC 值为 0.06～2 μg/ml，对白念珠菌的抗菌作用最强，MIC 约为 0.06 μg/ml，热带念珠菌的抗菌作用较弱，MIC 为 2 μg/ml。与其他抗真菌药物比较，舍他康唑对念珠菌的抗菌活性高于氟康唑、酮康唑、咪康唑和益康唑，而与伊曲康唑和噻康唑相似；对氟康唑和伊曲康唑耐药菌株也有抗菌作用。

临床随机、多中心试验对比了舍他康唑和益康唑栓剂治疗阴道念珠菌病的疗效。300 mg 舍他康唑栓单剂使用治疗成功率为 62.1%，与益康唑栓疗效无明显区别。但在治疗 1 个月后的真菌学复发率则远远低于益康唑栓，提示舍他康唑能更有效防止阴道念珠菌病的复发。Quereux 等建议在治疗念珠菌性外阴阴道炎时，采用舍他康唑栓剂和霜剂合用可提高临床治愈率，加快临床症状改善速度。此外，Alomar 等进行的一项多中心临床对照研究还显示 2%舍他康唑霜对皮肤癣菌病也有较好疗效，临床痊愈率可高达 95.6%，明显高于 2%咪康唑霜，且痊愈时间较咪康唑提前。

主要外用治疗皮肤癣菌病、皮肤念珠菌病及阴道念珠菌病。

3）不良反应：主要为局部的刺激作用。

（10）卢立康唑（luliconazole）

1）临床药理及作用机制：该药由日本农药株式会社（Nihon Nohyaku Co.，Ltd）于 1995 年研制开发的新 1 代咪唑类抗真菌药物。卢立康唑的作用机制与其他咪唑类化合物相同，主要通过抑制 14-甲基羊毛甾醇脱 14-甲基，从而阻断真菌细胞膜麦角固醇的合成。

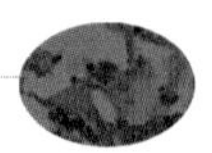

2）临床应用及不良反应：1%乳膏等。其抗真菌谱广，体外实验显示对皮肤癣菌、念珠菌、马拉色菌及双相真菌均有明显的抗菌作用，如红色毛癣菌和须癣毛癣菌的 MIC 范围分别为 0.000 12～0.004 μg/ml 和 0.000 24～0.002 μg/ml，MIC_{50} 分别为 0.000 24 μg/ml 和 0.001 μg/ml，MIC_{90} 均为 0.001 μg/ml；白念珠菌的 MIC 范围为 0.031～0.25 μg/ml；对糠秕马拉色菌的 MIC 范围为 0.13～8 μg/ml。

一项探索 1%卢立康唑乳膏治疗足癣、体股癣疗程的Ⅱ期早期临床研究，比较了标准疗程（足癣 4 周、体股癣 2 周）和短期疗程（足癣 2 周、体股癣 1 周）的疗效，结果表明两种疗程的疗效基本相似。且不良反应均为轻度，无须额外治疗。在日本 45 个医学机构进行的一项多中心、单盲、随机、平行对照研究，评价 1%卢立康唑乳膏治疗足癣的疗效和安全性，对照药为 1%联苯苄唑乳膏。试验组 247 例受试者，对照组 242 例，每日外用 1 次，试验组先用 2 周卢立康唑后，再使用 2 周安慰剂，对照组连续 4 周使用联苯苄唑。结果表明，用药 4 周后，临床有效率：卢立康唑组和联苯苄唑组分别为 91.5%和 91.7%；真菌学疗效：卢立康唑组和联苯苄唑组镜检转阴率分别 76.1%和 75.9%；培养转阴率分别为 73.2%和 49.6%（$P=0.0004$）。不良反应率，卢立康唑组为 2.0%，联苯苄唑组为 2.4%。

国内的多中心、随机、双盲、阳性药物对照研究，卢立康唑短疗程组（外用 1%卢立康唑乳膏，每日 1 次，共 2 周，后 2 周使用安慰剂）、卢立康唑长疗程组（外用 1%卢立康唑乳膏，每日 1 次，共 4 周）、联苯苄唑对照组（外用 1%联苯苄唑乳膏，每日 1 次，共 4 周）。开始用药后第 2、第 3、第 4、第 6 周评价临床和真菌学疗效。结果 420 例真菌镜检阳性的患者随机分成 3 组，每组 140 例，398 例患者进入疗效分析。用药 2 周时，对照组、短疗程组、长疗程组临床有效率分别为 29.29%、31.43%和 35.00%（$P>0.05$），真菌清除率分别为 49.29%、58.57%和 57.86%（$P>0.05$）；用药 3 周时，临床有效率分别为 73.57%、78.57%和 70.00%（$P>0.05$）；用药 4 周时，临床有效率分别为 89.29%、91.43%和 89.29%（$P>0.05$），真菌清除率分别为 80.00%、87.86%和 85.00%（$P>0.05$）。停药后 2 周，对照组、短疗程组、长疗程组的临床有效率分别是 92.14%、92.86%和 92.14%（$P>0.05$），真菌清除率分别为 80.71%、90.00%和 89.29%（$P<0.05$）。对照组局部不良反应发生率为 0.71%，短疗程组为 0，长疗程组为 2.14%。

此外，有研究者采用随机双盲法比较 1%卢立康唑不同疗程（2 周组和 1 周组）治疗皮肤念珠菌病和花斑癣的疗效，2 周组连用 2 周卢立康唑，1 周组先用 1 周卢立康唑后，再使用 1 周安慰剂；停药时，皮肤念珠菌病受试者结果如下，临床有效率：2 周组为和 1 周组分别 90.6%和 84.4%；镜检转阴率分别 87.1%和 90.6%。花斑癣结果为，临床有效率：2 周组为和 1 周组分别 92.9%和 100%；镜检转阴率分别 78.6%和 89.7%。

（11）艾非那康唑（Efinaconazole）

1）临床药理及作用机制：本药为第 1 个外用三唑类药物，作用位点同其他咪唑类抗真菌药一样。体外研究发现在角蛋白悬液中游离药物浓度分别为，Efinaconazole 14.3%、环比酮胺 0.7%、阿莫罗芬 1.9%，提示该药对角蛋白结合力较低，能有效穿透甲板，到达甲床，以利于抗真菌活性的发挥。

2）临床应用及不良反应：5%或 10%溶液剂，可作为甲擦剂治疗甲真菌病。其抗菌谱较广，对皮肤癣菌、念珠菌及非皮肤癣菌霉菌均有效；红色毛癣菌、须癣毛癣菌 MIC 范围为≤0.002～0.06 μg/ml，MIC_{90} 分别为 0.008 μg/ml 和 0.015 μg/ml；絮状表皮癣菌 MIC 几何均数为≤0.002 μg/ml，范围为 0.002～0.007 8 μg/ml；犬小孢子菌 MIC 几何均数为 0.18 μg/ml，范围 0.13～0.25 μg/ml；白念珠菌均数为 0.001 μg/ml，范围为 0.000 5～0.25 μg/ml；光滑念珠菌为 0.026（0.003 9～0.13）μg/ml；克柔念珠菌为 0.024（0.007 8～0.063）μg/ml；近平滑念珠菌为≤0.004 6（0.002～0.016）μg/ml；热带念珠菌为 0.014（0.007 8～0.063）μg/ml 烟曲霉为 0.089（0.031～0.5）μg/ml；*Fusarium oxysporum* 为 1（0.5～2）μg/ml；*Acremonium potronii* 为 0.31（0.25～0.5）μg/ml。

2013 年，美国研究者报道 10%甲擦剂治疗远端侧缘甲下型甲真菌病患者的两项研究，每日用 1 次，连续 48 周，随访 4 周，安慰剂作为对照。研究 1 入组 870 例，研究 2 入组 785 例。与安慰剂比较，52 周时真菌学治愈率明显高于对照组，研究 1 为 55.2%，研究 2 为 53.4%；治愈率，研究 1 实验组与对照组分别 17.8%和 3.3%，研究 2 分别为 15.2%和 5.5%；有效率，研究 1 实验组与对照组分别 55%和 17%，

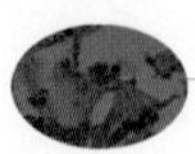

研究 2 分别为 53%和 17%。Efinaconazole 局部不良反应发生率 2%,与安慰剂表现接近。

8.2.3 丙烯胺类和苯甲胺类药物

与咪唑类相比,丙烯胺类(allylamines)是更新的一类抗真菌药物,于 20 世纪 80 年代开始临床应用,不仅抗菌谱广,而且具有杀真菌作用。最初,科学家是为研发一类活化中枢神经系统的化合物,在例行的实验室筛查试验中意外发现,获得的第 1 个丙烯胺类药物——萘替芬(naftifine)具有抗真菌活性。丙烯胺类药物有抑菌和杀菌双重活性,其抗菌机制为,通过特异性地抑制麦角固醇的合成途径中的角鲨烯环氧化酶,抑制真菌细胞膜麦角固醇的合成,阻止了麦角固醇合成,角鲨烯堆积于膜中,导致膜脆性增加、破裂。丙烯胺类主要包括萘替芬和特比萘芬(terbinafine)。布替萘芬(butenafine)是第 1 个苯甲胺类(benzylamines)抗真菌药物,而苯甲胺类的结构和抗菌机制都与丙烯胺类相似。

(1) 萘替芬(naftifine)

萘替芬 1985 年上市,只限于外用。

1) 临床药理及作用机制:萘替芬具有的高度亲脂性,使其表现出良好的穿透性并能在角质层和毛囊内保持较高的药物浓度。萘替芬具有抑菌和杀菌双重活性。萘替芬能抑制真菌麦角固醇的合成途径中的角鲨烯环氧化酶,造成麦角固醇的缺乏和角鲨烯的聚集。麦角固醇是真菌细胞膜中重要组分,它对于真菌的生长和存活至关重要。萘替芬的杀菌机制可能与角鲨烯堆积于膜中,导致膜脆性增加、破裂有关;其抑菌活性也与咪唑类药物迥然不同。

2) 临床应用及不良反应:1%的霜剂、凝胶,每日 1~2 次,连续 2~4 周。萘替芬抗菌谱较广,对皮肤癣菌、酵母、暗色真菌、双相真菌(如申克孢子丝菌)均敏感。动物实验发现,其对须癣毛癣菌感染有较强的抑菌活性。一项双盲临床试验结果表明,治疗体股癣 1%萘替芬霜剂与 1%益康唑霜剂疗效相当,但前者起效较快。动物实验也获得的结果与临床试验相似。有研究比较萘替芬和克霉唑治疗体股癣、足癣和皮肤念珠菌病的疗效,结果表明两者疗效相似,但前者出现症状减轻的时间明显早于后者。

萘替芬外用耐受性好,在接受萘替芬治疗的患者中,不良反应发生率低于 5%,相关的不良反应包括轻度烧灼、瘙痒、红斑、刺激和很少见的变态反应。

(2) 特比萘芬(terbinafine)

特比萘芬为第 1 个口服丙烯胺类抗真菌药,抗菌谱广,具有抑菌和杀菌双重活性。

1) 临床药理及作用机制:特比萘芬有高度亲脂性,使其能与角质层、皮脂、毛囊有效结合并保持高浓度,因此降低复发的概率。药代动力学研究发现,外用特比萘芬 7 d 后,在角质层中的药物浓度仍高于对常见皮肤癣菌的最低抑菌浓度(MIC)。经过结构改造,特比萘芬的体外抗菌活性比萘替芬高(10~100)倍。外用 1%特比萘芬霜剂后,有 3%~5%被吸收入血液循环,但此吸收剂量不会对机体造成系统影响。吸收较慢,吸收的峰剂量出现时间是与外用后 2~3 d 在尿中出现特比萘芬的代谢产物这一时刻相一致。有学者认为,上述较慢的吸收过程反映了特比萘芬进入表皮和真皮的速度。

特比萘芬抑制麦角固醇的合成途径中的角鲨烯环氧化酶,阻止角鲨烯转化成为麦角固醇,而麦角固醇对于真菌保持细胞膜的完整性非常重要,且角鲨烯在膜中堆积,最终结果为真菌细胞死亡。特比萘芬抑制麦角固醇合成的环节比咪唑类药物靠前,与细胞色素 P450 酶无关。特比萘芬所具有的杀菌而非抑菌活性可能与其作用位点靠前有关。

2) 临床应用及不良反应:多为 1%的霜剂,也有凝胶、溶液等剂型,每日 1~2 次。体外药物敏感试验结果表明,特比萘芬对各种皮肤癣菌、申克孢子丝菌、皮炎芽生菌、组织胞浆菌、白念珠菌等均抗菌活性。Savin 等外用特比萘芬霜剂(每日 2 次)治疗慢性足癣,疗效明显优于赋形剂组,且安全性好;特比萘芬组中临床和真菌学清除的患者为 89%,而对照组则均未清除。一项评价外用特比萘芬治疗体股癣的疗效和安全性的双盲、随机、平行安慰剂对照研究结果为:特比萘芬组中有 76%的患者为真菌清除和临床改善,对照组中仅为 17%。在日本进行的多中心研究发现,1%特比萘芬霜剂治疗 629 例体股癣、足癣、汗斑和皮肤念珠菌病患者安全、有效。Villars 和 Jones 回顾了 27 项特比萘芬霜剂治疗各种皮肤癣菌病的临床研究,共治疗 1 258 例患者,治疗所有癣病的总有效率在 70%~90%,而治疗体股癣的总有效率为 80%~90%。国内研究者采用进口或国产 1%特比萘芬霜剂治疗各种浅部真菌病的报道也较多,但严格的多中心随机、双盲研究结果则较少。总体上,各家报道的有效率与国外文献结果基本相似。

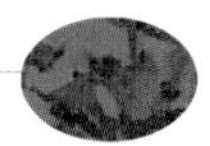

特比萘芬外用耐受性好，不良反应较少。在上述日本的多中心研究中，629 例受试者中仅 6 例有不良反应，包括变态反应性或急性刺激性接触性皮炎。在美国的临床研究中，不良反应发生率为 2.2%，包括局部刺激、烧灼感、瘙痒和干燥。

(3) 布替萘芬(butenafine)

布替萘芬(butenafine)是第 1 个苯甲胺类抗真菌药物，而苯甲胺类结构和抗菌机制都与丙烯胺类相似。

1) 临床药理及作用机制：药代动力学研究表明，外用布替萘芬在角质层中维持有效杀菌浓度至少 72 h。布替萘芬的抗菌机制与丙烯胺类一样，也是特异性地抑制真菌细胞膜麦角固醇的合成途径中的角鲨烯环氧化酶，阻止了麦角固醇合成，角鲨烯堆积于膜中，导致细胞膜破裂。

2) 临床应用及不良反应：多为 1%的霜剂，也有喷剂等剂型，每日 1～2 次。布替萘芬在体外药敏及动物实验中均表现出杀菌活性，对皮肤癣菌、曲霉、双相真菌都有效，抗菌活性与丙烯胺类相当，甚至优于后者。在日本，布替萘芬霜剂外用可治疗体股癣、足癣、汗斑、皮肤念珠菌感染等，报道的有效率为 84%～100%。Lesher 等报道外用布替萘芬每日 1 次，连续 2 周治疗股癣安全有效；同时，他们经比较发现，在临床疗效和真菌学疗效方面，1 周治疗与 2 周疗法有统计学差异；停药 2 周后，治愈率有所提高，这可能与布替萘芬的后遗治疗效应有关。Savin 等报道短程、每日 2 次外用布替萘芬治疗足癣，临床和真菌学均有效。一项双盲、安慰剂对照研究结果表明，外用布替萘芬每日 1 次，连续 2 周治疗体癣安全有效。一些临床研究发现，停药后真菌学和临床疗效仍继续增高，可能与布替萘芬有强亲角质性有关。

我们采用多中心、随机、双盲、平行对照法，评价国产 1%盐酸布替萘芬喷雾剂和乳膏治疗体股癣、足癣的临床疗效和安全性，对照为 1%联苯苄唑。每日外用 1 次，疗程：足癣 4 周，体股癣 2 周。布替萘芬喷雾剂治疗体股癣共 117 例，试验组 58 例；对照组 59 例；足癣共 119 例，试验组 59 例、对照组 60 例。体股癣停药时试验组与对照组痊愈率分别为 25.86%和 40.68%，有效率为 86.21%和 91.53%；2 周随访痊愈率为 58.62%和 74.58%，有效率为 96.55%和 96.61%。足癣停药时痊愈率分别为 23.73%和 25.00%，有效率为 81.36%和 78.33%；2 周随访痊愈率为 37.29%和 41.57%，有效率为 81.36%和 90.00%。布替萘芬乳膏治疗体股癣共 117 例，试验组 58 例，对照组 59 例；足癣共 118 例，试验组 60 例、对照组 58 例。体股癣停药时试验组与对照组痊愈率为 32.76%和 38.98%，有效率为 93.10%和 94.92%；2 周随访痊愈率为 62.07%和 64.41%，有效率为 93.10%和 96.61%。足癣停药时痊愈率为 29.31 和 30.00%，有效率为 89.66%和 85.00%；2 周随访痊愈率为 48.28%和 43.33%，有效率为 91.38%和 86.67%。经统计学分析，两种剂型的布替萘芬在治疗体股癣、足癣的疗效方面与对照药都无显著性差异。

布替萘芬特比萘芬外用耐受性好，不良反应出现较少。在上述日本进行的临床研究中，2%～3%的患者出现不良反应，包括红斑和刺激。在安全性方面，我们的结果是布替萘芬喷雾剂的局部不良反应发生率为 10.16%，乳膏的发生率为 5.13%，主要包括红斑、灼热、刺痛、瘙痒、水肿等。

8.2.4 硫代氨基甲酸酯类

最早在临床上应用硫代氨基甲酸酯类抗真菌药是托萘酯(tolnaftate)，国内也称为发癣退或癣褪。20 世纪 90 年代初日本的 Tosoh Corporation 公司和 Zenyaku Kogyo 公司共同研制开发了新 1 代硫代氨基甲酸酯类药物——利拉萘酯(liranaftate)，也称为利纳夫特。2000 年 8 月由 Torii 公司首次在日本上市，商品名为 Zefnart。硫代氨基甲酸酯类药物是通过抑制角鲨烯环氧化酶来阻断真菌细胞膜麦角固醇的合成。以往多认为硫代氨基甲酸酯类药物只有抑菌作用，但近来研究发现利拉萘酯对红色毛癣菌杀菌作用。

(1) 托萘酯(tolnaftate)

托萘酯(tolnaftate)为最早上市的硫代氨基甲酸酯类抗真菌药。

1) 临床药理及作用机制：托萘酯能抑制真菌麦角固醇的合成途径中的角鲨烯环氧化酶，造成麦角固醇的合成受阻。麦角固醇是真菌细胞膜中重要组分，它对于真菌的生长和存活至关重要。学者多认为托萘酯只有抑菌活性。

2) 临床应用及不良反应：2%的软膏等，每日 1 次。托萘酯对皮肤癣菌敏感，但对念珠菌、细菌无效。已有暗色真菌、双相真菌、新生隐球菌对托萘酯耐药的报道。托萘酯能治疗皮肤癣菌感染引起的体

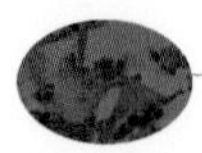

股癣、足癣等。

(2) 利拉萘酯(liranaftate)

1) 临床药理及作用机制:抑制真菌麦角固醇的合成途径中的角鲨烯环氧化酶,造成麦角固醇的合成受阻。最近有研究发现利拉萘酯对皮肤癣菌可能有杀菌作用。

2) 临床应用及不良反应:2%的软膏、凝胶等,每日1次,2~4周。利拉萘酯的抗真菌活性为拖萘酯的10倍,且抗真菌谱较托萘酯更为广泛;对皮肤癣菌敏感,但对念珠菌、细菌无效。对托萘酯耐药的暗色真菌、双相真菌、新生隐球菌均有效。利拉萘酯能治疗皮肤癣菌感染引起的体股癣、足癣等。

在日本进行了一项比较2%的利拉萘酯软膏与1%的联苯苄唑乳膏治疗体癣、足癣的临床研究,结果显示:2%利拉萘酯对足癣和体股癣的临床疗效高于1%联苯苄唑组。外用4 d后,利拉萘酯对于足癣的有效率和显效率分别为81.0%(115/142)和83.4%(121/145),显著疗效率为57.7%(82/142);外用2周后,利拉萘酯对体癣的有效率和显效率及显著疗效率分别为85.3(64/75)、88.0%(66/75)及65.3%(49/75);外用2周后,经镜检及培养,利拉萘酯对体癣的真菌学疗效,有效率、显效率及显著疗效率分别为89.8(53/59)、90.0%(54/60)及66.1%(39/59)。一项Ⅲ期临床追加试验中,通过培养菌检查,股癣涂抹药物1周后,治疗的有效率为91.3%(73/80),且药物能迅速改善由真菌感染引起的瘙痒症状。

近年来,我们作为组长单位或参加单位进行了多项随机、双盲、阳性药物平行对照、多中心临床研究评价2%利拉萘酯乳膏和凝胶治疗体股癣、足癣的疗效和安全性,对照药物均1%联苯苄唑乳膏。评价了综合疗效(临床疗效和真菌学疗效),体股癣用药2周,停药时的近期疗效:利拉萘酯组有效率范围为89.17%~100%,痊愈率44.62%~71.83%,联苯苄唑组分别为85.51%~94.29%、40.00%~64.79%;体股癣停药后2周的远期疗效:利拉萘酯组有效率为91.55%~98.59%,痊愈率66.20%~78.87%,与联苯苄唑组分别为89.71%~97.14%、54.41%~76.4%。足癣用药4周,停药时的近期疗效:利拉萘酯组有效率范围为79.71%~90.48%,痊愈率23.81%~41.7%,联苯苄唑组分别为79.71%~86.1%、27.69%~52.11%;停药后2周的远期疗效:利拉萘酯组有效率范围为81.9%~92.06%,痊愈率33.33%~59.72%,联苯苄唑组分别为81.4%~85.92%、36.76%~59.15%。

国外报道的不良反应有接触性皮炎、皮肤瘙痒、发红、红斑、疼痛、刺激感。我们的研究结果表明,975例接受利拉萘酯治疗的受试者中共有13例出现局部不良反应,包括水疱、红斑、丘疹、灼热、干燥、瘙痒、刺痒、疼痛、包皮水肿等。

8.2.5 吡啶酮类

(1) 环吡酮胺(ciclopirox olamine)

环吡酮胺是20世纪70年代从吡啶酮类化合物中筛选发现,此药与其他抗真菌药物相比,结构和抗菌机制均较独特。

1) 临床药理及作用机制:外用1%环吡酮胺,系统吸收低于1.3%。环吡酮胺具有穿透甲的能力,1%软膏能穿透0.6~0.8 mm厚的牛甲板。环吡酮胺主要作用于细胞膜来发挥抗菌作用。环吡酮胺处于白念珠菌的平均抑制浓度(MIC)时,可阻断亮氨酸跨膜运输进入细胞内的氨基酸池,浓度更高时可改变敏感细胞膜的完整性,引起通透性改变,使细胞内容物(钾离子等)外漏。还可能通过耗尽真菌细胞内的某些主要基质和(或)抑制离子的摄入而发挥作用。高浓度环吡酮胺还能抑制真菌线粒体功能,ATP合成抑制,影响细胞呼吸。

2) 临床应用及不良反应:治疗皮肤浅部真菌病,多用1%的霜剂,也有溶液等剂型,每日1~2次。8%甲涂剂治疗甲真菌病,每周1~3次,指甲12周或16周,趾甲24周。体外研究表明,环吡酮胺有抗皮肤癣菌、酵母和双相真菌的活性。此外,还对革兰阳性、阴性细菌有效。有研究发现,环吡酮胺体外抗须癣毛癣菌、白念珠菌活性高于奥昔康唑、咪康唑、克霉唑和萘替芬等。有报道称,1%环吡酮胺霜剂治疗足癣疗效明显优于1%克霉唑霜剂。此外,还有一些关于1%环吡酮胺霜剂有效治疗体股癣、汗斑和皮肤念珠菌病的报道。王爱平等报道采用多中心、随机对照研究,评价国产1%环吡酮胺软膏治疗浅部真菌病疗效,对照为1%联苯苄唑。治疗体股癣42例,治愈率为87.5%,有效率为92.9%;手足癣35例,分别为60.0%和97.1%;治疗汗斑15例,分别为86.7%和93.3%。已证实环吡酮胺具有抗炎活性,环吡酮胺即可抑制5-脂氧合酶产物白三烯的合成,又抑制环氧合酶产物前列腺素。有学者比较了1%环吡酮胺霜剂和1%环吡酮胺霜剂联合1%

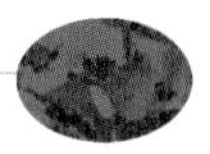

醋酸氢化可的松霜剂治疗炎症明显的浅部真菌病的疗效，结果两组效果相当。有报道称，8%环吡酮胺甲涂剂治疗指、趾甲甲真菌病，临床和真菌学清除率为40%。

环吡酮胺外用耐受性好，不良反应出现较少。王爱平等报道中，未发生局部不良反应。

(2) 利洛吡司(rilopirox)

利洛吡司是新一代的吡啶酮类抗真菌药物，具有疏水性，有杀菌作用，对于酵母，尤其是白念珠菌有很强抗菌活性。最初研制该药物的目的是用于治疗阴道真菌感染，近来研究发现还能治疗汗斑、脂溢性皮炎、口腔念珠菌病。

1) 临床药理及作用机制：体外研究发现，改变培养基的pH或加入血清均不能影响利洛吡司的活性，这一特性有利于其治疗口腔和阴道念珠菌感染。健康女性志愿者每天阴道外用利洛吡司22.5 mg/kg，连续用5 d，除1例外，其他所有志愿者血清浓度均在10～20 μg/L范围内。

利洛吡司能与铁离子相螯合来抑制依赖铁离子的各种酶的活性。酵母的过氧化氢酶能分解过氧化氢产生氧和水分子，利洛吡司能抑制过氧化氢酶，导致过氧化氢的积聚，使真菌细胞发生不可逆的损伤。酵母线粒体细胞呼吸链中的NADH-辅酶Q氧化还原酶也是依赖铁离子的，利洛吡司也能与之发生螯合作用，抑制线粒体功能。

有学者将不同浓度利洛吡司(1～10 μg/ml)与白念珠菌共培养6 h后，电镜观察发现念珠菌脂滴直径增大、线粒体膨大。高浓度药物使真菌胞质完全自溶、细胞膜破碎，但胞壁未受损伤。

2) 临床应用及不良反应：因在皮肤中存留时间长、对酵母有杀菌活性等优点，利洛吡司最初是用于治疗阴道念珠菌感染。利洛吡司是目前唯一能杀白念珠菌芽生孢子达99.9%的药物。黏附于黏膜是念珠菌感染的第1步，黏附是念珠菌的重要毒力因子。体外研究表明，利洛吡司能显著降低念珠菌对阴道和颊黏膜细胞的黏附。MIC范围在0.625～5 μg/ml，平均为(2.12±1.87)μg/ml。利洛吡司还能抑制从HIV感染患者分离到38株氟康唑耐药的白念珠菌的生长，这也提示可用该药治疗免疫缺陷患者的口腔念珠菌感染。

利洛吡司体外对29株从汗斑和脂溢性皮炎患者分离到的糠秕马拉色菌有抗菌活性。

目前，尚无利洛吡司出现不良反应的报道。

8.2.6 吗啉类

(1) 阿莫罗芬(amorolfine)

阿莫罗芬是苯基丙基吗啉类衍生物。

1) 临床药理及作用机制：0.5%阿莫罗芬霜剂局部封包后，可在角质层中至少存留48 h。5%阿莫罗芬外涂在猪蹄甲上，1 d后，可渗入总剂量的3.6%，7 d后增至7.9%；而人甲在6 h后即渗入13.2%。5%阿莫罗芬甲涂剂外用后7 d，检测甲中药物浓度仍为皮肤癣菌平均MIC的100～2 500倍，白念珠菌的20倍左右。定期(5～10个月和11～13个月)收集5%阿莫罗芬甲涂剂治疗的甲真菌病患者的血样，所有样品中阿莫罗芬的浓度均低于检测限。

阿莫罗芬的抗菌机制为，它可以同时抑制真菌细胞膜麦角固醇合成途径中，次麦角固醇转化成麦角固醇中的两个关键酶，即14位还原酶和7-8异构酶，使次麦角固醇堆积于真菌胞膜中，而麦角固醇大量减少，导致胞膜结构破坏，达到抑菌效应。还对真菌有杀灭作用，杀菌作用可能与抑制早期固醇合成酶，错构固醇合成并积聚于膜内，膜中脂质双分子层功能改变，使膜渗透压改变，菌细胞及细胞间质中重要代谢物泄露，导致电解质失衡；而跨膜中多数生命功能酶及质子动力转输系统破坏，真菌细胞破裂死亡。

2) 用药剂型、浓度和用法：治疗皮肤浅部真菌病，多用0.25%的乳膏，也有其他浓度，如0.125%、0.5%，每日1次。5%甲涂剂治疗甲真菌病，每周1～2次，指甲用12周或16周，趾甲用24周。

3) 临床应用及不良反应：阿莫罗芬抗菌谱广，体外药物敏感性实验结果(表8-2-1)。

表8-2-1 阿莫罗芬体外药物敏感性实验结果

病原真菌	株数	MIC(μg/ml)	
		几何均数	范围
皮肤癣菌			
红色毛癣菌	40	0.004	0.001～0.13
须癣毛癣菌	39	0.029	0.001～0.13
犬小孢子菌	21	0.062	0.001～0.13
石膏样小孢子菌	7	0.062	0.010～0.10
絮状表皮癣菌	13	0.088	0.030～6.20
酵母			
白念珠菌	155	0.550	0.001～>100

续 表

病原真菌	株 数	MIC(μg/ml)	
		几何均数	范 围
热带念珠菌	36	0.220	0.001～>100
克柔念珠菌	10	0.112	0.100～1.00
近平滑念珠菌	35	1.090	0.030～30.0
伪热带念珠菌	6	0.156	0.060～1.00
季也蒙念珠菌	14	0.302	0.100～1.00
光滑念珠菌	23	25.00	0.09～>100
马拉色菌属	15	0.100	0.005～0.20
新生隐球菌	53	0.033	<0.001～8.00
真菌			
链格孢属	5	0.35	0.050～1.00
短帚霉	10	2.00	0.500～5.00
烟曲霉	30	>100	30.0～>100
黄曲霉	18	>100	30.0～>100
卷枝毛霉	10	45.0	30.0～>100
米根霉	35	15.3	10.00～30.00
镰刀菌属	8	30.0	0.300～100
双相真菌			
组织胞浆菌	15	0.0600	0.06
粗球孢子菌	5	0.0700	0.06～0.13
皮炎芽生菌	22	0.2100	0.001～0.50
申克孢子丝菌	22	0.1200	0.060～10.0

国内学者采用多中心、随机、研究者单盲、平行对照研究评价了0.25%盐酸阿莫罗芬霜治疗体股癣和足癣的临床疗效及安全性，对照为1%联苯苄唑霜。足癣153例，试验组77例，对照组76例。临床疗效，群体药代动力学(PP)分析试验组治愈率为40.7%，对照组48.9%，临床有效率分别为91.5%和91.5%；治疗意向(ITT)分析临床治愈率分别为44.0%和45.2%，临床有效率分别为88.0%和84.9%。真菌培养清除率，PP分析试验组为98.3%，对照组100%；ITT分析分别为92.2%和90.8%。两组比较统计学上无显著性差异。局部不良反应，试验组2例(2.6%)，对照组3例(3.9%)，主要表现为瘙痒、皮肤不适、刺激性皮炎等。

体股癣155例，试验组77例，对照组78例。临床疗效：PP分析试验组治愈率为51.4%，对照组56.3%，临床有效率分别为90.0%和91.6%；ITT分析临床治愈率分别为52.0%和56.4%，临床有效率分别为89.3%和89.7%。真菌培养清除率，PP分析试验组为87.1%，对照组83.1%；ITT分析分别为87.0%和83.3%。2组比较统计学上无显著性差异。局部不良反应，试验组10例(13.0%)，对照组4例(5.1%)，2组中各有1例因此退出试验。主要表现为刺激性皮炎、瘙痒、皮肤不适、皮肤水肿等。

国外有报道，5%阿莫罗芬甲涂剂每周1次或2次随机双盲治疗甲真菌病，前者124例，后者137例，连续6个月。治疗结束后2～4个月评价疗效，每周2次组的治愈和好转率为74%，真菌培养清除率为76%；每周1次组治愈和好转率为68%，真菌培养清除率为71%。两组无统计学差异。所有病例中，指甲甲真菌病的治愈率为69%，高于趾甲甲真菌病(43%)。

国内有报道应用5%阿莫罗芬甲涂剂每周2次治疗69例甲真菌病，指甲甲真菌病的临床和真菌学治愈率为61.90%(26/42例)；趾甲甲真菌病则为40.74%(11/27)。总有效率为81.16%，真菌学治愈率为73.91%。

阿莫罗芬局部不良反应发生率较低。外用5%甲涂剂的局部不良反应主要有主要包括烧灼、红斑、刺痛、瘙痒等。

8.2.7 抗真菌药物的一些特殊作用

(1) 抗真菌药物的抗炎作用

一些抗真菌药物可具有抗炎作用，利用这一特性，临床上不仅可以治疗皮肤癣菌和念珠菌感染的炎症表现，从而避免选用含有皮质类固醇成分的复方制剂，因为皮质类固醇可降低抗真菌药物的活性，导致治疗不彻底或复发率增高；还能有助于治疗其他一些炎性皮肤病。

有研究者比较了咪唑类、丙烯胺类/苯甲胺类药物类的抗炎活性。用紫外线(UV)照射在20例健康志愿者人体引起红斑反应，先测定最小红斑剂量(MED)，被研究药物包括2.5%氢化可的松、1%环吡酮胺、1%特比萘芬、1%萘替芬、酮康唑、1%奥昔康唑、1%益康唑，均为霜剂。在不同部位外用上述药物，每日2次，连续2 d。最后1次外用后10～12 h彻底清洗皮肤，用2倍MED的长波紫外线(UVB)照射，包括对照部位，照射后立即和12 h分别外用上述各种药物，24 h观察红斑，评价抗炎活性。结果发现，1%环吡酮胺、1%特比萘芬、1%萘替芬抗炎作用最强，酮康唑中等，2.5%氢化可的松、1%奥昔康唑、1%益康唑较弱。

皮肤真菌感染出现的炎症反应的中，浸润细胞包括肥大细胞、多形核中心粒细胞(PMN)、淋巴细

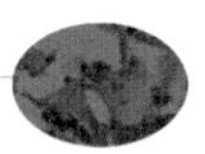

胞、巨噬细胞，而UV激发的皮肤反应与其类似。花生四烯酸为此反应的主要炎症介质，肥大细胞释放的组胺通过促进前列腺素合成也起作用。

体外实验证实，大多数咪唑类药物能抑制中性粒细胞的趋化，酮康唑和联苯苄唑可直接抑制钙调蛋白的活性，其能调节细胞多种生化过程，包括肥大细胞释放的组胺和前列腺素合成。酮康唑也可抑制5-脂氧合酶产物白三烯的合成，但作用不如萘替芬和环吡酮胺。在临床上，已有酮康唑和联苯苄唑治疗脂溢性银屑病和脂溢性皮炎的报道。舍他康唑的抗炎活性与其可通过激活p38MAPK激酶，诱导前列腺素(PGE)$_2$产生，后者可抑制人角质形成细胞和外周血单个核细胞产生前炎症因子有关。

有临床试验发现，萘替芬减轻真菌感染引起的炎症表现如红斑等，与1%克霉唑和1%氢化可的松复方制剂疗效相当。萘替芬抑制中性粒细胞的趋化呈现出剂量依赖性。萘替芬抗炎活性还与其抑制中性粒细胞和5-脂氧合酶途径有关。

环吡酮胺即可抑制5-脂氧合酶产物白三烯的合成，又抑制环氧合酶产物前列腺素。

(2) 抗其他病原微生物作用

外用抗真菌药物具有抗细菌活性，对于治疗伴发细菌感染的皮肤癣菌病很有益处。咪唑类药物，如咪康唑、奥昔康唑、克霉唑、益康唑在体内外都能抗革兰阳性、阴性细菌。已证实咪康唑能抗某些革兰阳性细菌，治疗A组β-溶血性链球菌和致病性葡萄球菌感染所致的红癣、脓疱疮中度有效。体外实验表明，特比萘芬能抑制革兰阳性、阴性细菌，包括金黄色葡萄球菌、粪葡萄球菌、痤疮杆菌、铜绿假单胞菌等。环吡酮胺体外抗革兰阳性细菌似乎比其他抗真菌药强，还有抗革兰阴性细菌、支原体和阴道毛滴虫等活性。

8.3 系统抗真菌药物

8.3.1 两性霉素B

两性霉素B(amphotericin B, AmB)是由结节状链丝菌(*Streptomyces nodosus*)产生的多烯类抗生素，其抗菌谱较广，常用于治疗系统性真菌感染，但不良反应较严重。尽管如此，目前仍是治疗严重系统真菌感染的首选药物之一。国产也称为庐山霉素。

为降低毒性(尤其是肾毒性)，对传统的AmB剂型进行改造，开发出AmB与脂类结合形成的新型制剂，可称为两性霉素脂质传送系统(lipid delivery system for amphotericin B)，包括：①两性霉素B脂质体(AmB liposome)，把AmB包裹在含磷脂的双层脂质体微粒中，商品名AmBisome。②两性霉素B脂质复合物(AmB lipid complex, ABLC)，AmB与脂质复合物结合形成带状结构，商品名为Abelcet。③两性霉素B胶状分散剂(AmB colloidal dispersion, ABCD)，AmB与胆固醇硫酸酯结合形成小脂质片状物，商品名Amphocil。

AmB的主要结构是含有七烯类大环内酯化合物。本药不溶于水，加入去氧胆酸钠后溶解性增加。其分子呈两性状态，有嗜水性和嗜脂性两部分。它的结构、理化性质与抗菌活性及毒性密切相关，大环内酯环C33位上相连的氨基糖中的原位氨为抗真菌活力所必需的。AmB主要通过与细胞膜中的固醇间形成的非特异氢键与固醇发生相互作用，其对真菌胞膜中的麦角固醇的亲和力大于对真核细胞膜的胆固醇，从而产生抗菌活性和毒性反应。

(1) 药代动力学

传统的AmB的药代动力学比较复杂，其口服吸收不良，静脉给药，在血清和组织液中测到量的不足40%，10%与血浆蛋白结合。本药不能穿透血脑屏障，大部分与组织结合后缓慢释放，经测定肝中浓度最高，其次为脾、肾和肺。迄今其清除途径尚不甚确定，动物实验结果表明胆道可能为此药的重要清除途径。

新型脂质制剂与传统AmB存在差异，初步明确AmB脂质体、ABLC、ABCD在肝、脾中浓度最高，且浓度明显高于传统AmB，在肾脏中则低于传统AmB；ABLC、ABCD且能更迅速地分布到组织中去。

(2) 作用机制

AmB与真菌胞膜中的麦角固醇结合，可使膜离子泵功能紊乱及可逆性损伤，表现为阳离子外泄，继之膜脂质双分子层去极化，呈现多孔状，胞内大分子物质逐渐丧失而死亡。此外，近年来还发现AmB对真菌胞膜具有氧损伤作用。此作用机制可能是AmB可自动氧化形成游离基，发生毒性氧致的膜破损；AmB氧化作用分解氧后，对氧需求增多，使真菌膜发生缺氧，引起选择性膜转运活力丧失，直至死亡。

AmB抗菌谱广，可抑制多种真菌生长，对多数深部真菌，如念珠菌属、隐球菌属、皮炎芽生菌、荚膜

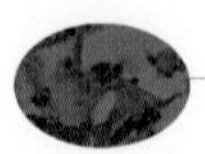

组织胞浆菌、申克孢子丝菌均非常敏感，MIC 值为 0.02～1.0 mg/L。

此外，有资料表明，两性霉素 B 能够增强中性粒细胞向真菌感染局部的趋化、游走及对菌细胞的黏附，并增强中性粒细胞杀伤真菌的能力。

（3）临床应用

传统 AmB 有口服、外用及静脉用药制剂。静脉制剂应先与作为弥散剂的去氧胆酸钠、磷酸钠缓冲液及 0.9%氯化钠溶液混合成透明胶质颗粒混悬液，注射前用 5%葡萄糖液稀释。常用剂量为 0.5～1.0 mg/kg，疗程 6～10 周，但因感染菌种类、严重程度、个体差异而定。常规用法：试验剂量1 mg 溶于5%葡萄糖液 100 ml 中，4～6 h 内缓慢静脉滴注，每 30 min 测血压、体温、脉搏 1 次。如无反应，第 2 天起，每天增加 2.5～5 mg，溶于 5%葡萄糖液中，缓慢滴注，8 h 滴完，直至增加至 0.4～0.6 mg/kg，即每日维持此量，对耐受差者，也可隔日给药。快速给药法：对严重病例，于 24 h 内达到应给剂量，开始试验剂量1 mg，溶于 250 ml 5%葡萄糖液中，2～4 h 滴完，测定上述生命体征值。如无反应，4～6 h 加量，每次增加 5～10 mg，溶于上述溶液，6 h 滴完。如无反应 4～6 h 再给下一剂量。一般 24～48 h 可以加到应给剂量。以后每日维持 0.6 mg/kg。如有不良反应，按下述方法处理。

1）合并给药：常与氟胞嘧啶合并应用，治疗隐球菌脑膜炎，AmB 0.6 mg/(kg·d)，后者 100 mg/(kg·d)，可有协同作用。近年来，也有尝试与氟康唑等新一代咪唑类药物合用的报道。

2）对于口腔、咽喉及下尿路念珠菌感染，可用 AmB 溶液含漱和冲洗。

脂质制剂的 AmB 输液前不能用 0.9%氯化钠溶液稀释，防止出现沉淀，只能用注射用水或 5%葡萄糖液。目前，常用方案如下：AmB 脂质体开始剂量为1.0 mg/kg，可逐渐增至 3.0 mg/kg，1 h 内滴完，总剂量 1～3 g，3～4 周。ABLC 为 5 mg/kg，2 h 滴完，至少 2 周。ABCD 开始 1.0 mg/kg，逐渐增至 3.0～4.0 mg/kg，60～90 min 滴完。

（4）适应证

AmB 适于治疗和各种深部真菌感染，如系统性念珠菌病、隐球菌病、曲霉病、毛霉病、皮炎芽生菌病、组织胞浆菌病、球孢子菌病、副球孢子菌病等。一些皮下组织真菌病，如着色芽生菌病、暗色丝孢霉病有时有效。对赛多孢子菌病和毛孢子菌病无效。

（5）不良反应

传统 AmB 常见不良反应包括：①寒战、发热发生率很高，可预先服用抗组胺药、阿司匹林等。如无效，静脉滴注同时加入氢化可的松（25～50 mg）或地塞米松（2～4 mg）。②恶心、呕吐、头痛、食欲缺乏，可对症治疗。③肾毒性，损伤肾小管，与剂量有关，长期应用发生此反应，可改为隔日给药，定期检测肾功能，静脉补钠可能有助于防止肾损伤。注意监测血清中钾、镁浓度，及时补充。④血栓性静脉炎，防止、减轻的方法有改变注射部位、减慢速度、加入小剂量肝素等。

脂质 AmB 制剂的不良反应少于传统制剂，常见寒战、发热，防治方法同上。肾损少见，即使传统制剂引起的肾损的患者也可改用脂质制剂。

（6）注意事项

药物相互作用：AmB 能增强其他药物的肾毒性，如氨基糖苷类抗生素、环孢素等；该药还能加重糖皮质激素导致的钾丢失。

8.3.2 灰黄霉素

灰黄霉素（griseofulvin）为非多烯类抗真菌抗生素，是从灰黄青霉培养液中提取的，最初是将其作为抗植物真菌感染剂进行研究的，后用于治疗动物的一些皮肤癣菌感染。直到 1959 年，临床上才证实口服该药能有效治疗人类浅部真菌感染。临床上主要治疗浅部真菌感染，对于深部真菌一般无效。

化学式为 6′-甲基-2′，4，6-三甲氧基-7-氯′-螺-{苯并呋喃-2(3H)，1′-[2]环已烯}-3，4′-二酮

（1）药代动力学

该药经胃肠道吸收，主要在十二指肠，受颗粒大小、含脂肪饮食影响，超微粒制剂大大增加吸收。灰黄霉素空腹吸收不好，在上消化道的水性消化液中不溶解。餐后尤其是脂餐后服用，药物吸收更为迅速，血浆浓度更高。一经吸收，灰黄霉素主要与血浆蛋白结合，组织分布取决于血浆游离浓度。吸收后，灰黄霉素通过表皮内的细胞外液和汗液弥散到角质层。分布于大部组织内，好沉着于新生的角蛋白中。因此，能抑制感染角质层的真菌。

灰黄霉素在肝内经微粒体单氧化酶代谢，脱甲基化而形成无活性化合物，主要是 6-甲基-灰黄霉素。绝大部分代谢产物由肾脏排出。半衰期为 9.5～21 h。

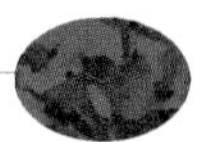

(2) 作用机制

灰黄霉素为抑菌作用，无杀灭活性。其抑菌机制尚未完全明了，有证据表明，高浓度该药，能损伤真菌细胞微管系统，抑制核丝分裂，使真菌受到抑制。也有人认为，其能与嘌呤类竞争，影响核酸的合成。

灰黄霉素能抑制各种引起皮肤、毛发和甲的真菌感染的常见皮肤癣菌，如小孢子菌、表皮癣菌、毛癣菌，但对念珠菌属及深部真菌无效。

(3) 临床应用

本药口服，可选择微粒体和超微粒体灰黄霉素等不同制剂，后者通过胃肠道吸收的效果是前者的1.5倍。成人剂量为：治疗皮肤真菌感染，微粒体灰黄霉素 500 mg/d(超微粒体 250～330 mg/d)；治疗头癣和甲癣，微粒体灰黄霉素 1 000 mg/d(超微粒体 500～600 mg/d)。儿童治疗剂量为：皮肤真菌感染，微粒体灰黄霉素每日每千克体重 5～10 mg/(kg·d)；头癣和甲癣则为 15～20 mg/(kg·d)，超微粒体则减半。微粒体灰黄霉素可为液体制剂，浓度为 25 mg/ml。治疗脓癣需要同时口服抗生素和糖皮质激素。

(4) 适应证与禁忌证

灰黄霉素可治疗小孢子菌、表皮肤癣菌和毛癣菌感染的皮肤、毛发和甲的浅部真菌病。目前灰黄霉素主要用于治疗头癣，该病常见于儿童，免疫系统受抑制的成人也可发病，通常由断发毛癣菌(*Trichophyton tonsurans*)所致。有关灰黄霉素治疗头癣的报道如表 8-3-1 所示。

表 8-3-1 灰黄霉素治疗头癣的不同报道情况

作者	剂量和疗程	菌种(比例)	真菌学治愈率
Tanz	(250～500)mg/d，6 周	未报道	4/7(57.1%)
Tanz	(10～20)mg/(kg·d)，12 周	断发毛癣菌(74%) 小孢子菌属(13%)	23/24(95.8%)
Gan	15 mg/(kg·d)，26 周	断发毛癣菌(74%) 犬小孢子菌(13.5%) 须癣毛癣菌(2.7%)	28/28(100%)
Matínez-Roig	350 mg/d，6 周	须癣毛癣菌(65%) 犬小孢子菌(30%)	4/5(80%)
Lopez-Gomez	超微粒体 500 mg/d，6 周	犬小孢子菌(94%) 紫色毛癣菌(6%)	16/17(94.1%)
Haroon	125 mg，250 mg 或 500 mg/d，8 周	紫色毛癣菌、疣状毛癣菌、断发毛癣菌、红色毛癣菌、奥杜盎小孢子菌	39/49(79.6%)

在新 1 代口服抗真菌药出现前，用灰黄霉素可治疗主要由红色毛癣菌引起的甲癣。但疗程长(趾甲癣长达 18 个月)，依从性差，复发率高。尽管比较便宜，甲真菌病的治疗上新一代的口服抗真菌药已取代了灰黄霉素。

还有报道灰黄霉素治疗扁平苔藓有效，其治疗机制不明，对口腔糜烂皮损疗效比皮肤扁平苔藓好。

灰黄霉素不能治疗念珠菌病、汗斑、孢子丝菌病、隐球菌病、曲霉病、毛霉病、皮炎芽生菌病、组织胞浆菌病等。

(5) 不良反应

接受灰黄霉素治疗的患者群体一般耐受良好，皮肤反应包括剥脱性红皮病、原有的狼疮症状发作、固定性药疹、光毒性反应和荨麻疹。其他已报道的还有过敏反应、腹泻、头昏、头痛、肝毒性、恶心、呕吐、白细胞计数减少和蛋白尿，多为一过性，重者停药。可以肯定治疗剂量对人体无特殊毒性作用，值得指出是的尚无 1 例因服用灰黄霉素致死的报道。

(6) 注意事项

药物相互作用：灰黄霉素能抑制华法林类抗凝药的作用；苯巴比妥可减少灰黄霉素的吸收。目前，灰黄霉素和口服避孕药之间的联系尚无定论，采用类固醇激素避孕的患者若接受灰黄霉素，最好请患者采取相应的措施。

8.3.3 酮康唑

酮康唑(ketoconazole)是第 1 个可口服的咪唑类抗真菌药，商品名为里素劳，1977 年问市，1981 年在美国上市。为广谱抗真菌药。化学式为1-乙酰基-4-{4-[2-(2,4-二氯苯基)-2-(1H-咪唑-1-甲基)-1,3-二氯戊烷-4-甲氧基]-苯基}-哌嗪。

（1）药代动力学

该药口服后生物利用度受诸因素影响，差异较大，37%～97%。当pH＜3时，溶解最完全。喜好饮酒者，在服用本药时应同服酸性饮料。如同时接受抗酸药、抗胆碱能药、治疗帕金森病药物及H_2受体拮抗剂时，应在服用这些药前2 h口服酮康唑。

酮康唑对角蛋白黏附力强，2 h即可到汗腺，通过基底层则较慢，需3～4周。治疗结束后至少10 d，仍能维持有效治疗浓度。酮康唑在尿液、唾液、皮脂、汗液、大脑、脑脊液、关节腔液中皆有分布。然而，99%酮康唑与血浆蛋白结合，脑脊液含量极低。

本药主要经细胞色素P450系统在肝脏代谢，代谢产物随粪便排出。肝毒性一旦发生，症状严重，尤其是长期服药者。

（2）作用机制

其抑菌机制为，作用在真菌胞膜麦角固醇的合成途径中的羊毛固醇生成去甲基羊毛固醇这一环节，造成麦角固醇合成受阻，羊毛固醇堆积在膜内，使胞膜结构破坏，抑制真菌细胞生长。靶酶为细胞色素P450固醇合成酶中羊毛固醇的C-14α去甲基化酶。

（3）临床应用

口服酮康唑的常用剂量为每日200～400 mg，疗程1周至数月不等。开始剂量为200 mg/d，根据疾病的严重程度、患者反应及可能的肝毒性而增加剂量，延长疗程。

治疗汗斑的剂量，各家报道差异较大，有单剂疗法、每周1剂疗法、逐日治疗连续数日至数周等诸多方法。但有研究比较，单剂400 mg和200 mg/d连续10 d两方案，疗效无显著性差异。所以治疗时要综合考虑患者的依从性和治疗费用。

（4）适应证

酮康唑的抗菌谱比灰黄霉素广，对皮肤癣菌、酵母、双相型真菌、放线菌类、藻状菌纲均有效。综合各家报道，酮康唑能治疗浅部真菌病、皮下组织真菌病和侵袭性真菌病，如浅部和深部念珠菌病、糠秕马拉色菌病、皮肤癣菌病、着色真菌病、芽生菌病、球孢子菌病、曲霉病、隐球菌病和组织胞浆菌病均有效。

酮康唑可用于治疗慢性皮肤黏膜念珠菌病，可促进黏膜、皮肤、甲皮损的消退，症状消失。口服200 mg/d酮康唑，连续10 d的口服冲击疗法疗效很好。

因为大多数皮肤癣菌对灰黄霉素无反应，而对酮康唑反应较好，酮康唑除能治疗皮肤、毛发、甲的皮肤癣菌感染，还能治疗严重的、复发性皮肤癣菌感染。酮康唑能有效地治疗汗斑和糠秕孢子菌毛囊炎。酮康唑还可治疗脂溢性皮炎。

酮康唑影响所有膜的生物合成，故人们研究了酮康唑对皮肤利什曼病的疗效。尽管未完全治愈，但酮康唑对某些类型的皮肤利什曼病有效。

（5）不良反应

肝毒性是酮康唑的最严重的潜在不良反应，推测与代谢的特异体质有关，估计其发生率为1/50 000～1/2 000。表现为食欲缺乏、黄疸、不适感、恶心、呕吐等，常在治疗2周后出现，老年人更易发生。此外，1/5无症状患者可出现一过性转氨酶升高，停药后可消失。疗程不超过2周者，肝损伤很少发生。疗程较长患者要定期检查肝功能。

酮康唑与真菌特异性的氟康唑、伊曲康唑不同，它可干扰人体糖皮质激素和雄激素的合成途径；大剂量可显著抑制雄激素合成，导致男子乳房发育症和阳痿。其他已报道的不良反应有荨麻疹、血管性水肿、瘙痒、白细胞计数减少、溶血性贫血、血小板计数减少、囟门膨大、视乳盘水肿、头痛、眩晕、嗜睡、神经质、震颤、记忆丧失、抑郁、自杀倾向、类偏执狂妄想。

（6）注意事项

药物相互作用：口服酮康唑能升高阿司咪唑、西沙必利、糖皮质激素药物、香豆素、环孢素、口服磺脲类、特非那定、苄丙酮香豆素钠（华法林钠）、苯妥英等药的血药浓度。西咪替丁能升高酮康唑血药浓度，而抗酸药、H_2受体拮抗剂、异烟肼、奥美拉唑、利福平、rifabutin等药能降低其血药浓度。

酮康唑与其他药物合用时需提高警惕，尤其是与西沙必利、阿司咪唑和特非那定合用时。严重的心血管不良反应包括Q-T间期延长、尖端扭转型室速。禁止酮康唑与上述药物合用。

8.3.4 伊曲康唑

伊曲康唑（itraconazole）是对酮康唑结构进行改造后获得的三唑类药物，它保留了后者可口服、抗菌谱广等优点，又具备毒性低，可抗曲霉、孢子丝菌、暗

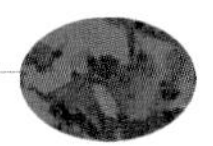

色丝孢菌等优点。1980 年合成，1987 年上市。其结构式如下。

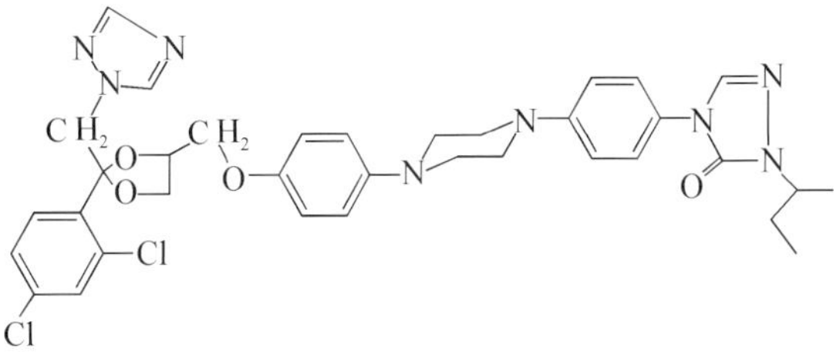

该药在酮康唑结构中将乙酰基改为异丁基三氮唑酮基苯基，成为具有三唑分子的咪唑类衍生物。该药具有高度亲脂性，此特性与其结构中分子末端有关。

(1) 药代动力学

口服吸收好，具有高度亲脂性，与脂肪餐同服效果尤佳，能保证生物利用度最高。胃酸可明显影响其吸收，各种原因，如口服 H_2 抑制剂、抗酸药、质子泵抑制剂等造成胃酸缺乏时，伊曲康唑吸收降低，服药后如果喝一些像可乐这样的碳酸饮料能促进吸收。伊曲康唑完全吸收后，可在大约 4 h 达到血浆峰浓度。当口服剂量在(50～400)mg/d 时，药物浓度能在 15 d 内保持稳定。与血浆蛋白结合率＞99％，主要与血浆白蛋白结合。在体内组织中广泛分布，在脂肪中浓度尤高，脑脊液中含量较低。

通过被动弥散作用把伊曲康唑从血浆运送到皮肤，这一过程与其高度亲角质性有关。服药 24 h 后就能在汗液中检出伊曲康唑。尽管如此，与灰黄霉素、酮康唑、氟康唑不同，伊曲康唑通过汗液排出的量很少。排出的伊曲康唑集中在皮脂中。经连续疗法治疗后，伊曲康唑在角质层中存留 3～4 周。

治疗 1～2 周时，即可在指、趾甲远端检出伊曲康唑，药物通过甲母质和甲床到达甲板游离端。服用伊曲康唑 200 mg/d，连续用 10 d，在甲下组织中的药物浓度比从剪下来的甲中所测到的浓度高 2 倍。采用冲击疗法的患者，在用药 1 周结束时，指甲中伊曲康唑浓度已超过 MIC 值。服用两个冲击剂量的指甲甲真菌病患者，从治疗开始后 9 个月内一直在甲中能检测到伊曲康唑；而服用 3 个冲击剂量的趾甲甲真菌病患者，则能维持 11 个月，这与趾甲生长速度比指甲慢有关。相反，停药后 7～14 d 血浆中药物浓度已低于检测限。

通过两个途径可以把伊曲康唑运送到毛发，较快的是通过皮脂分泌，较慢的是进入毛囊。连续疗法(100 mg/d)治疗 4 周，在用药 1 周后即可在毛发中检出伊曲康唑。当第 2 个冲击结束时毛发中伊曲康唑的浓度是第 1 个冲击结束时的 2.6 倍，而第 3 个冲击结束时的浓度则是 3.4 倍。冲击治疗结束后 9 个月内仍可在毛发中检测到伊曲康唑，这也提示治疗头癣可选择伊曲康唑冲击疗法。

伊曲康唑主要是由肝脏中的 P450－3A4 酶代谢，也由此酶代谢的其他药物容易与伊曲康唑发生药物相互作用。伊曲康唑代谢后能产生 30 余种代谢产物，大多数无活性，但羟基伊曲康唑的抗真菌活性与原形相似。无活性的代谢产物，35％从粪便、54％从尿中排出。

(2) 作用机制

其抗真菌机制基本与咪唑类相同，作用在细胞色素 P450 固醇合成酶中羊毛固醇的 C14α－去甲基化酶，使真菌胞膜麦角固醇合成受阻，胞膜结构破坏，抑制真菌细胞生长。因其高亲脂性，对 P450－14α－去甲基酶亲和力极高；抗菌活性与三唑环上的 N4 和 N1 分别与真菌血色素环和脱辅基蛋白结合后抑制细胞色素 P450 酶系统有关，N1 的作用似更为重要。对真菌 P450 系统有特异性，而对人类该系统亲和力较低，故毒性较小。除能影响麦角固醇合成外，还能使几丁质酶紊乱，造成几丁质异常增多，最终使胞壁结构和胞膜渗透性改变，菌体死亡。

该药抗菌谱广，体外可抑制皮肤癣菌、念珠菌、新生隐球菌、曲霉、孢子丝菌、暗色丝孢霉等，对皮肤癣菌的 MIC 可达(0.01～0.1)mg/L，对氟康唑耐药的克柔念珠菌、光滑念珠菌效果也好。低浓度的伊曲康唑就能抑制白念珠菌芽管的形成。

(3) 临床应用

伊曲康唑有胶囊和溶液等剂型。胶囊剂型多采用两种治疗方案，连续疗法和冲击疗法。前者多为 200～400 mg/d，根据病种、病情严重程度等，疗程不一。后者是 200 mg，每日 2 次，连续服用 1 周，停药 3 周，为 1 个疗程。

(4) 适应证

1) 伊曲康唑可治疗的浅部真菌病如下。

A. 甲真菌病：伊曲康唑可以治疗皮肤癣菌、念珠菌、非皮肤癣菌的霉菌(有报道包括曲霉、短帚霉、镰刀菌、交链格孢、柱顶孢、枝孢、枝顶孢等)的甲感染，也能治疗上述 3 类真菌相互混合感染引起的甲真菌病。

a. 连续疗法：200 mg/d，指甲感染 6 周，趾甲感

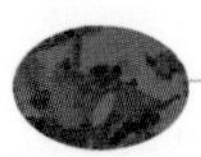

染 12 周。有报道对 12 项临床研究(共 921 例趾甲甲真菌病患者)进行荟萃分析,结果为伊曲康唑治疗 3~4 个月,真菌学治愈率为(67.0±5.3)%,范围 56.6%~77.5%。对 2 项临床研究(共 58 例指甲甲真菌病患者)荟萃分析,真菌学治愈率为(79±1)%,范围 78%~80%。

b. 冲击疗法:指甲甲真菌病,2 个疗程;2 项临床研究(共 38 例患者)荟萃分析,真菌学治愈率为(76.9±6.8)%,范围 78%~80%。趾甲甲真菌病,3~4 个疗程,12 项临床研究(共 1 670 例患者)荟萃分析,真菌学治愈率为(72.5±6.2)%,范围 60.4%~80.6%。

B. 儿童甲真菌病:有报道伊曲康唑治疗儿童甲真菌病安全、有效,指甲和趾甲感染需 2~3 个冲击疗程,剂量为 5 mg/(kg·d)。也可选择口服伊曲康唑溶液进行冲击治疗。

C. 体股癣、手足癣:

a. 连续疗法:前者 100 mg/d,2 周;后者 200 mg/d,2 周或 100 mg/d,4 周。

b. 冲击疗法:前者 200 mg/d,1 周;后者只需 1 个冲击疗程。

D. 头癣:伊曲康唑连续疗法和冲击疗法都可有效治疗头癣,而且安全、耐受良好。

E. 马拉色菌感染及马拉色菌相关皮肤病:伊曲康唑 200 mg/d,连续 7 d,可有效治疗汗斑。还有伊曲康唑 200 mg/d,连续 7 d,有效治疗脂溢性皮炎的报道。

F. 皮肤、黏膜念珠菌病:泛发、外用效果不佳的皮肤、黏膜念珠菌病者,口服 200 mg/d,7~10 d。阴道念珠菌病:初发,伊曲康唑 200 mg,每天 2 次,1 d;复发(1 年内 3 次以上),每次月经前服伊曲康唑,400 mg/d,2 d,每月 1 次,连续 6 个月。

陈志强等对伊曲康唑在中国应用 5 年的临床经验进行了综述,认为口服伊曲康唑 200 mg/d,连用 7 d 治疗体股癣、汗斑疗效最好,而 400 mg/d,连用 7 d 治疗手足癣疗效最好。在甲真菌病治疗中,400 mg/d,7 d 为 1 个疗程的冲击疗法效果最佳,且优于国外资料。伊曲康唑治疗头癣也安全有效,与国外报道一致。

2) 据有关报道,该药已用于以下皮下组织真菌病和深部真菌病的治疗。

A. 孢子丝菌病:疗程、剂量各家报道不一,多为 100~200 mg/d,3~6 个月。

B. 浅部曲霉病(如角膜)和侵袭性曲霉感染:目前多认为伊曲康唑是继两性霉素 B 后又一个能有效治疗曲霉感染的药物,但尚不能完全替代两性霉素 B。用量为 200~400 mg/d,0.5~16 个月不等。

C. 着色芽生菌病:有报道在巴西口服伊曲康唑 200~400 mg/d 治疗了 30 例患者,轻度 9 例,临床及真菌治愈 8 例,改善 1 例,疗程 7~17.6 个月;中度 12 例,临床及真菌治愈 11 例,改善 1 例,疗程 5~31 个月;重度 9 例,临床及真菌治愈 4 例,改善 5 例,疗程 10~51 个月。

b. 新生隐球菌病:尽管此药不能通过血脑屏障,脑脊液中浓度较低,但伊曲康唑有高度亲脂性,易使其积聚在脑和脑膜中,保证了有效的抗菌浓度。有报道伊曲康唑 400 mg/d,4 个月治疗 36 例隐球菌脑膜炎,23 例治愈,8 例部分改善。

E. 系统性念珠菌病:有报道,伊曲康唑 400 mg/d,20 d,治疗念珠菌血症(7 例)、肺念珠菌病(14 例)、食管念珠菌病(13 例)、尿路念珠菌感染(7 例),共 31 例,治愈率达 87%。

F. 预防用药来防止免疫缺陷患者深部真菌的机会性感染,如曲霉和念珠菌的感染。建议采用剂量为 400 mg/d。

国内有关伊曲康唑治疗皮下组织真菌病、深部真菌病报道多为各案报道。

(5) 不良反应

总体来讲,伊曲康唑的不良反应发生率较低。由于结构的改造,伊曲康唑大大降低了酮康唑的一些严重的不良反应,如影响肝代谢、肝酶异常和影响雄激素、类固醇代谢(如血中长期高水平的酮康唑对雄激素和上午血清可的松有很大的影响,导致男性患者雌性化)。伊曲康唑的不良反应如表 8-3-2 所示。

表 8-3-2 伊曲康唑的不良反应

系统	种类
消化系统	常见的:恶心、呕吐、腹泻、消化不良、腹胀、腹痛
	少见的:便秘、胃炎、无症状肝酶升高、药物性肝炎症
皮肤	常见的:药疹
	少见的:瘙痒、荨麻疹、严重皮肤反应(如 Stevens-Johnson 综合征)
中枢神经系统	常见的:头痛
	少见的:头晕、震颤、嗜睡、眩晕、

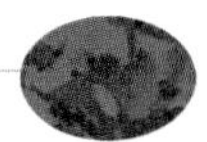

续 表

系 统	种 类
血液系统	少见的：中性粒细胞减少症
其他	少见的：高血压、高三酰甘油血症、发热、水肿、月经紊乱、血钾水平降低、变态反应、阳痿、性欲下降

(6) 注意事项

1) 药物相互作用：伊曲康唑可发生药物相互作用的基本情况如表8-3-3所示。

2) 孕妇和哺乳期妇女的应用：FDA把伊曲康唑列为C类药物。大剂量的伊曲康唑能对怀孕的大鼠和小鼠产生致畸作用，对大鼠的剂量为40 mg/(kg·d)或更高，对小鼠为580 mg/(kg·d)。尽管孕妇为伊曲康唑治疗的禁忌人群，但在一项处方事件监测研究中，56名孕妇在孕期接受伊曲康唑治疗，结果未出现严重不良反应。伊曲康唑治疗孕妇或打算怀孕的妇女一定要权衡利弊。伊曲康唑可经乳汁排泄，所以哺乳期妇女在服用伊曲康唑时要停止哺乳。

表8-3-3 伊曲康唑可发生药物相互作用的基本情况

相互作用机制	药物种类	举 例
能降低伊曲康唑的血清浓度——细胞色素P450 3A4酶诱导剂	抗癫痫药物	苯巴比妥、苯妥英、卡马西平(酰胺咪嗪)
	抗结核药物	利福平、利福布汀、异烟肼
	非核苷反转录酶抑制剂	revirapine
通过升高胃液pH来降低伊曲康唑的血清浓度	组胺H_2受体阻断剂抗酸药(应在服用这类药前1～2 h口服伊曲康唑)	西咪替丁、阿扎替丁、雷尼替丁、尼扎替丁
	质子泵抑制剂(应在服用这类药前1～2 h口服伊曲康唑)	奥美拉唑、兰索拉唑
	2,3-脱氧肌苷(didanosine)	
	H_1受体阻断剂(心脏毒性：如尖端扭转型室速，可有生命危险)	阿司咪唑、特非那定
	胃动力药(心脏毒性：如尖端扭转型室速)	西沙比利
伊曲康唑能升高这些药物的浓度(潜在毒性增加)	HMG-CoA还原酶抑制剂(横纹肌溶解的危险性增高及潜在的肝毒性)	常见的如辛伐他汀、洛伐他汀、阿伐他汀、西立伐他汀(cerivastatin)
	苯并二氮䓬类(镇静作用增强)	三唑仑、咪达唑仑、阿普唑仑
	口服降糖药(出现低血糖，密切监测血糖)	甲苯磺丁脲(tolbutamide)、格列本脲(优降糖)、格列吡嗪(glipizide)
	免疫抑制剂(中毒性肾损伤、高血压、神经毒性)	环孢素
	HIV-1蛋白酶抑制剂	利托那韦(ritonavir)、印地那韦(indinavir)

8.3.5 氟康唑

氟康唑(fluconazole)为三唑类抗真菌药物，具有水溶性高；可口服、静脉给药，两途径效价相同；毒性小；能通过血脑屏障；抗菌谱广等优点。已用于治疗多种浅部和深部真菌感染。1988年，在法国、英国上市，1990年，在美国上市。全世界有19个国家批准氟康唑用于治疗甲真菌病。

该药水溶性很高，化学式为2-(2,4-双氟苯基)-1,3-双(1H-1,2,4-三氮唑-1-基)-2-丙醇，结构式如下：

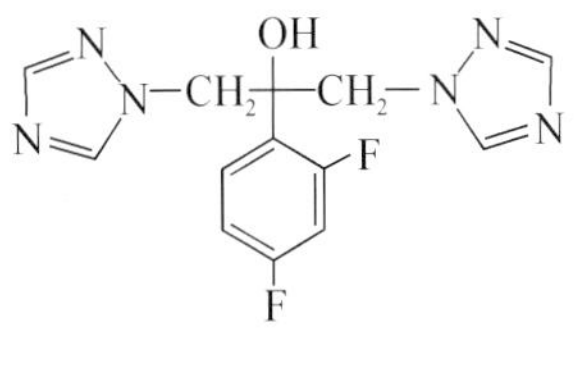

(1) 药代动力学

该药口服、静脉给药均吸收良好，口服的生物利用度为静脉的90%多。这与其分子量较小而且与其他咪唑类药物相比亲水性更好有关。氟康唑吸收很好，不受食物或胃肠道pH的影响。口服后1～2 h，血浆中药物浓度即达峰值，血浆中药物清除的半衰期为24～30 h。口服后1～2 h即能达到血药浓度峰值。与酮康唑、伊曲康唑不同，氟康唑亲脂性不强，无论口服或静脉用药，与蛋白结合率仅为11%～12%。连续给药后，血浆峰浓度是单剂给药的2.5倍。每日给药50～400 mg，血药浓度在5～10 d内保持稳定。氟康唑能均匀分布于体内各组织，因为氟康唑水溶性高，它主要分布在体液中。可通过血脑屏障，脑脊液浓与血浆中浓度比为0.5∶0.9。

服用氟康唑每周150 mg，连用2周后，药物就能通过汗液排除和直接弥散作用经真皮和表皮到达角质层。Wildfeuer等给健康志愿者口服200 mg/d，连用5 d。第1次服药后7 h检测血浆和角质层中药物浓度，分别为3 μg/ml和98 μg/ml。氟康唑在角质层中的清除半衰期为60～90 h，比血浆清除半衰期慢2～3倍。

Hay发现予氟康唑50 mg/d，用药后1 d内就能在甲板远端检出该药。这提示氟康唑从甲床弥散至甲板是运送药物的重要途径。Faergemann和Laufen报道，每周给药1次，治疗后至少6个月内能在甲板中检出氟康唑。他们对氟康唑每周150 mg，连用12个月治疗的36例趾甲甲真菌病患者趾甲中的药物浓度进行了检测，发现在治疗期间病甲和健甲中的药物浓度无显著性差异。而甲中药物浓度明显高于血清中浓度。治疗1个月和6个月时，健甲中药物浓度平均值分别是3.09 μg/ml和8.54 μg/ml；在治疗过程中，血清中浓度稳定在0.45～1.36 μg/ml。治疗后6个月，健甲和病甲中氟康唑的浓度分别为1.4 μg/ml和1.9l μg/ml。这些结果提示氟康唑治疗甲真菌病停药后仍可能有后遗效应。

有关氟康唑在发中的药代动力学资料少见报道。Wildfeuer等也发现停药后4～5个月，仍能在头发中检测出氟康唑。

在体内代谢少，氟康唑通过肾脏排出，尿液中约80%的药物为原形；11%为代谢产物分泌入尿，2%从粪便中排泄，其余7%途径不明。经检测肾功能正常的健康志愿者和患阴道念珠菌病患者的血浆清除半衰期为30.2～37.3 h。因氟康唑的血浆清除半衰期较长，多剂量给药后能保证药物积聚。从血液循环中完全清除氟康唑大约要1周。

肾功能不全者，若服用单剂治疗阴道念珠菌病无须调整氟康唑的剂量。否则应对剂量做相应调整，可按如下原则粗略估算，当肌酐清除＞50 ml/min时，可予正常剂量；若肌酐清除为11～50 ml/min，予推荐剂量的50%即可。

(2) 作用机制

氟康唑的抗真菌机制基本与咪唑类相同，主要是通过其唑环上的第4位氮原子与含二价铁血红素的细胞色素P450结合，从而抑制了C14去甲基化酶活性，麦角固醇合成受阻。其对真菌细胞色素P450的结合力远远高于结合人类的这种酶，故肝毒性小。

此药体外抑菌实验受多种因素影响，差异较大，尤其是测定念珠菌MIC值。其体内外抗菌活性差异较大，如体外实验酮康唑效力为此药十余倍，但该药在体内实验却强于前者20余倍。本药抗菌谱广，对各种皮肤癣菌、酵母菌、暗色丝孢菌、双相真菌(如皮炎芽生菌、荚膜组织胞浆菌、球孢子菌等)均有效，以白念珠菌和新生隐球菌为最好。但氟康唑对克柔念珠菌、光滑念珠菌天然耐药。近年来，也陆续发现耐氟康唑的念珠菌菌株。

(3) 临床应用

氟康唑主要有口服和静脉注射两种剂型。口服可以每周给药150 mg单剂，也可连续给药。氟康唑静脉给药多为连续治疗。小儿用药可予6 mg/(kg·d)，严重时加倍。

(4) 适应证

1) 氟康唑治疗浅部真菌病：

A. 体股癣：每周150 mg，连续2～4周；也有临床医生采用较大剂量，可至每周200 mg，疗程相同。对6项临床研究(共583例患者)的荟萃分析，真菌学治愈率为(88.9±1.7)%。

B. 手足癣：多为每周150 mg，连续2～6周。对4项临床研究(共327例患者)的荟萃分析，真菌学治愈率为(86.8±3.2)%。

C. 头癣：氟康唑6 mg/(kg·d)，连用2～3周的短程疗法可有效治疗头癣。每周单剂给药也有效。

D. 甲真菌病：氟康唑多为每周150 mg，指甲感染需3～6个月，趾甲感染需9～12个月。氟康唑能有效治疗皮肤癣菌感染引起的甲真菌病。6项临床研究(共277例趾甲甲真菌病患者)的荟萃分析，真菌学治愈率为(67.7±8.4)%。有报道，氟康唑口服每周150 mg，用9个月，真菌清除率为89%。

E. 汗斑：一项旨在比较口服氟康唑治疗汗斑3种方案的开放性研究所得到的结果表明，共治疗了603例患者，最有效的治疗方案是予单剂300 mg，并根据疗效再决定是否要重复2周。而且耐受性良好，只有15例出现轻、中度不良反应，但都能完成

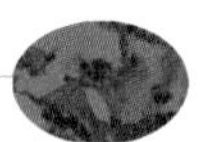

试验。

F. 浅部念珠菌病：

a. 皮肤念珠菌病：每周 150 mg，连用 2～4 周。

b. 念珠菌性阴道炎：初发，氟康唑 150 mg，单剂。复发(1 年内 3 次以上)，每次月经前服氟康唑 150 mg，单剂，连续 6 个月。口服 8 h，阴道分泌物内药物浓度最高，该水平至少可维持 24 h。念珠菌性包皮龟头炎治疗与上述相类似。

c. 口咽念珠菌病和食管念珠菌病：有报道治疗方案如下，初始量 200 mg，维持量 100 mg/d，疗程 14 d。

d. 慢性皮肤黏膜念珠菌病(CMCC)：有报道，氟康唑治疗 8 例 CMCC 患者，50 mg/d，连用 4 周，每周进行临床症状和真菌学的评价。结果，平均 10 d (7～21 d)内出现临床和真菌学缓解；3 例在 4 个月内复发(平均 56 d)，但予短疗程(50 mg/d，连用 3 d)治疗后均有效；8 例患者均未出现药物不良反应。

2) 氟康唑治疗皮下组织真菌病和深部真菌病：

A. 深部念珠菌病：肺、泌尿系等的念珠菌感染，100～200 mg/d，连续 10～20 d；播散性感染，200～400 mg/d，20 d 以上。治疗系统性念珠菌病也有其他方案，初始量 400 mg，维持量 100 mg/d，疗程 28 d。

B. 隐球菌性脑膜炎：有报道，氟康唑治疗急性隐球菌性脑膜炎的方案是，初始量 400 mg，维持量 100 mg/d，直至脑脊液真菌检查转阴后再用 10～12 周。目前，也有学者认为氟康唑应该用于隐球菌脑膜炎治疗的巩固期，即在用两性霉素 B 或再加上氟胞嘧啶治疗 2 周后，用氟康唑 400 mg/d，8 周。

C. 孢子丝菌病：有报道，氟康唑治疗 30 例孢子丝菌病患者，大多数患者治疗剂量为 400 mg/d，4 例全程为 200 mg/d，4 例部分疗程接受 800 mg/d。14 例皮肤淋巴型患者中有 10 例治愈，16 例骨关节或内脏感染的患者中仅 5 例有效。

此外，也有氟康唑成功治疗下列一些真菌病的报道，如着色芽生菌病，冠状耳霉引起的接合菌病，非洲组织胞浆菌病，枝顶孢霉属、波氏假阿利叶肿霉、光滑念珠菌引起的足菌肿等。氟康唑还成功治疗了 1 例无免疫应答患者的无绿藻菌病。

氟康唑 50 mg/d 能有效预防机会性真菌感染。

(5) 不良反应

氟康唑毒性低，耐受好，不良反应发生率约为 10%。常见的不良反应为头痛和胃肠道症状，如恶心、呕吐、腹痛和腹泻。也有皮疹的报道，包括剥脱性红皮病。一些患者肝转氨酶升高，停药后可恢复正常。致死的肝毒性极少见。有 2 例用氟康唑治疗甲真菌病的正常人出现血小板计数减少的报道，停药后缓解，这可能与个体素质有关。

(6) 注意事项

1) 药物相互作用：氟康唑可与发生药物相互作用的基本情况如表 8-3-4 所示。

表 8-3-4 氟康唑可与发生药物相互作用的基本情况

相互作用机制	药物种类	举 例
能升高氟康唑的血清浓度(潜在毒性增加)	苯噻嗪类利尿药	主要是氢氯噻嗪，能降低肾脏对氟康唑的损害
	H_2受体阻断剂	西咪替丁
能降低氟康唑的血清浓度	H_2受体阻断剂抗酸药(应在服用这类药之前 1～2 h 口服氟康唑)	西咪替丁、阿扎替丁、雷尼替丁、尼扎替丁
	质子泵抑制剂(应在服用这类药之前 1～2 h 口服氟康唑)	奥美拉唑、兰索拉唑
	抗结核药物	利福平、利福布汀(降低药物浓度，为细胞色素 P450-3A4 酶诱导剂)
	H_1受体阻断剂	阿司咪唑、特非那丁(心脏毒性，如尖端扭转型室速，可有生命危险)
氟康唑能升高这些药物的浓度(潜在毒性增加)	胃动力药	西沙比利(有报道，同时服用出现心脏毒性，如尖端扭转型室速，可有生命危险)
	黄嘌呤类的支气管扩张药	1,3-二甲基黄嘌呤

续 表

相互作用机制	药物种类	举 例
	抗凝药物	华法林(药物浓度和抗凝效应均增加)
	抗惊厥药	苯妥英
	口服降糖药(出现低血糖,密切监测血糖)	甲苯磺丁脲(tolbutamide)、格列本脲、格列吡嗪(glipizide)
	免疫抑制剂(中毒性肾损伤、高血压、神经毒性)	环孢素
	HIV 核苷类似物	叠氮脱氧胸(齐多夫定)
其他	口服避孕药	有报道能升高和降低各种孕激素的浓度

2) 孕妇和哺乳期妇女的应用:FDA 把氟康唑列为 C 类药物。用氟康唑治疗孕妇或打算怀孕的妇女一定要权衡利弊。据推测,氟康唑的致畸作用为剂量依赖性。氟康唑可经乳汁排泄,有研究发现,氟康唑在乳汁中浓度和血浆中的浓度接近,在两者中的半衰期分别是 30 h 和 35 h,经过 3 个半衰期,乳汁中的氟康唑有 87.5%被排泄。

8.3.6 伏立康唑

伏立康唑(voriconazole)是一种新型三唑类口服抗真菌新药,由辉瑞公司研制开发,商品名为 Vfend。从 1995 年起,有关此药的基础研究陆续公开报道。该药抗菌谱广,比氟康唑效力强,而且对氟康唑无效的曲霉属、对氟康唑天然耐药(如克柔念珠菌等)及治疗后耐药的念珠菌属均有效。该药可口服和静脉给药物,静脉制剂的溶剂为环糊精。

化学式为 2-(2,4-双氟苯)-3-(5-氟嘧啶-4基)-1-(1,2,4-三唑-1 价基)-苯-2-醇,此药的结构式如下图,其结构是在氟康唑的基础上将 1 个甲基加到丙烷基的主链上,并用 1 个氟嘧啶基取代三唑环中的一部分,结构式如下:

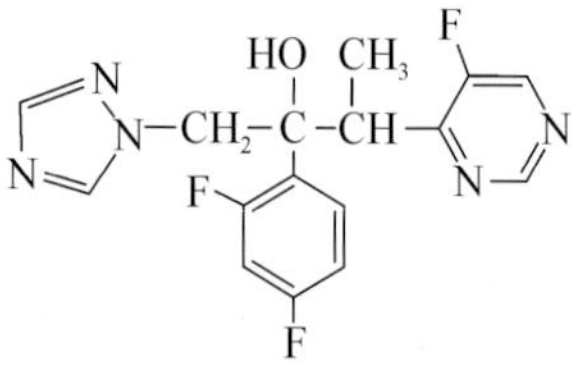

(1) 药代动力学

伏立康唑口服及静脉均能吸收,口服后 2 h 后即达到血浆药物最大浓度,生物利用度为 90%。唾液中伏立康唑浓度为血浆的 65%。1 例患者脑脊液中该药浓度经检测为平均血浓度的 38%~55%。

伏立康唑主要由肝脏中细胞色素 P450(CYP)酶系统代谢,包括 CYP-2C19(亲合力最高)、CYP-2C9(次之)、CYP-3A4 酶,有 3 种主要和 5 种次要代谢产物。平均半衰期约为 6 h。

(2) 作用机制

伏立康唑的抗菌机制与咪唑类药物相似,也是作用于细胞色素 P450 依赖的 14α-去甲基化酶活性,使麦角固醇合成受阻。此外,还抑制某些酵母和丝状菌的 2,4-亚甲基-二氢羊毛甾醇去甲基酶,可部分解释该药能治疗对氟康唑无效的真菌。有研究表明,此药能减少白念珠菌的总固醇含量,以及生成麦角固醇各种前体的含量,对克柔念珠菌及白念珠菌菌株也有此作用。观察用此药处理过的白念珠菌,可见菌生长抑制,形态上发生变化,如胞壁变薄,细胞膜降解,但未出现细胞崩解和细胞内容物外溢。

此药抗菌谱较广,体外对念珠菌属,尤其是氟康唑天然耐药的克柔氏念珠菌、光滑念珠菌及氟康唑耐药的念珠菌菌株。有研究表明,伏立康唑抗白念珠菌和热带念珠菌的活性比伊曲康唑和酮康唑高 2 倍,比氟康唑高 8 倍;对近平滑念珠菌比伊曲康唑和酮康唑高 4 倍,比氟康唑高 8 倍;对光滑念珠菌与酮康唑相似,比氟康唑高 8 倍。

伏立康唑对氟康唑敏感和耐药的新生隐球菌均有抑菌作用,活性比氟康唑高 8 倍,比伊曲康唑高 2 倍,与酮康唑相似。

伏立康唑在体外对 62 株曲霉临床分离株的 MIC 值与伊曲康唑和两性霉素 B 相似,以最小杀菌浓度(≤4 mg/L)可杀灭 86%的菌株。还发现该药能降低曲霉孢子对人肺细胞株的附着率(21±3)%,空白对照则为(70±7)%。

对于皮肤癣菌,伏立康唑比酮康唑、灰黄霉素和氟康唑敏感性高,但低于伊曲康唑和特比萘芬。伏

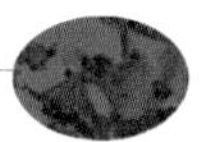

立康唑对镰刀菌属、皮炎芽生菌、着色真菌、某些暗色丝孢霉、短帚霉均有效;对两性霉素 B 耐药的土曲霉有效,但对申克孢子丝菌、茄病镰刀菌、部分红酵母、宛氏拟青霉作用欠佳。

(3) 临床应用

临床应用如表 8-3-5 所示。

表 8-3-5　伏立康唑治疗剂量

感染种类	起始剂量	维持剂量	
	(IV)	IV	PO
侵袭性曲霉感染、赛多孢感染、镰刀霉感染	头 24 h, 6 mg/kg, q12h	4 mg/kg, q12h	200 mg, q12h
非中性粒细胞减少的念珠菌血症及其他深部组织念珠菌感染	头 24 h, 6 mg/kg, q12h	3~4 mg/kg, q12h	200 mg, q12h
食管念珠菌病			200 mg, q12h

注:①如果患者的治疗反应不佳,口服剂量可增至 300 mg,q12h。②如果患者不能耐受 300 mg, q12h 的剂量,每次减 50 mg,逐次递减至原剂量。③如果患者不能耐受 4 mg/kg, IV,可减少维持剂量至 3 mg/kg,q12h。④因该药有良好的口服生物利用度,根据临床治疗需要可随时改变给药途径。⑤疗程应根据患者的病情严重程度、对药物的反应及免疫缺陷状态的改变而调整。⑥非中性粒细胞减少的念珠菌血症及其他深部组织念珠菌感染的患者,在症状消失后或真菌培养阴转后还应继续治疗至少 14 d。⑦食管念珠菌病患者治疗最少应为 14 d,在症状消失后还应至少继续治疗 7 d

(4) 适应证

伏立康唑临床应用经验较少,主要用于治疗念珠菌和曲霉感染。

1) 念珠菌感染:

A. 口咽念珠菌病和食管念珠菌病:一项治疗 AIDS 患者口咽念珠菌病的临床研究中,口服伏立康唑,每日 1 次或 2 次,临床有效率为 80%~100%。在另一项研究中,并发食管念珠菌病的 AIDS 患者经氟康唑治疗失败,12 例为白念珠菌感染,1 例为白念珠菌和光滑念珠菌混合感染,口服伏立康唑 200 mg,bid,10 例患者临床有效;7 d 时 9 例有效,其中临床显效 6 例;14 d 时,又有 1 例临床显效;2 例临床上无改变。

B. 非中性粒细胞减少的念珠菌血症及其他深部组织念珠菌感染:近来,一项在 27 个国家进行的前瞻性、随机、开放、多中心的研究,名称为全球比较性念珠菌血症研究,比较了伏立康唑和短程 IV AmB 后接氟康唑治疗非中性粒细胞减少的念珠菌血症及其他深部组织念珠菌感染的疗效,治疗方案如下。伏立康唑组:第 1 天为 6 mg/kg, IV, q12h,第 2、第 3 天为 3 mg/kg, IV, q12h,第 4 天改为口服 200 mg, q12h; AmB 及氟康唑组:IV, AmB≥0.7 mg/(kg·d)至少 3 d,然后予氟康唑口服或 IV≥400 mg/d。但如果患者不能耐受 AmB,则提前予氟康唑;如果患者所分离的念珠菌为氟康唑耐药,则延长 AmB 治疗超过 7 d。两组疗程均是在念珠菌血症消失后还应继续给药至少 14 d,最多至 8 周。共 427 例患者入组,按 2∶1 随机分入伏立康唑组(283 例)和 AmB 及氟康唑组(139 例),修正的意向性分析(MITT)人群:伏立康唑组(248 例)和 AmB 及氟康唑组(122 例)。疗效判断指标分为主要分析和次要分析的成功率(治愈+进步),前者是指停药后 12 周时进行统计分析,后者包括了停药时、停药后 2 周、6 周或 12 周时分析。前者伏立康唑组与 AmB 及氟康唑组两组比较为 41%∶41%,后者为 65%∶71%,总病死率比较为 36%∶42%。

2) 曲霉感染:伏立康唑治疗系统性曲霉感染报道较少,Dupont 等采用伏立康唑 200 mg,bid,连续 12 周,治疗 13 例,9 例有效(69%)。Denning 采用治疗方案为伏立康唑 6 mg/kg,q12h×2 剂;3 mg/kg,q12h×(6~27)d;200 mg,bid×(4~24)周,治疗 36 例,其中 27 例有效(75%)。另一项研究,伏立康唑中位数剂量为 6 mg/(kg·d),疗程中位数为 63 d,4 例患者 3 例有效(75%)。

近来,一项名为全球比较性曲霉病研究,其设计为前瞻性、随机、开放、多中心(全球 95 个中心)的研究。治疗方案如下:伏立康唑组,第 1 天为 6 mg/kg, IV, q12h,然后为 4 mg/kg, IV, q12h;AmB 组,IV,(1.0~1.5)mg/(kg·d)。随机入组时,伏立康唑组 197 例,AmB 组 194 例;伏立康唑组 MITT 人群 144 例,AmB 组 133 例。疗程为 12 周。疗效:伏立康唑组 MITT 人群的成功率为 53%,统计学分析提示优效于 AmB 组的 32%($P<0.0001$)。

(5) 不良反应

伏立康唑人体耐受性好,1 665 例接受伏立康唑治疗的患者不良事件如下:视力异常 310 例(18.7%);畏光 37 例(2.2%);色视症 20 例(1.2%);发热 94 例(5.7%);寒战 61 例(3.7%);头痛 49 例(3.0%);心动过速 39 例(2.4%);恶心 89 例(5.4%);呕吐 72 例(4.4%);黄疸 17 例(1.0%);肝功能异常 45 例(2.7%);碱性磷酸酶升高 59 例(3.6%);肝酶升高 30 例(1.8%);天冬氨酸氨基转移酶(AST)升高 31 例(1.9%);丙氨酸氨基转移酶(ALT)29 例(1.8%);低血钾 26 例(1.6%);肌酐升高 4 例(0.2%);幻觉 39 例(2.4%);皮疹 88 例(5.3%);肾功能异常 10 例(0.6%)。多为一过性,有剂量依赖。有报道 1 例出现类似盘状红斑狼疮(DLE)和光敏的皮损。与酮康唑不同,伏立康唑对哺乳动物的 14α-去甲基化酶影响甚微。

(6) 注意事项

应注意药物相互作用。

1) 共用可明显降低伏立康唑浓度的药物:包括利福平、利托那韦(ritonavir)、卡马西平和长效巴比妥酸盐等细胞色素 P450(CYP)酶诱导剂。

2) 共用能升高下列药物的浓度(潜在毒性增加):西罗莫司(sirolimus)、特非那定、阿司咪唑、西沙比利、匹莫齐特(pimozid,多巴胺拮抗物)等 CYP3A4 酶底物及麦角生物碱。

上述药物禁忌与伏立康唑配伍。

3) 伏立康唑为妊娠 D 类药物。

8.3.7 泊沙康唑

泊沙康唑(posaconazole)是第 2 代三唑类药物,抗菌谱广,对念珠菌、曲霉、接合菌均有效。由先灵公司研发,商品名 Noxafil。在美国,口服悬液制剂被批准用于年龄>13 岁的严重免疫缺陷的高危人群,预防侵袭性曲霉和念珠菌感染。泊沙康唑结构式如下:

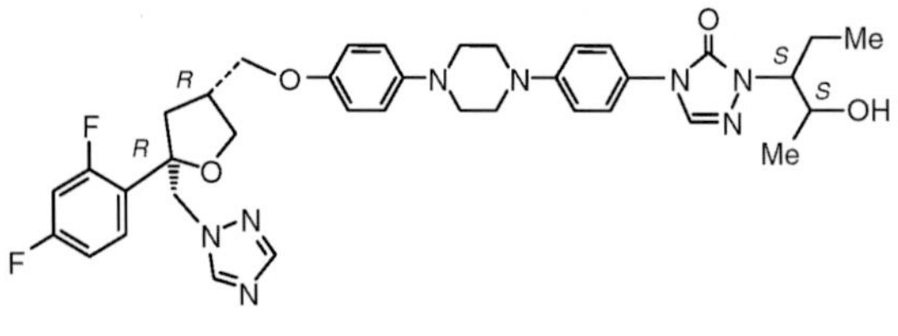

(1) 吸收与排泄

口服吸收好,与食物或营养增补剂同服,可使其吸收增高 2.6~4 倍,与脂肪餐同服也可增高吸收。与伊曲康唑不同,胃酸不影响其吸收。健康志愿者口服 400 mg,bid,平均清除半衰期约为 31 h。与血浆蛋白结合率>98%,主要与血浆白蛋白结合。在体内组织中广泛分布,脑脊液中含量低。主要由尿苷二磷酸葡萄糖醛酸转移酶对其代谢,76%从粪便排出,其中大多(66%)为原形化合物,而不是由细胞色素 P450 酶代谢。

(2) 作用机制

其抗真菌机制基本与咪唑类相同,作用在细胞色素 P450 固醇合成酶中羊毛固醇的 C-14α-去甲基化酶,使真菌胞膜麦角固醇合成受阻,胞膜结构破坏,抑使制真菌细胞生长或死亡。与伊曲康唑相似,较长的侧链可使其与靶酶结合比氟康唑、伏立康唑更紧密。

该药抗菌谱广,体外可抑制念珠菌、曲霉、接合菌(根霉、梨头霉、根毛霉)、双相真菌(如皮炎芽生菌、荚膜组织胞浆菌、球孢子菌等)、某些镰刀霉、皮肤癣菌。值得注意的是,其抗接合菌的活性尽管低于 AmB,但明显优于其他三唑类药物。

有研究发现,该药对 1 423 株曲霉的 MIC_{50} 和 MIC_{90} 分别为 0.125 mg/L 和 0.5 mg/L,并对曲霉有杀菌作用;对 6 595 株念珠菌的 MIC_{50} 和 MIC_{90} 分别为0.063 mg/L 和 1.0 mg/L。

(3) 临床应用

泊沙康唑有悬液和片剂两种剂型。在预防严重免疫缺陷的高危人群的侵袭性曲霉和念珠菌感染时,剂量为 200 mg(5 ml),tid;治疗口咽念珠菌病,第 1 天初始剂量为 100 mg(2.5 ml),bid,随后 100 mg,qd,共 13 d;对于伊曲康唑和(或)氟康唑疗效不佳者,400 mg(10 ml),bid。

(4) 适应证与禁忌证

FDA 批准的适应证只包括预防高危人群的侵袭性曲霉和念珠菌感染和治疗口咽念珠菌。

1) 用于年龄>13 岁的严重免疫缺陷的高危人群预防侵袭性曲霉和念珠菌感染,如因化疗造成中性粒细胞减少的恶性血液肿瘤患者。一项双盲、多中心研究比较了泊沙康唑和氟康唑预防发生移植物抗宿主反应的造血干细胞移植受者深部真菌感染的疗效,600 例患者入组,301 例接受泊沙康唑治疗(200 mg,tid),氟康唑组 299 例(400 mg,qd),治疗最

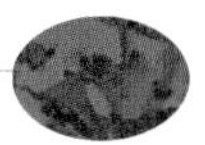

长至 16 周。在预防曲霉病方面，泊沙康唑组优于氟康唑组($P<0.01$)，在预防其他难治性真菌感染上，两组等效。

2) 治疗酵母感染：两项随机比较研究的结果表明对于治疗 HIV 感染患者的口咽念珠菌病，泊沙康唑(50～400 mg，PO)与氟康唑(100 mg，PO)疗效相当。在一项开放性研究中，泊沙康唑治疗了 199 例伊曲康唑或氟康唑治疗无效的 HIV 感染患者的口咽和食管念珠菌病，其中 75%有效。但迄今尚无评价泊沙康唑治疗念珠菌血症的临床研究报道。泊沙康唑治疗了 31 隐球菌病(其中 94%为隐球菌脑膜炎)，成功率为 48%(15/31)。

3) 治疗真菌感染：有研究者通过回顾性研究，比较了泊沙康唑与 AmB 脂质制剂单用或联合伊曲康唑治疗恶性血液肿瘤患者合并侵袭性曲霉感染的疗效，结果表明泊沙康唑组与 AmB 联合伊曲康唑组相似，但疗效优于单用 AmB 组。此外，他们还发现泊沙康唑治疗恶性血液肿瘤患者合并侵袭性曲霉感染的疗效与 AmB 联合卡泊芬静相当。

Hachem 等报道，泊沙康唑治疗 AmB 疗效不佳的侵袭性曲霉感染，成功率为 53%(9/17 例)，其中对烟曲霉和土曲霉的感染疗效相似，因土曲霉对 AmB 不敏感，故提示泊沙康唑有治疗土曲霉感染的潜力。

泊沙康唑治疗 26 例镰刀霉感染患者，20 例为挽救治疗和 6 例为非挽救治疗，前者有效率为 45%(9/20)，后者为 66%(4/6)。而疗效不好的患者多存在如下情况：造血干细胞移植、播散性镰刀霉病及持续的中性粒细胞减少。

数个病例报道提示泊沙康唑有治疗接合菌病的潜力。一项开放、多中心研究评价泊沙康唑治疗对经典治疗无效或不耐受的接合菌病患者的疗效，有效率为 70%(16/23)，90%的受试者曾接受 AmB 单独或联合其他抗真菌药物治疗。

一项开放、国际多中心研究评价泊沙康唑挽救性治疗尖端赛多孢感染的疗效，受试者为其他抗真菌治疗无效或不耐受，3 例受试者治疗成功。1 例急性白血病合并多发性尖端赛多孢脑囊肿，经脑外科手术引流和伊曲康唑、AmB 和酮康唑治疗无效，经泊沙康唑治疗有效。泊沙康唑成功治疗 1 例白血病患者合并局限枝顶孢霉肺部感染，该患者先予 AmB 治疗无效。

4) 其他真菌病：一项开放的国际多中心研究结果表明，泊沙康唑治疗 7 例组织胞浆菌受试者，6 例成功，这些患者为 AmB、伊曲康唑、氟康唑或伏立康唑治疗无效或不耐受。有研究者采用前瞻性、开放、多中心方法发现，泊沙康唑成功治疗了 16 例粗球孢子菌病受试者中的 11 例，受试者为常用抗真菌治疗无效或不耐受。泊沙康唑挽救性治疗 2 例由 *Phaeoacremonium parasiticum* 感染引起的慢性肉芽肿和暗色丝孢霉病，AmB 脂质复合物、AmB 脂质体、卡泊芬静、伏立康唑治疗无效。泊沙康唑成功治疗 1 例有 9 年病史的由棘状外瓶霉感染所致皮肤暗色丝孢霉病。1 例肾移植合并由麦凯泽支绿菌感染引起的脑部暗色丝孢霉病经泊沙康唑治疗取得良好疗效。

(5) 不良反应

根据报道，接受泊沙康唑治疗的患者，43%出现不良反应，而且多出现在治疗过程中头 6 个月。新近资料表明，在健康志愿者和患者中未发现泊沙康唑引起 Q－T 间期延长和直接抑制心脏。此外，泊沙康唑对儿童和老年人安全、耐受性好。泊沙康唑的各类不良反应如表 8－3－6 所示。

表 8－3－6　泊沙康唑的各类不良反应

不良反应	发生率(%)
胃肠道	18
恶心	5～11
呕吐	4～9
腹痛	5～9
腹泻	4～12
便秘、食欲缺乏	5～7
胀气	4～6
头痛	5～17
发热	12
口干	9
眩晕、精神错乱	6
肌肉-骨骼疼痛	7
低血压	6
月经紊乱	6
肝功能异常	1～5
中性粒细胞减少	7
眼痛	4
皮疹	3
少见：虚弱*、疲劳、体重减轻、嗜睡、脑膜炎*、周围神经系统的非炎性病变*	<1

*：出现于治疗 6 个月后

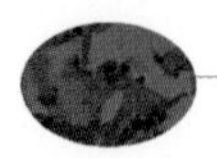

(6) 注意事项

1) 药物相互作用：与泊沙康唑禁忌配伍的药物包括CYP3A4酶底物，如西罗莫司(sirolimus)、特非那定、阿司咪唑、西沙比利、匹莫齐特(pimozid)、多巴胺拮抗物及麦角生物碱。

2) 泊沙康唑为妊娠C类药物。

8.3.8 特比萘芬

特比萘芬(terbinafine)是第1个口服丙烯胺类抗真菌药，抗菌谱广，具有抑菌和杀菌双重活性，耐受性好、毒性低。1974年合成，1991年在英国首先上市，1996年FDA批准特比萘芬的口服制剂在美国上市。

(1) 药代动力学

特比萘芬口服吸收较好，饮食对其吸收的影响很小。口服单剂250 mg或500 mg，2 h内就能达到最大血浆浓度。口服多剂可维持稳定血药浓度达10～14 d。特比萘芬有高度嗜脂性，在体内分布广泛，血浆蛋白结合率>99%，可以和各类血浆蛋白结合。吸收半衰期和分布半衰期分别为0.8 h和4.6 h。在角质层、皮脂和发中特比萘芬浓度很高。

口服特比萘芬后，最快在24 h内就能在角质层中检测到。特比萘芬首先是在角质层深部检出，这可能与经表皮弥散到达此部位有关。治疗后数天，药物浓度逐渐消失。特比萘芬在角质层中运送可能凭借弥散和角质层细胞从内向外更新这两种途径。口服特比萘芬250 mg/d，在2 d内皮脂中就出现高浓度药物，但比弥散的速度慢。在治疗后数小时角质层中就能出现高浓度特比萘芬(高于MIC)。分泌的汗液中却不能检出特比萘芬。特比萘芬角质层和皮脂中的清除半衰期为3～5 d。口服250 mg/d，12 d，停药后2～3周内药物浓度仍高于特比萘芬对大多数皮肤癣菌的MIC。

口服250 mg/d特比萘芬1周内，在大多数患者的甲远端就能检测到药物。治疗7 d后，剪下来的甲中药物浓度为0.43 μg/ml，高于对大多数皮肤癣菌的MIC值10～100倍。特比萘芬通过甲母质、甲床弥散入甲板。口服特比萘芬250 mg/d治疗甲真菌病6周或12周，在治疗后18周药物浓度达峰值。6周或12周治疗结束后，特比萘芬在甲中依然能分别保持30周和36周。

治疗1周内即能在毛发中检出特比萘芬，药物首先是通过皮脂运送至毛发，然后通过与毛母质细胞结合进入毛发。口服特比萘芬250 mg/d，连用14 d，药物在毛发中至少能存留50 d。已证实，特比萘芬治疗发内真菌感染比发外真菌更有效。

特比萘芬在肝中代谢，已发现有15种代谢产物，这些产物无亲脂性，也无抗真菌活性。主要代谢物为N-脱甲基和2-羧基产物。特比萘芬在血浆中清除过程分为3个时相，清除半衰期分别为1.5 h、22 h和90 h。均以代谢产物排出，由尿(70%)和粪便(30%)中排出。治疗停止后，开始特比萘芬能迅速从血浆清除，随后，出现的慢相半衰期可能反映药物从脂肪组织中的缓慢释放。

肾功能不全的患者，因清除半衰期延长而造成特比萘芬清除减慢。当血清肌酐浓度>300 μmol/L(或肌酐清除<50 ml/min，即0.83 ml/s)时，口服特比萘芬剂量减半。这可能与排出特比萘芬的N-脱甲基和2-羧基代谢产物减少，而与药物原形竞争代谢酶，导致特比萘芬代谢清除降低有关。

对于肝功能异常患者，特比萘芬的血浆峰浓度(C)、达峰浓度时间(T)和吸收半衰期均与健康志愿者相似。有报道，肝功能异常患者对特比萘芬清除比正常人慢30%，这与生物转化功能降低有关。

60～73岁的老年人口服特比萘芬500 mg单剂，药代动力学结果与年轻人无差异。通常，老年患者口服特比萘芬，剂量不必调整。但对因衰老引起肾功能降低的老年人则要调整口服特比萘芬的剂量。

(2) 作用机制

特比萘芬抑制麦角固醇的合成途径中的角鲨烯环氧化酶，阻止角鲨烯转化成为麦角固醇，而麦角固醇对于真菌保持细胞膜的完整性非常重要，且角鲨烯在膜中大量堆积，引起一系列功能紊乱，如溶酶体酶释放及磷脂、蛋白的合成、转化受损，最终引起真菌细胞死亡。特比萘芬抑制麦角固醇合成的环节比咪唑类药物靠前，与细胞色素P450酶无关。特比萘芬所具有的杀菌而非抑菌活性可能与其作用位点靠前有关。人类固醇合成可不经过上述环化酶阶段，故毒性低。有报道，特比萘芬体外能抑制细胞色素P450-2D6酶，临床医生应高度重视口服特比萘芬同时是否在服用三环类抗抑郁药，因后者是由2D6酶代谢。

该药体外对皮肤癣菌的MIC可至0.001～0.01 mg/L，其最低杀菌浓度(MFC)与MIC值相同。此外，对烟曲霉、短帚霉、申克孢子丝菌、皮炎芽生菌、组织胞浆菌的抑菌浓度和杀菌浓度也接近。

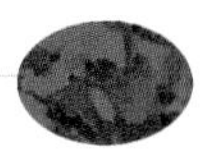

对酵母和酵母样菌，如白念珠菌、新生隐球菌也有抗菌活性。

（3）临床应用

一般多采用连续疗法，口服 250 mg/d。国内治疗甲真菌病多采用间歇疗法，第 1 周每日服口服 250 mg，从第 2 周开始隔日口服 250 mg。

（4）适应证

1）治疗浅部真菌病：

A. 体股癣、手足癣：体股癣，250 mg/d，多为 2 周。轻症手足癣，250 mg/d，常为 2 周；鳞屑角化型，250 mg/d，应为 4～6 周。

B. 头癣：成年人，250 mg/d；儿童，可按 5 mg/(kg·d)，也可按体重粗略计算，体重 10～19 kg，口服 62.5 mg/d，体重 20～39 kg，口服 125 mg/d，40～49 kg 及＞50 kg，250 mg/d。疗程通常为 4 周。有报道更短疗程治疗也同样有效。有人认为，疗程与感染菌种有关，如治疗犬小孢子菌感染需 6 周或更长时间。

C. 甲真菌病：国外多为连续疗法，指甲甲真菌病 6 周，趾甲甲真菌病 12 周。治疗趾甲甲真菌病的 LION(lamisil itraconazole onychomyosis)研究结果表明，比较特比萘芬连续疗法和伊曲康唑冲击疗法，观察随访达 72 周，两者疗效经统计学分析有显著性差异($P<0.0001$)。用特比萘芬治疗 16 周，真菌学治愈率为 80.8%，12 周为 75.5%；伊曲康唑治疗 4 个疗程，真菌学治愈率为 49.1%，伊曲康唑 3 个疗程，治愈率为 38.3%。特比萘芬的真菌学治愈出现较快，24～25 周即可；伊曲康唑则需要 36 周。而且，12 周和 16 周特比萘芬治疗组，第 72 周的受累的趾甲真菌清除率为 100%，明显高于 3 或 4 个疗程的伊曲康唑冲击疗法组。LION 研究还发现，两者的安全性方面无统计学显著性差异。这些资料有力地支持了特比萘芬治疗甲真菌病的疗效。特比萘芬除能有效治疗皮肤癣菌所致的甲真菌病，还对甲的非皮肤癣菌(如短帚霉、曲霉、链格孢属、念珠菌属等)感染有效。Lebwohl 等采用随机、双盲、安慰剂对照方法研究特比萘芬治疗非皮肤癣菌引起的甲真菌病，真菌学转阴情况如下，特比萘芬 250 mg/d 连用 12 周组，念珠菌属 10/12(83.3%)、链格孢属 3/3(100%)，曲霉属 2/2(100%)，总计 23/31(74.2%)；特比萘芬 250 mg/d 连用 24 周组，念珠菌属 11/11(100.0%)、链格孢属 2/5(40%)，曲霉属 3/5(60%)，总计 24/33(72.7%)。国内多采用特比萘芬间歇疗法治疗甲真菌病也取得满意疗效。国外，有特比萘芬治疗儿童甲真菌病的报道，剂量如上。

我们与杭州市第三人民医院于 2001 年 2 月至 2002 年 10 月采用口服特比萘芬(兰美抒)250 mg/d 连续疗法治疗甲真菌病 120 例，在我科单纯指甲受累者用 9 周疗法，单纯趾甲或有指(趾)甲感染者 12 周。在杭州，指甲受累：服药 6 周或 9 周(入选 6 周治疗的指甲组：病程＜3 年，年龄＜40 岁，且无全甲毁损；入选 9 周治疗的趾甲组：年龄＜55 岁，靶甲损害＜远端 50%)；趾甲受累：服药 9 周或 12 周。在用药前及用药第 4、第 8、第 12、第 16、第 24、第 36 和第 48 周对患者的症状和体征进行评分；在治疗前及第 6、第 9、第 12 周做肝功能和血象检查；在整个疗程各观察时点均进行真菌镜检和培养，以计算真菌学痊愈率。

a. 结果如下：共分离出 128 株致病真菌，其中 9 例患者为混合感染[红毛/酵母菌、红毛/链格孢霉、红毛/枝顶孢霉、红毛/短帚霉、红毛/曲霉、红毛/枝孢霉、红毛/白念(2 例)、紫毛/近平滑]。其中，红色毛癣菌 90 株(占 70.31%)，须癣毛癣菌 7 株(5.47%)，絮状表皮癣菌 2 株(1.56%)，紫色毛癣菌 1 株(0.78%)，皮肤癣菌 100 株，共占 83.33%；酵母 13 株(占 10.16%)；其他丝状菌 10 株(占 8.33%)，包括链格孢霉 1 株、枝顶孢霉 2 株、枝孢霉 2 株、短帚霉 1 株、热带金孢子菌 1 株、茄病镰刀菌 1 株、曲霉 2 株。枝顶孢霉、枝孢霉、热带金孢子菌、茄病镰刀菌各 1 株为单纯感染。

b. 中期疗效(第 24 周进行判断)：痊愈 102 例，占 85%；显效 10 例，占 8.33%；总有效率为 93.33%；无效 4 例[致病菌分别为 1 例红色毛癣菌、1 例枝顶孢、2 例白念珠菌(PSO 伴甲沟炎)]，占 3.33%。远期疗效(第 48 周进行判断)：痊愈 109 例，占 90.83%；显效 6 例，占 5.0%；总有效率为 95.83%；无效 4 例(致病菌同上)，占 3.33%。远期疗效(第 72 周进行判断)：在 72 周时，48 周的真菌学指标基本没有变化，临床痊愈率也无变化。有 1 例红色毛癣菌感染失败者，在治疗 10 个月后再次口服特比萘芬，共服 42 片，结果在 36 周时真菌学转阴，临床基本治愈。

c. 安全性评价：2 例患者连续服药 6 周检查时出现白细胞轻度下降，继续服药 3 d 内复查正常；1 例治疗 6 周时检查肝功能 ALT 轻度升高(72U)，停药 10 d 复查正常，继续服药至 9 周，复查 ALT 正常；

1例开始服药1周内出现严重的胃肠道疼痛及不适停药；另1例服药后2～4周有轻度胃部不适、恶心，后好转，未影响治疗。不良反应发生率为4.13%(5/120)，2例白细胞计数轻度下降和1例肝酶轻度增高不能证实与本药有关，也未见味觉改变等其他不良反应。

2）治疗皮下组织及深部真菌病：

A. 孢子丝菌病：国外，Hull等首先用特比萘芬治疗皮肤孢子丝菌病，500 mg/d，PO，连用4～37周，5例均治愈，其中4例在12周时真菌培养阴性，1例在32周时培养转阴。国内，吴绍熙等报道特比萘芬成功治疗8例孢子丝菌病患者，固定型4例，淋巴管型2例，250～500 mg/d，疗程3个月。

B. 着色芽生菌病：Esterre等在马达加斯加采用500 mg/d，PO，疗程6～12个月，每2个月复查1次。42例完成安全性评价，35例完成疗效评价(31例裴氏着色真菌，4例卡氏枝孢霉)。裴氏着色真菌感染者治疗4个月后，大部分皮损肿胀或象皮肿消失；治疗4个月、8个月和12个月，镜检阴转率分别为41.4%、74.1%和85.2%，培养阴转率24.1%、63.0%和85.2%。6个月完全治愈率6.4%，8个月16.1%，10个月25.8%，12个月74.2%。卡氏枝孢霉感染者，4例完成疗效评价，10、12个月完全治愈率为2/4、3/4。

C. 曲霉病：特比萘芬在体外有明确的抗曲霉病活性，这提示将来可用于治疗曲霉病。Cambone报道特比萘芬500 mg/d，连续3个月治愈烟曲霉病的病例报道。另一种治疗方案是每千克体重5～15 mg特比萘芬，疗程90～270 d，约50%有改善，7例肺烟曲霉病患者中3例完全治愈。有报道特比萘芬500 mg/d，连续用10个月治愈了烟曲霉引起的骨髓炎；由于该病罕见，这些研究中的病例数很少，但是特比萘芬有成功治疗各种形式的曲霉病的潜力。

D. 暗色丝孢霉病：有报道，特比萘芬能有效治疗双极外瓶霉、弯孢属、暗色孢科真菌或链格孢属的感染。

E. 此外，还发现特比萘芬对利什曼病有一定的疗效。

(5) 不良反应

抗真菌药最显著的不良反应是与细胞色素P450相关的药物间的相互作用。而相比口服特比萘芬耐受性好，不良反应发生少。表8-3-7罗列了文献报道的特比萘芬的各种不良反应。

表8-3-7 特比萘芬的各种不良反应的情况

系统	种类
消化系统	常见的：腹泻、消化不良、胀气、腹痛、恶心
	少见的：饱胀感、胃炎、无症状肝酶升高
皮肤	常见的：麻疹样或斑丘疹发疹
	少见的：瘙痒、荨麻疹、严重皮肤反应(如Stevens-Johnson综合征和中毒性表皮坏死症)、脱发及银屑病患者皮损加重、银屑病样皮疹
中枢神经系统	常见的：头痛
	少见的：注意力改变、视觉异常(如绿视、晶状体和视网膜改变)
血液系统	少见的：一过性淋巴细胞计数下降、中性粒细胞计数减少、血小板计数减少
其他	少见的：、味觉异常、疲劳、倦怠、变态反应

(6) 注意事项

特比萘芬发生药物相互作用的基本情况如表8-3-8所示。

表8-3-8 特比萘芬发生药物相互作用的基本情况

相互作用机制	药物种类和举例
能升高特比萘芬的血清浓度(潜在毒性增加)	特非那定(为细胞色素P450-3A4酶的底物，可使特比萘芬清除率降低16%)
	西咪替丁(为细胞色素P450-3A4酶弱抑制剂，能使特比萘芬清除率降低33%)
能降低特比萘芬的血清浓度	利福平(细胞色素P450-3A4酶诱导剂，能使特比萘芬清除率升高100%)
特比萘芬能升高这些药物的浓度(潜在毒性增加)	茶碱(特比萘芬能使口服的茶碱清除率降低14%，半衰期升高24%)
	去甲替林(有报道1例同用去甲替林和特比萘芬的患者，出现去甲替林中毒，激发试验阳性)
	咖啡因(特比萘芬能使静脉给药的咖啡因清除率降低19%)
其他	细胞色素P450-2D6酶的底物(近来有报道，体内药代动力学模型研究发现特比萘芬能明显抑制2D6酶)；影响2D6酶底物(如三环类抗抑郁药和麻醉药)
	华法林(大多研究未发现两药间有相互作用，但少数报道认为特比萘芬能降低其抗凝效应)

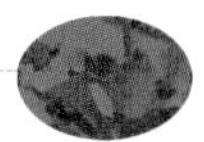

8.3.9 棘白菌素类抗真菌药

从21世纪初开始，逐渐在临床上应用的一类新型抗真菌药物棘白菌素（echinocandins），目前已上市的此类药物包括卡泊芬净（caspofungin）、米卡芬净（micafungin）、阿尼芬净（anidulofungin）。它们作用的靶位点均为β-(1→3)-葡聚糖合成酶。此酶为真菌所特有，不存在于人类及其他哺乳动物体内。该酶合成真菌细胞壁的重要多糖组分β-(1→3)-葡聚糖。研究表明，β-葡聚糖可占细胞壁干重的60%左右，其与几丁质构成细胞壁的骨架结构，这两种多糖在保持细胞完整和结构稳定等方面起重要作用。当棘白菌素类药物抑制真菌β-(1→3)-葡聚糖合成酶后，造成细胞壁中β-葡聚糖含量减少，引起细胞壁结构破坏，最终导致菌体破裂、死亡。

(1) 卡泊芬净（caspofungin）

卡泊芬净（caspofungin）是第1个上市（2001年）的棘白菌素类药物，由Merck研发，商品名Cancidas。其对念珠菌、曲霉均有效，只有静脉制剂。卡泊芬净为水溶性、半合成环状脂肽，结构式如下。

1) 药代动力学：仅为静脉剂型，口服生物利用度很低（<0.2%）。单剂给药50 mg和70 mg，1 h即能达到血药浓度峰值，血浆峰浓度分别为7.6 μg/ml和12.3 μg/ml，谷浓度则为0.8 μg/ml和1.3 μg/ml。如果首剂给予负荷剂量，每天给药50 mg或70 mg，血浆谷浓度也超过1 μg/ml，即远远大于体外念珠菌MIC_{90}值。与血浆白蛋白高度结合（97%），能广泛分布于体内组织。其血浆清除其清除较慢，与代谢和排出无关，主要取决于药物在组织中分布，尤其是肝细胞。在肝脏中代谢缓慢，主要通过水解和（或）N-乙酰化，对中度肝功能不全的患者要降低剂量。单剂给药后前2 d，药物排出很少，5～6 d后在尿和粪便中排出达到峰值。其不与细胞色素P450酶系统和P-糖蛋白作用。

2) 作用机制：体外抑菌实验表明，对酵母、丝状真菌、双相真菌均有效。念珠菌属中，对白念珠菌、光滑念珠菌、热带念珠菌、乳酒念珠菌、角膜念珠菌为杀菌活性，MIC_{90}为0.06 μg/ml；对近平滑念珠菌、季也蒙念珠菌、葡萄牙念珠菌、克柔念珠菌也有效，MIC_{90}为0.5 μg/ml。对曲霉为抑菌作用，烟曲霉（24 h平均MIC为0.73 μg/ml）、黄曲霉（2.72 μg/ml）、黑曲霉（0.41 μg/ml）、花斑曲霉和土曲霉（0.5 μg/ml）；80%曲霉属抑制浓度<1.0 μg/ml。

此外，对一些丝状真菌和双相真菌（如组织胞浆菌、皮炎芽生菌等）有抗菌活性。但对侵袭性念珠菌感染动物模型研究发现，卡泊芬净有杀菌活性，减低器官菌量，延长严重免疫缺陷模型的存活期，且对咪唑类药物耐药的念珠菌感染也有效。可延长播散性和肺部曲霉感染模型的存活时间，但对组织内菌量的影响有差异。

3) 临床应用：为静脉注射剂型。应缓慢静脉给药（大约超过1 h）；不能用含葡萄糖制剂稀释。通常推荐剂量为50 mg/d。对侵袭性念珠菌、曲霉感染及中性粒细胞减少发热患者的经验治疗，第1天予冲击剂量70 mg，随后50 mg/d，疗程根据患者临床反应而定。对食管和口咽念珠菌病，不推荐冲击剂量。

轻度肝功能不全患者（Child-Pugh积分5～6分）不需要调整剂量，中度者（Child-Pugh积分7～9分）降低至35 mg/d，但仍要给予第1天冲击剂量70 mg。

儿童（3月～17岁）剂量为第1天予冲击剂量70 mg/(m^2·d)，随后50 mg/(m^2·d)。

4) 适应证：

A. 细胞减少伴发热患者的经验治疗：一项随机、双盲、多中心研究，入组标准为中性粒细胞计数

<500×10^{6}/L 持续超过 4 d，静脉给予抗生素治疗≥96 h，而体温仍高于 39℃者。卡泊芬净组(556 例)：予第 1 天冲击剂量 70 mg，后 50 mg/d；AmB 脂质体组(539 例)，予 3 mg/(kg·d)。每组各有 27 例证实为真菌感染。评价总体显效率，包括 5 个方面指标：①基线真菌感染治疗成功率；②治疗中或治疗后 7 d 内有无真菌感染；③治疗后存活≥7 d；④发热消退；⑤有无因无效或毒性反应而终止治疗。两组总体有效率均为 34%，但在①、③、⑤指标上，经统计学检验，卡泊芬净组均高于 AmB 脂质体组。总死亡率前者为 10.8%，后者为 13.7%。

B. 食管念珠菌病：3 项评价卡泊芬净治疗食管和口咽念珠菌病随机、双盲临床研究，比较卡泊芬净(50 mg/d)与氟康唑(200 mg/d，IV)或 AmB [0.5 mg/(kg·d)]，受试者经内镜和真菌学检查确诊为食管和(或)口咽念珠菌病，年龄为 18～73 岁。结果如表 8-3-9 所示。

表 8-3-9　卡泊芬净治疗食管和口咽念珠菌病的研究结果

研　究	疗程(d)	治疗组(病例数)*	疗效率(%)	
			临床显效率**	真菌清除率
研究 1(Ⅲ期临床试验)	7～21	卡泊芬净(81)	81	73
		氟康唑(94)	85	81
研究 2(Ⅱ期临床试验)	7～14	卡泊芬净(34)	91	>75
		AmB(35)	63	=55
研究 3(Ⅱ期临床试验)	14	卡泊芬净(46)	74	76
		AmB(54)	63	61

*：修正的意向性人群(MITT)，诊断明确，随机入组，至少接受 1 次完整剂量试验药物的受试者；**：在治疗结束后 5～7 d(研究 1)、3～4 d(研究 2)、14 d(研究 3)，根据临床症状和内镜检查评判临床疗效

C. 侵袭性念珠菌病：一项随机、双盲研究比较卡泊芬净(第 1 天冲击剂量 70 mg，后 50 mg/d，MITT=109 例)与 AmB 治疗侵袭性念珠菌病的疗效，AmB 组中 10 例中性粒细胞计数减少患者 AmB 剂量为 0.7～1.0 mg/(kg·d)，其余受试者予 0.6～0.7 mg/(kg·d)，静脉给药≥10 d，后对感染消失者再给予氟康唑 400 mg/d 治疗；MITT 人群为 115 例。在静脉给药结束时，卡泊芬净组临床有效率为 73%，AmB 组为 62%，经统计学检验，卡泊芬净非劣效于 AmB 组，有效是指所有症状和体征消失及念珠菌完全清除。

D. 侵袭性曲霉病(IA)：两项前瞻性、非对照研究评价了卡泊芬净挽救性治疗侵袭性曲霉病的疗效，受试者为 7～89 岁，均为确诊或疑似肺部 IA(p-IA)或肺部以外 IA(ep-IA)，均为常规抗真菌治疗无效或不耐受。治疗方案为第 1 天冲击剂量 70 mg，后 50 mg/d。疗效判断标准：痊愈(静脉给药结束时，所有症状和体征消失及 X 线检查和支气管镜检查异常均消除)；显效(部分或全部症状和体征消失消失)。一项研究结果为，受试者 45 例，p-IA 为 34 例，ep-IA 为 11 例，疗程为 1～129 d，平均 38 d。痊愈率为 20%，显效率为 44%(p-IA 53%，ep-IA 18%)。另一项研究，共 83 例受试者，p-IA 64 例，ep-IA 19 例，疗程平均 28 d。痊愈率为 5%，显效率为 45%(p-IA 64 %，ep-IA 19%)。

5）不良反应：卡泊芬净通常耐受性好，发生在临床研究受试者中的不良反应，主要包括静脉炎(血栓性静脉炎)、发热、寒战、头痛、恶心、呕吐、腹痛、腹泻、皮疹或面潮红等；各研究报道的不良反应发生率不等，为 0～28%。979 例接受卡泊芬净 50 mg/d 治疗的受试者中出现 2 例严重不良反应为肺部浸润和过敏反应。常见实验室检查异常包括：低血钾；低白蛋白血症；高钙血症；ALT、AST、碱性磷酸酶升高；血红蛋白降低；白细胞计数减少；肌酐升高。但发生率各家报道不一，1%～20%不等。

6）注意事项：体外研究表明，卡泊芬净不抑制细胞色素 P450 酶系统中的任何酶；临床研究发现，其不诱导依赖 CPY-3A4 药物的代谢。此药不是 P-糖蛋白的底物，也很少由 CPY 代谢。

卡泊芬净与环孢素共用，可出现转氨酶升高。与利福平同用时，卡泊芬净剂量要调高至 70 mg/d；与伊曲康唑、AmB、HIV-1 蛋白酶抑制剂奈非那韦(nelfinavir)、霉酚酸酯共用，不影响卡泊芬净的药代动力学指标。已证实，卡泊芬净可降低他克莫司血

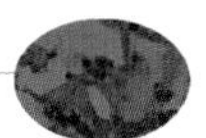

浆谷浓度的 26%。

卡泊芬净为妊娠 C 级。尚不能确定卡泊芬净是否出现在人乳中。

(2) 米卡芬净

米卡芬净(micafungin)由日本藤泽公司研发，商品名 Mycamine，2002 年首次在日本上市。该药是于 2005 年经美国 FDA 批准上市的第 2 个棘白菌素类抗真菌药，对念珠菌属、曲霉属有效，但对接合菌、隐球菌属无效。

米卡芬净为水溶性，是 coleoptioma empedri 产物经酶解后产生六肽后再连接上脂 N-乙酰基侧链后形成的脂肽。其能非竞争性抑制 β-(1→3)-葡聚糖合成酶，结构式如下：

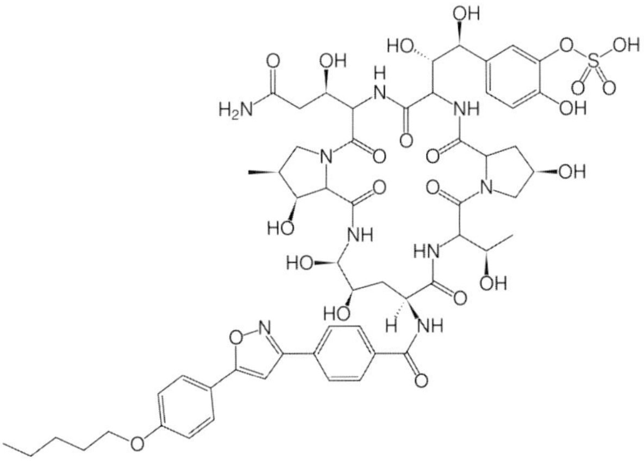

1) 吸收与排泄：为静脉制剂，口服吸收不良。半衰期为 14～15 h。总血浆蛋白结合至少 99%。平均血浆峰浓度为(2.46±0.27)μg/ml(7 d)。在肝脏中代谢，以无活性成分经胆汁和尿液排泄。其不经细胞色素 P450 酶系统代谢。严重肾损不影响其药代动力学，故不需调整剂量。与成年人比较，老年人的药代动力学的指标无变化，儿童(2～17 岁)的变化也很小。尚无资料表明，其是否能通过血脑屏障。

2) 作用机制：体外抑菌实验表明，总体上对念珠菌属 MIC<0.25 μg/ml，对白念珠菌、都柏林念珠菌、光滑念珠菌、热带念珠菌、乳酒念珠菌表现为有效但较慢的杀菌活性；对近平滑念珠菌、季也蒙念珠菌、葡萄牙念珠菌、克柔念珠菌也有效，但 MIC_{90} 略高；对曲霉为抑菌作用，MIC 值低于 AmB、伊曲康唑；对少数青霉、淡紫拟青霉、宛氏拟青霉有效；对双相真菌(组织胞浆菌、皮炎芽生菌、粗球孢子菌、马尔尼菲篮状菌)的菌丝相抑菌活性强，但对孢子相则较弱；对毛样枝孢霉、外瓶霉、裴氏着色真菌、赛多孢中度有效；对新生隐球菌、毛孢子菌、接合菌、镰刀菌、波氏假阿利叶肿霉无效。

小鼠播散性氟康唑耐药白念珠菌感染模型研究发现，米卡芬净[1 mg/(kg·d)]在减低肾脏菌量、延长存活期等指标上，与 AmB 相似。在对持续性中性粒细胞减少的侵袭性肺部曲霉感染兔模型研究中，单用米卡芬净能延长的存活时间，但不能降低肺中菌量。但与其他抗真菌药物[AmB、雷夫康唑(ravuconazole)]联合应用，则能明显降低侵袭性肺部曲霉病模型的死亡率、器官菌量和血清中半乳糖甘露聚糖抗原含量。

3) 临床应用：为静脉注射剂型。应缓慢静脉给药(大约超过 1 h)。对预防骨髓干细胞移植受者移植前预防用药推荐剂量为 50 mg/d；对食管性念珠菌病则为 150 mg/d，疗程根据患者临床反应而定。

老年人和肾功能不全者无须调整剂量。轻、中度肝功能不全者也无调整剂量之需。ild-Pugh 积分 7～9 降低至 35 mg/d，但仍要给予第 1 天冲击剂量 70 mg。

4) 适应证与禁忌证：

A. 念珠菌感染：一项剂量范围研究和两项随机双盲研究评价了米卡芬净治疗 HIV 患者合并食管念珠菌病的疗效和安全性。120 例受试者接受静脉给药范围为 12.5 mg/d、50 mg/d、75 mg/d、100 mg/d，所有患者出现临床改善，但 75 mg/d、100 mg/d 组患者临床和内镜检查结果进步更明显，且起效迅速，多为 3～5 d。一项随机、双盲、剂量反应性研究比较静脉给米卡芬净和氟康唑治疗合并食管念珠菌病的 HIV 患者疗效，治疗 14～21 d，内镜治愈率为剂量依赖性，50 mg/d、100 mg/d、150 mg/d 组分别为 68.8%、77.4%、89.8%。两个较高剂量组的治愈率为 83.5%，而氟康唑(200 mg/d)则为 86.7%。更大规模的多国、双盲、非劣效检验研究比较卡泊芬净(150 mg/d)和氟康唑(200 mg/d)治疗合并食管念珠菌病的 HIV 患者疗效，受试者共 523 例，平均疗程为 14 d，内镜治愈率分别为 87.8%与 88%，临床治愈率分别为 94.2%和 94.6%。

一项开放、非对照试验评价米卡芬净治疗念珠菌血症，119 例受试者(其中 18 例儿童)，成人剂量为 50～100 mg/d，儿童为 1～5 mg/(kg·d)，平均治疗剂量 71 mg/d，平均疗程为 20 d。总成功率为 83.2%，68 例新确诊者中 60 例，51 例其他治疗无效者中 39 例；中性粒细胞减少受试者成功率为 73%，不减少者为 86%。

B. 曲霉感染：大规模、开放、多国的Ⅱ期临床研究结果表明，对入组的 283 例侵袭性曲霉感染成人和儿童（22%），米卡芬净治疗组有效率为 45%，儿童和成人无差异。85 例受试者参加的开放、非对照研究，成人 69 例，儿童 16 例；75 例为异源、10 例为同源造血干细胞移植患者；71 例受试者接受的米卡芬净联合 AmB 治疗，1 例为联合咪唑类，13 例为联合 AmB、咪唑类。平均 112 mg/d，平均 63 d；26 例患者有中性粒细胞减少。完全或部分成功率分别为 28%和 39%，儿童（6/16）结果与成人（27/69）相似。67%患者死亡，其中 54%是由于再次真菌感染。

C. 预防性用药：一项大规模、随机、双盲、多中心、对照的Ⅲ期临床研究评价米卡芬净［50 mg/d 或体重低于 50 kg 者则为 1 mg/(kg · d)］和氟康唑［400 mg/d 或体重低于 50 kg 者则为 8 mg/(kg · d)］在骨髓干细胞移植受者移植前预防用药的疗效。入组 825 例成人和儿童，在治疗后 4 周内无真菌感染和中性粒细胞减少性发热不需要转用多烯类药物治疗者则认为预防成功。米卡芬净组成功率优于氟康唑组（80%和 73.5%，$P=0.03$）。

5）不良反应：米卡芬净耐受性好，迄今在临床研究受试者中未出现与剂量、疗程相关的不良反应，因不良反应而导致停药者也少见。不良反应主要包括高胆红素血症（发生率为 3.3%）、恶心（2.4%）、腹泻（2.1%）、白细胞计数减少和嗜酸性粒细胞增多。注射部位的局部静脉炎和血栓性静脉炎也有报道。可能由组胺介导的症状，如皮疹、荨麻疹、面部肿胀、血管扩张及个别的过敏反应、溶血也有报道。成人与儿童的不良反应的种类和发生率均相似。

6）注意事项：米卡芬净不经胞色素 P450 酶系统代谢，也非肠道或组织内 P-糖蛋白的底物。应用米卡芬净，未发现肝酶升高。米卡芬净是环孢霉素代谢的弱抑制剂，两药同用时，需监测环孢霉素浓度。当米卡芬净浓度稳定时，西罗莫司和尼非地平的血清浓度分别升高 21%和 18%，如同用时，这些药物则应酌情减量。

米卡芬净为妊娠 C 级。尚不能确定米卡芬净是否出现在人乳中。

（3）阿尼芬净（anidulofungin）

阿尼芬净（anidulofungin）由 Vicuron 制药公司研发，后被辉瑞公司收购，商品名 Eraxis，2006 年在美国上市。阿尼芬净不溶于水，为在构巢曲霉的发酵产物基础上的半合成脂肽，其能非竞争性抑制 β-(1→3)-葡聚糖合成酶，结构式如下：

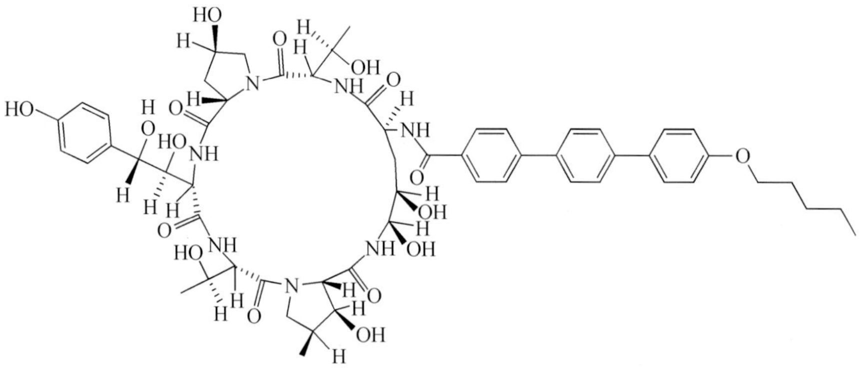

1）吸收与排泄：在棘白菌素类药物中，阿尼芬净很独特，其通过一系列生物转化，在血浆中缓慢降解，而非代谢。棘白菌素类结构均有两性分子的六肽环，连接脂类侧链，阿尼芬净的侧链为烷氧三苯基。超过 90%的阿尼芬净在血中缓慢化学降解，被非特异性肽酶作用形成开环产物。阿尼芬净半衰期约为 24 h，而其降解产物半衰期约为 4 d。因阿尼芬净降解不不经细胞色素 P450 酶系统代谢，在尿中极少出现药物或降解产物。降解产物则经胆汁由粪便排泄。

研究表明，阿尼芬净清除不受与细胞色素 P450 酶底物、诱导剂、抑制剂共用的影响。这与卡泊芬净不同，如其与影响细胞色素 P450 酶的药物（如利福平、地塞米松和卡马西平）共用，血药浓度会降低，则

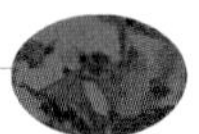

需调高剂量。

阿尼芬净与环孢素共用会增加阿尼芬净 22% 的浓度，但无临床意义。而这也与卡泊芬净不同，卡泊芬净与环抱素同用可增加转氨酶升高的机会，也能增加阿尼芬净曲线下面积 35%。

对于任何程度肝损伤的患者，使用阿尼芬净都不需要调整剂量。肾功能不全的患者也不需要剂量调整。研究表明，儿童接受 0.75 mg/(kg・d)与成人 50 mg/d 的药代动力学指标相似。

2）作用机制：阿尼芬净体外对念珠菌属良好的抗菌活性，对白念珠菌、光滑念珠菌、热带念珠菌、乳酒念珠菌、近平滑念珠菌、星形念珠菌、玫瑰念珠菌表现为杀菌活性；对其他抗真菌药物天然不敏感的念珠菌也有效，如对咪唑类的克柔念珠菌，对 AmB 的葡萄牙念珠菌，对其他棘白菌素的近平滑念珠。对曲霉也有很好的抑菌作用，体外研究发现其与 AmB 联合，对曲霉和镰刀菌有增效作用；也与活力康唑、伊曲康唑对曲霉属有协同作用。

对氟康唑耐药的白念珠菌感染引起的兔食管念珠菌病模型进行了阿尼芬净剂量范围研究，发现其对各部位感染清除呈剂量依赖，而 AmB 作为对照只降低了舌部的集落形成单位(cfu)量。中性粒细胞减少的兔亚急性念珠菌病模型中，当阿尼芬净≥0.5 mg/(kg・d)时对肾脏白念珠菌的清除为剂量依赖，当增至 20 mg/(kg・d)时显著延长存活期。

阿尼芬净能延长侵袭性曲霉感染兔模型的存活期，降低抗原血症。

3）临床应用：为静脉注射剂型。推荐剂量 50～100 mg/d 已超过临床有效治疗所需要的药物浓度。

A. 食管念珠菌病：初始冲击剂量为 100 mg，随后为 50 mg/d，疗程根据患者临床反应。大多数患者要≥14 d，或症状消失后再予≥7 d。

B. 念珠菌血症和其他深部念珠菌感染：第 1 天初始冲击剂量为 200 mg，随后为 100 mg/d；疗程：在血培养阴转后，继续给药≥14 d。

4）适应证与禁忌证：FDA 批准的阿尼芬净的适应证有念珠菌血症和其他类型的念珠菌感染、食管念珠菌病。相关临床研究结果(表 8-3-10)。

表 8-3-10　阿尼芬净疗效结果

疾病种类	入组病例数	阿尼芬净剂量	对照药物	疗　效	不良事件发生率
食管念珠菌病	36	初始冲击剂量为 50 mg，随后为 25 mg/d；或初始 70 mg，随后为 50 mg/d	无	内镜有效率：81%(50 mg/25 mg)；85%(70 mg/50 mg)	无资料
食管念珠菌病	601	初始冲击剂量为 100 mg，随后为 50 mg/d	氟康唑初始冲击剂量为 200 mg，随后为 100 mg/d	内镜有效率：阿尼芬净组：97%(242/247 例)；98.8%(252/255 例)	阿尼芬净组 9.3%；氟康唑组 12%
念珠菌血症和侵袭性念珠菌病	123	随机分入 3 个剂量组：50 mg/d；75 mg/d；100 mg/d	无	总有效率(临床和菌学成功率)：72%(50 mg)、85%(75 mg)、83%(100 mg)	<5%在所有 3 个组
念珠菌血症和侵袭性念珠菌病	250	阿尼芬净 100 mg/d	氟康唑 400 mg/d	总有效率(临床和菌学成功率在 MITT 人群)：阿尼芬净优于氟康唑(75.6%对 60.2%)	2 组相当

5）不良反应：在 50～100 mg/d 治疗剂量范围内，阿尼芬净耐受性好。不良事件不常见。常见输液相关的不良事件包括血压过低及恶心、呼吸困难、面潮红、头晕；未见过敏反应的报道；有转氨酶升高的报道。

6）注意事项：

A. 药物相互作用：少见报道；与环孢霉素、活力康唑、他克莫司、AmB、利福平同用，两药均不需要调整剂量。

B. 米卡芬净为妊娠 C 级。尚不能确定米卡芬净是否出现在人乳中。

主要参考文献

[1] 靳培英. 皮肤病药物治疗学. 2 版，北京：人民卫生出版社，2009.

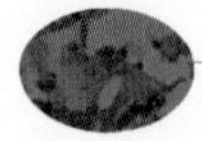

[2] 张学军，刘维达，何春涤. 现代皮肤病学基础. 北京：人民卫生出版社，2001.

[3] 符美华，李岷，李若瑜，等. 不同疗程1%卢立康唑乳膏治疗足癣的多中心、随机双盲对照研究. 中华皮肤科杂志，2014,47(7):453-456.

[4] 李岷，沈永年，吕桂霞，等. 棘白菌素类抗真菌药. 中国真菌学杂志，2009,4(4):249-256.

[5] 李岷，顾军，毕志刚，等. 1%盐酸布替萘芬喷雾剂与1%联苯苄唑喷雾剂治疗体股癣、足癣的多中心随机双盲对照研究. 中华皮肤科杂志，2005,38(8):474-477.

[6] 王爱平，李岷，席丽艳，等. 0.25%盐酸阿莫罗芬霜治疗体股癣和足癣随机单盲对照多中心临床试验. 中国临床药理学杂志，2005,21(3):168-171.

[7] 刘维达，许爱娥，李岷，等. 特比奈芬治疗甲真菌病120例. 中华皮肤科杂志，2003,36(8):480-481.

[8] Scott LJ, Simpson D. Voriconazole a review of its use in the management of invasive fungal infections. Drugs, 2007,67(2):269-298.

[9] Torres HA, Hachem RY, Chemaly RF, et al. Posaconazole: a broad-spectrum triazole antifungal. Lancet Infect Dis, 2005,5(12):775-785.

（李　岷　吴绍熙）

第二篇
浅部真菌病

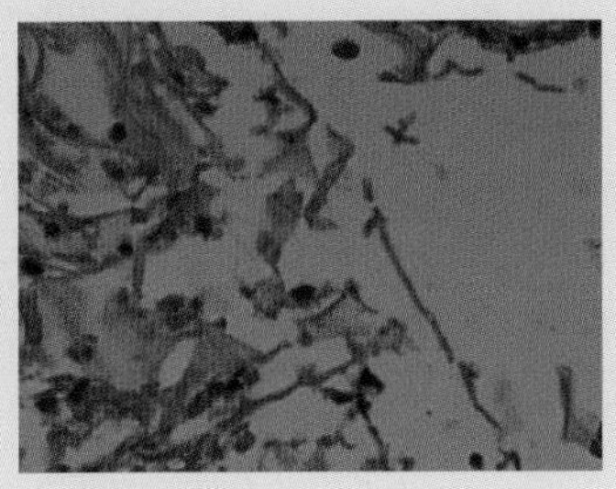

9 浅部病原菌分类

9.1 概述

9.1.1 浅部病原真菌分类

浅部病原真菌大致分为两大类：①能侵袭皮肤真皮层，利用皮肤角质蛋白和毛发角质蛋白，营养自己而寄生的一类真菌。它们破坏真皮层或毛发的皮质及髓质，进而引起癣病的称为皮肤癣菌。②仅能侵袭皮肤角质层或毛发最表层而不破坏皮肤真皮层和毛发结构的一些癣菌称为角层真菌。

皮肤癣菌是最常见的致病菌，目前已报道的皮肤癣菌约有 45 种，其中一部分仅感染动物，尚未能证明可侵犯人体。对人类有致病作用的有 20 余种。

皮肤癣菌的无性阶段属于半知菌亚门丝孢纲丝孢目丛梗孢科，其有性期则属于子囊菌门(Ascomycota)真丝菌纲(Euascomycetes)(价)甲团单菌目(Onygenales)节皮菌科(Arthrodermataceae)节皮菌属(Arthroderma)。

9.1.2 皮肤癣菌按菌落特征及大分生孢子的形态分类

（1）分类

皮肤癣菌可分成 3 个属：毛癣菌属（*Trichophyton*）、小孢子菌属（*Microsporum*）、表皮癣菌属（*Epidermophyton*）（表 9-1-1）。

表 9-1-1 常见皮肤癣菌分类

毛癣菌属（*Trichophyton* Malmsten，1845）	小孢子菌属（*Microsporum* Gruby，1843）	表皮癣菌（*Epidermophyton Sabouraud*，1910）
阿耶洛毛癣菌（*A. T. ajelloiAjello*，1968）	阿玛松小孢子菌（*M. amazonicum* Moras，et al，1967）	絮状表皮癣菌（*E. floccosum* Hartz，1870）
同心性毛癣菌（*T. conentricum* Blanchard，1895）		
马类毛癣菌（*T. equinum* Gedoelst，1902）	奥杜盎小孢子菌（*M. audouinii* Gruby，1843）	
北非毛癣菌（*T. gourvilii* Catanei，1933）	波兰特小孢子菌（*M. boullardii* Dominik，et al，1965）	
	犬小孢子菌（M. canis Bodin，1902）	
玫瑰毛癣菌（*T. megninii* Blanchard，1896）	珂克小孢子菌（*M. cookei* Ajello，1959）	
须癣毛癣菌（*T. mentagrophytes* Blanchard，1896）	歪斜小孢子菌（*M. distortum* Dimenna，et al，1954）	
红色毛癣菌（*T. rubrum* Sabouraud，1911）	铁锈色小孢子菌（*M. ferrugineum* Ota，1921）	
许兰毛癣菌（*T. schoenleinii* Milocheritch，1930）	粉小孢子菌（*M. fulvum* Uribura，1909）	
猴类毛癣菌（*T. simii* Austwick，1965）	石膏样小孢子菌（*M. gypseum* Bodin，1907）	
	禽类小孢子菌（*M. gallinae* Silva，et al，1952）	
西非毛癣菌（*T. soudanense* Joveux，1912）	猪小孢子菌（*M. nanum* Fuentes，1956）	
地球毛癣菌（*T. terrestre* Duirie，et al，1957）	杂色小孢子菌（*M. persicolor* Sabouraud，1910）	
断发毛癣菌（*T. tonsurans* Malmasten，1845）	早熟小孢子菌（*M. praecox* Rirdlier，1954）	
文勃留毛癣菌（*T. vanbreuseghemii* Kioux，1964）		
疣状毛癣菌（*T. verrucosum* Bodin，1902）	总状小孢子菌（*M. racemosum* Boreli，1965）	
紫色毛癣菌（*T. violaceum* Bodin，1902）	文勃留小孢子菌（*M. vanbreuseghemii* George，et al，1962）	

（2）皮肤癣菌的鉴定

主要依据菌落形态及镜下结构，其中主要根据大分生孢子的特征，必要时辅以特殊营养成分的培养基和试验进行鉴别。皮肤癣菌的鉴定方法如下。

1）米饭培养基试验：

A. 目的：用于鉴别犬小孢子菌和奥杜盎小孢子菌，并促进其他一些皮肤癣菌产生孢子，有助于鉴定。

B. 材料：米饭培养基。

C. 试验方法：将待鉴定菌种接种于米饭培养基上，25℃培养，8～10 d 后观察菌落形态及显微镜下结构特征。奥杜盎小孢子菌在米饭培养基上生长不旺盛，孢子少，产生棕色色素。犬小孢子菌则生长快而茂盛，有较多的典型的梭形大分生孢子产生，并产

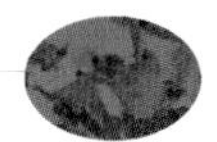

生淡黄色色素。

2）玉米粉吐温琼脂试验：

A. 目的：用于红色毛癣菌的鉴别：0.2%葡萄糖米粉吐温琼脂培养基能促进红色毛癣菌产生深红色色素；此外，还可促进白念珠菌的假菌丝和厚壁孢子形成和促进暗色孢科真菌孢子的形成。

B. 材料：米粉吐温琼脂培养基。

C. 试验方法：将待鉴定菌接种于米粉琼脂斜面上，25℃培养。每周观察，连续4周。菌落有深红色色素产生判为阳性，表示待鉴定菌为红色毛癣菌。否则判断为阴性。

3）皮肤癣菌营养试验：

A. 目的：能促使一些皮肤癣菌的生长，有利于产孢，有助于鉴定。

B. 材料：毛癣菌营养琼脂培养基。

C. 试验方法：将待鉴定菌接种于毛癣菌营养琼脂培养基上，25℃培养2周，观察其菌落形态及镜下结构，特别注意孢子的产生情况，若无特殊结构如大分生孢子或小分生孢子产生，可继续培养1～2周，最多可观察到6周。

4）DTM试验：

A. 目的：DTM培养基主要用于皮肤癣菌的筛选。98%的皮肤癣菌能使DTM由酸变碱，培养基1周内由黄色变为红色，其他真菌则没有此种变化。

B. 材料：DTM培养基。

C. 实验方法：将待鉴定菌接种于DTM斜面上，同时接种1管沙氏琼脂作为对照，置室温培养1周。1周内DTM斜面上有菌落生长，且菌落周围呈红色为DTM试验阳性，表示待鉴定菌有98%可能为皮肤癣菌。如果DTM斜面和沙氏琼脂斜面上都有菌落生长，但DTM斜面无颜色改变，或者只有沙氏琼脂斜面上有菌落生长，两种情况都说明待鉴定菌种不是皮肤癣菌。DTM试验必须在1周内观察颜色的改变，因为能在DTM培养基上生长的真菌最终都能使DTM斜面变为红色。

5）尿素酶试验(urease test)：

A. 目的：用于鉴别须癣毛癣菌和红色毛癣菌。98%的须癣毛癣菌能在7 d内使尿素琼脂由黄变红，即为阳性反应。红色毛癣菌则为阴性。

B. 材料：尿素酶培养基(注：其中葡萄糖的浓度为5%)。

C. 试验方法：将待鉴定菌接种于尿素酶培养基上，25℃培养，1周内观察结果，若培养基变为红色则为阳性反应。同时接种一管须癣毛癣菌作为阳性对照。

6）体外毛发穿孔试验(hair penetration test *in vitro*)：

A. 目的：用于鉴别红色毛癣菌和须癣毛癣菌。须癣毛癣菌能使毛发形成楔形缺损，红色毛癣菌则不能。

B. 待鉴定菌种和10岁以下儿童毛发数根。

C. 试验方法：将毛发剪成1 cm长短，置于已加入25 ml蒸馏水和2～3滴10%酵母浸膏的平皿内，高压灭菌。将待鉴定菌种接种于平皿内，置25℃培养4周。每周观察1次。每次取数根毛发置载玻片上，加乳酸酚棉蓝1滴，置低倍镜下观察。若毛干上有与发轴垂直的楔形缺损，则为阳性，否则判为阴性。

9.2 毛癣菌属

毛癣菌属的无性期属于半知菌亚门丝孢菌纲丝孢菌目丛梗孢科，有20余种，其中约8个种的有性期已被发现，约14个种能侵犯人和动物。此属菌可侵犯皮肤、毛发和指(趾)甲。侵犯毛发可引起发内型或发外型感染。这一属的大分生孢子狭而长，柱状、棒状、铅笔形或雪茄形，大多壁光滑，2～10个细胞。小分生孢子多单生或成堆，圆形、卵圆形、梨形至棒形。

毛癣菌的有性期为节皮菌(*Arthroderma*)属。裸囊壳小，白色、浅黄色或浅褐色。子囊球形或亚球形，内含8个子囊孢子，孢子成团时呈黄色。

9.2.1 红色毛癣菌

红色毛癣菌[*Trichophyton rubrum* (Castellai) sabouraud 1911]为亲人性皮肤癣菌，主要侵犯皮肤、指(趾)甲，偶可侵犯毛发，病程短，是我国最常见也是最多见的一种皮肤癣菌(图9-2-1)。本菌常引起股癣，损害以丘疹为主，境界清楚，常经年不愈。引起体癣，多见于面部、躯干及四肢，类似于播散性神经性皮炎。引起手足癣以鳞屑增厚型多见，可波及手足背并伴发甲癣，甲板增厚，多数指(趾)甲受染。本菌侵犯毛发常引起发内外型感染并可致脓癣、须癣及癣菌疹。深在性感染表现为蜂窝状毛囊炎、Majocchii肉芽肿，皮下组织脓肿，足菌肿等。菌学检查如下。

(1)直接镜检

1) 皮屑及甲屑:分枝分隔的菌丝或成串的孢子。

2) 毛发:发内及发外孢子,排列成串。毛发穿孔试验阴性。

(2) 培养

葡萄糖蛋白胨琼脂培养基,室温培养,形态多样,初步分为5型。

1) Ⅰ型(羊毛状):白色羊毛状菌丝充满试管斜面,典型的卷成筒状,边缘贴试管壁呈鲜红色,反面葡萄酒色,边缘界限清楚,越接近斜面边缘,色素愈明显(图9-2-1)。

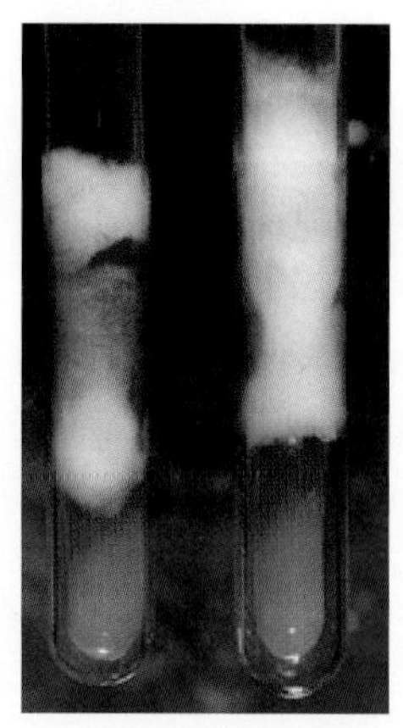

图9-2-1 红色毛癣菌

注:白色羊毛状菌丝充满试管斜面,边缘贴试管壁呈鲜红色,反面葡萄酒色

2) Ⅱ型(绒毛状):生长快,表面有稀疏的绒毛状菌丝,不充满斜面,正面红色,反面呈葡萄酒色,有明显的边缘。

3) Ⅲ型(粉末状):生长快,菌落占斜面的2/3,表面粉状,中央高起,无脑回状折叠,正面粉红色,背面暗红色,边缘界限清楚。

4) Ⅳ型(沟纹状):生长快,表面少量菌丝,有清楚的放射状沟纹,正面白色或红色,略呈黄色,背面暗红色,有明显的边缘。

5) Ⅴ型(颗粒状):菌落生长快,呈颗粒状,表面有少量白色绒毛状菌丝,色又白又红,有同心圆形,背面暗红色。

6) 镜下结构:

Ⅰ、Ⅱ、Ⅳ型可见分枝分隔菌丝,小分生孢子侧生于菌丝两侧,或在短分生孢子柄的末端,数目或多或少,梨形或棒状。间或可见少数大分生孢子,间生厚壁孢子,球拍菌丝及结节菌丝。Ⅲ型和Ⅴ型可见较多大分生孢子,棒状、铅笔状或雪茄状,薄壁光滑有3~10隔。小分生孢子棒状或梨形、侧生、无柄或具有短柄。

红色毛癣菌的红色色素常因移种而逐渐消失,或一开始红色色素就很少,若培养在1%葡萄糖米粉琼脂培养基上可以增加色素,并可长期保持红色。若培养在蛋白胨脑心浸液琼脂上,可产生较多的大分生孢子。

(3) 菌种鉴定依据

包括:①菌落特征;②分生孢子形态;③在葡萄糖米粉琼脂培养基上可产生红色色素;④在Littman琼脂上产生绿色;⑤毛发穿孔试验阴性;⑥尿素酶试验阴性。

(4) 有性期

未发现。

各型菌落比较如表9-2-1所示。

表9-2-1 红色毛癣菌各型比较表

菌落类型	菌落形态及特征	正面色泽	背面色泽
Ⅰ型	羊毛状菌丝充满斜面,卷成筒状	鲜红	葡萄酒色
Ⅱ型	稀疏的绒毛状菌丝,边缘整齐	红色	葡萄酒色
Ⅲ型	表面粉状,中央凸起	粉红	暗红色
Ⅳ型	少许菌丝,表面有放射状沟纹,边缘清楚	白色或红色	暗红色
Ⅴ型	表面颗粒状,有少许白色绒毛状菌丝,有同心圆环	白或红	暗红色

该菌世界分布,在中国发现的红色毛癣菌菌株,大多尿素酶试验阴性,而在美洲发现的主要是尿素酶阳性(Raubitschekii)菌株。近年,国内也先后发现该菌株,在分类学上国外有人认为此菌株为单独的种,即*T. raubitschekii*,但尚未得到公认,故仍作为红色毛癣菌的一个变种。该菌株镜下可见圆形小分生孢子成堆排列及特征性的关节孢子。

随着分子生物学基因诊断等新技术的发展,菌的基因序列不断被揭示,在菌的分类学上又有了一些变化。如紫色毛癣菌与红色毛癣菌具有相同的基因序列,故国际分类学家又将红色毛癣菌统称为红色毛癣菌复合体。

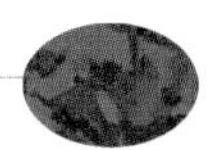

9.2.2 须癣毛癣菌

须癣毛癣菌[*Trichophyton mentagrophytes* (Robin) Blanchard, 1896]可侵犯皮肤、指(趾)甲和毛发。毛发感染时呈发内外型，局部炎症比较明显。该菌引起的手足癣，临床表现为水疱型，夏季发作，冬季减轻。如果侵犯指趾甲，一般仅少数几个指趾甲被感染。其引起的体癣、股癣皮疹表现为环状，中央皮肤正常，周围有丘疹和水疱，愈后不留色素沉着。与红色毛癣菌不同，后者引起的体癣，常表现为皮肤干燥或神经性皮炎样损害。此外，本菌也可引起脓癣、须癣及皮肤肉芽肿。本菌还可引起癣菌疹，由于临床表现多种多样，容易误诊。菌学检查如下。

(1) 直接镜检

取皮屑及甲屑作 KOH 涂片检查可找到分隔菌丝或成串孢子。毛发为发内外孢子，孢子较大，排列成串。体外毛发穿孔试验为阳性。

(2) 培养

葡萄糖蛋白胨琼脂培养基，室温培养，生长快、形态多样，根据其形态不同分述如下。

1) Ⅰ型(羊毛状)：菌落生长快，白色羊毛状菌丝充满斜面，菌落背面为淡黄色。镜下菌丝较细，小分生孢子大多圆形，无大分生孢子及螺旋菌丝，偶见球拍菌丝及结节菌丝。

2) Ⅱ型(绒毛状)：菌落生长快，表面有白色紧密、短而整齐的菌丝生长，中央有乳头状突起，边缘整齐如刀切，整个菌落只占斜面的 1/3～1/2，背面棕黄或棕红色。镜检可见较多的圆形小分生孢子，侧生或呈葡萄状排列，无螺旋菌丝及大分生孢子。

3) Ⅲ型(乳皮状)：开始为乳白色菌丝，不久一部分菌落变为粉末样，色乳白或微黄，类似牛奶加热后表面形成的一层薄膜，易被成片取出。中央有少许折叠，边缘不整齐，背面棕黄色或棕红色。镜检可见大量螺旋菌丝。大分生孢子为数不多，棒状或雪茄状，3～8 个细胞，壁薄而光滑。小分生孢子球形，常聚集成葡萄状。可见破梳状菌丝，球拍菌丝及结节菌丝。

4) Ⅳ型(粉末状)：菌落表面平滑，粉末状，中央有少数白色菌丝，菌落生长快可充满斜面，色黄或奶油色，背面棕黄或棕红。

5) Ⅴ型(颗粒状)：菌落生长快，可充满斜面，表面不平，呈颗粒状，有不规则的折叠或沟纹，边缘不整齐。正面色黄或棕黄，常带红色小片，背面棕红。

Ⅳ型、Ⅴ型镜检结果相同，可见大量棒状至雪茄状大分生孢子，3～8 个细胞，及较多的圆形小分生孢子，直径约 2 μm，无柄，聚集成葡萄状或沿菌丝排列，有较多的螺旋菌丝，偶见球拍菌丝及厚壁孢子。

(3) 菌种鉴定

包括：①菌落形态；②较多的螺旋菌丝；③棒状至雪茄状大分生孢子及圆形小分生孢子；④毛发穿孔试验阳性；⑤尿素酶试验阳性。

各型菌落比较如表 9-2-2、9-2-3 所示。

表 9-2-2 须癣毛癣菌各型比较

菌落类型	菌落形态及特征	正面色泽	背面色泽
Ⅰ型	羊毛状菌丝充满斜面	白色	淡黄
Ⅱ型	绒毛状菌落，中央有乳头状突起，边缘整齐如刀切	雪白	棕黄或棕红
Ⅲ型	乳皮状菌落，部分粉末状，中央有皱叠，边缘不整齐	乳白或微黄	棕黄或棕红
Ⅳ型	粉末状菌落，气状菌丝，充满斜面	黄	棕黄或棕红
Ⅴ型	粉状菌落，高低不平，堆集成颗粒状	黄或棕黄带红色小片	棕红

表 9-2-3 须癣毛癣菌和红色毛癣菌鉴别表

方 法	须癣毛癣菌	红色毛癣菌
尿素酶试验	1 周内培养基变红	培养基不变色，但少数(Ⅲ、Ⅴ型)可变色
毛发穿孔试验	阳性	阴性
葡萄糖米粉琼脂基马铃薯葡萄糖琼脂	无色素	产生红色色素

须癣毛癣菌的5型菌落可概括为2型：①毛型菌落为亲人性菌株的菌落，产孢少。②粉型菌落为亲动物性菌株的菌落，产孢丰富。有学者认为趾间毛癣菌(*T. interdigitale*)是须癣毛癣菌的亲动物性菌株。须癣毛癣菌的菌落形态及镜下结构特征很难与趾间毛癣菌相鉴别。它们微小的区别在于毛型菌落时，趾间毛癣菌大小分生孢子罕见或缺如，常见结节体，而须癣毛癣菌则偶可见到末端膨大的二分叉菌丝(枝形吊灯样结构)。目前真菌分类学家已将趾间毛癣菌从须癣毛癣菌中单列出来，称为趾间毛癣菌(*Trichophyton interdigitale*)。

9.2.3 断发毛癣菌

断发毛癣菌(*Trichophyton tonsurans* Malmsten, 1845)为亲人性皮肤癣菌，主要引起黑癣、脓癣和体癣。引起黑癣，其症状与紫色毛癣菌引起的头黑癣相似，即头发出头皮即断，形似黑点。有时头皮附有灰白色鳞屑，颇似头白癣。有时也可引起手足癣，癣菌疹及须癣等。菌学检查如下。

(1) 直接镜检

病发为发内关节孢子呈链状排列，充满发内。皮屑或甲屑可见分隔菌丝或关节孢子。

(2) 培养

在葡萄糖蛋白胨琼脂培养基上，菌落多变，部分菌落开始为粉红色平滑的粉状菌落，以后中央逐渐高起有折叠，表面白色绒毛状菌丝增多。折叠的外围有一圈深沟，沟外为平滑的放射状菌丝的边缘，日久菌落中央低凹、下沉，培养基常为之裂开，正面颜色转为白色或奶油色至灰色，反面为棕黄色或棕红色。

另有部分菌落，开始颜色有些不同，为白色或奶油色，也有黄色至棕黄色。多数中央下凹。表面覆有细粉状菌丝，有不规则脑回或放射状沟纹，菌落下沉显著，培养基常为之裂开。

镜检早期主要为侧生小分生孢子，大小不定，丰富，棒状或近球状。有时可膨大呈气球状。亚甲蓝染色可见孢子深染呈深蓝色，菌丝及分生孢子梗着色则较淡。日久可见较多的厚壁孢子。间或可见大分生孢子2～6个细胞，柱状及雪茄样，及球拍菌丝。在含维生素E的培养基上，可见柱状大分生孢子及较多的小分生孢子。

(3) 菌种鉴定依据

包括：①菌落形态特征；②直接镜检；③在含有维生素E的培养基上生长良好，可见大分生孢子。

(4) 鉴别

菌落应与紫色毛癣菌，须癣毛癣菌及疣状毛癣菌鉴别。

(5) 有性期

未发现。

9.2.4 玫瑰色毛癣菌

玫瑰色毛癣菌(*Trichophyton megniniii* Blanchard, 1896)又名麦格尼毛癣菌(*Trichophyton megninii*)，为亲人性皮肤癣菌。本菌可引起股癣，体癣，手足癣及甲屑，也可引起须癣和头癣。菌学检查如下。

(1) 直接镜检

毛发为发外型，孢子较大，排列成串，皮屑和甲屑内有分隔菌丝和成串孢子。

(2) 培养

在葡萄糖蛋白胨琼脂培养基上，室温，菌落生长慢，2周直径达2 cm大小，紧密绒毛状，不充满斜面，开始色白，后变为粉红色，中央隆起，四周有整齐而较疏的放射状沟纹，边缘整齐，背面暗红色，较红色毛癣菌为淡，培养基不变色。镜检可见许多梨形或棒状的小分生孢子，侧生于菌丝。铅笔状大分生孢子薄壁，光滑，2～8个隔，但量较少，类似于红色毛癣菌的形态。在含L-组氨酸或类胰蛋白酶的葡萄糖琼脂上生长良好，可见较多2～8个分隔的铅笔形、壁薄的大分生孢子。此为鉴定玫瑰色毛癣菌的主要依据。

(3) 鉴定依据

包括：①菌落特征；②在含L-组氨酸或类胰蛋白酶的葡萄糖琼脂上生长良好，可见较多2～8个隔、铅笔形、壁薄的大分生孢子。

(4) 鉴别

菌落应与红色毛癣菌鉴别。

(5) 有性期

未发现。

9.2.5 许兰毛癣菌

许兰毛癣菌[*Trichophyton schoenleinii* (lobert) Langeron and Milocheritch 1930]又称黄癣菌，为亲人性皮肤癣菌。本菌可以侵犯毛发，皮肤和指甲，但主要侵犯毛发，引起头黄癣，俗称癞痢头，经久不愈，使整个头皮结瘢，毛发脱落永不再生，形成秃发。体

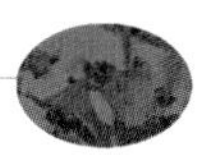

黄癣多由头黄癣波及而来，可见于面部。甲黄癣主要侵犯指甲，很少波及趾甲。黄癣菌可以侵犯内脏，也可引起癣菌疹。菌学检查如下。

(1) 直接镜检

病发可见发内菌丝，粗细较为一致，与长轴平行，分散于发内，整根毛发从毛根到毛干都可以有菌丝存在。有时菌丝分隔似关节孢子，呈链状排列，形成许多长短不一、粗细不一、弯曲的形似鹿角的菌丝。有时可见到特征性的气泡和汽沟，有诊断意义。皮屑及甲屑内，可见少量菌丝，甲屑内有时可见链状孢子。

(2) 培养

在葡萄糖蛋白胨琼脂上，25℃培养，两种菌落形态：①亚洲型，即黄癣菌蒙古变种。生长慢，菌落小、蜡状，表面有不规则细折叠，边缘有放射状菌丝，颜色由淡灰至深褐色，培养基有时变色，日久表面可有白色紧密的菌丝。下沉现象显著，可使培养基裂开。整个培养基只占斜面的一部分，我国分离的黄癣菌多属此类。②欧洲型，即黄癣菌许兰原型。生长快，腊样，球状突起，折叠明显，边缘清楚，颜色呈淡黄色或淡棕色，培养基不变色，下沉现象显著。镜检两型镜下形态基本相同，早期只见粗细不一的菌丝，日久菌丝膨胀、突起、粗细不一，形成鹿角状菌丝，胞质很浓，同时可见结节菌丝及大量厚壁孢子，无大分生孢子及小分生孢子。

变异：菌落日久表面有白色菌丝出现，类似污染菌，镜检仅见萎缩断裂的菌丝和少量厚壁孢子。

(3) 鉴定依据

包括：①菌落特征；②镜检可见鹿角菌丝。③病发在 Wood 灯下可见暗绿色荧光。

(4) 鉴别

本菌菌落应与同心性毛癣菌，疣状毛癣菌及铁锈色小孢子菌鉴别。

(5) 有性期

未发现。

9.2.6 紫色毛癣菌

紫色毛癣菌（*Trichophyton violaceum* Bodin，1902）为亲人性皮肤癣菌，是黑癣的主要致病菌，为发内型感染。可引起面癣和头黑癣，体癣较少见，有时也可引起脓癣及癣菌疹等。菌学检查如下。

(1) 直接镜检

毛发为发内型孢子，呈关节型排列，充满整个发内，因此毛发出头皮即断。皮屑及甲屑可见分隔菌丝或成串孢子。

(2) 培养

在葡萄糖蛋白胨琼脂培养基上，室温，生长较慢，开始为圆形、白色、潮湿、发亮的菌落，然后中央逐渐产生紫色色素，并逐渐向外围扩大，结果成中央深紫色，边缘淡红色，最外围有一圈无色环，培养基不变色。表面有不规则细折叠，外围有少许短放射状的沟纹，边缘无放射状菌丝，下沉不显著。菌株容易失去颜色，将菌株接种在 Lowenstein 鸡蛋培养基上可使菌落呈暗棕色。少数菌株开始生长即无色，为无色的紫色毛癣菌。镜检可见较粗短菌丝，有很多不规则突起，有较多的厚壁孢子，无大分生孢子和小分生孢子。在含维生素 E 的培养基上，生长茂盛，颜色明显，有侧生小分生孢子及少数棒状薄壁大分生孢子。

(3) 鉴定依据

包括：①菌落特征，即紫色色素；②在维生素 E 的培养基上可形成大分生孢子；③发内链状孢子。

(4) 有性期

未发现。

9.2.7 同心毛癣菌

同心毛癣菌（*Trichophyton concentricum* Blanchard，1895）俗称叠瓦癣菌，系亲人性皮肤癣菌，可引起叠瓦癣。本菌主要侵犯皮肤，累及黏膜，波及头皮，偶可侵犯指甲，但不侵犯头发。损害多发生在四肢，躯干和面部，初发损害为丘疹，扩大变为环状鳞屑，最后形成涡纹状鳞屑故名叠瓦癣或涡纹癣。菌学检查如下。

(1) 直接镜检

可见许多粗细不一的菌丝交织成网状，具特征性。

(2) 培养

在葡萄糖蛋白胨琼脂培养基上，室温，菌落生长慢、蜡状、高起，中央有不规则的细折叠，周围有一圈短的放射状沟纹，最外围有一平滑的狭圈。边缘清楚，颜色初白色，后变成奶油色、琥珀色或橘黄色。培养基不变色，下沉现象不显著，背面奶油色至棕色。镜检可见较粗的分隔菌丝，胞质淡，有颗粒，有较多的厚壁孢子，可见破梳状菌丝，无大分生孢子和小分生孢子。

(3) 菌种鉴定

包括：①临床皮损特点；②直接镜检有大量网状菌丝；③菌落形态。

(4) 鉴别

叠瓦癣应与黄癣菌和铁锈色小孢子菌鉴别。

(5) 有性期

未发现。

9.2.8 猴类毛癣菌

猴类毛癣菌(*Trichophyton simii* Auswick，1965)为亲动物性皮肤癣菌，主要侵犯猴类、鸡的皮肤引起体癣或豚鼠的毛发，人接触也可受染。引起的皮肤损害炎症明显，甚至坏死。菌学检查如下。

(1) 直接镜检

皮屑内可见分隔菌丝或孢子，病发为发内及发外大孢子，排列成串，在 Wood 灯下有亮绿色荧光。

(2) 培养

在葡萄糖蛋白胨琼脂培养基上，室温生长快，呈粉末状，中央有不规则隆起，边缘不整齐，呈羽毛状，表面粉红色或黄色，背面黄色棕红色后变为酒红色，但中央常有紫色小点。镜检可见较多棒状大分生孢子，薄壁而光滑，有 5～8 个隔，每隔大小不等，间隔处收缩明显，后期大分生孢子的个别细胞常见肿胀，并被释放形成厚壁孢子。亚甲蓝染色，新老大分生孢子染色不均。小分生孢子棒状至梨形，侧生或顶生。螺旋菌丝间或存在。

(3) 鉴定依据

包括：①菌落形态；②大分生孢子形状及大分生孢子的后期变化；③毛发穿孔试验阳性；④猴面、鸡冠及豚鼠接种；⑤有性期已发现。

(4) 有性期

已发现，为猴类节皮菌(*Arthroderma simii*)。

9.2.9 疣状毛癣菌

疣状毛癣菌(*Trichophyton verrucosum* Bodin，1902)为亲动物性癣菌，主要侵犯牛、马，人接触可引起体癣、股癣和须癣。引起的体癣炎症现象明显，损害为水疱，发病急，蔓延快，病程短，类似湿疹样皮炎。菌学检查如下。

(1) 直接镜检

毛发为发外型孢子，孢子较大，排列成串，皮屑为关节菌丝。

(2) 培养

在葡萄糖琼脂培养基上，室温或 37℃培养。该菌为皮肤癣菌中唯一的 37℃生长较室温生长良好的菌种。菌落有两种：一种生长慢，菌落小，蜡状，色微黄，扁平隆起，下沉明显；另一种，生长速度中等，表面有绒毛状菌丝，中央隆起，有皱褶，周围有放射状沟纹，呈奶油色、黄色至赭色。镜检：两种菌落相同，主要为成串的厚壁孢子及粗细不一的菌丝。在 37℃生长时，可见典型的厚壁孢子。本菌培养在加酵母浸膏(5 mg/ml)、维生素 B 或肌醇(0.1～0.5 mg/ml)的葡萄糖蛋白胨琼脂上，菌落生长好。镜检可见小分生孢子及厚壁孢子，大分生孢子棒状，薄壁有 6～8 个隔，形似鼠尾。小分生孢子卵圆形至梨形。在米饭培养基上，也可见大小分生孢子及厚壁孢子。

变异：日久菌落表面易产生白色绒毛状菌丝。

(3) 鉴定依据

包括：①菌落特征特别是在营养琼脂上的菌落特征；②37℃能生长；③直接镜检毛发为发外型大孢子排列成串；④大分生孢子呈鼠尾状。

(4) 鉴别

本菌应与黄癣及叠瓦癣菌相鉴别，可通过营养琼脂及温度试验相鉴别。

(5) 有性期

未发现。

9.2.10 马毛癣菌

马毛癣菌(*Trichophyton equinum* Gedoelst，1902)为亲动物性毛癣菌，主要侵犯马皮肤和毛发，引起结痂性损害。人因接触而感染。引起皮肤感染，炎症现象比较明显。菌学检查如下。

(1) 直接镜检

皮屑可见菌丝或关节菌丝。毛发为发外型，孢子较大，排列成串。

(2) 培养

在葡萄糖蛋白胨琼脂上，室温，生长迅速，开始为白色羽毛状菌丝，类似须癣毛癣菌。随着时间的延长，菌落中央逐渐裂开，菌落边缘及背面为黄色，日久颜色可逐渐加深，呈棕黄色或棕红色。整个培养基可呈棕色。若培养在含烟酸营养琼脂上，菌落生长茂盛，颜色鲜明，孢子丰富。镜检在葡萄糖蛋白胨琼脂培养基上，可见分隔菌丝和侧生棒状小分生孢子，极少成群。在含烟酸琼脂上，可见

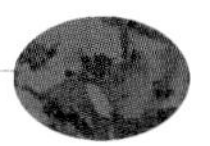

狭长、棒状至雪茄形、薄壁、5～6 个分隔的大分生孢子，壁光滑。小分生孢子数量较多，有柄或无柄，有时成堆，卵圆形至梨形，日久可见较多的厚壁孢子。

（3）鉴定依据

包括：①菌落特点，尤其是在烟酸营养琼脂上的大分生孢子特征；②侵犯马毛，不侵犯人毛。

（4）鉴别

本菌应与须癣毛癣菌及断发毛癣菌鉴别。

（5）有性期

未发现。

9.2.11 北非毛癣菌

北非毛癣菌（*Trichophyton gourvilii* Gatanei，1933）又称高维毛癣菌。为亲人性癣菌，类似于紫色毛癣菌。本菌多见于北非阿尔及利亚一带。主要引起头癣、体癣和足癣等。菌学检查如下。

（1）直接镜检

皮屑内见分枝、分隔菌丝。病发为发内型，孢子排列成串，充满发内。

（2）培养

在葡萄糖蛋白胨琼脂培养基上，室温，生长慢，蜡状。表面光滑，中央有不规则折叠和沟纹，有少许绒毛样菌丝，边缘相当清楚。正面粉红，背面深红，培养基可变色，呈棕色。镜检可见少量大分生孢子，棒形，壁薄、光滑，有 4～5 个隔，小分生孢子梨形或棒状，侧生于菌丝。

（3）鉴定依据

包括：①菌落形态；②培养基变棕色；③大分生孢子形态；④发内型感染。

（4）鉴别

本菌应与紫色毛癣菌和断发毛癣菌鉴别，主要依据：①菌落形态及镜下结构；②特殊营养等。

（5）有性期

未发现。

9.2.12 西非毛癣菌

西非毛癣菌（*T. soudanense* Joyeux，1912）又称苏丹毛癣菌，为亲人性皮肤癣菌，多见于西非，主要引起头癣和体癣。菌学检查如下。

（1）直接镜检

皮屑内可见菌丝或关节菌丝，病发为发内感染，孢子成串，充满发内。

（2）培养

在葡萄糖蛋白胨琼脂培养基上，25℃生长慢，为黄色或暗黄色菌落，中央高起，有皱褶，边缘下沉，呈皮革样。日久，菌落表面生长菌丝，背面棕黄，不耐低温。镜检可见关节菌丝，有反向分枝生长的特征，菌丝分枝成直角，有棒状侧生的小分生孢子，无大分生孢子。厚壁孢子顶生或间生，有时可见球拍菌丝。

变异：日久，菌落表面可生长较多的菌丝。

（3）鉴定依据

包括：①菌落形态；②镜下可见关节菌丝及有反向分枝生长的特征；③为发内型感染。

（4）鉴别

本菌应与断发毛癣菌和铁锈色小孢子菌鉴别。

（5）有性期

未发现。

9.2.13 赤非毛癣菌

赤非毛癣菌（*Trichophyton yaoundei* Cochet et Deby Dubois，1957）又称杨德毛癣菌，为亲人性皮肤癣菌，多见于赤道非洲。它与西非（苏丹）毛癣菌、北非（高维）毛癣菌、断发毛癣菌及紫色毛癣菌为非常常见的 5 种发内型头癣病原菌。主要引起头癣和体癣。菌学检查如下。

（1）直接镜检

皮屑内可见分枝分隔菌丝，病发为发内型感染，孢子较大、排列成串，充满发内。

（2）培养

在葡萄糖蛋白胨琼脂培养基上，室温，生长较慢，为棕黄色，平滑的菌落，中央高起有皱褶，菌落稍下沉，培养基变色，多次传代，棕黄色色素可消失。镜检可见不规则的粗菌丝，有较多厚壁孢子及少数小分生孢子，梨形、侧生。

（3）鉴定依据

包括：①菌落特征；②培养基变色；③不规则的粗菌丝；④发内型感染。

（4）鉴别

本菌应与疣状毛癣菌、紫色毛癣菌和断发毛癣菌相鉴别。

（5）有性期

未发现。

9.2.14 阿耶洛毛癣菌

阿耶洛毛癣菌［*Trichophgton ajelloi* （Vanbreuseghem) Ajello 1967]又称紫黑斑毛癣菌,为亲土性皮肤癣菌。侵犯动物,如马、牛、犬等,在人类主要引起体癣。菌学检查如下。

(1) 直接镜检

皮屑内可找到分枝分隔菌丝。

(2) 培养

在葡萄糖蛋白胨琼脂培养基上,室温,生长快,扁平绒毛状或粉末状菌落,表面奶油色、橘黄色或棕黄色,背面黄色。可见暗紫色色素渗入琼脂。镜检可见较多光滑壁厚雪茄形的大分生孢子,7~12 隔。偶见 3~4 个细胞的大分生孢子。小分生孢子较少,卵圆形至梨形。

(3) 鉴定依据

包括:①菌落特征;②大量雪茄形大分生孢子;③毛发穿孔试验阳性。

(4) 有性期

已发现,为勾状节皮菌(*Arthroderma uncinatum*)。

9.3 小孢子菌属

小孢子菌属约有 18 个种,其中 9 个种的有性期已被发现,约 13 个种可以侵犯人或动物。小孢子菌属的无性期属于半知菌亚门丝孢菌纲丝孢菌目丛梗孢科。其有性期阶段属于子平菌门(*Ascomycota*)真子平菌纲(*Euascomycetes*)(份)甲团平菌目(*Onygenales*)节皮菌科(*Arthrodermataceae*)节皮菌属(*Arthroderma*)。这属中的菌多半是致病菌,可引起头白癣、体癣等浅部真菌病,不侵犯甲板。侵犯毛发主要引起发外感染,在发外产生大量孢子,呈镶嵌状或链状排列,大分生孢子较多;呈梭形、纺锤形等;壁厚,有刺或粗糙。小分生孢子少,常单生,卵圆形至棒状。

9.3.1 铁锈色小孢子菌

铁锈色小孢子菌(*Microsporium ferrugineum* Ota, 1921)为亲人性皮肤癣菌。主要引起头白癣、甲癣及体癣,有时可引起深在性感染,如肉芽肿等。菌学检查如下。

(1) 直接镜检

皮屑及甲屑内可见到分隔菌丝,病发可见发外小孢子,密集成群呈镶嵌状排列。有时在发根部位可见少量菌丝。在 Wood 灯下病发可发荧光。

(2) 培养

在葡萄糖蛋白胨琼脂上,室温,生长较慢,开始沿毛发出现淡黄色或红黄色条状生长物,稍高起,略湿润,表面有不规则皱褶,外围是一圈短的放射状沟纹,再外是狭窄带状的边缘,境界清楚,菌落开始为铁锈色,后变黄,变奶油色,背面为棕黄色,称之为铁锈色小孢子菌Ⅰ型。Ⅱ型最初沿病发条状生长,渐在中心产生扁平状隆起,有少量皱褶,边缘清楚,稍下沉,色泽较深。另一种菌落表面有少许绒毛状气生菌丝,形态似犬小孢子菌,称之为铁锈色小孢子菌Ⅲ型。镜检 3 种形态相同,可见菌丝较粗,原浆淡,一般与菌丝体呈 45°角分枝,一点可产生 3~4 个枝,状如杉树叶,有明显的细胞分隔(竹节菌丝),呈现将要断开的趋势。此外可见球拍菌丝、破梳状菌丝。当菌落产生粉末时,镜检可见大量顶生或间生的厚壁孢子。有少数不典型的小分生孢子,无大分生孢子。在含 0.01%磷酸二氢钾、0.01%结晶硫酸镁的培养基上,可产生大分生孢子,但形状不典型。

变异:菌落日久或多次传代,颜色渐减退以致消失,菌落表面产生大量白色的长绒毛状气生菌丝。

(3) 菌种鉴定依据

包括:①毛发为发外感染,发外小孢子呈镶嵌状排列;②菌落形态和颜色;③镜下可见呈 45°角分枝的菌丝及明显的竹节菌丝;④在营养培养基上可产生大分生孢子。

(4) 有性期

未发现。

9.3.2 犬小孢子菌

犬小孢子菌(*M. canis* Bodin, 1902)又称羊毛状小孢子菌(*M. lauosum*),属亲动物性皮肤癣菌。侵犯人,引起脓癣、头白癣及体癣。偶可引起甲癣、须癣及癣菌疹等。菌学检查如下。

(1) 直接镜检

皮屑和甲屑可见少数分隔菌丝。病发为发外型感染,发外镶嵌状孢子或成堆孢子,有时可在发根部见少量菌丝。在 Wood 灯下有亮荧光。

(2) 培养

在葡萄糖蛋白胨琼脂培养基上,室温,生长快,开始比较扁平,有少数白色绒毛状菌丝,2 周后羊毛状菌丝充满斜面,呈放射状。中央趋向粉末状,随着

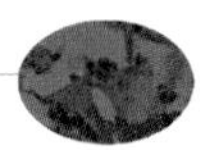

菌落的扩大，表面出现少数同心圆样环状沟纹。菌落颜色变为鲜明的黄色，反面为橘黄色或棕红色。在米饭培养基上，气生菌丝丰富，日久呈粉末状，培养基呈棕黄色。镜检可见很多梭形大分生孢子，有5～10个隔，壁厚，有刺，孢子末端稍现膨大，即“帽样肥大”或称“喙”。有较少的棒状侧生小分生孢子。此外，可见球拍菌丝、破梳状菌丝、结节菌丝及厚壁孢子。

变异：本菌易发生绒毛样变异，气生菌丝较多，大分生孢子较少或无，菌落颜色也消失。

(3) 菌种鉴定依据

包括：①菌落形态及菌落颜色；②大分生孢子形态特别是末端的“帽样肥大”；③在米饭培养基上生长良好，颜色鲜明。

(4) 有性期

已发现，为太田节皮菌(*Arthroderma* Otae Hasegawa & Usui)。

9.3.3 石膏样小孢子菌

石膏样小孢子菌[*Microsporium gypseum* (Bodin) Guiart et Grigerakis, 1928]属亲土性皮肤癣菌，可引起动物的黄癣样损害，对人类主要引起头白癣、脓癣和体癣。引起体癣时炎症现象比较严重，但损害数目较少。菌学检查如下。

(1) 直接镜检

皮屑内可见菌丝或成串孢子。病发为发外型孢子，孢子较大，排列成串或密集成群，形成发套。可呈暗荧光。

(2) 培养

在葡萄糖蛋白胨琼脂培养基上，室温，生长快，3～5 d即开始生长，初为白色绒毛状气生菌丝，渐变为淡黄色至肉桂色粉末状菌落，凝结成片，菌落中央颜色较深，边缘色浅。背面呈红褐色或棕色。少数菌株则产生环状沟，同心圆形沟纹。镜检可见较多的成束的梭形大分生孢子，有4～6个隔，壁薄，光滑或有刺。小分生孢子棒状侧生。此外，可见球拍菌丝、破梳状菌丝、结节菌丝及厚壁孢子。

(3) 菌种鉴定依据

包括：①菌落形态；②大分生孢子形态；③毛发穿孔试验阳性。

(4) 鉴别

本菌应与须癣毛癣菌、断发毛癣菌及犬小孢子菌鉴别。

(5) 有性期

已发现，为石膏样节皮菌(*Arthroderma gypseum*)。闭囊壳球形，淡黄至黄色，直径350～650 μm。菌丝稍粗糙、分隔、轮状、分枝、分枝向中轴弯曲，有些分枝的顶端呈螺旋状。子囊呈球形、卵圆形，直径约5～7 μm，8个子囊孢子，光滑、双凸镜状，直径为(2.8～3.5)μm×(1.5～20)μm。

9.3.4 奥杜盎小孢子菌

奥杜盎小孢子菌(*Microsporium audouinii* Gruby, 1843)属亲人性皮肤癣菌，多见于欧美。主要引起头白癣和体癣。临床症状与铁锈色小孢子菌所引起之症状难以区别；也可引起脓癣、甲癣及癣菌疹。菌学检查如下。

(1) 直接镜检

皮屑甲屑内可见菌丝。病发为发外型感染，毛干上可见圆形小孢子围绕，密集，可形成菌鞘。在Wood灯下常有亮荧光。

(2) 培养

在葡萄糖蛋白胨琼脂上，室温，生长缓慢，6～8 d菌落约1.0 cm，初为绒毛状，中心有一个纽扣状突起，表面有少数深浅不一的放射状沟纹，边缘不整齐，呈锯齿状。菌落初为白色，逐渐变为灰白色或略带黄褐色，反面呈红褐色或棕红色，培养基不着色。镜检可见分隔少而直的菌丝，及大小分生孢子。偶见狭小，不分隔或分隔少，中间缩窄，大小不同，细胞数不定的大分生孢子。典型的大分生孢子呈纺锤形或梭形，一般有5～6个隔，可多至10隔，壁厚有刺。小分生孢子较少呈棍棒形，侧生或顶生于菌丝。老培养物中，可见厚壁孢子，顶生或间生。此外还可见破梳状菌丝，球拍菌丝和结节菌丝。

在葡萄糖蛋白胨琼脂培养基上，孢子生长不良，很少形成大分生孢子。在米饭培养基上，菌落发育不良，无大分生孢子，也不产生气生菌丝。

在麦芽糖培养基上，菌落沟纹明显。在酵母浸膏培养基上，生长良好。可产生特征性大分生孢子和小分生孢子。

(3) 菌落鉴定依据

包括：①菌落形态；②大分生孢子形态；③在营养培养基上形态及镜下结构。

(4) 鉴别

本菌需与犬小孢子菌鉴别(表9-3-1)。

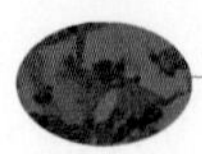

表 9-3-1 犬小孢子菌与奥杜盎小孢子菌鉴别表

培养基	犬小孢子菌	奥杜盎小孢子菌
米饭培养基	生长旺盛，产生更多的大、小分生孢子	生长不旺盛，孢子少
马铃薯葡萄糖琼脂	黄色色素	赭色色素

(5) 有性期

未发现。

9.3.5 鸡禽小孢子菌

鸡禽小孢子菌[M. gallinae (Megnin) Grigorakis, 1927]属亲动物性皮肤癣菌，主要侵犯鸡的肉冠和肉垂，引起鸡黄癣。人接触后也可感染，引起体癣，炎症现象比较显著，病程短，侵犯头发引起头白癣。菌学检查如下。

(1) 直接镜检

皮屑内可见菌丝及少量孢子，毛发为发外型大孢子，排列成串，包围毛干。

(2) 培养

在葡萄糖蛋白胨琼脂上，室温，生长迅速，开始为绒毛状菌落，有微细粉末，逐渐形成放射状沟纹，中心微凹，边缘不整齐，正面白色转粉红色到红色，背面深红色，整个培养基呈胭红或红葡萄酒色。镜检可见少数梭形或棒形的大分生孢子，微弯曲，有2～6个隔，多者可达10隔，壁厚，光滑或有小刺。小分生孢子梨形或卵圆形侧生，可见厚壁孢子。在含酵母浸膏的培养基上，可产生大量的大分生孢子以及厚壁孢子。

变异：老培养物易发生龟裂现象。多次传代色素易消失。

(3) 菌落鉴定依据

包括：①菌落形态，红葡萄酒色色素渗透入培养基中；②大分生孢子形态。

(4) 鉴别

本菌需与玫瑰色毛癣菌鉴别(表 9-3-2)。

表 9-3-2 玫瑰色毛癣菌与鸡禽小孢子菌鉴别表

菌 种	生长速度	菌落形态	边 缘	色 泽	背面色泽	镜下形态
玫瑰色毛癣菌	慢	紧密绒毛，中央隆起，周围有放射状沟纹	整齐	白色→粉红	暗红色，培养基不着色	铅笔状大分生孢子
鸡禽小孢子菌	迅速	绒毛状，中心微凹，周围有放射状沟纹	不整齐	白色→红色	深红色，整个培养基呈红葡萄酒色	梭形或棒形大分生孢子，稍弯曲

(5) 有性期

未发现。

9.3.6 猪小孢子菌

猪小孢子菌(*Microsoorium nanum* Fuentes, 1956)为亲动物性皮肤癣菌，主要引起猪的癣病，人因接触而受染。可引起头白癣、体癣和脓癣，炎症现象显著。菌学检查如下。

(1) 直接镜检

毛发为发外型大孢子，排列成串，皮屑可见分枝，分隔菌丝。

(2) 培养

在葡萄糖蛋白胨琼脂上，室温，生长快，外观类似石膏样小孢子菌，初为白色，很快变为粉状，色淡黄，菌落表面平滑，边缘不整齐。日久，菌落正面呈黄红色，背面棕红色。镜检可见较多的粗短大分生孢子，呈洋梨形。顶端圆，基部平坦，壁厚有刺，有1～3个隔，大多两个细胞。小分生孢子棒状侧生。

(3) 菌种鉴定依据

包括：①菌落特征；②大分生孢子形态；③毛发穿孔试验阳性；④尿素酶试验阳性。

(4) 鉴别

包括：①菌落形态需与石膏样小孢子菌鉴别；②镜下结构需与絮状表皮癣菌鉴别。

(5) 有性期

已发现，为钝圆节皮菌(*Arthroderma obtusum* Dawson et Gentles, 1961)。闭囊壳为球形，直径250～450 μm。菌丝淡黄色。子囊呈球形，直径为5～6.5 μm，含有8个子囊孢子，无色，光滑或粗糙，双凸镜状，大小为(2.7～3.2)μm×(1.2～2.0)μm。

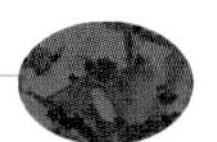

9.3.7 歪斜形小孢子菌

歪斜形小孢子菌(M. distortum Dimenna, 1954)属亲动物性皮肤癣菌,大洋洲比较多见,我国尚未见报道。犬和猴可感染,人类感染主要引起头白癣和体癣。有学者认为该菌为犬小孢子菌的劣生变种。菌学检查如下。

(1) 直接镜检

皮屑内可见菌丝和少量孢子。毛发为发外型小孢子,孢子成堆或镶嵌状,可形成白鞘。

(2) 培养

在葡萄糖蛋白胨琼脂培养基上,室温,生长迅速,2 周菌落直径可达 3 cm 左右。菌落初平坦或隆起,表面有绒毛状气生菌丝及少数放射状沟纹,正面呈白色、乳白色至黄色,黄褐色,反面呈暗黄至黄褐色。在玉米培养基上培养 8 d,即可产生丰富的黄褐色气生菌丝的菌落。镜检可见较多的大分生孢子,壁厚,粗糙有刺,多隔,形态不规则,但两端较尖,长 66～88 μm,宽 6～9 μm。小分生孢子梨形侧生或呈葡萄状簇生,此外可见结节菌丝,厚壁孢子及螺旋菌丝。若培养在米饭培养基上,大、小分生孢子较多。

(3) 菌种鉴定依据

包括:①菌落特征;②大分生孢子形态;③毛发穿孔试验阳性;④尿素酶试验阳性。

(4) 有性期

未发现。

9.3.8 粉小孢子菌

粉小孢子菌(*M. fulvum* Uriburu, 1909)系亲土性皮肤癣菌,人因接触带菌的土壤而受染。对人类主要引起头白癣、脓癣和体癣。我国陈瑞娥、万俊增曾报道首例患者及菌的超微结构。菌学检查如下。

(1) 直接镜检

皮屑内可见菌丝和孢子,毛发为发外小孢子,呈链状排列或密集成群形成“发套”。

(2) 培养

在葡萄糖蛋白质琼脂上,室温,生长迅速,平滑粉状菌落,乳白色或淡黄红色,中央及边缘有白色绒毛状气生菌丝,培养时间越久,菌丝越多。背面深红色。镜检有许多梭形大分生孢子,壁厚,有刺,有 4～5 个隔,很少超过 6 个隔,较石膏样小孢子菌的大分生孢子窄而长,多系侧生,很少聚集成群。小分生孢子棒状侧生。

(3) 菌种鉴定依据

包括:①菌落形态;②大分生孢子形态及排列特征;③毛发穿孔试验阳性。

(4) 有性期

已发现,为亲土性节皮菌(*Arthroderma fulvum fulva* Stockdale, 1963)。裸囊壳球形,淡棕色。子囊亚球形,壁薄易消解,直径 5～7 μm。具有 8 个子囊孢子。子囊孢子透镜状、壁光滑,成堆时呈黄色。

9.3.9 柯克小孢子菌

柯克小孢子菌(M. cookeè Ajello, 1959)为亲土性皮肤癣菌,人因接触土壤偶可引起体癣。菌学检查如下。

(1) 直接镜检

皮屑内可见分隔菌丝。

(2) 培养

在葡萄糖蛋白胨琼脂上,室温,菌落生长快,平滑粉末状,初呈黄色或深棕色,日久变成黄棕或红棕色,背面呈深红葡萄酒色。镜检可见长椭圆形的大分生孢子,壁厚有刺,有 6～7 个隔,壁厚可达 5 μm,顶端无帽样肥大。可见较多的棒状侧生小分生孢子。

(3) 菌种鉴定依据

包括:①菌落特征;②大分生孢子形态;③毛发穿孔试验阳性。

(4) 有性期

已发现,为卡杰塔节皮菌(*Arthroderma cajetani*)裸囊壳球形,淡黄色。子囊卵圆形或椭圆形,直径 6～9 μm。子囊孢子 8 个,金黄色,壁光滑。

9.3.10 万勃小孢子菌

万勃小孢子菌(*Microsporium vanbreuseghemii* Rioux Tarry et Tuminer)为亲土性皮肤癣菌,人接触带菌的土壤偶可引起体癣和头癣。菌学检查如下。

(1) 直接镜检

皮屑内可见分隔菌丝,毛发为发外型孢子,排列成链状。

(2) 培养

在葡萄糖蛋白质琼脂上,室温,菌落生长快,表面绒毛状或粉末状,正面白色、黄色、粉红色至深玫瑰色,背面无色或黄色。镜检可见较多的长椭圆形、两头钝圆的、7～10 个隔的大分生孢子,壁厚粗糙有

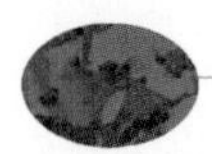

刺,单个位于分生孢子梗的顶端或侧面。小分生孢子侧生,梨形或卵圆形。

(3) 菌种鉴定依据

包括:①菌落特征;②大分生孢子形态;③毛发穿孔试验阳性。

(4) 有性期

已发现,为球形节皮菌(*Arthroderma grubyia*)裸囊壳球形,白色或淡黄色。子囊球形薄壁,直径5~6 μm,具有8个子囊孢子,子囊孢子卵圆形无色或淡黄色,壁光滑。

9.3.11 杂色小孢子菌

杂色小孢子菌(M. persicolor Sabouraud, 1910)为亲动物性皮肤癣菌,主要引起鼠类的皮肤感染,偶可引起人的体癣。菌学检查如下。

(1) 直接镜检

皮屑可见分隔菌丝及少量孢子。

(2) 培养

在葡萄糖蛋白胨琼脂上,室温,菌落生长较快,为平滑的绒毛状或粉末状菌落,中央稍有折叠。正面淡黄色或粉红色,背面淡红色、玫瑰色或深棕褐色。镜检大分生孢子呈纺锤形,壁薄,有6个左右分隔。部分顶端有刺,但大分生孢子较少。小分生孢子较多,梨形或圆形。有较多的螺旋菌丝及厚壁孢子。

(3) 菌种鉴定依据

包括:①菌落特征;②大分生孢子形态;③毛发穿孔试验阳性。

(4) 鉴别

本菌应注意与须癣毛癣菌鉴别,主要依据大分生孢子形态,本菌大分生孢子顶端有刺。

(5) 有性期

已发现,为杂色节皮菌(*Arthroderma persicolor*),裸囊壳球形,淡黄褐色。子囊亚球形,薄壁,具有8个子囊孢子。子囊孢子透镜状,壁光滑,无色,成团时黄色。

9.3.12 总状小孢子菌

总状小孢子菌(M. racemosum Borelli, 1965)为亲土性皮肤癣菌,人因接触带菌的土壤而受染,引起体癣,本菌多见于南美和罗马尼亚。菌学检查如下。

(1) 直接镜检

皮屑内可见分枝分隔菌丝。

(2) 培养

在葡萄糖蛋白胨琼脂上,室温,呈粉末状或绒毛状菌落,正面乳白色,背面紫红色。镜检可见纺锤形、顶端圆、壁厚、有刺的大分生孢子,有5~10个隔。小分生孢子较多,短棒状,呈总状排列。

(3) 菌种鉴定依据

包括:①菌落特征;②大分生孢子形态;③小分生孢子总状排列。

(4) 有性期

已发现,为总状节皮菌(*Arthroderma racemosa*),裸囊壳球形,淡黄褐色。子囊球形或卵圆形,具有8个子囊孢子。子囊孢子无色,壁光滑,卵圆形,成堆时呈黄色。

9.4 表皮癣菌属

表皮癣菌属只有一个种,即絮状表皮癣菌,可致病。为亲人性皮肤癣菌,主要侵犯人的皮肤和指甲,不侵犯毛发。大分生孢子呈杵状或梨形,末端钝圆,壁薄且光滑,无小分生孢子。有性期未发现。

絮状表皮癣菌[*Epidermophyton floccosum* (Hertz) Langeron et Milochevitch, 1870]为亲人性皮肤癣菌,侵犯人的皮肤和指甲,但不侵犯毛发。本菌主要引起股癣,两侧往往对称,呈棕红斑片状。足癣表现为水疱鳞屑型。趾甲癣常见,增厚,变脆,黄绿色。指甲癣较少见。菌学检查如下。

(1) 直接镜检

皮屑及甲屑内可见分枝,分隔菌丝。

(2) 培养

在葡萄糖蛋白胨琼脂上,室温,菌落生长快,开始蜡状,中央高起,上盖一层菌丝,呈黄绿色,有不规则折叠,外围有放射状菌丝,最外围有不整齐的平滑圈。3~4周后中央有成团白色菌丝,日久,白色菌丝逐渐增多,形成如羊毛状小孢子菌的菌落,但菌落下沉现象显著,培养基常裂开,菌落背面呈特殊的草绿色。有的菌株早期无色,后期呈黄棕色。镜检可见典型的杵状大分生孢子,顶端圆形,似羽毛球拍,有0~4个隔,壁光滑,常成束排列。有较多的厚壁孢子,老培养物内更为常见。间或可见球拍菌丝,及结节菌丝。无小分生孢子。

变异:本菌极易发生羊毛状变异。

(3) 菌种鉴定依据

包括:①菌落特征;②大分生孢子形态;

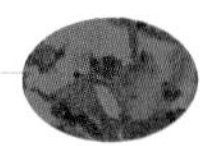

(4) 有性期

未发现。

9.5 角层真菌及其他

角层癣菌是指侵犯皮肤角质层和毛干最外层而不破坏毛发结构的一些癣菌。病原菌包括马拉色菌、红癣菌、掌黑癣菌、腋毛癣菌及毛结节菌。

9.5.1 马拉色菌属

近年来已发现引起人或动物致病的马拉色菌菌种已达14种之多。除常见的7种马拉色菌外其余的新种仅能通过分子生物学方法确定新的种名。随着分子生物学研究的不断深入，新的种还会不断地被发现，但马拉色菌属(*Malassezia Baill*，1889)均具有嗜脂性这一共同特点。该属菌常为人或动物体表分泌物中的腐生菌，由于过度生长而引起炎症性疾病。研究发现同一宿主体表可同时存在多个不同菌种。

(1) 直接镜检

1) 花斑糠疹：皮屑经KOH涂片可见到香蕉形或"S"形、直径2～4 μm、长10～40 μm的菌丝，以及成簇、厚壁、圆形、直径2～8 μm的孢子，间或出芽。

2) 马拉色菌毛囊炎：刮取毛囊分泌物，火燃固定，革兰染色或派克墨水染色，毛囊内可见到大量的宽基底，单极出芽或不出芽的孢子。

(2) 培养

选用Loeming & Notman琼脂加氯霉素、放线菌酮或选用沙堡琼脂加氯霉素、放线菌酮及植物油(如橄榄油、芝麻油、茶油等)置30～37℃进行分离培养。

该属菌属担子菌酵母，其尿素酶和DBB(二氮苯蓝B)反应均为阳性。本属菌侵犯皮肤角质层可引起花斑糠疹，侵犯毛囊可引起糠秕孢子毛囊炎。近年来还发现，马拉色菌可能与脂溢性皮炎、异位性皮炎、皮肤垢着病等有关。

(3) 菌种鉴定依据

该属菌的鉴定主要依赖生理学鉴定、形态学鉴定及分子生物学鉴定。

1) 沙堡培养实验：用于鉴定厚皮马拉色菌，该菌非嗜脂，可在此培养基上生长。

2) 过氧化氢酶实验：用接种环挑取一菌落至载玻片上，滴加3%过氧化氢溶液，产生气泡者为阳性，否则为阴性。用于鉴定限制性马拉色菌。它是唯一的过氧化氢酶试验阴性的菌株。

3) 七叶苷分解试验：将分离鉴定菌株于七叶苷培养基上32～35℃培养2～3 d，观察培养基颜色的变化。结果如表9-5-1所示。

表9-5-1 马拉色菌七叶苷培养基鉴定结果

结果	菌种
能使培养基变黑至少1/3	合轴、钝形马拉色菌
能使培养基顶端变黑或可疑阳性	糠秕马拉色菌
阴性	糠秕、斯洛菲、球形和限制性马拉色菌

4) 脂源同化试验：取一接种环分离鉴定菌磨碎混入2 ml灭菌0.9%氯化钠溶液中，与灭菌后保温45℃的18 ml沙堡琼脂充分混匀后，刷成平板。用直径3 mm的角膜转孔环在平板上打5个孔，分别加入吐温20、吐温40、吐温60、吐温80及聚氧乙烯蓖麻油各5 ml，32～35℃培养7～14 d，观察菌落生长情况。结果如表9-5-2所示。

表9-5-2 7种马拉色菌的生理学鉴定特征结果

SGA	过氧化氢酶试验	吐温80	吐温40	吐温20	聚氧乙烯蓖麻油	SGA
M. furfur	+	+	+	+	+	−
M. geobosa	+	−	−	−	−	−
M. pachydermatis	V	+	+	V	−	+
M. obtusa	+	−	−	−	−	−
M. restrica	−	−	−	−	−	−
M. stooffiae	+	−	+	+	−	−
M. sympodialis	+	+	+	+	−	−

附:7 种马拉色菌

(1) 糠秕马拉色菌[*Malassejia furfur* (Robin) Baillon]

该菌可引起花斑糠疹、马拉色菌毛囊炎、脂溢性皮炎,也可寄生于健康人的皮肤和耳内,偶可引起播散性感染。

1) 菌落特征:菌落(LNA 30～35℃)呈奶油色至黄色,中央稍高起,表面光滑发亮,边缘整齐。

2) 镜下:35℃培养 72 h 后可见两种细胞形态。大多数细胞呈椭圆形或圆柱形,少数细胞呈球形。单极出芽,芽孢与母细胞几乎等宽。

3) 生理学特征:过氧化氢酶+,吐温 20+,吐温 40+,吐温 80+,聚氧乙烯蓖麻油+。

(2) 球形马拉色菌(*Malassejia globosa* Midgleyelal.)

该菌是花斑糠疹、糠秕孢子菌毛囊炎的重要致病菌,也可寄生于健康人的皮肤。

1) 菌落特征:菌落(LNA 30～35℃)呈奶油色,表面稍高起并伴有细小褶皱,边缘呈细小分叶状。

3) 镜下:酵母细胞球形,单极出芽,芽孢较母细胞宽。

4) 生理学特性:过氧化氢酶+,吐温 20—,吐温 40—,吐温 80—,聚氧乙烯蓖麻油—。

(3) 钝形马拉色菌(*Malassejia obtusa* Midgley et al.)

该菌极少引起皮肤感染。

1) 菌落特征:菌落(LNA, 30℃)奶油色,表面平坦,有光泽,有黏性。

2) 镜下:酵母细胞柱形,单极出芽,芽孢与母细胞几乎等宽。偶见菌丝。

3) 生理学特征:过氧化氢酶+,吐温 20—,吐温 40—,吐温 80—,聚氧乙烯蓖麻油—。

(4) 斯洛菲马拉色菌(*Malassejia slooffiae* Guillotel al.)

该菌可引起人和动物的皮肤感染。

1) 菌落特征:菌落(LNA, 30℃)奶油色,表面粗糙,伴有细的放射状沟纹。

2) 镜下:酵母细胞短柱状,单极出芽,芽孢与母细胞几乎等宽。

3) 生理学特征:过氧化氢酶+,吐温 20+,吐温 40+,吐温 80—,聚氧乙烯蓖麻油—。

(5) 厚皮马拉色菌[*Malassejia pachydermatis* (Weidman) C. W. Dodge]

该菌亲动物性,是犬类外耳炎最常见的病原菌,极少引起人类感染。

1) 菌落特征:生长不依赖脂类。菌落(SGA 30～35℃)呈奶油色,柔软,中央稍高起,边缘较整齐。

2) 镜下:酵母细胞近球形至卵圆形,单极出芽,芽孢与母细胞几乎等宽。

3) 生理学特征:过氧化氢酶 V,吐温 20V,吐温 40+,吐温 80+,聚氧乙烯蓖麻油—。

(6) 限制性马拉色菌(*Malassejia restricta* Guehoel al.)

该菌多寄生于正常人皮肤。

1) 菌落特征:菌落(LNA, 30℃)呈奶油色,表面光滑或粗糙,干燥,边缘有细小沟纹。

2) 镜下:酵母细胞球形至卵圆形,单极出芽,芽孢较母细胞窄。

2) 生理学特征:过氧化氢酶—,吐温 20—,吐温 40—,吐温 80—,聚氧乙烯蓖麻油—。

(7) 合轴马拉色菌(*Malassejia sympodialis* Simmons & Gue ho)

该菌常见于健康人皮肤,可引起花斑糠疹、脂溢性皮炎、马拉色菌毛囊炎及外耳炎。

1) 菌落特征:菌落(LNA 30～35℃)呈奶油色,平坦,中央稍高起,表面有光泽。

2) 镜下:酵母细胞球形至卵圆形,常粘连在一起。单极出芽,偶可见到合轴出芽。芽孢较母细胞窄。

3) 生理学特征:过氧化氢酶+,吐温 20+,吐温 40+,吐温 80+,聚氧乙烯蓖麻油—。

9.5.2 掌黑癣菌

病原菌包括曼逊枝孢霉 *Cladosporum mansonii*(东方型掌黑癣菌)和威尼克何德菌 *Hortaea werneckii*(西方型掌黑癣菌)。前者主要分布于亚洲,而后者主要分布在欧洲及美洲。可引起掌跖廓位的病变。

(1) 曼逊枝孢霉

1) 直接镜检:曼逊枝孢霉呈棕色、分隔、不分枝的菌丝,芽孢圆形,5～10 μm 大小。

2) 培养:在葡萄糖蛋白胨琼脂(SDA)培养基

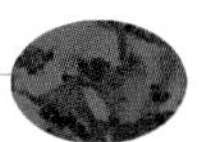

上，室温，2～4 d 开始生长，半球型，表面可有绒毛状菌丝，边缘整齐，正面绿黑色或黑色，背面黑色。镜下可见菌丝棕色分隔，树枝型分生孢子，侧生或顶生。厚壁孢子成串。

（2）威尼克何德菌

1）直接镜检：威尼克何德菌亦呈棕色菌丝，分支、弯曲及不规则分隔，芽孢圆形或卵圆形，直径 2～6 μm。

2）培养：在葡萄糖蛋白胨琼脂（SDA）培养基上，室温，5～6 d 开始生长，开始为黑色发亮、扁平的酵母样菌落，2～3 周后，中央突起，产生菌丝，外围仍有一圈酵母样生长，色黑，表面有皱褶。菌落较东方型为大。镜下早期为圆形、宽椭圆形棕色芽孢，单细胞，部分芽孢中央分隔，成两个细胞，或排列成串，稍久产生菌丝，棕色、分隔，类似念珠菌；厚壁，环痕带明显，宽 1～2 μm，产生在间生或侧生的产孢细胞上，可见成串厚壁孢子。曼逊枝孢霉与威尼克何德菌鉴别要点如表 9-5-3 所示。

表 9-5-3　掌黑癣的鉴别要点

	曼逊枝孢霉菌（东方型掌黑癣）	威尼克何德菌（西方型掌黑癣）
直接镜检	（不分枝的菌丝）	（分枝的菌丝）
在SDA 培养基上的菌落形态	最适生长温度 18～25℃，2～4 d 开始生长，半球型菌落，边缘整齐，表面干，有细皱褶，黑色	最适生长温度 30～32℃，5～6 d 开始生长，开始黑色发亮的酵母样生长，不久边缘产生羽毛状菌落
镜下结构	棕色、分隔菌丝，芽孢，树枝型分生孢子，厚壁孢子成串	早期：棕色芽孢，有时芽孢中央分隔，边缘念珠状菌丝，成群芽孢 后期：树枝型分生孢子、棕色分隔、分支菌丝，环孢常明显，产生在间生或侧生的产孢细胞上。厚壁孢子成串

9.5.3　毛结节菌

何德毛结节菌[亚洲型毛结节菌（*Piedria hor tae*）]与白吉利丝孢酵母[欧洲型毛结节菌（*Trichosporon beigelii*）]分别引起黑色和白色毛结节病，见于热带及亚热带。主要侵犯人，不侵犯动物。亚洲型毛结节菌主要侵犯头发，引起黑色结节，疏松排列，紧密围绕毛干。欧洲型毛结节菌除侵犯头发外，还可侵犯胡须，特别是已损害的头发，结节相互连接，围绕毛干，质软，色棕黄。患者无主观感觉，毛发和皮肤无改变。

（1）何德毛结节菌

何德毛结节菌（*Piedria hor tae*）又称亚洲型毛结节菌。

1）直接镜检：KOH 涂片或棉蓝染色。菌丝分枝棕色，直径 4～8 μm 宽，菌丝分隔形成关节孢子，结节破裂后可见子囊，内含 2～8 个子囊孢子。

2）培养：在葡萄糖蛋白胨琼脂（SDA）培养基上，室温。生长较慢，菌落为绿黑色或灰黑色，中央高起，扁平或不规则皱褶。镜检可见深棕色、厚壁，分隔较密的菌丝，有较多的厚壁孢子，间或可见子囊及子囊孢子，子囊壁双层椭圆形，有 2～8 个子囊孢子，壁易溶解。子囊孢子半透明，单细胞，纺锤形，弯曲，两端变细，延长呈鞭样。不液化明胶。

（2）白吉利丝孢酵母

白吉利丝孢酵母（*Trichosporon beigelii*）又称卵形丝孢酵母（*Trichosporn ovoides*），原称欧洲型毛结节菌。

1）直接镜检：KOH 涂片或棉蓝染色。菌丝淡绿色，与毛干垂直，宽 2～4 μm，分裂为圆形、卵形或长方形的孢子，有的直径可达 8 μm，有时出芽，无子囊及子囊孢子，有时可见革兰阳性球菌。

2）培养：在葡萄糖蛋白胨琼脂（SDA）培养基上，室温。生长较快，菌落初期乳酪样白色，日久颜色加深变为淡黄色，有面粉气味，中央高起，不规则皱褶，边缘整齐，不下沉。镜检早期无芽生孢子及侧生分生孢子，2 周后逐渐形成菌丝，菌丝断裂为柱形或长方形的关节孢子，关节孢子可出芽。小培养可见附着胞。无子囊及子囊孢子，18 d 后可液化明胶。

（3）何德毛结节菌和白吉利丝孢酵母

两菌相互鉴别如表 9-5-4 所示。

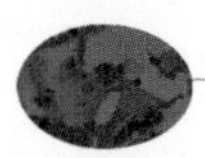

表 9-5-4 何德毛结节菌和白吉利丝孢酵母鉴别

项 目	何德毛结节菌（亚洲型）	白吉利丝孢酵母（欧洲型）
直接镜检	菌丝棕色分枝，直径 4～8 μm，菌丝分隔形成关节孢子	菌丝淡绿色，与毛干垂直，直径 2～4 μm，分裂为长方形孢子
子囊孢子	有，子囊内含 2～8 个子囊孢子	无
菌落特征	绿黑色或灰黑色	乳酪样白色，后呈淡黄色
液化明胶	不能	能

9.5.4 红癣菌

红癣由纤细棒状杆菌（*Corynebacterium minutissima*），实际上是一种细菌所引起，也称为纤细诺卡菌（*Nocardia minutissima*）。主要见于热带及亚热带，我国南方较多。

（1）直接镜检

乙醚脱脂、棉蓝染色、油镜观察可见直径 0.6～0.8 μm、长 5～20 μm 的菌丝，有时断裂为杆菌或球菌形。

（2）培养

尚有困难。据称在马铃薯琼脂（PDA）或明胶琼脂培养基上培养，可长出红色或褐色的菌层。

9.5.5 腋毛菌

腋毛菌病病原菌为微小棒状杆菌（*Corynebacterium tenuis*），也有人称之为微小诺卡菌（*Nocardia tenuis*）。主要侵犯腋毛和阴毛，以腋毛受累更为常见。在毛干上形成黄、红或黑色结节。我国以黄色结节为主。

（1）直接镜检

低倍镜可见毛干外围有一菌套，为胶样物质，其中混有纤细短小、直径约为 1 μm 的菌丝或短小杆菌。用乳酸酚棉蓝染色或革兰染色，油镜下可见阳性短杆菌样菌丝。

（2）培养

在特殊培养基，如腹水琼脂培养基上，37℃可产生透明的菌落；在脑心浸液琼脂上（37℃），产生粗糙白色不透明的菌落。镜检所有菌落均呈革兰阳性的球菌或杆菌，类似白喉杆菌的 L 型和 Y 型，无明显分枝菌丝。

主要参考文献

［1］廖万清，吴绍熙，王高松. 真菌病学. 北京：人民卫生出版社. 1989，297－328.

［2］Gomez Bl，Nosanchuk JD. Melanin and fungi. Curr Opin Infect Dis，2003，16：91－96.

［3］Otani M. Treatment of tinea pedis in elderly patients using external preparations. Med Mycol J. 2017，58(2)：J35－J41.

（吕桂霞）

10 头　　癣

头癣(tinea captis)是指皮肤癣菌感染头皮及毛发所致的疾病，是最常见的头皮浅部真菌感染。根据致病菌和临床表现可分为白癣、黑点癣、黄癣和脓癣。

10.1　病因及发病机制

头癣常见的病原菌包括犬小孢子菌、许兰毛癣菌、铁锈色小孢子菌、紫色毛癣菌及断发毛癣菌等。头癣主要是由直接与患者或患病的动物、无症状带菌者密切接触而传染，也可通过公用污染的理发工具、帽子、枕巾等物品间接传染。特别是当头皮因剃头等外伤时更易被感染，故理发是传染途径之一。

皮肤癣菌孢子到达易感染头皮后，在表皮角质层内繁殖，逐渐产生分枝、分隔，在毛囊口周围聚集并生成大量菌丝。菌丝伸入毛囊，在头皮下几毫米处传入头发，并在发内继续向下生长进入角质形成区。在白癣和黑点癣中，由于真菌破坏毛发，可使之干枯无光泽或折断。患黄癣更可以引起头发弯曲，但不折断。多数小孢子菌感染在毛发内外，其菌丝随后可穿出毛干表面，继续分枝、繁殖，在毛干外形成很多排列紧密的孢子及临床所见的白色菌鞘，此为引起的发外型感染。毛发感染在显微镜下通常表现为3种类型。

(1) 发内型

真菌完全在发内生长，孢子较大，呈链状排列，充满整个头发。因发内孢子压力使得毛发易断，在头皮上形成黑色小点，即黑点癣。

(2) 发外型

发外型来自断裂的菌丝在发干外形成关节孢子，从而破坏其表面，常见于小孢子菌感染。

(3) 黄癣型

由许兰毛癣菌引起，发内有分节菌丝，退化后即形成气泡或气沟。毛发不断，但常干枯无光且弯曲。

真菌感染后不一定都引起头癣，这与机体对真菌的抵抗力密切相关。大多数成人对真菌抵抗力较强，而儿童较弱，不能自觉及时做好自身清洁，且近年来由于养宠物的盛行，儿童接触猫、犬等宠物机会增多，亲动物性皮肤癣菌容易从感染动物传染给人。所以，头癣多见于儿童。

10.2 流行病学

头癣已成为近几十年来影响公众健康的严重问题，最常见于3～7岁儿童发病，事实上头癣也是这个年龄阶段皮肤癣菌病中最常见的疾病。头癣少见于成人，绝经期妇女与老年女性相对更易感染头癣。成人头癣患者临床表现不同，故难以诊断，易于毛囊炎等炎症性疾病混淆。包括女性患者在内的大多数成人头癣患者由儿童时期的头癣发展而来或者伴有白血病、淋巴瘤、系统使用免疫抑制剂等导致的严重免疫力低下。一项来自于墨西哥的有关于头癣的流行病学和临床特征的多中心回顾性调查研究显示，1 028例患者中30例为成人，占2.9%。男、女患病比为1∶3，最常见的致病菌为犬小孢子菌，其次为断发毛癣菌。Rebollo等报道的2例女性患者中，一例为87岁老年女性患者，有指甲甲癣传染而来，另一例为75岁老年女性，伴有弥漫的鳞屑性脱发和光滑皮肤的多处鳞屑性红斑斑块。2例均为断发毛癣菌感染，第2例患者曾接受过系统糖皮质激素治疗。

由于地理环境、人口流动和医疗条件等诸多因素的不同，世界各地流行的菌种均存在差异，且随时间的变迁，同一地区的菌种也在发生变化。19世纪晚期和20世纪早期，头癣的地区差异特点最为典型。西欧和地中海区域头癣的主要致病菌是奥杜昂小孢子菌和犬小孢子菌，东欧则以许兰毛癣菌为主，但目前这些致病菌均几乎被消灭。可能是气候、人口迁移等因素引起的地区分布和流行性变化。

10.2.1 欧洲

欧洲头癣的分布有明显的地区差异。犬小孢子菌引起的头癣在南欧地区发病率最高，大约超过80%。西班牙的一项调查研究表明致病菌的地区差异性。例如，须癣毛癣菌和疣状毛癣菌分别是巴塞罗那和萨拉曼卡的主要致病菌。马德里的主要致病菌通常为犬小孢子菌，但据报道断发毛癣菌有着逐渐上升趋势(这与美国的发病情况一致)。西欧与中欧情况有所不同，犬小孢子菌几乎占50%，其余一半主要为疣状毛癣菌、须癣毛癣菌、紫色毛癣菌，这与英国和法国的发病情况相似。意大利头癣的主要致病菌为犬小孢子菌，尽管由于来自非洲的人口迁徙，奥杜昂小孢子菌和紫色毛癣菌的感染病例有所上升。英国断发毛癣菌引起的头癣逐渐增加。

10.2.2 北美洲

与欧洲不同，美国头癣致病菌中犬小孢子菌所占比例明显较低。20世纪30～40年代，由于墨西哥、加勒比地区、中美和南美的人口迁徙，美国的致病菌发生了改变。直到50年代，奥杜昂小孢子菌占主导地位，但随之逐渐减少，原因不明。美国某些地区，如亚利桑那洲有相似的迁徙模式，但因断发毛癣菌引起的头癣未被观察到。这表明致病菌的地区分布差异原因可能更加复杂。

Pipkin是最先报道美国东南部断发毛癣菌致病情况的学者之一。他的数据显示，20世纪80年代初期，纽约、查尔斯顿、南卡罗来那和芝加哥90%的头癣病例是由断发毛癣菌引起。2002年，克利夫兰和俄亥俄洲的937例儿童病例中，122例真菌培养为阳性，除了1例为犬小孢子菌外，其余分离的菌株均为断发毛癣菌。加拿大的主要致病菌为须癣毛癣菌，犬小孢子菌所占比例较小。

10.2.3 墨西哥

墨西哥的头癣占皮肤癣菌病的4%～10%，其中，干型头癣占90%，炎症型头癣占10%。一项来自于墨西哥125例头癣病例的临床和真菌学研究显示，头癣的高发年龄为6～10岁(63.2%)，平均年龄为7.2岁，犬小孢子菌为主要致病菌(77.6%)，其次为断发毛癣菌(16.8%)。此结果表明流行病学分布的变化，即30年前此地区的主要致病菌为断发毛癣菌，后期由于大部分患者居住在城市，主要致病菌逐渐改变为犬小孢子菌。尽管农村头癣感染病例中分离的断发毛癣菌较30年前减少，但仍持续存在。尽管如此，墨西哥北部断发毛癣菌所致的头癣发病率仍处于高水平。10年后，来自于同一位学者的回顾性调查研究显示，墨西哥总医院和儿童医院皮肤科的112例经过临床和实验室确诊的头癣患者中，平均发病年龄为6.1岁，71例(58.1%)为女孩，44例(36%)为发外型感染。分离的致病菌中，犬小孢子菌为75例(61.5%)，断发毛癣菌为36例(29.5%)，尽管犬小孢子菌仍为主要致病菌，但与先前的研究相比，比例下降15%。在这些临床病例总，干型头癣最常见(87%)，这与墨西哥皮肤癣菌病国家共识会议的讨论结果一致。

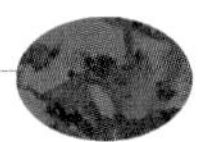

10.2.4 加勒比地区

波多黎各 2/3 的头癣病例由断发毛癣菌引起，1/3 由犬小孢子菌引起。在多米尼加共和国，头癣也是严重影响大众健康的疾病。1966～1972 年，奥杜昂小孢子菌是主要致病菌，占 76%，其次为断发毛癣菌和犬小孢子菌，占 11%。1972～1980 年，犬小孢子菌和奥杜昂小孢子菌占主导地位。1980 年后，犬小孢子菌成为最常见致病菌。

10.2.5 亚洲

紫色毛癣菌在印度和巴基斯坦最常见。尽管有报道显示，紫色毛癣菌、许兰毛癣菌、疣状毛癣菌在伊朗有大幅度增加，但犬小孢子菌能仍为主要致病菌。许兰毛癣菌在以色列为最常见致病菌。来自沙特阿拉伯和科威特的研究显示，犬小孢子菌为最常见致病菌。

10.2.6 非洲

非洲国家的头癣致病菌分布地区差异更为明显。在塞内加尔和刚果西部，主要致病皮肤癣菌为奥杜昂小孢子菌和苏丹毛癣菌，而在喀麦隆和刚果东部，则以雅温德毛癣菌感染为主。在埃塞俄比亚和索马里，许兰毛癣菌是主要致病菌，在赤道周围的热点地区则以铁锈色发癣菌为主。

一项研究显示，1985～1998 年，图尼西亚的 1 222 例头癣病例中，55.8%为毛癣菌属，41.7%为小孢子菌属，炎型头癣和黄癣分别为 1.8%和 0.6%。紫色毛癣菌(53%)和犬小孢子菌(44.7%)是主要致病菌。一项 2001 年莫桑比克的研究也显示了相似的数据。

10.2.7 中国

我国由于地域辽阔，环境、气候和卫生条件差异很大，头癣的病原菌也存在差异。20 世纪 50～60 年代，头癣在全国范围内流行，国内最常见致病菌为许兰毛癣菌和铁锈色小孢子菌，最常见的类型是黄癣。60 年代末，随着全国范围内头癣防治活动的开展和灰黄霉素的广泛使用，头癣的患病率降低至 1/100 000 。除新疆南部外，全国大部分地区黄癣基本消灭，有个别地区以散在形式报告。70 年代末到 80 年代，各地头癣的患病率已经明显下降，铁锈色小孢子菌已替代许兰毛癣菌成为中国最主要致病菌。80 年代，须癣毛癣菌和紫色毛癣菌引起的头癣呈上升趋势，所占比例分别为 52.3%和 17.4%。然而，据统计，1996 年犬小孢子菌引起的感染急剧上升，并替代须癣毛癣菌成为主要致病菌。到目前为止，除新疆南部和武汉地区以紫色毛癣菌为主外，其余地区犬小孢子菌仍为最主要的致病菌。李彩霞、刘维达对 2000 年 1 月至 2010 年 11 月发表的中文或英文头癣病例报道的 50 篇文献进行统计，有临床类型资料的 7 684 例。其中，白癣 5 506 例，占 71.16%，占首位，其次分别为脓癣、黑点癣、黄癣。就地理分布来说，各个地区占首位的均是白癣，最高的比例达 88.78%，其余类型各地有所不同，华东、华中地区黑点癣比例远远高于其他地区，而西北地区是黄癣的高发地区，主要集中在新疆南部。目前，世界上绝大多数地区黄癣基本灭绝，除了我国，尼日利亚、伊朗黄癣也较常见。

目前，尽管大部分地区头癣的发病率已经明显得到控制，但某些地区还是持续在较高水平。据来提·克力木等对 2000 年 1 月至 2003 年 12 月南疆 4 个地区 23 154 名 7～14 岁儿童头癣患者通过随机与分层抽样相结合的方法统计，2003 年，总患病率为 4.13%，较 2001 年上升 72.85%，远远高于国内其他地区的监测数据。其中，黑点癣居首位，黄癣次之，白癣最少。黄陆军、阿迪力·司马义等采用抽样调查的方法对新疆喀什地区的莎车县、叶城县及克孜勒苏自治州的阿图什市、阿克陶县所属 12 个乡的 28 所维吾尔族小学 10 315 名学生进行了头癣患病率调查，共检出头癣患者 246 名，总体患病率为 2.38%。

10.3 临床表现

10.3.1 白癣

白癣(tinea alba)又名小孢子菌头癣，多见于学龄儿童，男性多于女性。本病在我国主要是由犬小孢子菌及铁锈色小孢子菌等引起。最初损害为群集红色毛囊性丘疹或环状红斑，后逐渐发展为以鳞屑为主的小斑片。数周内迅速扩大，形成圆形、椭圆形或不规则形大片状。典型者初始为一个较大的母斑，以后在其周围继发形成卫星样子斑，可逐渐融合成整片，边界清楚，其上覆有灰白色糠状鳞屑，较干燥。头发略稀疏、无光泽，病发一般距头皮 2～4 mm

处折断,在残留的毛干上有灰白色套状鳞屑包绕,即所谓菌鞘,断发极易拔除。患区头皮一般无炎症性发硬,也可轻微发红,或毛囊突起如鸡皮状,偶可伴发脓疱、渗液、结痂,可伴有淋巴结大。一般无自觉症状,偶有轻度瘙痒。损害一般发展至半年后不再扩大、增多,处于相对静止状态,至青春期可自愈,这与青春期皮脂腺分泌旺盛,皮脂中不饱和脂肪酸可抑制真菌生长有关。若无继发感染,不留瘢痕和秃发。可以转变为脓癣,常由接触宠物,如猫、狗等引起(图 10-3-1)。

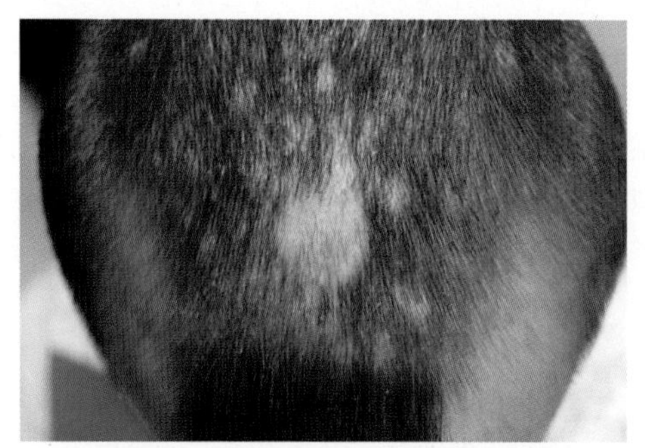

图 10-3-1 头顶部中央区头发片状脱落

注:可见断发,上有白色糠状鳞屑

10.3.2 黄癣

黄癣(tinea favosa)俗称"瘌痢头""秃疮",此型农村较多见。主要由许兰毛癣菌引起,多见于儿童,成人也可发生。初起为毛囊口周围轻微炎症,发根处出现炎症性丘疹或小脓疱,继而变为黏着性的点状黄色薄痂,逐渐扩大增厚,形成米粒至黄豆大小的黄癣痂。典型者为深黄色,边缘翘起,中心微凹而呈碟状,中间凹陷处有 1 根或数根头发穿出,头发多不折断或变短。黄癣痂质地较硬、干燥、易碎,与头皮附着紧密,不易刮去,刮除留下潮红、湿润的基底,呈现糜烂面或浅溃疡面。病情进展较为缓慢,初期黄癣痂呈散在分布,之后相互融合成片,表面可转为灰白色。数年后可遍及整个头皮,从中穿出稀疏、干燥、长短参差不齐的头发,基底炎症明显,散发出特殊臭味。患者常自幼患病,经久不愈,直至成年逐渐愈合,在头发上遗留广泛瘢痕及皮肤萎缩,其上可见少数残留的头发和黄癣痂。但头皮发际边缘常不累及,常有一圈宽窄不一的正常发带。一般无明显自觉症状或伴轻度瘙痒。多为直接传染,也可间接传染。黄癣致病菌也可感染头皮以外的光滑皮肤与甲。目前,国内除个别地区外已少见黄癣。

10.3.3 黑点癣

黑点癣(black dot ringworm)又名毛癣菌头癣。主要由紫色毛癣菌和断发毛癣菌感染所引起。多侵犯儿童,也可侵犯成人,多为女性。初起损害为点状或小片状炎症较轻的鳞屑斑,常因无明显症状而忽略,以后发展成为多数散在分布的指甲盖大小的鳞屑性小斑片,伴轻度瘙痒。后期可逐渐融合成较大的斑片,外观与白癣不易鉴别。典型的特点是患处病发刚出头皮即折断,在毛囊口留下残发,呈黑色小点状,偶可见白色菌鞘。本病病程长,发展缓慢,可终年不愈。愈后可形成瘢痕,发生脱发。黑点癣致病菌也可引起面部等光滑皮肤处发生体癣。3 种头癣的主要特点如表 10-3-1 所示。

表 10-3-1 3 种头癣的主要特点

特 点	黄 癣	白 癣	黑点癣
流行情况	散发或流行,农村多见	主要在集体单位流行	散发或流行,城乡均可见
患病年龄	儿童及成人	儿童多见	儿童及成人
传染方式	理发及与患者密切接触	和患病的人或动物密切接触	同黄癣
病损特点	最初时小片状,可逐渐发展成大片,甚至整个头皮	初起时散在的小片,扩大后周围可有卫星样损害	常为小片,很少融合成大片状
病发特点	病发干枯无光,但不一定折断,常无白色菌鞘	病发上常有菌鞘,长处头皮 2~4 mm 处折断	病发长出头皮就折断,留下黑点
萎缩性瘢痕	常有	常无	可有散在小片状
自觉症状	无症状或轻度瘙痒	常无	可有轻度瘙痒
病发脓癣	罕见	较多见,尤其是由患病动物传染而来	偶见

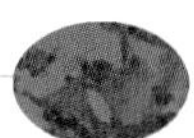

续 表

特 点	黄 癣	白 癣	黑点癣
其他病变	可引起体癣、甲癣等	可引起体癣	可引起体癣，偶或引起甲癣
病程	慢，可持久不愈，直至头发完全脱落	开始快，3～4 个月后变慢，可自愈	发展缓慢，可持久不愈
直接镜检	发内菌丝孢子，可有气沟、气泡	发外镶嵌或成堆小孢子	发内链状大孢子，发外型少见
滤过紫外线灯检查	可见暗绿色荧光	可见亮绿色荧光	无荧光
常见致病菌	许兰毛癣菌	犬小孢子菌、奥杜昂小孢子菌、须癣毛癣菌等	断发毛癣菌、紫色毛癣菌等
预后	病程长者可留下瘢痕，成为永久型秃发	愈后一般不留瘢痕，到青春期可自愈，很少复发	愈后可形成瘢痕，甚至秃发

10.3.4 脓癣

脓癣（kerion）目前较为少见，是由白癣或黑点癣基础上的剧烈变态反应引起的，伴有严重的炎症反应，多由亲土性或亲动物性真菌引起，如犬小孢子菌、须癣毛癣菌、石膏样小孢子菌、疣状毛癣菌等。许多情形是源于开始治疗不当，如误用激素外涂治疗等。可以从动物传染到人，或接触土壤而感染。由于机体的反应强烈，患处的毛囊常可化脓引起一片或数片的痈状突起，是机体对真菌的过敏所致。初起为群集分布的毛囊炎性丘疹，迅速发展为有多数毛囊性脓疱组成的隆起性肿块，逐渐扩展，边界清楚，质地柔软，表面有多数蜂窝状排脓小口，用力挤压，从中可挤出脓液。损害常为单发，患区毛发松动易脱落。自觉症状可有轻度疼痛和压痛，常伴有附近淋巴结肿大。愈合常有瘢痕形成而引起永久性脱发（图 10－3－2、10－3－3）。

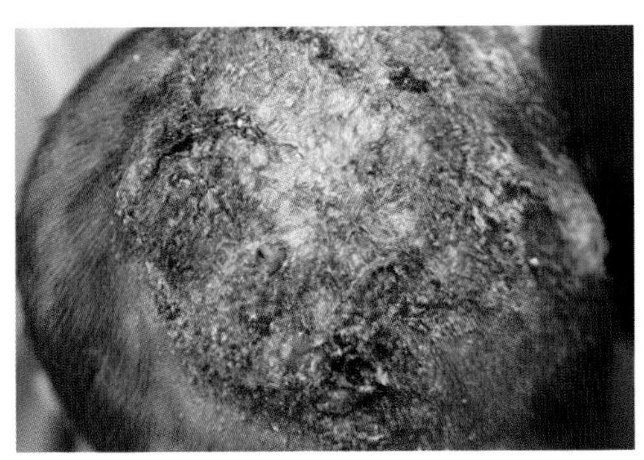

图 10－3－2　头顶部皮肤破溃

注：多个排脓小口，可见有黄白色脓液排出，伴头发脱落

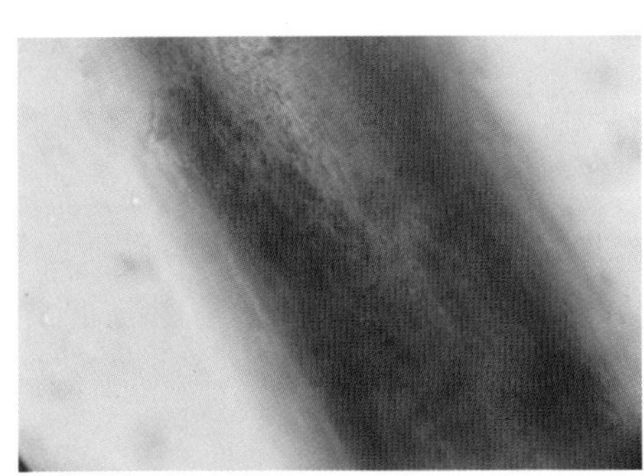

图 10－3－3　脓癣病发直接镜检所见（发内链状大孢子）（X 100）

10.4 实验室检查

（1）直接镜检

75％乙醇消毒患处后，用镊子拔取断发、病发，也可取鳞屑或脓液置于载玻片上，滴加 10％氢氧化钾 1 滴，覆盖玻片，乙醇稍加热溶解病发。光学显微镜下检查，找到发内外孢子或菌丝为阳性。白癣为发外镶嵌性小孢子，黄癣为发内外链状大孢子、菌丝，可有气沟、气泡，黑点癣常为发内链状大孢子，脓癣类似白癣或黑点癣（表 10－4－1）。

表 10－4－1　毛发感染类型与致病菌

分 型	皮肤癣菌
发外型	奥杜昂小孢子菌 犬小孢子菌 铁锈色小孢子菌 须癣毛癣菌

续 表

分 型	皮肤癣菌
发内型	疣状毛癣菌 断发毛癣菌 紫色毛癣菌 苏丹毛癣菌
黄癣型	许兰毛癣菌

(2) 滤过紫外线灯检查

白癣病发呈亮绿色荧光;黄癣发呈暗绿色荧光;黑点癣无荧光。

(3) 真菌培养

镜检阳性者进一步取断发、病发、鳞屑或脓液接种于含放线菌酮和氯霉素的 SDA 培养基上,放入28℃恒温培养箱培养 14 d 观察菌落形态,并挑取菌落在显微镜下观察结构。不典型者进一步做小培养加以鉴定。

(4) 组织病理学检查

组织病理学表现通常为毛囊或角质层内可见真菌孢子,也可以在发内或发外见到菌丝和关节孢子的形成。白癣可见真菌关节孢子包裹在毛干的外侧,菌丝可以扩展到毛干直至毛囊中部水平。表皮显示棘层肥厚和片状角化不全,真皮浅层可见混合性炎性细胞浸润,有犬小孢子菌引起者尤为明显。黄癣中,菌丝常见于角质层、发干及杯状痂皮中,真皮中可见炎细胞浸润和毛囊萎缩。脓癣主要由毛癣菌属引起,可在发外见到孢子,表皮可见棘层肥厚及海绵水肿,伴有角化不全及表皮内中性粒细胞聚集。脓癣在组织病理学上可依照炎症类型分为毛囊周围炎(PF)、化脓性毛囊炎(SF)、伴有化脓性皮炎的化脓性毛囊炎(SD)、伴有肉芽肿型化脓性皮炎的化脓性毛囊炎(GSD)、伴有纤维性皮炎的 GSD(FD)。

10.5 诊断与鉴别诊断

根据临床表现、真菌镜检和滤过紫外线灯检查,头癣不难诊断,需要与细菌性毛囊炎、头皮糠疹、脂溢性皮炎、特应性皮炎、银屑病、脓疱疮、石棉样糠疹、斑秃、结节性脆发病等疾病进行鉴别。临床上不同临床表现的头癣需鉴别的疾病也不相同。例如,炎症性头癣应与头皮出现囊肿和脓肿的一些疾病,如脱发性毛囊炎和头皮脓疱糜烂性皮肤病相鉴别,当瘢痕形成时则应与斑秃鉴别(表 10-5-1)。

表 10-5-1 不同临床表现的头癣鉴别诊断

临床表现	需鉴别疾病
散在分布鳞屑(无炎症反应)	脂溢性皮炎、特应性皮炎、银屑病
黑色点状	斑秃、拔毛癖
散发脓疱(有炎症反应)	细菌性毛囊炎
脓性发癣(有炎症反应)	脓肿、肿瘤

10.6 预防与治疗

10.6.1 预防

1) 对患者污染的衣、帽、枕、被等应采取晒、烫、煮、熏等预防措施。污染的理发工具应采取刷、洗、泡等措施,对带菌的毛发、鳞屑及痂皮等应进行焚毁。治愈后更换所有衣物、帽子、枕巾、梳子、被褥等床上用品。

2) 科学饲养管制宠物,不能与宠物共同使用生活用品和同床共寝,触摸宠物后应及时洗手,宠物患病时应予及时积极治疗,并予隔离,脱落的毛发、痂皮应进行焚毁。

3) 理发员应做好理发工具的隔离消毒工作,尽量在理发时不损伤头皮,防止创造致病真菌入侵的有利条件。

4) 加强宣传教育。学校定期给儿童上卫生知识课;告知患儿家属头癣是一种接触传染性疾病,并向他们讲解该病的传播途径及其预防知识;不要与其他儿童互戴帽子、互用毛巾。

5) 定期对易感人群进行普查,经常检查头部,一旦发现脓癣、黄癣患儿应通知幼儿园、学校予接触隔离;嘱咐家长每周予患儿剪头发 1 次,洗头每天 1 次,并给予患儿全方位的治疗和病情动态监测,坚持长期巩固治疗,定期复诊。做到早预防,早发现、早诊断、早治疗,以达到群防群治的目的。

10.6.2 治疗

采取综合治疗方案,系统治疗和局部治疗联合实施,下面详细介绍。

(1) 系统治疗

由于外用药物难以到达至毛囊,故头癣需要系统治疗,联合局部治疗同时进行。自 20 世纪 50 年

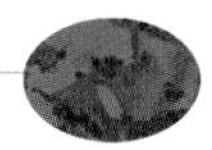

代末期，灰黄霉素就已成为头癣治疗的“金标准”。灰黄霉素的抗菌谱较窄，对毛癣菌属、小孢子菌属及表皮癣属有效。

灰黄霉素的不足之处在于需要长疗程治疗(6～12 周或更长时间)，这常导致患者依从性差。而新的抗真菌药物，如特比萘芬、伊曲康唑、酮康唑、氟康唑与灰黄霉素疗效相近，不良反应较小，且疗程短。一般来讲，对于毛癣菌感染的患者，需要通过治疗时间、并发症及患者的经济情况来权衡利弊，在灰黄霉素和其他新的抗真菌药物之间做出选择。对于小孢子菌感染引起的头癣，灰黄霉素仍是首选。有研究表明，与断发毛癣菌和犬小孢子菌相比，对奥杜昂小孢子菌和紫色毛癣菌疗效更好。其疗效优于特比萘芬，与氟康唑和伊曲康唑疗效相当，但价格较为便宜。各种抗真菌药物的具体服用方法如下。

1) 灰黄霉素：儿童口服微粒灰黄霉素剂量为 20～25 mg/(kg · d)，超微粒体灰黄霉素为 10～15 mg/(kg · d)。成人 0.6～0.8 g/d，分 3 次口服，连续口服 6～12 周或更长，直至临床治愈和真菌检查结果为阴性。最好同时进高脂餐以便于该药的吸收。

2) 特比萘芬：儿童体重<20 kg，口服 62.5 mg/d；体重 20～40 kg，125.5 mg/d；体重 >40 kg，250 mg/d。成人口服剂量为 250 mg/d。毛癣菌感染者，疗程为 2～4 周，小孢子菌属感染则疗程应适当延长至 6 周。可用于 2 岁以上儿童。曾有研究显示冲击疗法也可同样有效，剂量同上。1 个疗程为口服 1 周，停药 2～3 周，可重复 2～3 个疗程。研究表明，特比萘芬对于断发毛癣菌等引起的发内型感染比由犬小孢子菌等引起的发外型感染疗效更好。使用特比萘芬 4 周与使用灰黄霉素 8 周疗效相当。

3) 伊曲康唑：儿童每日 3～5 mg/(kg · d)，成人 100～200 mg/d，餐后立即服用，疗程为 3～6 周。也可使用冲击疗法，5 mg/(kg · d)口服 1 周为 1 次冲击，第 1、第 2 个冲击间隔 2 周，第 2、第 3 个冲击间隔 3 周。一般冲击 3 次。目前禁用于 2 岁以下儿童，6 岁以下儿童慎用。犬小孢子菌引起的感染则需延长治疗周期。

4) 氟康唑：儿童每日 5 mg/(kg · d)，疗程 3～6 周。也可每周口服 1 次，8 mg/kg，治疗 8～12 周。胃肠道反应、头痛和皮疹是常见不良反应，少数患者可出现转氨酶增高。故服药期间应定期复查肝功能。

5) 酮康唑：主要是针对毛癣菌属感染引起的头癣，而对小孢子菌感染效果不佳。成人 200 mg/d，儿童体重在 40 mg 以下者，2.5 mg/(kg · d)，疗程同灰黄霉素。最好在进餐后立即服用，用药 1 个月以上应检查肝功。但目前认为长期口服酮康唑对于儿童有较强的肝毒性，故不推荐使用。

6) 其他：脓癣治疗除内服抗真菌药物外，急性期可短期口服小剂量糖皮质激素，如合并细菌感染需加用抗生物，切忌切开引流。

(2) 局部治疗

局部治疗作为系统治疗的辅助措施也不可忽视。传统的“洗、剃、涂、煮”4 字方针可有效缩短疗程及提高治愈率。

1) 洗：用硫黄皂或 2%酮康唑洗头，每日 1 次，连续 8 周。

2) 剃：每周理发 1 次，尽可能把头发全部剪除，每周 1 次，共 8 次。去除的病发焚毁处理。

3) 涂：外用 2%酮康唑软膏、2%咪康唑软膏、1%联苯苄唑溶液或软膏、5%～10%硫黄软膏、1%特比萘芬软膏等抗真菌外用制剂外用于患处，每日 2 次，连续 8 周。脓癣者可局部外涂复方制剂，有毛囊性脓疱者可加用 2%碘酊。

4) 消毒：患者使用的毛巾、帽子、枕巾、床单、被套、梳子等生活用品要经常煮沸消毒，避免间接传播。

建议治疗 3 周后复查临床症状及真菌镜检，以后每 10～14 d 复查 1 次，连续 3 次结果显示阴性方可认为治愈。如果治疗后临床症状明显改善，但原皮损处仍能分离出致病真菌，则应继续抗真菌治疗 4 周。儿童口服特比萘芬或伊曲康唑 4～6 周后应复查肝功和血常规。口服灰黄霉素或氟康唑则应定期复查肾功能。

主要参考文献

[1] 王端礼. 医学真菌学——实验室检验指南. 北京：人民卫生出版社，2004，113－118.

[2] 黄陆军，阿迪力・司马义. 2003 年新疆喀什和克州儿童头癣病调查报告. 地方病通报，2004，19(4)：105.

[3] 巴德码，程侠，牛新亮，等. 新疆南疆地区癣病原菌分离报告. 中国麻风皮肤病学杂志，2007，23(1)：33－34.

[4] 李彩霞，刘维达. 我国大陆近年儿童头癣流行情况的回顾分析. 中国真菌学杂志，2011，6(2)：77－82.

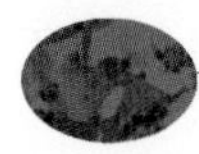

[5] 居来提·克力木,黄陆军,董亚荣. 2003 年新疆南部地区儿童头癣流行调查分析. 地方病通报,2006,21(5):45-46.

[6] 中华医学会皮肤性病学分会真菌学组. 头癣治疗指南(2008 版). 中华皮肤科杂志,2009,42(2):76-77.

[7] Bennassar A, Grimalt R. Management of tinea capitis in childhood. Clin Cosmet Investig Dermatol, 2010,4(3):89-98.

[8] Rebollo N, López-Barcenas AP, Arenas R. Tinea Capitis. Actas Dermosifiliogr, 2008,99:91-100.

[9] Yu J, Li R, Bulmer G. Current topics of tinea capitis in China. Nihon Ishinkin Gakkai Zasshi, 2005,6(2):61-66.

[10] Ginter-Hanselmayer G, Weger W, Ilkit M, et al. Epidemiology of tinea capitis in Europe. Mycoses, 2007,50(Suppl)2:6-13.

[11] Chan YC, Friedlander SF. New treatments for tinea capitis. Curr Opin Infect Dis, 2004,17(2):97-103.

[12] Fuller LC. Changing face of tinea capitis in Europe. Curr Opin Infect Dis, 2009,22(2):115-118.

[13] Talia Kakourou, Umit Uksal. Guidelines for the management of tinea capitis in children. Pediatric Dermatol, 2010,27(3):226-228.

[14] Kelly BP. Superficial fungal infections. Pediatr Rev, 2012,33(4):22-37.

(仇　萌　邹先彪)

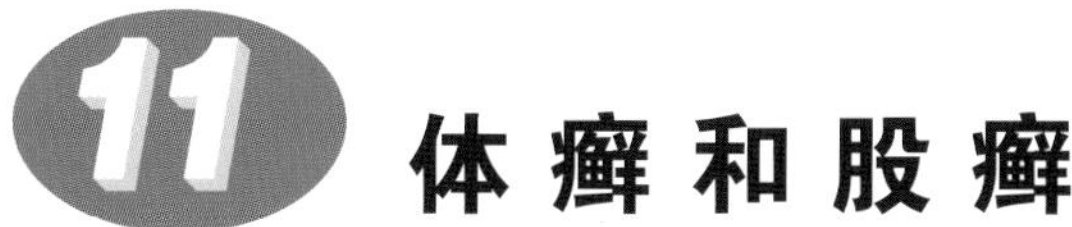

11 体癣和股癣

11.1 体癣

体癣(tinea corporis)又称圆癣或金钱癣,是由除毛发、头皮、甲、掌跖及腹股沟外的躯干和四肢皮肤的皮肤癣菌感染引起的。特点为单发或多发的圆形、境界清楚、淡红色、干燥、鳞屑性斑片,常伴有色素减退,鳞屑性边缘不断扩展,中央进行性消退,自觉瘙痒,可因长期搔抓刺激引起局部湿疹样或苔藓样改变。

11.1.1 病因及发病机制

在我国,体癣主要由红色毛癣菌(*Trichophyton rubrum*)、须癣毛癣菌(*Trichophyton mentagrophytes*)、许兰毛癣菌(*Trichophyton schoenleini*)、紫色毛癣菌(*Trichophyton violaceum*)、絮状表皮癣菌(*Epidermophyton floccosum*)、铁锈色小孢子菌(*Microsporum ferruginium*)、石膏样小孢子菌(*Microsporum gypseum*)及犬小孢子菌(*Microsporum canis*)等引起。体癣致病真菌菌种构成与分布存在地区差异,但红色毛癣菌是全世界最常见的病原菌,其次是须癣毛癣菌。然而,随着人类旅行和迁徙的增加,社会经济条件的改变,以及抗真菌治疗的发展,皮肤癣菌病感染的流行病学在世界各区域间不断发生变化。

研究发现,红色毛癣菌感染导致皮肤屏障功能遭到破坏,经表皮水分丢失明显增加,特异超微结构发生改变:细胞外脂质双分子层形成受到破坏,板层小体挤出,颗粒层与角质层交界处凝集物堆积。皮损处表皮增生增加数倍,因此表皮增生及炎症相关角蛋白 K6、K16、K17 表达增加。基底角蛋白 K5 和 K14 的表达也增加,而分化相关角蛋白 K10 表达降低。编码角质化包膜的外皮蛋白、兜甲蛋白和 S100 中间丝相关蛋白的表达降低。由于中间丝相关蛋白的蛋白水解产物对于水结合很重要,所以中间丝相关蛋白表达的降低使皮肤水合减少。hβD－2 表皮蛋白显著表达,这可能与表皮分化紊乱及炎症相关。皮肤癣菌的致病机制尚待进一步研究。

体癣的发病与机体抵抗力密切有关,免疫功能低下的患者较易患病,对其自然杀伤细胞受体进行评价能够说明某些抗真菌免疫的异常情况。肥胖、多汗、糖尿病、消耗性疾病、长期使用免疫抑制剂或皮质类固醇等都可以促进体癣的发生。体癣可以在人与人之间、动物与人之间及土壤与人之间传播。家养动物是可引起体癣的微生物传播的重要因素,接触患病的动物,可引起炎症明显的亲动物性病原菌感染引起的体癣(图 11－1－1)。体癣易感的另一个重要危险因素是本人患有头癣或足癣,或者与患者亲密接触。体癣多见于温暖而潮湿的季节，冬季消退后夏季可复发。体癣在酿酒工人、摔跤运动员等特殊人群中有较高的发病率。在摔跤运动员间可经对手、设备和垫子等感染源发生爆发流行，并经国际间的摔跤竞技赛产生菌株迁移。

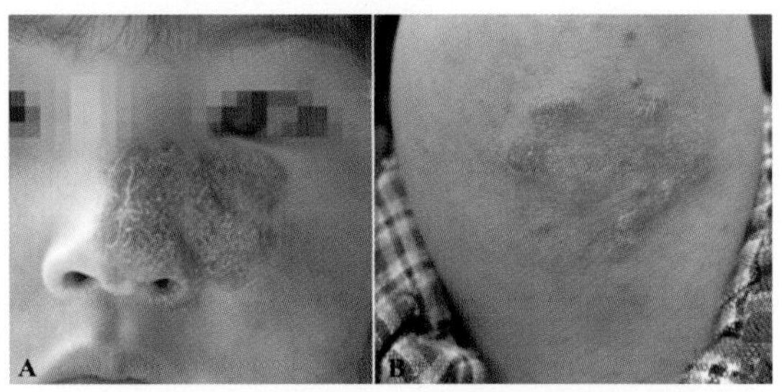

图 11-1-1 由接触兔子引起的须癣毛癣菌感染

注：面部及手臂可见环状损害，上附鳞屑，边缘隆起，境界清楚（由南京军区总医院皮肤科提供）

11.1.2 临床表现

男、女均可发病，一般以成人为主，好发于面、颈、四肢、躯干等部位。由于体癣的病原菌种类繁多，每个患者的体质与抵抗力又不相同，加上卫生习惯和环境的差别等因素，体癣的临床症状多种多样。

当致病性真菌侵犯人体表皮角质层后，可引起很轻的炎症反应，发生红斑、丘疹、水疱等损害，继之脱屑。常呈环状，故俗称圆癣或钱癣。开始时皮损散在分布，当逐渐扩大后，可互相融合重叠。有时甚至泛发全身，尤其是一些患有免疫缺陷病或长期应用免疫抑制剂、糖皮质激素、抗肿瘤药物、钙调磷酸酶抑制剂等的患者，皮损可泛发全身。由于机体防御力的作用，环形损害的中心可呈自愈倾向，有少量脱屑，边缘高起呈堤状，或有活动性红斑、丘疹及水疱或脱屑，中央则平坦脱屑或有色素沉着。在包括人类免疫缺陷病毒（HIV）感染在内的免疫缺陷患者中还可以见到某些非典型的临床表现，如紫癜型体癣。

儿童的体癣可以由几个圆圈状皮损彼此套叠，形成靶状或重叠呈花边状，形态甚为特殊。红色毛癣菌所致的体癣常较易迁延泛发，在腰腹部、四肢、躯干等部较为多见，常伴痒感（图 11-1-2）。由须癣毛癣菌所致的体癣好侵犯面颊及下腿部，常呈环状或不规则形，一般炎症较显著，由于搔抓可产生脓疱或深在性的损害，且局部可发生环状隆起的硬结。引起股癣的絮状表皮癣菌有时也可引起体癣。铁锈色小孢子菌、石膏样小孢子菌、犬小孢子菌、紫色毛癣菌等除引起头癣外，有时也可引起体癣，如南京军区总医院皮肤科诊治的 1 例犬小孢子菌引起的体癣（图 11-1-3）。前 3 种小孢子菌引起的体癣好发于前额、面颊、颈、上肢及躯干部，常呈环状或多环形；由石膏样小孢子菌和犬小孢子菌引起者损害较散发，炎症较显著，常呈潮红色；紫色毛癣菌所致体癣初发损害常呈淡红色小丘疹，逐渐扩展蔓延呈不规则形，其皮损也可由潮红的红疹、丘疹或丘疱疹组成，形成地图样外观。

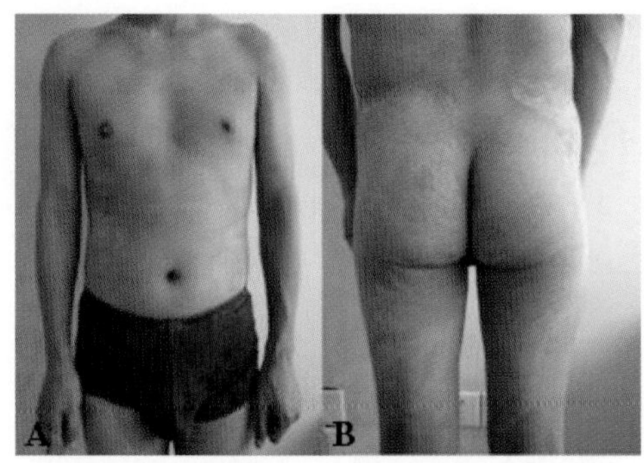

图 11-1-2 由红色毛癣菌引起的泛发性体癣

注：全身广泛脱屑，境界清楚（由南京军区总医院皮肤科提供）

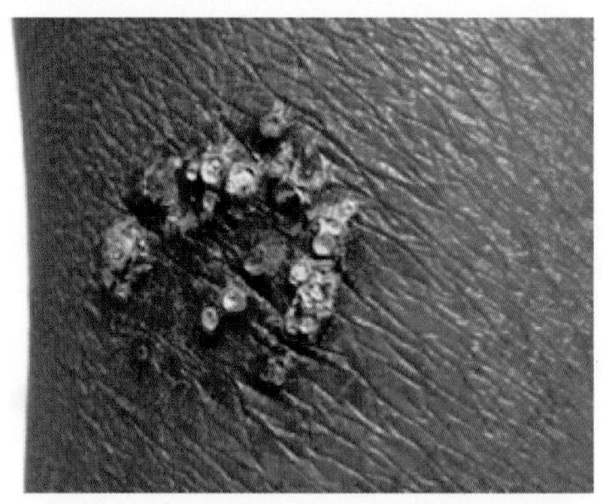

图 11-1-3 由犬小孢子菌引起的体癣

注：右侧大腿的密集的黄痂样损害（由南京军区总医院皮肤科提供）

11.1.3 实验室检查

（1）真菌检查

真菌直接镜检是目前浅部真菌感染最可靠、应用最广泛的诊断方法。通过皮肤刮屑，用氢氧化钾

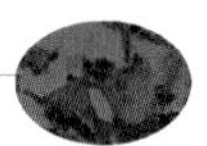

作载浮液制片，在显微镜下发现真菌结构，即可做出诊断。此外，对诊断或治疗困难的病例需做真菌培养，刮下的皮屑在适当的培养基中进行培养。2～4周可见到真菌生长。多数情况下，通过培养的大体外观和培养物的镜检可鉴定到属。真菌培养能明确致病菌种，有利于选择药物和预防复发。

此外，聚合酶联反应（PCR）方法对于职业性皮肤癣菌病患者具快速诊断的价值，且具有较好的敏感性和特异性，可用于职业性皮肤癣菌病的检测和诊断。皮肤三维CT扫描也是一种可供选择的检测手段，尤其是对于某些特定患者，如血友病患者及免疫功能低下患者等。

（2）组织病理学检查

皮肤真菌是高度特异化的病原真菌，它们主要影响角质层。组织学和过碘酸-希夫（PAS）染色，特异地揭示出浅部皮肤癣菌病的菌丝只出现在角质层而并未出现在有活性的表皮。然而，皮肤对皮肤癣菌的反应涉及整个表皮，组织学上可以发现角化过度、角化不全、棘层增厚、真皮乳头水肿，血管周围细胞浸润致表皮嵴变平，有时可见角层下或表皮内水疱形成。此外，在真皮上部还可以见到炎症性浸润，主要是T细胞及一些中性粒细胞。

11.1.4 诊断及鉴别诊断

通过临床表现及真菌检查可以诊断体癣。体癣应与环形红斑、慢性湿疹、神经性皮炎、玫瑰糠疹、脓疱疮、红斑狼疮、环状肉芽肿、面部肉芽肿、钱币状湿疹、环形二期梅毒、皮肤淋巴细胞浸润等鉴别。如果在没有明确诊断的情况下应用含有糖皮质激素的药膏治疗，开始常效果良好，皮肤炎症迅速消退，瘙痒明显减轻，但经过一段时间，皮损会迅速扩大，损害边缘不清，容易误诊。此时，需要取损害边缘鳞屑做真菌直接镜检，以明确诊断。有时，还需反复检查或做真菌培养才能确定诊断。必要时可行组织病理活检来鉴别难辨认癣。

11.1.5 预防和治疗

预防体癣的关键在于做好个人卫生，对患者原有的手癣、足癣、股癣、甲癣、头癣等进行积极的治疗，要尽量避免和其他患者及患有皮肤癣菌病的动物密切接触。也应避免接触患者用过的浴盆、毛巾等，并对该类公共用具作定期的清洗消毒，尤其是托儿所机构、集体生活的人员更应注意。严格避免滥用一些可能影响机体抵抗力的药物，如糖皮质激素、免疫抑制剂等，以免因机体抵抗力减弱而易致继发感染。对患者原有的消耗性疾病，如糖尿病等也应予以积极的治疗。

体癣的治疗目标是清除病原菌，快速缓解症状，清除皮损，防止复发。外用药、口服药或两者联合均可用于体癣的治疗，但应进行个体化选择。

（1）局部治疗

临床上对皮损面积不大，数目不多的体癣，治疗以外用药物为主。咪唑类、丙烯胺类、吗啉类、环吡酮类和硫脲类等药物外用制剂均可用于治疗体癣。洗净痂皮后，自外向内涂药，要超过皮损边缘以外3～5 mm。一般为1～2次/天，应强调坚持用药2周以上，或皮损消退后持续用药1～2周，如停药过早，则容易复发，所以建议用药4周。目前已上市的外用药以咪唑类和丙烯胺类药物最多见。咪唑类的代表药物有1%益康唑或3%克霉唑霜、2%咪康唑霜、联苯苄唑、酮康唑、舍他康唑等。丙烯胺类主要包括特比萘芬、布替萘芬和萘替芬等。局部抗真菌药物阿莫罗芬（吗啉类）软膏，可用于对咪唑类药物不能耐受的皮肤癣菌病患者。其他还有环吡酮胺（环吡酮类）、利拉萘酯（硫脲类）等。研究表明，在外用抗真菌药物中，与咪唑类药物相比丙烯胺类拥有更长的真菌学治愈周期。加用角质剥脱剂，如复方水杨酸酊剂、复方苯甲酸软膏、复方间苯二酚涂剂等，可剥脱角质，并有利于药物渗透，增加疗效。外用抗真菌药物复方制剂，一般含有抗真菌药物和糖皮质激素，如复方硝酸益康唑乳膏等，可用于治疗炎症较重的体癣患者，但应注意避免糖皮质激素的不良反应，建议限期应用1～2周，随后改用单方抗真菌药物至皮损清除。在采用外用药物治疗期间对患部皮肤尽量不洗烫、少用或不用肥皂、少洗澡，以延长抗真菌药在体表的停留时间，从而巩固、提高疗效。

（2）系统治疗

对于外用药治疗效果不佳、泛发或反复发作及存在免疫功能低下的患者，常需选择内外结合的疗法。在选择药物时应遵循安全、有效、给药次数少，疗程短，不良反应小，患者依存性好的原则，因病、因人而异，合理用药。目前常用的口服抗真菌药为特比萘芬、伊曲康唑和氟康唑等，这些药物具有安全性好、疗效高、抗菌谱广、服用简单等优点。特比萘芬成人量为250 mg/d，疗程1～2周。伊曲康唑

100 mg/d,疗程 2 周,或 100～200 mg/次,2 次/天,疗程 7 d。氟康唑 50 mg/d,疗程 2～3 周,或 150 mg/次,1 次/周,疗程 2～3 周。儿童患者其剂量可参照说明酌减。

11.2 股癣

股癣(tinea cruris)又称驾驶员瘙痒和阴部瘙痒,是临床第二大常见的皮肤癣菌病。股癣是指腹股沟、会阴、肛周和臀部的皮肤癣菌感染。实际上,股癣是体癣的一部分,因其发生的部位特点而被单独提出来。

11.2.1 病因及发病机制

股癣常由絮状表皮癣菌(*Epidermophyton floccosum*)、须癣毛癣菌(*Trichophyton mentagrophytes*)、红色毛癣菌(*Trichophyton rubrum*)等引起。其中,红色毛癣菌最多见,约占 60%。股癣在世界范围内流行,常见于热带地区。该病男女均可受累,但更多见于男性,有以下几个原因:阴囊提供潮湿温暖的环境,腹股沟、会阴和肛周部位皮肤嫩薄且经常摩擦,容易发病;足癣和甲癣都更常见于男性。其他易感因素包括肥胖、出汗过多等。股癣常常与足癣相关,因为经过足部的衣物可被污染,然后与腹股沟部位的皮肤接触引起股癣。特殊工种,如汽车司机、长期坐位者易发病。有时,在集体生活的群体,如监狱居住者、宿舍居住者、军队士兵及运动员可发生小范围流行。皮肤癣菌利用其代谢产物、酶(角蛋白酶)在死亡的角质组织中生长,它们的抗原播散到邻近的活组织产生免疫反应。最常受累的是角质层和末端毛发,引起典型的临床表现。

11.2.2 临床表现

股癣最初常表现为阴囊和大腿内侧的间擦部位的红斑和瘙痒,单侧或双侧,多呈环状或半环状,并逐渐扩展而向四周蔓延(向下、向外发展快,向上、向内发展较慢),边界清楚,其上有丘疹、水疱、结痂(图 11-2-1)。中央部位可自愈,有色素沉着或脱屑,历久则于局部皮肤发生浸润增厚,呈苔藓化,常伴有痒感。根据宿主对感染真菌代谢产物的反应、菌株的毒力、感染的解剖部位和局部环境因素的不同,皮肤癣菌感染的严重程度可以从轻微到严重。严重者扩展至股内侧、会阴或肛门周围,其下缘多甚清晰。

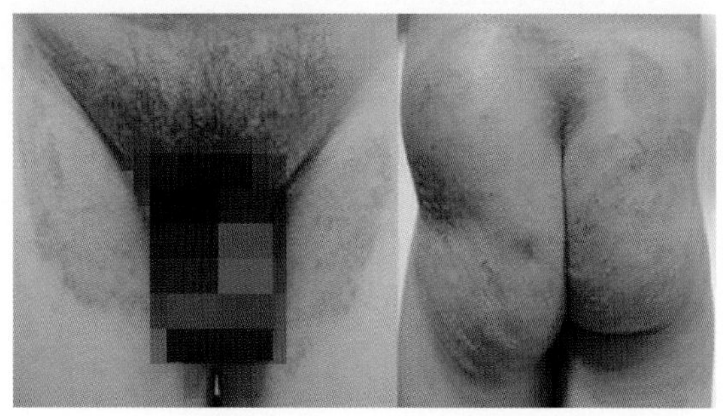

图 11-2-1 腹股沟内侧及臀部呈环状或半环状损害

注:边缘隆起,境界清楚,其上有丘疹及丘疱疹,附有鳞屑,中央部位可自愈及色素沉着(由南京军区总医院皮肤科提供)

有时尚可波及阴囊、阴茎根部等处。股癣常有反复发作倾向。急性期常伴有渗出性,而慢性感染多呈干燥、有丘疹、环形或弓形,有轻微脱屑的边界。一般不累及生殖器。苔藓样变、继发性抓痕和感染会使股癣更加复杂。慢性感染可能包含脓疱会发展成马约基肉芽肿。

区域分布也可能与真菌致病机制相关。红色毛癣菌感染会延伸到耻骨、肛周、臀部并融合到较低的腹部区域。有时,白念珠菌也好侵犯腹股沟部位而呈衣领样鳞屑和卫星状小脓疱,感染灶常常潮湿、炎症更明显。女性股癣多累及臀部、耻部,甚至损害至下腹部和腰部,形成大片皮疹。

11.2.3 实验室检查

(1) 真菌学检查

皮肤鳞屑显微镜检测对确定诊断非常重要。削刮的碎屑最好从皮损的边缘取材,此部位在局部或系统药物治疗前生长活跃。削刮的鳞屑用氢氧化钾溶液封固在显微镜下可见菌丝。在荧光显微镜下观察刚果红染色或荧光染色有助于显影。真菌培养有助于鉴定菌种。

(2) 组织病理学检查

组织病理学检查表现出皮肤棘细胞层轻度水肿及炎症,过碘酸-希夫染色在角质层深部可见红色菌丝及孢子。角化过度或角化不全的角质层中出现中性粒细胞是皮肤癣菌感染的线索。"3 层标志"在表面正常的角质层和深部角化过度或角化不全的角质层间含有菌丝,这是一个重要的线索。深部的真皮可能包含稀疏的淋巴细胞浸润。

T 细胞亚群作为机体免疫水平的重要体现,其

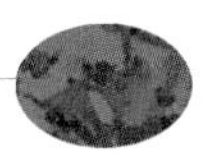

水平的波动可在一定程度上反应机体的健康状态。因此检测患者治疗过程中的T细胞亚群可以在一定程度上了解患者的治疗状况及预后转归，而检测股癣患者皮损中央及边缘部位CD3、CD4及CD8细胞的水平即可从一定程度反映机体的疾病的转归及预后。股癣患者中自然杀伤细胞受体的评估能显示某些对真菌免疫抵抗的缺陷。

11.2.4 诊断及鉴别诊断

腹股沟脱屑起疹有很多不同的诊断。红癣、寻常型银屑病、脂溢性皮炎、增殖性天疱疮、间擦疹、接触性皮炎、慢性单纯性苔藓、花斑糠疹、马约基肉芽肿、朗格汉斯组织细胞增多症等均需与股癣相鉴别。

1）脂溢性皮炎：有时也可侵犯阴股部，皮疹为淡红色斑，有脱屑，有的呈环状，边界清楚，但直接镜检真菌为阴性。脂溢性皮炎除侵犯腹股沟外一般累及胸部中间和腋下。

2）红癣：由一种棒状杆菌引起的皮肤病，常见于腋下、股部等处，病变部位皮肤为砖红色，边缘没有炎性环，不痒，脱屑较轻微，直接镜检真菌为阴性。红癣常常呈铜红色而且通过Wood灯检查产生珊瑚红色荧光而诊断。

3）银屑病：俗称牛皮癣，可侵犯股部，表现为环状或斑块状红斑，一般表面有较厚的鳞屑，身体其他部位也可有同样的皮疹。银屑病可伴随衣领样鳞屑或炎症损害的边缘匍行排列的脓疱。当缺乏银屑病的较典型的损害时，需要活检来确立诊断。

4）增殖性天疱疮：本病能产生浸渍性和侵蚀性损害。诊断需通过活检和免疫荧光检查确立。

5）间擦疹：有更多红斑，较少鳞屑并经常在肥胖患者的身体褶皱潮湿处发生，很少延伸到大腿。

6）花斑糠疹：皮损处皮屑直接镜检可见呈葡萄状簇集分布的圆形或卵圆形孢子和短粗、两头钝圆的腊肠形菌丝。Wood灯下皮损呈棕黄色荧光。

7）其他不同的诊断如接触性皮炎等，结合病史及真菌直接镜检结果为阴性可鉴别。

11.2.5 预防及治疗

在诊疗中临床医生应告诫患者预防股癣应做到不使用他人内衣、内裤及洗浴用品；经常换洗内裤，并保持外阴部清洁，经常洗晒衣被；减少出汗，尽量保持干燥，穿宽松衣物；如患有甲真菌病、手癣、足癣，应积极治疗，以防经手足传染于阴股部。丙烯胺类及咪唑类抗真菌制剂治疗均有效。在股癣尚未治愈前，禁止应用肾上腺皮质激素制剂，如曲安奈德或氟西奈德乳膏，以免加重病变。在采用外用药治疗期间，应适当减少患部皮肤的清洗，少用或不用肥皂，以延长抗真菌药在体表的停留时间，从而巩固和提高疗效。抗真菌粉剂有利于受感染区域的干燥，有助于治疗。

治疗与体癣相同，应以外用药为主。由于阴股部的解剖生理特点，皮肤较娇嫩，应注意勿用过于刺激的药物，以免刺激皮肤，一般用复方间苯二酚剂或1%益康唑或克霉唑霜、2%咪康唑、联苯苄唑、酮康唑、舍他康唑、布替萘芬，特比萘芬霜也可用。新型治疗方式包括5-氨基乙酰丙酸的光动力治疗和新型氮杂茂类药物，如普拉康唑。每天应对受感染的区域及超出边界3～5 cm的区域局部用药1～2次。用药疗程同体癣，为防止复发，一般在皮损消除后要继续治疗1周，同时要注意保持局部皮肤干燥清洁，消毒内衣裤等。

皮损广泛或顽固不愈者，可口服伊曲康唑200～400 mg/d，共7 d；或特比萘芬250 mg/d，共14 d；或氟康唑150 mg，每周1次，连续3周。应针对各地的菌种特点选择合适的抗真菌药物，以达到满意的疗效。

此外，还有研究表明，先使用中药外洗，再外用抗真菌药，不仅可及时清洗患处，使皮肤渗透性增强，还有利于外用抗真菌药物的进一步吸收，同时可使药效在皮内作用持续时间持久，增强了抗真菌活性，临床疗效有显著提高。

主要参考文献

[1] 钟连生，金鑫，权晟等. 皮肤三维CT在体癣诊断中的应用研究. 临床皮肤科杂志，2011，40(11)：672－673.

[2] Ameen M. Epidemiology of superficial fungal infections. Clin Dermatol, 2010, 28(2): 197－201.

[3] Jensen JM, Pfeiffer S, Akaki T, et al. Barrier function, epidermal differentiation, and human beta-defensin 2 expression in tinea corporis. J Invest Dermatol. 2007, 127(7): 1720－1727.

[4] Gazit R, Hershko K, Ingbar A, et al. Immunological assessment of familial tinea corporis. J Eur Acad Dermatol Venereol, 2008, 22(7): 871－874.

[5] Nenoff P, Krüger C, Ginter-Hanselmayer G, et al. Mycology-an update. Part 1: Dermatomycoses: Causative

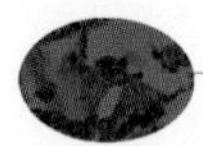

agents, epidemiology and pathogenesis. J Dtsch Dermatol Ges, 2014,89(1):67－71.

[6] Ziemer M, Seyfarth F, Elsner P, et al. Atypical manifestations of tinea corporis. Mycoses, 2007, 50 (Suppl. 2):31－35.

[7] Collins CJ, O'Connell B. Infectious disease outbreaks in competitive sports, 2005－2010. J Athl Train, 2012,47 (5):516－518.

[8] Feng J, Liu F, Wu F, et al. Tinea Infection with scutula-like lesions caused by microsporum gypseum in a SLE patient: case report and literature review. Mycopathologia, 2013,176(3－4):255－258.

[9] Rottal, Otuki MF, Sanches AC, et al. Efficacy of topical antifungal drugs in different dermatomycoses: a systematic review with meta-analysis. Rev Assoc Med Bras, 2012,58(3):308－318.

[10] Khosravi AR, Mansouri P, Naraghi Z, et al. Unusual presentation of tinea cruris due to Trichophyton mentagrophytes var. Mentagrophytes. J Dermatol. 2008,35(8):541－545.

[11] Patel GA, Wiederkehr M, Schwartz RA. Tinea Cruris in Children. Cutis, 2009,84(3):133－137.

[12] Inci M, Serarslan G, Ozer B, et al. The prevalence of interdigital erythrasma in southern region of Turkey. J Eur Acad Dermatol Venereol, 2012, 26(11): 1372－1376.

（桑　红　孔庆涛　李宗辉）

12 手癣和足癣

12.1 手癣

手癣(tinea manus)又称鹅掌风,是皮肤癣菌侵犯指间、手掌、掌侧平滑皮肤引起的感染。若仅累及手背,出现环形或多环形损害,称为体癣。通常单侧手受累(发挥主要功能的那只手),当合并两足受累时,被称为“两足一手综合征”。

12.1.1 病因及发病机制

手癣多来自搔抓足癣、股癣和头癣等部位直接接触传染或甲癣及手背部体癣的蔓延。手癣的病原菌主要以红色毛癣菌(*Trichophyton rubrum*)为主(约占55.6%),其次为须癣(石膏样)毛癣菌(*T. mentag-rophytes*)(约占22.7%)。白念珠菌(*Candida albicans*)也可引起与手癣相同的损害,其引起的手部感染称为手部皮肤念珠菌病。

有研究者选取我国南昌地区的280例手癣患者进行调查,结果显示:约84.3%的手癣患者合并足癣感染,其中88.4%的患者曾搔抓过他们的脚。抓脚的习惯与手癣感染呈现明显的相关性。通过搔抓足部而引起手癣可能是手癣感染的最常见途径,同时合并足癣感染的患者有更严重的瘙痒,更易发生甲癣的联合感染,并且有更明显的皮肤真菌病家族史。

有学者针对“两足一手”型手足癣流行病学、临床病例分析及菌种分布等研究,发现其初发部位多在足部(80%),平均经6年后发展到单手的感染,95%的患者手足部感染菌种相同。有学者报道,一般在“两足一手综合征”患者中,劳动强度大的患者手癣发病年龄偏早。

手癣在全世界广泛流行,但发病率低于足癣。双手长期浸水和反复摩擦及接触洗涤剂、溶剂等是手癣感染的重要诱因,所以手癣在某些行业中发病率可相当高。患者以青年和中年妇女为多。

12.1.2 临床表现

手癣表现为手掌红斑、水疱、瘙痒、鳞屑、角化过度,甚至糜烂、出血,病程缓慢,常单侧发病,多年不愈。主要分为以下几种。

(1) 水疱鳞屑型

自掌面拇指、示指处发病,早期为小水疱,壁厚发亮,内容物清澈,后期环状丘疱疹及脱屑(图12-1-1)。如继发感染可形成脓疱及湿疹样改变。与足癣相比,手癣继发严重细菌感染较少见。病程长者可伴有甲癣。

(2) 角化过度型

主要由红色毛癣菌引起,病程长者多见。双手受累,有时可以累及整个手掌。皮损一般无明显水疱或环形脱屑(图12-1-2)。掌面弥漫性发红增

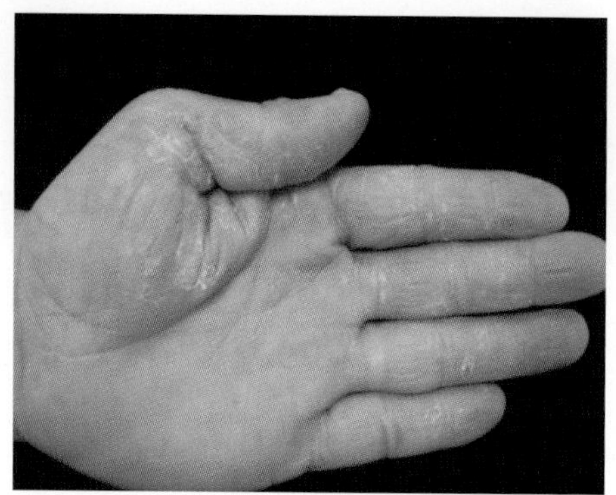

图 12-1-1 角化过度型手癣

注：由南京军区总医院皮肤科提供

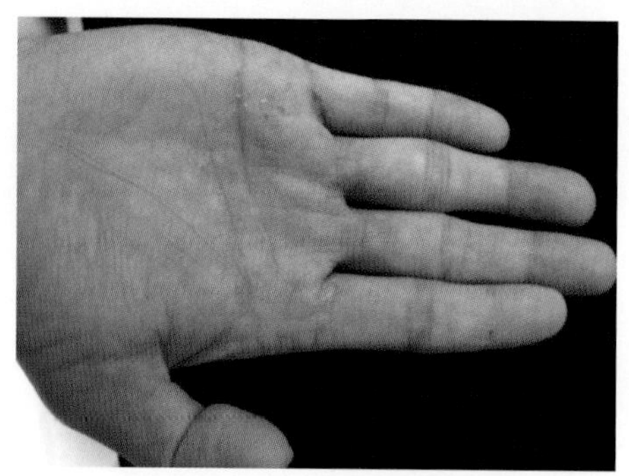

图 12-1-2 水疱鳞屑型手癣

注：由南京军区总医院皮肤科提供

厚，皮纹加深，皮肤粗糙。冬季常见皲裂，因疼痛影响活动，瘙痒感不明显。

(3) 浸渍糜烂型

本型不多见，在继发细菌感染时可以看到。呈急性或者亚急性湿疹样变。若只是局限于手指间的浸渍发白及糜烂损害，自觉症状不明显者需要考虑念珠菌感染。

12.1.3 实验室检查

(1) 真菌镜检

取损害边缘部位的鳞屑或疱壁，样本量应足够。用 10%氢氧化钾作载浮液制片，显微镜下可见有分隔或分枝的透明菌丝或孢子，即可确诊。

(2) 真菌培养

真菌培养有助于明确致病菌种有利于选择药物和预防复发。

12.1.4 诊断及鉴别诊断

根据临床特点和真菌学检查结果可诊断手癣。

手癣应与许多手部皮肤病，如湿疹、汗疱疹、掌跖脓疱病、手足皲裂、掌跖角化症、剥脱性角质松解症等相鉴别。鉴别要点是这些疾病真菌学检查均为阴性。

(1) 慢性湿疹

皮损表现多形性，渗出相对明显，双手对称发生，瘙痒剧烈，接触致敏源后易引起渗出、糜烂，真菌检查阴性。发作与季节关系不大。国内有学者研究发现慢性难治性湿疹患者单纯用抗组胺药物疗效差，易反复发作。对这类患者进行皮肤点刺试验发现其对真菌组变应原敏感，当联合抗真菌药物治疗后患者的皮损情况明显好转。

(2) 汗疱疹

多发生于手部多汗患者，对称发生，夏秋较重。往往自然消退，易致继发感染，真菌检查阴性。

(3) 掌跖脓疱症

好发于大鱼际，常对称分布，皮损为灰红色，常有脱屑，有数量众多的直径 2～5 mm 的小脓包。初始皮损为黄色，陈旧性的为黄褐色。一般有烧灼感。皮损中找不到菌丝。

(4) 手足皲裂

好发于冬季。皮疹分布于屈侧、手掌等角质增厚或者摩擦的部位，皮疹为沿皮纹发展的深浅不一的裂隙，自觉症状与皲裂的深度和范围有关。真菌检查阴性。

(5) 掌跖角化症

本病为一种先天性疾病，因角化过度易造成皲裂。但不一定在秋冬季形成皲裂，有时可常年发病。

(6) 剥脱性角质松解症

皮损初起为针头大小的白点，由表皮角质层与下方松解形成，容易自然破裂或经撕剥成为薄纸样鳞屑，下方皮肤正常。无瘙痒感。皮损中找不到菌丝。

12.1.5 治疗与预防

一般手癣患者治疗的依从性与治疗的成败密切相关。手癣的药物选择、治疗原则和治疗方法如下。

1) 水疱型。先用 3%硼酸溶液浸泡，每日 2 次，每次 10 min，切忌水温过高，然后外用粉剂。水疱干燥后可外用抗真菌霜剂或者软膏，如酮康唑软膏、特比萘芬软膏、咪康唑霜、克霉唑霜、复方苯甲酸涂剂等；角化过度型以外用各种抗真菌制剂及含角质剥

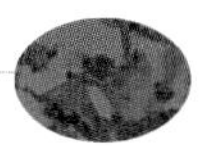

脱剂的软膏为主。有皲裂者，可加用30%～40%的尿素加角质松解剂封包，待角化变薄以后再用抗真菌药。皮损消退后应继续涂药至少2周。

2）手部因经常水洗，所以局部涂药次数应增加，特别是洗手之后要加涂软膏或霜剂。

3）顽固性感染可口服抗真菌药。可选用特比萘芬250 mg/d，2～4周；或伊曲康唑100～200 mg，每日2次，连续1周；或100 mg，每日1次，连续2～4周。对角化增厚明显者可适当延长疗程。

4）合并湿疹化及自敏反应者应先抗过敏治疗，并积极治疗原发真菌感染，最好内服一些抗真菌制剂，如短期应用伊曲康唑或特比萘芬。局部勿用过强的抗真菌药，而是先控制湿疹。

5）足癣和手癣互为传染源，应同时予以治疗，包括身体其他部位的癣病。

6）尽量避免搔抓和热水烫，避免接触各种洗涤剂、肥皂和有机溶剂等。

7）向患者解释如何控制手癣：注意卫生，勤洗手，不要搔抓足部或接触甲癣，及时治疗足癣以避免足癣向其他部位传播。

12.2 足癣

足癣（tinea pedis）是皮肤癣菌侵犯足趾间、足跖、足跟和足侧缘皮肤引起的浅部真菌感染，俗称脚气或脚湿气，也有的称运动员脚。仅感染足背者称为体癣。

12.2.1 病因及发病机制

世界范围内约有15%的人患有足癣。成人患病率（17%）大于儿童（4%），男性多于女性。指（趾）间毛癣菌的感染是足癣的主要病因。足癣的病原菌在我国和世界各地基本相似，主要是由红色毛癣菌（*Trichophyton rubrum*）、须癣毛癣菌（*T. mentag-rophytes*）、絮状表皮癣菌（*Epidermophyton floccosum*）、玫瑰色毛癣菌（*Trichophyton rosaceum*）等引起。国内调查发现：红色毛癣菌在各地占优势，第2、第3位的真菌菌种则变化较大，北方多以犬小孢子菌（*Sabouraudites lanosus*）、须癣毛癣菌（*T. mentag-rophytes*）为主，而南方则多以念珠菌（*Candida*）为主。近20年来，念珠菌及其他酵母样真菌感染逐渐增多。念珠菌引起的足部感染，称为足部皮肤念珠菌病。

足部患病率高也与足部解剖特点有关，如足部角质层厚；足部多汗，环境潮湿；足部易受摩擦和外伤，有利于真菌侵入。缺乏皮脂腺及双足长期处于封闭不畅的暖湿环境也是形成足癣的主要原因。足癣主要是致病菌侵入足部角质层，同时在此定居、生长、繁殖，造成表皮角质层的破坏。并且把自身的抗原信息经朗格汉斯细胞传递给淋巴细胞，使淋巴细胞分化、增殖，对真菌抗原产生免疫应答，产生免疫炎症。

足癣有一定的家族易感性，尤其是所谓的“两足一手”型手足癣，至于为什么是一只手受累，其机制目前尚不明确。有学者证实，HIV阳性者易感染足癣和（或）甲癣。足癣患者以中青年为主，可能与他们劳动量大、活动多、出汗多，使足长期处于多汗、潮湿的环境有关。足癣与职业也有关系，工人的发病率高于农民及其他，可能与他们长期从事体力劳动，所穿工作鞋透气性差，多汗潮湿或长期从事水湿作业等有关。同时春夏是足癣的高发季节。所以总的来说足癣的发病率与年龄、职业、气候有密切关系，同时致病菌的流行分布也与地区差异有关。

皮肤癣菌可以在人与人、动物与人、污染物与人之间传播。所以足癣发病与密切接触传染源有关，如共用鞋袜，赤足在公共浴室、健身房、游泳池等公共场所行走等密切接触病原菌的情况下易被感染。还与长期穿胶鞋、塑料鞋，以及足部畸形、多汗、肥胖、糖尿病、慢性消耗性疾病、长期应用激素等有关。足癣复发率高，约84%的患者平均每年发作2次以上。足癣继发细菌感染的患者高达40%。

12.2.2 临床表现

足癣最常见的临床表现是瘙痒（96.9%）、脱屑（72.8%）和水疱（55.7%）。其临床特征可归纳为5个字：红（红斑、红色丘疹）、疱（水疱、脓疱）、屑（脱皮）、烂（糜烂）、湿（多汗、渗液）。其常见的表现为趾间侧边的鳞屑和浸渍，而后向内侧发展。艾滋病患者感染足癣后会表现出更加严重的临床症状，以足底剥脱和弥漫性角化过度型足癣最多见

足癣临床表现可分以下几种类型。

（1）丘疹鳞屑型

皮损位于足底、足缘、足跟等部位皮肤角质增厚、粗糙、脱屑，为红色丘疹，表面有明显鳞屑；此型

为足癣中最常见的一型。且培养阳性率最高，多由红色毛癣菌、絮状表皮癣菌、玫瑰色毛癣菌等引起。可能与该型鳞屑较易取，病程短，致病菌相对活跃有关。

（2）角化过度型

常由丘疹鳞屑型发展而来，由于皮损过度角化而出现皮肤增厚、粗糙、脱皮，伴轻微瘙痒，但冬季易出现皲裂、疼痛。有时严重发展后尚可波及整个足趾及足背，若弥漫性受累，被称为"鹿皮鞋足"，因药物很难由厚的角化鳞屑渗透至病损部位，因而"鹿皮鞋足"对于传统治疗所取得的效果不佳。

（3）水疱型

多在活动期，水疱多位于趾间、足底，呈簇或散在分布，疱壁厚而不易破裂，数日后干燥脱屑或者融合形成多房性水疱，疱液内容物透明略呈黄白色，如继发细菌感染则成黄色脓疱，脓疱周围出现红晕，疱壁破溃后局部出现糜烂、渗液或肿胀，影响行走。一年四季内均可发生，而以夏季多见。常由须癣毛癣菌引起。此型的临床表现与汗疱疹相似。

（4）浸渍糜烂型

皮损处皮肤由于潮湿、浸渍而变软发白(图 12-2-1)，擦去表皮后可露出红色的糜烂面，多发生于第 3、第 4 趾间。瘙痒明显；常因搔抓而继发细菌感染引起淋巴管炎、淋巴结炎、丹毒或蜂窝织炎，伴恶臭。

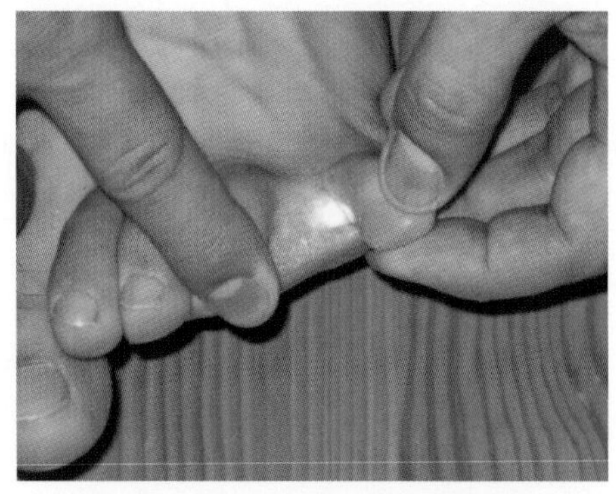

图 12-2-1 足癣(浸渍糜烂型)

注：由南京军区总医院皮肤科提供

（5）体癣型

可由上述诸型，尤其是丘疹鳞屑型、水疱型发展至足背而来。呈弧形或环形的边缘，但常与足趾或足缘的皮损相毗连，也可完全融合为一环状，因而与真正的体癣不同，实际已是足癣、体癣同时并发。可伴剧痒，夏季尤为多见。

（6）急性溃疡型

皮损开始为水疱样皮损，呈湿疹样改变，很快继发细菌感染而形成溃疡。主要见于趾屈侧及趾前部。可继发淋巴管炎、淋巴结炎等，易引起癣菌疹。

（7）混合型

根据感染部位的不同还可分为趾间型、足跖型和混合型。混合型是指具有以上几型中的 2 型或者 2 型以上者。

足癣可继发细菌感染，并发细菌感染的称为复合型足癣，会出现脓疱、溃疡；足癣也可继发丹毒，表现为足踝部的急性炎症性潮红、水肿、斑片，发生向心性红色线条、疼痛，这是急性丹毒合并淋巴管炎，老百姓称之为"流火丹毒"；继发淋巴管炎时，淋巴管被堵塞，淋巴液不能回流，滞留在小腿，皮肤慢慢地水肿、肥厚，变成大象腿样的慢性淋巴水肿，称作象皮肿；炎症明显又可以引发癣菌疹，甚至可以导致妇女阴道炎。

此外，在临床工作中，有学者发现常年患有足癣的患者合并一些变态反应性疾病。1999 年，Ward Jr GW 等学者报道了 11 例合并甲真菌病和足癣的中重度哮喘患者，在应用抗真菌药物氟康唑之后，患者的呼吸道症状明显改善。这些足癣合并变态反应性疾病的患者经抗组胺及皮质类固醇治疗效果差，联合抗真菌药物治疗后可改善症状，停用抗真菌药物后可再次复发，这提示真菌感染可能是这部分变态反应性疾病的病因。国内有学者通过大样本的实验设计对 353 例慢性荨麻疹、湿疹及特应性皮炎患者进行分析，其中有 173 例合并真菌感染，有 89%的患者合并手足癣，其中足癣主要为浸渍糜烂型。对这些患者进行 9 种真菌变应原检测发现，实验组真菌变应原阳性率显著高于对照组。提示皮肤癣菌感染可能是造成部分患者罹患变态反应性皮肤病的病因之一。

12.2.3 实验室检查

足癣的诊断大多依靠临床表现，实验室微生物检测是诊断的金标准。

（1）真菌镜检

真菌直接镜检时取材要准确、足量，尽量采取新鲜皮损，如癣病的边缘性损害、新鲜的水疱等。每份标本应根据临床类型采用不同的取材方法：丘疹鳞屑型取边缘活动性皮屑；水疱型则取水疱内壁；

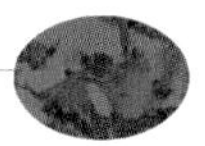

角化过度型则取活动性边缘；浸渍糜烂型则刮除表面糜烂物取底层皮屑。取损用擦拭法或刮除法取样本，用氢氧化钾作载浮液制片，显微镜下可见有分隔和分枝的透明菌丝或孢子即为阳性（图 12-2-2A）。但是由于真菌学检查结果受多种因素影响，因此，即使检查结果阴性也不能完全排除真菌感染，应结合临床综合诊断。

（2）真菌培养

诊断或治疗困难的病例需做真菌培养。真菌培养（图 12-2-2B、C）能明确致病菌种，有利于选择药物和预防复发。真菌镜检结合真菌培养的阳性率显著高于单一的镜检或培养。皮肤癣菌快速鉴别培养基（DTM）可在较短时间内利用培养基颜色改变来区分是否为皮肤癣菌感染，值得推广。

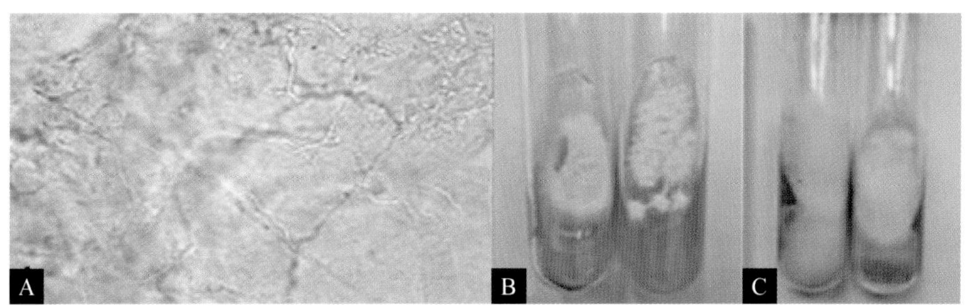

图 12-2-2　皮肤癣菌的镜检和培养

A. 真菌镜检阳性；B. 真菌斜面培养（须癣毛癣菌）；C. 真菌斜面培养（红色毛癣菌）。由南京军区总医院皮肤科提供

（3）组织病理学检查

急性期表皮有细胞间水肿、海绵形成、细胞浸润，水疱位于表皮角层之下，可有角化不全；有时可见多形核白细胞及上皮细胞。在慢性期有角化过度、棘层增厚及慢性炎性浸润。过碘酸-希夫（PAS）染色阳性可在角质层内找到真菌菌丝或孢子。

12.2.4　诊断及鉴别诊断

根据真菌学检查及临床表现，可以诊断足癣。真菌学检查是足癣确诊的重要依据。

足癣应与侵犯相同部位的皮炎、湿疹、汗疱疹、剥脱性角质松解症和进行性对称性红斑角化症等相鉴别。

1）湿疹：湿疹的病因复杂，女性多于男性，比例约为 2∶1。临床表现可呈亚急性或慢性改变，多对称发生。急性期多有渗液，慢性期边界不清，皮肤表面干燥、粗糙。真菌检查阴性。

2）汗疱疹：一般夏季严重，表皮深在的小水疱，米粒大小，内含物清澈、发亮。水疱一般不自行破裂，干涸后形成脱皮，露出红色新生上皮，薄而嫩，此时会感觉疼痛。此病常每年定期发作。真菌镜检阴性。

3）剥脱性角质松解症：皮损初起为针头大小的白点，由表皮角质层与下方松解形成，容易自然破裂或经撕剥成为薄纸样鳞屑，下方皮肤正常。无瘙痒感。本病易在暖热季节复发，往往合并局部多汗。真菌镜检阴性。

4）进行性对称性红斑角化症：为常染色体显性遗传，出生后不久发病，开始为双侧掌跖部弥漫性红斑及角化过度损害，附有片状角质性鳞屑，皮损境界清楚，为片状潮红浸润性肥厚斑片，附有糠秕状鳞屑。皮损中一般找不到真菌菌丝。不过，在临床上发现对称性红斑角化症脱屑严重或者伴有甲异常时，皮损真菌镜检有时也为阳性。这有可能与治疗不当，或者和偶然感染有关。这提醒广大临床医生重视，对伴有脱屑或甲异常的对称性红斑角化症的患者进行真菌学检查。

5）趾间型红癣与足癣的临床特征相似：应注意两者的鉴别。趾间型红癣的病原菌为微细棒状杆菌，Wood 灯是诊断趾间型红癣的重要工具，在 Wood 灯照射阴性的患者中，可用微生物检查和革兰氏染色来确定诊断。

6）此外，水疱型足癣应与汗疱疹、大疱性脓疱病、疱疹病毒感染及自身免疫性大疱性疾病（AIBD）等鉴别。皮肤切片的直接免疫荧光检查（DIF）可用来鉴别水疱型足癣与自身免疫性大疱性疾病。组织病理学方法可鉴别癣菌感染与原发性大疱性疾病。

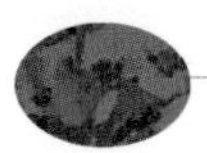

12.2.5 预防及治疗

足癣的预防十分重要，注意个人卫生，鞋袜要经常暴晒，穿透气性好的鞋袜，不用公用拖鞋、修脚剪或洗足盆。发现患足癣要尽早治疗，搔抓后要及时洗手，避免把致病真菌传播到其他部位。如不及时治疗，蔓延扩大，可引起一些并发症，如甲癣、体癣、丹毒、蜂窝织炎、淋巴管炎、淋巴结炎、癣菌疹、象皮肿等，故应防患于未然，控制在早期。

治疗的目的在于清除病原菌，快速解除症状，防止复发。目前已上市的外用药多属于咪唑类或丙烯胺类，两者均对足癣有显著疗效。咪唑类的代表药物有酮康唑、咪康唑、益康唑、克霉唑和联苯苄唑等，疗程一般至少 4 周。丙烯胺类主要包括特比萘芬、布替萘芬和萘替芬等，疗程一般要用 2 周。一线用药为抗真菌的乳膏或粉剂，如咪唑类、丙烯胺类，用药 4 周，直至症状消失。特比萘芬、布替萘芬及丙烯胺类的其他药物比咪唑类药物显示出更强的疗效，但在治疗合并念珠菌感染时疗效不佳。

治疗方法包括：局部用药、系统用药或者联合治疗。

(1) 局部治疗

局部治疗具有起效快、安全性高、费用低等优点，通常被广泛采用。药物剂型包括乳膏、溶液、凝胶、喷雾剂和粉剂等，应根据皮损特点选择合适的剂型。如浸渍糜烂型足癣，有渗出时可选用糊剂、水溶液制剂局部湿敷或油剂，无渗出时则用洗剂或粉剂，如达克宁粉，既可杀菌也可吸湿；水疱型足癣，可选择各种溶液、酊剂或软膏；对于角化过度型足癣，为软化皮肤，防止皲裂，则主要选择各种软膏。国外曾有学者利用 40%的尿素软膏与环吡酮胺软膏联合治疗角化增厚型足癣，疗效满意。在临床上有些医生会加用一些中药洗剂，如手足浸泡酊等，让患者足部每次浸泡 0.5 h 以上，发现对足癣的治疗有明显的疗效，因为这些中药洗剂中含有土槿皮、苦参、蛇床子等。土槿皮可以润肤软皮，苦参、蛇床子有杀虫驱虫等效果。国内有学者对中草药抗真菌进行研究，发现中草药抗菌剂中各种中药成分对真菌有不同的抑制作用，能在真菌细胞内产生多方面效应，作用途径多样。对有继发感染者，首先控制细菌感染，及时全身应用抗生素及外用抗生素药物控制继发感染后再进行抗真菌治疗。环吡酮胺是近年来外用抗真菌药物研究较多的药物之一。该药是一种广谱抗真菌药物，兼具抗革兰阳性和阴性细菌及抗炎的作用，因此很适合治疗易继发细菌感染的趾间型足癣。

目前治疗足癣的外用药，一般都存在着疗程长，过程繁琐，药物对皮损渗透性差，患者依从性低等特点。最近有学者对美浮特(R)皮肤抗菌液治疗足癣开放多中心临床观察，结果显示美浮特治疗足癣仅需 1～2 次即可达到较高的真菌学清除率，具有较好的治疗效果，患者有更好的依从性。为足癣的治疗提供了新的选择。

近年来，光动力疗法（photodynamic therapy PDT）被广泛用于多种皮肤病的治疗研究，其中也有对皮肤癣菌病的治疗。体外实验表明外用 δ-氨基-γ-酮戊酸（ALA）能使皮肤癣菌和酵母菌有效光敏，且未发现有诱导突变或耐药菌株产生的风险。国外有学者尝试将这一新技术用于浅部真菌病的治疗。患者治疗后痊愈，但是停止 4 周后复发。有可能与趾间的湿度、温度和 pH 等不利于 ALA 的摄取和光敏物质原卟啉的合成有关。不过这为类似治疗方法的深入研究提供了有益的参考。

还有研究者观察并总结 43 例足癣合并感染的患者应用氦氖激光照射配合抗生素、抗真菌药物治疗的效果，发现氦氖激光照射能止痒止痛、杀灭病原微生物、改善局部血液循环、促进创面愈合，应用于治疗足癣合并感染效果明显。

外用药是常用的治疗方法，具有确定疗效，但存在一定的局限性，如患者的依从性差，文献显示 82.5%的足癣患者使用外用药物治疗坚持不到 2 周；涂药不均匀易使皮损遗漏，还会给患者带来生理和心理上的不适感。所以常导致单纯局部治疗疗效欠佳、复发率高（50%～80%）。单纯采用局部抗真菌药物无法起到防治细菌继发的效果。因此，单纯的外用药物治疗仅适用于初发或病灶局限的足癣患者。

(2) 系统治疗

口服抗真菌药物能有效治疗足癣，具有疗程短、用药方便、不会遗漏病灶、患者依从性较高、复发率低等优点，适用于局部治疗效果欠佳、反复发作、鳞屑角化型、受累面积较大、伴有某些系统性疾病（如糖尿病、艾滋病等）及不愿接受局部治疗的患者。口服药主要包括特比萘芬、伊曲康唑、氟康唑和灰黄霉素等。口服治疗最大的不良反应为胃肠道反应。特比萘芬比灰黄霉素疗效更好。特比萘芬属于丙烯胺类抗真菌药，通过抑制真菌内角鲨烯氧化酶的活性，

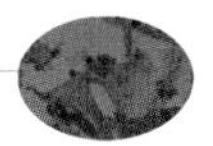

致使角鲨烯在细胞内聚集，引起细胞膜破裂，从而达到杀菌效果。对于免疫受损人群，如艾滋病、糖尿病等患者，因其合并用药较多，药物间相互作用相对较少的特比萘芬可能更适何用于这些特殊人群。

研究显示口服特比萘芬 250 mg/d 连续 1～2 周治疗足癣，12 周时真菌学治愈率为 89.3%，随访 3 年的年复发率仅为 10%左右；口服特比萘芬 1 周与外用克霉唑乳膏 4 周其疗效和安全性相似。

(3) 联合治疗

由于局部治疗和系统治疗各有局限性，所以外用药物和系统药物联合，不但可以保证疗效还可以缩短疗程，提高患者依从性。研究显示：联合治疗方案（"1＋1"），即外用抗真菌药物＋口服抗真菌药物联合治疗效果高于局部治疗和系统治疗。有研究表明"每日口服特比萘芬 250 mg（1 周）＋特比萘芬乳膏外用（1 周）"治疗足癣的方法，疗效明显优于单纯外用药。具有疗程短、费用少、提高依从性和疗效、复发率低等优势。尤其适用于反复发作、依从性差者，值得临床推广使用。

此外，还有研究提示某些天然药物对足癣也有一定的疗效。如臭氧处理过的葵花子油具有显著的抗菌作用。葵花子油价廉、有效，有望成为足癣治疗的备选药物。还有用物理抗菌疗法治疗足癣，物理抗菌膜能在皮肤、黏膜表面形成一层致密的正电荷网状膜；对带负电荷的细菌、真菌、病毒等病原微生物具有强有力的吸附作用，通过静电作用杀灭或者抑制病原微生物的作用，不会产生耐药性。

总之，足癣是皮肤科最常见的感染性疾病，足癣治愈后易复发，为防止复发应建议患者保持原发部位的皮肤干燥，并且建议患者在治疗后常更换袜子及鞋子等。有研究显示应用抗真菌药物治疗同时，改变患处皮损周围真菌的生存环境，有助于足癣的彻底治愈。国外研究者证实，约 35%的病例可以不使用药物，通过加强患足卫生而将足癣治愈。因此，应通过多种途径普及足癣防范知识，帮助患者建立健康行为，提高患者治疗依从性，预防并发症，降低复发率。

主要参考文献

[1] 占萍，吕雪莲，佘晓东，等. 两足一手型手足癣致病菌种红色毛癣菌的基因型分析. 中国皮肤性病学杂志，2009，23(1)：3－5.

[2] 刘芳，桑红，胡文星，等. 浅部真菌感染和变态反应性皮肤病相关性研究. 中国真菌学杂志，2011，6(6)：344－349.

[3] 刘芳，王雪连，沈永年，等. 皮肤癣菌和白念珠菌抗原在慢性荨麻疹患者中的致敏性及交叉反应研究. 临床皮肤科杂志，2013，42(5)：270－273.

[4] 吴绍熙，廖万清. 中国致病真菌 10 年动态流行病学研究. 临床皮肤科杂志，1999，28(1)：1－5.

[5] 徐楠，温海. 足癣复发对患者生活质量的影响. 中国真菌学杂志，2006，1(3)：174－176.

[6] 刘维达，李岷. 皮肤癣菌病的诊疗. 中华皮肤科杂志，2002，35(6)：494－496.

[7] 余进，赖维. 手癣和足癣的诊疗指南. 中国真菌学杂志，2012，7(2)：109－110.

[8] 李虹，黄欣，施伟民. 中草药抗真菌研究新进展. 中国真菌学杂志，2009，4(1)：62－64.

[9] 王秀丽，王冲，李明. 美浮特(R)皮肤抗菌液治疗足癣开放多中心临床观察. 中国真菌学杂志，2013，8(4)：220－227.

[10] 肖佐环，王晓鸿，孔梅. 氦氖激光治疗足癣并感染 23 例疗效观察. 中华全科医学，2010，8(9)：1138－1139.

[11] Moriarty B, Hay R, Morris-Jones R. The diagnosis and management of tinea. BMJ, 2012,345:e4380.

[12] Zhan P, Geng C, Li Z, et al. The epidemiology of tinea manuum in Nanchang area, South China. Mycopathologia, 2013,176(1－2):83－88.

[13] Bell-Syer SE, Khan SM, Torgerson DJ. Oral treatments for fungal infections of the skin of the foot. Cochrane Database Syst Rev, 2012,10:D3584.

[14] Zhan P, Ge YP, Lu XL, et al. A case-control analysis and laboratory study of the two feet-one hand syndrome in two dermatology hospitals in China. Clin Exp Dermatol, 2010,35(5):468－472.

[15] Gupta AK, Taborda P, Taborda V, et al. Epidemiology and prevalence of onychomycosis in HIV-positive individuals. Int J Dermatol, 2000,39(10):746－753.

[16] Da SB, Paula CR, Auler ME, et al. Dermatophytosis and immunovirological status of HIV-infected and AIDS patients from Sao Paulo city, Brazil. Mycoses, 2014,57(6):371－376.

[17] Field LA, Adams BB. Tinea pedis in athletes. Int J Dermatol, 2008,47(5):485－492.

[18] Miller DD, Bhawan J. Bullous tinea pedis with direct immunofluorescence positivity: when is a positive result not autoimmune bullous disease?. Am J Dermatopathol, 2013,35(5):587－594.

[19] Elewski BE, Haley HR, Robbins CM. The use of 40%

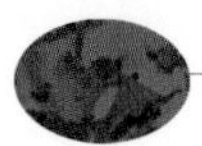

urea cream in the treatment of moccasin tinea pedis. Cutis, 2004,73(5):355 - 357.

[20] Calzavara-Pinton PG, Venturini M, Capezzera R, et al. Photodynamic therapy of interdigital mycoses of the feet with topical application of 5-aminolevulinic acid. Photodermatol Photoimmunol Photomed, 2004,20(3):144 - 147.

[21] Takiuchi I, Morishita N, Hamaguchi T, et al. Treatment outcome and relapse with short-term oral terbinafine (250 mg/day) in tinea pedis. Nihon Ishinkin Gakkai Zasshi, 2005,46(4):285 - 289.

[22] Elewski B, Smith S. The safety and efficacy of terbinafine in patients with diabetes and patients who are HIV positive. Cutis, 2001,68(1 Suppl):23 - 29.

[23] Martin SJ, Duvic M. Prevalence and treatment of palmoplantar keratoderma and tinea pedis in patients with Sezary syndrome. Int J Dermatol, 2012,51(10):1195 - 1198.

[24] Millikan LE. Role of oral antifungal agents for the treatment of superficial fungal infections in immunocompromised patients. Cutis,2001,68(1 Suppl):6 - 14.

[25] Menendez S, Falcon L, Simon DR, et al. Efficacy of ozonized sunflower oil in the treatment of tinea pedis. Mycoses, 2002,45(8):329 - 332.

[26] Zeng Y, Deng R, Yeung HSB, et al. Application of an antibacterial dressing spray in the prevention of post-operative infection in oral cancer patients: A phase 1 clinical trial. African J Biotechnol, 2008,7(21):3827 - 3831.

[27] Erbagci Z. Topical therapy for dermatophytoses: should corticosteroids be included?. Am J Clin Dermatol, 2004,5(6):375 - 384.

(桑　红　孔庆涛　邓　琳)

13 甲真菌病

甲真菌病(onychomycosis)泛指由致病真菌侵犯指(趾)甲板所引起的感染性疾病。致病真菌包括皮肤癣菌、念珠菌或其他酵母类真菌、霉菌等。其中,由皮肤癣菌所致的感染称为甲癣(tinea unguium)。

13.1 病因和流行病学

甲真菌病的病原体主要是皮肤癣菌,其次为念珠菌,再次为霉菌。20 世纪 90 年代的流行病学调查认为,85%~90%的甲真菌感染由皮肤癣菌引起,约 5%由非皮肤癣菌引起。近年来的调查发现,非皮肤癣菌引起的甲真菌病呈增多趋势,仅甲念珠菌感染就占甲真菌病的 5%~10%。在极少数情况下,糠秕孢子菌可以侵犯甲板而发生糠秕孢子菌性甲真菌病。

甲真菌病呈世界性分布,可发生于任何年龄,最常流行于 20~50 岁人群,在自然人群中的发病率为 3%,手足癣患者中甲真菌病占 50%,是皮肤科常见病、多发病。趾甲的病变多于指甲。

13.2 临床表现

甲真菌病可发生于任何一指(趾)甲,趾甲的发病率高于指甲,第 1 趾甲更是好发部位。病甲可作为病原真菌的储藏库,引起手足癣和体股癣等。因此,甲真菌病患者常伴发手足癣和体股癣。

一般甲真菌病缺乏自觉症状,但甲板混浊、肥厚、变形、变色,影响甲外观,给患者带来心理痛苦。当趾甲真菌病发生明显增厚,甚至发生钩甲时,穿鞋、走路有胀痛、持续性疼痛。如果病甲完全被破坏,甲板完全脱落后丧失甲板的功能,则影响完成细微、灵巧动作的功能,影响患者的生活质量。

甲真菌病的并发症也较多,如诱发癣菌疹;甲真菌病引起的趾间糜烂型足癣可诱发细菌感染及小腿急性丹毒等。

13.3 临床类型

根据甲真菌病的临床表现,传统的分型将其分为 4 型,其意义主要在于不同临床类型的发生过程不同,治疗方案的选择也不相同,且预后也有差异。2011 年,Hay 等又对甲真菌病的临床类型进行了修订和补充,增加了"混合型甲真菌病",并对念珠菌性甲真菌病进行了专门描述,对于发生在原有皮肤病基础上的甲真菌病,则提出了"继发性甲真菌病"的概念。

(1) 白色浅表型甲真菌病(superficial white onychomcosis, SWO)

在甲板的浅层有云雾状白色混浊,表面稍有凹凸不平或变形,一般情况下是致病真菌直接侵入甲板引起(图 13-3-1)。病损范围较小,也比较表浅,属于最轻的一型。较多侵犯趾甲,较少侵犯指甲。

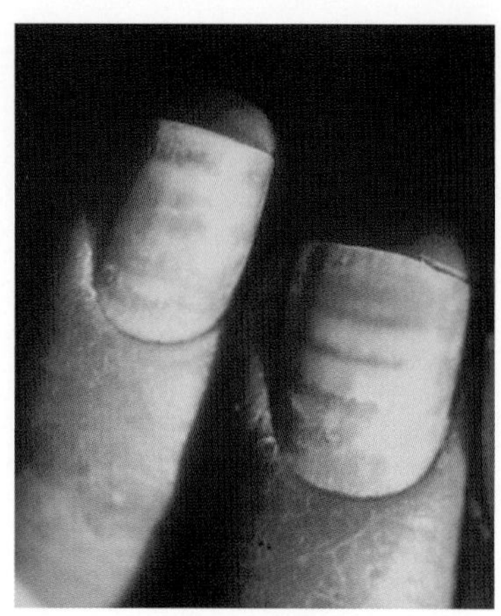

图 13-3-1　白色浅表型

临床特点为甲表面斑点或横沟、颜色改变(白色常见,黑色少见)。常见病原菌包括须癣(趾间)毛癣菌、红色毛癣菌、镰刀菌、支顶孢、柱顶孢霉等,也可由白念珠菌感染引起。

(2) 远端侧位甲下型甲真菌病(distal and lateral subungual onychomycosis, DLSO)

此型临床上最为常见,约占甲真菌病的 90%。临床特点主要为甲板增厚、颜色改变(黄色或白色常见,偶有黑甲)、甲分离和纵形条纹。甲分离常与念珠菌感染相关(图 13-3-2)。常由皮肤癣菌或一些霉菌感染所致,主要有红色毛癣菌、须癣(趾间)毛癣菌、絮状表皮癣菌,其他少见病原菌有白念珠菌、镰刀菌、柱顶孢霉和短帚霉等。病原菌多从甲板下与甲床前黏合处缝隙入侵,使甲前缘和侧缘混浊肥厚,角质增生,表面凹凸不平,甲板变形且松脆易碎,当角质物松脆易碎层层脱落后就出现甲分离。病变可逐渐向近端发展和蔓延,最后可侵犯全甲板。

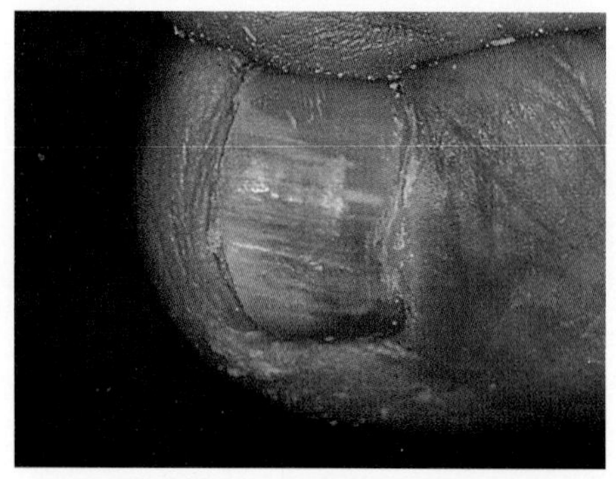

图 13-3-2　远端侧位甲下型

(3) 近端甲下型甲真菌病(proximal subungual onychomycosis, PSO)

此型较少见,多见于免疫功能有缺陷患者,如 HIV 感染或长期使用免疫抑制剂者等。临床特点为甲根部和近端甲板及甲床出现甲板混浊、增厚、粗糙、凹凸不平等,常伴甲沟炎(图 13-3-3)。通常由念珠菌属或红色毛癣菌感染,偶尔可由霉菌感染引起,如镰刀菌(*Fusarium*)、短帚霉或黑曲霉(*A. niger*)。近 20 年来本型多见于艾滋病患者。一般来说致病菌是通过甲小皮而进入甲板、甲沟,逐渐向远端发展。初在近端甲下出现甲板粗糙、肥厚、甲板凹凸不平,呈白色云雾状混浊。此型常伴发慢性甲沟炎。

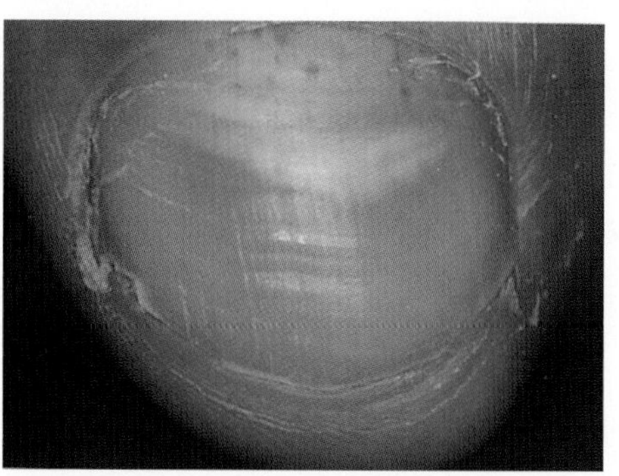

图 13-3-3　近端甲下型

(4) 甲板内型甲真菌病(endonyx onychomycosis)

甲板内型是真菌感染的一种新的类型,真菌穿过甲角质层,形成奶白色斑片,甲板无明显增厚或萎缩,无明显炎症,无甲下角化过度或甲分离。真菌菌丝在甲内形成团块,称为皮肤癣菌瘤。此型我国临床少见。常见病原菌为苏丹毛癣菌和紫色毛癣菌。

(5) 全甲毁损型甲真菌病(total dystrophic onychomycosis, TDO)

全甲损毁型是临床上最严重的一型,可由上述几型病变加重及演变而来。临床特点为全甲板受到侵蚀、破坏、脱落,甲床异常增厚(图 13-3-4)。主要由白念珠菌感染引起,也可由红色毛癣菌、须癣毛癣菌或絮状表皮癣菌引起。病原菌侵入甲板或甲床后,广泛弥散、蔓延,整个甲板被真菌破坏,甲板脱落,甲床表面残留粗糙角化物堆积,甚至高度增厚,伴有软组织肉芽肿改变,可见于慢性皮肤黏膜念珠菌病。

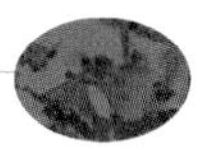

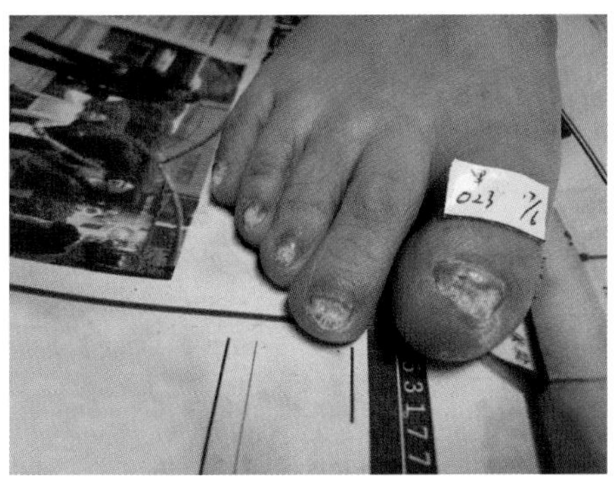

图 13-3-4 全甲毁损型

(6) 非真菌性甲病继发真菌感染

真菌可侵入甲板及周围组织，常见于银屑病和外伤性甲病变，多表现为原发病的特征，确诊需要实验室证据。

13.4 实验室检查

(1) 标本采集

取材方法的正确与否是镜检与培养阳性的关键，故取材时应取病变部位的标本。用灭菌小刀刮取指、趾甲深部碎屑，碎屑放于玻片上，滴 1～2 滴 20%KOH 溶液，盖上盖玻片后在酒精灯火上加热往返数次，以促进角层细胞溶开、变薄，10 min 左右即可镜检。碎屑中可找到分支的菌丝和孢子，也可见到假菌丝或着色的芽胞等。加上派克(Parker)蓝黑墨水，可提高观察效果，更易看到菌丝和孢子。但因病期超过 12 个月的远端侧位甲下型甲真菌病的远端真菌已死亡，用剪刀剪掉远端部甲板，尽可能在病甲近端部取材，用较钝的解剖刀刮取甲板下的角质碎屑。白色浅表型甲真菌病从病甲表面刮取；近端甲下型病变，可用甲钻或解剖刀采取标本。

(2) 真菌镜检

只要直接镜检找到孢子或菌丝即可确诊，但是阳性率不高，为 50%～75%。根据镜下看到菌丝和孢子的不同结构，大致可以判断由某种菌属感染引起。如看到菌丝细长有隔且规则，多为皮肤癣菌；镜下见成群的圆形孢子(酵母细胞)并有假菌丝(pseudohyphae)，多为念珠菌；霉菌菌丝粗大，分枝、不规则为柱顶孢，在镜下显示特征性分生孢子者多为帚霉。溶甲涂片镜检结合 PAS 染色阳性率高，有助于鉴别真菌菌属。

(3) 真菌培养

甲真菌病真菌培养的意义除了提供有价值的流行病学资料外，可以指导临床医生正确选用抗真菌药。

真菌培养阳性率较高，其结果可以确定致病真菌的属和种。将取材的部分甲碎屑标本置于沙堡氏培养基上培养，因为皮肤癣菌生长较慢，培养皿在 28℃应至少培养 3 周，才能确定培养结果。对于怀疑是霉菌感染的标本。应加用不含放线菌酮培养基进行培养。

皮肤癣菌性病甲的标本培养常阴性，原因之一是难以获得好标本。因此，正确取材非常重要。培养基中加入放线菌酮能保证皮肤癣菌的良好生长，但常规加有放线菌酮的培养基不利于念珠菌和霉菌的发现，应准备好两种加或不加控制霉菌生长的放线菌酮的培养基，这样才能培养出真正的致病菌。

(4) 组织病理学检查

甲板平均厚 0.5～0.7 mm，由 100～150 层角质蛋白不规则排列而成，非常坚硬，不能按常规做石蜡切片，需做特殊的软化操作。将甲组织标本放入 10%吐温 40(Tween 40)溶液中浸泡 8 h 以上以软化甲板，制成石蜡切块，制成 10～15 μm 厚的标本，PAS 染色。其中用过氧酸染色 15 min，再用过碘雪夫试剂染色 12 h，然后浸入硫酸溶液中 2 min，反复 3 次。在无水乙醇中脱水并在甲苯中清洗。组织病理学可从真菌的不同组织学特征中初步确定其菌属。皮肤癣菌的菌丝为有规则的结构，常有分枝，并有间隔，可见关节孢子，多横向生长，沿甲板平行排列；酵母由许多细胞集合而成(非侵袭性)，有的为假菌丝(侵袭性)；霉菌中不同霉菌种各有特点，曲霉有叶状外观，柱顶孢为不同宽度的弯曲状菌丝；短帚霉甲真菌病时，其分生孢子常可在甲内找到。

甲下型甲癣取病甲作 PAS 染色很易找到真菌，可见菌丝及关节孢子，位于甲板层中，一般局限于甲板的最下部。甲板下的组织可全无炎症或只有很少的炎症反应。

白色浅表型甲真菌病的真菌菌丝只局限于甲板的最上部位，很少波及较深层，在甲板上部可见大量菌丝，较甲下型甲癣中所见菌丝更大更宽。切片中常有成团肿胀的菌丝及不规则形的关节孢子。

虽然甲真菌病的组织病理学可以帮助显示真菌病原菌的一般特点，但不能确定致病真菌的菌种，明确菌种还需真菌培养。

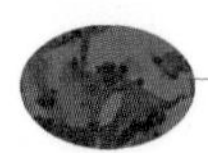

(5) 其他

PCR-RFLP 法:目前聚合酶链式反应(PCR)、限制性片段长度多态性(RFLP)技术也已应用于甲真菌病病原菌的诊断。真菌菌株用 PCR-RFLP 方法检测能区分皮肤癣菌、酵母菌和霉菌,其分析结果与真菌培养结果一致;其缺点是真菌病甲标本很易污染,甲板质地坚硬,其准确性较难保证,技术上也有一定难度。

13.5 诊断和鉴别诊断

正确的诊断是治疗成功的前提。由于临床上存在约半数以上的非甲真菌病性甲病,因此通过鉴别诊断排除这些甲病十分必要。由于甲下型甲癣的真菌量较少,且常位于甲板的最下部,故较难诊断,其他类型的甲真菌病的诊断并不困难,主要根据典型的临床损害和实验室查找真菌。在临床甲标本中分离出霉菌时,必须结合临床特点加以判断。

甲病的鉴别诊断首先通过病原学检查排除真菌感染;可以采用甲组织病理学和超声检查排除甲肿瘤;详细的皮肤科检查排除其他皮肤病;同时全面的体格检查排除系统疾病。常见的伴有甲损害的皮肤病主要包括银屑病(寻常型和脓疱型)、扁平苔藓、毛囊角化病、大疱性疾病、结缔组织病、皮炎湿疹类疾病、遗传性皮肤病及甲肿瘤等。

甲真菌病需以下几种疾病进行鉴别。

(1) 银屑病甲

银屑病患者有 10%~40%发生甲改变,且随年龄增加而加重。若伴有银屑病皮损,不难诊断。早期病甲在甲板表面有点状凹陷性小坑,密集成“顶针”状,随着患者角质形成细胞增生加快,表皮更替时间缩短,有大量的角化过度、角化不全细胞堆积,而使甲板混浊、肥厚、变色、表面凹凸不平,脓疱性银屑病可表现为甲周红斑、脱屑、甲下脓疱、甲板增厚或萎缩。后期很难从外观上与甲真菌病鉴别。

(2) 扁平苔藓甲病

扁平苔癣可以侵犯皮肤、黏膜,也常侵犯甲。主要侵犯甲近端皱襞,有甲沟部潮红、水肿,甲板呈萎缩性改变。最大的特点是呈翼状胬肉样改变,甲板变形萎缩。结合全身皮损及真菌学检查可以鉴别,有条件可行甲组织病理学检查。

(3) 慢性湿疹甲病

手部是湿疹的好发部位,慢性湿疹患者可以侵犯到甲板,甲皱襞受炎症侵犯,使甲板营养不良,甲板有横行沟纹,甲板粗糙不光滑,可有颜色改变,但很少出现甲下碎屑,真菌检查阴性。

(4) 斑秃甲病变

主要表现为顶针样甲,细小、表浅、规则的凹点,甲板可变薄,真菌检查阴性。

(5) 白甲症

白甲症即甲板呈白色。它可以是点状、条状,部分甲或全部甲呈白色。当全白甲时,整个甲板呈白色,甲板变薄。

(6) 黑甲症

甲板变成黑色或褐色称为黑甲。可以是创伤、药物影响或炎症后色素沉着,也可见于黑素痣、黑棘皮病、色素沉着-肠息肉综合征等。如果黑甲侵犯到甲小皮,自觉有疼痛,可能为恶性情况,需进一步检查。

(7) 甲营养不良

可继发于斑秃、银屑病、特应性皮炎、寻常性鱼鳞病及其他慢性疾病,也可为特发性或遗传性。手指、脚趾 20 个甲为同步病变,甲混浊、肥厚,表面凹凸不平,有横沟纵嵴,也可以变薄,表面粗糙。

(8) 先天性厚甲症

为常染色体显性遗传性疾病,呈家族性。出生后即开始发病,20 个甲均混浊、肥厚,以甲板下甲床角质物角化增厚为主,甲板有颜色改变。此外可伴有其他部位的角化过度表现。

(9) 甲分离症

本病是在各种外因作用下甲板远端与甲床分离。分离的范围可大可小,从甲板远端轻度分离到甲板与甲床完全分离都可。可仅侵犯 1 个甲,也可侵犯数个甲。甲板分离可以是某些疾病如甲状腺功能亢进或低下、银屑病、甲真菌病的甲症状,但本病特指仅有甲板与甲床的分离而无其他症状的一类疾病。

13.6 治疗

甲真菌病是一种治疗困难的疾病,其原因是真菌侵犯部位的特殊性。除了白色浅表型甲真菌病以外,真菌侵犯在甲板中、甲板下或甲床上,而甲板厚且致密、坚固,外用药难以渗入,口服治疗也较难到达靶位置并达到目的浓度,即使达到真菌学治愈后,也常常见到甲形态畸形。治疗指甲甲真菌病至少 6

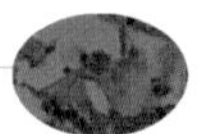

个月，趾甲真菌病则需 9～12 个月后方可见明显效果。

用于甲真菌病的治疗主要是外用药物和口服药物治疗两种方法。近年来非服药方法，如激光治疗、光动力治疗等均被尝试用于治疗甲真菌病，并取得一定的疗效。总之甲真菌病治疗的首要目标是使真菌镜检和培养的结果转阴。

（1）药物治疗甲真菌病

口服药物的疗效优于局部外用药物，单纯局部治疗仅用于白色浅表型甲真菌病或远端侧位甲下型真菌病的早期治疗，或在系统用药受限时选择使用。

1）局部治疗：

A. 剥甲治疗：主要用复方苯甲酸软膏（12%苯甲酸与 6%水杨酸制成凡士林软膏）或 40%尿素软膏等涂于病甲上，用塑料薄膜封盖，再用纱布包扎，甲板周围皮肤先要用纱布条严密保护。24～48 h 后再包 1 次，共封包 5～8 次，将甲板浸软。用剪刀从甲板中间剪开，用止血钳将左右各半甲板拔除，外敷碘仿。甲板拔除后尽可能清洁甲床，以后外用复方苯甲酸软膏或 20%冰醋酸，直到长出正常甲板为止。

B. 外用药物治疗：环吡酮甲涂剂和阿莫罗芬甲涂剂是目前使用较多的外用甲涂剂。环吡酮属于羟吡啶酮类（hydroxypyridone）抗真菌药，能抑制大多数致病真菌的生长，具有穿透甲板的作用。它只是一种温和的化学抗真菌药，外用刺激性小，患者耐受性良好，主要适用于白色浅表型甲真菌病，不侵犯甲侧缘，不侵犯甲母组织。甲涂剂接触到甲廓周围皮肤，少数患者可能会发生局部红肿和少许脱屑。

阿莫罗芬是一种广谱杀真菌药，它的作用优于环吡酮，属于吗啉类（morpholines）抗真菌药，主要通过破坏真菌细胞膜上麦角固醇的合成杀死真菌。大量的研究显示，阿莫罗芬甲涂剂对 50%的远端侧位甲下型甲真菌病有效，每周涂药 1 次治疗皮肤癣菌和酵母菌性甲真菌病效果良好，不良反应较少，只有轻度烧灼感、瘙痒和潮红。

远端侧位甲下型甲真菌病可外用抗真菌药治疗，如阿莫罗芬每周 1 次、环匹罗司甲涂剂每天 1～2 次。念珠菌性甲沟炎可外用抗真菌的霜剂，每天 2 次，共用 6 个月。

其他外用涂剂，如 30%冰醋酸外涂或 10%冰醋酸泡病甲，每天 1 次，持续 3～6 个月以上。涂药前若先将病甲刮薄，则疗效较好。涂 30%的冰醋酸时应注意保护甲周皮肤。

2）系统性药物治疗：口服抗真菌药治愈率高，可以治疗重症甲真菌病，但口服药价格昂贵，有一定的不良反应，特别是其肝毒性，使部分患者使用受限。目前，可供口服治疗甲真菌病的药物有灰黄霉素、酮康唑、氟康唑、伊曲康唑和特比萘芬。近年来，特比萘芬已成为甲癣治疗的首选药物，其次为伊曲康唑，氟康唑治疗也有效。对于甲念珠菌感染首选伊曲康唑冲击疗法，氟康唑治疗甲念珠菌病也有效。

A. 灰黄霉素：20 世纪 50 年代用于临床，主要用于治疗头癣，它是第 1 个治疗甲真菌病的口服抗真菌药，也是目前唯一批准可用于治疗儿童甲真菌病的药物，剂量为 10 mg/(kg · d)，与脂餐同服，可以增加药物吸收和提高生物利用度。成人推荐剂量是 500 mg/d，指甲感染疗程为 6～9 个月，而趾甲感染则需 12～18 个月。灰黄霉素治疗后复发率高，妊娠妇女服药后胎儿会发生先天畸形，男性在停药 6 个月内应避孕，因其疗效低，毒性大，复发率高，服药时间长，现已被新一代抗真菌药所替代。

B. 酮康唑：1989 年开始进入中国市场，是人工合成的咪唑二烷衍生物，它的药代动力学非常优异，为广谱抗真菌药，其作用机制是抑制真菌细胞膜麦角固醇的正常合成，破坏真菌细胞膜而发挥抑菌作用。酮康唑的不良反应主要为肝损害和过敏反应，全世界包括中国在内发生多例因口服酮康唑治疗甲真菌病导致中毒性肝炎而死亡的病例。

C. 氟康唑：是新一代三唑类抗真菌药，属于广谱抗真菌药。其体外抗真菌活性比酮康唑高，对念珠菌属特别敏感，而对曲霉属无效。氟康唑具有良好的药代动力学特性，它是唯一的水溶性抗真菌药，口服、静脉滴注吸收完全，1 h 后峰值浓度就可达 1～4 mg/L，连续应用血药峰值可高出 2.5 倍，能很好地通过血脑屏障而进入脑脊液中，在血浆中半衰期可长达 30 h，而在甲板中的后效应可长达 6 个月，因此非常利于治疗甲真菌病。目前推荐的有效而安全的氟康唑治疗甲真菌病的方案为：口服氟康唑，150 mg，每周 1 次，共 4 个月。

D. 伊曲康唑：为三唑类广谱抗真菌药，对皮肤癣菌、酵母菌和霉菌均较敏感，只对镰刀菌不敏感。具有高度亲脂性，其作用机制和其他咪唑类抗真菌药一样，主要抑制真菌细胞膜上麦角固醇的合成。连续口服伊曲康唑 200 mg/d，在血浆内持续存在高血浆浓度，而冲击疗法服药后伊曲康唑血浆浓度迅

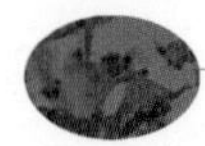

速达到峰值，并进入组织而迅速降低血浆中的浓度，因此能提高疗效，减少服药剂量及毒副作用。伊曲康唑冲击疗法具体方案为：口服伊曲康唑 400 mg，qd，共 7 d，停 21 d，为 1 个疗程，共需要 2～3 个疗程即可获得较好的疗效。

E. 特比萘芬：是丙烯胺类抗真菌药物，通过抑制角鲨烯环氧化酶，阻断麦角固醇合成旁路中角鲨烯向角鲨烯环氧化物的转化。麦角固醇是真菌细胞壁的组成成分，它的缺乏将使真菌生长受抑制，同时角鲨烯在细胞内堆积可导致真菌死亡。特比萘芬口服方便，250 mg，qd，连服 3 个月或更长。由于它具有亲脂性，主要分布到皮肤角质层，特别是甲板，故起效快，安全性好，较少发生不良反应。

(2) 非药物方法治疗甲真菌病

虽然近年来口服和外用药物等各种综合治疗使甲真菌病的临床疗效得到很大改进，但复发和(或)再感染率仍高达 16%～18%。特别是在一些不能服药治疗的特殊人群中，如高龄，肝、肾功能不全，服用多种药物治疗原发病者等，治疗仍然存在很大挑战。面对这些问题，应用非服药方法治疗甲真菌病的手段应运而生，主要包括激光和光动力疗法。这些方法的特点是非侵入性、由专业人员操作、疗程短、患者依从性好，更重要的是可以避免系统抗真菌治疗的各种不良反应，提高安全性。

1) 激光治疗：基本原理是选择性光热作用，利用真菌感染和周围组织之间吸收激光能量和导热性的不同，被真菌吸收的能量转化为热能或机械能。真菌在 55℃以上是热敏感的，吸收的激光能量持续辐射加热菌丝体(10 min 以上)可能导致杀菌效果。然而，加热皮肤组织温度超过 40℃会导致疼痛和坏死。因此，激光能量的形式要么通过热传导允许组织散热来脉冲，要么以适度的能量防止组织损伤来传递。激光治疗甲真菌病的确切机制仍在研究中。

2) 光动力疗法(PDT)：PDT 的原理是使用可见光激活应用于局部的光敏剂，产生活性氧，启动细胞凋亡。该方法最初是用于光化性角化病，但它也可以被真菌吸收。

(3) 联合治疗

尽管口服抗真菌药物治疗甲真菌病已取得了较好的疗效，但仍有部分患者治疗失败，其原因可能与以下多种因素有关，如依从性差、吸收不好、免疫低下、菌体耐药或甲生长停滞等。另外，也可能与药代动力学有关，甲下真菌感染使甲下有致密真菌成分的堆积，可以阻止药物有效浓度的渗透。

总之，在甲真菌病治疗过程中，充分运用不同治疗方法及不同抗真菌药间的不同的作用机制，采用抗真菌药联合治疗可以增加疗效。

主要参考文献

[1] 王端礼. 医学真菌学——实验室检验指南.，北京：人民卫生出版社，2005.

[2] 张宏，廖万清，郭宁如. 实用临床真菌学. 北京：人民军医出版社，2009.

[3] 李若瑜. 甲真菌病的诊断和治疗进展. 实用皮肤病学杂志，2013，6(2)：93－95.

(吴绍熙　张　宏　高爱莉)

14 叠 瓦 癣

由叠瓦癣菌(*Trichophyton concetricum*)引起的多环性同心圆形的皮肤癣菌病称为叠瓦癣(tinea imbricata),也称热带环状癣,是一种特殊类型的体癣。

14.1 病因和流行病学

病原菌为叠瓦癣菌(亦称同心圆毛癣菌),本病分布局限于较湿热的地区,如太平洋、东南亚及中南美的一些地区。在我国的分布较广泛,特别是在长江和黄河下游、江淮之间的广大地区发病率尤高,温湿的气候与发病有一定关系。本病男性多于女性,比例为(11～34)∶1,尤好发于幼小儿童或男性青年,国内资料中最小发病年龄为2岁,最大72岁,大多在20～40岁,并可能终身存在,但传染力很低,同家庭中也不易传染。本病的传染方式通常认为主要是人与人之间的直接传染或接触患者的用具而间接传染,但尚无确切的证据。

14.2 临床表现

皮疹初起为一淡红色斑丘疹,逐渐扩大并很快形成环状鳞屑,以后中心可又形成棕色的小斑片,又向外扩张,重复不断发展,形成一个典型的、很多同心圆排列成环形和多环形的树轮状环形纹,也可为波浪起伏状的无数平行鳞屑相互重叠的屋瓦状形态。圆环一般不超过10个,各环间距0.2 cm左右,其斑片直径常有数厘米,大的可达10 cm以上。如邻近损害相互融合,则可形成更大的多轮状或涡纹状斑片,故又称涡纹癣。大多数环纹有白色鳞屑翘起,其向心侧游离,而离心侧紧贴皮面,这种表现当皮肤浸水后更为明显。有时鳞屑脱落而遗有浅棕色的同心圆纹。叠瓦癣的病程为慢性,且不受季节的影响,如不治疗可迁延终身。由于长期搔抓刺激,可使局部浸润肥厚,此时同心圆皮损可不明显。当侵犯掌跖时,多为角化过度表现,类似角化过度型手癣和足癣,而无典型的同心圆损害。

本病常为局限性大片斑片,全身除黏膜和头发部位外均可累及,但多从躯干或臂部开始,可波及四肢、掌跖、面部、头皮及外生殖器。偶可侵犯指、趾甲,患处毛发无改变,也不脱落。该病病程漫长,自觉奇痒,如不治疗可终身不愈。

14.3 实验室检查

(1) 真菌镜检和培养

刮取最外圈游离的鳞屑涂片,KOH标本镜检和培养可见交织的类关节状分枝菌丝。但是真菌培养的阳性率较低,这与脱落鳞屑中真菌较快失去活力有关。

此菌生长缓慢,在葡萄糖蛋白胨琼脂培养基上一般需7～10 d开始长出菌落,约2周菌落长至0.3 cm,呈乳白色岩块样蜡状隆起,并有高低不平的褶叠,菌落可逐渐增大,但直径很少超过1 cm,同时颜色由淡变深，而呈棕黄色或棕黑色，并有明显的放射沟纹，表面有少许灰白色粉末状气生菌丝(图 14-3-1)。在玉米培养基上，菌落生成可提早 1～2 d。直接镜检可见粗的分隔菌丝，原浆淡，双壁，有颗粒，伴有许多厚壁孢子(图 14-3-2)。

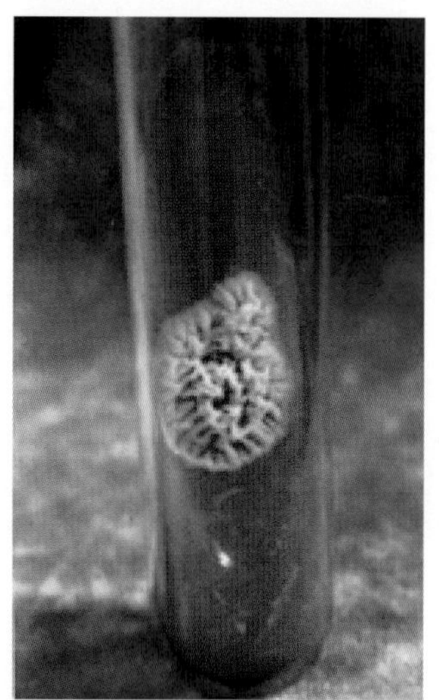

图 14-3-1　叠瓦癣菌菌落

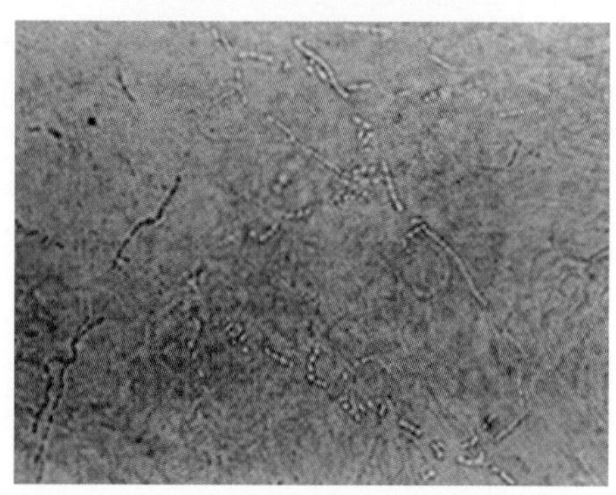

图 14-3-2　直接镜检可见粗的分隔菌丝

另外，由于此菌生长缓慢，可因污染而影响培养结果。因此，在刮取鳞屑后，可将鳞屑置于 70%的乙醇内浸泡 15 min，用 0.9%氯化钠溶液冲净，再接种于含蜜或玉米培养基中。

(2) 组织病理

在用 PAS 染色或乌洛托品硝酸银染色的组织切片中，可见表皮角质层中有许多真菌菌丝，真皮中可有轻度非特异性炎性浸润，其中包括少量嗜酸性粒细胞浸润。

(3) 血常规

常规检查患者周围血中常有嗜酸性粒细胞计数增加。

14.4　诊断和鉴别诊断

根据典型的皮损表现，直接镜检找到菌丝或孢子，可以确诊。有时组织病理尚可看到菌丝。

该病需与一般体癣相鉴别，其临床特点包括：①叠瓦状的鳞屑；②皮损变化没有明显的季节性；③直接镜检可见纵横交错的关节菌丝和真菌培养可见同心性毛癣菌生长；④周围血中常有嗜酸性粒细胞计数增加；⑤治愈比较困难。通过直接真菌镜检和培养可确诊。

14.5　治疗和预防

由于本病的病变可深达棘层，单用外用药较难治愈。因此，以口服药物配合局部用药治疗为主。

(1) 局部治疗

局部用药时，应先用肥皂尽量洗去鳞屑，然后可根据皮肤厚薄，病变范围大小选用不同的剂型。常用的抗真菌药物有 1%～2%的咪唑类药物，如联苯苄唑、咪康唑、克霉唑、酮康唑、益康唑等制剂；1%的丙烯胺类药物，如萘替芬、特比萘芬或布替萘芬制剂；其他如 1%阿莫罗芬、2%环吡酮胺乳膏等及复方水杨酸酊或软膏，水杨酸雷锁锌软膏等。用药至皮损消退后继续用药 1 周，对股部、婴幼儿等患者宜选用较温和的药物。对于外耳道、鼻孔、眼睑、脐窝、肛门及甲旁的皮损，涂药时切勿遗漏，否则容易复发。

(2) 系统治疗

口服灰黄霉素(0.2 g，每天 3 次)，或酮康唑(0.2 g，每天 1 次)，或特比萘酚(0.25 g，每天 1 次)，或氟康唑(0.15 g，每周 1 次)或伊曲康唑为 0.2 g，每天 1 次，至皮损消退后，还应巩固治疗 1～2 周。

主要参考文献

[1] 王端礼. 医学真菌学——实验室检验指南. 北京：人民卫生出版社，2005.

[2] 张宏，廖万清，郭宁如. 实用临床真菌学. 北京：人民军医出版社，2009.

(高爱莉　张　宏　吴绍熙)

马拉色菌感染及马拉色菌病

马拉色菌属(*Malassezia* spp.)是一种寄生于正常人体皮肤的条件致病菌性酵母菌属,可从大部分健康成年人的皮肤上检出。当皮肤微环境变化和(或)宿主防御功能低下(如高温和高湿度、油性皮肤、多汗、遗传因素、免疫缺陷和免疫抑制治疗)的情况下马拉色菌可成为致病因素,与临床多种皮肤病相关。该菌不仅可以引起非炎症性皮肤疾病(如花斑癣),也与炎症性皮肤病(如特应性皮炎、脂溢性皮炎、银屑病、毛囊炎等疾病)有一定的相关性。因此,逐渐受到皮肤科医师的关注。依据传统的分子生物学特征和基因组成,目前主要根据嗜脂性及菌落、细胞形态学、生理生化特性及分子生物学特征将马拉色菌属分为14种:糠秕马拉色菌(*M. furfur*)、球形马拉色菌(*M. globosa*)、钝型马拉色菌(*M. obtusa*)、厚皮马拉色菌(*M. pachydermatis*)、限制马拉色菌(*M. restricta*)、斯洛菲马拉色菌(*M. slooffiae*)、合轴马拉色菌(*M. sympodialis*)、皮肤马拉色菌(*M. dermatis*)、日本马拉色菌(*M. japonica*)、娜娜马拉色菌(*M. nana*)、大和马拉色菌(*M. yamatoensis*)、*M. equina*、*M. caprae* 及 *M. cuniculi*。其中 *M. pachydermatis* 为唯一的非嗜脂性马拉色菌。

15.1 花斑癣(花斑糠疹)

花斑癣又名汗斑或花斑糠疹(pityriasis versicolor, tinea versicolor),是马拉色菌属感染表皮角质层引起的一种慢性浅表真菌感染,通常无自觉症状。临床表现为躯干和四肢末端出现细碎脱屑的斑片或色素沉着性鳞屑斑,此病常见于多汗和皮脂腺分泌旺盛的人群,对身体危害较小,好发于胸部、背部、上臂、腋下,有时也波及面部。

15.1.1 病因和流行病学

本病的病原菌是马拉色菌属。此菌是人体正常菌群之一,其菌体中含有脂酶,可将脂质分解为脂肪酸,为自身的合成代谢提供必需的营养源,使菌体进一步繁殖。当细胞代谢减慢时,脂酶活性随之降低。因此,该菌主要存在于正常人体皮脂腺丰富的部位,如前胸、后背、头、面、颈部等,条件合适时发病,其诱发因素包括以下两方面。外因:①温度高和湿度大是花斑癣的促发因素之一,热带国家成人发病率可高达50%。②热带国家居民喜用棕榈油或其他脂

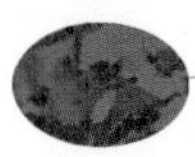

类物质涂搽身体，可促发菌丝体形成。③衣服封闭及二氧化碳张力高，多见于温带地区的居民。内因：①遗传性。国内25.21%，国外5.8%～39%的患者有阳性家族史，多为一级亲属，即父母、兄弟姐妹等均患本病，遗传方式属多基因遗传。②免疫功能。此病易发生于免疫功能受损时，研究证明受累表皮内的郎格汉斯细胞密度明显减少且分布不均，有灶性集聚现象或消失，许多郎格汉斯细胞树突缩短、减少，甚至消失。个别郎格汉斯细胞体积明显增大，当用圆形糠秕孢子菌提取物作抗原刺激时，患者的淋巴细胞转化率和白细胞移动抑制因子活性均较正常人低。③多汗：本病与多汗有关。

花斑癣的患病人群在各个年龄段均有分布，从4个月大的婴儿到老年人均有报道，我国报告最小发病年龄为出生20 d，但在20～40岁的人群中更为多见。男女均可发病，男多于女。

15.1.2 临床表现

本病好发于于皮脂腺丰富的部位，如胸前、背部、肩部、双上臂、面颈部，少数报告位于掌部、阴茎龟头及冠状沟等处，一般以男性青壮年多见。初起损害为围绕毛孔的圆形点状斑疹，以后逐渐扩大为黄豆到蚕豆大近乎圆形的斑疹，大小形状不一，边界较清楚，表面有细碎的皮屑(图15-1-1)。由于糠秕马拉色菌在体外能产生二羧酸，抑制酪氨酸酶，产生细胞毒作用，故可引起花斑癣的色素减退斑。另外，尚可产生各种色素，表现为各种不同颜色的斑片，如白色、淡红色、淡褐色等。不同患者斑疹颜色可不同，而同一患者斑疹也可同时有多种颜色。

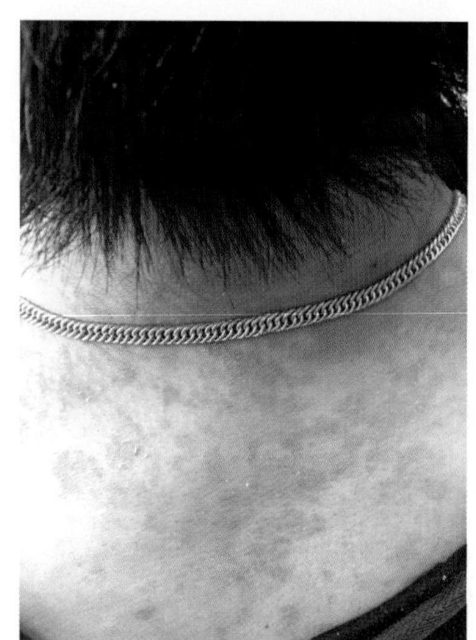

图15-1-1 背部花斑癣

本病大多无症状，少数在炎热季节、体力劳动、多汗或晒太阳后有轻到中度的瘙痒。炎热季节病情加重，冬季好转，甚至不治自愈，第2年复发。个别患者终年存在，呈慢性过程。部分有家族易感性，很少接触传染。

15.1.3 实验室检查

(1) 真菌镜检

取皮损处鳞屑直接镜检，可见成簇的圆形和卵圆形芽生孢子及短菌丝，直径3～8 μm，短菌丝可呈香蕉形、棒形，罕见分枝菌丝。

(2) 真菌培养

取鳞屑接种于含橄榄油或菜籽油的培养基上，置于32～34℃环境中1周，可培养出呈乳白色酵母样菌落。因球形马拉色菌具有嗜脂性，因此在培养基中加入脂类才能获得最佳生长。

(3) Wood灯(滤过紫外线灯)检查

皮损和刮取的鳞屑可见有淡黄色或淡褐色荧光。

(4) 组织病理

角质层内含有大量的菌丝及孢子，HE染色呈弱碱性，真皮浅层可见轻度血管周围炎改变。

15.1.4 诊断和鉴别诊断

根据好发部位、皮疹特征、真菌学检查及Wood灯荧光检查，本病诊断不难。KOH或墨水涂片镜检，皮损中可见成群、厚壁、圆形或芽生孢子和弯曲似"S"形的菌丝。本病不同颜色斑疹需与一些疾病鉴别，如白色糠疹、脂溢性皮炎、玫瑰糠疹、红癣、白癜风、贫血痣、黄褐斑及红癣等，根据临床特征和实验室检查可鉴别。

15.1.5 治疗

(1) 局部治疗

外用抗真菌药物和角质剥脱剂均有效。常用的有：咪唑类药物，如联苯苄唑、酮康唑、益康唑、咪康唑、克霉唑等；或丙烯胺类药物，如特比萘芬、萘替芬、布替萘芬等；或吗啉类，如阿莫罗芬；其他，如环吡酮胺、20%～30%硫代硫酸钠溶液、5%二硫化硒洗洗剂和2%的酮康唑香波等，每天1～2次，连用2～4周。

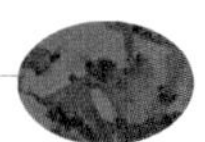

（2）全身治疗

对于顽固病例或皮损范围泛发者，可口服酮康唑 200 mg，qd，连用 2～4 周；或口服伊曲康唑 200 mg，qd，连用 1 周；或口服氟康唑 150 mg，每周 1 次，顿服，连用 4 周。口服灰黄霉素和特比萘芬无效。

15.2　马拉色菌毛囊炎

马拉色菌毛囊炎（*Malassezia* folliculitis）是由马拉色菌引起的毛囊炎性皮肤真菌病，又称糠秕孢子菌毛囊炎（pityrosporum folliculitis），临床主要表现为青年人胸背部散在毛囊性丘疹或脓疱性的毛囊炎。

15.2.1　病因

本病的病原菌与花斑癣的病原菌相同，均为马拉色菌属真菌。马拉色菌是人体皮肤正常菌群之一，在促发因素影响下，在毛囊内大量繁殖，其脂肪分解酶使毛囊的三酰甘油变成游离脂肪酸，刺激毛囊口产生多量脱屑，引起毛囊导管阻塞。由于马拉色菌的过度繁殖，皮脂的潴留，细胞碎片的积聚和游离脂肪酸的刺激，导致阻塞的毛囊扩张，继而破裂，内容物释入组织而产生炎症。

15.2.2　临床表现

本病是一种以瘙痒性、毛囊性丘疹和脓疱为特征的慢性病，有时可伴有灼热和刺痛。皮损主要分布于皮脂腺丰富的部位，如背部、胸前、双肩、颈部，少数见于前臂、小腿和面部，腹部有时也会发生。皮损呈弥漫性或散在性，多呈对称性。皮疹为圆顶状毛囊红色小丘疹，间有毛囊性小脓疱，可挤出粉状物。周边有红晕（图 15－2－1）。本病多见于中青年，平均发病年龄在 30 岁左右，男女均可发病。本病往往并发花斑癣、面部痤疮等，常见于多汗症、油性皮肤、脂溢性皮炎的患者。临床上可分为 3 型：一型常见于青年，表现为背部及上胸部散在瘙痒性的毛囊性丘疹或脓疱疹，直径 2～3 mm，常于日晒后、用抗生素、糖皮质激素或免疫抑制剂后发生。二型见于某些脂溢性皮炎患者，为胸背部多发性小毛囊性丘疹；三型见于 AIDS 病患者，为多发性脓疱，分布于躯干、面部和下肢，常合并严重的脂溢性皮炎，且对治疗高度抵抗。

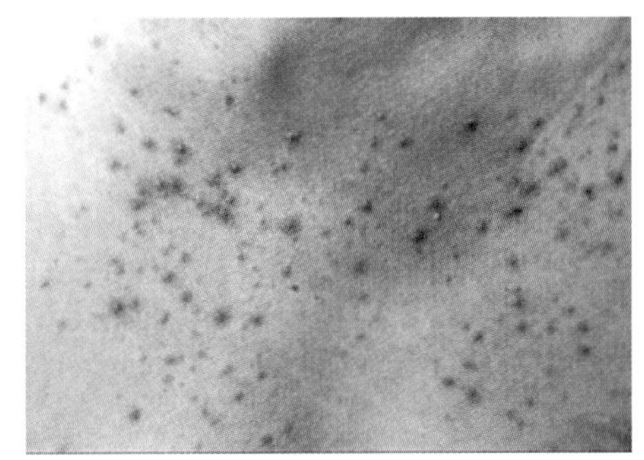

图 15－2－1　马拉色菌毛囊炎

15.2.3　实验室检查

（1）真菌镜检

直接刮取毛囊性丘疹或脓疱的表皮附着物，镜下可发现腊肠形、微弯曲的菌丝或成群的圆形厚壁孢子，有时可找到出芽的孢子。用乳酸酚苯胺蓝染色液染色可提高直接镜检阳性率。

（2）真菌培养

糠秕马拉色菌具嗜脂性，在含橄榄油或菜籽油的培养基中可培养出来，菌落特征与花斑癣培养结果相同。

（3）组织病理学检查

切下完整的毛囊丘疹作病理切片，可见表皮轻度角化增厚，毛囊漏斗角质物栓塞使毛囊皮脂腺扩大，毛囊漏斗内、外有炎性细胞浸润。有时可见毛囊上皮破坏、形成漏斗周围脓肿。PAS 染色时，在扩大的毛囊腔内可见大量圆形或卵圆形芽生孢子，聚集成堆，直径约 5 μm，偶见单个、小群或成簇分布。

15.2.4　诊断和鉴别诊断

主要依据临床表现和组织病理，后者有诊断价值，真菌学检查（直接镜检或真菌培养）具有参考价值。本病需要与寻常痤疮、细菌性毛囊炎、皮肤念珠菌病、嗜酸性脓疱性毛囊炎等相鉴别。

15.2.5　治疗

此病侵犯毛囊，部位较深，外用一般抗真菌药效果较差，而含有渗透剂的外用抗真菌药疗效显著，但易反复发作，因此需口服药物与外用药物联合治疗本病。

(1) 局部外用

2%酮康唑香波洗澡,每天1次,在患部擦至有泡沫后,停留5 min后清洗干净;联苯苄唑酊或霜外用,疗效好。

(2) 口服药物治疗

酮康唑200 mg,qd,餐后服用,连续2~4周,疗效各地报道不一,本品可损害肝功能,久服要定期检查肝功能;伊曲康唑200 mg,qd,疗程1周;氟康唑150 mg,1周1次顿服,疗程4~6周。

15.3 甲马拉色菌病

甲马拉色菌病是由糠秕马拉色菌侵犯甲板所致的甲真菌病。

15.3.1 病因

本病的病原菌与花斑癣的病原菌相同,均为马拉色菌属真菌。近年来,甲真菌病发病率呈逐渐上升趋势,其致病菌谱也随之变迁,发现糠秕马拉色菌也可侵犯甲板,引起甲真菌病,国内外已有多篇文献报道从甲标本中发现糠秕孢子菌。马拉色菌是人体皮肤正常菌群之一,在某些促发因素作用下该菌定植在甲表面,进而侵犯甲组织,最终发展为甲真菌病。促发因素包括患银屑病、糖尿病、脂溢性皮炎、接触性皮炎、甲外伤及长期接触植物油等。

15.3.2 临床表现

甲糠秕孢子菌病可发生于任何一指(趾)甲,Crozier等报道了10例甲糠秕孢子菌所致的甲真菌病患者,受累部位手指甲6例,足趾甲4例。临床可表现为甲下角化过度、甲分离,甲远端和侧缘白黄色或棕褐色,无明显自觉症状。

15.3.3 实验室检查

(1) 真菌镜检

将甲屑置于20% KOH溶液中进行溶甲后,直接镜检可见大量圆形或卵形酵母出芽孢子。用5%Parker墨水染色等染色法可提高直接镜检阳性率。

(2) 真菌培养

刮去病甲表层后取甲屑及剪远端病甲,在含橄榄油或菜籽油的培养基中可培养出菌,菌落特征与花斑癣培养结果相同。

(3) 组织病理

剪取远端病甲,经10%甲醛固定后置脱钙液中脱钙,常规脱水,石蜡包埋切片(3 μm),HE、PAS或氯胺银染色。发现甲组织表面有裂隙,其间有大量卵形出芽孢子,可被PAS染成棕红色,氯胺银染成黑色。

(4) 扫描电镜

扫描电镜下可见甲表面及断面凹凸不平,甲结构破坏严重,有很多裂隙及大量不规则甲组织碎屑,甲组织内充满大量卵形出芽孢子,有典型的颈圈样结构,部分可镶嵌入甲组织内。

15.3.4 诊断和鉴别诊断

主要根据典型的临床损害和实验室查找病原真菌进行诊断。鉴别诊断同甲真菌病的鉴别诊断,主要应与非马拉色菌等真菌所致的甲真菌病、银屑病甲、扁平苔藓甲、甲营养不良、先天性厚甲症等进行鉴别。

15.3.5 治疗

甲马拉色菌病同一般甲真菌病均属治疗较为困难的疾病,其治疗原则基本同甲真菌病的治疗。

(1) 药物治疗甲真菌病

1) 外用药物治疗:环吡酮甲涂剂和阿莫罗芬甲涂剂是目前使用较多的外用甲涂剂。

2) 系统性药物治疗:口服抗真菌药,可采取伊曲康唑间歇冲击疗法:伊曲康唑200 mg,bid, PO,共7 d,每个疗程间隔3周,连续服药3~4个疗程。

(2) 非药物方法治疗甲真菌病

激光和光动力疗法等非侵入性治疗方法可尝试运用于甲糠秕马拉色菌病的治疗,或联合药物治疗,以期充分运用不同治疗方法及不同抗真菌药间的不同的作用机制,达到增加疗效,提高治愈率的目的。

主要参考文献

[1] 王端礼. 医学真菌学——实验室检验指南. 北京:人民卫生出版社,2005.

[2] 张宏,廖万清,郭宁如. 实用临床真菌学. 北京:人民军医出版社,2009.

[3] 蹇强,姜文成,李可心. 马拉色菌相关疾病研究现状. 中国微生态学杂志,2013,25(10):1222-1224.

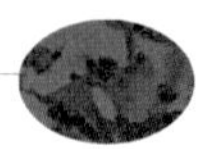

[4] 何丽莎,路永红.马拉色菌实验研究进展.中国皮肤性病学杂志,2013,27(7):729-732.

[5] 冉玉平,周光平,李薇,等.从一例甲真菌病患者病甲中分离出糠秕孢子菌临床和实验研究.中华皮肤科杂志,1998,31(5):276-279.

（高爱莉　吴绍熙　张　宏）

16 癣　菌　疹

癣菌疹(dermatophytid)是皮肤癣菌感染灶出现明显炎症时,远隔部位皮肤发生的多形性皮损,是机体对真菌或其代谢产物发生的变态反应在皮肤上的一种局限或广泛的表现,其严重程度多与感染灶炎症呈正比。

16.1　病因和发病机制

皮肤癣菌感染人体后,如局部炎症反应强烈,其代谢产物可进入血液循环,并作为抗原刺激机体产生抗体或致敏淋巴细胞,导致超敏反应,出现多形性皮损。癣菌疹的发生与局部癣病炎症程度有密切关系,局部炎症越烈,发生癣菌疹的可能性越大。同时,癣菌疹与致病癣菌的种类也有关,亲动物性癣菌,如羊毛样小孢子菌、石膏样毛癣菌常引起癣菌疹;反之,亲人性癣菌,如红色毛癣菌、絮状表皮癣菌一般不引起癣菌疹。癣菌疹病情的轻重,与个体变态反应的强弱成正比。

认为癣菌疹的发病机制是一种免疫反应,其根据有以下几方面:①皮肤癣菌可以产生抗体,以血清实验的方法可测得。②以癣菌素作皮内实验可产生立即风团反应和结核菌素型迟发反应。③动物实验发现癣菌疹的病理变化是血管内皮损伤和出血性炎症,与异型蛋白引起者类似。④亲动物性癣菌的感染易产生抗体,且局部炎症越明显,产生的免疫力越强,而亲人性癣菌不易产生抗体。

16.2　临床表现

本病多见于夏秋季节,常发生于各种皮肤癣菌病急性炎症期,以浸渍糜烂型足癣和足癣继发细菌感染最多见。由于个体变态反应程度不同,癣菌疹的临床临床表现也不同。Peck 依据癣菌疹组织病理变化及临床特征的不同,将其分为 4 类:①表皮类,有湿疹样损害、苔藓样损害、银屑病样损害等。②真皮类,有猩红热样红斑、红皮病、泛发性毛囊丘疹、毛囊性斑丘疹和渗出性皮疹、丹毒样等。③皮下类,有结节性红斑样损害。④血管类,如游走性静脉炎、荨麻疹、紫癜等。临床常见的癣菌疹可见以下几种类型。

(1) 汗疱疹型

本型最多见,起病急,多对称性发生于手指两侧、手掌、手背、足底、足背等部位,皮损表现为米粒大小的丘疱疹、水平,散在或簇集状分布,疱液清亮,周围无红晕,严重时可出现大疱。自觉瘙痒或灼热。原发感染灶消退后,数日后水疱干枯形成点状脱皮,也可反复发作。

(2) 湿疹样型

对称分布于足背、小腿或四肢。皮损为丘疹、红斑、渗出或糜烂。

(3) 丹毒样型

主要见于患严重足癣的患者,损害发生于单侧或双侧下肢,皮肤为轻度水肿性红斑,多数损害融合

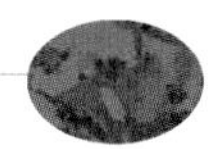

成片，类似丹毒，但无局部发热、疼痛等症状，也不伴发淋巴管炎。鉴别点在于癣菌疹多无疼痛、无全身症状。

(4) 其他

除以上多种损害外，尚有多形红斑、玫瑰糠疹、离心性环状红斑、疱疹样皮炎或荨麻疹样表现。

16.3 实验室检查

组织病理检查可见有中度棘层增厚及颗粒层增加，真皮上部可见水疱，皮肤小血管及毛细血管充血，有时小静脉可见有栓塞，无明显炎性浸润。

16.4 诊断和鉴别诊断

主要根据身体其他部位有活动性癣病病灶，且炎症较为明显；在癣病病灶内可查到真菌；癣菌素皮试多为阳性；癣病症状消退，癣菌疹也随之自愈。

癣菌疹应与汗疱疹、湿疹、丹毒、脉管炎等相鉴别。

主要依据：①发生于皮肤癣菌感染灶炎症明显时，并随炎症消退而消退；②起病急，皮损多形性，常对称分布；③皮肤真菌检查阴性；④皮肤癣菌素试验阳性。

16.5 治疗和预防

首先对原发病灶应积极进行治疗的同时应积极给予抗过敏治疗，全身应用抗组胺类药物，必要时可加用糖皮质激素。局部可外用炉甘石洗剂、3%硼酸溶液湿敷等，或外用糖皮质激素霜剂。在癣菌疹反应比较剧烈时，则应先用较温和的治疗方法，尽量避免激惹原有皮疹，最好是内服抗真菌药，如咪唑类的酮康唑，三唑类的伊曲康唑、氟康唑或丙烯胺类的特比萘芬等，但用量不必过大，疗程也不宜太长。

主要参考文献

[1] 王端礼. 医学真菌学——实验室检验指南. 北京：人民卫生出版社，2005.

[2] 张宏，廖万清，郭宁如. 实用临床真菌学. 北京：人民军医出版社，2009.

[3] 张学军. 皮肤性病学. 8版. 北京：人民卫生出版社，2013.

（高爱莉）

17 掌黑癣

掌黑癣(tinea nigra)是一种浅表性无症状的角质层真菌感染，多为由威尔尼克分枝孢子菌和曼逊分枝孢子菌所致的暗色真菌感染。此病最常见于手掌，也可见于足跖或其他皮面上，表现为手掌、跖部形成淡褐色或黑绿色斑。

17.1 病因和流行病学

本病在南美洲、北美洲主要由威尔尼克分枝孢子菌或西方型分枝孢子菌所引起，在亚洲及非洲则主要由曼逊分枝孢子菌或东方型分枝孢子菌引起。本病病原体主要存在于土壤、污水、腐烂植物和木材中，多通过创伤接种于皮肤而造成人体的感染。曾有手部受伤而继发本病的报道，也有自愿接种成功和接触传染的报道。好发于儿童及青年，但各年龄组都可患病，但以 19 岁以下女性多见，男女患病率为 1∶3。常见于多汗者，传染性很小。本病呈世界性分布。

17.2 临床表现

掌黑癣的皮疹为一个或多个扁平、暗棕色或黑色、无明显鳞屑的斑片，表面光滑，界限清楚，常为单发，无炎症；病程常为慢性，初发时，斑片很小，呈淡棕色，以后逐渐离心性扩大，色泽加深，尤其是边缘呈黑绿色，可形成多环状或不规则轮廓性损害。偶见损害有轻度角化现象，边缘稍有鳞屑，且色泽更深。最常发生于手掌及手指部，但也可以波及跖、颈及胸部等处(图 17 - 1)。本病无自觉症状。

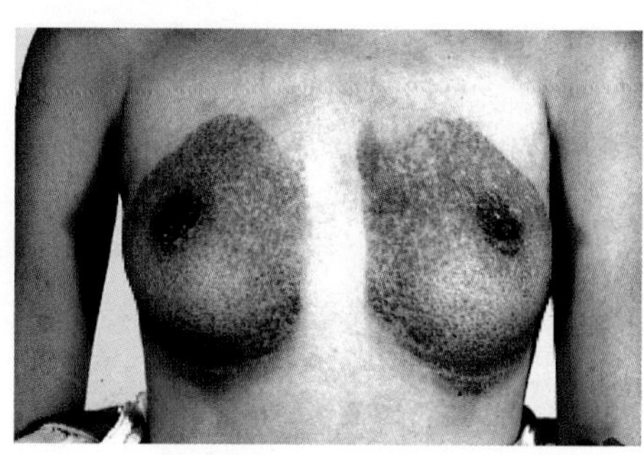

图 17 - 1 掌黑癣

注：深棕色至黑色斑片，皮损无鳞屑，无红斑，无炎症。引自：*Medical Mycology*，上海科技出版社，2015

17.3 实验室检查

(1) 真菌镜检

皮疹边缘处刮取鳞屑，10% KOH 涂片直接镜检，可见不规则的分枝分隔棕色菌丝。曼逊分枝孢子菌为棕色分隔的细长菌丝，不分支，小分生孢子呈圆形，直径 5～10 μm；威尔尼克分枝孢子菌为棕色不规则分隔菌丝，菌丝弯曲，有分支，小分生孢子呈圆形或卵圆形，直径 2～6 μm，有厚膜孢子。

(2) 真菌培养

取鳞屑培养于葡萄糖蛋白胨琼脂，25～28℃，曼逊分枝孢子菌生长快，2～4 d 菌落呈半球形隆起，表

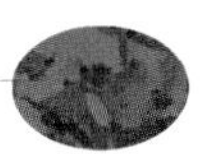

面覆有黑色绒毛状菌丝，边缘整齐，背面黑色。镜检可见棕色分隔菌丝，菌丝较粗，分隔明显，在菌丝侧面和顶端有椭圆形分生孢子及成串的厚膜孢子；威尔尼克分枝孢子菌生长较慢，5～6 d 开始生长，为黑色发亮的酵母样菌落，2～3 周菌落中央隆起，有皱褶，表面覆有羽毛状淡灰色气生菌丝，边缘仍有一圈酵母样菌落生长，菌落较大。镜检：早期，酵母样菌落为棕色圆形或不规则形棕色分生孢子，可见孢子中央分隔，排列成串或成群；稍久，菌落产生气生菌丝，可见棕色分隔菌丝，在菌丝侧面有成群分生孢子，类似念珠菌；后期，菌落中央菌丝较多，卷曲，可见少许树枝型分生孢子及成串的厚壁孢子。动物接种未获成功。

(3) 组织病理

皮肤活检显示角化过度，真皮无炎症反应。角质层上部可见褐色分支状菌丝。

17.4 诊断和鉴别诊断

本病根据临床特点及真菌检查，不难诊断。但应与恶性黑素瘤、掌部交界痣、阿迪森病的色素沉着、梅毒等炎症后的色素沉着及化学药物、燃料着色后的染色等相混淆。一般只要进行真菌检查(10%～20%KOH 直接涂片)找到棕色或深绿色、分支、分隔菌丝和出芽孢子，尤其是菌丝末端部分常呈透明色即可确诊。

17.5 治疗和预防

局部使用角质溶解剂效果甚佳。常用药物有复方苯甲酸软膏、2%碘酊、2%水杨酸或 5%硫黄软膏等外用均有效。或咪唑类霜治疗亦有效。

如能彻底治疗，本病不易复发，若再发生新损害常与再感染有关，因此，本病在治愈后应注意预防再感染。

主要参考文献

[1] 王端礼. 医学真菌学——实验室检验指南. 北京：人民卫生出版社，2005.

[2] 张宏，廖万清，郭宁如. 实用临床真菌学. 北京：人民军医出版社，2009.

(高爱莉　吴绍熙)

18 毛结节病及其他

18.1 毛结节病

毛结节菌病(piedra)又称结节性毛孢子菌病，是毛干的无症状性真菌感染，主要表现为毛干形成白色或黑色针尖至米粒大小的不规则结节，中等硬度，易从毛干上刮除。白色的称为白毛结节菌病，黑色的称为黑毛结节菌病。

18.1.1 白毛结节菌病

白毛结节菌病(while piedra)是毛干的无症状性白吉利毛孢子菌感染，表现为胡须、腋毛、阴毛、头发发干的灰白色柔软结节。

(1) 病因和流行病学

白色毛结节病多见于年轻男性，病原菌为白吉利毛孢子菌(*Trichosporon beigelii*)。该菌在自然界广泛分布，可从土壤、水及植物中分离到，也是皮肤正常菌群之一，可存在于头皮和肛周。本病多见于热带地区，也可见于美国东南部等温带地区，主要见于南美洲的巴西、巴拉圭、哥伦比亚、阿根廷、乌拉圭及委内瑞拉及中欧的英国及亚洲的日本等国。

(2) 临床表现

多发于毛干的不规则白色或淡棕色柔软结节，直径1～1.5 mm，1根发干上可有多个结节，主要位于发干的远端，附着较松弛，常可刮除或脱落，局部皮肤无损害。该病可见于任何年龄男女，但青年人多发。可在家庭中相互传染，如共享化妆品和洗涤用品。

(3) 实验室检查

1) 真菌镜检：拔下病毛发，氢氧化钾制片下镜检可见分隔的菌丝、关节孢子和芽生孢子。

2) 真菌培养：葡萄糖蛋白胨琼脂培养基(SDA) 27℃培养2～3 d后菌落呈现白色或乳酪色隆起，湿润或干燥，有时呈脑回状，表面附有粉末状物。

3) Wood灯检查：无荧光。

(4) 诊断和鉴别诊断

主要根据临床表现和KOH标本镜检可基本明确诊断。

病变累及阴毛及腋毛时应与阴虱病及腋毛菌病鉴别。阴虱病在毛干和毛根处可见虱及虱卵，腋毛菌病的损害位于局部皮肤，且Wood灯下可见荧光，而毛结节病无荧光。

(5) 治疗和预防

局部可先剃除病发，再外涂复方苯甲酸软膏、

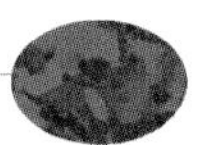

5%硫黄软膏、2%甲醛溶液或抗真菌制剂等，也可用含酮康唑和二硫化硒的药液洗涤病发。治疗困难，易复发，治疗期间避免共享梳子等接触传染。

18.1.2 黑毛结节病

黑毛结节病(black piedra)是毛干的何德毛结节菌无症状性感染所致，常表现为头发发干有紧密附着的结节，结节如砂粒，甚坚硬，棕至黑色，大小不一，自肉眼难以识别直至数毫米大小，初发于毛干的毛小皮下，逐渐可使毛干折断。梳头时可听到由梳子接触了头发上的硬结而发生的细小声音。

(1) 病因和流行病学

病原菌为何德毛结节菌(*Piedraia hortae*)。该菌的主要自然宿主为哺乳动物的毛干，以毛发为繁殖部位，头发上使用植物油可成为易感因素。青年男女易被感染，男性稍多。共享梳子、发刷、洗发器皿可相互传染。常见于南美、中美、远东和太平洋诸岛的热带地区及非洲的潮湿地带，主要见于南美的巴西、巴拉圭、哥伦比亚、阿根廷、乌拉圭、委内瑞拉及亚洲的印度尼西亚、马来西亚等国。其流行可能与当地土著的生活习惯有关，如因美容等在头皮涂油而感染，但其真正的感染途径仍不清楚。

(2) 临床表现

头发发干上有紧密附着的黑褐色结节。每个毛发上可黏着4～8个坚实、触之有沙砾感、肉眼不可见至数毫米大小的结节。发干可变脆、折断，未受感染的发干及下面的皮肤无损害。

(3) 实验室检查

1) 真菌镜检：拔下病毛发，氢氧化钾制片下镜检，可见大量棕色分隔状菌丝，分格形成关节孢子，结节为一黑色菌丝体紧密团块，内有子囊，内含2～8个子囊孢子(图18-1-1)。

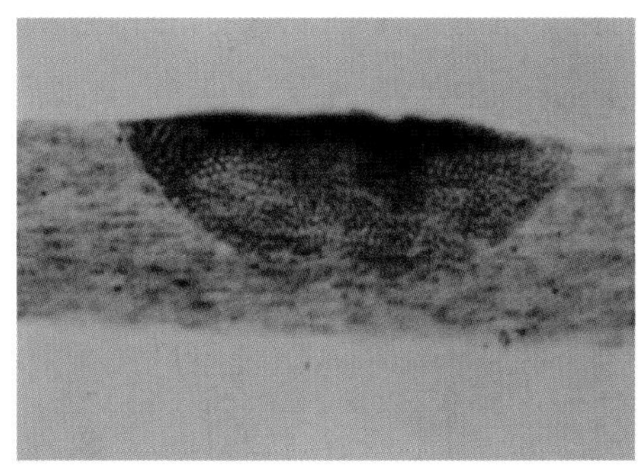

图 18-1-1 毛结节病

注：病发上可见由密集菌丝形成的团块，菌丝有隔

2) 真菌培养：沙堡弱琼脂培养基上室温培养，生长缓慢，2～3周有暗棕色或黑色小的菌落，菌落呈紧密的中央高起扁平不规则皱折，中央隆起呈火山口状，周边平滑。镜下可见厚壁、分隔、分枝的棕黑色菌丝。

3) Wood灯检查：无荧光。

(4) 诊断和鉴别诊断

主要根据临床表现如其结节的硬度、颜色等及标本真菌镜检可明确诊断。

该病在临床上应与念珠状毛发、结节状脆发病及竹节状毛发鉴别。

(5) 治疗和预防

局部可先剃除病发，再局部外涂1∶2 000二氯化汞、复方苯甲酸软膏、3%硫黄软膏或2%甲醛溶液或咪唑类抗真菌制剂。也可用含酮康唑和二硫化硒的药液洗涤病发。治疗后易复发，治疗期间避免共享梳子等接触传染。

18.2 红癣

红癣是由棒状杆菌属的微细棒状杆菌引起的一种皮肤局限性浅表的感染，主要表现为境界清楚、边缘不规则的斑片。皮损颜色依据存在时间长短而不同，开始呈红色，随后变成褐色或棕红色，表面可伴有糠秕样鳞屑。易发于皮肤间擦部位，常见于大腿根与阴囊接触的腹股沟部、腋窝、臀缝、乳房下、第4与第5趾间等皱褶部位的皮肤。

18.2.1 病因

病原菌为微细棒状杆菌，是一种类白喉杆菌，革兰染色阳性，常寄生在正常人的鼻、咽、眼、外耳道及皮肤表面，当局部温暖、潮湿或皮肤损伤时，该菌侵入角质层引起感染。男性多于女性，糖尿病患者及其他免疫力较低的人群中多发，有研究认为糖尿病可能是发生此种红癣的促发因素。

18.2.2 临床表现

典型损害为发生于间擦部位境界清楚、边缘不规则状的斑片。皮损颜色依据存在时间长短而不同，开始呈红色，随后变成褐色或棕红色，表面可伴有糠秕样鳞屑。常见于大腿根与阴囊接触的腹股沟部、腋窝、臀缝、乳房下、第4及第5趾间等皱褶部位的皮肤。一般无自觉症状，在腹股沟部和肛门周围

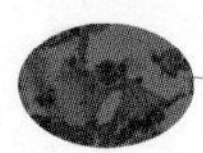

等易受摩擦部位可引起瘙痒及苔藓样变。微痒或无明显瘙痒,发生于糖尿病患者时可有明显瘙痒且病程较长。

18.2.3 实验室检查

在皮损处刮取鳞屑涂片,用革兰染色或加 10%氢氧化钾液油镜下可见细菌和菌丝。用含 20%小牛血清和 2%琼脂的组织培养基培养 18~36 h 后出现菌落,在 Wood 灯下显现珊瑚红荧光。

18.2.4 诊断与鉴别诊断

典型皮损为境界清楚的砖红色或黄褐色斑片,上覆糠秕状鳞屑,大腿内侧、腋窝及女性乳房下等摩擦处,一般无自觉症状,Wood 灯下显橘红色或珊瑚红色荧光,根据以上特点可明确诊断。

应与花斑癣、股癣、擦烂红斑等疾病相鉴别。

18.2.5 治疗和预防

局部应用咪唑类抗真菌药膏有效,可用克霉唑或咪康唑等,疗程 2 周。也可外用硫黄水杨酸软膏、夫西地酸乳膏等。对于面积较大者可口服红霉素,每日 4 次,共用 2 周,效果显著。

18.3 腋毛菌病

腋毛菌病(trichomycosis axillaries, corynebacterisis axillaries)又称腋毛奴卡菌病(trichonocardiasis axillaris)、结节性毛霉菌病(trichomycosis nodosa),是由纤细棒状杆菌(*Corynebacterium tenuis*)引起的感染性皮肤病。本菌主要侵犯腋毛和阴毛。此病并非真菌感染,临床上主要表现为腋毛和阴毛的毛干上出现黄色、黑色或红色的集结物。

18.3.1 病因和流行病学

本病的病原体为纤细棒状杆菌,属棒状杆菌属细菌。

多发于汗较多的劳动者和运动员,因为纤细棒状杆菌喜欢在温暖潮湿环境中生长繁殖。它生长在毛小皮的细胞内和细胞间,可侵入毛表皮使毛干受损,很少侵及毛发质。本病多见于在热带和亚热带地区,温带也可散发,气候温暖和炎热的季节,不受种族和性别的限制。

18.3.2 临床表现

本病多发生于出汗多的青壮年人,夏重冬轻,主要侵犯腋毛和阴毛,其他部位毛发不易受到侵犯。表现为毛干上结成黄色、黑色或红色的蜡样聚结物,粘连牢固,有时可呈鞘状包绕毛干(图 18-3-1)。我国以黄色者较多见,夏季多汗时明显。患毛毛干失去光泽而变脆,甚至折断,损害不侵犯毛根和皮肤。本病一般无自觉症状。结节颜色可使局部汗液和衣服着色。

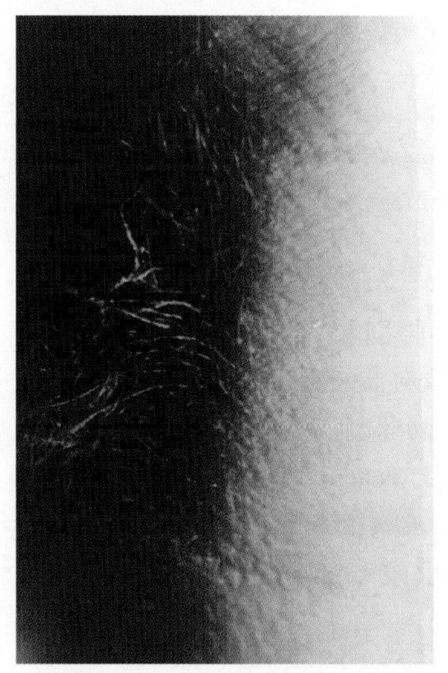

图 18-3-1 腋毛菌病

注:毛干上黄白色蜡样聚结物

18.3.3 实验室检查

(1) 直接镜检

取病变毛发放在玻片上,滴 10%KOH 溶液镜检,可见毛干有似胶样物质所包被的结节,聚结物内有纤细、短小的杆菌,直径 1 μm 或更小,革兰染色阳性。当压碎时,可见短杆菌样物体被包埋在黏液样物质中。如结节为红色或黑色时,则棒状杆菌中可混有成群的球菌。

(2) 培养

培养前毛发应先用 70%乙醇消毒,此种杆菌可在 37℃ 血琼脂培养基上生长,在脑浸液琼脂上产生粗糙、粘连、淡白色、不透明的菌落。菌落有两种不同的形态,镜下两种菌落涂片检查均为革兰染色阳性,类似白喉杆菌样或球菌样的菌体,无明显菌丝。

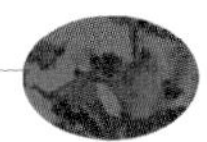

(3) Wood灯检查

可见荧光，多呈暗绿色荧光。

18.3.4 诊断和鉴别诊断

夏季多汗时多发，腋窝和阴部毛干上有黄色、红色、黑色的聚结物，粘连牢固，可呈鞘状包绕毛干，患毛毛干失去光泽，结节颜色可使局部汗液或衣服着色，常提示本病的存在。病发直接镜检可见短小的杆菌埋于结节的胶样物质中，即可诊断。黄色或黑色聚结物用显微镜检查时应与毛结节菌病鉴别，后者可见棕色分隔菌丝和子囊(黑毛结节菌病)及芽胞和关节菌丝(白毛结节菌病)。另外，还应与头虱卵、念珠状毛发、脆发病和毛孢子菌病相鉴别。

18.3.5 治疗及预防

1) 剃去受累部毛发，外搽1%升汞乙醇、2%甲醛溶液或5%～10%硫黄软膏及抗生素粉剂或霜剂，每日1～2次，连续3～4周。

2) 中医疗法：剃去患部腋毛后，外涂复方蛇床子酒(蛇床子、苦参、百部各15 g，白酒250 ml。浸泡7 d，滤过去渣，备用)。

3) 预防：注意个人卫生，养成勤洗澡，勤洗手、脚，勤换内衣、裤和鞋袜的良好卫生习惯；保持皮肤干燥；避免接触癣菌病患者及衣物，不要接触和玩弄癣病的动物。

主要参考文献

[1] 王端礼. 医学真菌学——实验室检验指南. 北京：人民卫生出版社，2005.

[2] 张宏，廖万清，郭宁如. 实用临床真菌学. 北京：人民军医出版社，2009.

(高爱莉　吴绍熙　张　宏)

第三篇
深部真菌病

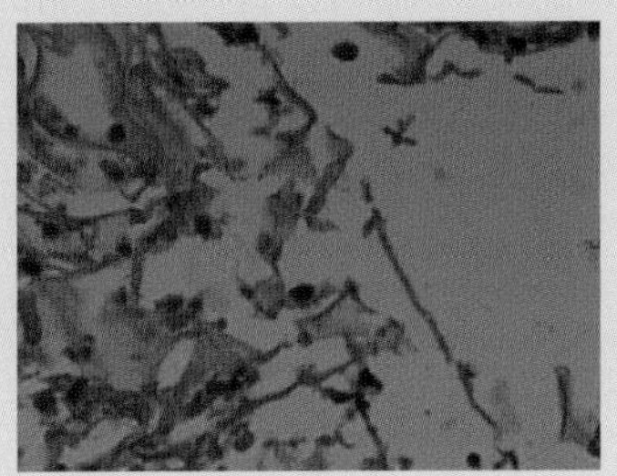

19 念珠菌病

念珠菌病是指由念珠菌属的某些种引起的原发或继发感染，可以侵犯皮肤、黏膜和内脏，表现为急性、亚急性和慢性炎症。广谱抗生素的广泛应用使得多数人群发生念珠菌感染；器官移植、癌症化疗、应用免疫抑制剂、静脉导管及留置插管等虽可使难治患者存活率提高，但也使患者免疫力低下而易于感染念珠菌，成为念珠菌菌血症及侵袭性感染率不断增高的因素；除引起浅部感染外，咽喉、食管、阴道的念珠菌病常是 AIDS 的第 1 个症状，且常呈复发倾向。本病不但常见，而且危害大，是一个重要的医学问题。

19.1 真菌学

19.1.1 念珠菌属的特征

念珠菌广泛分布于自然界，从水果、蔬菜、土壤、木材、乳制品、地下水及各种动物的体表均可分离出念珠菌。健康人体的皮肤、口腔、肠道、肛门、阴道，甚至小便中也可以分离出念珠菌。念珠菌属种类繁多，加上变种，现已知约有 300 余种或变种，它们的共同特点是细胞呈球形或卵圆形，主要以芽生方式繁殖。念珠菌为双相真菌，除光滑念珠菌外，致病念珠菌均可形成假菌丝，少数形成真菌丝及厚壁孢子。

在微生物分类学上，念珠菌归于真菌界半知菌亚门芽孢菌纲隐球酵母目隐球酵母科假丝酵母属。

19.1.2 念珠菌种的主要特征

Lodder 于 1970 年把念珠菌属分为 81 种及 7 个变种。随着分子生物学研究的进展，念珠菌不断有新种发现。1995 年被正式命名的都柏林念珠菌，其形态和生理、生化特征与白念珠菌很相似，曾被认为是不典型的白念珠菌，但两者在基因上存在比较明显的差异，因此将其从白念珠菌中分离出来，成为一种新种。近平滑念珠菌曾被分为 3 个明显不同的组，但是基于 DNA 序列和形态学差异，目前将这 3 个组定为 3 个不同的种，即近平滑念珠菌、拟平滑念珠菌和似平滑念珠菌。另一方面，经基因型检测分析，现已将星形念珠菌归属于白念珠菌（α-葡萄糖酶变异株）。目前，念珠菌属已有 300 余种。

（1）Lodder 分类的 81 种及 7 个变种

1）阿斯念珠菌：*Candida aaseri* Dietrichson ex van Uden et Buckley。

2）白念珠菌：*Candida albicans*（Robin）Berkhout 1923。

3）水生念珠菌：*Candida aquatica* Jones et Slooff 1966。

4）必奇念珠菌：*Candida beechii* Buckley et van Uden 1968。

5）伯塞特念珠菌：*Candida berthetii Boidin Pignal, mermier et Arpin* 1963。

6）两性念珠菌：*Candida bimundalis* Wickerham et al 1965。

A. 异落念珠菌变种：*Candida bimundalis* Wickerham et Santa var. *bimundalis*。

B. 美洲变种：*Candida bimundalis* Wickerham et Santa Maria var. *americana* Wickerham 1965。

7）布兰克念珠菌：*Candida blankii* Buckley et van Uden 1968。

8）茂物念珠菌：*Candida bogoriensis* Deinema 1961。

9）博伊丁念珠菌：*Candida boidinii* Ramirez 1953。

10）布伦念珠菌：*Candida brumptii* Langeron et Guerra 1935。

11）巴方念珠菌：*Candida buffonii*（Ramirez）van Uden et Buckley 1957。

12）可可念珠菌：*Candida cacaoi* Buckley et van Uden 1968。

13）荚膜念珠菌：*Candida capsuligena*（van der Walt et al）van Uden et Buckley 1961。

14）链状念珠菌：*Candida catenulata* Diddens et Lodder 1942。

15）西弗念珠菌：*Candida ciferrii* Kreger-van Rij 1965。

16）克劳森念珠菌：*Candida claussenii* Lodder et Kreger-van Rij 1952。

17）球聚念珠菌：*Candida conglobata*（Redaelli）van Uden et al 1925。

18）短卵念珠菌：*Candida curiosa* Komagata et Nakase 1965。

19）弯念珠菌：*Candida curvata*（Diddens et Lodder）Lodder et al 1942。

20）迪丹斯念珠菌：*Candida diddensii*（Phaff et al）Fell et al 1952。

21）流散念珠菌：*Candida diffluens* Ruinen 1963。

22）叉开念珠菌：*Candida diversa* Ohara, Nonomura et al。

23）费比恩念珠菌：*Candida fabianii* Kodama, et al 1964。

24）叶生念珠菌：*Candida foliarum* Ruinen 1963。

25）弗里德念珠菌：*Candida freyschussii* Buckley et van Uden 1968。

26）弗里斯念珠菌：*Candida friedrichii* van Uden et Windisch 1968。

27）寒生念珠菌：*Candida frigida* di Menna 1966。

28）冰生念珠菌：*Candida gelida* di Menna 1966。

29）团念珠菌：*Candida glaebosa* Komagata et Nakase 1965。

30）季也蒙念珠菌：*Candida guilliermondii*（Castellani）langeron et al 1938。

A. 季也蒙变种：*Candida guilliermondii*（Castellani）langeron et al var *guilliermondii*。

B. 嗜腕变种：*Candida guilliermondii*（Castellani）langeron et al var *carpophila* Phaff et at 1961。

31）土生念珠菌：*Candida humicola*（Daszewska）Diddens et Lodder 1912。

32）极大念珠菌：*Candida ingens* van der Walt et van Kerken 1961。

33）间型念珠菌：*Candida intermedia*（Ciferri et al）Langeron et Guerra 1929。

34）爪哇念珠菌：*Candida javanica* Ruinen 1963。

35）乳酒念珠菌：*Candida kefyr*（Beijerinck）van Uden et Buckley nov. comb 1889。

36）克柔念珠菌：*Candida krusei*（Casdtellani）Berkhout 1923。

37）郎比可念珠菌：*Candida lambica*（Lindner et Genoud）van Uden et Buckley nov. comb 1913。

38）郎日龙念珠菌：*Candida langeronii* Dietrichson ex van Uden et Buckley。

39）解脂念珠菌：*Candida lipolytica*（Harrison）Diddens et Lodder 1928。

A. 解脂变种：*Candida lipolytica*（Harrison）

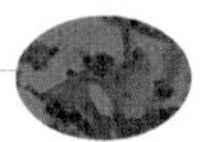

Diddens et Lodder var *lipolytica*。

B. 改形变：*bimundalis* 种 *Candida lipolytica* (Harrison) Diddens et Lodder var. *deformans* (Zach) van Uden et Buckley。

40) 葡萄牙念珠菌：*Candida lusitaniae* van Uden et do Carmo-Sousa 1959。

41) 马其顿念珠菌：*Candida macedoniensis* (Castellani et Chalmers) Berkhout 1919。

42) 海生念珠菌：*Candida marina* van Uden et Zobell 1962。

43) 滨海念珠菌：*Candida maritima* (Siepmann) van Uden et Buckley nov. comb. 1962。

44) 口津念珠菌：*Candida melibiosica* Buckley et van Uden 1968。

45) 梅林念珠菌：*Candida melinii* Diddens et Lodder 1942。

46) 醭膜念珠菌：*Candida membranaefaciens* (Lodder et Kreger-van Rij) Wickerham et Burton 1952。

47) 管道念珠菌：*Candida mesenterica* (Geiger) Diddens et Lodder 1910。

48) 莫格念珠菌：*Candida mogii* Vidal-leiria 1967。

49) 泥炭苔念珠菌：*Candida muscorum* di Menna 1957。

50) 挪威念珠菌：*Candida norvogensis* (Dietrichson) van Uden et Farinha ex van Uden et Buckley。

51) 钝圆念珠菌：*Candida obtusa* (Dietrichson) van Uden et do Carmo-Sousa ex van Uden et Buckley。

52) 奥里戈念珠菌：*Candida oregonensis* Phaff et do Carmo-Sousa 1962。

53) 近平滑念珠菌：*Candida parapsilosis* (Ashford) Langeron et Talice 1934。

54) 菌膜念珠菌：*Candida pelliculosa* Redaeli 1925。

圆柱状变种：*Candida pelliculosa* var *cylindrica* Diddens et Lodder 1942。

55) 假热带念珠菌：*Candida pseudotropicalis* (Castellani) Basgal 1931。

56) 铁红念珠菌：*Candida pulcherrima* (Linidner) Windiisch 1901。

57) 雷沃特念珠菌：*Candida ravautii* Langeron et Guerra 1935。

58) 拉考夫念珠菌：*Candida reukaufii* (gruss) Diddens et Lodder 1918。

59) 鹬虻念珠菌：*Candida rhagii* (Diddens et Lodder) Jurzitza et al 1942。

60) 皱落念珠菌：*Candida rugosa* (Anderson) Diddens et lodder 1917。

61) 清酒念珠菌：*Candida sake* (Saito et Ota) van Uden et Buckley nov. comb. 1934。

62) 萨地念珠菌：*Candida salmanticensis* (Santa Maria) van Uden et Buckley nov. comb. 1963。

63) 鲑鱼生念珠菌：*Candida salmonicola* Komagate et Nakase 1965。

64) 圣大玛利亚念珠菌：*Candida santamariae* Montrocher 1967。

65) 苏格特念珠菌：*Candida scottii* Diddens et Lodder 1942。

66) 休哈塔念珠菌：*Candida shehatae* Buckley et van Uden 1967。

67) 马肠念珠菌：*Candida silvae* Vidal-Leiria et van Uden 1963。

68) 森林念珠菌：*Candida silvicola* Shfrine et Phaff 1965。

69) 斯卢费念珠菌：*Candida slooffii* van Uden et do Carmo-Sousa 1957。

70) 马铃薯念珠菌：*Candida solani* Lodder et Kreger-van Rij 1952。

71) 蝇粪念珠菌：*Candida sorbosa* Hedrick et Burke ex van Uden et Burkley。

72) 星形念珠菌：*Candida stellatoidea* (Jones et Martin) Langeron et Guerra 1938。

73) 纤细念珠菌：*Candida tenuis* Diddens et Lodder 1942。

74) 热带念珠菌：*Candida tropicalis* (Castellani) Derkhout 1923。

75) 产朊念珠菌：*Candida utilis* (Henneberg) Lodder et Krejer-van Rij 1926。

76) 粗壮念珠菌：*Candida valida* (Leberle) van Uden et Buckley nov. comd. 1909。

77) 瓦尔念珠菌：*Candida vartiovaarai* (Capriotti) van Uden et Buckley nov. comb. 1961。

78) 葡酒念珠菌:*Candida veronae* Florenzano ex van Uden et Buckley。

79) 酸酒念珠菌:*Candida vini* (Desmazieres ex Lodder) van Uden et Buckley nov. comb. 1934。

80) 维斯念珠菌:*Candida viswanathii* Sandhu et Randhawa 1962。

81) 涎沫念珠菌: *Candida zeylanoides* (Castellani) Langeron et Guerra 1920。

(2) 念珠菌属检索表

1 a. 同化硝酸盐 …… 2
b. 不同化硝酸盐 …… 18
2 a. 同化葡萄糖,不同化蔗糖,麦芽糖及乳糖 …… 3
b. 同化葡糖糖和蔗糖;不同化麦芽糖及乳糖 …… 短卵念珠菌
c. 同化葡糖糖和麦芽糖(后者可能较弱);不同化蔗糖和乳糖 …… 5
d. 同化葡糖糖、蔗糖和麦芽糖;不同化乳糖 …… 6
e. 同化葡糖糖、蔗糖和乳糖;不同化麦芽糖 …… 寒生念珠菌
f. 同化葡糖糖、蔗糖及乳糖 …… 16
3 a. 发酵葡萄糖 …… 4
b. 不发酵葡萄糖 …… 叶生念珠菌
4 a. 同化纤维二糖及柳醇 …… 伯塞特念珠菌
b. 不同化纤维二糖及柳醇 … 博伊丁念珠菌
5 a. 同化蜜二糖及棉子糖 …… 爪哇念珠菌
b. 不同化蜜二糖及棉子糖 …… 巴方念珠菌
6 a. 发酵葡萄糖,也可能发酵其他糖类 …… 7
b. 不发酵葡萄糖 …… 14
7 a. 发酵蔗糖 …… 8
b. 不发酵蔗糖或缓慢发酵 …… 12
8 a. 同化棉子糖 …… 冰生念珠菌
b. 不同化蜜二糖 …… 9
9 a. 同化棉子糖 …… 10
b. 不同化棉子糖 …… 瓦尔念珠菌
10 a. 同化赤藓醇 …… 醭膜念珠菌
b. 不同化赤藓醇 …… 11
11 a. 同化菊糖 …… 产朊念珠菌
b. 不同化菊糖 …… 费比恩念珠菌
12 a. 同化核糖醇 …… 13
b. 不同化核糖醇 …… 异落念珠菌
13 a. 同化鼠李糖 …… 森林念珠菌
b. 不同化鼠李糖 …… 薄膜念珠菌的圆柱形变种
14 a. 同化棉子糖 …… 苏格兰念珠菌
b. 不同化棉子糖 …… 15
15 a. 同化纤维二糖及柳醇 …… 梅林念珠菌
b. 不同化纤维二糖及柳醇 …… 流散念珠菌
16 a. 同化鼠李糖 …… 苏格兰念珠菌
b. 不同化鼠李糖 …… 17
17 a. 同化蜜二糖 …… 水生念珠菌
b. 不同化蜜二糖 …… 泥炭苔念珠菌
18 a. 同化葡萄糖,不同化蔗糖、麦芽糖及乳糖 …… 19
b. 同化葡萄糖及麦芽糖;不同化蔗糖和乳糖 …… 37
c. 同化葡萄糖、蔗糖及乳糖;不同化麦芽糖 …… 41
d. 同化葡萄糖、蔗糖及麦芽糖;不同化乳糖 …… 43
e. 同化葡萄糖、蔗糖、麦芽糖和乳糖 …… 74
19 a. 同化海藻糖 …… 20
b. 不同化海藻糖 …… 25
20 a. 同化鼠李糖 …… 海生念珠菌
b. 不同化鼠李糖 …… 21
21 a. 同化 L-阿戊糖、D-阿戊糖及核糖 …… 球聚念珠菌
b. 不同化 L-阿戊糖、D-阿戊糖及核糖 …… 22
22 a. 同化纤维二糖 …… 23
b. 不同化纤维二糖 …… 24
23 a. 同化赤藓糖醇 …… 可可念珠菌
b. 不同化赤藓糖醇 …… 毕奇念珠菌
24 a. 发酵海藻糖 …… 圣马利亚念珠菌
b. 不发酵海藻糖 …… 涎沫念珠菌
25 a. 同化纤维二糖 …… 26
b. 不同化纤维二糖 …… 27
26 a. 同化赤藓醇 …… 解脂念珠菌改形变种
b. 不同化赤藓醇 …… 挪威念珠菌
27 a. 发酵葡萄糖 …… 28
b. 不(或很弱)发酵葡萄糖 …… 32
28 a. 同化核糖醇 …… 叉开念珠菌
b. 不同化核糖醇 …… 29
29 a. 20~25℃时生长 …… 30
b. 20~25℃时不生长 …… 斯卢费念珠菌

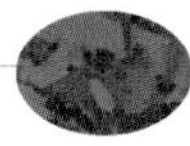

30 a. 同化山梨糖 …………………… 蝇粪念珠菌
b. 不同化山梨糖 ………………………………… 31
31 a. 同化木糖 ………………… 郎比可念珠菌
b. 不同化木糖
…………… 克柔念珠菌　克鲁斯念珠菌
32 a. 同化半乳糖 ………………………………… 33
b. 不同化半乳糖 ……………………………… 34
33 a. 同化木糖及 L-阿戊糖 …… 皱褶念珠菌
b. 不同化木糖及 L-阿戊糖
……………………………… 极大念珠菌
34 a. 同化赤藓醇 ……… 解脂念珠菌解脂变种
b. 不同化赤藓醇 ……………………………… 35
35 a. 同化甘露醇和山梨醇 ……………………… 36
b. 不同化甘露醇和山梨醇 …… 粗壮念珠菌
36 a. 需要维生素 B_6,37℃时生长
……………………………… 马肠念珠菌
b. 需要维生素 B_6,37℃时不生长
……………………………… 酸酒念珠菌
37 a. 同化海藻糖 ………………………………… 38
b. 不同化海藻糖 ………………… 布伦念珠菌
38 a. 同化纤维二糖 ………………… 茂物念珠菌
b. 不同化纤维二糖 …………………………… 39
39 a. 发酵麦芽糖 …………………… 星形念珠菌
b. 不发酵麦芽糖 ……………………………… 40
40 a. 同化甘油 …………………… 雷沃特念珠菌
b. 不同化甘油 …………………… 链状念珠菌
41 a. 发酵乳糖 …………………………………… 42
b. 不发酵乳糖 ………………… 马其顿念珠菌
42 a. 同化木糖 …………………… 假热带念珠菌
b. 不同化木糖 …………………… 乳酒念珠菌
43 a. 同化肌醇 …………………………………… 51
b. 不同化肌醇 ………………………………… 44
44 a. 同化纤维二糖 ……………………………… 45
b. 不同化纤维二糖 …………………………… 66
45 a. 同化棉子糖 ………………………………… 46
b. 不同化棉子糖 ……………………………… 54
46 a. 同化蜜二糖 ………………………………… 47
b. 不同化蜜二糖 ……………………………… 52
47 a. 同化松三糖 ………………………………… 48
b. 不同化松三糖
………………… 季也蒙念珠菌嗜腕变种
48 a. 同化赤藓醇 ………………………………… 49
b. 不同化赤藓醇 ……………………………… 50
49 a. 同化菊糖 …………………… 醭膜念珠菌
b. 不同化菊糖 ………………… 弗里德念珠菌
50 a. 发酵蔗糖 …… 季也蒙念珠菌季也蒙变种
b. 不发酵蔗糖 ………………… 口津念珠菌
51 a. 同化蜜二糖及棉子糖 ……… 西弗念珠菌
b. 不同化蜜二糖及棉子糖
……………………………… 产荚膜念珠菌
52 a. 同化赤藓醇 ………………… 鹬虻念珠菌
b. 不同化赤藓醇 ……………………………… 53
53 a. 同化半乳糖及山梨糖
………………… 奥默毕赤酵母单倍体株
b. 不同化半乳糖及山梨糖 …… 滨海念珠菌
54 a. 同化鼠李糖 ………………………………… 55
b. 不同化鼠李糖 ……………………………… 59
55 a. 同化核糖醇 ………………………………… 56
b. 不同化核糖醇 ……………… 弗里斯念珠菌
56 a. 同化赤藓醇 ………………… 迪丹斯念珠菌
b. 不同化赤藓醇 ……………………………… 57
57 a. 发酵纤维二糖 ……………………………… 58
b. 不发酵纤维二糖 ………… 奥里戈念珠菌
58 a. 同化半乳糖 ………………… 葡萄园念珠菌
b. 不同化半乳糖 ………………… 钝圆念珠菌
59 a. 同化赤藓醇 ………………………………… 60
b. 不同化赤藓醇 ……………………………… 61
60 a. 同化半乳糖、木糖及 L-阿戊糖
……………………………… 迪丹斯念珠菌
b. 不同化半乳糖、木糖及 L-阿戊糖
……………………………… 管道念珠菌
61 a. 同化半乳糖 ………………………………… 62
b. 不同化半乳糖 ……………… 马铃薯念珠菌
62 a. 39℃时生长 ………………………………… 63
b. 39℃时不生长 ……………………………… 65
63 a. 发酵乳糖 …………………… 热带念珠菌
b. 不发酵乳糖 ………………………………… 64
64 a. 形成厚膜孢子 ………………… 白念珠菌
b. 不形成厚膜孢子 …………… 维斯念珠菌
65 a. 形成厚膜孢子
…………… 铁红念珠菌、拉考夫念珠菌
b. 不形成厚膜孢子 …………… 清酒念珠菌
66 a. 发酵蔗糖 …………………………………… 67
b. 不发酵蔗糖 ………………………………… 71
67 a. 同化鼠李戊醛糖 ………… 郎日龙念珠菌
b. 不同化鼠李戊醛糖 ………………………… 68

68 a. 同化棉子糖 …… 69
b. 不同化棉子糖 …… 70
69 a. 发酵半乳糖 …… 酿酒酵母的无孢株
b. 不发酵半乳糖 …… 莫格念珠菌
70 a. 37℃时生长 …… 热带念珠菌
b. 37℃时不生长 …… 鲑鱼生念珠菌
71 a. 同化赤藓醇 …… 葡酒念珠菌
b. 不同化赤藓醇 …… 72
72 a. 同化可溶性淀粉 …… 73
b. 不同化可溶性淀粉 …… 近平滑念珠菌
73 a. 形成厚膜孢子 …… 白念珠菌
b. 不形成厚膜孢子 …… 克劳森念珠菌
74 a. 发酵葡萄糖 …… 75
b. 不发酵葡萄糖 …… 78
75 a. 同化棉子糖 …… 76
b. 不同化棉子糖 …… 77
76 a. 同化蜜二糖 …… 萨地念珠菌
b. 不同化蜜二糖 …… 中型念珠菌
77 a. 发酵麦芽糖 …… 休哈塔念珠菌
b. 不发酵麦芽糖 …… 纤细念珠菌
78 a. 同化赤藓醇 …… 79
b. 不同化赤藓醇 …… 团念珠菌
79 a. 同化蜜二糖 …… 土生念珠菌
b. 不同化蜜二糖 …… 80
80 a. 同化卫矛醇 …… 布朗念珠菌
b. 不同化卫矛醇 …… 81
81 a. 同化棉子糖 …… 弯念珠菌
b. 不同化棉子糖 …… 阿斯念珠菌

19.1.3 主要致病菌种的特征

(1) 白念珠菌(*Candida albicans*)

1) 培养:在葡萄糖蛋白胨(沙氏)液体培养基中,30℃培养 1 d,液面无醭,管底生长。镜检细胞呈球形,短卵形,有时为腊肠形。在葡萄糖蛋白胨(沙氏)琼脂培养基中,30℃划线培养 1 d 即有光滑小菌落生长,菌落为奶油色,闪光,或呈蜡状,柔软,光滑,老的菌落渐变硬,表面有皱褶或有绒毛状突起。在米粉吐温 80 琼脂培养基中,可形成丰富的假菌丝,同时也产生真菌丝,同一菌株可有不同型的假菌丝,新分离的菌株,假菌丝常带有球状成群的芽生孢子。菌丝中间或顶端常有大而薄的圆形、梨形或瓶形细胞,它们可以发展成为厚膜孢子,培养较久的假菌丝上芽生孢子少,而真菌丝多(图 19-1-1)。在氯化三苯基四氮唑(TZC)琼脂培养基上不变色或为淡红色。在血琼脂培养基上,菌落中等大小,呈暗灰色。在人或动物血清或鸡蛋清及改良沙氏液体培养基上 37℃ 培养 0.5~3 h 可产生芽管。而在牛血清及 0.1%葡萄糖沙氏液体培养基中芽管形成最好。按照白念珠菌细胞壁甘露聚糖蛋白的主要抗原成分可分为血清 A、B 两型。Brawner 等总结 1961~1981 年从带菌者中分离出的白念珠菌血清型分布发现:免疫正常者 A 型比 B 型多 2 倍,免疫缺陷者 A、B 两型相当(B 型稍多)。

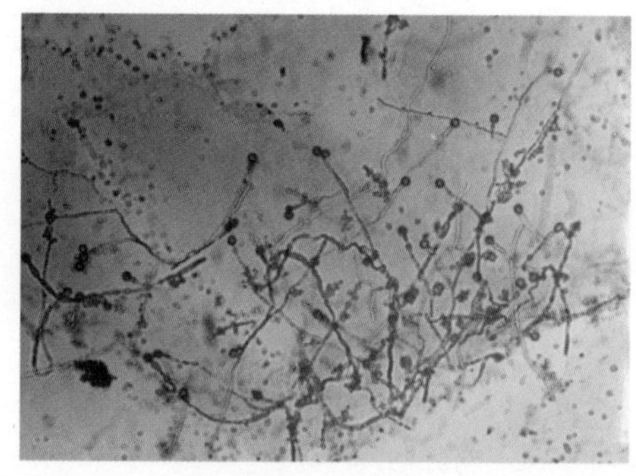

图 19-1-1 白念珠菌(假菌丝及顶端的厚膜孢子)

2) 理化性质:

A. 发酵实验:葡萄糖、麦芽糖、蔗糖发酵;半乳糖发酵弱或迟,海藻糖发酵弱或不发酵;乳糖、木蜜糖、纤维二塘、棉子糖、落叶松糖及菊粉不发酵。

B. 同化试验:

a. 同化碳源:同化的有葡糖糖、麦芽糖、蔗糖、半乳糖、海藻糖、可溶性淀粉、D-木糖、D-甘露醇。同化或同化弱的有乙醇、葡萄糖醇。同化或不同化的有山梨糖、落叶松糖、甘油、核糖醇。DL-乳酸、琥珀酸、柠檬酸、α 甲基-D-糖苷。不同化碳源的有乳糖、纤维二糖、木蜜二糖、棉子糖、菊粉、D-核酸糖、L-鼠李戊醛糖、赤藓糖、柳醇。

b. 同化氮源:同化硫酸铵,不同化硫酸钾。

酵母能发酵某种糖就一定能同化该糖,故同化试验只需做不能被发酵的碳源,一般用生长图谱法。

C. 最高生长温度为 43~46℃,对氯化钠能耐受 8%~12%(w/v),维生素 B_1 可刺激生长。

3) 动物实验:以纯培养的白念珠菌菌落制作成混悬液,一般 3×10^8/ml,取 0.5~1 ml 给兔耳静脉或小白鼠腹腔注射,5~7 d 死亡。尸解可见肾及心内膜损害,尤其是肾表面可见多数小脓肿,病理切片各脏器均可有菌体,以肾脏最多。

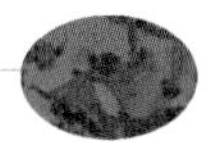

(2) 热带念珠菌(*Candida tropicalis*)

1) 培养:在沙氏液体培养基上30℃培养1～2 d,可见细胞呈卵形或球形,(4～8)μm×(5～11)μm,表面有醭及气泡,也可无醭。在沙氏琼脂培养基上,菌落呈白色到奶油色,无光泽或稍有光泽,软而平滑或部分有皱褶。培养久时,菌落渐硬。在米粉吐温80培养基中,可见大量假菌丝,菌丝上带有芽生孢子,可轮生分枝或呈短链状,也可产生真菌丝,偶见厚膜孢子。在血琼脂培养基上,可见较大的灰色菌落,周围呈放射状。在TZC葡萄糖蛋白胨琼脂培养基上呈深红色或紫色。在血清培养基中不能迅速形成芽管,并且经多次传代后可逐渐消失形成芽管的能力。

2) 理化性质:

A. 发酵实验:发酵葡萄糖、麦芽糖、蔗糖、半乳糖;海藻糖发酵弱;落叶松糖发酵或不发酵。不发酵乳糖、棉子糖、蜜二糖、纤维二塘、棉子糖及菊粉。

B. 同化试验:

a. 同化碳源:同化葡萄糖,麦芽糖、蔗糖、半乳糖、海藻糖、落叶松糖、可溶性淀粉、D-木糖、乙醇、核糖醇、D-甘露醇、D-葡糖糖醇、α-甲基-D-糖苷、琥珀酸。同化或同化弱或不同化的有纤维二糖、L-阿拉伯糖、甘油、柳醇、DL-乳酸、柠檬酸。不同化乳酸、D-核酸糖、L-鼠李糖、蜜二糖、棉子糖、菊粉、D-阿拉伯糖、赤藓醇、肌醇。

b. 同化氮源:不同化硝酸钾。

C. 最高生长温度为41～44℃。某些菌株维生素B_1也可刺激生长,对氯化钠能耐受11%～13%(*w/v*)。

3) 动物实验:给小白鼠腹腔或兔耳静脉注射大于白念珠菌致死量的10～1 000倍,可使动物产生与白念珠菌类似的肾脏、心脏的损害。

(3) 克柔念珠菌(*Candida krusei*)

1) 培养:在沙氏液体培养基上表面生长,菌膜粘连管壁上,镜检可见圆柱形及卵形细胞,以前者为多,大小为(3～5)μm×(6～20)μm,在沙氏琼脂培养基上,25℃培养1个月,为灰黄色扁平干燥的菌落,在米粉吐温-80培养基中,假菌丝对称分枝,其上有细长的芽生孢子,数量较少,无厚膜孢子。在血培养基上,菌落小而不规则,扁平或堆积。在TZC培养基上显淡红色。血清芽管实验阴性。

2) 理化性质:

A. 发酵实验:只对葡萄糖发酵。

B. 同化试验:

a. 同化碳源:同化葡萄糖、乙醇、DL-乳酸;同化或不同化甘油;同化或弱同化琥珀酸;不同化麦芽糖、蔗糖、半乳糖、乳糖、山梨糖、D-核糖酸、L-鼠李糖、纤维二糖、海藻糖、蜜二糖、棉子糖、菊粉、落叶松糖、可溶性淀粉、D-木糖、L-阿拉伯糖、D-阿拉伯糖、赤藓醇、核糖醇、D-甘露醇、α-甲基-D-糖苷、柳醇、柠檬酸、肌醇。

b. 同化氮源:不同化硝酸钾。

C. 在无维生素培养基中生长良好,对氯化钠能耐受5%～10%(*w/v*),最高生长温度为43～45℃,本菌有性生殖阶段,菌名为*Pichia kudriavezii*。

(4) 假热带念珠菌(*Candida pseudotropicalis*)

1) 培养:在沙氏液体培养基中30℃培养1 d,细胞呈短卵形到卵形,(2.5～5)μm×(5～10)μm,也可有较长的细胞。在沙氏琼脂培养基上25℃培养1个月,菌落呈奶油色带黄色,柔软,光滑呈网状。在米粉吐温80培养基上,有的菌株有丰富的假菌丝,分生孢子甚少,不产生厚膜孢子。在血琼脂培养基上菌落小。血清培养基中不产生芽管。本菌有性生殖阶段,菌名为*Kluyveromyces fragilis*(脆壁克鲁维酵母)。

2) 理化性质:

A. 发酵实验:发酵葡萄糖、蔗糖、乳糖、半乳糖、菊粉;棉子糖发酵或弱;不发酵麦芽糖、海藻糖、纤维二糖及落叶松糖。

B. 同化试验:

a. 同化碳源:同化葡萄糖、蔗糖、乳糖、半乳糖、纤维二糖、棉子糖、菊粉、D-木糖、L-阿拉伯糖、乙醇、柳醇、DL-乳酸;同化或弱同化D-核酸糖、甘油、琥珀酸;同化或弱同化或不同化甘露醇、D-葡萄糖醇、柠檬酸;不同化L-山梨糖、麦芽糖、海藻糖、蜜二糖、可溶性淀粉、L-鼠李糖、赤藓醇、核酸糖、α-甲基-D-糖苷、肌醇。

b. 同化氮源:不同化硝酸钾。

C. 无维生素的培养基不生长,给予维生素(如泛酸盐、烟酸、维生素H)刺激才能生长。对氯化钠能耐受5%～8%(*w/v*)。生长的最高温度为44～47℃。

(5) 近平滑念珠菌(*Candida parapsilosis*)

1) 培养:在沙氏液体培养基中30℃培养1 d,细胞呈短卵形到长卵形,(2.5～4)μm×(2.5～9)μm。在沙氏琼脂培养基上,菌落呈奶油色到淡黄色,闪光，柔软，大多数菌株是光滑的，并有皱褶。在米粉吐温 80 培养基上，菌丝交叉分枝，只有少数芽孢轮生，侧生孢子较多，无厚膜孢子。在血琼脂培养基上菌落小，白色透明。TZC 培养基上呈红色。血清培养无芽管形成。

2）理化性质：

A. 发酵实验：发酵葡萄糖；半乳糖发酵弱或无，不发酵麦芽糖、蔗糖、纤维二糖、海藻糖、乳糖、蜜二糖、棉子糖、落叶松糖、菊粉。

B. 同化试验：

a. 同化碳源：同化葡萄糖、麦芽糖、蔗糖、半乳糖、海藻糖、落叶松糖、D－木糖、乙醇、甘油、核糖醇、甘露醇、葡萄糖醇、α－甲基－D－糖苷；同化或弱同化 L－山梨糖；同化或同化弱或不同化 D－核酸糖、琥珀酸、柠檬酸；同化或不同化的有 L－阿拉伯糖、DL－乳酸；不同化的有纤维二糖、乳糖、蜜二糖、棉子糖、菊粉、可溶性淀粉、D－阿拉伯糖、L－鼠李糖、赤藓醇、柳醇、肌醇。

b. 同化氮源：不同化硝酸钾。

C. 在无维生素的培养基上生长慢，用维生素 H 刺激后生长快。能耐受氯化钠 8%～17%(*w/v*)，最高生长温度为 39～43℃，本菌有性生殖阶段，菌名为 *Lodderomyces elongisporus*。

（6）季也蒙念珠菌(*Candida guilliermondii*)

1）培养：在沙氏液体培养基内管底生长。在沙氏琼脂培养基上呈乳酪样菌落。在米粉吐温 80 培养基上菌丝很少有分枝，有少量芽生孢子，无厚膜孢子。在血琼脂培养基上菌落中等大、暗灰色。TZC 培养基上呈红色。血清培养无芽管形成。

2）理化性质：

A. 发酵实验：发酵葡萄糖、蔗糖；不发酵麦芽糖及乳糖。

B. 同化试验：

a. 同化碳源：同化葡萄糖、麦芽糖、蔗糖、半乳糖、乙醇、杨梅苷；不同化乳糖。

b. 同化氮源：不同化硝酸钾。

本菌有性生殖阶段菌名为 *Pichia guilliermondii*（季也蒙毕赤酵母）。

（7）季也蒙念珠菌季也蒙变种(*Candida guilliermondii* var *guilliermondii*)

1）培养：沙氏液体培养基 30℃培养 1 d，细胞呈短卵形及卵形，(2～4.5)μm×(2.5～7)μm，也可以发生小的圆柱形细胞。沙氏琼脂培养基 25℃培养 1 个月后，划线培养，有带黄色乳酪状菌落，柔软、光滑、发亮或发暗，并有皱褶。在米粉琼脂基上，假菌丝形成易变，发育好时，菌丝细长弯曲，支持着卵形分枝链，或在轮生位置上有张力性芽生孢子。

2）理化特性：

A. 发酵试验：发酵葡萄糖；发酵或发酵弱的有蔗糖、半乳糖、海藻糖、棉子糖、菊粉；发酵或不发酵的有蜜二糖；不发酵麦芽糖、乳糖、纤维二糖、落叶松糖。

B. 同化试验

a. 同化碳源：同化葡萄糖、麦芽糖、蔗糖、半乳糖、L－山梨糖、纤维二糖、海藻糖、蜜二糖、棉子糖、落叶松糖、菊粉、D－木糖、L－阿拉伯糖、甘油、核糖醇、D－甘露醇、D－葡萄糖醇、α－甲基－D 糖苷、柳醇；不同化乳糖、赤藓醇、肌醇，同化或同化弱的有琥珀酸、柠檬酸，同化弱或不同化的有 D－核糖酸、L－鼠李糖、可溶性淀粉、乙醇、DL－乳糖。

b. 同化氮源：不同化硝酸钾。

C. 在无维生素的培养基上生长弱，用维生素 A、维生素 B_1、维生素 B_6 可刺激生长。对氯化钠耐受 5%～31%(*w/v*)。生长最高温度为 38～42℃。

嗜腕变种与季也蒙变种的不同之处是不发酵菊粉；不同化落叶松糖、可溶性淀粉、L－鼠李糖。

19.1.4 念珠菌的免疫学

念珠菌与哺乳动物之间稳定的相互作用使念珠菌处于定植与侵袭感染的动态平衡，与巨大的定植率相比，念珠菌致病相对罕见。这种状态取决于宿主防御机制的 2 种类型：抵抗力和耐受力。抵抗力为宿主阻止真菌的侵袭，耐受力为阻止免疫反应及其他机制引起的宿主损伤。在实验中发现，这两种机制通过 Th/Th17 细胞间的平衡和调节性 T 细胞(Treg 细胞)的激活发挥作用。炎症反应最初由细胞介导的先天免疫系统调节，其次是由先天免疫系统所触发的获得性免疫反应参与，至于如何调节获得性免疫反应，仍主要由病原体和先天免疫细胞之间相互作用来决定，但是 T 细胞的行为将反馈到这个动态平衡从而抑制过度激活的先天免疫。实际上，一定程度的炎症反应具有保护作用，特别是对于黏膜组织。如果快速的固有免疫及迟缓的获得免疫反应剧烈，引起激进性的炎症反应，反而使疾病恶化并最终阻止病原体的根除。

尽管受 IL－12/IFN－γ 调节的 Th1 细胞在防止念珠菌感染中有重大作用，但也发现先天缺乏 IL－

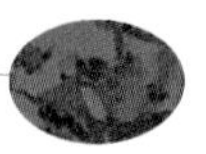

12/IL-23/IFN-γ的患者并没有对念珠菌有更高的易感性，这表明可能存在其他细胞因子参与宿主对念珠菌的免疫反应。Th17通过Th1及Treg细胞而发挥炎症反应作用，能微调保护性的抗菌免疫，以减少有害的免疫反应，已经成为宿主对真菌免疫反应的重要组成部分。吲哚胺2,3-加氧酶(IDO)和尿氨酸有助于保持Th17和Treg的平衡，通过给宿主提供具有保护作用的免疫机制而没有必要清除真菌病原体或造成不可接受的组织损伤。研究发现，通过诱导Treg和抑制Th17细胞表达，IDO和尿氨酸能促进免疫细胞系的形成，同时在控制炎症、过敏、Th17诱导的炎症方面发挥重要作用。在这种背景下，Th17通路，通过负向调节色氨酸代谢，有助于调节慢性炎症及真菌疾病的病理反应。早期的炎症反应可防止或限制感染，但不受控制且强烈的炎症反应会阻止疾病的根治。

(1) 固有免疫

大多数固有免疫由感染诱导，它们的激活需要特定不变的保守分子结构的识别，这种分子结构存在于大量的病原体上，通过一组模式识别受体(pattern recognition receptors, PRRs)直接识别真菌分子，如Toll样受体(TLRs)、C型凝集素受体(C-type lection receptors, CLRs)、亮氨酸结构域重复受体(NLRs)及乳糖凝集素家族。在与念珠菌相互作用时，巨噬细胞表面的PRRs能识别真菌表面不同成分，如甘露聚糖、甘露糖蛋白、β-葡聚糖、几丁质。各种TLRs，包括TLR2、TLR4和TLR9介导念珠菌致病相关分子模式(PAMPs)的识别，如骨髓细胞表面TLR2识别念珠菌细胞壁表面的磷酸化甘露聚糖，TLR4识别白念珠菌O位连接的短链甘露聚糖并诱导前炎症细胞因子的产生，TLR9能识别真菌DNA。不过，由TLR9识别真菌在念珠菌免疫中的确切作用尚不清楚。念珠菌细胞壁中的甘露聚糖可被甘露糖受体识别，TLR2和TLR4可识别磷脂酰甘露聚糖，并在细胞因子刺激下，与β-葡聚糖受体dectin-1协同作用。dectin-1能够增强TLR2和TLR4诱导体细胞产生细胞因子，包括TNF、IL-17、IL-6和IL-10。已经明确人体缺乏dectin-1受体与黏膜真菌感染有关。

CLRs是PRRs家族的一员，能识别多糖结构，包括各种与真菌识别相关的受体，如甘露糖受体(MR, CD206)、dectin-1、dection-2、DC-SIGN(CD209)、Mincle和循环MBL，这些受体在真菌识别及抗真菌固有免疫中发挥重要作用。MR识别白念珠菌N位连接凝集素，并介导细胞内信号，导致细胞因子的产生和诱导TH17反应。dectin-1主要表达在髓系细胞表面，被认为是主要的受体，受到β-1,3-葡聚糖的激活介导固有免疫细胞发挥吞噬真菌作用。dectin-2识别多种真菌的富甘露糖结构，与菌丝的形成密切相关。dectin-2有选择地与FcγR主链结合，激活Syk和CARD9引起细胞因子释放。Mincle能激活巨噬细胞发起最强有力的炎症反应。DC-SIGN和相关受体DC-SIGNR主要表达于成熟的树突状细胞，通过钙依赖的方式识别富甘露糖结构。DC-SIGN介导树突状细胞摄取真菌碎片和识别白念珠菌的甘露糖。

除了主要以膜结合的TLRs和CLRs外，哺乳动物宿主防御机制已经建立了针对真菌的第2条识别受体通路，位于细胞质内，以NLR家族为代表。NLRs能感受一些非微生物的化合物或分子传来的危险信号以此刺激免疫系统产生细胞因子IL-1β、TL-18。

T细胞，特别是$CD4^+$细胞，可调节巨噬细胞的应答反应，这对于控制黏膜部位的念珠菌致病性很重要。因此，艾滋病患者易感性口腔念珠菌病。其他参与识别念珠菌的宿主因素还包括免疫球蛋白A(IgA)水平。

天然免疫系统通过模式识别受体识别病原体相关分子模式，模式识别受体可转换下游信号激活宿主防御。

(2) 树突状细胞

树突状细胞(DC)能够特异性地识别真菌相关信号并将其递呈给分化不同的T细胞，引起免疫反应。在甲基苯丙胺长期滥用的病例中，当其已达成瘾状态时，药物明显抑制了DC细胞这一独特的及不可缺少的抗真菌免疫能力，最终影响T细胞对念珠菌的处理和杀伤能力。事实上，DC成熟障碍或功能受损与慢性皮肤黏膜念珠菌病(CMC)发病有关。DC上不同的受体决定了宿主对白念珠菌的免疫关联。与单核巨噬细胞相似，被DC激活的不同的细胞内信号转导通路发挥着不同的抗真菌免疫作用，不同的DC亚群通过不同的路径激活不同免疫反应。事实上，DC的不同抗念珠菌免疫能力取决于不同亚群之间的分工与合作，类似于不同的细胞内信号通路(的分工和合作)。

大量证据表明，DC的免疫原性或免疫耐受性，

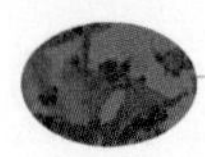

不是某个特定亚群或整个系统的先天特性，而是从环境获得的。例如，色氨酸代谢途径对 DC 的调节起作用，通过浆细胞样 DC 表达的 IDO 介导免疫耐受和诱导 Treg 细胞。在对真菌的反应中，IDO 的表达赋予 DC 的免疫耐受特性，导致念珠菌短时间内快速生长，并且表达 IDO 的肠道 DC 可以改善实验性结肠炎的损害。DC 多个不同的受体和信号通路最终影响局部的 Th/Treg 的平衡，这决定着念珠菌与宿主是共生还是致病。

(3) Th1/Th2 细胞

IL－12 诱导产生的 Th1 细胞主要起对念珠菌的免疫保护作用，通过产生细胞因子 IFN－γ 和调理素，Th1 细胞的激活有助于吞噬细胞在感染部位的活化。因此，如果激活的信号不能传递给效应细胞可能使患者易于感染，这就限制了抗真菌药物和抗体的疗效，有利于真菌的持续致病或共生。IL－4 为 Th2 的活化充当了最强有力的邻近信号，这就抑制了保护性 Th1 反应，而有利于真菌的变态反应。在某一特定的功能状态，IL－4 既可以使吞噬细胞或 DCs 激活也可以使吞噬细胞或 DCs 失活。例如，它可能抑制吞噬细胞的抗真菌活性，也可能促进 DCs 产生 IL－12。因此，在念珠菌感染的重要机制中，IL－4 的免疫抑制活性主要依赖其对 Th2 的强有力激活，进而阻碍了保护性 Th1 的反应。然而，对念珠菌的易感性并不完全取决于 IL－4 的过度产生。

(4) Th17 细胞

Th17 细胞以前属于 Th1 细胞系，现在被认为是一个独立的有助于免疫发病机制的效应 Th 细胞。大量实验数据和动物模型支持 Th17 细胞及 Th17 细胞因子在炎症过程和自身免疫中的重要作用。Th17 细胞在宿主防御细胞外的病原体反应中发挥重要的功能，但它们在许多自身免疫性和过敏性疾病的发病机制也起到很坏的作用。虽然发现 Th17 细胞在免疫反应的早期即作用，也有报道 Th17 细胞广泛参与了 Th1 和 Th2 主导的免疫反应。有证据证明转录因子 FoxP3(＋)T 调节细胞和 Th17 细胞间的相互关系。新的关于 Th17 细胞诱导组织炎症的理论认为，Th17 细胞首先渗透到炎症部位，然后招募其他促炎效应 T 细胞(包括 Th1 细胞)和固有细胞(包括中性粒细胞)到达炎症组织。由于 IL－17 受体广泛分布于组织细胞表面，IL－17 可诱导产生 IL－1、IL－6、肿瘤坏死因子、基质金属蛋白酶、IL－8、趋化因子等，这些介质趋化其他细胞迁移到炎症组织并在产生 IL－17 的部位刺激大范围的炎症反应。

在念珠菌病中 Th17 细胞通过 TLR 或非 TLR 依赖的信号通路诱导产生，Th17 细胞起源于对真菌有抵抗作用的记忆 T 细胞。在先天免疫缺陷患者中，Th17 细胞分化缺陷与发生慢性黏膜皮肤念珠菌病(CMC)有关。尽管最近的证据支持 dectin－1/IL－17 轴在人类皮肤黏膜念珠菌病中的重要性，在试验性播散性念珠菌病中，发现对免疫反应的正向或负向调节都作用于 Th17 和 IL－17 受体信号。IL－17/Th17 途径可能取决于感染的不同阶段和部位。早期的 IL－17 通过 IL－22、防御素、中性粒细胞发挥抗真菌作用，然而，未能下调微生物诱导的 IL－17 的表达，最终可能与慢性感染有关。

Th17 细胞也产生 IL－22，为 IL－10 家族中的一员。目前已经证明，IL－22 在宿主肺部和肠道免疫防御方面能够发挥比 IL－17 更重要的作用。最近的研究表明，IL－23/IL－22/防御素途径在参与控制黏膜和非黏膜部位真菌生长中起至关重要的作用，尤其是 Th1 缺乏部位。对于有功能的 Th1 通路，IL－23/IL－22 轴甚至是可有可无的。然而，对于有缺陷的 Th1 通路，提高固有的 IL－22 反应能力可以提高宿主抵抗力。常染色体显性超免疫球蛋白 E 综合征(AD－HIES)易受细菌和真菌的感染，是由于 STAT3 通路的突变。AD－HIES 患者 Th17 反应缺陷可能延伸到上皮细胞，其中 STAT3 的突变影响到 IL－22 效应。因此，AD－HIES 患者 Th1 反应缺陷和 CMC 患者 IL－22 生成低下的临床特征与 Th1 辅助功能和 Th17 细胞产生 IL－22 一致。

(5) Treg 细胞

大量的临床研究表明，真菌感染患者 IFN－γ 和 IL－10 的生成量呈反比。在慢性念珠菌疾病中，高水平的 IL－10 影响 IFN－γ 的产生。然而，IL－10 在真菌易感性中的作用还缺乏足够的证据。有人认为，IL－10 不是引起感染的原因，而是感染所引发的结果。对于慢性真菌感染，主要表现为慢性炎症状态，IL－10 可能是宿主诱导的维持自我平衡的反应，旨在保持或是控制炎症。在小鼠念珠菌病模型中，$CD4^+CD25^+$ Treg 细胞防止过度炎症但使真菌持久存在于胃肠道，这就构成了持久抗真菌力的基础。

在健康受试者中 Treg 细胞能调节各个定植点对真菌的耐受性，这允许真菌持久存在并使宿主产生记忆免疫。在 CMC 病例中，Treg 细胞反应是有

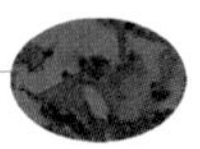

缺陷的。不同 Treg 细胞亚群的功能可互相影响。利用小鼠念珠菌病模型，可以解释真菌生长、炎性免疫和对真菌的耐受力被天然 Treg 细胞(nTreg)协调平衡——限制早期炎症、控制病原体诱导的 Treg 细胞(iTreg)产生、控制获得性 Th 免疫在二级淋巴器官的表达。*n*Treg 细胞经诱导 β 干扰素的 TIR 域的衔接蛋白（TRIF）途径迁移到红肿部位，随后 MyD88 途径抑制了它们的抑制功能。随后炎症性 Th1 型免疫由 iTreg 细胞激活，也通过 TRIF 通路以激活 DCs 和 Th17 细胞表面的 IDO 而发挥作用。总之，这些结果表明，Treg 在抑制固有免疫和获得性免疫的调节方面发挥关键作用，并进一步支持了对真菌“保护性耐受”的概念，暗示宿主免疫防御可能有足够的防护作用，并没有必要消除真菌病原体——这样会损害免疫记忆或造成一个无法接受的组织损伤。

念珠菌免疫学的新发现为更好地理解细胞和体液免疫途径提供了新证据。应用系统生物学方法可以更好地解释治疗的效果或造成的损害，为更好地处理危及生命的感染提供策略。通过对 Th17 细胞基本功能、Th17/Treg 平衡调节及其他免疫或非免疫细胞功能的了解，可以合理设计新颖的免疫调节疗法，即为了刺激有效的免疫反应而限制炎症。色氨酸代谢产物和 Th17 抑制剂很可能是强有力的候选成份，它们能够调节过度或加剧的炎症而有利于控制病原体和宿主共存。尽管存在冗余和重叠的抗真菌效应机制，不同类型的 Treg 在控制 Th1/Th2 炎症反应及 Th17 拮抗作用中的关键作用表明，调控 Treg 可能是一个有前途的治疗方法，没有干扰体内免疫系统平衡的风险。

在念珠菌侵袭过程中，血管内皮细胞的作用不总是被动的，它们通过分泌各种前炎症因子和表达白细胞黏附分子来积极参与感染的免疫应答，这些前炎症因子能趋化白细胞到被破坏的血管内皮细胞并激活它，以帮助宿主抵御感染，如果感染部位有足够量的白细胞聚集，菌体就会被杀死，念珠菌感染就会被控制。

19.2　念珠菌病

19.2.1　概述

1842 年，Gruby 从鹅口疮患者病灶中分离出酵母样菌，1853 年，Robin 在尸解中又分离出同样的菌，并取名为白色粉孢(oidium albicans)。1923 年，Berkhout 提出念珠菌属这一名称。1934 年，被 Diddens 及 Lodder 确定白念珠菌为该属中的一个种。此后世界各国不断发现新的菌种。1942 年，Diddens 及 Lodder 确定念珠菌属有 25 种和 8 个变种。1952 年，Lodder 及 Rij 又确定为 30 种和 6 个变种。1970 年，Lodder 确定为 81 种及 7 个变种。目前已知约有 300 余种或变种。但对人或动物致病的念珠菌主要有 7 种。在 20 世纪 20 年代，Castellani 研究了白念珠菌在支气管念珠菌病中的作用，Ashford 观察到在热带口炎性腹泻病例中该菌是持续存在的。

早在公元 610 年，我国隋朝巢元方的《诸病源候总论》中就有关于黏膜念珠菌病的记载：“小儿初生口里白屑起，乃至舌上生疮，如鹅口里，世谓之鹅口。”这与今日的鹅口疮相同，至今仍沿用这一术语。1929 年，朱章赓等发现 1 例支气管念珠菌病，并从痰中分离出热带念珠菌。1957 年，陈雅芬报道抗生素治疗后继发白念珠菌呼吸道感染 45 例。此后陆续有这方面的报道。尤其近 30 年来，随着广谱抗生素、糖皮质激素和免疫抑制剂的广泛应用、放射医学的不断发展、病原菌和宿主之间的关系不断发生变化、体内环境平衡紊乱、菌群失调，导致内脏真菌病发病日渐增多，特别是念珠菌病发病率更高。吴绍熙等调查全国 25 个省市 1986～1996 年致病真菌分布情况，结果 1986 年居第 5 位的白念珠菌到 1996 年已上升至第 2 位，而 1986 年较少见的近平滑念珠菌所占比例到 1996 年已明显上升并跃居第 8 位，其他念珠菌也都有明显增加。我国念珠菌病，特别是深部念珠菌病发病率高且有逐年增高的趋势。

侵袭性念珠菌病是一种危及生命的条件性感染病，目前已经成为危重患者发病率及病死率的首要原因。在美国，念珠菌位居最常见的血液播散感染的第 4 位。重症监护病房(ICU)念珠菌菌血症的患病率较普通病房高 5～10 倍，比一般人群高 100 倍。念珠菌菌血症患者的病死率为 35%～60%，ICU 患者较非 ICU 患者病死率高。白念珠菌仍然是最主要的致病菌种，在所有侵袭性念珠菌病中占 2/3。然而，非白念珠菌，如光滑念珠菌、克柔念珠菌，因其对常用抗真菌药的敏感性降低也引起了大家的关注。由于念珠菌感染的危险因素及临床特征缺乏特征性，且常规的培养方法，如血培养缺乏敏感性。尽

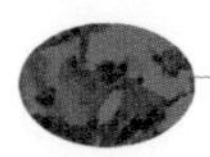

管抗真菌治疗领域取得了很大进步,但侵袭性念珠菌病仍然是持久的公共健康问题。

侵袭性或系统性念珠菌病死亡率高,但黏膜念珠菌病更常见。黏膜念珠菌病不仅在住院患者、免疫缺陷患者发病率高,甚至在活动自如、完全健康的人群中也有高发病率。黏膜念珠菌病与内脏系统念珠菌病不同,它是最常见的表浅念珠菌病类型,包括口腔、胃肠黏膜、阴道黏膜等部位的念珠菌病。虽然不同的解剖部位有不同的生理学特点,但黏膜念珠菌病在不同部位的病理生理学特点、诊断原则、临床表现和治疗上却有很多共同点。黏膜念珠菌病包括两个生理状态:无症状的定殖状态和有症状的致病状态。

口腔念珠菌病(oral candidiasis, OC)是临床的常见疾病,一般与一些潜在疾病和危险因素有关。早在古代,它就被希波克拉底在严重虚弱患者中发现,直到 1846 年 Fredrik Berg 把念珠菌确定为病原体。很多疾病与 OC 有关,包括人类免疫缺陷病毒感染(HIV)、恶性血液病、糖尿病控制不佳、口腔干燥症和各种免疫缺陷病,特别是慢性黏膜念珠菌病(CMC)。此外,风险因素包括使用糖皮质激素(口服、吸入)、抗生素、头部和颈部放疗、化疗导致中性粒细胞减少和佩戴义齿。感染的发生率随潜在疾病变化。90%的艾滋病病毒感染者患口腔念珠菌病,在没有其他危险因素的糖尿病患者中发病率低。此外,耐药感染常见于 HIV 患者,尤其是使用高级免疫抑制剂和咪唑类药物的患者。Nacher 等在一项关于 1 400 位 HIV 阳性患者的调查中发现,OC 的发病率会在高活性抗反转录病毒疗法开始 2 个月后增加。在老年人中,OC 与口腔干燥、义齿、使用激素有关。

阴道念珠菌病(vulvovaginal candidiasis, VVC)是世界第二大常见阴道感染。在生育年龄,至少有 75%的女性有一次感染阴道念珠菌病的经历,有 40%~50%的女性有第 2 次感染 VVC。念珠菌寄居于生育期健康女性的生殖道,大约 10%~20%并无症状。大约 8%的女性可以多次感染 VVC(每年发病 4 次或以上)成为复发性阴道念珠菌病(RVVC)。

19.2.2 病因

(1) 病原菌

本病的病原菌有白念珠菌(*Candida albicans*)、热带念珠菌(*C. tropicalis*)、克柔念珠菌(*C. krusei*)、近平滑念珠菌(*C. parapsilosis*)、假热带念珠菌(*C. pseudotropicalis*)、都柏林念珠菌(*C. dubliniensis*)和季也蒙念珠菌(*C. guilliermomdii*),而以白念珠菌及热带念珠菌致病力最强,也是念珠菌病常见的病原菌。其他念珠菌在一定条件下也可致病,如克柔念珠菌、假热带念珠菌、近平滑念珠菌在机体衰弱情况下感染也可致死,故称念珠菌为条件致病菌。

口腔中白念珠菌最常见,光滑念珠菌和热带念珠菌较少见。其他种类更少见,如平滑念珠菌、克柔念珠菌、都柏林念珠菌和季也蒙念珠菌。

(2) 传染来源

念珠菌广泛存在于自然界中,像金黄色葡萄球菌一样,要肯定其来源较为困难,但不外乎内源性及外源性两者。

1) 内源性:正常人皮肤、口腔、肠道、阴道中都可分离出本菌,以消化道带菌率最高,约占 50%,其次阴道占 20%~30%,其他部位较少,如咽部占 1~4%,皮肤占 2%。1990 年,秦启贤调查我国 28 个省市的 59 311 例成人后发现,口咽带念珠菌率为 6.34%,儿童为 8.60%,而医院住院患者中为 23%,一般以白念珠菌为主。

2) 外源性:念珠菌可寄生于水果、奶制品等食品上,人因接触这些食品而受染尤其是食品包装工受染者更多。此外,患念珠菌性阴道炎的妇女可使其丈夫的包皮、龟头受染,患有鹅口疮的婴儿,可使其母亲的乳头、乳晕受染。新生儿出生 2 d,在口腔即可发现本菌,在胎粪中也可发现本菌,这主要是由于新生儿通过产道时吞咽了其母的分泌物而受感染。

19.2.3 发病机制

感染是病原体、宿主和环境之间相互作用的结果。病原体侵入机体后能否致病,取决于其毒力、数量、入侵途径与机体的适应性、机体对病原菌的抵抗力及其他因素等。

(1) 与病原体本身有关的因素

1) 念珠菌毒素:念珠菌尤其是白念珠菌可产生毒素。Dubios 曾从破坏了的白念珠菌细胞中获得水溶性内毒素,此毒素给小白鼠静脉注射可引起较高的死亡率。1967 年,岩田先后分离出两类念珠菌毒素——高分子量毒素和低分子量毒素,后者具有

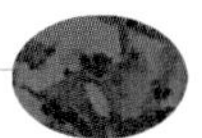

A、B、C、D、E、F 6 种活性成分，有较强的休克致死作用。因此，念珠菌的毒性强弱可引起轻重不同的症状。

2）菌体形态：酵母型念珠菌一般不致病，只有在条件适合，发育成为菌丝型（mycelial form）时才有致病性。因为菌丝的形成可以避免白细胞的吞噬。体外实验发现中性粒细胞对白念珠菌芽孢的吞噬率为（92±3）％，而对芽管仅为（9.5±2.5）％，后者约为前者的 1/10；对芽孢的杀死率为（29±6）％，而对芽管仅为（5.5±1.5）％，后者约为前者的 1/5。并发现吞噬的只是短芽管，对长芽管及菌丝不能吞噬，即菌丝长于 20 μm 时往往不能被吞噬。

3）黏附能力：念珠菌黏附宿主细胞是其感染过程中定植和侵入宿主的第 1 步，通过黏附素与宿主细胞表面受体相互作用而发生黏附。它可广泛黏附于上皮细胞、血管内皮细、细胞外基质和其他组织细胞表面，通过多种途径引起局部感染或播散性感染。目前已证实，念珠菌细胞壁的甘露糖蛋白是其黏附的介导物。通过显微镜和定量放射黏附试验，发现白念珠菌对颊黏膜和阴道黏膜上皮细胞的黏附能力要比其他念珠菌强，带芽管的白念珠菌又比单纯孢子强。由此可见，白念珠菌致病力强是同它的黏附能力强有密切关系的。

4）水解酶：念珠菌还能产生一些水解酶和酸性蛋白酶，这些酶能损伤组织，诱发病变。

白念珠菌是念珠菌属中致病力最强的一种，也是念珠菌病最常见的病原体。当患者免疫力极度低下时，除白念珠菌外，毒力较弱的其他念珠菌，如热带念珠菌、克柔念珠菌等也可能致病。

念珠菌具有多个毒力因子，这些包括产生生物膜、黏膜黏附、菌丝生长、分泌天门冬氨酰蛋白酶等。白念珠菌已被证明比非白念珠菌更易于黏附黏膜，有更强的致病性。

（2）与机体防御功能有关的因素

机体的自然屏障、正常菌群的拮抗作用、吞噬细胞的吞噬及杀灭作用、多种体液因子的非特异性免疫及 T 细胞、B 细胞参与的特异性细胞免疫和体液免疫，特别是细胞免疫，在抗念珠菌感染中起着重要作用。

1）细胞免疫缺陷：念珠菌病患者的细胞免疫往往有不同类型和程度的缺陷，患者对念珠菌抗原皮试无反应性，体外受念珠菌抗原刺激后，淋巴细胞转化及巨噬细胞移动抑制因子合成减少或缺乏。慢性皮肤黏膜念珠菌病患者的细胞免疫功能缺陷最为突出，肿瘤、内分泌疾患、结缔组织病、慢性消耗性疾病、缺铁性贫血等患者免疫功能降低，往往容易诱发念珠菌病。

2）吞噬作用：以中性粒细胞和巨噬细胞为主的吞噬系统构成了机体抗真菌感染的第 1 道防线。吞噬细胞的数量、趋化性和吞噬杀菌能力在抗念珠菌感染中起着重要作用。白细胞数量减少、趋化性丧失，以及吞噬和杀菌能力的下降等，直接影响着机体的防御功能，促使念珠菌感染的发生。

3）血清抑制因子：猬集因子（clumping factor）是一种存在于正常人血清中对念珠菌的非抗体调理素，能使念珠菌猬集，使之易被吞噬细胞吞噬和杀灭。氮质血症、肝病、糖尿病、肿瘤及白血病患者中，血清的猬集能力下降。皮肤黏膜或系统性念珠菌病患者血清的猬集能力下降或缺乏，甚至在某些皮肤黏膜念珠菌病患者血清中有念珠菌猬集因子的抑制物产生，使吞噬细胞不易吞噬或杀灭念珠菌。有人认为在正常人血液中有一种白念珠菌致死物质，而在系统性念珠菌病患者的血清中则缺乏。

4）血清铁代谢异常：现已认为血清铁代谢异常是导致念珠菌感染的重要因素之一。低浓度不饱和的转铁蛋白或高浓度的血清铁，均易导致念珠菌感染。转铁蛋白是一种存在于血浆中与铁有高度结合力的 β 球蛋白，通常 30％呈饱和状态，因此血浆中游离铁离子含量极低，而念珠菌在代谢过程中需要游离铁离子，这样就不利于念珠菌的生长。反之，若摄入过量的铁离子于血浆中，转铁蛋白被铁充分饱和后，剩余的铁离子则可被念珠菌利用，使其在体内生长繁殖。

5）锌离子：血清中有微量的锌离子存在时，不利于菌丝形成，锌离子缺乏时可助长菌丝形成而促成感染。如肠病性肢端皮炎患者锌离子缺乏，易于引起念珠菌感染。

6）葡萄糖和维生素 A：血液及唾液中葡萄糖浓度升高可促进念珠菌生长。孕妇阴道上皮有过量的糖原，糖尿病患者血和组织中葡萄糖含量增高，都易导致念珠菌感染。维生素 A 缺乏与念珠菌病也有关系，因维生素 A 缺乏时，上皮组织干燥、增生、过度角化，皮肤黏膜抵抗力下降，容易发生念珠菌感染。

7）机械屏障：完整的正常皮肤对念珠菌的侵袭起着屏障作用，但当皮肤受到潮湿或发生浸渍时则易引起感染。例如，洗衣工人、屠宰工人、水果罐头工人等的双手常泡在水中，皮肤被浸软，抵抗力降低，易使念珠菌侵入并繁殖。白义杰等调查某罐头制品厂，在车间工人的手指甲后甲廓部分离出念珠菌者占59.4%，在高温潮湿的条件下工作，也易在间擦部位患皮肤念珠菌病。

(3) 医源性因素和机体的抵抗力

1) 抗生素的应用：随着广谱抗生素的广泛应用，念珠菌病的发病率显著增加。因抗生素可引起菌群失调，促进念珠菌的繁殖。在人体的肠道中存在的细菌和真菌，经常保持共生状态。长期大量应用抗生素，破坏了它们的平衡，某些可以产生抗念珠菌物质的革兰阴性菌被抑制，于是真菌获得较丰富的营养而加快繁殖。某些能够合成复合维生素B的肠道细菌被抑制，使维生素B族缺乏，导致黏膜组织抵抗力降低，因而有利于念珠菌的生长。

张永圣在研究各型念珠菌致病机制时，证明金霉素、土霉素、合霉素皆可加速实验动物的死亡，其中金霉素、土霉素最强，合霉素次之。他还发现对抗生素敏感的细菌菌体成分具有不同程度的促进白念珠菌增殖的作用。Saligman 指出，抗生素可以增加白念珠菌的毒性，经抗生素治疗的患者，念珠菌带菌率增加。因此，内源性感染的机会也随之增加。另外，抗生素对机体有毒性作用，可造成器官组织的损害，如造血功能和肾功能下降等，使机体抗力减低，有利于念珠菌的感染。

2) 糖皮质激素、免疫抑制剂等的作用：应用糖皮质激素、免疫抑制剂、化疗和放疗可抑制炎症反应，降低吞噬功能。机体的细胞免疫及体液免疫功能下降，导致机体抗感染能力下降，而引起感染。糖皮质激素可以导致局部或系统的念珠菌感染，主要是增加对念珠菌的敏感性，而不是直接促进念珠菌的生长。有人曾用小剂量白念珠菌注射于小白鼠腹腔，同时给予氢化可的松，观察2周，发现激素量越大，死亡率越高。主要原因是由于糖皮质激素引起宿主的免疫功能降低，增强真菌的毒素作用，减弱网状内皮系统的功能，减少炎症反应、抗体形成，改变抗原抗体反应。免疫抑制剂或抗代谢药物与糖皮质激素一样，可以干扰或减弱内皮系统的功能，抑制细胞免疫作用。

3) 长期放置静脉插管或内脏导管：输液、静脉高营养和腹膜透析及各种大手术(如肝脏和肾移植手术、心瓣膜更换术等)，这些医疗措施很容易引起念珠菌感染。这一方面是由于机械损伤形成开放创面，降低了机体的机械屏障作用；另一方面，外源性污染也是一个重要因素。此外，患者往往同时应用抗生素及免疫抑制剂，这也是诱发因素之一。

4) 严重烧伤：烧伤患者机体抵抗力减低。创面暴露，有利于念珠菌感染，常伴有局部及血行散播性念珠菌病。

5) 免疫缺陷：免疫缺陷与念珠菌感染有密切关系。由于体内淋巴细胞对念珠菌抗原无反应，也不产生移动抑制因子(MIF)，从而对念珠菌产生易感。如皮肤黏膜念珠菌病，其发病的重要因素是由于免疫缺陷。艾滋病患者继发深部念珠菌病是主要的死亡原因之一。

6) 念珠菌感染与肿瘤的关系：近年来发现多种致病性真菌有致癌作用。尤其是对近平滑念珠菌、白念珠菌的致癌作用较为重视。Blank 等用白念珠菌提取物注射于小鼠，引发白血病、肺肿瘤、乳腺癌或皮下肿瘤比对照组显著。Hutter 及 Collins 搜集肿瘤并发真菌感染者202例，发现其中56%是念珠菌感染，而患念珠菌感染的患者中61%是白血病和淋巴瘤患者。

口腔黏膜被白念珠菌长期感染后，可使黏膜呈现白斑样表现，有的甚至发展为原位癌或早期鳞癌。白念珠菌可以促使黏膜上皮高度增生、角化及癌变。白念珠菌或近平滑念珠菌的内毒素或代谢产物，使真菌侵入区黏膜上皮细胞中抑制细胞增殖的物质(cAMP 抑素等)受到影响，于是促使黏膜上皮细胞的增殖，甚至趋向癌变。

19.2.4 病理

浅部皮肤念珠菌病表现为真皮慢性炎症或角层下脓疱，有时可呈海绵状脓疱。在角层的浅层中可见少量细长菌丝，菌丝分隔、分支、直径2～4 μm，并有卵圆形孢子，3～5 μm，处于发芽期。以过碘酸-希夫染色(PAS)呈红色，以乌洛托品硝酸银染色呈黑色。

念珠菌性肉芽肿呈明显的乳头瘤样增生及角化过度，有游走到表皮内的炎细胞，且在真皮内可见到致密的淋巴样、中性、浆细胞及多核巨细胞浸润，并可深入至皮下部位；偶尔在真皮中可发现菌丝及孢子。

内脏念珠菌病有两个种情况：在空腔脏器的空腔面中可见灶性坏死及炎性浸润，其中可见念珠菌孢子而很少有菌丝。在组织中，PAS 染色可见菌丝

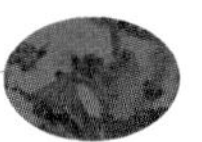

和孢子，周围可见炎细胞。

应当注意，在组织病理切片中，念珠菌应与毛霉、曲霉加以区别。其鉴别点如表 19-2-1 所示。

表 19-2-1 组织中念珠菌、曲霉和毛霉的鉴别

项目	念珠菌	曲霉	毛霉
位置	炎性病灶区	脓疡或其周围	血管壁
排列	成簇或分散	呈放射状	与血管平行
数目	多	多	1～2 根
宽度	较细	中度	粗
分隔	较稀，分隔处较狭	较密	不分隔
分枝	不规则	多，向一个方向成锐角	少，与主干成直角
染色	深，均匀	深，不均匀	浅，均匀
孢子	卵圆形排列，假菌丝	偶尔出现分生孢子及小柄	无

19.2.5 临床表现

(1) 黏膜念珠菌病

1) 口腔念珠菌病(Oral Candidiasis，OC，鹅口疮)：由致病性念珠菌尤其是白念珠菌的芽孢和菌丝组成的乳白色薄膜附着在部分口腔黏膜或全部口腔黏膜上，如舌、上腭、咽部、齿龈或唇、颊黏膜，严重时可蔓延到气管或支气管，有时并发口角炎。白膜损害界限清楚，擦去此膜会留下鲜红湿润的基底，有时薄膜较厚，似一堆积雪(图 19-2-1)。取膜状物镜检，可见假菌丝及孢子。成人的鹅口疮，特别在免疫抑制的情况下，往往是消化道念珠菌病的局部表现或播散性念珠菌病的早期象征，应予重视。

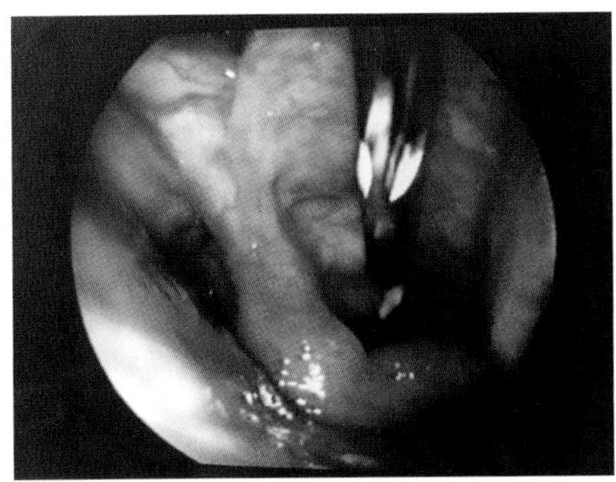

图 19-2-1 喉部黏膜念球菌感染

各种各样的临床表现可能被看到。无症状或轻度症状的 OC 患者经常主诉灼痛和吞咽痛。有时这些症状可能严重到足以引起患者摄食减少和体重减轻。假膜念珠菌病，分为急性和慢性两种类型。疾病的严重程度可能与症状无关。另一个常见的表现为慢性萎缩性口腔炎或义齿性口炎。在义齿周围可观察到红斑性皮损并感到灼痛。口唇炎或传染性口角炎也与念珠菌有关。

少见的有慢性增生性的念珠菌病，皮损一般在面颊，多见于吸烟的男性和中线舌炎，特征表现为红斑和受损舌头中线部位的舌乳头消失。

2) 慢性念珠菌性舌炎：本病为鹅口疮的一型，病程短。由于念珠菌长期感染，使舌背乳头萎缩，表面光滑，或有白色膜状物略高起，牢固地附着于舌背面或舌下面，如果舌丝状乳头过度增生角化，可形成黑褐色毛状物，称黑毛舌。取毛状物镜检，可见毛束状物及真菌孢子。培养除有白念珠菌外，也可分离出热带念珠菌及曲霉。香川曾报道 10 例念珠菌引起的黑毛舌。Kennedy 报道了 3 例，其中 2 例培养出念珠菌。谈善庆报道了 6 例，其中 2 例培养出念珠菌。

3) 念珠菌性唇炎：本病系下唇的一种慢性炎症，病变只发生于下唇，临床可见两种类型：①糜烂型，下唇唇红部的中央部位长时间存在鲜红糜烂，周边有过度角化现象，类似黏膜白斑，损害表面可有脱屑。②颗粒型，下唇弥漫性肿胀，在唇红与皮肤交界的边缘及唇红有小颗粒，微突出于皮肤表面。本病应与日光性唇炎、剥脱性唇炎、腺性唇炎相鉴别。

4) 念珠菌性口角炎：本病好发于儿童及体弱者，以及恶液质或血液病患者。双侧或单侧口角浸渍发白、糜烂、结痂、病程长则角化增殖、皲裂、疼痛。刮片镜检，可查到菌丝及孢子。本病需与维生素 B_2(核黄素)缺乏症或细菌性口角炎区别，前者常同时并发舌炎、阴囊炎，后者多单发一侧，细菌培养阳性。

5) 念珠菌性白斑：好发于颊、腭、舌等部位。病理变化与鹅口疮极相似。血清与唾液中抗白念珠菌抗体效价增高。可伴免疫缺陷，对白念珠菌的免疫反应性降低。Cawson 在 128 例非角化异常增殖性白斑中发现白念珠菌白斑仅 8 例，占 6%，而在 10 例角化异常增殖性白斑中，念珠菌性白斑有 6 例，占 60%。念珠菌性白斑损害即使刚刚发觉，活检时已往往有明显的上皮增生不良，甚至恶变。以上发现提示白念珠菌性白斑具有明显的癌前期特征。本病对抗真菌药反应敏感。

6) 念珠菌性女阴阴道炎：正常妇女的阴道带菌

率占 20%～30%；孕妇糖尿病患者及口服避孕药或应用抗生素期间的带菌率更高。念珠菌性阴道炎类似鹅口疮，可有乳白色薄膜附着在阴道黏膜上，有白色或红色凝乳状渗出物。由于分泌物刺激可引起黏膜红肿、糜烂、白带增多、自觉瘙痒。外阴烧灼感，阴道有刺激痛或性交痛，伴有排尿困难。往往月经开始前 1 周症状加重，月经开始会缓解症状。检查可发现阴唇和外阴部有肿胀红斑。子宫颈正常但阴道黏膜有红斑并伴有白色分泌物，分泌物培养有白念珠菌或热带念珠菌生长。通过性接触可传给性伴侣，引起龟头炎或包皮龟头炎。有时伴发阴道滴虫病。

念珠菌从相邻肛周的组织迁延并黏附于阴道上皮细胞引起阴道念珠菌病。白念珠菌黏附于阴道上皮细胞的作用强于其他非白念珠菌。很多因素可增加无症状阴道白念珠菌增殖和念珠菌性阴道炎，这些因素包括怀孕、口服高雌性激素的避孕药、控制不佳的糖尿病。性激素依赖性 VVC 很少发生于未来月经的小女孩，绝经后念珠菌性阴道炎发生率降低，服用激素替代疗法的女性除外。其他诱因包括糖皮质激素使用、抗菌药治疗、子宫内避孕器和高频繁性行为。引起念珠菌性阴道炎的环境因素包括：过紧、通风不好的衣服和尼龙制品，会增加会阴部潮湿和温度；化学接触，局部过敏和过敏症也可能引起症状性阴道炎。

7）念珠菌性龟头炎：又名念珠菌包皮龟头炎，是由念珠菌引起的男性外生殖器炎症，20 世纪 60 年代后报道日渐增多，已婚者多见，其原因可能是由配偶的念珠菌性阴道炎而传染。另外与广泛应用广谱抗生素及糖尿病有关。本病无明显自觉症状，阴茎包皮及龟头轻度潮红干燥光滑，包皮内及龟头冠状沟处有白色乳酪样斑片。损害如波及阴囊，可有鳞屑性红斑；如尿道口舟状窝受侵，可引起一过性前尿道炎症，有尿频和刺痛。少数患者可引起阴茎包皮水肿、溃疡等急性炎症。本病应与慢性包皮龟头炎鉴别。做真菌培养可确诊。

8）念珠菌性角膜炎：角膜真菌感染的报道日渐增多，而以念珠菌感染最为常见。其临床表现为角膜坏死，形成溃疡，溃疡边缘部隆起呈放射状浸润。严重者可引起穿孔、失明。

（2）皮肤念珠菌病

1）擦烂红斑：又名念珠菌性间擦疹。念珠菌感染皮肤间擦部位，如腋窝、乳房下、脐窝、腹股沟、肛门、会阴等处，引起局部红斑糜烂损害。损害特点为界限清楚的红斑，表面糜烂，其外周有散在的米粒大的丘疹，上覆细小鳞屑；损害中央可有水泡、脓疮，有时可成呈干燥脱屑。本病多见于婴儿及肥胖多汗者，以及糖尿病或慢性酗酒者。此外，念珠菌性指（趾）间擦烂红斑多见于皮肤长期浸泡于水中作业人员，发病部位以 3～4 指间最为常见，其他指间亦可发生。

2）念珠菌性甲沟炎及甲床炎：本病是由念珠菌侵犯甲沟及甲床引起的局限性炎症，甲沟红肿；但很少化脓，指（趾）甲变厚呈淡褐色。由于念珠菌不产生溶解酶，故不直接侵入甲板，也不引起甲板下过度角化现象。但因甲床受到影响，甲床生长不良，表面不平有沟纹，但光泽不变。水产工人、洗衣工人及家庭妇女易患此病。

3）念珠菌性须疮：又名念珠菌性须部毛囊炎。成年患者须部发生硬肿块及小结节，毛囊性小脓疱，胡须不易拔除，经培养为白念珠菌或其他念珠菌。发病前可有外用糖皮质激素的历史。抗真菌治疗有效。

4）丘疹型皮肤念珠菌病：多见于肥胖儿童的颈、背部及成人的会阴部，尤其夏季多见。部分患者与外用糖皮质激素有关。表现为小米粒至芝麻大小的扁平丘疹，界限非常明显，色淡红，表面有一薄层鳞屑，分散排列，常与红痱并存。鳞屑镜检可见菌丝及孢子，培养为白念珠菌。

5）婴儿泛发性念珠菌病：常发生于 20 d 以内的婴儿。叶庆佾报道 110 例，其中出生 20 d 以内的婴儿占 85.5%。50%的患儿合并有鹅口疮。损害主要发生在尿布区，即臀部及阴股部，并可蔓延至邻近皮肤，少数病例可呈泛发性，颈部及腋部等皮肤皱襞处和面部也有损害。皮损有一定的特殊性，主要为大片不规则的红斑，境界明显，边缘有浸软的白色膜状脱屑，大部分损害周围有散在的丘疹、水疱和脓疱。本病应与尿布皮炎，脱屑性红皮病、新生儿剥脱性皮炎及肠病性肢端皮炎相鉴别。

6）念珠菌性肉芽肿：又名深在性皮肤念珠菌病、疣状结痂型皮肤念珠菌病。为白念珠菌感染皮肤引起病变处组织增生、结节、溃疡或肉芽肿形成。本病发病年龄多始于婴儿或儿童期。好发部位为面部及头皮、指甲、甲沟。皮疹特点为富于血管的丘疹，其上有厚而黏着的黄棕色痂，有时突出约 2 cm，如皮角。剥去厚痂露出凹凸不平的肉芽增生面。病

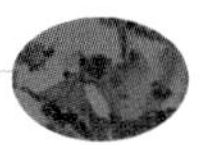

理切片可见角化过度并有菌丝。头发稀疏脱落，甚至发生浅在性萎缩瘢痕。舌轻度肿胀，质红有白苔，舌背有深沟和皱襞。鹅口疮是本症的主要特征之一。甲板污秽失去光泽，增厚，甲下增殖，甲廓肿胀有少许分泌物，可有脱屑性红斑。病程可达 20～30 年，顽固难治。常有免疫缺陷及淋巴细胞减少。

7）慢性皮肤黏膜念珠菌病：又名 Hauser-Rothman 肉芽肿。其特点为幼年发病，慢性经过，易于复发，可侵犯口腔黏膜、皮肤、指甲及深部组织，发生肉芽肿。原则上不侵犯内脏，部分患者伴多种内分泌功能异常，如甲状旁腺或肾上腺功能障碍者及成人胸腺瘤患者。免疫功能异常，显示异常免疫球蛋白血症。血清中具有特异性的 IgG，抑制正常人血清对念珠菌的凝集效应。王高松报道 1 例 9 岁儿童，出生不久即发病，除皮肤表现肉芽肿，黏膜为鹅口疮外，肺、肝也被侵犯。损害特点：初为红斑，呈疣状增殖，而后逐渐隆起，表面结痂形成结节，高出皮面可达 1～3 cm，类似皮角。去痂后基底潮红，为疣状糜烂面，痂内有大量菌丝和芽孢。

（3）系统性念珠菌病

1）支气管、肺念珠菌病：可从口腔直接蔓延或通过血行传播，表现为慢性支气管炎、肺炎或类似肺结核的空洞形成。本病大多数为继发感染。天津报道的 1 例系继发于子宫癌，肺转移癌使用化疗药后发生肺念珠菌病。陈雅芬报道的 45 例都是抗生素治疗后继发白念珠菌呼吸道感染。主要症状为低热、咳嗽、黏液痰或胶质块状痰，有时带血丝，甚至咯血，听诊可闻及中度湿啰音。如损害扩展，可引起大叶肺炎，症状加重，高热咳嗽，听诊呼吸音减低，或有管性呼吸音。慢性者如肺结核样症状，可发生胸膜炎及胸腔积液。

X 线胸片可见大小不等、形状不一的均匀阴影，边缘不清，两肺叶或更多肺叶受累，一般不波及肺尖，病灶部位经常变换。痰直接镜检，可查到菌丝或芽孢。培养多数为白念珠菌。

2）消化道念珠菌病：主要表现为念珠菌性食管炎及肠炎。有鹅口疮的患者如有吞咽困难或疼痛，尤其是胸骨下有灼痛时，应想到病变已波及食管。食管钡剂检查可发现食管上端及下端运动不协调。有报道一患者吃干食物时有梗阻感，嗳气、呃逆较多，曾 3 次因胃出血住院。胃镜检查发现食管、胃黏膜上可见白色膜状物。病理检查有菌丝及孢子。粪便多次培养有白念珠菌生长。经用制霉菌素后症状消失，粪便培养转阴，但停药后又复发。

食管念珠菌病（esophageal candidiasis，EC）比口腔念珠菌病（OC）少见，但它更常见于免疫抑制的患者。HIV 患者患 EC 的发病率更大。有些 EC 患者无症状表现，但最常见的主诉有吞咽困难、吞咽痛和胸骨后疼痛。

念珠菌性肠炎比较多见，儿童较成人发病率高，尤其是体质严重衰弱的婴儿易患本病。张森泉报道 16 例消化道念珠菌感染，13 例为儿童，最小的仅 8 天。中山医学院报道 309 例内脏真菌病，其中，念珠菌病 165 例，而消化道念珠菌病就有 105 例。长期腹泻的儿童很容易并发本病。如虞佩兰调查 132 例儿童消化道带菌情况，结果显示：久泻者 24 例，检出率 100％；久用抗生素者 24 例，阳性 16 例。占 80％，急性腹泻者 33 例，阳性 28 例，占 84.9％；用糖皮质激素组 8 例，阳性者 4 例，占 50％，对照组 47 例，阳性 27 例，占 46.8％。肠道念珠菌病的突出症状是腹泻，便次每日最多 10～20 次，最少 2～3 次。大便为水样或豆腐渣样，泡沫较多，黄色或绿色，偶有便血。同时伴有腹胀，腹痛一般不明显。偶尔念珠菌可侵犯肌层而引起肠穿孔、肠出血。可有呕吐及低热，常缠绵数月。粪便真菌检查及培养念珠菌阳性，尤其多见白念珠菌。

3）泌尿道念珠菌病：念珠菌侵犯膀胱或肾脏，常发生肾盂肾炎或膀胱炎。尿道插管引起念珠菌感染，很少波及肾脏。而肾脏感染多为继发性，一般通过血行播散引起，肾皮质和髓质可发生脓肿，严重者影响肾功能。感染部位和程度不同，临床表现不完全一样。患者可有尿频、尿急、蛋白尿、血尿等，尿内可见红细胞、白细胞及管型。尿真菌检查可有菌丝及孢子，培养有念珠菌生长。

4）念珠菌败血症：本病是念珠菌经肠道、肺或某器官病灶，甚至皮肤局限病灶进入血液循环，引起血行播散，并引起 1 个或多个脏器的播散性脓肿灶，以肾脏和心内膜损害为多。引起本病的病原菌，除白念珠菌外，也可以是热带念珠菌、假热带念珠菌及克柔念珠菌。其诱因是由于长期应用广谱抗生素、免疫抑制剂和施行器官移植、腹部外科手术、心脏瓣膜手术及给予静脉高营养等，尤其是严重烧伤患者容易并发此病。龙振华报道烧伤死亡患者于尸检时发现 30％有全身性念珠菌感染。Emmons 报道 43 例念珠菌性败血症，全部患者均接受过抗生素治疗，半数患者接受过糖皮质激素治疗。半数患者有白血

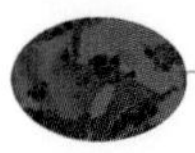

病,1/4 患者有其他癌症。所有患者均有发热,半数患者有肾衰竭。半数患者血培养为白念珠菌,1/4 患者为热带念珠菌。

本病由于多脏器受累,因此临床表现形态多样。主要表现为长期发热,在原发病基础上体温更升高,或下降后再升高,以及其他内脏的症状。如系小儿,可发生频发的惊厥、昏迷、呕吐、腹泻、黄疸、肝大等症状。

5) 念珠菌性心内膜炎:常见于瓣膜病、药物成瘾、心脏手术或心导管检查及长期静脉留置导管的患者。临床表现类似于亚急性细菌性心内膜炎。可有发热、贫血、心脏杂音、脾大、充血性心力衰竭。最常见于二尖瓣及主动脉瓣,瓣膜赘生物较细菌性心内膜炎者为大,可引起脾、肾、髂动脉的栓塞。

6) 中枢神经系统念珠菌病:儿童及衰弱的患者多见。近年来有增加趋势。其诱发因素为长期应用抗生素、糖皮质激素和恶性肿瘤。1/3 患者发病前有鹅口疮。中枢神经系统(CNS)念珠菌感染是血行播散性念珠菌病、脑脊液(CSF)分流术或神经外科手术的并发症。脑膜炎是最常见的表现形式。脑实质感染表现为多发性小脓肿,很少发生单个大脓肿或硬膜外脓肿。到目前为止,报道最多的引起中枢神经系统感染的念珠菌是白念珠菌,其他菌种非常少。脑膜炎的临床表现通常是亚急性的,如发热、头痛、精神欠佳和烦躁。颈项强直这一在细菌性脑膜炎最典型的脑膜刺激征,在念珠菌性脑膜炎中不常见。在某些病例中,念珠菌性脑膜炎的症状和体征是非特异性的,这可能导致延误诊断。CSF 检查可见粒细胞升高(计数$>600\times10^6/L$)。60%的病例 CSF 表现为糖降低、蛋白升高。40%的 CSF 革兰染色阳性。CSF 培养的敏感度为 80%,增加 CSF 体积可以提高培养的阳性率。念珠菌性脑脓肿的症状是多变的,但通常都包括头痛和受累部位的神经症状。Bayer 等报道 7 例念珠菌性脑膜炎,其中 4 例婴儿,且有 3 例月龄小于 3 个月。脑脊液培养 5 例为白念珠菌,2 例为热带念珠菌。有 1 例血及脑脊液培养均阳性。其诱因,2 例于病前曾接受过糖皮质激素治疗,7 例因有细菌感染而应用全身抗生素治疗至少 2 周以上,2 例接受过静脉高营养,3 例正进行中心静脉插管及导尿管,1 例双侧肾切除,并因肠梗阻及腹腔内细菌性脓肿引流而进行多次腹腔手术。结果死亡 4 例,存活的 3 例均为婴儿。

国内倪镜洁报道 1 例白念珠菌性脑膜炎,为 26 岁男性,经脑脊液及痰培养证实为白念珠菌感染。曾误诊为结核性脑膜炎或伤寒引起的脑膜炎,终因病情恶化死亡。

本病临床上极易与结核性脑膜炎相混淆,故对原因不明的脑膜炎治疗无效时,应提高警惕,及时送脑脊液培养鉴定。

此外,念珠菌还可以引起关节炎、骨髓炎及内眼炎等。

(4) 念珠菌所致的变态反应

念珠菌素可引起从皮肤到内脏的过敏反应。

1) 念珠菌疹:临床表现为无菌性成群的水泡性损害或丘疱疹,多在手部或其他部位。也可表现为湿疹样、荨麻疹、环状红斑等类似皮肤癣菌疹。

2) 其他内脏的过敏反应:发生于消化道时,类似胃炎或结肠炎,发生于呼吸道时,类似过敏性鼻炎或哮喘,还可以发生眼过敏,类似眼色素层炎。

19.2.6 实验室检查

(1) 标本采集

根据病变部位收集不同标本,如刮取病变部鳞屑、分泌物或伪膜,留痰、尿、粪便、血、脑脊液等。

(2) 检查方法

1) 直接镜检:取标本用氢氧化钾或 0.9%氯化钠溶液,镜下可见卵圆形发芽孢子及假菌丝。如查到大量假菌丝说明念珠菌处于致病状态。因此,直接镜检对确定念珠菌的致病性有一定意义。

2) 染色:革兰染色,菌丝、孢子呈蓝色,着色不均匀。过碘酸-雪夫染色,菌丝、孢子染成红色。用 1∶1 000吖叮橙染色,在荧光显微镜下,菌体呈亮绿色。

3) 培养:为了确定菌种,必须进行培养,以观察菌落形态及菌体构造。最常用的培养基是沙氏琼脂基。首先将标本接种于此培养基上,25~30℃培养 24~48 h,当菌落生长后,再移种至米粉吐温 80 培养基(CMA+TW80)及沙氏液体基中,以便进一步鉴定菌种。必要时还可以接种在 TZC 或血琼脂上,同时进行发酵及同化试验。7 种常见致病念珠菌的鉴别点如表 19-2-2 所示。

A. 白念珠菌(*C. albicans*):①菌落特征。沙氏培养基 25℃中等速度生长,形成酵母样菌落,奶油样、光滑、闪光,老后有皱褶。②显微镜特征。沙氏培养基 25℃,48 h,有多数芽生孢子,有的稍长。玉米粉吐温琼脂 25~30℃培养 48~72 h,生长真菌丝

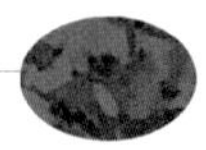

表 19-2-2 7 种常见致病念珠菌的鉴别

致病念珠菌	沙堡液体基表面生长	产生厚壁孢子	血琼脂基菌落	TZC 琼脂基色泽	血清芽管试验	糖发酵试验					同化试验				
						葡萄糖	麦芽糖	蔗糖	乳糖	半乳糖	葡萄糖	麦芽糖	蔗糖	乳糖	半乳糖
白念珠菌	－	＋	中等大	无色或淡红	＋	⊕	⊕	＋	－	＋	＋	＋	＋	－	＋
热带念珠菌	＋	±	大	紫色	迟	⊕	⊕	⊕	－	＋	＋	＋	＋	－	＋
克柔念珠菌	＋＋＋	－	小,不规则	淡红色	－	⊕	－	－	－	－	＋	－	－	－	－
类星形念珠菌	－	±	星形状	红色	＋	⊕	⊕	－	－	－	＋	＋	－	－	＋
近平滑念珠菌	－	－	小而透明	红色	－	⊕※	＋	＋	－	±	＋	＋	＋	－	＋
假热带念珠菌	－	－	小	红色	－	⊕	－	⊕	⊕	＋	＋	－	＋	＋	＋
季也蒙念珠菌	－	－	中等大	红色	－	⊕△	－	⊕△	－	－	＋	＋	＋	－	＋

注:⊕产酸产气;＋产酸不产气;※偶尔只产酸;△发酵弱;－不产生

和假菌丝,多数是假菌丝,假菌丝连接处产生多数簇状、葡萄状小分生孢子,顶端或侧支产生厚壁孢子。血清芽管试验,在 37℃ 3 h 后,可以产生芽管。

B. 热带念珠菌(*C. tropicalis*):①菌落特征。沙氏培养基 25℃,中等速度生长,光滑、乳白色奶油样菌落,老后表面有皱褶。沙氏液基 25℃,2 d,液基表面和侧壁有醭状物。②显微镜特征。玉米粉吐温琼脂 25℃,见有许多假菌丝,及菌丝间的芽生分生孢子,孢子稍长。

C. 近平滑念珠菌(*C. parapsilosis*):①菌落特征。沙氏培养基 25℃表面光滑、柔软,老后奶油样、白色、闪光、有时黄色,平滑或有皱褶。显色琼脂基上呈白色或淡粉色菌落。②显微镜特征。沙氏培养基 25℃见酵母细胞,卵圆形或长倒卵形。玉米粉吐温琼脂 25℃见假菌丝大量分枝,卵形和长倒卵形分生孢子。

D. 克柔念珠菌(*C. krusei*):①菌落特征。沙氏培养基 25℃菌落扁平、柔软、光滑,老后污黄色,可有皱褶。显色琼脂基上呈淡粉色或紫色菌落。②显微镜特征。沙氏培养基 25℃镜下可见多数酵母孢子,有的呈卵圆形,有的较长。玉米粉吐温琼脂 25℃有大量假菌丝,少数分生孢子。

E. 乳酒念珠菌(*C. kefyr*):①菌落特征。沙氏培养基 25℃菌落表面光滑、柔软,奶油样,老后变污黄色,有时有网状纹路。显色琼脂基上呈粉色或紫色菌落。②显微镜特征。沙氏培养基 25℃镜下可见卵圆形至长形的酵母细胞。玉米粉吐温琼脂 25℃见假菌丝很多,有分枝,分生孢子长棒状,棉酚蓝涂片镜检,高倍镜下见到分生孢子如流水中的圆木。

F. 光滑念珠菌(*C. glabrata*):①菌落特征。沙氏培养基 25℃,菌落呈光滑、柔软、闪光、奶油样,显色琼脂基上呈白色或粉紫色菌落。②显微镜特征。沙氏培养基 25℃镜下可见多数卵圆形酵母细胞,一般从细胞的间断发芽。玉米粉吐温琼脂 25℃无假菌丝,只有芽孢,有时可见酵母细胞连成串或有分枝。

G. 季也蒙念珠菌(*C. guilliermondiii*):①菌落特征。沙氏培养基 25℃菌落光滑、扁平、闪光,奶油样,老后变成黄色至粉色菌落。显色琼脂基上呈淡粉色或紫色菌落。②显微镜特征。沙氏培养基 25℃镜下可见多数卵形至倒卵形酵母孢子,玉米粉吐温琼脂 25℃可见多数假菌丝和分生孢子,孢子较长,有时呈链状,可分枝或呈轮状。

H. 都柏林念珠菌(*C. dubliniensis*):是近年来主要从人类免疫缺陷病毒感染者口腔中分离出来的一种新的念珠菌,表型与白念珠菌相似,单凭表型和生化特征常常不能做出正确的判断:①菌落特征。与白念珠菌相似,沙氏培养基 25℃中等速度生长,形成酵母圆形奶油样酵母菌落。②显微镜特征。沙氏培养基 25℃,48 h,有多数芽生孢子,有的稍长。玉米粉吐温琼脂 25～30℃培养 48～72 h,产生少量真菌丝和假菌丝,假菌丝连接处产生短分枝、大量厚壁孢子。血清芽管试验,在 37℃ 2～3 h 后,可以产生芽管。沙氏培养基 42℃生长不良,45℃不能生长,这点与白念珠菌不同。

4) 芽管试验:白念珠菌在血清中 35℃培养 3 h,可从酵母细胞生出芽管(类似于体内状态)。挑去少许活化好的菌落混悬于 0.5 ml 灭活人血清(或羊血清、兔血浆)中。将试管置于 35～37℃恒温箱中培养，时间 2～3 h，培养完毕，取 1 滴悬浊液滴载玻片上，低倍镜观察有无芽管。芽管从胞体生出，宽为孢体的一半，长为胞体的 3～4 倍。

5）CHROM Agar（科马嘉）显色琼脂：根据不同念珠菌培养后菌落颜色不同来鉴定菌种。挑取少量活化好的念珠菌画线接种于 CHROM Agar 显色琼脂平皿上，30～37℃培养 48 h，观察菌落颜色变化。结果：白念珠菌菌落呈绿色；热带念珠菌菌落呈蓝灰色；克柔念珠菌菌落呈粉红色，边缘模糊有微毛刺。

6）酵母菌鉴定试剂盒 API20C：利用不同念珠菌对多种糖同化作用不同来区分菌种。准备实验条件，挑取部分已活化的真菌菌落，制成浊度 2McFarland 的均一菌悬液，与液体培养基混合后接种于 API 杯中，28～30℃孵育 48～72 h，在 24 h、48 h、72 h 读取记录结果。结果判断：每个杯中生长状况与阴性对照比较。比阴性对照混浊的为阳性反应，记录于报告单。计算数字谱，与数据库进行比较。

7）分子生物学鉴定：分子生物学方法在念珠菌分类和鉴定中最为可靠。很多分子生物学方法均可用于念珠菌的鉴定。其中包括 DNA 碱基组成（G＋C 百分含量）测定，念珠菌 DNA 中鸟嘌呤 G 与胞嘧啶 C 之和的摩尔百分含量，一般为 27%～70%（mol/mol），可以通过测定这一比值来界定念珠菌的属、种，但这一方法有局限性，有时亲缘关系很远的菌株具有相同的 G＋C 百分比。DNA-DNA 杂交是检测两个菌株的 DNA 变性后形成的单链 DNA 进行杂交时复性的程度。两个菌株的亲缘关系越近，它们的 DNA 序列越相似，可以形成更多双链 DNA 分子，用于念珠菌的分类，包括近缘种间的鉴别。此外，还有限制性酶切片段多态性（RFLP）分析可用于念珠菌种内菌株或群体间的比较；随机引物扩增多态性（RAPD）分析用于近似种间或种内菌株和群体间遗传差异的比较；脉冲电泳分析分辨率可达 10 000 kb（10 Mb）以上。在分子鉴定中应用最多的是 DNA（或 RNA）特定区段的碱基序列测定和比较。常用的特定区段包括：细胞核 rRNA 基因（rDNA）及其间非编码区，蛋白编码基因和线粒体 DNA（mtDNA）。其中，细胞核 rRNA 基因（rDNA）及其间非编码区是目前应用最普遍的区段，几乎所有已知念珠菌种模式菌株的 26S rDNA 中 D1/D2 区和大多数种模式菌株的内转录间隔区（internal transcribed spacers，ITS）序列已经被检测和公布，这使念珠菌的分类鉴定更加快捷和准确。

8）免疫荧光法：此法是利用抗原抗体特异结合的原理，将抗体标记上荧光色素，带有荧光的抗体与相对应的抗原结合后形成抗原抗体复合物，在荧光显微镜下就可以显现出带荧光的菌体形态。具体方法如下。

A. 直接荧光抗体染色法：用已知荧光抗体（兔抗白念珠菌荧光抗体）查未知抗原（白念珠菌）。将患者的尿、痰、粪、咽拭子、脑脊液等标本经处理后涂于载玻片上待干；火焰固定，后加稀释的兔抗白念珠菌抗体 1，覆盖标本，放湿盒 37℃孵育 30 min，取出用自来水漂洗 5 min，待干（吹干或 37℃烘干），荧光镜检可见带黄绿色荧光的孢子及菌丝，即为阳性。有学者曾经检查各种临床标本 150 份，白念珠菌阳性 97 份，荧光抗体染色阳性者 86 份，占 88.7%，同时与培养进行对照，结果培养阳性 69 份，占 71.1%，荧光抗体染色阳性率比培养阳性率高 17.6%（$P<0.05$）。两者均阳性 58 份，符合率为 60%。整个操作 1 h 完成。因此，本法是一个比较快速、敏感特异的检查方法。

B. 间接荧光抗体染色法：与直接荧光染色法原理相同，也是查抗原的方法。只是染色多一步骤。即抗原加上兔抗白念珠菌血清，置 37℃温箱 30 min，取出漂洗 5 min，待干，加羊抗兔荧光抗体，再置温箱 30 min，漂洗 5 min，荧光镜下所见同直接法。

C. 免疫荧光菌团法：在上述两法基础上，又研究了免疫荧光菌团法。此法原理同直接染色法。但比直接法更为快速，只需 30 min 即可报告结果。还可以挑选荧光菌团培养检出活菌。具体操作为：将尿或脑脊液离心沉淀，留沉淀物 0.9 ml 加兔抗白念珠菌荧光抗体 0.1 ml，混匀后离心，弃上清液，将沉淀物倒于载玻片上，置荧光镜下检查，可见带荧光的白念珠菌菌团。粪便经低速离心留上清液，再经高速离心留沉淀物 0.9 ml，加荧光抗体 0.1 ml 混匀后离心，留沉淀物镜检。我们经临床检查 265 份标本，并与培养对照，荧光菌团占总阳性标本的 90.7%，培养占 54.7%，两者符合率为 45.4%，荧光菌团比培养法高 36%（$P<0.001$）。

D. 用间接荧光染色查抗体：即用已知白念珠菌加疑有系统感染的患者血清，再加羊抗人的荧光抗体，如果系统念珠菌病患者血清中存在抗白念珠菌抗体与白念珠菌结合形成抗原抗体复合物，在荧光镜下就可见到带荧光的菌体。但此法容易出现假阳

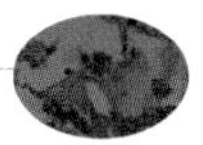

性结果，因为正常人可带菌。若抗体滴度逐渐增高才有诊断价值。健康人一般在1∶8以下，带菌者在1∶16以上。

E. 酶标抗体染色法：其原理与荧光法一样为抗原抗体反应，只不过抗体标记物不同。我们在用免疫荧光技术鉴定念珠菌的基础上对酶标抗体染色法进行了研究，通过122份临床标本的检查，初步认为此法和免疫荧光法一样敏感、特异，而且稳定性好，只需普通显微镜即可观察。具体方法如下：

待检标本(未知抗原)
↓ 37℃温箱待干，火焰固定
兔抗白念珠菌血清(已知抗体)
↓ 放湿盒内37℃30 min，Tris液冲洗2次
羊抗兔酶标抗体(第2抗体)
↓ 放湿盒37℃30 min，Tris液冲洗
底物：3,3-二氨基联苯胺过氧化氢液10 min
↓ 普通显微镜检查
带棕色的念珠菌孢子及菌丝

经过与培养、直接荧光染色及荧光菌团相比，免疫荧光菌团法阳性检出率最高，其次为酶标抗体染色法，再次为直接荧光染色法，最后是培养法。

F. 其他方法：如乳胶凝集实验、琼脂扩散对流免疫电泳及血清凝集反应、补体结合试验、猬集反应等，对念珠菌病的诊断都有一定的价值。但所有免疫反应都不能完全解决交叉反应问题，因白念珠菌与热带念珠菌及星形念珠菌存在共同抗原，要使其特异性更强，必须纯化抗原。

(3) 动物实验

目的是为了试验菌种的毒力及分离纯菌种，以便进一步鉴定菌种及了解它的致病性。

19.2.7 诊断和鉴别诊断

(1) 皮肤黏膜念珠菌病

根据临床特点、刮片镜检阳性，培养证实为致病性念珠菌，诊断容易。但内脏念珠菌无特征性，即使一次培养阳性，还不能够诊断为念珠菌病，必须反复进行真菌学检查，如直接镜检发现大量假菌丝和成群的芽孢，多次或多途径培养为同一菌种，结合临床方可确诊。

对于OC的诊断应建立在临床特征的基础上。有时与其他疾病难以鉴别，如黏膜炎、多毛黏膜白斑病和淋巴瘤。用10% KOH检查擦拭的皮损部位，检出肉眼可见的酵母菌和假菌丝是最可靠的诊断方法。

EC的诊断要点是从可视化的食管胃十二指肠内镜中检查出典型的白色奶油状斑块，严重者可发展为溃疡。刷检或组织活检培养出念珠菌可以支持诊断，但如果只是培养阳性，也可能仅仅是念珠菌定植，食管胃十二指肠内镜可排除诊断。

(2) 肺念珠菌病

在临床上须注意以下几点。

1) 原有肺部疾患(支气管炎、大叶性肺炎、支气管肺炎、肺结核等)，经过抗生素或抗结核治疗，病情继续恶化，结核分枝杆菌又多次未查到者，要考虑并发此病的可能性。尤其是长期应用广谱抗生素及糖皮质激素的患者，更要想到此病。

2) 体温持续不退，或退后又复升，或退后一般情况恶化者，有人认为体温变化是继发性肺念珠菌病的第1信号。

3) 结合X线改变，侵犯两肺或更多肺叶，病灶变动较多，一般不波及肺尖。

4) 大多数患者白细胞计数增多，淋巴细胞减少。

(3) 念珠菌性肠炎

腹泻时间长，全身状态并不衰弱，粪便多次检查无寄生虫及致病细菌生长，而有白念珠菌或其他念珠菌生长。用抗生素治疗症状反而加重，抗真菌治疗显效者。

(4) 念珠菌败血症

在无临床表现又无污染情况，血培养阳性，特别是在静脉补液期间如反复检查阳性，且出现可疑症状时，应考虑念珠菌败血症。由于念珠菌容易侵犯肾脏，在无尿道插管情况下尿检查阳性，表示念珠菌来自血液循环，其意义并不亚于血培养阳性。因后者阳性持续时间短。

(5) 念珠菌性脑膜炎

脑脊液(CSF)查见念珠菌可确诊为念珠菌性脑膜炎。

总之，念珠菌病的诊断，一定要查菌阳性，结合原发病、用药史及最近出现的症状、体征和化验检查方可确定。

可与以下疾病鉴别：皮肤黏膜念珠菌病要与扁平苔藓、黏膜白斑、三期梅毒、维生素B_2(核黄素)缺乏症及地图舌等相鉴别；阴道念珠菌病要与阴道滴

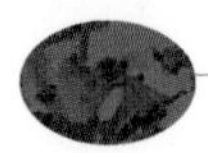

虫病相鉴别;系统性念珠菌病应与其他真菌病、结核、肿瘤或慢性细菌感染等相鉴别。例如,念珠菌性脑膜炎、心内膜炎要与结核性脑膜炎及细菌性心内膜炎相区别。消化道念珠菌病应与食管癌、胃溃疡、肠炎等鉴别。

19.2.8 治疗

保持皮肤清洁、干燥是治疗皮肤念珠菌病的重要措施。治疗内脏念珠菌病首先要去除各种诱发因素。

(1) 支持治疗

加强营养,增加机体抗力,给予大量 B 族维生素,尽可能停止或减少抗生素的应用,尤其是广谱抗生素。

(2) 药物治疗

新型抗真菌药物还很少,黏膜念珠菌病的常见性、难治愈、易复发性极大地增大了治疗的难度。

1) 皮肤黏膜念珠菌病:擦烂损害可用 1%甲紫(龙胆紫)液或复方雷锁辛溶液外涂,每日 1～2 次。单纯红斑丘疹鳞屑性损害可用克霉唑、益康唑、酮康唑、联苯苄唑等抗真菌药物霜剂外涂,也可配成制霉菌素、酮康唑、联苯苄唑洗剂、粉剂外用。口腔黏膜损害可用 1%甲紫外涂,还可以 1%克霉唑液含漱,有人用 10 mg 克霉唑片口含,每日 10 次,或用制霉菌素悬液含漱,也可用 0.02%氯己定(洗必泰)漱口。阴道念珠菌病可用制霉菌素或联苯苄唑栓剂,每日 1 次塞入阴道内,或用益康唑栓剂,每栓剂含 50 mg 益康唑。角膜念珠菌病可用 5%匹马霉素或 0.025%～0.05%克念菌素滴眼。

对于 OC,治疗的持续时间通常是 7～14 d。局部涂克霉唑或咪康唑每日 2～5 次。目前,咪康唑黏膜黏着剂口腔药片的用量为每日 1 次。这些局部药物的优点是可减少药物的不良反应和药物间的相互作用。局部多烯类药物,如制霉菌素和两性霉素 B,虽然是有效的抗真菌药物,但通常耐受性不佳并且需一天使用多次。局部外用氯己定是治疗念珠菌感染义齿口炎的有效方法。系统口服咪唑类抗真菌药物有效性高、耐受性好,首选氟康唑,每日 1 次,有良好的生物利用率和较少的药物相互作用。耐药性较常见于 HIV 晚期患者或长期接触毒品者。考虑到其临床耐药性,当患者对氟康唑效果不好时,可选择伊曲康唑、泊沙康唑、伏立康唑等。泊沙康唑对氟康唑难治愈的超过 1 年的鹅口疮效果显著。对复发性 OC,长期使用氟康唑可预防疾病发生并不会增加耐药性。有时患者需静脉滴注棘白菌素类药物或两性霉素 B,其中棘白菌素是首选,它有用药简单(每日 1 次)、不良反应发生率低、药物相互作用小等优点,多个研究证实了它在艾滋病毒阳性患者中和咪唑类难治愈疾病的有效性。

对于 EC,局部药物治疗很少有效,系统性治疗是必需的。虽然口服给药可能有效,如果可以耐受,大多数情况下选择静脉滴注治疗。除了氟康唑,还可选择伊曲康唑、泊沙康唑、伏立康唑等来治疗难治性的 EC。棘白菌素和两性霉素 B 可用来治疗高耐药性的念珠菌。

目前对于外阴阴道念珠菌病(VVC)的治疗主要使用咪唑和三唑类药物,局部用药或口服制剂。咪唑类药物的有效率高,即使是短期疗法,也比制霉菌素阴道栓或软膏更有效。没有证据表明,首选局部咪唑类药物会影响治愈率。以前局部药物需使用 7～14 d,现在单剂量或短期疗程只需 3～5 d。如果处方得当,局部咪唑类用药可不考虑系统性不良反应和毒性,特别是孕妇。用于系统性治疗的口服药物包括酮康唑、伊曲康唑和氟康唑。研究已证明口服咪唑类药物与局部外用一样有效,并且更方便患者使用。然而,虽无局部不良反应却有系统性不良反应的可能,特别是酮康唑。在选择抗真菌药时,要考虑 VVC 是单纯感染还是复杂感染,大多数(90%)VVC 是单纯感染,主要是健康宿主发生零星的、轻度到中度由白念珠菌引起的感染,而且没有诱发因素。单纯感染可以局部或口服抗真菌药,包括短期和单一剂量疗程。复杂感染是指:①有中度到重度的临床表现;②复发性质(≥4 次/年);③由非白念珠菌引起;④有发病诱因的宿主。例如,糖尿病患者血糖控制较差。复杂感染疗效反应低,不可以减少治疗疗程,应加强治疗 7～14 d,以达到临床治疗效果。在一项近 500 例复杂外阴阴道念珠菌病患者的研究中,通过在初始剂量 72 h 后再增加 150 mg 氟康唑来延长治疗,可明显提高重度外阴阴道念珠菌病患者的临床治愈率和真菌治愈率。白念珠菌以外的念珠菌,特别是光滑念珠菌,对咪唑类药物的体外敏感性较低,这些菌种所致的外阴阴道念珠菌病临床上不大可能对短期的咪唑类治疗做出反应。连续 14 d 经阴道给予硼酸胶囊(600 mg)或局部予以 17%的氟胞嘧啶均可获得令人鼓舞的结果。然而,大部分光滑念珠菌所致的外阴阴道念珠菌病不需要

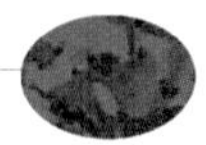

进行治疗。这些定植在下生殖道的酵母菌扮演着无辜旁观者的角色，而且可发现另外引起外阴症状的原因。HIV 感染妇女的外阴阴道念珠菌病的治疗与血清 HIV 反应阴性的妇女相同。HIV 阴性妇女的复发性外阴阴道念珠菌病通常是由白念珠菌敏感菌株所致，且耐药性罕见。尽管持续 14 d 治疗可缓解病情，现行药物的抑菌特性及宿主的易感体质，停药后几乎不可避免地使该病在 3 个月内复发，除非采用维持性抗真菌预防治疗方案。最常用的疗程是每周使用 150 mg 氟康唑，临床上可实现 90%以上的女性患者得到缓解；但随后中止预防治疗，复发率可达 50%，恢复复发性外阴阴道念珠菌病发作时的症状。临床医生又总是重新开始氟康唑治疗和预防性维持治疗。

针对黏膜念珠菌病的新型抗真菌药是一片空白，且已有多年。除推广口服泊沙康唑和生物黏附形式的咪康唑治疗 OC 外，就没有新型抗真菌药推广用于口腔念珠菌病的治疗。同样，阴道念珠菌病的治疗也毫无新意。对新剂型需要的不是抑制真菌，而是能快速杀灭真菌，这将更有效地实现根治念珠菌，而不是让少数真菌在宿主免疫缺损部位长期定植。

A. 口腔念珠菌病(OC)：基本疗程 7～14 d。

a. 推荐方案：①氟康唑，100 mg，口服，每天 1 次(AI)；②克霉唑片剂，10 mg，口服，每日 5 次(BII)；③制霉菌素悬浮剂，4～6 ml，每日 4 次(BII)；④咪康唑黏膜黏着剂药片，每日口服(BII)。

b. 替代治疗：①伊曲康唑口服液，200 mg，口服，每 1 次(BI)；②泊沙康唑口服液，400 mg，首日 2 次，然后每日 1 次(BI)。

B. 食管念珠菌病(EC)：治疗周期为 14～21 d。

a. 推荐方案：①氟康唑，100 mg(不超过 400 mg)，口服或静脉滴注，每日 1 次(AI)；②伊曲康唑口服液，200 mg，口服，每日 1 次(AI)。

b. 替代治疗：①伏立康唑，200 mg，口服或静脉滴注，每日 2 次(BI)；②泊沙康唑，400 mg，口服，每天 2 次(BI)；③卡泊芬净，每天 50 mg，静脉滴注(BII)；④米卡芬净，每天 150 mg，静脉滴注(BII)；⑤阿尼芬净，首剂 100 mg，静脉滴注，以后每天 50 mg，静脉滴注(BII)；⑥两性霉素 B 脱氧胆酸盐，0.6 mg/kg，每天静脉滴注(BII)。

C. 氟康唑耐药性 OC 和 EC 的治疗：

a. 推荐方案：①伊曲康唑口服液，≥200 mg，每天口服(AII)；②泊沙康唑口服液，400 mg，口服，每日 2 次(AII)。

b. 替代治疗：①两性霉素 B 脱氧胆酸盐，0.3 mg/kg，每天静脉滴注(BII)；②两性霉素 B 脂质体，每天 3～5 mg/kg，静脉滴注(BII)；③阿尼芬净，首剂 100 mg，静脉滴注，以后每天 50 mg 静脉滴注(BII)；④卡泊芬净，每天 50 mg，静脉滴注(BII)；⑤米卡芬净，每天 150 mg，静脉滴注(BII)；⑥伏立康唑，200 mg，口服或静脉滴注，每日 2 次(BII)。

D. 氟康唑耐药性 OC(非食管念珠菌病)的治疗：两性霉素 B 口服悬浮剂，100 mg/ml，1 ml，口服，每日 4 次(BII)。

E. 单纯性 VVC 的治疗：

a. 推荐方案：①氟康唑，150 mg，口服，单一剂量(AI)；②局部应用咪唑类药物(克霉唑、咪康唑、噻康唑)，3～7 d(AI)。

b. 替代治疗：伊曲康唑口服液，200 mg，每天口服，3～7 d(BII)。

F. 长期抑制治疗：①除非发生频繁且严重的复发性感染，一般不推荐使用长期抑制疗法(AI)。②抗反转录病毒治疗同时被推荐(AI)。③如果应用长期抑制治疗，当 CD4 细胞 > 200×10^6 个/L (200 个/μl)时，治疗中止。④如果决定应用长期抑制治疗时，

a. OC：①氟康唑，100 mg，口服，每周 3 次(AI)；②伊曲康唑口服液，200 mg，口服，每日 1 次(CI)。

b. EC：①氟康唑，100～200 mg，口服，每周 3 次(AI)；②泊沙康唑，400 mg，口服，每日 2 次(BII)。

c. VVC：①氟康唑，150 mg，口服，每周 1 次(AI)；②每天局部使用咪唑类药(CII)。

G. 其他考虑因素：①长期使用咪唑类药物可促进耐药性发生；②有报道认为使用棘白菌素类抗真菌药治疗 EC 比氟康唑治疗复发率高。

2) 系统性念珠菌病：在治疗全身念珠菌病时，首先考虑有无用药指征，因为这种感染有自限性和进行性 2 种。自限性感染会自愈，而进行性感染则需要治疗。因此，在决定治疗时应考虑到感染的真菌、侵犯的脏器和患者的临床情况。如念珠菌菌血症，常短暂且能自愈，但若侵犯到抵抗力低的患者或产生内脏损害时，则需要治疗。

一系列的临床试验表明，对于高危人群(中性粒细胞减少、免疫抑制药物、长期大剂量糖皮质激素、

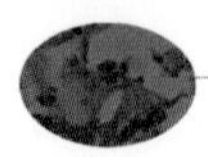

广泛使用的抗生素、中心静脉导管、全肠外营养、胃肠道手术、烧伤、血液透析和其他形式的肾脏替代治疗)，经验性的抗真菌治疗对于持续发热的患者和中性粒细胞减少的患者能够降低侵袭性真菌感染概率和死亡数。因为中性粒细胞减少的患者总是处在感染不同真菌疾病的风险之中的，经验性治疗也针对其他真菌。

A. 针对非中性粒细胞缺乏患者的经验性疗法：对于前期已有氟康唑或其他咪唑类药物暴露或者对咪唑类药物耐药的念珠菌定植的患者，棘白菌素类药物作为第1选择。卡泊芬净的建议剂量为75 mg负荷量，然后每天50 mg治疗剂量，或者米卡芬净每天100 mg，或者阿尼芬净200 mg负荷量，然后每天100 mg治疗剂量。棘白菌素类药物在临床上具有等同的效果，具体处方何种药物依当时的条件。两性霉素B产品可以作为替代治疗的药物，其优势是具有强大的杀菌活性。两性霉素B脱氧胆酸钠的建议使用剂量为每天0.5～1 mg/kg体重，脂质制剂的两性霉素B剂量为每天3～5 mg/kg体重。出于药物毒性作用的考虑，两性霉素B制剂在很大程度上被棘白菌素取代。对于还没有到危重状况的中性粒细胞缺乏患者来说，若以前没有使用过咪唑类药物或者也不是对咪唑类药物敏感性低的菌株定植，建议氟康唑为一线药物，推荐剂量为800 mg(12 mg/kg体重)负荷剂量，然后400 mg(6 mg/kg体重)治疗剂量，而棘白菌素类药物可以作为候选药物。鉴于由对咪唑类药物不敏感的念珠菌(如克柔念珠菌或光滑念珠菌)引起的念珠菌病比例逐渐升高，棘白菌素类药物用于经验性治疗的早期。如果在初始治疗中，应用了棘白菌素类药物，一旦致病菌确定为非克柔念珠菌或非光滑念珠菌或是咪唑类敏感株，应及时换用氟康唑治疗。

B. 针对中性粒细胞缺乏患者的经验性疗法：不同于非中性粒细胞缺乏的患者，对于伴有发热的中性粒细胞缺乏患者，经验性抗真菌治疗方法已经被大量的临床试验所证实。如上所述，最好的方法是对念珠菌和霉菌都有效的药物。一线药物包括脂质体两性霉素B、伏立康唑(第1天，6 mg/kg，2次；然后3 mg/kg，每日2次)、卡泊芬净。脂质体两性霉素B优于两性霉素B脱氧胆酸盐，主要的原因是毒性低且预防感染效果好。也优于两性霉素B脂质体复合体和两性霉素B胶体分散剂，前者输液反应少。伏立康唑可有效治疗曲霉病和念珠菌败血症，在中性粒细胞缺乏患者中预防真菌感染有很好的效果。而泊沙康唑在经验性治疗方面的作用还不确定。卡泊芬净类似于脂质体两性霉素B在经验性治疗中有很好的疗效和耐受性。米卡芬净和阿尼芬净目前还没有被用于中性粒细胞缺乏患者的经验性治疗。氟康唑和伊曲康唑(200 mg或3 mg/kg，每日2次)可以作为一线药物的替代品，但因其对霉菌无活性、口服吸收不稳定、胃肠道的不良反应等，限制了其临床应用。一般来说，对那些以前接受过咪唑类预防治疗的患者，经验治疗时不再使用咪唑类药物。

C. 念珠菌败血症的治疗：在通常情况下，一旦血培养阳性，医生应意识到患者出现了念珠菌败血症。在自动血培养瓶的底部出现微生物生长，检验人员用革兰染色观察微生物形态可明确是酵母菌，但要鉴定到种还需要48 h或更长时间，这时应该进行初始治疗，即使患者无明显症状。如果这种状况与静脉留置针有关，应该替换，因为可能是念珠菌在导管表面定植、生长并进入血流。未进行抗真菌治疗的念珠菌败血症患者死亡率接近75%，通过血行播散感染终末器官的发生率为35%。临床医生很难依据症状和体征精确判断念珠菌败血症的患者发生并发症，甚至死亡的风险。

对于念珠菌败血症患者在确定菌种之前，如果是非中性粒细胞缺乏患者，经验性治疗的原则依据上述方法，大多数情况是选择氟康唑或棘白菌素类药物。选择药物的依据是患者的整体状况、免疫功能、微生物学检查、抗真菌药物敏感性、曾经使用过的抗真菌药物、终末器官合并念珠菌感染的证据。如上所述，氟康唑的用药指征是病情较轻、免疫功能良好、咪唑类耐药可能性低的致病菌、先前没有咪唑类药物暴露史、没有终末器官受累(如感染性心内膜炎或脑膜炎，这些疾病最好用杀真菌药)。使用氟康唑时，静脉比口服效果好。虽然最近的随机对照试验显示棘白菌素类抗真菌药优于氟康唑，但是这类药物还是作为储备用于更严重的患者或不能满足以上氟康唑应用指征的患者。对于终末器官的严重感染，如心脏或神经中枢感染，两性霉素B脂质体(最重要的杀真菌药)比棘白菌素优先使用。

对于中性粒细胞缺乏患者发生念珠菌败血症的处理，初始治疗选用棘白菌素。近年来，也有医生选用两性霉素B产品，特别是对病情不稳定的患者，医生更喜欢用两性霉素B。如同非中性粒细胞缺乏患者念珠菌败血症的治疗，对于重症的终末器官感染，

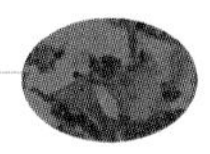

选用两性霉素B脂质体。氟康唑不作为一线药物用于粒细胞缺乏患者发生的念珠菌败血症，尽管没有最终证据证明氟康唑疗效不如棘白菌素或两性霉素B。如果考虑到可能是克柔念珠菌或霉菌感染，则选用伏立康唑，因为伏立康唑的抗菌谱覆盖这两类真菌。如果不考虑霉菌感染，选用棘白菌素类更好，因为其毒性低，且药代动力学特性良好。如果能够及时地进行抗真菌治疗，中性粒细胞减少患者出现念珠菌败血症的严重程度并不比非粒细胞减少患者严重。持续的中性粒细胞缺乏与高病死率有关，而提高粒细胞计数可以降低病死率。应用重组粒细胞集落刺激因子对于提升患者的粒细胞计数的作用并不肯定，因此这种疗法不做为常规使用。临床医生可以选择性地应用于一些患者，如严重或持续的侵袭性念珠菌感染。

D. 菌种鉴定以后的念珠菌败血症的治疗：在致病念珠菌被分离鉴定以后，临床医生要决定是继续原来的方案还是替换药物。对于非中性粒细胞缺乏患者，如果分离的菌种是白念珠菌、近平滑念珠菌、热带念珠菌等对氟康唑敏感的致病菌，可以选用氟康唑。如果经验性治疗选用的棘白菌素或两性霉素B，有良好的效果，鉴定结果为上述对氟康唑敏感的致病菌，可以推荐降阶梯用药，即选用氟康唑。如果开始就是应用了氟康唑，可以继续使用。如果患者应用肠外抗真菌治疗3～5 d以后，病情稳定了，可以改用口服氟康唑。当然对于许多发作念珠菌败血症的患者，可能不能口服或胃肠道吸收不良，只能继续肠外用药治疗。对于中性粒细胞缺乏患者，许多医生趋于保守，而喜欢选用杀真菌药或口服治疗。当然，最终还是要由医生根据患者的具体情况制订个性化的治疗方案。

对于不同念珠菌引起的念珠菌败血症，处理原则有所差异。例如，对于近平滑念珠菌氟康唑优于棘白菌素类，因为针对这种菌的体外活性后者不如氟康唑。对于特别严重的病例或粒细胞缺乏患者，两性霉素B产品可以选用。如果菌种鉴定之前选用了棘白菌素，而且临床效果较好，可以继续使用。对于由光滑念珠菌引起的念珠菌败血症，棘白菌素类优于咪唑类，因为咪唑类的敏感性低。氟康唑可用于降阶梯治疗，如果体外药敏实验显示光滑念珠菌对氟康唑敏感。伏立康唑对某些(但不是所有)耐氟康唑的光滑念珠菌有效，在完成体外药敏实验以后，可以作为降阶梯治疗的选择，也可以作为棘白菌素类治疗近平滑念珠菌和咪唑类治疗光滑念珠菌失败病例的替代用药。克柔念珠菌对氟康唑天然耐药，因此首选棘白菌素类。如果患者分离的克柔念珠菌体外药敏证实对伏立康唑敏感，也可以选择用伏立康唑。

如果没有终末器官受累，在症状和体征缓解及血培养阴性后2周，可停止用药。对于粒细胞缺乏患者，疗程类似，但是要持续到粒细胞缺乏纠正以后。对于所有患者，血培养至少隔天1次，直至培养阴性。

E. 念珠菌性眼炎的治疗：大部分念珠菌眼炎是通过血行播散感染的，少部分继发于白内障或其他眼部手术。白念珠菌是主要的致病菌，近年来也有其他念珠菌致病的报道。在过去，非中性粒细胞缺乏患者发作念珠菌败血症时，仔细检查眼部，可发现接近30%有眼部感染。这个感染率最近有所下降，可能原因是预防性应用抗真菌药。一旦诊断眼部念珠菌病，就是考虑有无播散性念珠菌病，因为一半患者血培养是阴性的。患者可能没有眼部症状，只是对念珠菌败血症患者进行眼底检查时才发现念珠菌眼病。患者的典型症状包括视物模糊、浮动盲点和眼部疼痛。严重的念珠菌败血症患者可能不能描述眼部症状。损害进展的最终结果将导致永久性失明。

念珠菌性眼炎的治疗要依据疾病的严重程度和发病部位。两性霉素B脱氧胆酸盐(0.7～1 mg/kg)联合氟胞嘧啶(25 mg/kg，每日4次)常用于治疗持续加重或威胁到黄斑的损害。对于严重的眼内炎，要考虑部分玻璃体切除及玻璃体内注射两性霉素B，这样可能挽救视力。对于不太严重的念珠菌性眼炎可以考虑选用氟康唑(400～800 mg/d)。推荐疗程为4～6周，停药指征是反复多次的眼科检查确定损害消退。在疗程中，两性霉素B早期治疗后可以用氟康唑作为降阶梯治疗的选择药物。一般不用棘白菌素类药物，因为这类药物在眼部渗透性不好。

F. 肝、脾念珠菌病的治疗：慢性播散性念珠菌病是粒细胞缺乏患者的并发症，导致肝脾隐性感染，当粒细胞计数恢复正常后，造成局部损害。这种情况被认为是免疫重建综合征的表现形式之一。症状和体征包括发热、腹痛、肝大、脾大和肝功能异常。诊断主要依据影像学提示。虽然CT或MRI扫描特征性的改变可以作为诊断依据，但确诊仍需微生物学证据，因为其他真菌感染也可以引起类似的改变。血培养有时阳性，并不总是阳性。对于病情稳定的患者，氟康唑是首选。但是对于病情严重或对氟康唑不敏感的患者，推荐以两性霉素 B 替代。最近，棘白菌素类和伏立康唑应用多起来了。在两性霉素 B 和棘白菌素先期应用取得较好反应后，氟康唑可以作为降阶梯治疗的替代药物。抗真菌治疗要坚持到病灶消退或钙化，通常要几周至数月。如果患者要接受持续或后续的化疗或干细胞移植，那么抗真菌治疗要连续或重新开始。对于大的或难治性的脓肿，脾切除或许是必需的。基于免疫重建机制在本病发病中作用，有研究报道加用糖皮质激素作为辅助治疗，在难治性患者中取得较好结果，但最近出版的实践指南确认没有足够的证据可以推荐这种治疗作为常规方法。

G. 腹腔和胃肠念珠菌的治疗：腹腔内念珠菌病可以认为是慢性播散性念珠菌病的一种特殊类型。最常见的腹腔真菌感染就是念珠菌性腹膜炎，它是腹膜透析的最常见并发症。腹膜透析患者并发腹膜炎的最主要危险因素是先期应用抗生素和以前得过念珠菌性腹膜炎。除了腹膜透析之外，引起腹膜炎的原因还有胃肠手术、腹腔内器官移植和腹部脏器穿孔，发生率较低。在胃肠穿孔的情况下，25%的播散性念珠菌病患者可并发腹膜炎。腹膜炎的诊断依据腹腔液的培养或涂片。有报道念珠菌可以感染多种胃肠道器官，包括胆囊、胆道、肝脏、脾脏和胰腺等。超声、CT 和 MRI 检查可以直观地发现胃肠道的脓肿，腹腔镜既可以诊断也可以取材培养。有一点很重要，临床医生必须认识到即腹腔引流管同导尿管一样，留置数天以后很容易引发念珠菌定植。因此，单是引流管培养阳性不足以诊断，除非血培养也阳性。这种情况下，是定植还是感染，主要依据临床判断，有时即使是有经验的医生也是个挑战。另一方面，如果无引流的腹膜液、脓肿或无菌手术的部位培养阳性，则可以诊断。

念珠菌性腹膜炎最常用氟康唑治疗，而两性霉素 B 则用于对氟康唑耐药的患者。与处理其他导管相关性念珠菌感染相似，拔除腹腔引流管是很重要的一步。虽然也有报道保留引流管而治疗成功的案例，但很容易复发。过去主张两性霉素 B 腹腔内灌注治疗，但因其有腹膜刺激征，而且现在有耐受性好的氟康唑可用，这种方法受到质疑。对于其他的腹腔内感染，选择氟康唑或两性霉素 B，由临床医生自主选择。两种药物都可以渗透到胆道系统，治疗胆囊炎可以取得满意效果。胆道念珠菌感染同样需要引流和减压。念珠菌引起的胰腺脓肿和坏死性胰腺炎，需要在超声或内镜引导下引流，或外科手术切除。一般不提倡通过留置引流管的办法来治疗腹腔念珠菌感染。氟康唑在腹腔组织的渗透性和耐受性较好，用于预防高危胃肠手术患者的念珠菌性腹膜炎成功率较高，但这种办法不推荐常规使用。

H. 中枢神经系统念珠菌病的治疗：中枢神经系统（CNS）念珠菌感染是血行播散性念珠菌病、脑脊液（CSF）分流术或神经外科手术的并发症。脑膜炎是最常见的表现形式。脑实质感染表现为多发性小脓肿，很少发生单个大脓肿或硬膜外脓肿。到目前为止，报道最多的引起中枢神经系统感染的念珠菌是白念珠菌，其他菌种非常少。脑膜炎的临床表现通常是亚急性的，如发热、头痛、精神欠佳和烦躁。颈项强直这一在细菌性脑膜炎最典型的脑膜刺激征，在念珠菌性脑膜炎中不常见。在某些病例中，念珠菌性脑膜炎的症状和体征是非特异性的，这可能导致延误诊断。CSF 检查可见粒细胞升高[计数＞600×10^6 个/L(600 个/μl)]。60%的病例 CSF 表现为糖降低、蛋白升高。40%的 CSF 革兰染色阳性。CSF 培养的敏感度为 80%，增加 CSF 体积可以提高培养的阳性率。念珠菌性脑脓肿的症状是多变的，但通常都包括头痛和受累部位的神经症状。

对于中枢神经系统念珠菌病的治疗建议来自个案报道和小样本总结。家兔脑膜脑炎模型治疗方案是脂质体两性霉素 B 联合氟胞嘧啶。脂质体两性霉素 B 优于其他剂型，因为它在脑组织中能够达到高浓度。氟胞嘧啶具有协同抗真菌作用，在脑组织中也可以达到高浓度。严重的病例可考虑进行鞘内注射。通常给予上述治疗几周后，临床症状和 CSF 检查均有改善，然后氟康唑可以作为降阶梯治疗药物（每天 400～800 mg）。氟康唑在脑组织中可达到很高浓度，但不作为一线药物，是因为它是抑菌药而非杀菌药。棘白菌素类药物的应用经验有限，一般不推荐。抗真菌治疗时间为持续到所有症状和体征消退、CSF 和影像学检查正常。脑室引流管的拔除和重置分两步进行，同时配合抗真菌治疗。念珠菌性脑脓肿的引流或手术没有统一指征，这要由临床医生结合患者病情逐个判断。

I. 心血管系统念珠菌病的治疗：念珠菌可以感染心瓣膜（心内膜炎）、心肌（心肌炎）、心包（心包炎）、血管、起搏器导线和其他植入式心脏设备。念

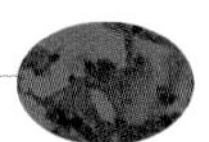

珠菌性心内膜炎是最常见的真菌性心内膜炎类型。危险因素包括瓣膜病、人工瓣膜、注射药物、静脉导管、广谱抗生素和免疫抑制等。50%的患者接受过瓣膜手术，念珠菌作为赘生物黏附和增殖。多数人工瓣膜内膜炎发生在瓣膜置换术后头 2 个月。和其他终末器官感染相比，念珠菌性心内膜炎的显著特点是非白念珠菌更常见。主动脉瓣和二尖瓣是最常见的感染部位。念珠菌性心内膜炎的临床表现和细菌性心内膜炎类似，包括发热，心脏杂音，肝、脾大，Osler 结节，Janeway 斑，甲下点状出血，尿常规异常(血尿、蛋白尿、脓尿和管型)。大的赘生物或栓子侵犯大血管或引起念珠菌性眼炎比细菌性心内膜炎更常见。并发症包括瓣膜穿孔、心肌炎、充血性心力衰竭、真菌性动脉瘤和由栓塞引起的损害。70%～85%的病例血培养阳性。对于血培养阴性病例的诊断要依据病史和瓣膜切除物的组织病理学检查。用于诊断细胞性心内膜炎的经胸超声心动图及应用越来越多的经食管超声心动图已经成为标准的诊断方法，后一种检查识别赘生物更敏感。

念珠菌性心内膜炎的治疗是瓣膜置换和延长抗真菌用药时间，病死率可从 100%降至 50%以下。一线抗真菌药物选用两性霉素 B 脂质体，联合或不联合氟胞嘧啶。为了延长治疗时间，两性霉素 B 脂质体比脱氧胆酸盐毒性小。当两性霉素 B 出现毒性时，可用棘白菌素类替代治疗。瓣膜置换术越早越好，而不要等到抗真菌治疗以后。抗真菌治疗至少要持续到瓣膜置换术后 6 周，以消除瓣膜周围脓肿、残余感染或其他并发症。氟康唑的毒副作用发生率低，可用于长期口服抑制真菌。临床医生必须了解，依据瓣膜置换术后生存 9 年的病例资料分析，念珠菌性心内膜炎生存者的复发率是 30%。对于不能进行瓣膜置换术的患者，则必须终身用药以抑制真菌生长。也有报道不能置换瓣膜的患者，通过抑制治疗最终消除感染的。

念珠菌性心肌炎和心包炎最常见于免疫抑制的患者或接受心脏手术的患者。心肌炎作为念珠菌败血症的并发症占很大比例，往往尸检时才发现。心肌炎的主要并发症是因传导系统受累而引起的心律失常。如果患者出现念珠菌败血症和心律失常，医生应该怀疑本病。念珠菌性心肌炎的治疗类似于心内膜炎。

念珠菌性心包炎很少见，诊断依靠心包液或组织的培养或病理检查。临床表现非特异。一线治疗是两性霉素 B 脂质体联合心包开窗或心包切除术。替代药物有棘白菌素或氟康唑。治疗要持续数月。在初期用两性霉素 B 或棘白菌素治疗后，如果分离菌株对氟康唑敏感，可用氟康唑作为降阶梯治疗的药物。

其他心血管系统的念珠菌感染随着血管内导管、心脏起搏器或其他设备频繁应用而增加。血管壁可因插管或其他原因造成损害，念珠菌从此处侵入，形成感染性血栓。念珠菌引起的血栓性静脉炎可引起患者发热，局部红、肿、热、痛。发生这种情况应考虑念珠菌败血症可能，尽可能给予抗真菌治疗。治疗方法包括拔除导管和静脉切除，然后抗真菌治疗 2 周。如果中心静脉感染，无法进行切除术，抗真菌治疗必须持续到血栓消除。抗真菌药物的选择类似于治疗念珠菌败血症。如果心脏起搏器或植入装置感染，则除去起搏器或植入装置，联合应用两性霉素 B 或棘白菌素。如果是供电部位感染，则去除设备后用药 4 周。如果导线感染，导线去除后治疗至少 6 周。心室辅助装置不能移除时，治疗等同于心内膜炎，待血液培养阴性后继续以氟康唑抑制治疗，直到该装置去除。

J. 念珠菌性骨髓炎和化脓性关节炎：念珠菌性骨髓炎和化脓性关节炎最常见于血行播散型感染，很少发生于从邻近组织感染。成人骨髓炎常见部位是椎骨和椎间盘。骨髓炎常常是未被发现的念珠菌败血症的晚期表现，体征多变包括局部疼痛、流脓和发热。骨表现明显时，血培养却往往是阴性的。诊断通过吸引、活检或手术取得骨组织的培养和(或)病理学检查。影像学检查表现为典型的骨髓炎征象，实验室检查显示炎症标志物升高，如红细胞沉降率(血沉)和 C 反应蛋白。炎性标志物用以评估治疗效果。外周血白细胞在某些(不是所有)病例会升高。化脓性关节炎通常不是血行播散而来，一般是外伤、关节内注射或手术所致。感染可累及自身和人工关节，最发生于膝关节。念珠菌性关节炎比骨髓炎的症状更严重，包括全身发热、关节压痛、肿胀、局部发热和红斑。诊断依据关节抽吸液的培养。

一般情况下，骨髓炎的治疗是外科清创加上长时间的抗真菌治疗，尽管椎体念珠菌性骨髓炎外科治疗的价值还存在争议，但是骨密质的骨髓炎，外科清除还是必要的。抗真菌初始治疗用两性霉素 B 脂质体或棘白菌素(卡泊芬净经验最多)，然后用氟康唑降阶梯治疗。或者直接用氟康唑作为前期治疗。

初始治疗应用两性霉素B脂质体或卡泊芬净至少2周，总疗程通常为6～12个月。如被感染的硬骨质不能清除，用氟康唑长期抑制治疗是必需的。化脓性关节炎的引流和外科清创是至关重要的。髋关节的感染需要开放式的清创和引流。清创术后进行6周的抗真菌治疗，包括氟康唑或两性霉素B的诱导治疗和氟康唑的后续治疗。如果是人工关节感染，人工关节最好去除。已感染的人工关节被去除，在确认感染被控制后，可以重新植入新的人工关节，这需要6周或更长的时间抗真菌治疗。骨髓炎与骨密质残留有关，因此保留假体的化脓性关节炎必须用氟康唑维持长期抑制治疗。

K. 泌尿系统念珠菌感染的治疗：肾脏是念珠菌通过血路感染最常见的器官，而从尿中分离出念珠菌(念珠菌尿)则是播散性念珠菌病最早的临床表现之一。因此，念珠菌尿可以认为是高危人群发生播散性念珠菌病的潜在标记。作为播散性念珠菌病的表现，念珠菌尿的治疗类似于念珠菌败血症。同时，也要了解，大多数念珠菌尿并不是播散性念珠菌病的表现，这点很重要。念珠菌尿最常反映了长期应用广谱抗生素并有导尿管的患者，下尿道存在念珠菌定植。很少情况下，念珠菌尿提示肾盂部位的感染，可能是从下尿道的逆行感染。类似于念珠菌败血症，念珠菌肾盂肾炎的治疗需抗真菌2周，最常用氟康唑。棘白菌素很少用于肾盂肾炎，因为其在尿道中浓度很低。

L. 念珠菌肺炎的治疗：痰及其他呼吸道标本中经常分离出念珠菌，特别是接受机械通气并应用广谱抗生素治疗的患者。然而，它们却很少是引起肺部感染的原因。呼吸道标本念珠菌培养阳性并不需要治疗，除非有念珠菌肺炎或其他肺部疾病的确凿证据。通过血行播散引起的念珠菌肺炎表现为弥漫性的结节灶，而通过支气管感染引起的肺炎则表现为局灶性病变。更少见的表现是念珠菌性肺坏死或肺脓肿。诊断依据组织病理学结果或从脓肿中分离出致病菌。由于这两种疾病很少见，所以其治疗方案不多。治疗只能个性化用药，并延长抗真菌时间。念珠菌肺脓肿引流治疗的适应证也不明朗。肺部脓肿常常是多种微生物的混合感染，介入治疗的指征依据其他致病微生物引起肺脓肿的治疗原则。

19.2.9 预后

肺和脑的念珠菌病预后较差。中山大学附属中山医学院的96例内脏念珠菌病，死亡43例(44.7%)。尤其是原发病不能改善。加杂其他细菌(金黄色葡萄球菌、大肠埃希杆菌)感染，特别在原发肺炎基础上并发念珠菌感染，预后差。处理方式与预后也有很大关系，如停用抗生素，轻者可自愈，重者加用抗真菌药可治愈。用抗生素及糖皮质激素时间越长，预后越差。

19.2.10 预防

1) 勿滥用广谱抗生素。

2) 长期应用抗生素、糖皮质激素等免疫抑制剂者，应仔细观察黏膜皮肤有无念珠菌感染。定期检查粪、尿、痰等。

3) 对必须长期应用抗生素及糖皮质激素患者，可间歇给予抗真菌药，如制霉菌素等，以预防念珠菌性口腔炎及肠炎。发现鹅口疮应及时治疗。

主要参考文献

[1] 廖万清，吴绍熙，王高松. 真菌病学. 北京：人民卫生出版社，1989.

[2] 姜远英. 真菌感染性疾病的药物治疗. 北京：人民卫生出版社，2010.

[3] 廖万清，吴绍熙. 真菌病研究进展. 上海：第二军医大学出版社，1998.

[4] 秦启贤. 临床真菌学. 上海：复旦大学出版社，2001.

[5] 王家俊. 临床真菌检验. 上海：上海医科大学出版社，1995.

[6] 张纪忠. 微生物分类学. 上海：复旦大学出版社，1990.

(吴建华)

20 隐球菌病

隐球菌病(cryptococcosis)是由隐球菌属中某些种或变种引起的一种深部真菌病，主要侵犯中枢神经系统，约占隐球菌感染的80%，预后严重，病死率高，也可侵犯肺部、皮肤、骨骼等其他器官或血行播散至全身各脏器。

20.1 真菌学

20.1.1 隐球菌属的特征

隐球菌属在真菌分类学上归入半知菌亚门芽孢菌纲隐球酵母目隐球酵母科。隐球菌属的细胞大部分状态下以酵母细胞的形式存在，呈圆形、椭圆形、短管形等各种形状。酵母态是隐球菌的无性形态，以多边芽植的方式出芽繁殖，临床致病的菌株大部分有多糖荚膜(图 20-1-1)。有性形态或完整形态的特点是具有担孢子，只有在交配时才能观察到，在临床标本中很少见到。菌丝(或假菌丝)只有特定菌株才能产生，在组织切片中偶尔可以观察到。

所有菌种都能同化肌醇和在碳源中生长，合成自身需要的大多数的氨基酸、糖、脂肪和维生素，因此在绝大多数的真菌培养基中都生长良好。对各种糖类不发酵，不产生二氧化碳气体。重氮蓝B(DBB)和尿素分解测试阳性。无子囊孢子、冬孢子和掷孢子。在固体培养基中，菌落多为黏液状，较老的培养基有菌岛。菌落颜色可以是白色、奶油色或棕褐色，有些菌种会产红色、橙色、黄色或者暗棕色。

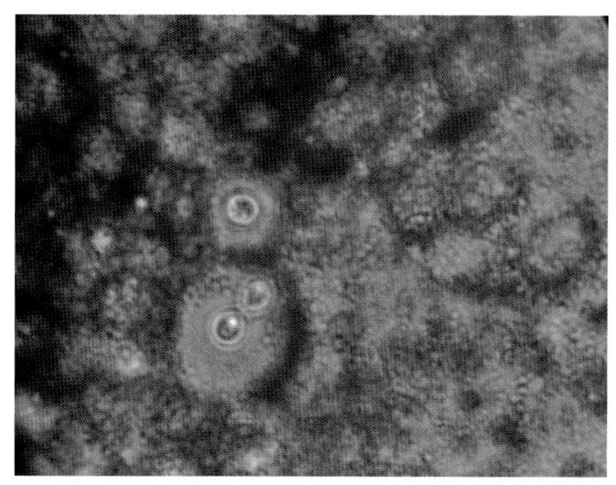

图 20-1-1 隐球菌墨汁涂片(可见厚壁荚膜)

随着分子生物学在真菌鉴定中应用的日渐成熟，近年来被鉴定属于隐球菌属的种越来越多，目前已确定的有70种。隐球菌属的定义即为一类可利用D-葡萄糖醛酸酯、同化肌醇，能在细胞外合成类淀粉复合体，在细胞壁上有木糖的担子菌。

(1) 70种隐球菌及其变种

目前公认的隐球菌属有70种。

1) *Cryptococcus adeliensis* 单一隐球酵母菌 Scorzetti, Petrescu, Yarrow & Fell (2000)。

2) *Cryptococcus aerius* (Saito) Nannizzi (Pollacci and Nannizzi 1927)。

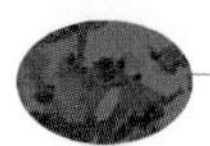

3) *Cryptococcus albidosimilis* Vishniac & Kurtzman (1992)。

4) *Cryptococcus albidus* (Saito) C. E. Skinner (1950)。

A. *Cryptococcus albidus* (Saito) C. E. Skinner var. *albidus* (1967)。

B. *Cryptococcus albidus* (Saito) C. E. Skinner var. *kuetzingii* (Fell & Phaff) Á. Fonseca, Scorzetti & Fell (2000)。

C. *Cryptococcus albidus* (Saito) C. E. Skinner var. *ovalis* Sugiyama & Goto (1967)。

5) *Cryptococcus allantoinivorans* Middelhoven (2005)。

6) *Cryptococcus amylolentus* (van der Walt, D. B. Scott & Vanderklift) W. Golubev (1981)。

7) *Cryptococcus amylolyticus* Á . Fonseca, Inacio & Spencer-Martins (2005)。

8) *Cryptococcus antarcticus* Vishniac & Kurtzman (1992)。

A. *Cryptococcus antarcticus* Vishniac & Kurtzman var. *antarcticus* (2002)。

B. *Cryptococcus antarcticus* Vishniac & Kurtzman var. *circumpolaris* Vishniac & Onofri (2002)。

9) *Cryptococcus aquaticus* (Jones & Slooff) Rodrigues de Miranda & Weijman (1988): see Mrakiella aquatica(Jones & Sloof) Margesin & Fell (2008)。

10) *Cryptococcus armeniacus* Á. Fonseca & Inacio (2005)。

11) *Cryptococcus arrabidensis* Á. Fonseca, Scorzetti & Fell (2000)。

12) *Cryptococcus aureus* (Saito) Takashima, Sugita, Shinoda & Nakase (2003)。

13) *Cryptococcus bhutanensis* Goto & Sugiyama (1970)。

14) *Cryptococcus carnescens* (Verona & Luchetti) Takashima, Sugita, Shinoda & Nakase (2003)。

15) *Cryptococcus chernovii* Á. Fonseca, Scorzetti & Fell (2000)。

16) *Cryptococcus cistialbidi* Á. Fonseca, Inacio & Spencer-Martins (2005)。

17) *Cryptococcus curvatus* (Diddens & Lodder) W. Golubev (1981)。

18) *Cryptococcus cylindricus* Á. Fonseca, Scorzetti & Fell (2000)。

19) *Cryptococcus daszewskae* Takashima, Sugita, Shinoda & Nakase (2001)。

20) *Cryptococcus diffluens* (Zach) Lodder & Kreger-van Rij (1952)。

21) *Cryptococcus dimennae* Fell & Phaff (1967)。

22) *Cryptococcus ferigula* Saez & Rodrigues de Miranda (1988): anamorph ofCystof ilobasidium ferigula。

23) *Cryptococcus festucosus* W. Golubev & Sampaio (2004)。

24) *Cryptococcus flavescens* (Saito) C. E. Skinner (1950)。

25) *Cryptococcus flavus* (Saito) Á. Fonseca, Boekhout & Fell (2009)。

26) *Cryptococcus fragicola* Takashima, Sugita, Shinoda & Nakase (2001)。

27) *Cryptococcus friedmannii* Vishniac (1985)。

28) *Cryptococcus fuscescens* W. Golubev (1984)。

29) *Cryptococcus gastricus* Reiersöl & di Menna (1958)。

30) *Cryptococcus gattii* (Vanbreuseghem & Takashio; S8012, Wangqing Liao) Kwon-Chung & Boekhout (20 02): anamorph of *Filobasidiella bacillispora*。

31) *Cryptococcus gilvescens* Chernov & Bab'eva (1988)。

32) *Cryptococcus haglerorum* Middelhoven, Á. Fonseca, S. C. Carreiro, Pagnocca & O. C. Bueno (2003)。

33) *Cryptococcus heimaeyensis* Vishniac (2002)。

34) *Cryptococcus heveanensis* (Groenewege) Baptist & Kurtzman (1976)。

35) *Cryptococcus huempii* (Ramírez & Gonzalez) Roeijmans, van Eijk & Yarrow (1989)。

36) *Cryptococcus humicola* (Daszewska) W. Golubev (1981)。

37) *Cryptococcus laurentii* (Kufferath) C. E. Skinner (1950)。

38) *Cryptococcus liquefaciens* (Saito & M.

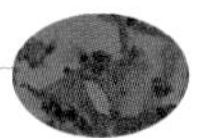

Ota) Á. Fonseca, Boekhout & Fell (2009)。

39) *Cryptococcus longus* Takashima, Sugita, Shinoda & Nakase (2001)。

40) *Cryptococcus luteolus* (Saito) C. E. Skinner (1950)。

41) *Cryptococcus macerans* (Frederik sen) Phaff & Fell (1976): anamorph of Cystofilobasidium macerans。

42) *Cryptococcus magnus* (Lodder & Kreger-van Rij) Baptist & Kurtzman (1976)。

43) *Cryptococcus marinus* (van Uden & Zobell) W. Golubev (1981)。

44) *Cryptococcus musci* Takashima, Sugita, Shinoda & Nakase (2001)。

45) *Cryptococcus mycelialis* W. Golubev & N. Golubev (2003)。

46) *Cryptococcus nemorosus* W. Golubev, Gadanho, Sampaio & N. Golubev (2003)。

47) *Cryptococcus neoformans* (Sanfelice) Vuillemin (1901): anamorph of *Filobasidiella neoformans*。

48) *Cryptococcus nyarrowii* Thomas-Hall & Watson (2002)。

49) *Cryptococcus oeirensis* Á. Fonseca, Scorzetti & Fell (2000)。

50) *Cryptococcus paraflavus* W. Golubev & Sampaio (2004)。

51) *Cryptococcus peneaus* (Phaff, Mrak & Williams) Takashima, Sugita, Shinoda & Nakase (2003)。

52) *Cryptococcus perniciosus* W. Golubev, Gadanho, Sampaio & N. Golubev (2003)。

53) *Cryptococcus phenolicus* Á. Fonseca, Scorzetti & Fell (2000)。

54) *Cryptococcus podzolicus* (Bab'eva & Reshetova) W. Golubev (1981)。

55) *Cryptococcus pseudolongus* Takashima, Sugita, Shinoda & Nakase (2001)。

56) *Cryptococcus ramirezgomezianus* Takashima, Sugita, Shinoda & Nakase (2001)。

57) *Cryptococcus saitoi* Á. Fonseca, Scorzetti & Fell (2000)。

58) *Cryptococcus silvicola* W. Golubev & Sampaio (2006)。

59) *Cryptococcus skinneri* Phaff & do Carmo-Sousa (1962)。

60) *Cryptococcus surugaensis* Nagahama, Hamamoto & Nakase (2003)。

61) *Cryptococcus taeanensis* Shin & Park (2005)。

62) *Cryptococcus tephrensis* Vishniac (2002)。

63) *Cryptococcus terreusdi* Menna (1954)。

64) *Cryptococcus terricola* Pedersen (1958)。

65) *Cryptococcus uniguttulatus* (Zach) Phaff & Fell (1970): anamorph of*Filobasidium uniguttulatum*。

66) *Cryptococcus uzbekistanensis* Á. Fonseca, Scorzetti & Fell (2000)。

67) *Cryptococcus victoriae* M. J. Montes, Belloch, Galiana, M. D. García, C. Andrés, S. Ferrer, Torres-Rodriguez & J. Guinea (1999)。

68) *Cryptococcus vishniacii* Vishniac & Hempfling (1979)。

69) *Cryptococcus watticus* Guffogg, Thomas-Hall, Holloway & Watson (2004)。

70) *Cryptococcus wieringae* Á. Fonseca, Scorzetti & Fell (2000)。

(2) 隐球菌属检索表

1. a. 不同化蜜二糖 …………………………… 2
   b. 同化蜜二糖 …………………………… 39

2(1). a. 不同化棉子糖 ………………………… 3
   b. 同化棉子糖 ………………………… 14

3(2). a. 不同化蔗糖 …………………………… 4
   b. 同化蔗糖 …………………………… 10

4(3). a. 不同化硝酸盐 ………………………… 5
   b. 同化硝酸盐 ………………………… 8

5(4). a. 不同化麦芽糖 ………………………… 6
   b. 同化麦芽糖 ………………………… 7

6(5). a. 不同化赤丁四醇 ……… *C. skinneri*;
   b. 同化赤丁四醇………… *C. marinus*;

7(5). A. 不同化甘油 ………… *C. gastricus*;
   b. 同化甘油 …………… *C. gilvescens*;

8(4). a. 不同化卫矛醇 ……… *C. fuscescens*;
   b. 同化卫矛醇 ………………………… 9

9(8). a. 不同化肌醇 …………… *C. huempii*;
   b. 同化肌醇 ……………… *C. terreus*;

10(3). a. 不同化卫矛醇 …………………… 11
b. 同化卫矛醇 ……………………… 13
11(10). a. 不同化肌醇 …… *C. friedmannii*;
b. 同化肌醇 ……………………… 12
12(11). a. 不同化核醣醇
… *C. Antarcticusvar. circumpolaris*;
b. 同化核醣醇 …… *C. albidosimilis*;
13(10). a. 不同化木糖醇 …… *C. nyarrowi*;
b. 同化木糖醇 ……… *C. festucosus*;
14(2). a. 不同化硝酸盐 ……………………… 15
b. 同化硝酸盐 ……………………… 22
15(14). a. 不同化赤丁四醇 ……………… 16
b. 同化赤丁四醇 ……………… 19
16(15). a. 同化 DL-乳酸盐 ……………… 17
b. 同化 DL-乳酸盐 ……………… 18
17(16). a. 不同化肌醇 ……… *C. vishniacii*;
b. 同化肌醇 …………… *C. magnus*;
C. Mycelialis
18(16). a. 不同化麦芽糖 …… *C. dimennae*;
b. 同化麦芽糖 ……… *C. festucosus*;
19(15). a. 不同化 DL-乳酸盐 …………… 20
b. 同化 DL-乳酸盐 ……………… 20
20(19). a. 不同化甘油……… *C. heveanensis*;
b. 同化甘油 ……………………… 21
21(20). a. 不同化正十六烷…… *C. curvatus*;
b. 同化正十六烷 … *C. haglerorum*;
22(14). a. 不同化 DL-乳酸盐 …………… 23
b. 同化 DL-乳酸盐 ……………… 34
23(22). a. 不同化卫茅醇 ……………… 24
b. 同化卫茅醇 ……………………… 31
24(23). a. 不同化 L-山梨糖 ……………… 25
b. 同化 L-山梨糖 ………………… 28
25(24). a. 不同化乙醇 ……………………… 26
b. 同化乙醇 ……………………… 27
26(25). a. 不同化肌醇 ……… *C. vishniacii*;
b. 同化乙醇
… *C. antarcticus var. antarcticus*;
27(25). a. 不同化甲基-α-D-葡糖苷
…………………… *C. adeliensis*;
b. Methyl-α-D-glucoside 同化甲基-α-D-葡糖苷 ………… *C. saitoi*;
28(24). a. 不能在 30℃生长 ……………… 29
b. 能在 30℃生长 ……………… 30

29(28). a. 不同化肌醇……… *C. bhutanensis*;
b. 同化肌醇 …………… *C. oeirensis*;
30(28). a. 不同化糖酸盐 …… *C. diffluens*;
b. 糖酸盐 ……… *C. uzbekistanensis*;
31(23). a. 不同化乙胺(作为氮来源) …… 32
b. 同化乙胺(作为氮来源) ……… 33
32(31). a. 不同化核糖醇 …… *C. adeliensis*;
b. 同化核糖醇 ……… *C. wieringae*;
33(31). a. 不同化糖酸盐……… *C. chernovii*;
b. 同化糖酸盐 ………… *C. magnus*;
C. oeirensis
34(22). a. 不同化麦芽糖
……… *C. albidusvar. kuetzingii*;
b. 同化麦芽糖 ……………………… 35
35(34). a. 不同化糖酸盐 …… *C. diffluens*;
b. 同化糖酸盐 ……………………… 36
36(35). a. 不同化卫茅醇 ……………………… 37
b. 同化卫茅醇 ……………………… 38
37(36). a. 不同化可溶性淀粉
…………… *C. albidusva r. Ovalis*
C. uzbekistanensis
b. 同化可溶性淀粉
………… *C. albidusva r. Albidus*
C. uzbekistanensis
38(36). a. 不同化黏酸盐 … *C. liquefaciens*;
b. 同化黏酸盐 ……… *C. wieringae*;
39(1). a. 不同化乙醇 ……………………… 40
b. 同化乙醇 ……………………… 54
40(39). a. 不同化 DL-乳酸盐 …………… 41
b. 同化 DL-乳酸盐 ……………… 48
41(40). a. 不同化硝酸盐 ……………………… 42
b. 同化硝酸盐 ……………………… 47
42(41). a. 不同化乙醇 ……………………… 43
b. 同化乙醇 ……………………… 46
43(42). a. 不同化 L-山梨糖 ……………… 44
b. 同化 L-山梨糖 … *C. Armeniacus*
44(43). a. 不同化可溶性淀粉
…………………… *C. Cistialbidi*
b. 同化可溶性淀粉 ……………… 45
45(44). a. 不能在 30℃生长
………………… *C. amylolyticus*;
b. 能在 30℃生长 ……… *C. aureus*;
46(42). a. 不同化可溶性淀粉

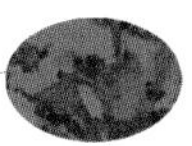

…………………… C. cistialbidi;

b. 同化可溶性淀粉 … C. heimaeyensis

C. tephrensis

C. victoriae

47(41). a. 不同化核糖醇 ……… C. watticus;

b. 同化核糖醇 …………… C. aerius

C. phenolicus

48(40). a. 能在 30℃生长 ………………… 49

b. 不能在 30℃生长 ……………… 51

49(48). a. 不同化 D-葡萄糖醇 …………… 50

b. 同化 D-葡萄糖醇 … C. carnescens

C. Tephrensis

50(49). a. 不同化甘油……… C. paraflavus;

b. 同化甘油 ………… C. perniciosus

51(48). a. 不同化 L-山梨糖 ……………… 52

b. 同化 L-山梨糖 ………………… 53

52(51). a. 不同化可溶性淀粉 … C. luteolus;

b. 同化可溶性淀粉

…………………… C. paraflavus

53(51). a. 不同化乳糖 ………… C. luteolus;

b. 同化乳糖……………… C. peneaus

C. Teanensis

54(39). a. 不同化硝酸盐. ………………… 55

b. 同化硝酸盐 …………………… 71

55(54). a. 不同化可溶性淀粉 …………… 56

b. 同化可溶性淀粉 ……………… 62

56(55). a. 不同化乳糖 …………………… 57

b. 同化乳糖 ……………………… 58

57(56). a. 不同化卫茅醇 … C. amylolentus;

b. 同化卫茅醇 ………… C. luteolus;

58(56). a. 不同化赤丁四醇

………………… C. arrabidensis;

b. 同化赤丁四醇 ………………… 59

59(58). a. 不同化棉子糖 ………………… 60

b. 同化棉子糖 …………………… 61

60(59). a. 不同化松三糖

………………… C. pseudolongus;

b. 同化松三糖………… C. humicola;

61(59). a. 在无维生素的培养基不能生长

…………………… C. humicola

C. ramirezgomezianus

b. 在无维生素的培养基不能生长

…………………… C. flavescens

62(55). a. 不同化肌氨酸酐 ……………… 63

b. 同化肌氨酸酐 ………………… 67

63(62). a. 不同化乳糖 …………………… 64

b. 同化乳糖 ……………………… 65

64(63). a. 不同化卫茅醇 … C. amylolentus;

b. 同化卫茅醇 …… C. surugaensis;

65(63). a. 在 30℃不能生长

…………………… C. nemorosus;

b. 在 30℃不能生长 ……………… 66

66(65). a. 在无维生素的培养基不能生长

…………………… C. daszewskae;

b. 在无维生素的培养基能生长 ……

…………………… C. flavescens;

67(62). a. 不同化核糖醇 …… C. podzolicus;

b. 同化核糖醇 …………………… 68

68(67). a. 不同化乳糖………… C. Fragicola

C. surugaensis

b. 同化乳糖 ……………………… 69

69(68). a. 不同化正十六烷 ……………… 70

b. 同化正十六烷 ……………………

……………… C. Allantoinivorans

C. longus

C. musci

70(69). a. 在 35℃不能生长

……………… C. Allantoinivorans

C. fragicola

b. 在 35℃不能生长

……………… C. Allantoinivorans

C. laurentii

71(54). a. 不同化卫茅醇 ………………… 72

b. 同化卫茅醇 …………………… 73

72(71). a. 不同化棉子糖

………………… C. albidosimilis;

b. 同化棉子糖 ……… C. cylindricus

73(71). a. 不同化核糖醇 ……… C. terricola;

b. 同化核糖醇 …………………… 74

74(73). a. 在无维生素的培养基不能生长

……………………… C. silvicola;

b. 在无维他命的培养基能生长

……………………… C. aerius;

(3) 主要生理特征

1) 银耳纲主要系统进化系谱中隐球菌属的部分表型特征如表 20-1-1 所示。

表 20-1-1　银耳纲主要系统进化系谱中隐球菌属的部分表型特征

项　目	肌　醇	D-葡糖醛酸	itito 赤丁四醇	硝酸盐	芳香族化合物	无硫胺培养基	无维生素H培养基	辅酶Q	淀粉形成	色　素
Cystofilobasidiales (4)	+，−	+	−(+)	+	−	−	−	8	+	+，−
线黑粉菌目	+(−)	+	−	+(−)	+(−)	−(+)	+	9，10	+(−)	−
银耳目(26)	+(−)	+	+，−	−	−(+)	−(+)	+	9，10	+(−)	−(+)
丝孢酵母目(9)	+	+	+	−	+	−	+(−)	9,10	+(−)	−
胶珊瑚属(4)	+(−)	+	−	−(+)	?	−	+(−)	?	+(−)	−
C. marinus	+	+	+	−	+	−	+	10	−	−

2）Cystofilobasidiales 纲隐球菌属部分表型特征：如表 20-1-2 所示。

表 20-1-2　Cystofilobasidiales 纲隐球菌属部分表型特征

项　目	葡萄糖出芽	蔗　糖	蜜二糖	麦芽糖	赤丁四醇	肌　醇	葡糖胺	硝酸盐	无维他命培养基	25℃生长	色　素
C. aquaticus	w	+	+	+	−	−	−	+	−	−	−
C. ferigula	−	−	−	−	−	+	−	+	−	+	+
C. huempii	−	−	−	+	−	−	+	+	−	w	−
瘦弱隐球菌	−	+	−	+	+	+	−	+	−	+	+

3）线黑粉菌目隐球菌部分表型特征：如表 20-1-3 所示。

表 20-1-3　线黑粉菌目隐球菌部分表型特征

项　目	蔗糖	棉子糖	蜜二糖	麦芽糖	甲基-α-D-葡糖苷	卫茅醇	肌醇	DL-乳酸盐	葡糖胺	硝酸盐	无维他命生长	糖酸盐	黏酸盐	protocatechuate	香子兰酸盐	龙胆酸盐	乙胺	25℃生长	淀粉形成
C. adeliensis	+	+	−	+	−	−	+	−	−	+	+	+	−	+	+	−	−	+	+
C. Aerius 气生隐球菌	+	+	+	+	+	+	+	−	V	+	+	+	+	+	V	+	V	+	−
C. albidisimilis	+	−	−	+	+	−	+	−	−	+	−	+	−	+	+	−	+	+	+
浅白隐球菌浅白变种	+	+	−	+	−	−	+	+	−	+	−	+	−	+	+	−	−	+	+
C. albidus var. kuetzingii 浅白隐球菌枸杞变种?	+	+	−	−	−	−	+	V	−	+	−	+	−	+	+	−	−	+	+
C. Albidus var. Ovalis 浅白隐球菌卵圆变种	+	+	−	+	−	−	+	W	−	+	−	+	−	+	+	−	−	+	+
C. antarcticus var. antarcticus	+	+	−	+	+	−	S	−	−	+	+	−	−	+	+	−	+	−	+
C. antarcticus var. circumpolaris	+	−	−	+	+	−	S	S	−	+	+	−	n	n	n	n	−	−	+
C. arrabidensis	+	+	+	+	+	+	+	+	+	−	−	+	+	−	−	−	+	−	−
C. bhutanensis myo-inosito	+	+	−	V	+	−	−	−	−	+	−	+	−	+	+	−	V	+	+
C. chernovii	+	+	−	+	+	+	+	−	+	+	−	−	−	+	+	−	+	+	+
C. cylindricus	+	+	+	+	+	−	+	V	+	+	−	+	+	+	−	−	+	+	+
C. Diffluens 流散隐球菌	+	+	−	+	+	−	+	−	−	+	−	−	−	+	+	−	V	+	+

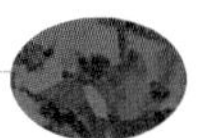

续 表

项 目	蔗糖	棉子糖	蜜二糖	麦芽糖	甲基-α-D-葡糖苷	卫茅醇	肌醇	DL-乳酸盐	葡糖胺	硝酸盐	无维他命生长	糖酸盐	黏酸盐	protocatechuate	香子兰酸盐	龙胆酸盐	乙胺	25℃生长	淀粉形成
弗氏隐球酵母菌	w	—	—	+	S	—	—	—	—	+	S	—	n	n	n	n	—	—	+
C. fuscescens	—	—	—	—	—	—	+	—	—	+	—	+	—	+	—	+	—	+	+
C. Gastricus 胃隐球菌	—	—	—	+	V	—	+	—	—	—	—	V	—	V	—	—	—	+	+
C. gilvescens	—	—	—	+	—	—	+	—	—	—	—	—	—	+	—	—	—	+	+
C. Liquefaciens 液化隐球菌	+	+	—	+	+	+	+	+	—	+	—	+	—	+	+	—	V	+	+
C. Magnus 大型隐球菌	+	+	—	+	+	+	+	—	V	V	—	+	V	+	V	—	+	+	+
C. oeirensis	+	+	—	+	+	V	+	—	+	+	—	+	—	+	—	—	+	+	+
C. phenolicus	+	+	+	+	+	+	+	—	+	+	+	+	+	+	+	+	+	+	+
C. saitoi 斋藤隐球菌	+	+	—	+	+	—	+	—	—	+	—	+	—	+	+	—	+	+	+
C. Silvicola 森林隐球菌	+	+	+	+	+	+	+	—	+	+	—	+	+	+	—	—	+	+	+
地生隐球菌	—	—	—	V	V	+	+	—	+	+	+	+	+	+	+	+	V	+	+
C. terricola 栖土隐球菌	+	+	+	+	+	+	+	—	V	+	+	+	+	+	+	+	V	+	—
指甲隐球菌	+	+	—	+	+	—	+	V	—	—	—	—	n	n	n	n	—	+	+
C. uzbekistanensis	+	+	—	+	+	—	+	V	—	+	—	V	—	+	+	—	V	+	+
维斯隐球酵母菌	+	+	—	+	V	—	—	—	—	+	+	—	—	+	V	—	—	—	+
C. Wieringae 威氏隐球酵母菌	+	+	—	+	+	+	+	V	—	+	—	+	+	+	—	—	—	+	+

4）银耳目隐球菌部分表型特征：如表 20-1-4 所示。

表 20-1-4 银耳目隐球菌部分表型特征

项 目	棉子糖	蜜二糖	乳糖	麦芽糖	甲基-α-D-葡糖苷	可溶性淀粉	山梨糖	乙醇	赤丁四醇	葡萄糖醇	DL-乳酸盐	葡糖胺	无维他命生长	肌氨酸酐	30℃生长	37℃生长	淀粉形成	色素
C. allantoinivorans	+	+	S	+	+	+	V	+	+	+	+	+	—	+	S	—	+	—
C. amylolentus	+	S	—	+	W/S	+	V	+	+	+	+	+	—	—	W/S	—	+	—
C. Amylolyticus 嗜淀粉隐球酵母菌	+	+	+	+	+	+	—	—	—	+	—	+	—	—	—	—	W	O
C. armeniacus 阿美尼亚隐球酵母菌	+	+	+	+	S	W	S	—	—	S	—	+	—	—	—	—	W	O
C. Aureus 金黄色隐球酵母菌	+	+	+	+	+	S	—	—	—	+	—	+	—	n	+	—	+	Y
C. carnescens	+	+	+	+	+	+	—/S	—	+	+	W/S	+	—	—	—	—	+	—
C. cistialbidi	+	+	+	+	+/S	—	—	—	V	+	—	+	—	—	—	—	W	O
迪门那隐球酵母菌	+	—	+	—	—	—	W/S	+	—	+	W	—	—	+	+	—	+	—
浅黄隐球菌	+	+	+	+	+	V	V	+	+/S	+	V	V	+	—	+	—	+	—
黄隐球酵母菌	+	+	+	+	+	+	—	—	+	+	W	W	—	—	+	—	—	Y
格特隐球酵母菌	+	—	—	+	+	—	+	+	+	+	+	+	—	+	+	+	+	—
C. heimaeyensis	+	+	+	+	+	+	S	—	+	+	—	+	—	—	—	—	W	—

续 表

项 目	棉子糖	蜜二糖	乳糖	麦芽糖	甲基-α-D-葡糖苷	可溶性淀粉	山梨糖	乙醇	赤丁四醇	葡萄糖醇	DL-乳酸盐	葡糖胺	无维他命生长	肌氨酸酐	30℃生长	37℃生长	淀粉形成	色素
C. heveanensis	+	−	+	+	+	−	+	+	+	+	W	−	−	−	+	−	+	−
罗伦隐球酵母菌	+	+	+	+	+	+	−/S	+/S	+	+	+/S	+	−	+	+	V	+	−
浅黄隐球酵母菌	+	+	−	+	+	−	V	V	+	+	W	W	−	−	−	−	+	−
C. Nemorosus 森林隐球酵母菌	+	+	+	+	+	+	+	+	+	+	−	+	−	−	−	−	+	−
新生隐球菌	V	−	−	+	+/S	+/S	+	+	S	+	+/S	+	−	+	+	+	+	−
C. paraflavus	+	+	+	+	+	+	−	−	−	−	+	W/S	−	−	−	−	W	−
C. Peneaus 对虾隐球菌	+	+	+	+	+	V	S	−	+	+	S	+	−	−	+	−	+	−
C. Perniciosus 梨园隐球酵母菌	+	+	+	+	+	+	+	−	+	−	W/S	+	−	−	−	−	+	−
C. podzolicus	+	+	+	+	+	+/S	V	+	−/S	+/S	−/S	+	V	+	V	−	V	−
斯金纳隐球菌	−	−	−	−	V	−	V	+	−	+	V	−	−	−	W/−	−	+	−
C. Surugaensis（泛菌属）	+	+	−	+	+	W	+	+	+	S	+	+	−	n	+	−	+	−
C. taeanensis	+	+	+	+	+	+	+	−	+	+	+	+	−	−	+	−	+	−
C. tephrensis	+	+	+	+	+	+	+/S	−	+	+	−/W	+	−	−	−	−	+/W	−
C. Victoriae 维多利亚隐球菌	+	+	+	+	V	+	V	−	+/S	+/S	−	+/S	V	−	−	−	+/W	V

5）丝孢酵母目隐球菌部分表型特征：如表 20-1-5 所示。

表 20-1-5　丝孢酵母目隐球菌部分表型特征

项 目	棉子糖	蜜二糖	甲基-α-D-葡糖苷	山梨糖	卫茅醇	肌醇	N-正十六烷	硝酸盐	无维他命	乙胺	肌氨酸酐	葡糖胺	35℃生长	淀粉形成	辅酶Q
弯曲隐球菌	+	−	v	−	v	v	−	−	v	+	−	−	v	−/w	10
C. daszewskae	+	+	−	s	+	+	−	−	−	+	−	+	−	−	10
C. fragicola 弗M斯氏隐球菌	+	+	+	+	+	+	−	−	−	−	+	+	−	+	10
C. haglerorum	S	−	+	−	−	+	+	−	−	+	−	−	+	−	?
土生隐球菌	−/s	+	+	+	+	+	−	−	−	+	−	+	v	+	9
C. Longus 长型隐球菌	s	+	+	+	+	+	s	−	−	+	+	−	−	+	9
C. Musci（藓类）	−	+	+	+	+	+	s	−	−	−	+	+	−	+	9
C. Pseudolongus	−	+	+	+	+	+	−	−	−	+	−	+	−	+	9
C. ramirezgomezianus	s	+	+	+	+	+	−	−	−	+	−	+	−	+	9

6）胶珊瑚属隐球菌种的某些特性：如表 20-1-6 所示。

表 20-1-6　胶珊瑚属隐球菌种的某些特性

项 目	棉子糖	蜜二糖	麦芽糖	乳 糖	肌 醇	硝酸盐	无维他命	25℃生长	淀粉形成
C. festucosus	v	−	+	v	+	−	−	s	+
C. mycelialis	+	−	+	+	+	−	−	+	+

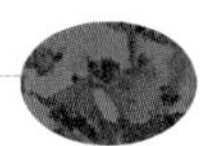

续 表

项 目	棉子糖	蜜二糖	麦芽糖	乳 糖	肌 醇	硝酸盐	无维他命	25℃生长	淀粉形成
C. nyarrowii	−	−	+	−	+	−	w	−	+
C. watticus	+	+	−	+	+	+	−	w	−

(4) 隐球菌有性期分型

新生隐球菌的无性期属于隐球菌种，是一个单倍体酵母细胞。有性期菌株之间存在锁状联合，在担子菌门的许多菌株中，这种锁状联合可以使之在生长过程中保持双核状态，这也是与其他真菌相区分的主要鉴别点。隐球菌有性期有两种不同的交配型，即 MATα 型和 MATa 型。有性生殖时两种不同的交配型在合适条件下通过锁状联合方式产生菌丝，形成担子和担孢子，两种形态分别命名为：新生线状黑粉菌（*Filobasidiella neoformans*）和杆孢线状黑粉菌（*Filobasidiella bacillispora*）。新生线状黑粉菌是新生隐球菌有性型的幼担子，杆孢线状黑粉菌是格特隐球菌的有性型。

国外研究显示，无论是环境株还是临床株中，MATα 均占绝大多数，且 MATα 的毒性要远远大于 MATa，动物研究也提示 α 配型菌株的毒力强于 a 配型菌株。有性繁殖是隐球菌产生遗传多态性的重要环节，信息素作为一种外分泌蛋白，影响隐球菌有性生殖最初阶段的接合步骤。接合类型特异性信息素基因存在于 MATα 和 MATa 菌株的基因位点上，在营养贫乏的环境合成并分泌到细胞外，当不同接合型的细胞融合后，信息素就会发挥作用致使产生不同接合型的子代细胞。

(5) 隐球菌血清分型

隐球菌抗体结合实验表明，其细胞壁外多糖荚膜上有复杂的抗原分布。多糖荚膜的主要成分葡萄糖醛酸木糖甘露聚糖（glucuronoxylomannan，GXM）分子的组成具有 6 种结构式及 8 种化学式，这些不同的化学结构形成了荚膜的不同抗原性。由于免疫原性的差异，人们根据隐球菌与兔血清多克隆抗体的不同反应，将新生隐球菌/格特隐球菌分为 A、B、C、D 和 AD 5 个血清型。血清型之间的抗原分布也不同，可能是由于荚膜多糖的结构和组成的差异所致。

A、B、C 型最初在 20 世纪 40 年代末 50 年代初应用黏附、沉淀和免疫兔血清与荚膜反应被命名；60 年代命名了 D 血清型并进行了描述；80 年代又发现 AD 型，它由 1 组在 A 型和 D 型中具相同抗原性的菌株组成。A 型和 D 型组成新生隐球菌，B 型和 C 型组成格特隐球菌。

隐球菌的血清分型有助于了解全球隐球菌病流行情况和临床菌株的血清学关系。已报道的包括乳胶凝集、荚膜反应、免疫沉积和免疫荧光技术在内的许多方法已用于血清型判定。过去对隐球菌血清型分类很少用于临床隐球菌患者，也很少用于除实验室外的其他研究。随着对隐球菌研究的深入，人们发现不同血清型的隐球菌致病性存在很大差异。如作为新生隐球菌的 A 血清型和 D 血清型，常发生于免疫功能异常的患者，如 HIV 阳性者、器官移植患者，长期使用免疫抑制剂患者、肿瘤患者等；而作为格特隐球菌的 B 血清型和 C 血清型，常侵犯免疫功能正常的人群，因此被认为是原发性的病原菌，对抗真菌药的敏感性较新生变种低，常需延期治疗或手术治疗。由此，对隐球菌临床分离株血清型的分型再次受到重视，目前除了使用血清反应试剂盒，也可用多元聚合酶链式反应（PCR）的方法对血清型进行精确分型。该方法针对漆酶基因（*LAC1*）和荚膜基因（*CAP64*）设计了 6 对引物，根据扩增结果可以将隐球菌的不同血清型区分开来。

血清 A 型隐球菌在世界范围内分布广泛，80% 的新生隐球菌感染和甚至超过 99% 的 AIDS 患者并发的新生隐球菌感染皆由血清 A 型新生隐球菌引起，自然界中最常可在鸽粪中分离。血清 D 型多见于欧洲。血清 B 型和血清 C 型隐球菌为格特隐球菌，以前认为主要分布在热带和亚热带地区，1999 年在地处温带的加拿大温哥华岛发生的格特隐球菌暴发流行改变了以往的观点，环境变化、物种迁徙都会使隐球菌流行病学发生变化。目前还发现了血清 AD 型、AB 型、BD 型，这是隐球菌种间杂交的结果，也引发了更多有关隐球菌分类的争议。

CGB（canavanine-glycine-bromthymol blue）培养基可大致分类隐球菌的血清型，新生隐球菌纯分离株在 CGB 培养基 25℃孵育 5 d，B、C 型会使培养基变成深蓝色，而 A、D 型不变色（图 20-1-2）。分

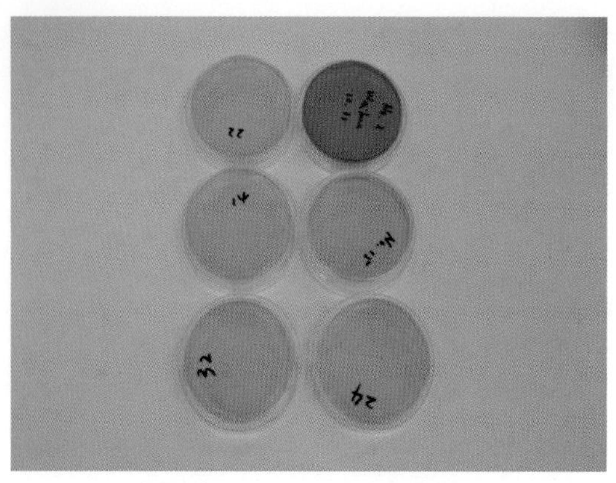

图 20-1-2 CGB 培养基

注：右上角的平皿为格特隐球菌培养后培养基变深蓝

子学方法 DNA 随机扩张多态性分析(RAPD)也可将新生隐球菌的血清型分为 3 组条带：A、D、BC 型。

对组织内荚膜多糖的检测和分析依赖于血清学分析。通常的方法有免疫电泳计数法、点杂交、酶联免疫分析(ELISA)、乳胶凝集、葡萄球菌凝集、免疫组化和免疫沉积，其中乳胶凝集试验和 ELISA 是临床检验隐球菌多糖最常用的方法。

(6) 隐球菌分子分型

随着分子生物学的发展，尤其是 PCR 技术的成熟和普及，多种分子生物学技术，如基因组 DNA 的 mol% (G+C)含量的测定、基因组 DNA 限制性片段长度多态性分析(RFLP)、基因组 DNA 扩增性片段长度多态性分析(AFLP)、DNA 随机扩增多态性分析(RAPD)、核糖体 RNA 基因序列分析、多位点基因序列分析(MLST)等都先后应用于新生隐球菌的遗传学及分子流行病学研究，极大地促进了人类对隐球菌遗传多态性的认识。

目前，国际学术界较认可的分类方法即以 M13 为单引物的 PCR 指纹结构技术、AFLP 和 MLST 分类体系。基因型、血清型和变种相互关系为：VNI、VNII、VNB(A 血清型，*grubii* 变种)、VNIII(AD 血清型，新生变种)、VNIV(D 血清型，新生变种)、VGI-VGIV(B、C 血清型，*gattii* 隐球菌)。隐球菌中最常致病的新生隐球菌、格特隐球菌不同的分类方法及其之间的从属关系总结如表 20-1-7 所示。

表 20-1-7 新生隐球菌、格特隐球菌血清型及 AFLP、IGS、ITS、PCR 指纹分型关系表

Species/Variety/Hybrid	Serotype	AFLP genotype	PCR fingerprint genotype	IGS genotype	ITS genotype
C. neoformans var. *grubii*	A	1	VNI	1A/1B	1
	A	1A	VNB	1A	1
	A	1B	VNII	1C	1
C. neoformans var. *neoformans*	D	2	VNIV	2A/2B/2C	2
AD Hybrid	AD	3	VNIII	2C	1/2
C. gattii	B/C	4A	VGI	4C	7
	B/C	4B	VGI	4A/4B	3/7
	B/C	5A/5C	VGIII	5	5
	B	5B	VGIII	5	5
	B/C	6	VGII	3	4
	B/C	7	VGIV	6	6

虽然自然界中至少已发现 70 种隐球菌，但绝大部分隐球菌病患者皆由于新生隐球菌感染致病，仅少数病例由罗伦特隐球菌(*Cryptococcus laurentii*)、浅黄隐球菌(*Cryptococcus luteolus*)、浅白隐球菌(*Cryptococcus albidus*)及指甲隐球菌(*Filobasidium uniguttulatum*)等感染引起。2012 年，潘炜华等首次报道指甲隐球菌感染引起脑膜炎。隐球菌不同种菌株感染引起患者不同的临床表现及预后。

图 20-1-3 是在 LSU rRNA 基因(D1、D2)近邻结合法分析基础上形成的隐球菌各菌种的系统发生关系树，其中包括所有的模式菌株(菌株编号/GenBank 编号)。

(7) 隐球菌抗菌药物敏感性

目前来说，隐球菌的耐药尚不是主要问题。然而出现了一些菌株对抗真菌药物敏感性下降的现象。这些菌株的耐药、治疗效果不理想与多种因素

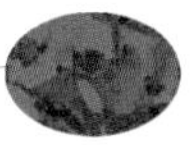

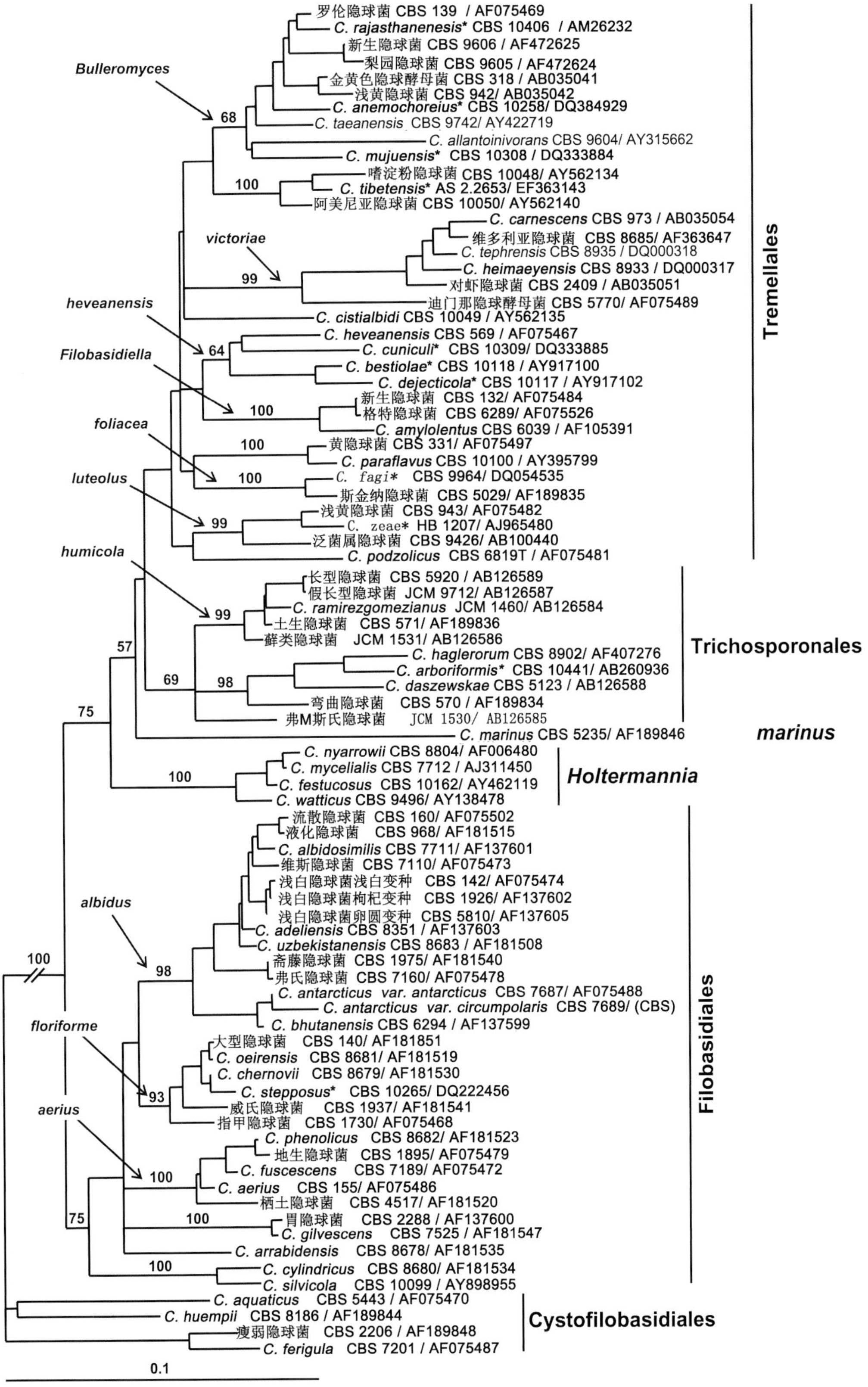

Bulleromyces
68
罗伦隐球菌 CBS 139 / AF075469
C. rajasthanenesis* CBS 10406 / AM26232
新生隐球菌 CBS 9606 / AF472625
梨园隐球菌 CBS 9605 / AF472624
金黄色隐球酵母菌 CBS 318 / AB035041
浅黄隐球菌 CBS 942/ AB035042
C. anemochoreius* CBS 10258/ DQ384929
C. taeanensis CBS 9742/ AY422719
C. allantoinivorans CBS 9604/ AY315662
C. mujuensis* CBS 10308 / DQ333884
100
嗜淀粉隐球菌 CBS 10048/ AY562134
C. tibetensis* AS 2.2653/ EF363143
阿美尼亚隐球菌 CBS 10050/ AY562140
victoriae
99
C. carnescens CBS 973 / AB035054
维多利亚隐球菌 CBS 8685/ AF363647
C. tephrensis CBS 8935 / DQ000318
C. heimaeyensis CBS 8933 / DQ000317
对虾隐球菌 CBS 2409 / AB035051
迪门那隐球酵母菌 CBS 5770/ AF075489
C. cistialbidi CBS 10049 / AY562135
heveanensis
64
C. heveanensis CBS 569 / AF075467
C. cuniculi* CBS 10309/ DQ333885
C. bestiolae* CBS 10118 / AY917100
C. dejecticola* CBS 10117 / AY917102
Filobasidiella
100
新生隐球菌 CBS 132/ AF075484
格特隐球菌 CBS 6289/ AF075526
C. amylolentus CBS 6039 / AF105391
foliacea
100
黄隐球菌 CBS 331/ AF075497
C. paraflavus CBS 10100 / AY395799
100
C. fagi* CBS 9964/ DQ054535
斯金纳隐球菌 CBS 5029/ AF189835
luteolus
99
浅黄隐球菌 CBS 943/ AF075482
C. zeae* HB 1207/ AJ965480
泛菌属隐球菌 CBS 9426/ AB100440
C. podzolicus CBS 6819T / AF075481

Tremellales

humicola
99
长型隐球菌 CBS 5920 / AB126589
假长型隐球菌 JCM 9712/ AB126587
C. ramirezgomezianus JCM 1460/ AB126584
土生隐球菌 CBS 571/ AF189836
藓类隐球菌 JCM 1531/ AB126586
57
69
98
C. haglerorum CBS 8902/ AF407276
C. arboriformis* CBS 10441/ AB260936
C. daszewskae CBS 5123 / AB126588
弯曲隐球菌 CBS 570 / AF189834
弗M斯氏隐球菌 JCM 1530/ AB126585

Trichosporonales

C. marinus CBS 5235/ AF189846

marinus

75
100
C. nyarrowii CBS 8804/ AF006480
C. mycelialis CBS 7712 / AJ311450
C. festucosus CBS 10162/ AY462119
C. watticus CBS 9496/ AY138478

Holtermannia

albidus
98
流散隐球菌 CBS 160/ AF075502
液化隐球菌 CBS 968/ AF181515
C. albidosimilis CBS 7711/ AF137601
维斯隐球菌 CBS 7110/ AF075473
浅白隐球菌浅白变种 CBS 142/ AF075474
浅白隐球菌枸杞变种 CBS 1926/ AF137602
浅白隐球菌卵圆变种 CBS 5810/ AF137605
C. adeliensis CBS 8351 / AF137603
C. uzbekistanensis CBS 8683 / AF181508
斋藤隐球菌 CBS 1975/ AF181540
弗氏隐球菌 CBS 7160/ AF075478
C. antarcticus var. antarcticus CBS 7687/ AF075488
C. antarcticus var. circumpolaris CBS 7689/ (CBS)
C. bhutanensis CBS 6294 / AF137599
100
floriforme
93
大型隐球菌 CBS 140/ AF181851
C. oeirensis CBS 8681/ AF181519
C. chernovii CBS 8679/ AF181530
C. stepposus* CBS 10265/ DQ222456
威氏隐球菌 CBS 1937/ AF181541
指甲隐球菌 CBS 1730/ AF075468
aerius
100
C. phenolicus CBS 8682/ AF181523
地生隐球菌 CBS 1895/ AF075479
C. fuscescens CBS 7189/ AF075472
C. aerius CBS 155/ AF075486
栖土隐球菌 CBS 4517/ AF181520
75
100
胃隐球菌 CBS 2288 / AF137600
C. gilvescens CBS 7525 / AF181547
C. arrabidensis CBS 8678/ AF181535
100
C. cylindricus CBS 8680/ AF181534
C. silvicola CBS 10099 / AY898955

Filobasidiales

C. aquaticus CBS 5443 / AF075470
C. huempii CBS 8186 / AF189844
瘦弱隐球菌 CBS 2206 / AF189848
C. ferigula CBS 7201 / AF075487

Cystofilobasidiales

0.1

图 20-1-3 隐球菌系统发育树

相关：宿主的防御机制缺陷、感染部位的不同（中枢神经系统或别的器官）、感染菌株毒性的差异、抗真菌药物活性及剂量的不同、隐球菌抗药性的增加等。1969年，Bodenhoff首次描述了隐球菌菌株对两性霉素B和多黏菌素B耐药情况。虽然当时对隐球菌耐药的生化机制不太明了，但可看出耐药菌株对小鼠的毒力下降。

咪唑类药物在隐球菌中敏感性下降存在一定的生化基础。咪唑类药物通过抑制14α-去甲基还原酶这一甾醇合成的重要酶来发挥抗真菌作用。对4株氟康唑治疗失败患者分离株的分析揭示：需要比咪唑类敏感株高10倍浓度的氟康唑才能抑制这些菌珠的甾醇14α-去甲基还原酶。酶浓度的改变或突变导致了一些隐球菌对咪唑类药物敏感度下降，但14α-去甲基还原酶作用的分子基础尚不明确。出现氟康唑耐药的菌株相对于两性霉素B耐药的菌株要多。美国疾病控制中心对从1992～1998年出现的71例复发性隐球菌病患者分离的菌株进行药敏检测，有7株(9.9%)菌株的氟康唑MIC值升高4倍。另外，还存在有对咪唑类和两性霉素B交叉耐药的隐球菌突变株。其出现率与单点突变的出现率大致相当，频率为10^{-8}次。对咪唑类和两性霉素B耐药突变会导致菌株对两类主要抗真菌药物耐药，进而对抗真菌治疗提出有力挑战。

目前，美国临床和实验室标准化研究所(Clinical and Laboratory Standards Institute，CLSI)对各药物的耐药和敏感菌的界定如表20-1-8所示。

表20-1-8　隐球菌对各种抗真菌药的最小抑菌浓度界定值(MIC)

药　物	敏感(μg/ml)	中敏(μg/ml)	耐药(μg/ml)
两性霉素B	≤1		≥2
氟胞嘧啶	≤4	8～16	≥32
氟康唑	≤8	16～32	≥64
伊曲康唑	≤0.12	0.25～0.5	≥1
伏立康唑	≤1	14～16	≥4
泊沙康唑*	未定		未定

*：对泊沙康唑对隐球菌的耐药性还没有明确的界定值，专家建议必要时可以伏立康唑的相应值作为标准

20.1.2　主要致病菌种的特征

(1) 新生隐球菌

新生隐球菌有两个变种：格鲁比变种(*Cryptococcus neofromans* var. *grubii*，血清型A)及新生变种(*Cryptococcus neofromans* var. *neoformans*，血清型D)，这两个种占新生隐球菌的90%～95%。另外还有少部分杂合子血清型AD菌株，为格鲁比变种和新生变种的杂合体，目前也归入新生隐球菌新生变种，主要分离自环境及患者样本中。

1) 生态学特：新生隐球菌的两种变种，新生隐球菌格鲁比变种和新生变种在自然界中是全球分布的，但血清A型是普遍存在的，而血清D型更多的发生在欧洲。在世界上新生隐球菌较多的地区其隐球菌病的发病率也较高。虽然新生隐球菌是普遍存在的，与热带和温带地区相比，它在北俄罗斯、加拿大，以及斯堪的纳维亚半岛等国家和地区的发病率较低。

鸟类栖息地是一个非常重要的新生隐球菌储藏场所，尤其是在鸽子占据的栖息地。在那里，酵母在成年累月的鸽子分泌排泄物中分布丰富。虽然鸟类会不经意间传播酵母，但它们自己却很少感染，因为鸟类的体温高达41～43°C，远远超出了隐球菌的适宜生长温度。在很多热带和亚热带气候地区，新生隐球菌可以轻易地从鸟类栖息地中分离得到。在这种环境中，这些酵母细胞可以分泌尿素酶。两种隐球菌在实验室中的鸽粪上生长良好并黑素化。在这些条件下，新生隐球菌还可产生具有较强传染能力的担孢子。

近年来，世界各地有越来越多的从多种树木中分离出新生隐球菌菌株的报道，这些地区包括阿根廷、哥伦比亚、巴西、印度、南非和泰国等。所以，新生隐球菌可以存在于树木和鸟类环境中。另外，还有一些从其他场所分离出新生隐球菌菌株的报道，包括蝙蝠洞、农场、家畜、水果和昆虫等。然而，这些环境源中没有一个是常年的微生态环境。

新生隐球菌有3种经典的毒性因子，它们是：多糖荚膜、37℃下存活及黑素的合成。这些与其毒性相关的表型也同样也有利于菌体在环境中的存活，而且也正因为如此才被筛选出来。例如，多糖荚膜可以抗吞噬，抵抗土壤中阿米巴和抵抗脱水作用。酚氧化酶的活性及其产物——黑素，可使菌体抵抗阳光的照射和环境中的氧化剂，并且酚氧化酶能分解木质，有利于菌体在腐败的木质中存活。

新生隐球菌的其他特征也被认为与其毒性有关：包括甘露醇的产生及分泌许多可以降解组织的

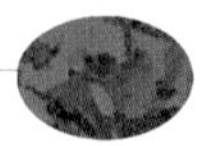

酶，如蛋白酶和磷脂酶。甘露醇对新生隐球菌抵抗外界环境的渗透压是必需的，并可作为营养成分而储存。蛋白酶、脂酶和磷脂酶可能与新生隐球菌摄取细胞外营养物质有关。

总之，绝大部分与毒性相关的表型同时也与菌株在环境中的适应性相关，对菌株在环境中的生存也有利。新生隐球菌毒性(致病)因子是这种可自由生活的微生物能在哺乳动物宿主的生态环境中存活的必要因素，而这种使菌株在环境中存活的毒性机制和特征又与新生隐球菌的致病有关。

2) 感染人群：世界七大洲均有新生隐球菌感染的临床报道。因此，新生隐球菌的两种变种(即新生隐球菌格鲁比变种和新生变种)在自然界中是全球分布的，但血清A型是普遍存在的，血清D型更多地发生在欧洲。血清A型菌株与全球大部分的隐球菌病有关，超过90%的病例发生在AIDS患者。环境中新生隐球菌较多的地区其隐球菌病的发病率也较高。虽然新生隐球菌全球普遍存在，与热带和温带地区相比，它在北俄罗斯、加拿大，以及斯堪的纳维亚半岛等国家和地区的发病率较低。

大部分AIDS相关的新生隐球菌感染是由全球分布的VNI(血清A型)菌群引起的，这种菌群可以从环境中轻易地分离到。VNII菌株(血清A型)引起的感染可见于各大洲，但是发生率低，并且既往有很少从环境中分离出该菌株的报道。VNIV菌株(血清D型)和VNIII菌株(血清AD型)可见于全球范围内的环境和患者中，但它们引起的感染主要集中在欧洲。2005年，在非洲博兹瓦纳曾发现一种具有独特基因型的菌株——VNB型，目前世界其他国家尚未见分离到此基因型菌株的报道。至今，所有的VNB菌株感染的临床病例都发生在非洲亚撒哈拉地区和巴西等地。

多年来，我国的隐球菌感染似乎以HIV(－)的免疫功能受损患者为主(目前，尚无我国自主隐球菌病的大规模多中心临床流行病学调查资料)。根据各中心的研究报道，我国90%以上感染新生隐球菌的患者以HIV(－)、免疫力正常者为主。在诱发因素中，HIV(－)患者使用糖皮质激素是最常见的因素。患者男、女比例为75/39(1.94∶1)，男、女宿主免疫系统和生理学上的差异可能是形成新生隐球菌感染患者中男性占优势的原因之一。

3) 治疗敏感性：目前来说，新生隐球菌的耐药尚不是主要问题。然而出现了一些菌株对抗真菌药物敏感性下降的现象。这些菌株的耐药、治疗效果不理想与多种因素相关：宿主的防御机制缺陷、感染部位的不同(中枢神经系统或别的器官)、感染菌株毒性的差异、抗真菌药物活性及剂量的不同、隐球菌抗药性的增加等。相对于格特隐球菌，感染新生隐球菌患者的临床表现似乎要轻于格特隐球菌患者，疗效更好。尽管耐药并不是隐球菌病治疗中的主要问题，但多年来从临床抗真菌药物治疗的患者中还是分离出了不少耐药菌株。还存在对咪唑类和两性霉素B交叉耐药的新生隐球菌突变株。其出现率与单点突变的出现率大致相当，频率为10^{-8}次。对咪唑类和两性霉素B耐药突变会导致菌株对两类主要抗真菌药物耐药，进而对抗真菌治疗提出有力挑战。

(2) 格特隐球菌

格特隐球菌以前一直被划分为新生隐球菌的3个变种之一，即新生隐球格特变种。近年来，随着分子生物学技术的不断进步，发现该菌种在生态学、遗传学及致病性方面与新生隐球菌都有较大的差异，格特隐球菌被命名为隐球菌属中的一个独立的种。国内的格特隐球菌感染菌株由廖万清在1980年首次发现，命名为S8012，近年来已被新一代分子生物学鉴定方法所证实为格特隐球菌。格特隐球菌血清学分类为血清型B和血清型C。

1) 生态学特征：格特隐球菌与新生隐球菌在地域分布、血清型、生态学、表型、临床表现，以及在免疫正常及免疫受损人群中的发病率都有所不同。格特隐球菌在环境中的流行更为有限。在自然界中菌株主要分离于热带及亚热带地区的桉树，如澳大利亚、亚洲、南美洲、南加利福尼亚和南欧等，且更易感染免疫力正常人群，很少导致AIDS患者的播散性感染，即使在AIDS流行地区也是如此。与其他类树木相比，从桉树的取样最多，主要存在于树、树洞和腐烂的木头中。但是无论在哪类树中，格特隐球菌都可在本地和外来引进的树种中生存，且供格特隐球菌生存的树种在阿根廷、澳大利亚、巴西、加拿大、哥伦比亚、印度和美国也各有不同。

除桉树外，全球能够分离出格特隐球菌的其他树种的数量在逐渐增加。格特隐球菌在这些树种中的定植可以是周期性的，也可以是永久性的。这些特征性的树木在每一个国家差别较大，但和格特隐球菌的亚群有一些明显的联系。桉树与VGI型的联系较其他血清B型的联系性更强。格特隐球菌过去一直被认为仅生活在澳大利亚、亚洲、非洲、美洲的热带地区，直到格特隐球菌在加拿大温哥华岛和美国西北地区爆发，人们才意识到格特隐球菌在自然界中的分布更为广泛，甚至已经漫延至北美以外的地区。

几乎所有格特隐球菌的环境株都是 VGI、VGII 或 VGIV 型菌株。总体而言，VGI 和 VGII 较 VGIII 和 VGIV 更为常见。VGI 和 VGII 基因型菌株绝大部分(＞98％)由血清 B 型构成；而全球范围内大多数(88％)C 血清型隐球菌都分离自美国南加里福尼亚地区的患者及哥伦比亚的杏树中。在澳大利亚，血清 B 型的 VGI 菌株在环境标本中最为多见，在南美则 VGII 菌株占主要地位。而我国至今未有从桉树分离到格特隐球菌的报道，可能和该植物在我国自然环境下生长之后发生的适应性改变，以及当前生长环境等因素有关。

树木以外，从其他外在来源中也分离到了格特隐球菌，如从巴西的鹦鹉及蝙蝠粪便中。

2）感染人群：与新生隐球菌相反，全球的流行病学研究显示大部分的格特隐球菌感染发生在免疫正常人群之中。即使在 AIDS 流行的地区，格特隐球菌也很少导致 AIDS 患者的播散性感染。1999 年开始在加拿大温哥华岛对持续流行的格特隐球菌病的调查显示，相比之前该地区每年 2～3 例隐球菌病的年平均发病率，这次流行的发病率较前提高了约 10 倍，且感染者大部分为免疫功能正常者。到 2009 年，该菌株已播散至美国的华盛顿州及俄勒冈州的正常人群。

感染格特隐球菌的患者预后较新生隐球菌感染患者差，常因视神经和听神经受累而至失明和失聪，且病程较长，常需延期治疗或手术治疗，但发病前健康的感染格特隐球菌的患者很少会有死亡。

我国 1980 年首次从患者体内分离到格特隐球菌菌株 S8012，为 VGI 基因型(B 血清型)。系统发育学分析后发现，S8012 与分离自澳大利亚桉树的菌株之间具有较高的亲缘关系。提示我国境内的格特菌株可能因引种澳洲桉树而传入我国。我国格特隐球菌临床株血清型分布缺乏 C 血清型。

20.2 隐球菌病

20.2.1 发病机制

隐球菌可以在免疫功能正常或损伤的人群中引起原发或继发感染，能适应和逃避宿主的免疫系统引起播散性感染，尤其是嗜中枢神经系统。肺是新生隐球菌感染的主要门户，呼吸道吸入气化的担孢子(有性繁殖体)或干燥的酵母细胞而使新生隐球菌入侵肺部，引起无症状性肺炎。大部分病例中，这种感染是无征兆的，酵母处于休眠状态，酵母细胞或是死去或是后来由于某些免疫抑制情况的出现而被激活引起继发感染。如果宿主处于免疫抑制状态或吸入大量酵母细胞，这种感染也可以一开始就引起宿主的肺部症状，或病原体进入血液播散，引发系统性感染。

隐球菌感染的嗜中枢性一直是研究的一个热点。除了已知一些毒性因子，如多糖荚膜、产黑色素、MATα(α 接合型)，37℃生长，分泌蛋白酶、尿素酶、磷脂酶等，隐球菌表面特殊配体可通过细胞因子的介导与血脑脊液屏障相互作用，依赖“特洛伊木马”式途径、跨血管内皮细胞途径及细胞旁路途径穿越使菌体血脑脊液屏障进入中枢神经系统。

隐球菌在宿主体内的生长周期主要经历潜伏—复活—播散—增殖等过程，患者的临床症状及预后取决于病原菌的毒力适度(菌体在宿主体内应激环境中的增殖能力)与宿主免疫系统之间复杂的相互作用关系。多糖荚膜是新生隐球菌最重要的毒性因子之一。一般认为，多糖荚膜的毒性作用表现在两方面：一是能保护酵母细胞以免被吞噬细胞吞噬；二是进入组织后能影响免疫反应。多糖荚膜通过提供不被吞噬细胞认识的表面，阻断宿主细胞受体结合细胞壁成分来影响吞噬。荚膜掩盖了细胞壁 IgG 的调理素功能，并为细胞壁提供了很高的负电荷电位。另外，荚膜增大是隐球菌感染宿主时最初的表型改变，这种增大可以使巨噬细胞内各种微生物基质，如自由基、抗菌肽等的浓度稀释，影响巨噬细胞的吞噬和杀菌功能，抑制补体介导的吞噬细胞吞噬反应。黑色素是隐球菌的另一种重要毒性因子。黑色素是强有力的抗氧化剂，可以保护真菌细胞免受宿主效应细胞产生的氮源和氧源的氧化剂损伤。同时黑色素还具有抗酶作用，即使是被线虫纲的微生物吞噬，具有黑色素的隐球菌可以不被水溶性细胞溶解酶及各种酸降解而无黑素隐球菌则会很快降解死亡。由于黑色素都是堆积在隐球菌的细胞壁上的。因此，可以推断黑色素是通过直接的降低各种酶的活性或者是通过与酶的底物结合阻挡酶功能的发生来发挥保护作用的。

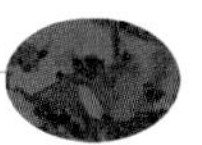

隐球菌流行病学研究表明，隐球菌致病菌株多具有性繁殖能力而绝育株均为环境株，多为 α 配型。α 配型也是隐球菌重要的毒力因子，其毒力较 a 配型菌株毒力强，也更易于穿过血脑屏障。菌体交配后产生毒力较强的担孢子，担孢子独特的外膜结构（多聚糖排列方式），对高温、氧化应激、化学攻击及干燥环境抵抗力更强。不同隐球菌菌种间的差异可能导致相应担孢子在逃避宿主免疫及杀伤力方面存在差异，影响感染预后。

20.2.2 临床表现

（1）隐球菌性脑膜炎

隐球菌性脑膜脑炎是隐球菌病最常见的致命性临床表现。新生隐球菌是引起慢性/亚急性脑膜脑炎最普遍的原因之一，几乎所有亚急性脑膜炎病例都应与它鉴别。临床上隐球菌脑膜脑炎的表现多种多样，大多数患者（79%～90%）表现为亚急性的体征和症状。例如，头痛、发热、嗜睡、呕吐、个性改变、记忆丧失、木僵伴或不伴昏迷。也有部分患者表现为颈项强直和脑神经症状。

这些症状出现的时间各不相同，可以表现为仅仅几天的严重的头痛、几个月的间歇性头痛或者是仅有脑膜的炎症损害而没有头痛。慢性隐球菌脑膜脑炎的症状最长可持续 20 年左右，某些潜伏的中枢神经系统的感染是在身体其他部位分离出新生隐球菌后或治疗特发性脑积液（实为隐球菌感染所致）而放置脑室引流几个月后才被偶然诊断出来的。接受短期大剂量的免疫抑制剂治疗或同时合并有如 AIDS 这样严重的免疫缺陷的患者，他们的神经系统症状往往是急性发作，通常在不到 1 周的时间内发生。

除了能引起脑膜炎外，新生隐球菌也能引起其他中枢神经系统病变，包括脑膜脑炎、硬膜下渗液、隐球菌瘤和椎管内病变。患者因脑实质受累部位的不同而有相应的脑灶性损害征象，如偏瘫、失语、失聪、失明或局限性癫痫发作等。

AIDS 和非 AIDS 患者的隐球菌性脑膜脑炎的临床特点还是有一定差异的。首先，AIDS 患者的症状和体征的持续时间可能要比非 AIDS 患者短，非 AIDS 患者症状一般在明确诊断前 2～4 周开始发作，而慢性脑膜炎的神经系统症状要超过 4～6 周。其次，AIDS 患者的隐球菌脑膜炎可能还存在另外一个感染灶，如肺、皮肤、前列腺、血液等，需要注意全身检查。

（2）肺隐球菌病

肺是第 2 位最常见的隐球菌的感染部位。隐球菌通过呼吸感染肺部，养鸽者或与鸽类等禽类接触较多的人可能是感染的高危人群。隐球菌以酵母或担孢子形式进入肺，在一定的条件下，感染再扩散到身体的其他部位。肺隐球菌病可分为 3 组。其依据是宿主是否处于免疫正常或伴 HIV 感染的免疫抑制或不伴 HIV 感染的免疫抑制的情况。

原发性肺隐球菌病发生于免疫正常宿主，病例数较多，临床表现也繁杂多样。近 10%的患者有已知的基础疾病，如恶性肿瘤、糖尿病、结核、肺泡蛋白沉积症、寻常型天疱疮等。有肺部感染证据的患者中，32%是无症状的，往往是由于其他原因进行胸部影像学检查时才被发现。临床症状（包括咳嗽、胸痛、咳痰、体重减轻和发热、咯血）的部分患者还可以有呼吸困难和盗汗。

肺隐球菌病所呈现的临床表现和类型复杂多样，如有报道以荨麻疹、低血压和呼吸困难为特征的“过敏性”肺隐球菌病；也有报道肺沟瘤样表现引起腔静脉的阻塞。通常，肺隐球菌病都发生于原有肺疾病基础上，如慢性阻塞性肺疾患、间质性肺疾患、肺部恶性疾病，偶尔它也能在肺内发生其自身独特的病理生理过程，如引起慢性嗜酸性肺炎和支气管性梗阻性肺炎，甚至与肉样瘤病都难以区分。还可能表现为肺隐球菌的空洞形成和气胸。

对与隐球菌有直接接触的实验室人员进行皮肤试验研究结果表明，无症状的新生隐球菌感染是常见的。无症状肺部隐球菌病不像结核那样形成大量的瘢痕或包膜，也不像组织胞浆菌那样使坏死组织钙化。因此，影像学检查无特征性。

（3）皮肤隐球菌病

皮肤是隐球菌感染的第三大常见器官。一般认为，新生隐球菌血清型 D 的菌株容易导致皮肤感染，新生隐球菌格特变种也可以产生皮肤疾病。皮肤隐球菌病的临床表现复杂多样，几乎包含了所有类型的皮肤改变，包括丘疹、肿块、水疱、斑块、脓疱、蜂窝织炎、紫癜、痤疮样损害、窦道、溃疡、大疱和皮下水肿。隐球菌性皮肤病也可类似基底细胞癌、坏疽性脓皮病，甚至病毒性的疾病，如水痘。最为多见的皮疹为大小不等的传染性软疣样损害。皮肤损害可以发生在体表的任何部位，从头顶到生殖器，对于高度危险的免疫损伤患者，要确诊皮肤新生隐球菌病，对新的皮肤损害做活组织检查和培养是十分重要的。

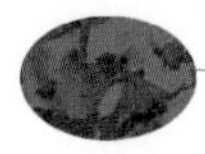

黏膜损害常由血行播散而来，表现为结节、肉芽肿或慢性溃疡。

(4) 其他器官损害

在播散性隐球菌病中，隐球菌可侵犯多个系统，目前报道有感染的器官包括眼、泌尿生殖系统、骨、关节、肌肉、心脏、胃肠道、乳房、淋巴结、甲状腺、肾上腺等。眼部最常被累及。在 AIDS 流行之前，大约 45% 的隐球菌性脑膜脑炎患者出现眼部症状和体征，包括失明和外展肌麻痹。随着 AIDS 的流行，新生隐球菌导致的眼部症状更为普遍和复杂，通常还合并 HIV 病毒和巨细胞病毒等感染。各器官感染的诊断需要有真菌学证据，必要时行穿刺细胞学检查。

20.2.3 诊断

(1) 脑脊液检查

印度墨汁试验是诊断隐球菌脑膜脑炎简单而快速的方法。印度墨水中的碳粒子不能通过隐球菌荚膜，用印度墨汁染色后，在黑色背景下也可以见到一圈明显的“光晕”环绕在隐球菌细胞周围，因此可作为实验室诊断隐球菌最简单快捷的手段。常规的印度墨汁试验只能检出脑脊液中≥10^4 cfu/ml 的酵母，低于这个浓度的酵母通过这个试验不能被检出。因此，需要进一步做真菌培养。常规的脑脊液培养能检出至少 75%～90%的脑膜脑炎病例。对一些不易诊断的慢性脑膜炎病例，可通过抽取大量的脑脊液(约 20 ml)来提高阳性率。在沙氏培养基上，28～37℃，2～4 d 即开始生长，少数需 2～4 周才生长。

隐球菌性脑膜脑炎的脑脊液通常都有慢性脑膜炎的生化改变，炎症细胞主要以单核细胞为主，其数量为(50～500)×10^6/L 个。$CD4^+$ T 细胞减少的 AIDS 患者，宿主的炎症反应严重下降，脑脊液宿主细胞计数可能降到 20×10^6 个/L 以下。近一半的患者脑脊液蛋白升高，但＞500～1 000 mg/dl 却不常见。如果发现脑脊液持续高蛋白，需考虑脑脊液循环中存在蛛网膜下腔阻塞的可能。此外，由于隐球菌的代谢与繁殖，隐球菌性脑膜炎患者脑脊液中葡萄糖水平下降，常低于 2.22 mmol/L (40 mg/dl)，脑脊液中持续的低糖提示可能该病很易复发。

(2) 影像学检查

肺隐球菌病可以表现为界限清楚、无钙化的单个或多个肺部结节，有别于一般炎症的大片状渗出、肺叶的浸润性病变、肺门和纵隔内淋巴结病、胸膜渗出等，也有别于结核菌感染的空洞形成。临床上往往是为了排除恶性疾病而将结节吸出或手术切除时，感染才被发现。肺隐球菌病的胸部 X 线片表现多样，除非有组织病理学或培养的支持，不能仅靠影像上的表现来确定肺隐球菌病。

对于中枢神经系统感染，CT 和磁共振成像扫描已成为诊断和治疗脑膜炎的标准步骤。可以表现为脑积水、脑回增强和(或)增强的多结节性病变，也可以有脑水肿及颅内局灶性出血(图 20-2-1)。在 NMR 扫描上，高密度损害可能代表感染而非梗死。影像学检查可正确指导外科治疗的准确定位。患者经过几个月的充分治疗后，灶性实质损害实际上可能会在大小和数目上有所增长。这种增长不一定就表示治疗的失败，可能只代表肉芽肿被清除过程中炎症细胞的增多，也可能是由于酵母产生了抗药性或存在尚未得到治疗的继发感染或肿瘤。随访过程中影像学的改变需要我们联系临床来分析。

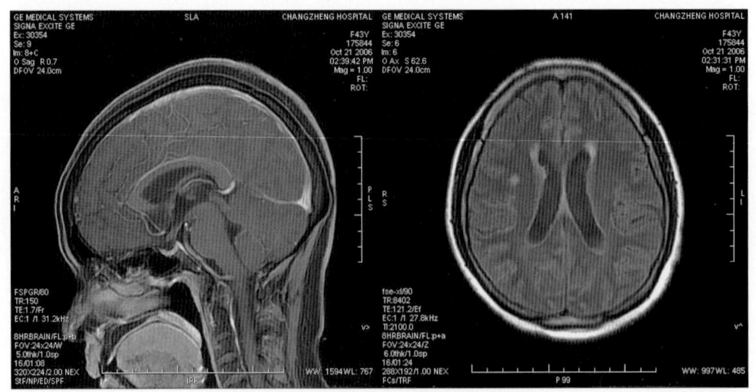

图 20-2-1　脑隐球菌病

注：可见脑水肿、出血灶

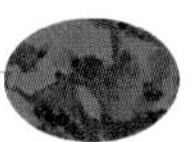

骨骼的隐球菌病无影像学特征性。可以有融骨现象或伴有骨膜反应和成骨细胞活性增加的侵蚀性损害，治疗后通常可以有所改善或完全正常。

(3) 组织学检查

肺、淋巴结、甲状腺等组织的感染都可做组织穿刺，做组织病理检查，以及细胞学检查或培养、痰液培养或抗原试验而得到确诊。病理检查损害内可见含荚膜的隐球菌孢子。

(4) 隐球菌抗原检测

荚膜上有复杂的抗原分布，乳胶凝集试验是一种简便、快捷而敏感的诊断方法，主要检测新生隐球菌荚膜多糖抗原，可用于对患者脑脊液和血液的检测。

20.2.4 治疗

2010 年，美国感染学会经过多年的评估，更新了隐球菌病治疗临床实践指南。患者的免疫状态、感染部位、抗真菌药物的使用方法等，在治疗指南中都有了针对性的强调。

(1) 隐球菌性脑膜炎

1) 抗真菌治疗：我们的治疗方案明确隐球菌性脑膜炎需进行分期综合治疗。第 1 期为诱导治疗：两性霉素 B[AmB，0.7～1.0 mg/(kg・d)，静脉给药]联合氟胞嘧啶[100 mg/(kg・d)，分 4 次口服]诱导治疗至少 2 周。脑膜炎合并神经系统并发症者，可延长诱导治疗时间至 6～8 周。无法耐受 AmB 者，可改用脂质体 AmB[3～4 mg/(kg・d)，静脉给药]。图 20-2-2 可见两性霉素 B 治疗后菌体细胞内结构破坏，真菌死亡。

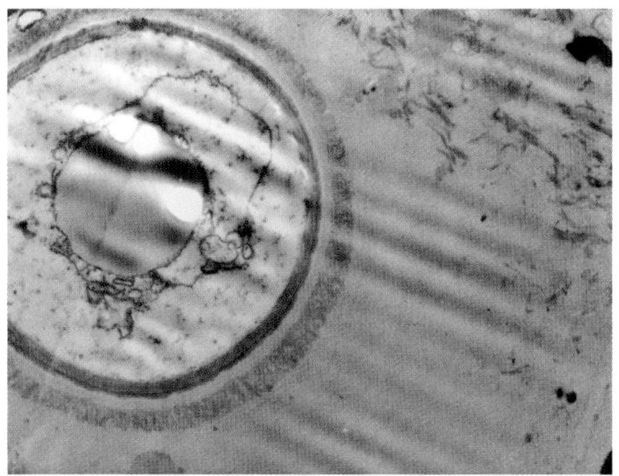

图 20-2-2 两性霉素 B 治疗后脑脊液电镜图

注：可见隐球菌荚膜变薄，胞内细胞器破坏，核溶解

A. 鞘内注射：对于病情严重者，行腰椎穿刺引流术时配合鞘内注射两性霉素 B 可迅速提高脑脊液液及脑组织中的药物浓度，减少两性霉素 B 的静脉用量，增加疗效。首剂取 0.1 mg AMB 与地塞米松 1～2 mg 混匀备用，腰穿后抽取脑脊液稀释，缓慢推注。首次后渐加 AMB 至每次 1 mg，每周 2～3 次，总量可至 15～20 mg。注意下肢知觉丧失、尿潴留等并发症的发生。

待临床症状消退，脑脊液真菌培养阴性和(及)菌体计数转阴，或脑脊液菌体计数$<5\times10^6$ 个/L，转入第 2 期治疗。

B. 第 2 期为维持治疗：氟康唑每日 800 mg (3 mg/kg)口服，8～10 周。以后氟康唑每日 200 mg (3 mg/kg)口服，6～12 个月。或伊曲康唑(200 mg，每日 2 次，口服)，6～12 个月，需监测血药物浓度。

脑脊液真菌培养至少连续 3 次阴性。

2) 并发症的治疗：

A. 持续感染：需更长时间(4～10 周)的初始治疗诱导期，并考虑用免疫调节剂辅助治疗，如成人可用重组 IFN-α100 $\mu g/m^2$（体重$>$50 kg 者，予 50 $\mu g/m^2$），每周 3 次，其 10 周。

B. 高颅压：患者 CSF 压力≥2.9 kPa (25 cm H_2O)，可通过腰椎穿刺术进行 CSF 引流来减压，持续升高并有颅高压症状者，应每天重复行腰椎穿刺术，直到 CSF 压力和症状稳定超过 2 d。对于每天需重复穿刺者，可行经皮腰椎穿刺引流或脑室造瘘术(图 20-2-2)。

(2) 肺隐球菌病

对于重度肺隐球菌病患者，治疗与脑膜炎相同；如症状为轻到中度，用氟康唑(成人 400 mg/d，儿童 3～6 mg/kg，口服)治疗 6～12 个月。如氟康唑禁忌，可选择伊曲康唑(200 mg，每日 2 次，口服)，伏立康唑(200 mg，每日 2 次，口服)或泊沙康唑(400 mg，每日 2 次，口服)。

(3) 非脑膜炎、非肺部的隐球菌病

如无中枢神经系统感染及菌血症，排除免疫缺陷，感染仅限于单一部位，治疗可仅用氟康唑(成人 400 mg/d，儿童 3～6 mg/kg)，口服，疗程 6～12 个月。必要时局部手术或外用抗真菌治疗。

主要参考文献

[1] Lurie HI, Shadomy HJ. Morphological variations of a

hypha-forming strain of *Cryptococcus neoformans* (Coward strain) in tussues of mice. Sabouraudia, 1971, 9:10 - 14.

[2] Neilson JB, Fromtling RA, Blumer GS. Pseudohyphal forms of *Cryptococcus neoformans*: decreased survival *in vivo*. Mycopathologia, 1981,73:57 - 59.

[3] Fonseca A, Fell JW, Boekhout T. *Cryptococcus* Vuillemin. //Kurtaman CP, Fell JW, Boekhout T. *The Yeasts*: a taxonomic study, 5th ed. Elservier, Amsterdam, 2010: 1665 - 1740.

[4] Kwon-Chung KJ. Morphogenesisi of *Filobasidiella neoformans*, the sexual state of *Cryptococcs neoformans*. Mycologia, 1976,68:821 - 833.

[5] Casali AK, Goulart L, Vainstein MH, et al. Molecular typing of clinical and environmental *Cryptococcus neoformans* isolates in the Brazilian state Rio Grande do Sul. FEMS Yeast Res, 2003,3 (1):405 - 415.

[6] Chang YC, Miller GF, Kwon-Chung KJ. Importance of a developmentally regulated pheromone receptor of *Cryptococcus neoformans* for virulence. Infect Immun, 2003,71:4953 - 4960.

[7] Garcia-Rivera J, Chang YC, Kwon-Chung KJ, et al. *Cryptococcus neoformnas* CaP59 (or Cap59p) is involved in the extracellular trafficking of capsular glucuronoxylomannan. Eukaryot Cell, 2004, 3: 385 - 392.

[8] Ikeda R, Nishikawa A, Shinoda T, et al. Chemical characterization of capsular polysaccharide from *Cryptococcus neoformans* serotype A-D. Microbiol Immunol, 1985,29:981 - 991.

[9] Perfect JR, Dismukes WE, Dromer F, et al. Clinical practice guidelines for the management of cryptococcal disease: 2010 update by the Infectious Diseases Society of America. Clin Infect Dis, 2010,50:291 - 322.

[10] Zaragoza O, Chrisman CJ, Castelli MV, et al. Capsule enlargement in *Cryptococcus neoformans* confers resistance to oxidative stress suggesting a mechanism for intracellular survival. Cell Microbiol, 2008,10:2043 - 2057.

[11] Bovers M, Hagen F, Boekhout T, et al. Six monophyletic lineages identified within *Cryptococcus neoformans* and *Cryptococcus gattii* by multi-locus sequence typing. Fungal Genetics and Biology, 2008, 45:400 - 421

[12] Meyer W, Aanensen DM, Boekhout T, et al. Consensus multi-locus sequence typing scheme for *Cryptococcus neoformans* and Cryptococcus gattii. Medical Mycology, 2009,47(6):561 - 70

[13] Mitchell TG, Perfect JR. Cryptococcosis in the era of AIDS—100 years after the discovery of *Cryptococcus neoformans*. Clin Microbiol Rev, 1995,8:515 - 548.

[14] Pan W, Hagen F, et al. Meningitis caused by *Filobasidium uniguttulatum*: case report and overview of the literature. Mycoses, 2011,55(2):105 - 109.

[15] Pwoderly WG, Keath EJ, Sokol-Anderson M, et al. Amphotericin B-resistant *Cryptococcus neoformans* in a patient with AIDS. Infect Dis Clin Pract,1992,1:314 - 316.

[16] Brandt ME, Pfaller MA, Hajjeh RA, et al. Trends in antifungal drug susceptibility of *Cryptococcus neoformans* isolates in the United States: 1992 to 1994 and 1996 to 1998. Antimicrob Agents Chemother, 2001,45:3065 - 3069.

[17] Kavanaugh LAF, Dietrich FS. Recent evolution of the human pathogen *Cryptococcus neoformans* by inter-varietal transfer of a 14 gene fragment. Mol Biol Evol, 2006,23:1879 - 1890.

[18] Nielsen K, De Obaldia AL, Heitman J. *Cryptococcus neoformans* mates on pigeon guano: implications for the realized ecological niche and globalization. Eukaryot Cell,2007 ,6(6):949 - 959.

[19] Rhodes JC, Polacheck I, Kwon-Chung KJ. Phenoloxidase activeity and virulence in isogenic strains of *Cryptococcus neoformans*. Infect Immun, 1982,36: 1175 - 1184.

[20] Coelho C, Bocca AL, Casadevall A. *Cryptococcus neoformans*: historical curiosity to modern pathogen. Adv Appl Microbiol, 2014,87:1 - 41.

[21] Chen SCA, Muller M, Zhou JZ, et al. Phospholipase activity in *Cryptococcus neoformans*: a new virulence factor?. J Infect Dis, 1997,175:414 - 420.

[22] Viviani MA, Cogliati M, Esposto MC,et al. Molecular analysis of 311 *Cryptococcus neoformans* isolates from a 30-month ECMM survey of cryptococcosis in Europe. FEMS Yeast Res, 2006,6(4):614 - 619.

[23] Litvintseva AP, Thakur R, Vilgalys, et al. Multilocus sequence typing reveals three genetic subpopulations of *Cryptococcus neoformans* var. *grubii* (serotype A), including a unique population in Botswana. Genetics , 2006,172,2223 - 2238.

[24] Weihua Pan, Kantarawee Khayhan, Ferry Hagen, et al. Resistance of Asian *Cryptococcus neoformans* serotype A is confined to few microsatellite genotypes. PLoS One, 2012,7(3):e32868.

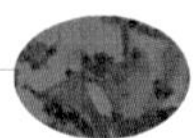

[25] Zhu LP, Wu JQ, Xu B, et al. Cryptococcus meningitis in non-HIV-infected patients in a Chinese tertiary care hospital, 1997 - 2007. Med Mycol, 2010,48(4):570 - 579.

[26] Li M, Liao Y, Chen M, et al. Antifungal susceptibilities of Cryptococcus species complex isolates from AIDS and non-AIDS patients in Southeast China. Braz J Infect Dis, 2012,16(2):175 - 179.

[27] Campbell LT, Fraser JA, Nichols CB, et al. Clinical and environmental isolates of Cryptococcus gattii from Australia that retain sexual fecundity. Eukaryotic Cell, 2005,4(8):1410 - 1419.

[28] Ellis DH, Pfeiffer TJ. Natural habitat of *Cryptococcus neoformans* var. *gattii*. J Clin Microbiol,1990,28:1642 - 1644.

[29] Sorrell TC, Chen SC, Ruma P, et al. Concordance of clinical and environmental isolates of *Cryptococcus neoformans* var. *gattii* by random amplification of polymorphic DNA analysis and PCR fingerprinting. J Clin Microbiol, 1996,34(5):1253 - 1260.

[30] Okamoto K, Hatakeyama S, Itoyama S, et al. *Cryptococcus gatti* genotype VGIIa infection in man. Emerg Infect Dis, 2010,16(7):1155 - 1157.

[31] Escando P, Sanchez A, Martinez M, et al. Molecular epidemiology of clinical and environmental isolates of the *Cryptococcus neoformans* species complex reveals a high geneticdiversity and the presence of the molecular type VGII mating type a in Colombia. FEMS Yeast Res, 2006,6 (4):625 - 635.

[32] Kwon-Chung KJ, Wickes BL, Stockman, et al. Virulence, serotype, and molecular characteristics of environmental strains of *cryptococcus neoformans* var. *gattii*. Infect and Immun, 1992,60(5):1869 - 1874.

[33] Callejas A, Ordoez N, Rodriguez MC, et al. First isolation of *Cryptococcus neoformans* var. *gattii*, serotype C, from the environment in Colombia. Med Mycol, 1998,36(5):341 - 344.

[34] Pedroso RS, Ferreira JC, Candido RC. The isolation and characterization of virulence factors of Cryptococcus spp. from saprophytic sources in the city of Ribeirão Preto, São Paulo, Brazil. Microbiol Res, 2009,164(2): 221 - 227.

[35] Bartlett KH, Cheng PY, Duncan C, et al. A Decade of Experience: *Cryptococcus gattii* in British Columbia. Mycopathologia, 2012,173(5 - 6):311 - 319

[36] Fisher D, Burrow J, Lo D. *Cryptococcus neoformans* in tropical northern Australia: predominantly variant gattii with good outcome. Aust NZ J Med, 1993,23:678 - 682.

[37] Chen M, Liao W, Wu S, et al. Taxonomic analysis of cryptococcus species complex strain S8012 revealed *Cryptococcus gattii* with high heterogeneity on the genetics. Chinese Medical Journal, 2011,124(13):2051 - 2056.

[38] Idnurm A, Bahn YS, Nielsen K, et al. Deciphering the model pathogenic fungus *Cryptococcus neoformans*. Nat Rev Microbiol, 2005,3(10):753 - 764.

[39] Santangelo R, Zoellner H, Sorrell T, et al. Role of extracellular phospholipases and mononuclear phagocytes in dissemination of cryptococcosisi in a murine model. Infect Immun, 2004,72(4):2229 - 2239.

[40] Kim KS. Mechanisms of microbial traversal of the blood-brain barrier. Nat Rev Microbiol, 2008,6(8):625 - 634.

[41] Casadevall A, Pirofski LA. The damage-response framework of microbial pathogenesis. Nat Rev Microbiol, 2003,1(1):17 - 24.

[42] Rosas AL, Casadevall A. Melanization decreases the susceptibility of *Cryptococcus neoformans* to enzymatic degradation. Mycopathologia, 2001,151:53 - 56.

[43] Botts MR, Hull CM. Due ling in the lung: how Cryptococcs spores race the host for survival. Curr Opin Microbiol, 2010,13(4):437 - 442.

[44] Chuck SL, Sande MA. Infections with *Cryptococcus neoformans* in the acquired immunodeficiency syndrome. N Engl J Med, 1989,321:794 - 799.

[45] Makadzange AT, McHugh G. New approaches to the diagnosis and treatment of cryptococcal meningitis. Semin Neurol, 2014,34(1):47 - 60.

[46] Gerstenhaber BJ, Weiner B, Morecki R, et al. "Allergin" cryptococcal pneumonia. Lung, 1977,154: 195 - 199.

[47] Lehmann PE, Morgan RJ, Freimer EH. Infection with *Cryptococcus neoformans* var. *gattii* leading to a pulmonary cryptococcoma and meningitis. J Infect, 1984,9:301 - 306.

[48] Neuville S, Dromer F, Morin O, et al. Primary cutaneous cryptococcosis: a distinct clinical entity. Clin Infect Dis, 2003,36(3):337 - 347.

[49] Pan B, Chen M, Jia HL, et al. Multiple subcutaneous abscesses: a rare presentation of cutaneous cryptococcosis. Indian J Dermatol Venereol Leprol, 2013,79(1):118 - 119.

[50] Negroni R. *Cryptococcosis*. Clin Dermatol, 2012, 30

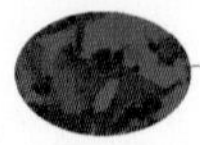

(6):599－609.

[51] Diamond RD, JE Bennett. Prognostic factors in cryptococcal meningitis. a study of 111 cases. Ann Intern Med, 1974,80:176－181.

[52] Perfect JR, Dismukes WE, Dromer F, et al. Clinical practice guidelines for the management of cryptococcal disease: 2010 update by the infectious diseases society of America. Clin Infect Dis, 2010,50(3):291－322.

[53] Neuville S, Dromer F, Morin O, et al. Primary cutaneous cryptococcosis: a distinct clinical entity. Clin Infect Dis, 2003,36:337－347.

（潘炜华　徐晓光　孟云芳　刘晓刚　廖万清）

21 曲霉病

21.1 真菌学

21.1.1 曲霉菌的特征

曲霉属是由 Micheli 描述和命名的。他发现这种真菌的分生孢子头是从同一个中心结构向外呈放射状生长的，就像是一个洒水刷（aspergillum），因此他将这种菌属命名为曲霉（*Aspergillus*）。

曲霉是自然界分布最为广泛的真菌之一，从地球的南北两极到热带都发现有曲霉的存在，土壤、植物、腐败的有机物等几乎一切类型的基质上都能出现。人类的痰液、粪便、外耳道、甲板表面、指缝间、皮肤表面、口腔、鼻腔、阴道等许多部位都能分离出曲霉。

曲霉属具有特征性的结构，为分生孢子头和足细胞称分生孢子梗。分生孢子头包括分生孢梗、顶囊、瓶梗、梗基和分生孢子链。顶囊为分生孢子梗顶部的可孕性膨大。表面只有瓶梗称单层小梗，为产孢细胞。同时有瓶梗和梗基称双侧小梗。有些种既有单层，也有双层，甚至在同一顶囊上两者兼而有之。足细胞为特化的厚壁膨大的菌丝细胞。一侧垂直向上延长形成分生孢子梗茎，简称孢梗茎。部分曲霉能产生壳细胞。壳细胞是一种特化的结构，为厚壁的囊状细胞，形态各异。

仅有无性期的曲霉属半知菌亚门—丝孢菌纲—丝孢菌目—从梗孢科。少数菌种具有性阶段，归入子囊菌亚门不全子囊菌纲散囊菌目散囊菌科。具有有性期的曲霉能产生闭囊壳，为封闭的薄壁子囊果，内含子囊和子囊孢子。为了方便，一般不把有性阶段的曲霉和无性阶段的曲霉分割开，习惯上使用曲霉属这个属名。随着分子生物学分型方法的应用，曲霉的分型正在逐步修订中，目前并不完善。

已知自然界至少有 600 多种曲霉。Paper 等 1965 年将曲霉分为 18 个群，承认了 132 个种和 18 个变种。其后，新的种被不断发现和描述。在这些种中，至少有 20 个种已被发现能够感染人和动物，而最常见的约有 8 个种。烟曲霉是最常见的病原菌，可引起过敏性和感染性曲霉病。引起侵袭性曲霉病的常见曲霉为烟曲霉、黄曲霉、黑曲霉、土曲霉和构巢曲霉。其他较少见的菌种也可致病，包括耳曲霉、白曲霉、肉色曲霉、谢瓦利埃氏曲霉、棒曲霉、灰绿曲霉、肉芽肿曲霉、米曲霉、局限曲霉、聚多曲霉、焦曲霉、杂色曲霉和温特氏曲霉等。1985 年，廖万清首次发现具多育现象米曲霉引起肺曲霉球。90％以上的侵袭性曲霉病是由烟曲霉引起的。

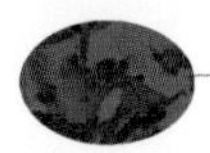

21.1.2 曲霉属的分群检索表

曲霉的分类鉴定参照常见产毒霉菌的鉴定(GB/T 4789.16－2003)附录的检索表，对曲霉属进行分类鉴定(表21－1－1)。

表21－1－1 曲霉菌素分群检索表

1	分生孢子头在发育过程中呈现一些绿色	2
1	分生孢子头呈现其他颜色	12
2	顶囊棒形或接近棒形，小梗单层	3
2	顶囊不是棒形，小梗单层或两层	4
3	顶囊强烈棒形，分生孢子头蓝——绿色，老时变成灰色	棒曲霉群
3	顶囊接近棒形，幼期分生孢子头黄绿色，灰绿色或蓝绿色，大部分种变暗	华丽曲霉群
4	分生孢子头幼期呈鲜明的黄——绿色，有时老后变褐色，疏松放射状，大部分种小梗两层	黄曲霉群
4	分生孢子头呈现其他颜色，小梗单层或两层	5
5	菌落大部分有裸露的黄色闭囊壳和黄色或红色包裹着的菌丝	灰绿曲霉群
5	菌落无裸露的黄色闭囊壳和黄色或红色包裹着的菌丝	6
6	分生孢子头呈明显的柱状	7
6	分生孢子头球形、放射状或疏松的柱状	9
7	小梗单层	8
7	小梗两层；常见球形至近球形的壳细胞，一些种有闭囊壳，子囊孢子橙红色至紫红色	构巢曲霉群
8	分生孢子头柱状，长，细窄(常扭曲)至不规则；分生孢子通常自小梗处以圆柱状的断节形成；无闭囊壳；典型的适高渗性	局限曲霉群
8	分生孢子头柱状，致密并典型地直径完全一致，分生孢子不形成圆筒状断节；在一些种中有闭囊壳；不典型的适高渗件	烟曲霉群
9	顶囊小，形状不一	10
9	顶囊大，严格的球形；分生孢子梗在顶囊下端缢缩	11
10	分生孢子头蓝——绿色、浊黄——绿色或灰蓝——绿色，放射状至疏松的柱状；壳细胞球形至近球形	杂色曲霉群
10	分生孢子头橄榄色、橄榄——灰色、淡褐色至浅褐色，放射状至宽阔的柱状；壳细胞长形至扭曲	焦曲霉群
11	分生孢子头蓝——绿色或橄榄——浅黄色，老时呈灰色	稀疏曲霉群
11	分生孢子头淡黄——绿色或淡黄——褐色	淡黄曲霉群
12	在察氏培养基上生长稀疏，且孢子形成很少	鹿皮色曲霉群
12	在察氏培养基上生长良好，孢子形成很多	13
13	分生孢子头稀疏至致密的柱状	14
13	分生孢子头为球形至放射状	15
14	分生孢子头为疏松的柱状，白色、肉色或奶油色——浅黄色	黄柄曲霉群
14	分生孢子头为致密的柱状，棒色至肉桂色	土曲霉群
15	分生孢子头始终为白色，较大的头呈明显的球形或放射状	白曲霉群
15	分生孢子头不呈白色	16
16	分生孢子头呈黑色或暗褐色	黑曲霉群
16	分生孢子头呈黄色、赭色或淡褐色	17
17	分生孢子头呈硫黄色至赭色	赭曲霉群
17	分生孢子头呈黄——褐色至污浅黄色(部分也可见于淡黄曲霉菌)	文氏曲霉菌

21.1.3 主要致病菌种的特征

(1) 烟曲霉(*Aspergillus fumigatus*)

烟曲霉是曲霉属中致病性最强的菌种。

1) 菌落特征：快速生长；质地呈绒毛状或絮状；表面呈深绿色、烟绿色，背面呈苍白色或淡黄色(图21－1－1)。

2) 显微镜特征：分生孢子头短柱状或圆筒状，常呈深浅不同的绿色；分生孢子梗壁光滑，带绿色，长可达250～300 μm，分布在有隔板的纵横交织的

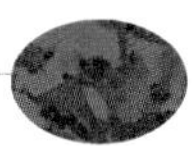

气生菌丝上；顶囊呈烧瓶状；小梗单层，分布在顶囊的上半部分；分生孢子球形，有小刺，绿色。在48℃生长良好；在PDA和CMA37℃培养可刺激分生孢子产生（图21－1－2）。

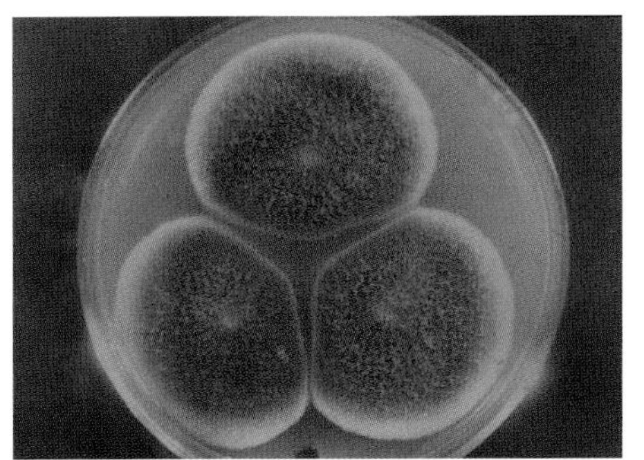

图21－1－1 烟曲霉菌落

注：表面呈烟绿色

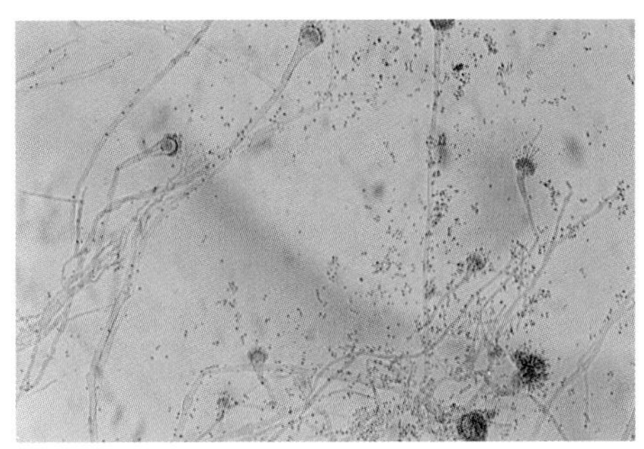

图21－1－2 烟曲霉

注：顶囊呈烧瓶状，小梗单层，分生孢子梗壁光滑

（2）黄曲霉（*Aspergillus flavus*）

黄曲霉是曲霉中最常见的菌种，属腐生真菌，多见于发霉的粮食，粮制品及其他霉腐的有机物上。可产生黄曲霉毒素。

1）菌落特征：快速生长；结构疏松，质地呈羊毛状或棉花状，有放射状沟纹；表面呈黄绿色至灰绿色，背面呈无色、淡黄色或略呈褐色。

2）显微镜特征：分生孢子头开始呈放射状，逐渐成为疏松状；分生孢子梗壁厚粗糙；顶囊呈球状或近球状；小梗单层，也可双层，或单双层同时存在，小梗布满顶囊表面；分生孢子球形或近球状，表面粗糙有刺。在一些分离菌产生褐色闭囊壳。

（3）黑曲霉（*Aspergillus niger*）

广泛分布于土壤、空气和谷物上，可引起食物、果蔬、谷物没变。该菌对紫外线及臭氧耐性强，菌丝发达，有多核的多细胞真菌。

1）菌落特征：快速生长；质地呈绒毛状或羊毛状；表面初为白色至黄色，最后变为黑色，背面呈无色或淡黄色（图21－1－3）。

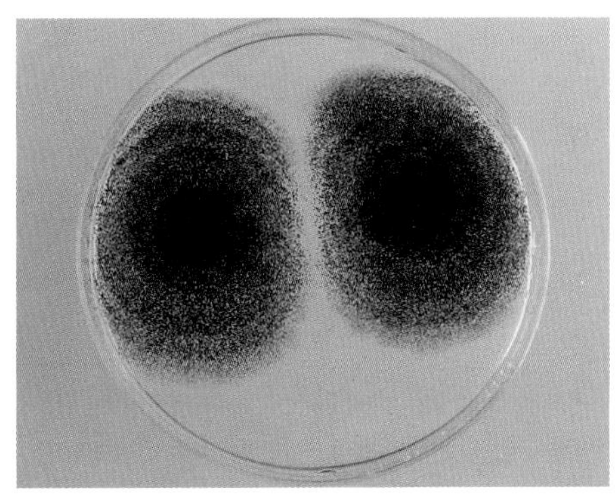

图21－1－3 黑曲霉

注：菌落表面呈黑色

2）显微镜特征：菌丛呈黑褐色，分生孢子头呈放射状，并可出现并列柱状；分生孢子梗壁光滑，一般无色，也可褐色，壁较厚；顶囊呈球状或近球状；小梗双层，密生于顶囊全部表面；分生孢子球形，有褐色色素沉积在内壁和外壁之间，整个孢子粗糙有刺。

（4）土曲霉（*Aspergillus terreus*）

1）菌落特征：在葡萄糖蛋白胨琼脂（SDA）培养基上菌落生长快，小，圆形菌落；质地呈绒毛状，表面有放射状沟纹；表面肉桂色或黄褐色，培养基呈污褐色，背面呈淡黄色到棕色。

2）显微镜特征：分生孢子头呈致密圆柱状；分生孢子梗无色光滑；顶囊呈半球状，其上1/2或2/3处有双层小梗；分生孢子球形或近球状，壁光滑，棕色。在基础菌丝上单独形成的粉孢子（aleurioconidia），圆形至卵圆形，有平截的基底，苍白色。

（5）构巢曲霉（*Aspergillus nidulans*）

有性期为构巢裸胞壳。

1）菌落特征：中等速度生长；质地呈绒毛状到粉状；表面绿色或黄褐色，背面呈紫色或橄榄色。

2）显微镜特征：分生孢子头呈致密短圆柱状；分生孢子梗短，长度＜300 μm，弯曲，无色光滑；顶囊呈半球状或烧瓶状，有双层小梗；分生孢子球形，粗糙，有小刺或小皱褶。壳细胞较多，球形，膜厚较大。常存在闭囊壳，呈灰白紫红色；子囊孢子紫红色，常呈双凸透镜形，有两条赤道脊饰。

(6) 杂色曲霉(*Aspergillus versicolor*)

1) 菌落特征：在 SDA 培养基上菌落生长慢，菌落圆形紧密；质地呈绒毛状或絮状；表面颜色变化较大，有数环，可呈深绿、灰绿、淡黄、粉红等不同的颜色，背面呈苍白色或淡黄色。

2) 显微镜特征：分生孢子头呈疏松放射状；分生孢子梗壁无色光滑，长度＞300 μm；顶囊呈半球状，有双层小梗，分布于顶囊 4/5 处；分生孢子球形，粗糙有刺。

21.1.4 动物实验

建立理想的动物模型是开展真菌致病性研究的重要基础。19 世纪，伟大的德国细菌学家罗伯特·科赫(Robert Koch, 1843～1910 年)提出的一套用于验证细菌与病害关系的科学验证方法，被后人奉为传染病病原鉴定的"金科玉律"，包括：①一种病原微生物必然存在于患病动物体内，但不应出现在健康动物体内；②此病原微生物可从患病动物分离得到纯培养物；③将分离出的纯培养物人工接种敏感动物时，必定出现该疾病所特有的症状；④从人工接种的动物可以再次分离出性状与原有病原微生物相同的纯培养物。科赫法则为病原微生物学系统研究方法的建立奠定了基础。因此开展动物实验，建立一种重复性好、成功率高且能模拟曲霉等微生物感染的动物模型，不但可确定该微生物的致病性，而且能够理想模拟出临床上曲霉属等真菌感染的发病过程，同时对其发病机制的探讨、疾病的诊断、治疗等相关研究均具有重要意义。

动物实验不但可明确曲霉菌属等致病真菌的致病性，而且对其致病机制研究及疾病的诊断、防御、治疗等方面均具有重要意义。动物实验表明，黄曲霉菌属能引起几乎所有的动物发生肝细胞癌，这是证明该菌致病性最直接的证据。黄向华等通过观察杂色曲霉素(杂色曲霉、构巢曲霉等真菌的代谢产物)长期对小鼠全身毒性及致癌效应，为杂色曲霉毒素的致癌理论提供了科学依据。程宝庚等通过黄曲霉毒素 B_1 不但成功诱发大鼠肝癌，而且通过电子显微镜观察了肝癌形成过程中肝细胞及肝细胞超微结构的改变，并将之与化学致癌剂诱发的肝癌进行对比，初步探讨了黄曲霉毒素 B_1 诱发大鼠肝脏癌变的机制。梁涛等通过仿准分子激光角膜上皮磨镶术(LASEK)法建立烟曲霉菌角膜炎动物模型，通过采用 LASEK 制作直径 710 mm、厚度 50 μm 的角膜上皮瓣，瓣下接种 25 μl 标准烟曲霉菌株(105 孢子)，术后采用裂隙灯显微镜、病理组织学检查、角膜真菌培养等方法观察评价角膜真菌感染情况。不但成功模拟了人角膜真菌感染的病程，同时也为深入开展真菌学角膜炎基础研究的奠定了基础，并且对真菌学角膜炎的发病机制、药物作用机制等相关研究具有重要作用。流行病学研究发现烟曲霉菌可能是哮喘患者症状加重，甚至死亡的一个特殊危险因素。但是烟曲霉菌在哮喘发病中具体作用研究尚少，王妍等在建立哮喘大鼠的动物模型的基础上，观察分析烟曲霉菌孢子引起大鼠哮喘的气道结构和气道阻力的改变，以进一步明确烟曲霉菌对支气管哮喘发生发展的影响。结果发现烟曲霉菌孢子可以增加哮喘大鼠支气管上皮受损程度、加剧支气管上皮中杯状细胞增生和支气管周胶原沉积及增加气道反应性。总之，烟曲霉菌孢子能促进大鼠哮喘发生和加重其发展。张建等通过建立新西兰大白兔的新型隐球菌、白念菌、烟曲霉菌肺炎动物模型，为进一步的临床、病理、影像学诊断对照研究打下基础。通过动物感染模型尚可筛选不同菌株间的致病力差异。张宇等通过比较不同烟曲霉菌株接种后小鼠的生存率、中位生存时间、平均体重、组织匀浆菌落技术和组织病理学变化等比较不同菌株烟曲霉的治病力差异，得到了不同烟曲霉菌株间致病力存在差异的结论，该结果为进一步该菌的致病机制探讨等相关研究奠定了基础。顾克菊等通过建立免疫抑制小鼠侵袭性肺烟曲霉菌病动物模型，并与正常小鼠感染烟曲霉后肺部组织病理变化进行观察比较，初步探讨了侵袭性烟曲霉菌病发病机制。动物实验不但可观察曲霉菌属等致病性真菌的致病性，并且对疾病的防治研究也具有重要意义。李瑗等通过黄曲霉毒素 B1 致肝癌作用短期体内实验模型，同时还对绿茶和叔丁基对羟基茴香醚(BHA)在抑制黄曲霉毒素 B1 诱发原发性肝癌及 γ-谷氨酰转移酶(γ-GT)阳性肝细胞灶方面的作用进行比较，发现绿茶及 BHA 能有效抑制黄曲霉毒素 B1 诱发 γ-GT 灶及肝癌的能力。该研究结果对肝癌的防治提供了依据。

21.2 疾病特点

曲霉病(aspergillosis)是指由曲霉属(*Aspergillus*)的多种致病曲霉菌所引起的一组感染性或非感染疾

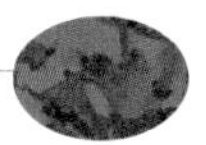

病。曲霉遍布自然界，甚至存在于正常人的皮肤和黏膜表面，但一般不引起感染。曲霉是条件致病菌，人体对曲霉有较强的免疫力，只有当人体免疫功能下降或者受到抑制时，才有可能发病。曲霉可侵犯皮肤、黏膜、肺、脑、眼、耳、鼻旁窦、胃肠道、神经系统和骨骼，引起急性炎症和慢性肉芽肿改变，严重者可发生曲霉败血症，甚至导致死亡。近年来又证明一些曲霉毒素可引起急性中毒和致癌，或者吸入曲霉的孢子引起过敏反应。近年来由曲霉所致的感染发病不断上升，已成为仅次于念珠菌感染的深部真菌病。

21.2.1 病因和流行病学

引起侵袭性曲霉病的常见曲霉为烟曲霉，其次是黄曲霉、黑曲霉、土曲霉和构巢曲霉。其他较少见的菌种也可致病，包括耳曲霉、白曲霉、肉色曲霉、谢瓦利埃曲霉、棒曲霉、灰绿曲霉、肉芽肿曲霉、米曲霉、局限曲霉、聚多曲霉、焦曲霉、杂色曲霉、温特曲霉等。90%以上的侵袭性曲霉病是由烟曲霉引起的。深部曲霉感染中，常为一种曲霉单一感染，也可以是两种以上曲霉，或合并有细菌、病毒等其他病原体的混合感染。

(1) 感染途径

曲霉的分生孢子头可释放大量的分生孢子，这些分生孢子悬浮于室内和室外空气中，人体几乎不可避免地经常吸入曲霉孢子，经呼吸道吸入是曲霉感染的主要途径，2.5～3.5 μm 大小的曲霉孢子吸入后可经气道直达肺泡导致肺部感染，较大的孢子可在鼻咽部、鼻旁窦定植或引起感染。破损的皮肤、手术创伤，尤其是烧伤患者的创面暴露于空气中或者接触曲霉污染的衣服、被褥等可导致感染。其他感染途径较少见，包括经眼、胃肠道、泌尿生殖道和中心静脉导管感染等。另一少见感染途径是气道呛入曲霉孢子污染的污水，可在 1 周以内发病，严重者导致侵袭性曲霉病。单个脏器的侵袭性感染时，曲霉可侵入血循环而播散至全身多个脏器。

(2) 发病率

曲霉病可发生于任何年龄、性别与种族的人群，与职业有一定关系，较多见于农民、园艺工人和酿酒工人。过去一直认为曲霉的致病力弱，主要引起过敏性疾病和曲霉球。近年来，随着器官移植的广泛开展、免疫抑制剂和广谱抗生素的大量应用，恶性肿瘤及 HIV 感染人群的增加，侵袭性曲霉病和各种严重真菌感染的发病率呈逐年上升趋势。美国流行病学调查结果显示，1979～2000 年，败血症患者中真菌分离率增加了 207%。虽然多数人群中念珠菌仍然是导致侵袭性真菌感染的最主要致病真菌，但越来越多的资料显示，血液系统恶性肿瘤患者中，曲霉感染所占的比例已超过念珠菌，可能与这些患者中性粒细胞数量减少和功能降低更为常见且程度更为严重有关。

曲霉病的总体发病率尚不清楚。血液系统疾病、AIDS 和器官移植患者中侵袭性曲霉病的发病率较高，估计急性白血病患者中侵袭性曲霉病的发病率为 5%～25%，AIDS 患者中侵袭性曲霉病的发病率为 1%～12%，且近年呈升高趋势，AIDS 患者易患气管支气管炎。过去认为无基础疾病的免疫正常宿主发生侵袭性曲霉病者十分少见，但近年屡有报道。

侵袭性曲霉病的实际发病率可能被低估，一个长达 15 年的尸检研究结果说明侵袭性曲霉病的漏诊问题严重，其主要原因可能是既往对该病的认识程度不高，而且诊断困难。

21.2.2 发病机制

曲霉病的发生、发展与曲霉暴露的剂量、感染途径、机体的免疫状态和特异体质有关。机体对曲霉感染的防御包括天然免疫和特异性免疫。

(1) 天然免疫

气道的黏液纤毛对吸入曲霉孢子的清除作用、气道黏膜分泌杀菌物质(如溶菌酶、sIgA 等)及肺泡巨噬细胞与中性粒细胞对曲霉的吞噬与杀灭作用等。sIgA 与曲霉表面联结后可阻止曲霉在气道上皮细胞表面的黏附，因而有利于黏液纤毛系统清除曲霉。物理、化学损伤能降低气道黏液纤毛清除功能，各种气道疾病也常伴有不同程度的黏液纤毛清除功能障碍。

(2) 特异性免疫

是由巨噬细胞吞噬曲霉、递呈曲霉抗原后活化 T 细胞并分泌细胞因子，形成特异性免疫。免疫正常宿主吸入曲霉孢子后通常无不良后果，机体的免疫机制足以清除吸入的曲霉孢子。先天性或获得性细胞免疫缺陷症及使用免疫抑制剂(包括糖皮质激素)治疗的患者细胞免疫功能降低而对曲霉易感。通常，侵袭性曲霉病患者存在一定的危险因素，主要有中性粒细胞减少症(特别是超过 3 周者)或中性粒

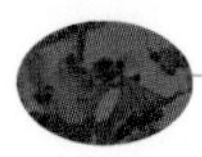

细胞功能障碍、糖皮质激素治疗、血液系统恶性肿瘤、细胞毒药物治疗、AIDS和器官移植等，骨髓移植患者是高危人群。反应可表现为皮肤变态反应（真菌抗原皮试阳性、结节性或多发性红斑），在组织中形成肉芽肿等。

曲霉致病方式一般认为有以下几种方式：①曲霉繁殖力强，可在组织中快速生长繁殖，直接破坏宿主组织细胞；②侵入血管，在血管壁和血管腔内快速生长使血管阻塞导致组织缺血性坏死；③曲霉可缠绕成团块状物阻塞支气管或其他空腔脏器，影响器官功能并导致继发感染；④某些曲霉，如烟曲霉，能产生蛋白质分解酶，造成组织破坏；⑤曲霉抗原引起机体发生变态反应，如变应性支气管肺曲霉病（allergic bronchopulmonary aspergillosis，ABPA）、支气管哮喘、外源性过敏性肺泡炎等；⑥产生真菌毒素，曲霉中有些菌种的产毒菌株可产生多种毒素，动物实验表明毒素的急性中毒可引起组织严重坏死，慢性中毒可诱发恶性肿瘤；⑦过敏反应，适度的特异性免疫对机体有保护作用，但过度的免疫反应也可引发多种过敏性或变态反应性疾病。短时间内接触高剂量的曲霉孢子，曲霉抗原不能快速从体内清除，或特异质患者，可引发过敏性疾病，如支气管哮喘、ABPA、嗜酸性肺炎和外源性过敏性肺泡炎等，以IgE升高为特征。

21.2.3 组织病理学表现

病变部位可有明显充血肿胀，表面可见灰白色与暗红色相间的大小不等、形态不一的结节状改变，可融合成片，切面可见梗死或脓性坏死。光镜下基本病理改变主要有急性渗出性炎症、出血、梗死与凝固性坏死、脓肿、坏死性溃疡、肉芽肿和慢性炎症等，在病变组织和血管中可见曲霉菌丝。慢性坏死性曲霉病可见曲霉在病变组织中侵袭，有组织坏死和肉芽肿形成，但曲霉不侵袭血管。气道侵袭性曲霉病的主要病理改变是曲霉侵入气道基底膜。食管、胃肠道的病变多呈溃疡性改变，可深达肌层，溃疡底面粗糙不平，有脓性渗出。免疫功能极度衰弱者病变组织可无明显的炎症反应，但可见大量菌丝与孢子。

ABPA时，在支气管和细支气管可见支气管中心性肉芽肿和黏液嵌塞，还可有肉芽肿性炎症伴有组织细胞、淋巴细胞浸润，渗出性细支气管炎等病理改变。气道分泌物中常见曲霉菌丝，但曲霉不侵袭组织。

曲霉球的球体由缠绕成团的菌丝、纤维素、黏液、组织碎片和炎症细胞组成，呈暗紫色或棕色，球体外周部分可形成大量孢子。空洞壁为反应性肉芽组织增生，伴有大量的淋巴细胞、浆细胞及中性粒细胞和嗜酸性粒细胞浸润，一般无菌丝发现。

21.2.4 临床表现

（1）肺曲霉病

大致可分为曲霉引起的寄生性肺曲霉病（肺曲霉球）、侵袭性肺曲霉病（IPA）和过敏性肺部疾病3类。侵袭性肺曲霉病是曲霉在气道和肺实质侵袭性生长所致，包括：①急性侵袭性肺曲霉病（AIPA）；②慢性坏死性肺曲霉病（CNPA）等。

1）寄生型肺曲霉病：肺曲霉球多发生于肺部存在空洞性病变的情况下，如结核性空洞、慢性肺脓肿等，75%发生于肺上叶。一般无症状，常因其他肺部疾病或体检X线胸片检查而发现。主要症状为咯血，少数病例可咯出咖啡色颗粒。主要由烟曲霉所致。肺曲霉球的基础疾病主要有空洞型肺结核、大疱性肺气肿、肺纤维化、结节病或组织胞浆菌病等，甚至在ABPA患者扩张的支气管内也可形成曲霉球，我国以空洞型肺结核最常见。肺曲霉球通常是曲霉在肺内的良性腐物寄生状态，但可在此基础上发展为侵袭性肺曲霉病或其他类型的曲霉病。有时可伴有发热、咳嗽等曲霉过敏反应症状，需要与继发感染或侵袭性肺曲霉病鉴别。胸部X线检查具有诊断价值，典型表现为：肺部原有空洞内形成球状的固体团块，水样密度，可移动；团块与空洞壁之间有气腔分隔；胸部CT检查比普通X线胸片更为敏感。

2）侵袭性肺曲霉病：不同类型的侵袭性肺曲霉病有不同的临床和病理特征，侵袭性肺曲霉病的临床表现和进展速度与患者的免疫状态密切相关。一般认为，免疫抑制程度严重者，病情进展速度快而炎症反应轻、感染症状可不明显，早期即可发生呼吸衰竭；免疫抑制程度轻者，病情进展相对缓慢而炎症反应较剧烈，可出现较明显的感染中毒症状，呼吸衰竭出现较晚。

A. 急性侵袭性肺曲霉病：病情凶险，多见于免疫异常的个体。其危险因素主要有中性粒细胞减少或中性粒细胞和（或）巨噬细胞功能不良、细胞毒药物化疗、长期激素治疗、骨髓或实体器官移植、先天性或获得性免疫缺陷等。可表现为局限型与播散型2种。出现持续性发热、咳嗽、胸痛等，咯血少见。

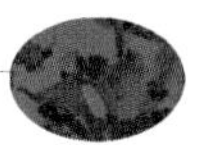

胸部X线平片可见楔形阴影、斑片状浸润影、孤立性或多发性结节影等。实际上，临床所见的病例多无上述典型的影像学表现。抗生素治疗无效。

B. 慢性坏死性肺曲霉病：常见于中、老年人，体弱伴有肺部疾患，如非活动性肺结核、支气管扩张、结节病或尘肺、糖尿病及长期使用低概率激素者。主要症状有咳嗽、咯痰、咯血和体重减退等，病情相对较轻，常在数月至数年内缓慢进展。患者的基础免疫状况也相对好于急性侵袭性肺曲霉病患者。胸部影像学检查可见单侧或双侧肺浸润性病变或结节影，边界常不规则，多发于上叶和下叶背段，伴或不伴有空洞，有空洞者50%出现曲霉球，常有邻近的胸膜增厚。

3）过敏性肺曲霉病：为Ⅰ型和Ⅲ型变态反应，与有机会吸入大量曲霉孢子的职业有关。停止接触后症状可自行消退。主要表现为顽固性哮喘、咳嗽、咳痰、发热。严重者可发展为支气管扩张和肺纤维化。X线胸片和胸部CT检查的典型表现为一过性肺部浸润，主要在上肺，可为双侧，常因痰栓阻塞支气管所致，咳出黏液栓后肺部浸润消失。

（2）肺外曲霉病

肺外脏器和组织的曲霉感染可为原发感染，也可因侵袭性曲霉病血行播散或邻近脏器感染直接蔓延而造成继发感染。除肺脏外，鼻旁窦、中枢神经系统、骨骼、皮肤、心脏、眼及消化系统等部位也较常发生曲霉感染。

1）鼻旁窦曲霉感染：过敏性曲霉性鼻旁窦炎可表现为慢性顽固性的鼻旁窦炎和鼻息肉（没有侵入骨质）、哮喘、湿疹或过敏性鼻炎，IgE水平升高，曲霉菌分离率增加，但CT扫描无侵袭性疾病的表现。

急性侵袭性曲霉性鼻旁窦炎，多见于中性粒细胞减少症患者、实体器官移植患者、AIDS患者及其他免疫功能抑制的患者中本病并不十分少见。临床表现与鼻脑毛霉病相似，主要表现为发热、鼻溢液、眼眶肿胀、面瘫、头痛等。病变进一步进展可突破鼻旁窦，侵袭并破坏眼眶和脑组织。CT扫描比常规X线检查更敏感，表现为鼻旁窦高密度影，有时伴有骨质破坏或邻近组织受侵袭。

慢性侵袭性鼻旁窦曲霉病一般发展缓慢，与慢性坏死性肺曲霉病相似，可发生于正常人，但更多见于接受肾上腺糖皮质激素治疗的患者或糖尿病患者及酗酒者。主要症状为长期鼻塞和慢性鼻旁窦炎，可伴有头痛、嗅觉丧失和复视。

原发性鼻旁窦肉芽肿，多见于免疫功能相对正常的患者，主要为黄曲霉所致，病变较局限，侵袭鼻旁窦可形成非干酪性肉芽肿，局部症状较严重，也可蔓延到眼眶、硬脑膜和脑组织。

2）脑曲霉肉芽肿：多为肺曲霉病血行播散后引起，其次为鼻旁窦曲霉感染的直接蔓延。播散性曲霉病20%累及脑。表现为脑室或脑实质内的肉芽肿损害。脑曲霉病患者生前一般诊断困难，其症状常无特异性，似脑脓肿或脑占位性病变，若中心粒细胞缺乏患者出现神志模糊、迟钝或嗜睡，应高度怀疑脑曲霉病。CT检查有助于诊断和定位，MRI扫描能给予更为准确的诊断，但最后的确诊仍依赖于从病灶抽吸标本进行真菌直接镜检和培养。

3）眼曲霉病：曲霉累及眼的表现主要有3种类型，即角膜感染、内眼炎和眼眶感染。

曲霉引起的角膜感染约占真菌所致角膜溃疡的60%。患者常有外伤史。起病一般较慢，多表现为疼痛加剧、畏光和视力模糊。局部须用裂隙灯检查，可见隆起的角膜溃疡伴有白色边缘，损害周围和底下有浸润，边缘清楚，周围有卫星灶状损害。若不及时治疗可至角膜穿孔、失明。

曲霉性内眼炎较少见，主要见于吸毒者、心内膜炎及器官移植接受者，有时有眼外伤史或为血行播散所致。主要症状为眼部疼痛和视力受损。病原菌多为烟曲霉，其次为黄曲霉和黑曲霉。

眼眶曲霉病可自鼻窦感染蔓延所致，主要表现为眼眶疼痛、视力受损。25%患者可蔓延至脑而引起死亡。

4）骨曲霉感染：除儿童慢性肉芽肿患者外，骨曲霉感染少见，至20世纪末期，国际上仅报道70多例。其他部位侵袭性感染血行播散可致骨曲霉感染，常见于免疫抑制患者。鼻旁窦和体表曲霉感染可直接蔓延到邻近的骨骼，开放性创伤或骨骼外科手术后也可引起骨曲霉感染。南京军区总医院曾收治1例椎体曲霉感染的中年女性患者，经手术标本的病理检查和培养确诊。该患者无免疫抑制，无其他部位的曲霉感染，无特殊接触史，也无外科手术史和创伤史，其感染途径与机制尚不清楚。

曲霉性骨髓炎的临床症状和影像学检查与结核感染相似，多数患者有发热史及累及部位的疼痛或触痛，周围软组织也可累及形成脓肿。

5）皮肤曲霉病：皮肤和软组织的曲霉病可以是播散性感染的皮肤表现，约5%的侵袭性曲霉病可血行播散至皮肤。开始为单个或多个斑丘疹，边缘清楚，很快变成脓疱并迅速形成溃疡，中央坏死，上覆黑痂并边缘隆起，溃疡可融合呈大片。皮肤曲霉病也可以是原发性皮肤感染，但原发性皮肤曲霉病较罕见，多发生于免疫抑制患者，或发生于术后或创伤后伤口感染、烧伤感染。

6）心脏和血管曲霉感染：曲霉可导致心内膜炎、心肌炎、心包炎、纵隔炎、脓毒性血栓性静脉炎和主动脉移植物感染等。临床表现通常较隐匿，病死率较高，生前不易被发现，往往通过尸检才能明确诊断。

心肌曲霉感染多源于血行播散，曲霉在心肌上形成脓肿或壁上的赘生物。播散性曲霉病约15%患者可累及心肌。临床表现可表现为心力衰竭，心电图有非特异性改变。

曲霉性心内膜炎、心包炎和心肌炎主要因其他部位的侵袭性感染血行播散所致，曲霉性心内膜炎也可见于心脏外科手术、心脏介入手术后，偶尔可复发，少数为吸毒成瘾者。最常累及的瓣膜为主动脉瓣和三尖瓣。在上面形成大而脆的栓子，其症状与细菌性心内膜炎相似。临床表现通常较隐匿或可突发，有发热、虚弱、体重减轻、食欲缺乏等，50%～90%的患者有心脏杂音，30%的患者伴有脾大。大而脆的赘生物可脱落，栓塞较大的动脉，尤其是脑动脉而引起梗死。

7）消化系统曲霉感染：胃肠道直接接种导致的曲霉感染罕见，主要因血行播散所致。尸检发现，约半数的全身播散性感染患者有胃肠道感染，食管最常受累，可有肠道溃疡并易致出血或穿孔。1/3的患者播散到肝脏和(或)脾脏，可引起腹痛、黄疸和肝区触痛，但多数患者可无症状。CT扫描可见肝内多发性小透光区。

8）耳曲霉病：曲霉感染占外耳道真菌病的80%以上，主要致病菌是黑曲霉，其在外耳道或耵聍上生长形成菌丝体，刺激外耳道引起瘙痒等感觉。病程良性，但易转变为慢性而反复发作。

9）特殊宿主的曲霉病：AIDS患者中有约4%的患者并发曲霉病，多为晚期或终末期的患者。其中，70%为肺曲霉病，其次为脑曲霉病。治疗困难，病死率高。

10）曲霉败血症：常发生于免疫功能低下患者。主要由肺部病灶侵入血液循环，出现败血症症状。有发热、体衰，抗生素治疗无效。可有多个脏器播散的表现。

11）其他：播散性曲霉病约30%累及肝、脾，可引起肝区疼痛、腹痛、黄疸等症状，但也有较多的患者无症状。CT扫描可见多数小的损害，碱性磷酸酶可轻度升高。

肾脏曲霉病约占30%播散性曲霉病的尸检的患者，生前常无症状，且肾功能一般无改变。

21.2.5 实验室检查

(1) 真菌镜检

痰涂片直接镜检可协助曲霉病的诊断，此时可见大量分隔菌丝和二分叉结构。对侵袭性曲霉病的患者，推荐使用支气管灌洗液做检查；也可使用鼻窦冲洗液或皮肤组织标本。采集痰标本要特别注意挑取针尖大小、灰白或灰绿色的悬浮颗粒检查。

(2) 真菌培养

从变应性鼻窦炎的患者中可分离出曲霉，但从其他疾病的患者中，难以分离出病原体。而且，空气及其他环境中有曲霉存在，所以，对分离的结果要认真分析。如果在不同的时间内从标本中分离出相同的菌种，要考虑其临床价值。

支气管灌洗液、窦腔冲洗液的分离阳性率较高，而血、尿液、脑脊液中曲霉的阳性率很低。

(3) 血清学检查

可检测曲霉的多种抗原，如甘露糖半乳糖抗原、糖蛋白抗原、曲霉菌丝体糖抗原等。

(4) 组织病理学检查

侵袭性曲霉病的最可靠的诊断方法是做病变组织的病理检查。主要表现为4种类型：急性渗出性炎症、脓肿、坏死与溃疡、肉芽肿。病变组织内可见不同类型的炎性细胞，并可见无色有隔菌丝及分叉结构和分生孢子头，PAS或嗜银染色时更清晰。免疫组化方法可帮助进一步确诊。

(5) 分子生物学检查

限制性片段长度多态性分析(RFLP)需要从培养生长的病原体中提取DNA，适用于曲霉的菌种鉴别和分析其传播途径，而不适合临床诊断。

应用PCR技术检测高危患者的支气管肺泡灌洗液标本中的曲霉18S rRNA，诊断侵袭性曲霉病的敏感性和特异性分别为79%和94%，定量的实时PCR(real-time PCR，RT-PCR)可定量测定基因扩增产物，通过确定合适的阈值有望作为判断曲霉侵袭性感染与定植的方法之一。

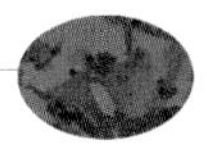

PCR 方法缺乏标准化，在广泛地应用于临床之前尚需系统的临床评价。PCR 技术与 BDG、GM 或其他抗原检测的联合应用可能是将来的发展方向。

(6) 其他检查

可以用曲霉抗原做皮肤试验，以协助变应性曲霉病的诊断。在免疫力正常的个体，也可用曲霉沉淀素试验帮助诊断或判断预后。

21.2.6 诊断和鉴别诊断

曲霉病的诊断比较困难，因为其临床表现无特异性，且从痰液、血液或其他体液中很难分离出病原体。

曲霉病主要根据临床症状、体征、影像学表现及实验室检查来诊断。曲霉球在 X 线胸片上有空腔样病变，其内形成圆形或卵圆形阴影，密度均匀，上方有新月形透亮区的特征。在实验室检查时从体内各种标本找到病原菌较为重要。痰中培养需多途径多次分离出同一菌种并结合临床才能确诊。组织病理中发现 45°角分枝的菌丝或曲霉头有确定诊断的意义。

曲霉病要与其他感染、肿瘤等疾病相鉴别，个别患者可在肺癌基础上伴发曲霉感染。

21.2.7 治疗

(1) 治疗原发病

尽可能祛除诱发因素，特别是纠正中性粒细胞缺乏、免疫受损和抑制状态。变态反应者应避免接触过敏原。抗真菌药物可选用两性霉素 B、两性霉素 B 脂质体、伊曲康唑、氟胞嘧啶(5－FC)等静注或口服，肺支气管感染可雾化吸入或气管内滴入，伏立康唑、卡泊芬净疗效较好。手术治疗适用于肺曲霉球、脑曲霉肉芽肿、鼻旁窦曲霉肉芽肿等。

(2) 寄生型曲霉病

肺曲霉球出现反复咯血时应做手术切除，可行节段性或肺叶切除术。如有手术禁忌，可用两性霉素 B 10～20 mg 加注射用水 10～20 ml 气管内注射。若少量或轻度出血，可采用保守治疗。

(3) 急性侵袭性肺曲霉病

尽量尽早抗真菌治疗，首先两性霉素 B 1.0 mg/(kg・d)有效，若疗效不佳或不能耐受可使用脂质体两性霉素 B。伊曲康唑有效，开始为 0.6 g/d，以后改为 0.4 g/d，疗程视免疫状况及症状改善情况而定，一般数周至数月。两性霉素 B 使用 2～3 周后，可改为伊曲康唑治疗。

对于急性侵袭性肺曲霉病的患者，可采用经验性治疗，即若免疫功能抑制者发热时间超 32～96 h 而抗生素治疗无效，就可以开始两性霉素 B 的使用，不必等培养结果。考虑到白血病患者曲霉感染极易复发，故在抗白血病治疗 48 h 前，可开始使用两性霉素 B 1.0 mg/(kg・d)，直至中性粒细胞计数恢复正常。伊曲康唑 0.2 g，bid，能预防中性粒细胞缺乏和骨髓移植接受者感染曲霉。

(4) 慢性坏死性肺曲霉病

伊曲康唑 0.2～0.4 g/d。手术切除局部坏死组织及周围浸润组织，严重者可使用两性霉素 B 或两性霉素 B 脂质体。

(5) 过敏性肺曲霉病

轻度者可不予治疗，严重者可首选泼尼松 1.0 mg/(kg・d)，直至 X 线检查正常后改为泼尼松 0.5 mg/(kg・d)，连续 2 周，以后间隔 48 h 服用，3～6 个月，然后在 3 个月内逐渐减量至停药。若症状出现，需重新开始治疗。也可服用咪唑类抗真菌药物。

(6) 鼻旁窦炎

过敏性曲霉性鼻窦炎治疗措施包括经内镜切除鼻息肉和炎症组织、长期给予激素鼻喷雾剂治疗和短期全身激素治疗，治疗后的有效率为 80%，但 2/3 患者复发，故尚有争议。抗真菌药物治疗对于过敏性曲霉性鼻窦炎的作用还有待评价。有作者应用伊曲康唑 200 mg，口服，每日 2 次，疗程 12 个月；也有应用氟康唑鼻喷剂或两性霉素 B 鼻腔内注射，部分患者有效。鼻窦曲霉肉芽肿需要外科手术治疗，但术后复发常见，伊曲康唑治疗可降低术后复发率。鼻旁窦的曲霉球可行手术治疗。

(7) 脑曲霉病

预后差，手术切除合并使用大剂量两性霉素 B 可使部分患者生存。

(8) 眼曲霉感染

曲霉性角膜炎开始治疗越早预后越好。也可局部使用制霉菌素、0.15%两性霉素 B 混悬液或 1%伊曲康唑混悬液，不适用于严重感染。多数主张采用全身抗真菌药物(如伊曲康唑)治疗，但全身抗真菌治疗是否有益尚无结论。

曲霉性眼内炎的治疗棘手，预后差。主要的治疗方法有玻璃体切割术、玻璃体内和眼周注射两性霉素 B。关于全身抗真菌药物治疗，因为报道的病例较少，目前难有一致意见。

(9) 骨曲霉感染

无其他脏器播散的单纯骨曲霉感染预后相对较好。外科治疗对骨曲霉感染有明显的优势，外科手术联合药物治疗的有效率为 84%，而单用药物治疗的有效率仅为 69%。一般主张外科局部手术去除病灶，首先用两性霉素 B 1.0 mg/(kg·d)，或长期使用伊曲康唑 0.4 g/d。

(10) 皮肤曲霉病

首先两性霉素 B 1.0 mg/(kg·d)。需要时手术切除局部病灶，如导管入口处的损害，手术待中性粒细胞计数恢复正常后再进行。

(11) 心脏和血管曲霉感染

早期行瓣膜置换术是曲霉性心内膜炎治疗成功的关键；曲霉性脓毒性血栓性静脉炎需拔除中心静脉导管，切除形成血栓的静脉；主动脉移植物曲霉感染须切除人工器官；心包炎和心肌炎以抗真菌药物治疗为主。两性霉素 B 对瓣膜赘生物的渗透性差，但尽管如此两性霉素 B 仍然是治疗心脏和血管曲霉感染的一线药物。

(12) 特殊宿主的曲霉病

AIDS 患者并发曲霉病，在治疗过程中要定期监测血药浓度，因为这些患者有时对药物的吸收较差。

(13) 其他

其他部位的曲霉病也考虑首选两性霉素 B 或其脂质体治疗。疗程要足，以免复发。

21.2.8 预防

侵袭性曲霉病一般预防措施如下。

1) 治疗原发病，可拔除的留置导管应尽早拔除，减少静脉营养的应用时间，尽早促进具有免疫功能抑制的患者免疫功能的恢复。

2) 减少或避免接触曲霉孢子：在接触曲霉污染的环境、实验室、尘埃飞扬的场所工作时，应戴防护口罩。手术器械必须严格消毒，以防污染。避免接触霉变的稻谷、稻草或腐败的花卉植物，若必须接触应戴口罩。对眼和皮肤等外伤应及时处理。忌吃霉变的花生、果品等食物。对于重症病房应严格执行消毒隔离制度、无菌技术操作规程、探视制度，减少感染的概率。对病房、仪器、管路等进行定期严格的消毒，尽可能减少灰尘，避免污水存留，并加强病房的通风，开展医院感染监控。

主要参考文献

[1] 王端礼. 医学真菌学——实验室检验指南. 北京：人民卫生出版社，2005.

[2] 张宏，廖万清，郭宁如. 实用临床真菌学. 北京：人民军医出版社，2009.

[3] 朱红梅. 曲霉病的诊断与治疗. 中国真菌性杂志，2008，3(3)：170－176.

[4] 唐晓丹，李光辉. 曲霉病的治疗：美国感染病学会临床实用指南. 中国感染与化疗杂志，2008，8(3)：161－166.

[5] Niazi K, Khaled JM, Kandeal SA, et al. Assessment techniques to detect aspergillus fumigatus in different samples of immunosuppressed male western albino rats. Jundishapur J Microbiol, 2014,7(11):e11974.

[6] Regueiro F, Gutiérrez F, Mons R, et al. Aspergillus endocarditis in lung transplant recipient: successful surgical treatment. Ann Thorac Surg, 2013,96(1):321－323.

[7] Flores ME, Medina PG, Camacho SP, et al. Fungal spore concentrations in indoor and outdoor air in university libraries, and their variations in response to changes in meteorological variables. Int J Environ Health Res, 2014,24(4):320－340.

[8] Lepak AJ, Marchillo K, VanHecker J, et al. Impact of *in vivo* triazole and echinocandin combination therapy for invasive pulmonary aspergillosis: enhanced efficacy against Cyp51 mutant isolates. Antimicrob Agents Chemother, 2013,57(11):5438－5447.

[9] Enoki E, Maenishi O, Chikugo T, et al. Coinfection of Aspergillus and Cryptococcus in post-tuberculosis pulmonary cavity. Pathol Int, 2012, 62(8): 574－576.

[10] Arendrup MC, Mavridou E, Mortensen KL, et al. Development of azole resistance in Aspergillus fumigatus during azole therapy associated with change in virulence. PLoS One. 2010,5(4):e10080.

(张 超 潘炜华 廖万清)

22 孢子丝菌病

22.1 真菌学

申克孢子菌(*Sporothrix schenckii*)是引起孢子丝菌病的病原菌。它是一种双向型真菌，在自然界室温为菌丝相，在体内和37℃为酵母相，在组织内形成小的芽生孢子。该菌的最适生长温度为20～30℃，在35℃生长最好，绝大多数分离菌在37℃能生长，在40℃均不生长。

一直以来人们认为孢子丝菌病仅由申克孢子丝菌这一菌种感染所致。近年来，随着分子生物学鉴定方法的发展，人们发现申克孢子丝菌其实为由一组不同种系构成的复合体，即申克孢子丝菌复合体(*S. schenckii* complex)，在人体分离得到的申克孢子丝菌复合体包括*S. schenckii*、*S. brasiliensis*、*S. globasa*和*S. Luriei*。不同菌种其体外抗真菌药物敏感性有明显差异，*S. brasiliensis*对抗真菌药物反应最好，*S. Mexicana*反应最差。不同菌种对动物的毒力也不同，*S. Brasiliensis*和*S. Schenckii*是毒力最强的菌种，提示损害机制可能有种属特异性。

22.1.1 直接镜检

标本取自溃疡边缘坏死组织、脓、血及内脏组织。直接镜检很难查到申克孢子丝菌，经革兰染色或PAS染色，有时可在粒细胞内或大单核细胞内外，见到革兰阳性的长圆形雪茄样或梭形小体，宽1～2 μm，长3～7 μm，但只在少数患者中查到此菌体。免疫荧光检查有助于快速诊断孢子丝菌病。

22.1.2 培养检查

孢子丝菌病的确诊依靠培养分离到病原菌。可以接种于几种不同的培养基上同时进行培养。

(1) 葡萄糖蛋白胨培养基

25℃生长快，初为乳白色酵母样菌落，以后出现淡咖啡色，10 d后菌落可达1～1.5 cm直径。老菌落呈深咖啡色至黑色，中央隆起，有皱褶，气生菌丝很少。显微镜下可见菌丝细长，透亮，分枝、分隔，分生孢子梗从菌丝两侧呈锐角长出，纤细而长。分生孢子呈亚球形，椭圆形或长圆形，3～5个簇集排列在分生孢子梗顶端，常被称为“梅花或玫瑰花环形成”(图22-1-1)。有时可见孢子沿菌丝两侧排列。

(2) 脑心浸液血琼脂培养基

37℃培养，菌落呈白色或灰白色酵母样，显微镜下可见酵母细胞，呈圆形、卵圆形，单芽或多芽繁殖。

(3) 在沙堡弱琼脂培养基

37℃，3～7 d后可见到丝状菌落，菌落表面有皱褶，随着培养时间的延长，菌落由奶油色逐渐转变

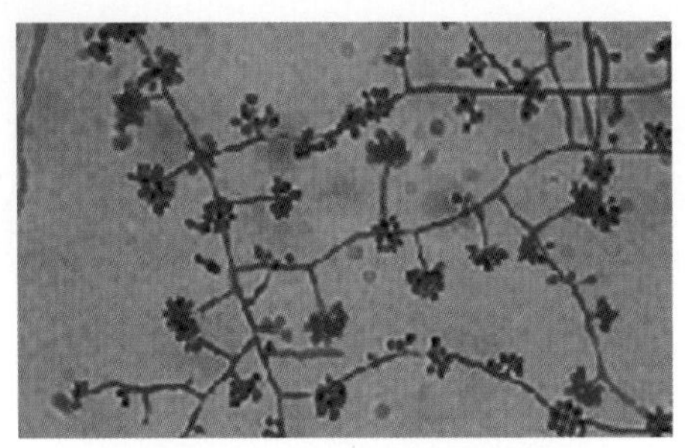

图 22-1-1 申克孢子丝菌

注:菌丝纤细,小的分生孢子呈束状排列

为棕色,最后变为黑色。

(4) 玉米琼脂基(CMA)和燕麦琼脂基(OA)

菌落呈褐色到黑褐色,且在 CMA 上的产孢最好,推荐使用 CMA 观察显微镜下的特征。

黄怀球等采用玻片法培养申克孢子丝菌,处理后用扫描电镜观察,可见假轴状分生孢子梗,分生孢子通常为孤立、直立生长,圆锥顶端相对,沿着菌丝轴增殖扩散,形成群集的细齿状的分生孢子链,分生孢子链较长,可弯曲。分生孢子为卵形,细长,约 2.0 μm × 3.5 μm,透明,表面不光滑,有不规则凹陷。

22.1.3 动物接种

目的在于验证病原菌及所致病变特征,并观察菌体形态。本菌可以侵犯人和多种动物。动物接种可选用雄性大白鼠、小白鼠或兔等。以 10^8/ml 孢子悬液 0.2~0.5 ml 腹腔感染大鼠和小鼠体内,每天观察记录致病情况,1~2 周时可见初期病变,3~4 周时病情发展充分,将病鼠处死、尸检。系统性发病的可见肠系膜、睾丸、肝、脾、肺、骨等脏器有米粒大灰白色小结节,睾丸肿大明显,尾根部出现 1 个或几个炎症性结节,有的结节破溃。所致组织病理改变主要为炎症性肉芽肿,有时可见典型的三区结构。菌体见圆形或卵圆形孢子及芽生孢子,也有人为了使动物接种易于较快致病,而应用免疫抑制的动物进行接种。

22.2 孢子丝菌病

孢子丝菌病(sporotrichosis)是由孢子丝菌感染所致的皮肤、皮下组织及其附近淋巴系统的亚急性、慢性感染。发病常与皮肤轻微外伤后接触被病原菌污染的物质有关,因此皮损多局限于暴露部位,形成沿淋巴走行分布的特征性结节,可引起化脓、溃烂及渗出,极少数患者可发生系统传播。若能及时诊断、治疗,一般可在 1~3 个月内痊愈,但播散型及内脏型若误诊,未及时治疗,可引起死亡。

本病于 1898 年由美国 Shenck 首先报道,并分离出病原菌。1916 年,刁信德在我国发现本病,但未做真菌培养。1951 年,杨国亮在上海报道 1 例。1955 年,刘春林报道皮肤和肺孢子丝菌病 1 例,是国内报道首例系统性本病,并对病原菌、临床表现和病理改变做了重点研讨。20 世纪 60 年代以后,全国各地相继报道了大量病例,初步统计,迄今全国已报道本病超过 3 000 多例。

22.2.1 病因和流行病学

申克孢子丝菌为侧孢霉双相型真菌,属真菌门半知菌亚门丝孢菌纲丝孢菌目丛梗孢科,所致孢子丝菌病为人、畜共患感染性疾病。本病主要经皮肤传播,当人体皮肤遭受外伤后,再接触被孢子丝菌污染的物体即可被感染。此外,本病还可经呼吸道吸入,或通过口腔黏膜,再经消化道而引起感染。在免疫功能低下或免疫缺陷的患者中,病原菌可经血行播散,引起多系统损害,甚至孢子丝菌性败血症。

本菌在自然界为腐生寄生菌,广泛存在于柴草、芦苇、粮秸、花卉、苔藓、草炭、朽木、土壤、沼泽泥水等,在这些物质上均可能分离出本菌。孢子丝菌病在世界各地均已有报道,马为本菌的自然宿主。传染源是患本病的人或动物,传播的媒体主要是被孢子丝菌污染的柴草、腐植和土壤等。传播途径主要是皮肤受到外伤时病原菌乘机植入,很少情况下可通过呼吸道吸入病原菌而致病。在动物的皮损和皮毛中可分离出本菌。本病的发生无明显的性别、年龄和种族差异,发病年龄最小见于 1 个月的新生儿,最大为 92 岁。成人比儿童更容易感染本病。本病多为散发,但也可发生地方性流行。另外,潮湿和高温也利于本病的发生。如矿井中的腐烂坑木、草炭等,在矿井中工作的矿工则是易感人群。其次,在有申克孢子丝菌良好寄生的自然环境中居住的人群,如接触芦苇等也是本病的易感人群。本病在 20 世纪 60 年代还较少见,但 70 年代发病率已明显上升。至今,我国各省、市、自治区均已有本病的报道,其中黑龙江省、吉林省,南方以江苏省、广东省、广西壮族自治区等地的报道较多。关于本病人与人之间相互

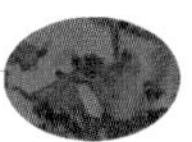

传染的报道是少见的，但哺乳儿与母亲先后发病、孪生兄弟间先后发病、托儿所中幼儿教师与儿童先后发病均有报道。主要是人与人之间长期密切直接接触，感染致病菌而发病。医源性所致本菌感染尚未见明确报道。

22.2.2 发病机制

孢子丝菌是腐物寄生菌，在自然界广泛存在。人体健康皮肤和黏膜是防止本菌入侵的外部屏障。本菌可通过损伤的皮肤或黏膜进入人体内，构成异物和抗原。经过一定的潜伏期，局部首先出现化脓性炎症改变，接着出现中性粒细胞浸润或形成小脓疡，继而局部组织细胞增生，引起淋巴细胞、浆细胞、巨噬细胞、上皮样细胞、多核巨细胞反应，局部形成肉芽肿性改变。如果侵入的病原菌数量少、皮肤损伤部位处理得当、机体免疫力强、病原菌被吞噬细胞清除，形成固定型损害或淋巴管型损害。而当机体免疫力低下，病原菌进入人体后可以通过血液循环播散全身而引发播散型或系统型孢子丝菌病。因此，机体免疫力的高、低在本病的发生和分型中起着重要作用。

22.2.3 临床表现

按感染部位不同，将孢子丝菌病分为皮肤孢子丝菌病和皮肤外孢子丝菌病，其中，皮肤孢子丝菌病又分为淋巴管型、固定型和播散型 3 种类型。

(1) 皮肤孢子丝菌病

1) 淋巴管型孢子丝菌病：也称树胶肿型孢子丝菌病，为最常见的临床类型，多发生于四肢远端暴露部位，特别是手和手指，常为单侧，右手较左手更易被侵犯。皮肤感染病原菌一般经过 1～4 周发病，少数患者潜伏期更长。多数病例皮肤先有外伤，也有的病例没有明确的外伤史。皮损初为局部一小而硬、可推动的圆形无痛性皮下结节，逐渐隆起后黏着皮肤，呈淡红至紫红色，逐渐软化，溃破，形成溃疡，表面有稀薄脓液，上覆有厚痂。这种原发损害称为孢子丝菌病性“初疮”。患者自觉无痛感。历时数周至数月，此类皮损可沿其引流的淋巴管呈向心性成串排列，但很少超过腋下或腹股沟淋巴结，结节间淋巴管出现炎症，条索状粗硬，有轻度压痛，但附近淋巴结肿痛不明显(图 22-2-2)。典型病例常侵犯指或腕部，损害连成一串结节，直至臂部，犹如“电话线”样。老的损害可自行结疤愈合，新的结节又不断出现，经久不愈，可持续数年。面部的本型皮损由于面部淋巴管分布情况不像四肢淋巴管型那样典型，故有时面部淋巴管型易与固定型混淆。也有少数病例在“初疮”出现后在局部存在相当长的时间才沿淋巴管发展而出现炎症性结节，此类型也易与固定型混淆。

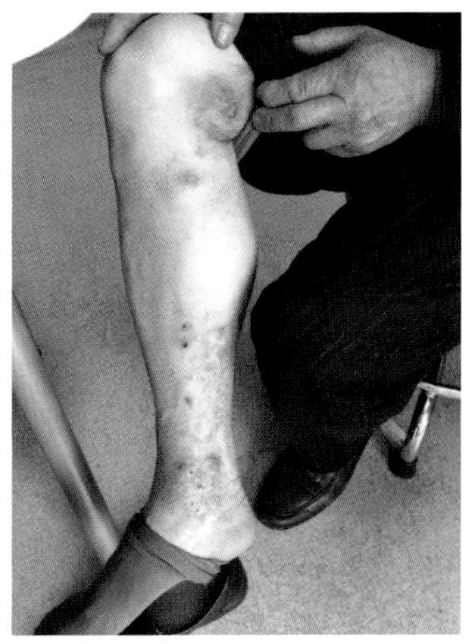

图 22-2-2 孢子丝菌病

注：皮疹沿淋巴管排列

2) 固定型孢子丝菌病：在本病流行区，由于人们获得了抵抗力，患本病后可不波及淋巴管而局限于一处。常好发于面、颈、躯干，皮损可呈多种形态，无特异性，可表现为丘疹、结节、肉芽肿、浸润性斑块、溃疡、疣状、痤疮样、红斑样斑块，或呈鳞屑性斑片，也常见卫星状损害。本型在有些地区可占患者总数的 40%～60%，一般占 20%～25%。在我国江苏北部，此型约占 30%或更多。皮肤固定型孢子丝菌病的典型特征是在初疮出现后，逐渐扩大、加重，形成炎症性斑块或增生性糜烂结痂面，甚或形成溃疡。肉芽组织呈乳头状或颗粒状，表面覆以污秽结痂，痂下有少量血性渗出物。固定型的损害不沿淋巴管蔓延。有时可自愈，也可持久不愈或愈后又在局部呈其他形态复发，此型一般不引起全身播散。

3) 播散型丝菌病：此型少见，通常见于伴有基础疾病如营养不良、免疫力低下、长期应用糖皮质激素、老年体弱的患者或易感素质的个体，一般认为是由于原发于皮肤或肺部的感染病灶通过淋巴管或血源性播散所致。可见炎症结节、脓疡、溃疡、炎症性囊肿等。全身可伴发热、疲乏等症状。皮损分布广泛，可以是周身性散在，或以头面部为主，或以四肢为主，散在或密布多种形态的皮损。皮肤黏膜型可

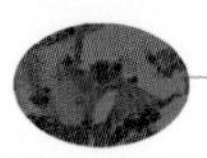

以由全身性病变所继发,常侵犯口腔、咽喉部或鼻部黏膜,损害初呈红斑、溃疡或化脓性损害,后来变成肉芽肿性、赘生性或乳头瘤样损害。常有疼痛,局部红肿,附近淋巴结肿在变硬。黏膜孢子丝菌病有时可如阿弗他溃疡、口腔扁平苔藓或继发性皮肤黑热病一样愈合结瘢,但局部仍有病菌存在。播散型孢子丝菌病常病情严重,如能及时诊治,预后尚好,如延误诊断,未能及时给予有效治疗,预后不良。

(2) 皮肤外型孢子丝菌病

较少见,但是近年来随着免疫功能低下个体的增多,本型发病率也有增高的趋势。主要发生于糖尿病、结节病及长期用皮质类固醇激素治疗的患者。可见多个丘疹或结节分布于全身各处,之后可进一步发展为溃疡。其传播途径不太明确,多认为是由原发于皮肤或肺部的感染病灶通过淋巴管或血行传播所致。

1) 骨、骨膜及滑膜孢子丝菌病:据报道,30 例皮肤外型中,80%是骨孢子丝菌病,大多数病例来自邻近皮下组织或关节的感染,有些病例则由血源性播散而至,常波及指骨、趾骨、跖骨、尺骨、桡骨及股骨、肋骨等,也可波及骨膜及滑膜致残毁性关节炎。骨关节孢子丝菌病可致肿痛及运动受限并常有关节腔积液,穿刺液可培养出孢子丝菌。一般来说,在皮外型孢子丝菌病中的病菌较皮肤型为多。

2) 眼孢子丝菌病:少见,但在系统型中较多见,主要是病原菌在眼睑皮肤或眼周围皮肤感染,发生初疮,损害逐渐扩大,蔓延而累及眼结膜、泪囊、眼房。较少有附近淋巴结病变。其损害呈溃疡或树胶肿性,病程与原发皮肤型相同。

3) 肺孢子丝菌病:本病在系统型中是较多的。其症状颇似气管结核或肺结核,而且往往继发于气管结核或肺结核及肺炎等。可以是病原菌在呼吸道感染致病,或是病原菌血行播散到呼吸系统致病。本病 X 线检查可见空洞、散在点状阴影、肺门淋巴结肿大等。刘春林 1955 年报道 1 例既有左上肢淋巴管型改变,同时咳嗽,X 线检查右肺中部近肺门处 3 cm×3 cm 结节,痰培养出孢子丝菌。诊断肺孢子丝菌病,口服碘化钾 3 g/d,逐渐增至 4.5 g/d、6 g/d、8 g/d。皮疹消退结瘢,咳嗽、吐痰症状消失,右肺肺门淋巴结处阴影缩小。Gori 报道 1 例,男性,37 岁患 AIDS,在咳嗽涂片中发现大量细长分隔菌丝并带有卵圆形无柄的分生孢子,痰培养证实为申克孢子丝菌。国外另有一报道 1 例儿童,气管淋巴结显著肿大,从其痰分离培养出申克孢子丝菌。

4) 黏膜孢子丝菌病:少见。黏膜损害可以是发生于黏膜部位初疮,也可以是皮肤播散型波及黏膜或是系统型出现在黏膜的损害。多发生于唇红缘、口腔黏膜、鼻腔、咽部、眼结膜、泪囊、肛门周围等处,多见的损害是炎症的结节或溃疡。曾见一儿童吃甘蔗时刺伤口唇,3 周后,局部出现炎性结节,逐渐形成豆大、暗紫红色糜烂结痂面,曾误诊为口唇结核,抗结核治疗无效,后经病理及真菌培养诊断为本病,经服用碘化钾液治愈。

5) 其他脏器:感染本病原菌可以引起睾丸炎、副睾炎、乳腺炎、肾盂肾炎、腹膜炎、脑膜炎等。孢子丝菌病绝非单纯的皮肤疾病,重症系统型孢子丝菌病,如延误诊断、治疗,可导致死亡。尸检发现肝、脾大,甚或损伤多系统、多脏器。并可从受累脏器的涂片、病理切片中发现病原体,及从受累病理组织中分离培养出申克孢子丝菌。

22.2.4 实验室检查

(1) 真菌镜检与真菌培养

详见 22.1 真菌学部分。而对于临床高度怀疑而真菌培养结果却呈阴性的标本必要时可使用免疫荧光抗体和免疫组化及 PCR 等方法进行检测。

(2) 血清学试验

免疫扩散和凝集试验可用来检测申克孢子丝菌抗体,该试验多用于皮肤外型孢子丝菌病的辅助诊断。

(3) 动物接种

目的在于验证病原菌及所致病变特征,并观察菌体形态。本菌可以侵犯人和多种动物。动物接种可选用雄性大白鼠、小白鼠或兔等。以 10^8/ml 孢子悬液 0.2～0.5 ml 腹腔感染大鼠和小鼠后每日观察实验动物的病情变化,适时行病理学检查及真菌学检查。

(4) 组织病理学变化

典型的组织病理学变化为化脓性肉芽肿炎症、假性上皮瘤样增生和"三带结构"为其显著特征。

早期病变多呈由浆细胞、中性粒细胞、淋巴细胞和组织细胞组成的非特异性炎性反应。表皮改变依病期、皮损形态而不一。在较久的原发损害中可见表皮的角化过度、角化不全、棘层不规则肥厚,或表现为假上皮瘤样增生,并伴表皮内微脓肿。而成熟皮损的基本组织反应为炎性肉芽肿,通常累及表皮

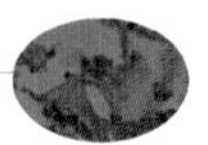

及皮下组织，常伴纤维化。“三带结构”的中央为慢性化脓带，以中性粒细胞为主，夹杂着少数淋巴细胞和巨细胞。其外围绕以结核样层，为多数上皮样细胞及数量不等的朗格罕斯多核巨细胞。最外层为浆细胞及淋巴细胞的梅毒样层。

一般切片 PAS 染色不易找到孢子，且其易与其他 PAS 阳性糖原颗粒相混，故最好先以淀粉酶在 37℃下处理 1 h 再作 PAS 染色，即可见到 4～6 μm 大小的圆或卵圆形小体，有时还可见到 4～8 μm 长的雪茄形小体或星状小体，免疫组织化学检查证实星状体是位于细胞外的孢子丝菌病特征性结构，由申克孢子丝菌的球形酵母细胞绕以嗜酸性放射圈组成，称为 Splendore-Hoeppli 现象，罕见菌丝相。

22.2.5 诊断

本病的皮肤损害虽然形态多样，但原发损害基本是结节，典型损害沿淋巴管呈串状分布，特征明显，易于诊断。而皮肤固定型的损害形态尤为多样，故对于主观症状不明显但又久治不愈的炎症性丘疹、结节、溃疡、疣状损害、肿瘤样损害、痤疮样损害等，发生于前臂、面、手、足、踝、小腿等暴露部位者应考虑到本病。文献中报道的误诊病例多属固定型的损害。对于较为少见的，如播散型、系统型的孢子丝菌病应当予以注意，尤其应当对一些非典型而罕见特殊表现的类型特别注意。因其少见而不典型往往被忽略。已报道的病例中多有被误诊的过程。本病应以临床表现为线索、真菌培养为依据确定诊断。

（1）真菌学检查

标本可采取溃疡的渗出液、脓液及痂皮（脓液及痂皮中病原体很少）、组织块、脓疡或囊肿的穿刺液等，可作直接涂片、革兰染色或 PAS 染色观察菌体形态，或用上述标本接种在 SDA 上观察菌落生长过程和形态。阳性即可确诊。必要时做动物接种，观察其致病性及所致病理变化。

（2）组织病理学检查

切取病理组织时最好同时做组织液涂片、组织块真菌培养，以便相互验证诊断。组织病理学具有特征性的改变称为浸润的三区结构，即 Lurie 所谓的孢子丝菌病肉芽肿中央为化脓区：由中性粒细胞构成，间或有少数嗜酸性粒细胞中间为结核样区：由组织细胞、上皮样细胞，间或有个别多核巨细胞外围为梅毒样区：由淋巴细胞、浆细胞构成偶可见个别 Russell 小体和 Mikulicz 细胞。

（3）其他

如免疫组化、精制孢子丝菌素皮肤试验等对快速诊断具有参考价值。

22.2.6 鉴别诊断

（1）皮肤结核

皮肤结核有多种皮肤损害，疣状皮肤结核易与疣状增生状孢子丝菌病相混淆；寻常性狼疮易与浸润斑块状或溃疡性孢子丝菌病相混淆；瘰疬性皮肤结核的囊肿外观上，颇似本病的囊肿性损害。丘疹状坏死性结核与本病的播散型和痤疮样型容易误诊，主要依靠真菌学检查加以区别。组织病理检查中需注意观察病原体，必要时做 PAS 染色及抗酸染色。

（2）结节病

结节病易与本病的结节状、斑块角化状损害混淆，真菌学检查可资鉴别。组织病理改变与本病的结核样肉芽肿改变混淆。但结节病的上皮样细胞团被结缔组织包绕，有时在朗格汉斯细胞内可见绍曼小体和星状小体。这种星状小体与本病的星状体不同，它位于朗格汉斯细胞内，而且星状小体的中央没有孢子。真菌培养以资鉴别。

（3）皮肤肿瘤

本病误诊较多的是鳞状细胞癌、鲍温病、基底细胞上皮瘤，其次是小汗腺癌、角化棘皮瘤等。与肿瘤的鉴别主要依靠组织病理学检查。真菌学检查可以区别。

（4）皮肤着色真菌病

着色真菌病的发病部位与本病的基本相同，也多由外伤致感染暗色孢科真菌发病。特征为疣状皮肤结节，逐渐形成乳头瘤样增生，或可破溃形成溃疡、结痂等。其临床表现颇似本病，其病理变化也较难与本病区别，不过着色真菌病在 HE 染色下容易见到厚壁孢子，孢子散在或 3～5 个群集。孢子壁厚，双层，有轻微皱褶，呈黄褐色，有时在孢子周围组织内有少量黄色物质沉积。有的病例也可见到星状体。真菌培养菌种鉴定可以区别，免疫荧光检测、孢子丝菌素皮肤试验可作参考诊断。

22.2.7 治疗

（1）系统性治疗

1）碘化钾：是治疗孢子丝菌病的首选药，尤其是对皮肤固定型和淋巴管型。常用 10％的碘化钾

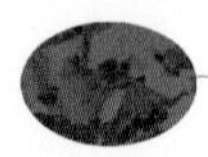

溶液 30 ml/d，分 3 次口服，若无不良反应逐渐加量至每日 60～90 ml，疗程一般为 2～3 个月，皮损消退后继续服药 3～4 周，以防复发。儿童用量酌减，可按照 20～50 mg/(kg·d)给药。部分患者对碘化钾过敏或伴有胃肠道的不适反应，停药后，不良反应可消失。碘化钾不能用于结核病患者、妊娠妇女或过敏者。

2）伊曲康唑：对皮肤和皮肤淋巴管型孢子丝菌病可口服 100～200 mg/d，连续 3～6 个月，治疗应持续至皮疹消失后数月。对于骨关节孢子丝菌病患者应首选伊曲康唑治疗，400 mg/d，至少持续 12 个月。

3）两性霉素 B：皮肤外孢子丝菌病治疗较为困难，两性霉素 B 特别适用于皮外型孢子丝菌病。肺孢子丝菌病治疗也较困难，急性期患者应当使用两性霉素 B 1.0 mg/(kg·d)，病情改善后改用伊曲康唑，每天 400 mg 继续治疗。

4）特比萘芬：口服 125～250 mg/d，连续 3 个月以上，对淋巴管型孢子丝菌病应延长疗程。

5）氟康唑：口服 200～800 mg/d，疗程 4～6 个月。病情较轻者，采用 150 mg/周疗法，对部分病例有效。

播散性孢子丝菌病患者，用两性霉素 B 1.0 mg/(kg·d)，用药总量需达到 1～2 g。也可用伊曲康唑 300 mg，bid，治疗 6 个月，随后改为伊曲康唑 200 mg，bid，长期治疗。

（2）局部治疗

采用 10%碘化钾软膏外涂或 2%的碘化钾溶液湿敷。此外，局部温热疗法可控制组织内真菌生长，用于局限性皮损，使局部温度达到 40～43℃，早晚各 1 次，每次 30 min，部分患者可在 1～4 个月内治愈。

（3）手术治疗

适用于碘化钾疗效不理想、固定型损害。手术前后均要给以适当药物治疗，单纯手术切除往往复发。

主要参考文献

[1] 王端礼. 医学真菌学——实验室检验指南. 北京：人民卫生出版社，2005.

[2] 张宏，廖万清，郭宁如. 实用临床真菌学. 北京：人民军医出版社，2009.

[3] 陈裕充. 孢子丝菌病. 中国真菌学杂志，2008，3(4)：233－241.

[4] 陈敏，廖万清. 孢子丝菌病的治疗. 皮肤病与性病，2010，32(3)：6－8.

[5] 黄怀球，袁立燕，张静，等. 申克孢子丝菌的扫描电镜观察. 热带医学杂志，2012，12(12)：1442－1443.

（石建萍　吴绍熙　张　宏）

着色芽生菌病

着色芽生菌病(Chromoblastomycosis, CBM)是由暗色真菌引起的皮肤及皮下组织的真菌感染。首例CBM是1914年由Rudolph报道的。他描述了一个外来的病,称作"figueira(无花果树)",患者是一位巴西农民,尽管Pedroso在巴西圣保罗(Sao Paulo)更早发现1例CBM患者,但是文章直到1920年才发表。病名chromoblastomycosis由Terra等在1922年第1次使用,并被同行接受、认可。CBM定义为由暗色真菌引起的皮肤及皮下组织的真菌感染,在外伤后发病。该病的一个特征是在肉芽肿组织或脓液中出现棕色裂殖体细胞。

23.1 真菌学

致病菌种是一组暗色真菌。最常见的是裴氏着色霉(*Fonsecaea pedrosoi*)和卡氏枝孢瓶霉(*Cladophialophora carrionii*)。这2个菌种都可在热带和亚热带地区致病,裴氏着色霉在潮湿地区多见。而卡氏枝孢瓶霉在半干旱地区多见。在过去,着色霉属(*Fonsecaea*)包含2个菌种,即*F. pedrosoi*和*F. compacta*。现在,以rDNA ITS分子序列为基础的分类,De Hoog等在2004年鉴定了新种,命名为*F. monophora*,并将*F. compacta*废弃使用。因此,目前,根据新的分类命名,CBM常见的致病菌种为*C. carrionii*, *F. pedrosoi*, *F. nubica*,和*F. monophora*。近年,基于分子序列鉴定(rDNA ITS),少见致病菌种包括疣状瓶霉(*Phialophora verrucosa*)、皮炎外瓶霉(*Exophiala dermatitidis*)、*Rhinocladiella aquaspersa*。*Exophiala jeanselmei*和*E. spinifera*也可形成裂殖体引起CBM。所有这些菌种都属于同一个真菌目Chaetothyriales(Ascomycota)的同一真菌科Herpotrichiellaceae。

23.1.1 卡氏枝孢瓶霉

卡氏枝孢瓶霉(*Cladophialophora carrionii*)生物安全等级Ⅱ级(BSL-2)。菌落(PDA) 30℃中等程度扩展,粉末状,橄榄绿色,背面橄榄黑色。繁殖菌丝上升、直立、橄榄绿色,顶端分枝,产生长而分枝状分生孢子链。分生孢子淡橄榄绿色,壁光滑或轻微疣状,柠檬形至梭形,分生孢子较小,由大量分枝系统组成,与其他枝孢瓶霉属菌种比较,分枝更容易掉落。

23.1.2 着色霉属

着色霉属(*Fonsecaea* spp.)生物安全等级Ⅱ级(BSL-2)。菌落(PDA)生长受限,天鹅绒样至棉花样，橄榄绿色，无发芽细胞。分生孢子梗无特殊，淡至暗橄榄绿，顶端有一小束柱状齿样或平的孢痕。分生孢子单细胞，单个产生或呈短的，分枝状链。目前分离自人的着色霉属有 3 个菌种，*Fonsecaea monophora*，*F. nubica* 和 *F. pedrosoi*，它们只能通过分子生物学方法鉴定区分。这 3 个菌种都是人类 CBM 病原菌，在组织中产生棕色裂殖体。

23.1.3 疣状瓶霉

疣状瓶霉(*Phialophora verrucosa*)生物安全等级Ⅱ级(BSL-2)。菌落(PDA)生长速度中等，光滑，毛样或发样，橄榄绿黑色；背面橄榄绿黑色。瓶梗分散，烧瓶样，深色漏斗样领口。分生孢子成假头状，近透明，壁光滑、薄，宽椭圆形。该菌是(亚)热带，尤其是南美、菲律宾和日本着色芽生菌病主要病原病菌之一。

23.1.4 皮炎外瓶霉

皮炎外瓶霉(*Exophiala dermatitidis*)生物安全等级Ⅱ级(BSL-2)。菌落(SGA)生长受限，光滑，蜡样，常有暗橄榄绿色色素渗入琼脂。酵母细胞丰富。产孢细胞间生或随意，烧瓶状；环痕带相对较宽，常成组，很少延长，产生宽椭圆形分生孢子。瓶梗较大，圆形，可见瓶口；分生孢子瓶形，椭圆形至近柱状。有时形成菌核。这个菌种的特点是暗橄榄绿色，平坦，蜡样菌落，宽环痕带，42℃生长；有亚硝酸盐时不生长。与 *Exophiala phaeomuriformis* 的不同是在 42℃生长，在 SGA 上 5 d，出现细胞外多糖而鉴别。

23.2 流行病学

各种年龄都可发病，青春期前发病罕见，主要成人发病，30 岁后发病最常见。多数患者为农民，体力劳动者，林业工人或农作物销售者。患者一般较穷，因缺乏保护性的衣物和鞋子而经外伤感染致病。男性多发，男、女比例 5∶1～9∶1，可能是由于职业的原因；但生理因素和遗传在真菌与宿主适应过程中也起一定作用。在热带、亚热带地区多见，如非洲(马达加斯加和南非)、拉丁美洲(墨西哥、美洲中部、巴西和委内瑞拉)、亚洲(印度、中国、日本、马来西亚和澳大利亚)。CBM 在北欧和美国罕见。CBM 时常发生在健康个体，也可发生在肾移植或激素治疗后的免疫抑制患者。在中国大陆地区，已经有 9 个省报道 CBM，广东省、山东省和河北省是 CBM 高发区。致病菌种在北方主要是 *C. carrionii*，南方主要是 *F. monophora* 和 *F. pedrosoi*(邓淑文等，2013)。

23.3 临床表现及诊治

23.3.1 CBM 临床表现分型

初发皮损常常是一个小丘疹，痒或不痒，逐渐向周围扩展蔓延，并高起形成暗红色的疣状斑块。也可以在皮损周围正常皮肤上出现新损害，这常常是由于搔抓造成自家接种或淋巴转移所致。淋巴转移的损害多从皮内开始，表面皮色正常，以后逐渐发展至表面。这些新损害可以相互融合，也可与初发损害融合，形成大片皮损。足部容易形成疣状损害。有的因继发感染而形成溃疡，个别的皮损可以中央愈合而向周围扩展。病程慢性，可长达几十年。

有许多种不同的 CBM 临床表现分型方法，最常用的是 Cariion 在 1950 提出 5 种临床类型，其中结节型、瘤样增生型和疣状增生型是临床常见类型。鳞屑角化样斑块型和瘢痕性皮肤萎缩较少见。但大多数病例，随着病情发展，一个患者身上可同时出现几种临床类型。因此，Queiroz-Telles 等提出临床表现的判定不能只根据皮损的表现，还应该考虑病情的严重程度。

根据临床表现，目前将 CBM 分为 5 种不同的临床类型。

1) 鳞屑角化样斑块型：为轻度增厚浸润性斑块，红色至紫色，表面有鳞屑，有时可见裂隙，上肢常见。

2) 结节样型：中等度高起，质地很软，暗的粉紫色结节。表面光滑，疣状或有鳞屑。随着时间，皮损逐渐变为瘤样。

3) 疣状增生型：这一型特点是过度角化。干的疣状皮损，常见沿着足边缘生长。

4) 瘤样增生型：瘤样增生，突出，乳头状瘤，有时呈分叶状，菜花样。表面部分或全部被表皮坏死物覆盖。下肢末端常见。

5) 瘢痕性皮肤萎缩：皮损不高起，周围被萎缩性瘢痕环绕，中央趋于愈合。常常是环形，弓形或匍匐行轮廓。有蔓延全身的倾向。

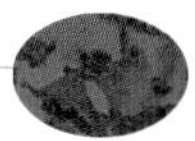

最近，Lu 等描述了另外两种新的临床表现类型，假水泡型和湿疹样损害型(图 23 - 3 - 1)。这两型常见轻度及中等度 CBM 患者，病程短，对治疗反应好。

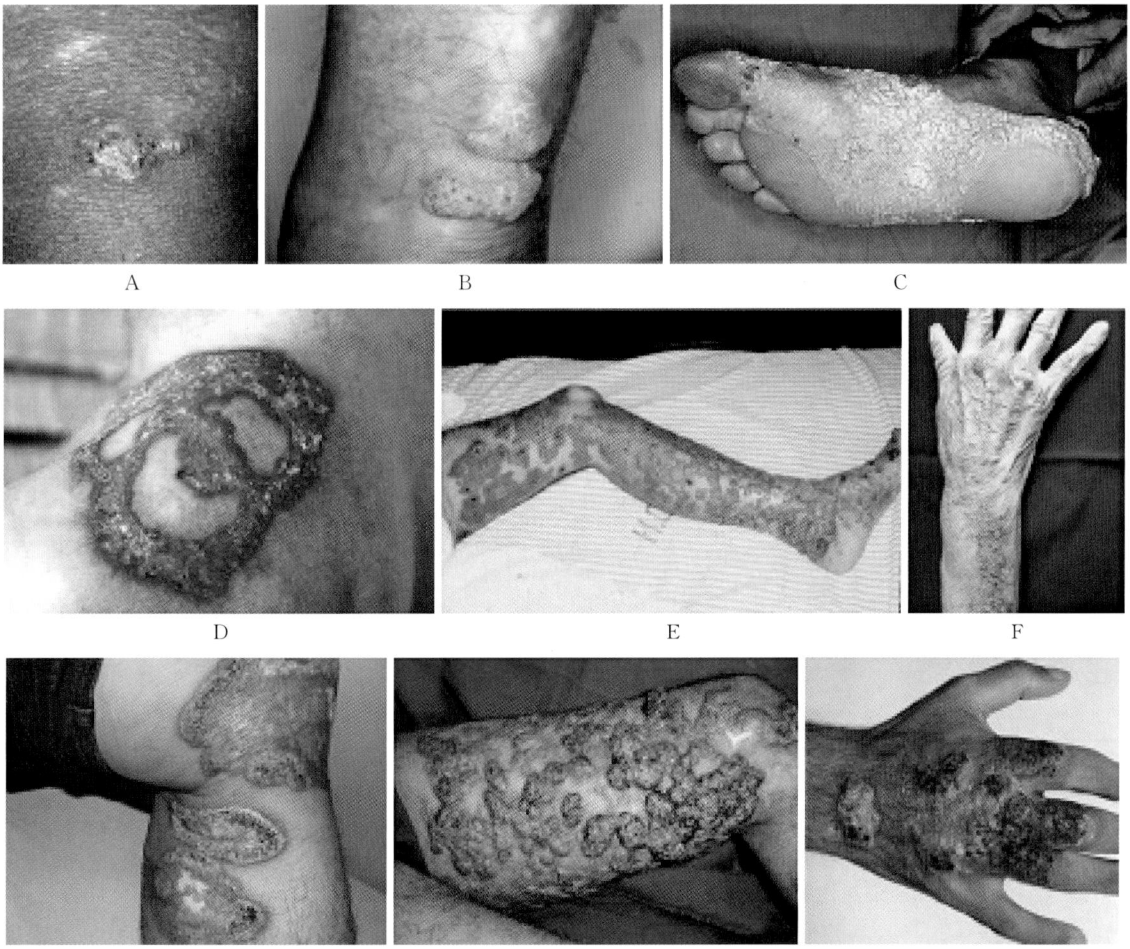

图 23 - 3 - 1 着色芽生菌病临床表现

A. 膝盖鳞屑斑块溃疡，病程 6 个月；B. 下肢结节性损害；C. 足部的疣状损害；D. 肩部斑块；E. 下肢混合型损害，即斑块，疣状皮损；F. 手及前臂假水泡；G. 膝盖及下肢瘢痕性损害；H. 大腿及膝盖瘤样损害；I. 手及腕部湿疹样损害。引自：Flavio QT, Daniel Wagner de C L Santos. Challenges in the Therapy of Chromoblastomycosis. Mycopathologia, 2013,175:477 - 488, DOI 10.1007/s11046-013-9648-x.

23.3.2 组织病理学检查

组织病理呈肉芽肿改变，在真皮全层可见由巨细胞、上皮样细胞、淋巴细胞和浆细胞等组成的肉芽肿，也可见小脓肿，在巨细胞或脓肿上常可找到棕黄色厚壁的真菌孢子。它们单个或成簇存在，分裂繁殖，很难见到芽生繁殖。HE 染色活检组织可见多核细胞炎症浸润性、纤维化、棘层肥厚、乳头状瘤病过度角化和假上皮瘤样增生。也可见典型的裂殖体细胞。

23.3.3 真菌学检查

在皮损处取材，直接镜检可见棕色裂殖体细胞，取材时注意在皮损中的暗色损害，检查阳性率高。裂殖体细胞为圆的，厚壁，棕色的细胞结构，单个或双分隔，直径在 10～14 μm。

皮损标本或者活检组织标本应该在沙氏琼脂培养基进行培养。一般培养 10 d 后，产生绒样菌落。

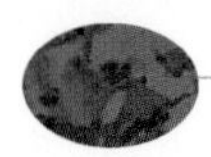

开始深绿色，后变为黑色。菌种鉴定包括显微镜直接镜检和近年分子生物学鉴定方法。

23.3.4 鉴别诊断

CBM临床表现多样，需与许多疾病鉴别，包括罗伯芽生菌病、孢子丝菌病、原藻病、疣状皮肤结核、鳞状细胞癌、利什曼病（尤指黑热病）、角化棘皮瘤、红斑狼疮、麻风病、结节病、皮肤肉芽肿。皮损或活检组织直接镜检可以鉴别。真菌培养鉴定可进一步鉴定致病菌种。

23.3.5 并发症

本病的并发症可致患肢毁形或影响功能，也可形成象皮肿。极少数则可播散至远处皮肤或内脏，特别是中枢神经系统，也可引起死亡，但属罕见。

23.3.6 治疗

CBM治疗困难，易于复发。成功治疗取决3个关键因素：①致病菌种，卡氏枝孢瓶霉和疣状瓶霉对抗真菌治疗敏感性低于裴氏着色霉。②临床类型及严重性，如病程、皮损位置及并发症等。③抗真菌药物的选择。

成功治疗CBM需全面考虑患者一般健康状况、经济条件及合适的治疗方案、耐药性、并发症。原因是致病菌种多样，其中一些菌种对治疗药物不敏感。另外，临床皮损过度角化、结节，药物难以达到病损部位。因多数患者是农民，经济条件无法负担昂贵的医药费用，不能及时足量接受治疗，往往在晚期时才接受治疗。

CBM可采用抗真菌药物、物理疗法和外科切除综合治疗。自行缓解罕见，因很少发生播散，不提倡截肢。

（1）药物治疗

CBM治疗仍然困难。临床试验研究数据较少，因此，目前还没有可供参考的系统的标准治疗方案。常用治疗CBM的抗真菌药物是特比萘芬和伊曲康唑。可以单独或联合使用。

1）伊曲康唑(ICZ)：是第1代抑菌药物，通过抑制细胞膜色素P450氧化酶介导的麦角甾醇的合成。对于CBM长期治疗是一个安全并有效的抗真菌药物。根据皮损严重程度，推荐伊曲康唑每天剂量200～400 mg，疗程10个月。伊曲康唑冲击疗法（每个月第1周每天400 mg)，可产生耐药。因此，推荐采用伊曲康唑联合液氮冷冻疗法。

2）特比萘芬(TBF)：是杀菌药，通过抑制角鲨烯环氧酶合成而发挥抗真菌作用。特比萘芬是疗效和安全性均好的抗真菌药物之一，主要是由于它的杀菌能力和作用机制与其他咪唑类药物交叉较少。特比萘芬在体外显示有效的抗暗色真菌敏感性。文献报道抗真菌药物治愈率为15%～80%。严重病例治愈率低，且易复发。物理疗法时常可以辅助药物治疗。Esterre等观察了使用特比萘芬治疗CBM 12个月，真菌学和临床治愈率为74.2%，患者无不良反应。

3）抗真菌药物联合应用：抗真菌药物联合应用对难治性和严重着色芽生菌病是有效方法之一。过去常用的联合药物是5-FC和两性霉素B，5-FC和伊曲康唑。尽管体外伊曲康唑和特比萘芬联合应用并未显示协同作用，但是对于难治性着色芽生菌病，两药物联合应用显示有效的临床疗效。最近，Gupta等报道采用伊曲康唑联合特比萘芬治疗对两性霉素B无效的慢性着色芽生菌病，取得明显疗效。原因可能是两药物的协同作用。伊曲康唑与5-FC用于轻中度患者，疗效显著。

（2）辅助治疗方法

1）外科手术：外科手术在过去是很常用的治疗方法之一，但仅对于皮损局限，边界清晰的病例，大多数是病损初期可采用外科手术切除，但大部分着色芽生菌病患者病程慢性，初期皮损局限时，没有及时诊断，贻误了手术的最好时机。

2)物理疗法：常用的对于慢性皮损的物理疗法是温度疗法和光动力疗法(PDT)。这些方法与抗真菌药物联合应用可缩短疗程。

3）温度疗法：包括热疗和冷疗。产热设备局部外用，通过持续增加局部组织温度而达到治疗效果。研究显示 *F. pedrosoi* 在沙氏培养基，42.5℃培养不生长。局部热疗可加速血管扩张和抗真菌药物的扩散，是非常有效的治疗着色芽生菌病的辅助疗法。已经有许多关于热疗成功治愈CBM研究报道。有报道使用电热毯2～12个月，有很好的治疗效果。热疗方法的优点是便宜，适用于局限皮损和广泛皮损，尤其是四肢，更加适合热疗。值得强调的是湿热疗法（水浴），对于孢子丝菌病有效，但对CBM无效，热疗不但无效，还可引起播散。

冷冻疗法是局部使用液氮使局部组织冻结，坏死。Castro等报道了22例CBM患者采用液氮冷冻

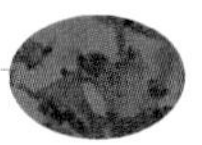

治疗,真菌学和临床治愈率为 40.9%。已经有证据显示极端冷的环境并不能杀死体内的裂殖体。另一方面,冷冻后引起的组织坏死和炎症破坏真菌时间较长,需要几天或几周。液氮冷冻疗法的副作用主要是疼痛和继发细菌感染,应用部位局限,面部,手指,关节部位不适用。因此,冷冻治疗最好与系统抗真菌治疗联合使用,推荐在液氮冷冻治疗前 1 个月使用伊曲康唑或特比萘芬效果最佳。

4) 光动力学治疗方法(photodynamic therapy):光动力作用是指通过局部或系统给予对靶组织具有选择性的光敏剂,通过激发、光敏,产生氧依赖性的细胞毒性。生物学及医学上称光动力作用。尽管光动力疗法在恶性肿瘤等的治疗中广泛应用。近年,在感染性疾病治疗中应用在增加。在真菌感染的治疗中,对于念珠菌病、花斑癣、皮肤癣菌病(T. rubrum)和甲真菌病的治疗很效。光动力学治疗方法耐受性好,不良反应小。Lyon 等评价临床应用光动力学方法治疗着色芽生菌病的有效性。

联合光动力学及系统抗真菌药物治疗也是一个可行的方法,虽然尚待进一步临床研究证实,这个方法在将来将是一个有潜力的有效方法。

5) 化学和物理方法联合应用:物理、化学和外科方法联合应用是可取的方法。其中,重要的是抗真菌药物与其他方法的联合,较有效的是伊曲康唑和特比萘芬与其他方法联合使用。常用方法是热疗与伊曲康唑联合应用。冷冻联合伊曲康唑治疗可能更好,尤其是对于皮损广泛病例。伊曲康唑疗程应在皮损大部分消退后,即治疗 8~12 个月后,对严重顽固皮损再辅助外科切除。

(3) 前景

几个新的抗真菌药物对治疗着色芽生菌病疗效明显。第 2 代三唑类抗真菌药物沃利康唑(voriconazole)和波沙康唑(posaconazole)对 CBM 疗效很好,尽管价格昂贵,长期治疗花费高,已经被证明对裴氏着色霉引起的 CBM 在其他抗真菌药物治疗无效时波沙康唑很有效。

邓淑文等研究评价了 8 种抗真菌药物对 81 株来自全世界卡氏枝孢瓶霉的体外抗真菌敏感性,证实特比萘芬和咪唑类药物对卡氏枝孢瓶霉敏感。

着色霉属菌种体外抗真菌药物敏感性显示与卡氏枝孢瓶霉相似。

其中,泊沙康唑对难治性着色芽生菌病疗效显著。泊沙康唑体外抗菌谱广,对暗色真菌敏感。另外,泊沙康唑口服液比伊曲康唑胶囊有更好的药代动力学特点,希望将来,泊沙康唑溶液和口服制剂将是治疗着色芽生菌病有用选择。泊沙康唑与特比萘芬和 5-FC 对难治性着色芽生菌病可以是一个潜在的有效联合应用。

研究显示使用的是口服沃利康唑治疗难治性着色芽生菌病疗效明显,但值得注意的是沃利康唑可能与光敏性皮炎和视觉损害有关。

但是,临床治疗仍然困难,原因可能是治疗期限不够,不良反应,如肝损害、药物的相互作用及耐药。早期诊断和正确的治疗仍然是改善患者生活质量的关键。

主要参考文献

[1] Rudolph M. über die brasilianische 'Figueira' (Vorla üfigeMitteilung). Archiev Schiffs und Tropen-Hyg, 1914,18:498-499.

[2] Pedroso A GJM. 4 casos de dermatite verrucosa produzida pela Phialophora verrucosa. Ann Paulistas de Medicina e Cirurgia, 1920,11:53-61.

[3] Terra F, Torres M, Fonseca O, et al. Novo typo de dermatite verrucosa mycose por Achroteca com associac, ãode leishmaniose. Bra Med, 1922,36:363-368.

[4] Odds FC, Arai T, Disalvo AF, et al. Nomenclature of fungal diseases: a report and recommendations from a SubCommittee of the International Society for Human and Animal Mycology (ISHAM). J Med Vet Mycol, 1992,30:10.

[5] Rippon JW. Chromoblastomycosis and related dermal infections caused by dematiaceous fungi. //Medical Mycology. The pathogenic fungi and the pathogenic actinomycetes. 2nd ed. JW Rippon, Philadelphia: WB Saunders, 1982:249-276.

[6] De Hoog GS, Attili-Angelis D, Vicente VA, et al. Molecular ecology and pathogenic potential of Fonsecaea species. Med Mycol, 2004,42:405-416.

[7] McGinnis MR. Chromoblastomycosis and phaeohyphomycosis: new concepts, diagnosis, and mycology. J Am Acad Dermatol, 1983,8:1-16.

[8] Queiroz-Telles F, McGinnis MR, Salkin I, et al. Subcutaneous mycoses. Infect Dis Clin North Am, 2003,17:59-85.

[9] Guerriero C, Simone C, Tulli A. A case of chromoblastomycosis due to phialophora verrucosa responding to treatment with fluconazole. Eur J

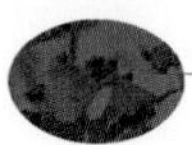

Dermatol, 1998,8:193 - 216.

[10] Fukushiro R. Chromomycosis in Japan. Int J Dermatol, 1983,22:221 - 229.

[11] Minotto R, Verajao Bernardi CD, Mallmann LF, et al. Chromoblastomycosis: a reviewof 100 cases in the state of Rio Grande do Sul, Brazil. J Am Acad Dermatol, 2001,44:585 - 592.

[12] Sha Lu, Changming Lu, Junmin Zhang, et al. Chromoblastomycosis in mainland China: a systematic review on clinical characteristics. Mycopathologia, 2013,175:489 - 495.

[13] Carrion AL. Chromoblastomycosis. Ann N Y Acad Sci, 1950,50:1255 - 1282.

[14] Queiroz-Telles F, Esterre P, Perez-Blanco M, et al. Chromoblastomycosis: an overview of clinical manifestations, diagnosis and treatment. Med Mycol, 2009,47:3 - 15.

[15] Queiroz-Telles F, Purim KS, Fillus JN, et al. Itraconazole in the treatment of chromoblastomycosis due to Fonsecaea pedrosoi. Int J Dermatol, 1992,31:805 - 812.

[16] Gupta AK, Taborda PR, Sanzovo AD. Alternate week and combination itraconazole and terbinafine therapy for chromoblastomycosis caused by fonsecaea pedrosoi in Brazil. Med Mycol, 2002,40:529 - 534.

[17] Esterre P, Queiroz-Telles F. Management of chromoblastomycosis: novel perspectives. Curr Opin Infect Dis, 2006,19:148 - 152.

[18] Esterre P, Inzan CK, Ramarcel ER, et al. Treatment of chromomycosis with terbinafine: preliminary results of an open pilot study. Br J Dermatol, 1996, 134 (Suppl. 46):33 - 36.

[19] Tagami H, Ohi M, Aoshima T, et al. Topical heat therapy for cutaneous chromomycosis. Arch Dermatol, 1979,115:740 - 741.

[20] Castro LG, Pimentel ER, Lacaz CS. Treatment of chromomycosis by cryosurgery with liquid nitrogen: 15 years' experience. Int J Dermatol, 2003,42:408 - 412.

[21] Calzavara-Pinton PG, Venturini M, Sala R. A comprehensive overview of photodynamic therapy in the treatment of supercial fungal infections of the skin. J Photochem Photobiol B, 2005,78(1):1 - 6.

[22] Deng S, de Hoog GS, Badali H. et al. In vitro antifungal susceptibility of cladophialophora carrionii, agent of human chromoblastomycosis. Antimicrobi Agents Chemother, 2013, 57(4): 1974 - 7. doi: 10.1128/AAC.02114 - 12.

[23] Najafzadeh MJ, Badali H, Illnait-Zaragozi MT, et al. In vitro activities of eight antifungal drugs against 55 clinical isolates of fonsecaea spp. Antimicrob Agents Chemother, 2010,54:1636 - 1638.

（邓淑文　廖万清）

24 接合菌病

接合菌病(zygomycosis)是指由接合菌门接合菌纲毛霉目和虫霉目中的某些真菌菌种引起的深部真菌感染,可侵犯人体的皮肤,鼻,肺,胃、肠道,脑等,甚至可血行播散至全身各个脏器。

24.1 真菌学

接合菌是一类自然界广泛分布的进化上相对低级的陆生真菌,多以腐生的方式寄居于腐烂植物和土壤中,是常见的环境污染菌。其菌丝体较发达,多无隔膜,无性繁殖主要产生不能游动的孢囊孢子(Sporangiospores);有性生殖由相同或不同配子囊,经过接合后产生球形或双锥形的接合孢子(Zygospore)。传统上,接合菌门(Zygomycota)分为接合菌纲(Zygomycetes)和毛菌纲(Trichomycetes),约包含1 100余种菌种,其中仅有接合菌纲内毛霉目和虫霉目中极少数菌种可感染人类引起致病。

24.1.1 医学相关接合菌的分类学研究进展

依据传统的真菌分类学方法,与人类感染相关的接合菌主要有毛霉目(Mucorales)和虫霉目(Entomophthorales)真菌(表24-1-1)。其中,毛霉目病原真菌主要引起免疫受损患者的皮下和深部感染,主要分布于毛霉科(Mucorales)、小克银汉霉科(Cunninghamellaceae)、被孢霉科(Mortierellaceae)、瓶霉科(Saksenaceae)、并头霉科(Syncephalastraceae)、枝霉科(Thamnidaceae)等6个科。而虫霉目病原真菌主要侵犯免疫功能正常儿童引起皮下组织和皮肤黏膜感染,主要分布于新月霉科(Ancylistaceae)和蛙粪霉科(Basidiobolaceae)2个科。两类感染的临床表现和病理特点相差较大,临床上分别命名为毛霉病(mucormycosis)和虫霉病(entomophthoramycosis)。

近年来,随着分子生物学技术的发展,人们对接合菌的系统分类学认识发生了深刻的变化。原来以形态学特征和生化表型为基础界定的某些真菌,经分子生物学方法论证后有了新的分类和命名,如多变根毛霉变种(*Rhizomucor variabilis* var. *variablilis*)经18S进化树分析后重新归类于毛霉属并命名为不规则毛霉(*Mucor irregularis*)。2007年,Hibbett DS等通过rRNA、*TEF1*和*RPB1*的分子系统进化学研究,将接合菌门真菌重新定义为球

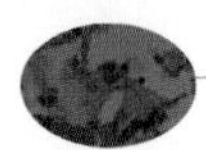

表 24-1-1 医学相关接合菌的传统分类

目	科	属
毛霉目(Mucorales)	毛霉科(Mucorales)	犁头霉属(*Absidia*) 鳞质霉属(*Apophysomyces*) 毛霉属(*Mucor*) 根毛霉属(*Rhizomucor*) 根霉属(*Rhizopus*)
	小克银汉霉科(Cunninghamellaceae)	小克银汉霉属(*Cunninghamella*)
	被孢霉科(Mortierellaceae)	被孢霉属(*Mortierella*)
	瓶霉科(Saksenaceae)	瓶霉属(*Saksenaea*)
	并头霉科(Syncephalastraceae)	并头霉属(*Syncephalastrum*)
	枝霉科(Thamnidaceae)	科克霉属(*Cokeromyces*)
虫霉目(Entomophthorales)	新月霉科(Ancylistaceae)	耳霉属(*Conidiobolus*)
	蛙粪霉科(Basidiobolaceae)	蛙粪霉属(*Basidiobolus*)

囊菌门(Glomeromycota),下辖 4 个亚门,分别为毛霉菌亚门(Mucoromycotina)、虫霉菌亚门(Entomophthoromycotina)、捕虫霉菌亚门(Zoopagomycotina)和梳霉菌亚门(Kickxellomycotina)(表 24-1-2)。尽管临床应用多年的术语"接合菌病"未能及时反映医学真菌系统分类学的研究进展,为了便于临床医师和真菌研究者更好地理解接合菌病的研究进展,本书继续沿袭传统的分类习惯进行阐述。

表 24-1-2 球囊菌门(Glomeromycota)[接合菌门(Zygomycota)]相关真菌的分类学进展(修订)

亚 门	目
毛霉菌亚门(Mucoromycotina)	毛霉目(Mucorales)、内囊霉目(Endogonales)、被孢霉目(Mortierellales)
虫霉菌亚门(Entomophthoromycotina)	虫霉目(Entomophthorales)
捕虫霉菌亚门(Zoopagomycotina)	捕虫霉目(Zoopagales)
梳霉菌亚门(Kickxellomycotina)	梳霉目(Kickxellales)、Dimargaritales、钩孢毛菌目(Harpellales)、Asellariales

24.1.2 毛霉目常见的致病真菌

毛霉目(Mucorales)是接合菌纲中最大、最重要,同时也是研究最多的 1 个目,包含 13 科、56 属及约 300 个种真菌。基于真菌的形态学特点,如假根(Rhizoids)存在与否及其位置、囊托(Apophyses)存在与否及囊轴(Columellae)的形态,医学相关的毛霉目真菌主要为 6 个科,绝大多数病原菌来源于毛霉科。其中以少根根霉(*Rhizopus arrhizus*,也称为米根霉 *Rhizopus oryzae*)最为常见,约占 70%,其次为根足状小孢根霉(*Rhizopus microsporus* var. *rhizopodiformis*)。其他相对少见的毛霉目病原真菌,如伞状犁头霉(*Absidia corymbifera*)、雅致鳞质霉(*Apophysomyces elegans*)、毛霉(*Mucor* spp.)及微小根毛霉(*Rhizomucor pusillus*)可引起类似的临床感染。此外,灰色小克银汉霉(*Cunninghamella bertholletiae*)引起的肺部、皮肤及播散性感染呈上升趋势,瓶霉菌(*Saksenaea vasiformis*)可引起皮肤、皮下组织、鼻脑及播散性感染,而屈弯科克霉(*Cokeromyces recurvatus*)、被孢霉菌(*Mortierella* spp.)及并头霉菌(*Syncephalastrum* spp.)引起的感染相对罕见。

(1) 少根根霉(*R. arrhizus*)

少根根霉也称为米根霉,是最常见的毛霉病病原体,可从土壤、腐烂植物、动物粪便中分离,全球分布,尤以热带、亚热带常见。其菌落在 25℃生长非常快,初为白色絮状,后渐变为棕灰色或灰黑色。孢囊梗直立或弯曲,单生或分支,最长可达 1 500 μm,宽约 18 μm。孢子囊为球形,呈灰褐色,壁有微刺,直径可达 175 μm。囊轴和囊托成球形、卵圆形,高度可至 130 μm,孢子释放后呈伞状。孢囊孢子球形、拟卵圆形或其他形状,有棱角,表面有条纹,直径最大为 8 μm。厚壁孢子可单个,或为链状,壁光滑,为球形或卵圆形,直径为 10~35 μm。接合孢子经异宗配合生成,红棕色,直径为 60~140 μm。其关键特征是 40℃生长良好,孢子囊高度常超过 1 mm,假根伴二

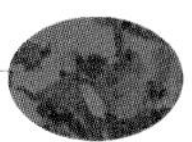

级分支，囊轴直径 100～240 μm(图 24-1-1A)。

(2) 伞状犁头霉(*A. corymbifera*)

伞状犁头霉是相对少见的毛霉病病原体，最常见由局部创伤处侵犯免疫抑制和免疫功能正常的宿主引起皮肤感染，也有鼻脑感染的报道。其菌落生长较快，初为白色羊毛状，老后呈浅灰色，菌丝可高达 1.5 cm。孢囊梗可成群(通常 3～7 条)从匍匐菌丝上长出，透明或微有色沉，单生、有时分支。假根较为稀疏，如无解剖显微镜常难以发现。孢子囊较小，直径为 10～40 μm，典型为梨形，锥形囊轴和漏斗形囊托。孢囊孢子可为近球形、长椭圆形[(3.0～7.0)μm×(2.5～4.5)μm]，壁光滑，呈透明或浅灰色。接合孢子有异宗配合形成，呈红棕色，壁较厚(60～100)μm×(45～80)μm。最适生长温度 35℃，最高为 48～52℃。关键的实验室鉴定特征为 40°C 生长，可形成小的梨形孢子囊，特征性锥形囊轴和漏斗形囊托(图 24-1-1B)。

(3) 卷枝毛霉(*M. circinelloides*)

在毛霉属中，最常见的病原体为卷枝毛霉(*M. circinelloides*)、多分枝毛霉(*M. ramosissimus*)、鲁西毛霉(*M. rouxii*)及两栖毛霉(*M. amphibiorum*)等。卷枝毛霉菌落呈浅灰色或棕色，37℃生长不佳(最高生长温度为 36～40℃)。孢囊梗透明，多为合轴枝，长分枝直立而短分枝卷曲。孢子囊成球形，直径 20～80 μm，小孢子囊常有持续存在的囊壁。囊轴为球形或椭圆形，直径最高为 50 μm。孢囊孢子成椭圆形，透明，壁光滑，大小为(4.5～7)μm×(3.5～5)μm。常无厚壁孢子。接合孢子为异宗配合产生，为红棕色或棕黑色，球形伴星状棘，直径最大可为 100 μm。其独有的特征在于可形成短而卷曲的分枝孢囊梗，孢子囊为棕色，可同化吸收乙醇和硝酸盐(图 24-1-1C)。

(4) 微小根毛霉(*R. pusillus*)

微小根毛霉的特征为灰色或棕灰色菌丝，高度为 2～3 mm，具有典型合轴分枝，囊轴透明或棕黄色、直径为 8～15 μm，孢子囊下常有隔膜。孢子囊为棕色或灰色，球形，直径 40～60 μm，囊轴呈卵圆形或梨形，直径 20～30 μm，常有囊托。孢囊孢子为球形或近球形(偶为卵圆形)，透明，壁光滑，直径 3～5 μm，常与孢子囊壁残余成分混着。无厚壁孢子。接合孢子壁粗糙，为红棕色或黑色，直径 45～65 μm，通常由气生菌丝异宗配合形成。最小生长温

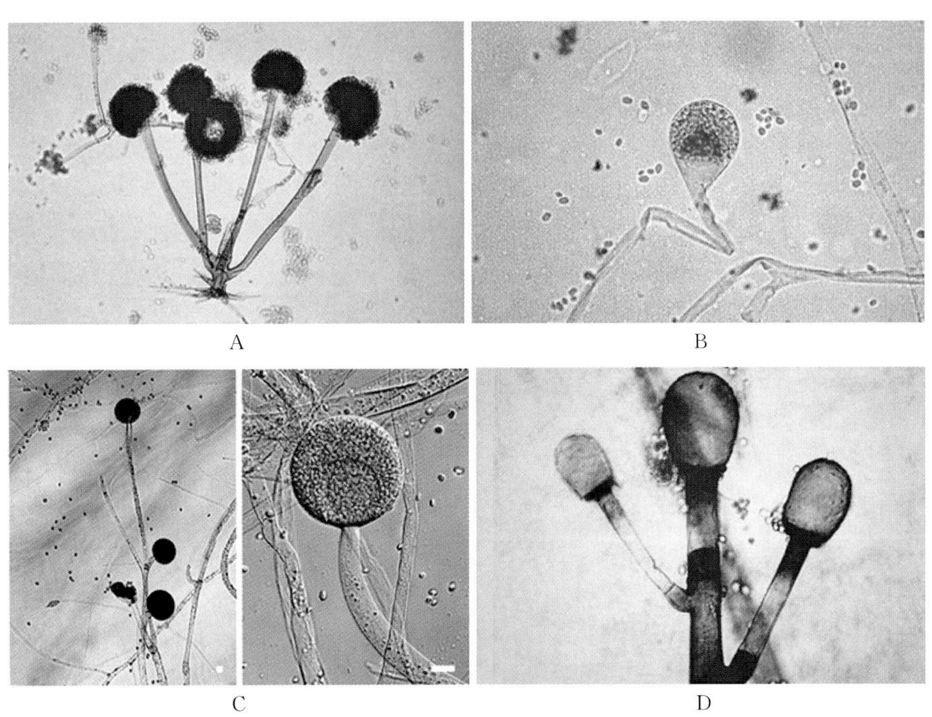

图 24-1-1 毛霉目常见的致病真菌

A. 少根根霉；B. 伞状犁头霉；C. 卷枝毛霉；D. 微小根毛霉

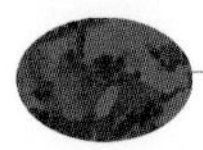

度为 20～27℃，最佳生长温度 35～55℃，最高生长温度为 55～60℃。可同化吸收蔗糖，对维生素 B_1（硫胺素）无依赖性。其关键的特征在于 45℃可生长，匍匐枝和假根不发达，孢子囊与下面的孢囊梗之间存在隔膜，深色孢子囊无匍匐菌丝，球形或近球形的孢囊孢子壁光滑（图 24-1-1D）。

24.1.3 虫霉目常见的致病真菌

虫霉目中常见的致病真菌主要有蛙粪霉属（*Basidiobolus*）和耳霉属（*Conidiobolus*），主要侵犯免疫功能正常的宿主，引起皮下组织感染，偶可引起播散性感染。

（1）蛙生蛙粪霉（*B. ranarum*）

蛙生蛙粪霉是蛙粪霉属最主要的病原菌，以前曾用名固孢蛙粪霉（*B. haptosporus*）、裂孢蛙粪霉（*B. meristosporus*）或异孢蛙粪霉（*B. heterosporus*）。30℃时菌落生长较快，呈微透明蜡黄色，无气生菌丝，髓状中心周围呈放射状深裂纹，弹射的分生孢子常在原始菌落周围形成卫星菌落。镜下常可见较大的营养菌丝（直径 8～20 μm），大量圆形光滑的厚壁接合孢子（直径 20～50 μm）穿插于菌丝之间，其侧边可见鸟嘴样凸起，为残存的配子囊。可形成两种无性分生孢子：初生分生孢子，是由基底部肿胀的孢囊梗弹射而形成的单细胞实性球形孢子；次生分生孢子，则是由基底部无肿胀的孢囊梗被动释放的单细胞棒状孢子。这些孢子功能上可能类似孢子囊，可产生很多孢囊孢子。蛙生蛙粪霉的关键特征为强力弹射的分生孢子和伴鸟嘴状附属物的胞壁光滑的接合孢子（图 24-1-2A）。

（2）冠状耳霉（*C. coronatus*）

冠状耳霉（*C. coronatus*）或异孢耳霉（*C. incongruous*）是耳霉菌病最主要的病原菌，主要分布于热带地区（尤其是在非洲热带雨林），常腐生于土壤和腐烂植物。偶可感染昆虫，海豚、大猩猩及绵羊感染也有报道。人类感染仅见于热带地区，常局限于鼻、面部，偶可引起播散性感染。其菌落生长较快，平坦光滑，呈奶油色，可见放射状褶皱，上覆精细的白色粉状菌丝和分生孢子梗，培养皿盖常覆盖大量由分生孢子梗弹射而生成的分生孢子。菌落颜色随培养时间的延长，由褐色逐渐变成棕色。分生孢子梗为单发，可形成实性球形的多核单细胞终末分生孢子，直径 25～45 μm，可见明显的乳头结构。分生孢子可出芽形成单发或多发菌丝管，继而形成分生孢子梗或多发性短分生孢子梗。该菌种的关键特征为强力弹射的分生孢子，基底部可见明显的乳头状和绒毛状凸起（图 24-1-2B）。

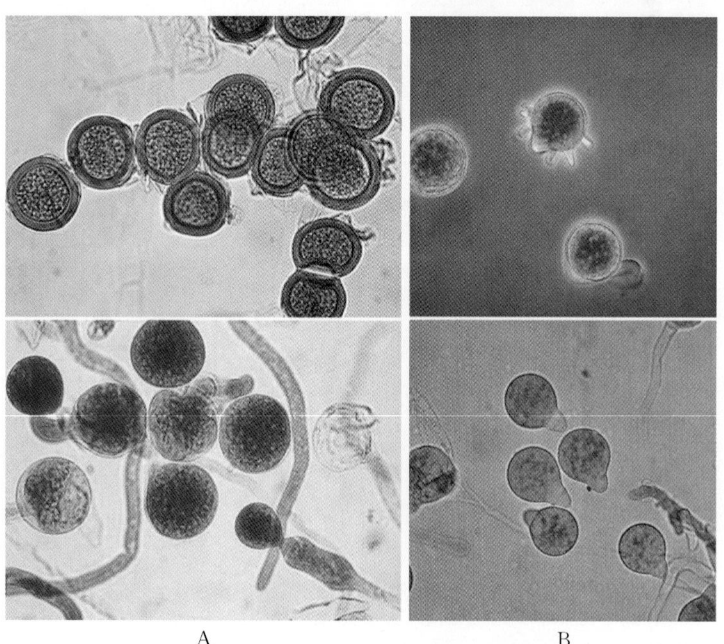

A　　B

图 24-1-2 虫霉目常见的致病真菌

A. 蛙生蛙粪霉；B. 冠状耳霉

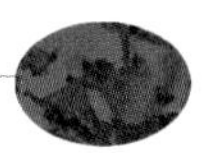

24.2 毛霉病

毛霉病(mucormycosis)是一种由毛霉目病原真菌引起的侵袭性感染,主要侵犯免疫受损患者,引起局限性和播散性感染,免疫功能正常人群中侵袭性毛霉病亦有报道,但相对少见。

24.2.1 流行病学

毛霉目病原真菌是一类自然界遍布的嗜热性真菌,常可从腐烂的植物、土壤、肥堆及动物粪便中分离。它们生长迅速,常为气生孢子,是实验室中常见的污染源。鼻脑部和肺部毛霉病通常经吸入途径感染,而皮肤创伤造成的异物植入和污染食物食用则可引起皮肤型和胃肠型毛霉病。毛霉感染的主要危险因素是血糖控制不佳的糖尿病、代谢性酸中毒、长期糖皮质激素治疗、器官或骨髓移植、创伤或烧伤、恶性血液病及去铁敏治疗。潜在危险因素对毛霉病的临床表现具有重要影响,糖尿病酮症酸中毒继发的毛霉病以鼻、脑感染常见;而恶性血液病,如淋巴瘤或严重中性粒细胞减少则以肺毛霉病为主;而胃肠型主要见于严重免疫损伤患者和早产儿。近年来,随着医源性免疫受损人群的上升,毛霉病的发病率整体上呈上升趋势,高危人群中毛霉病的发病率约为3%,而白血病患者尸检发现其毛霉病发病率高达8%。

24.2.2 致病机制

(1) 宿主防御能力下降

近年来,关于毛霉病致病机制的实验研究已取得了重要的研究进展。免疫功能正常的动物吸入毛霉菌孢子后,一般不会诱发毛霉病,而实验动物一旦经糖皮质激素诱导免疫抑制或药物诱导糖尿病后再次吸入,常因进行性肺部感染或血源播散性感染而牺牲。菌丝形成是毛霉菌致病感染的关键。正常小鼠的肺部巨噬细胞能有效吞噬少根根霉菌孢子并抑制其出芽,从而预防疾病的发生或进展;而小鼠免疫功能抑制时,其肺巨噬细胞则不能抑制毛霉菌孢子出芽。临床研究发现,严重中性粒细胞减少的患者罹患毛霉病的风险增高,而 AIDS 患者中毛霉病并不多见,提示中性粒细胞(而非 T 细胞)是抑制毛霉菌孢子增殖的关键免疫细胞。正常宿主体内的单核和多形核吞噬细胞均可通过产生氧化代谢物、阳离子抗菌肽、防御素有效杀灭毛霉菌。当宿主高血糖和低 pH(酮症酸中毒)时,吞噬细胞功能紊乱、趋化能力受损、胞内氧化和非氧化杀菌功能缺陷。酮症酸中毒、糖尿病及糖皮质激素损伤宿主吞噬细胞功能的具体机制尚不明确。

(2) 铁的作用

近年来,有研究发现糖尿病酮症酸中毒患者罹患毛霉病的重要原因之一在于其血清内可用的未螯合铁离子水平较高。铁实际上是所有病原微生物生长与毒力不可或缺的重要元素。有研究发现,去铁敏的应用可显著削弱根霉菌感染豚鼠的生存,但对白念珠菌感染豚鼠则无影响。此外,在应用放射标记性铁摄入的体外研究证实,根霉菌所吸收的铁较之烟曲霉和白念珠菌分别高出8倍和40多倍。糖尿病酮症酸中毒是罹患鼻脑型毛霉病的高危因素,这些患者血清中可用铁浓度很高,同时其酸性血清(pH 为 7.3～6.88)有利于促进少根根霉的生长;如血清中加入外源性铁后,少根根霉在酸性环境中生长更为迅速。这些研究进一步证实,糖尿病酮症酸中毒患者对毛霉病的易感性可能部分源于其血清可用铁水平的升高。

高亲和力的铁通透酶可能是毛霉菌获取血清铁的重要分子机制。由于根霉菌的噬铁素从血清中摄取铁效率非常低,因此噬铁素并非其从宿主体内摄取铁的主要机制。而高亲和力铁通透酶 rFTR1 在少根根霉感染时高度表达,基因表达下调可显著削弱其对小鼠的毒力。此外,病原真菌还可通过血红素的再利用从宿主体内摄取铁。根霉菌基因组项目已证实存在两个血红素氧化酶(CaHMX1)的同源基因。此两者可能赋予了少根根霉菌从宿主血红蛋白中摄取铁的能力,也可解释少根根霉的血管侵袭性机制。

(3) 毛霉菌与内皮细胞的相互作用

血管侵袭性是毛霉病的重要特点,常可导致血管栓塞和组织坏死,是毛霉菌血源性播散的重要基础。因此,穿透损伤血管内皮细胞或其胞外基质蛋白很可能是少根根霉致病感染的关键环节。早期研究证实,少根根霉可黏附胞外基质层黏蛋白和Ⅳ型胶原。近来实验研究发现,少根根霉的孢子和菌丝能破坏人体脐静脉内皮细胞,通常先黏附继而入侵内皮细胞胞内。黏附过程由一种特异性的饱和性受体介导,葡萄糖调节蛋白 GRP78 可作为受体介导毛霉菌对内皮细胞的穿越及损伤。有趣的是,糖尿病

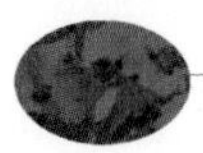

酮症酸中毒状态下的高浓度葡萄糖和铁可增强细胞表面 GRP78 的表达，导致毛霉菌受体依赖性的内皮细胞损伤与穿越能力增强。研究发现，较之正常小鼠，糖尿病酮症酸中毒小鼠在诱导毛霉感染后其鼻窦、肺部和挠度 GRP78 表达显著增强。这些研究为我们对糖尿病酮症酸中毒患者毛霉病易感性的病原学机制认识提供新的视角，为探索新型治疗干预策略提供了新的研究方向。

(4) 真菌毒素

真菌毒素是根霉菌的重要毒力因子，如大环聚酮类代谢物、根霉素及环肽分子。近来，有研究证实真菌毒素根霉素并非由根霉本身生物合成，而由其胞内共生细菌布克菌(*Burkholderi*)所产生，这种细菌对氟喹诺酮类抗生素敏感。根霉素是根霉菌感染植物引起致病的重要毒力因子，似乎对其感染哺乳动物无重要作用。其他的潜在毒力因子还包括溶解酶，如天冬氨酸蛋白酶的分泌。此外，根霉菌还具有活性酮还原酶系统，这种酶学系统有利于促进病原菌在酮症酸中毒的酸性、高糖环境中的生长。

24.2.3 临床表现

根据临床表现和感染部位，毛霉病通常分为以下 5 种类型：鼻脑型、肺型、皮肤型、胃肠型和播散型。其中，鼻脑型和肺型毛霉病多为暴发性接合菌感染，早期诊断、早期干预对临床预后至关重要。

(1) 鼻脑型毛霉病

鼻脑型是最常见的毛霉菌感染，约占总体发病率的 1/3，其中约 70% 见于伴发酮症酸中毒的糖尿病患者，但近年来在长期大剂量糖皮质激素治疗的患者中其发病率呈上升趋势。起始多累及上颌窦和筛窦，临床表现为鼻旁窦炎，如面部疼痛、单侧头痛、眼球突出、结膜和眶周软组织肿胀、视物模糊、眶周麻木、鼻部充血和出血。发热较为常见，感染可快速扩散至邻近组织，可由鼻窦扩散至口腔，导致硬腭部形成疼痛性坏死性溃疡(图 24-2-1A)。上腭或鼻黏膜黑痂、眼部深色分泌物常提示梗死，应注意鉴别曲霉菌、镰刀菌等其他侵袭性真菌感染的类似黑色坏死病灶。如不治疗，感染常由筛窦扩散至眼眶，可导致眼外肌功能丧失、眼球突出、球结膜水肿。累及视神经时，表现为视物模糊，最终失明；三叉神经亦可累及，导致上睑下垂、瞳孔扩张；脑神经累及常由眼眶或鼻窦向后扩散感染而来，一旦发生则提示广泛感染，预后极差。局限于鼻窦或眼眶的毛霉病经积极治疗，其病死率低于 40%，而一旦扩散至中枢神经系统则死亡率高于 60%。基础疾病和免疫紊乱的纠正对于患者生存率最为重要。有研究发现，在鼻脑型毛霉病患者中，无潜在免疫抑制因素、伴有糖尿病或免疫抑制因素 3 组的生存率分别为 75%、60%和 20%。

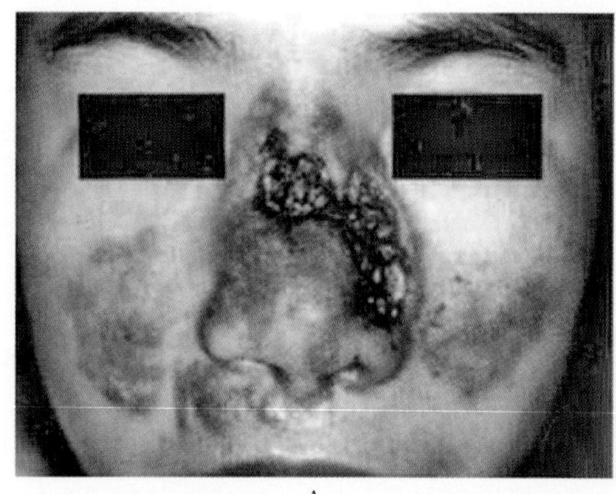

A

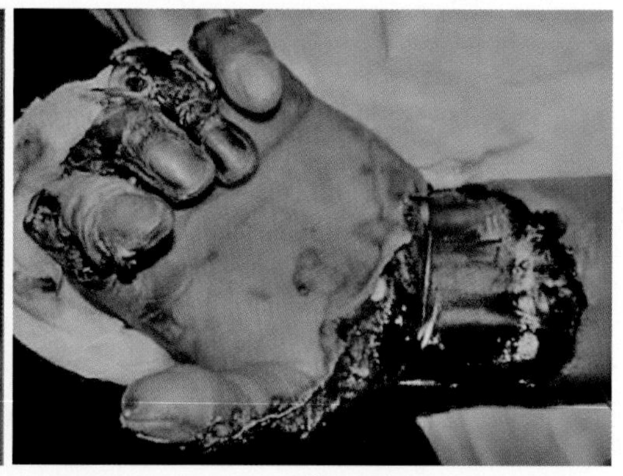

B

图 24-2-1 毛霉病的临床表现

A. 鼻脑型，鼻梁破坏塌陷形成溃疡，表面覆盖黑色坏死性痂皮；B. 皮肤型，左手手指及腕部皮肤坏死及黑痂

(2) 肺型毛霉病

肺部毛霉感染最常见于严重中性粒细胞减少或糖皮质激素治疗的患者，如白血病、骨髓干细胞移植、肾移植及自身免疫病。糖尿病酮症酸中毒患者也可发生，但其感染多为亚急性病程，较之粒细胞计数减少患者较少爆发起病。临床上多表现为发热、

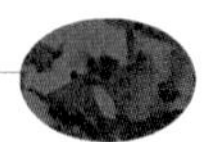

气急和咳嗽，侵袭血管可导致组织坏死，出现咯血，一旦累及大血管常有致命性后果。临床表现与肺曲霉菌感染相似，均可出现顽固性发热和肺部浸润，对抗生素治疗抵抗。如不治疗，常可经血源性播散至对侧肺部及其他器官，患者常死于并发症。肺部局限感染死亡率为 50%～70%，一旦播散几乎均会死亡。

(3) 皮肤型毛霉病

皮肤型毛霉病常见于创伤后异物的原发植入性感染，如机动车交通事故、烧伤、糖尿病或免疫受损患者的胰岛素注射或导管插入，由污染性外科敷料所导致的皮肤毛霉感染也有报道。此外，还见于其他原发感染灶的血源播散。原发皮肤感染多表现为急性炎症反应，如化脓、脓肿形成、组织肿胀与坏死。皮损初为红色，常进展形成黑痂皮，坏死组织脱落后形成较大的溃疡，呈坏疽性脓皮病样表现(见图 24-2-1B)。原发性皮肤感染可同时伴发多种病原菌感染，有时联合清创和药物治疗也不能阻止其快速进展，皮肤病灶表面偶可见气生菌丝。原发皮肤毛霉感染常具有较强的局部侵袭性，可迅速由皮下组织扩散至邻近的脂肪、肌肉、筋膜，甚至骨骼，一旦发生坏死性筋膜炎，死亡率高达 80%。继发于深部病灶的皮肤血源性播散感染，起始常表现为较硬的疼痛性蜂窝织炎，逐步进展为上覆黑痂的溃疡性病灶。

(4) 胃肠型毛霉病

胃肠型毛霉病主要经食入途径感染，较为罕见。过去此型毛霉感染几乎均见于营养极度不良的患者，尤其是婴幼儿和儿童。近年来，粒细胞计数减少或其他危重病患者的院内感染也有报道，可能源于口服药物或药浆混匀棒的污染所致。其临床表现多变，主要取决于感染部位，以腹痛和肠梗阻症状最为常见，如腹胀、恶心和呕吐，发热、便血也可见。诊断主要依赖于外科手术或内镜活检。

(5) 播散型毛霉病

血源播散型毛霉病主要源于原发感染部位的播散。伴严重粒细胞计数减少的肺型毛霉病患者发生播散感染概率最高；其次，播散感染也可源于胃肠道、鼻窦或皮下组织(特别是烧伤患者)。最常见的播散部位是脑部，与鼻脑型感染不同，播散性脑部感染可形成脓肿和梗死。患者可表现为隐匿起病，渐进出现神经症状，也可表现为突发局灶性神经损伤、精神状态改变和昏迷，其病死率可达 100%。无论是否侵犯中枢神经系统，播散型毛霉病的病死率均高于 90%。实际上，毛霉菌可引起身体任何部位的感染，无鼻窦感染的中枢神经系统感染、心内膜炎和肾盂肾炎偶可发生。其他，如骨关节、纵隔、气管、上腔静脉感染及原发性外耳感染也有报道。

24.2.4 诊断

毛霉病的临床确诊率较低，最多约 50%的病例经死后尸检方可确诊。目前，毛霉病尚无可靠的血清学或皮肤检测方法，诊断依赖于活检或细胞学检查。同时，毛霉菌是实验室最常见的污染菌，毛霉病确诊依赖于无菌部位针吸或活检组织的阳性培养结果或组织病理学证据；非无菌部位的标本培养阳性，如痰液或支气管肺泡灌洗液培养，可建立临床拟诊(probable diagnosis)。尽管毛霉菌在实验室培养基上快速生长，最多约 50%的毛霉病患者其组织标本培养阴性，主要原因在于组织标本经实验室研磨等不当处理后其病原菌被杀死了。因此，如考虑毛霉病诊断时，应将完整的组织进行真菌培养，而不能在接种前进行常规匀浆化处理。

为了便于探索各种毛霉菌感染的流行病学规律，预测病原真菌对各种抗真菌药物的敏感性，通常需要将从毛霉病患者体内分离出的病原菌鉴定到菌种水平。不同科属的毛霉菌引起的感染性疾病临床上彼此之间难以鉴别，实验室真菌学检查是病原真菌种属鉴定的唯一途径，主要依赖于形态特点和产孢模式，其他分类学相关表型，如碳水化合物同化及最高生长温度也有帮助。

毛霉病典型的组织病理特征表现为分支呈直角的带状宽大无隔菌丝(图 24-2-2)，病原体周围常包绕大量的坏死组织碎片。其他真菌，如曲霉菌、镰刀菌或赛多孢子菌感染可表现出类似的病理特点，但这些霉菌通常较细，有隔且分支成锐角。播散型毛霉病的诊断较为困难，由于患者常伴发多种临床表现，血培养常为阴性，且与其他侵袭性真菌病，如曲霉病临床表现相似，临床发现多个脏器存在梗死时常考虑"毛霉病"的可能，应当仔细检查难以解释的皮肤病灶并进行活检。

CT 扫描对肺型毛霉病(尤其是癌症患者)的早期检测具有应用价值(图 24-2-3)。通过 Logistic 回归分析，伴发癌症的肺型毛霉病患者应用 CT 扫描可有效鉴别曲霉病，多表现为鼻旁窦炎、多发结节(>10 个)和胸膜渗出。同时，最近的一项回顾性分

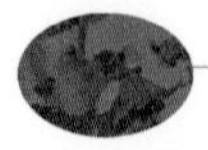

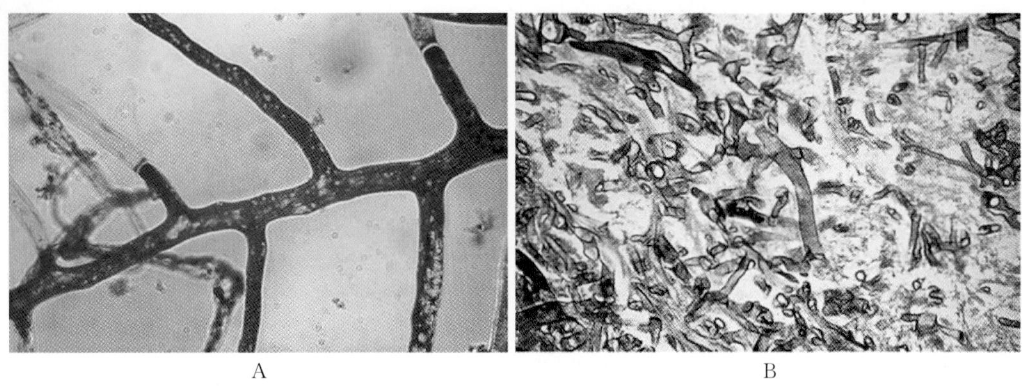

图 24－2－2　毛霉病的组织病理学表现

A. 乳酚棉蓝染色示宽大的少隔菌丝；B. HE染色示宽大无隔的薄壁菌丝，可见不规则分支及局灶性球根样扩张

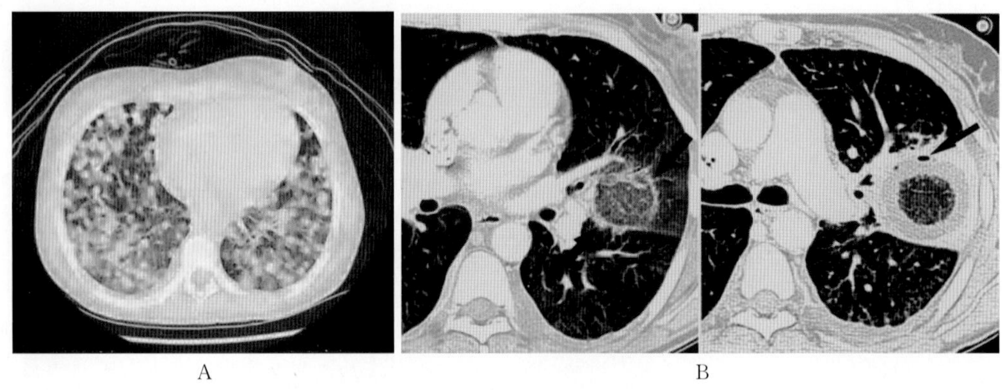

图 24－2－3　肺毛霉菌病的影像学特点

A. 多发结节阴影表现；B. 反晕征表现

析报道，8例CT表现为反晕征（reversed halo sign，局灶性磨玻璃样密度的圆形区域及周围环形的气腔实变）的免疫受损患者中，有7例为毛霉病，而非其他霉菌感染。较之CT检查，MRI对眼眶和中枢神经系统毛霉菌感染更为敏感，价值更高。其他可用于鉴别其他病原菌感染和非感染性疾病的毛霉病影像学检查方法仍有待于进一步探索。

24.2.5　治疗

（1）治疗原则

毛霉病的临床转归及预后主要取决于4个因素，即早期快速诊断、潜在病因与危险因素的逆转、适当的外科处理和抗真菌药物治疗。

早期诊断十分重要。小的局限性病灶如在进展播散之前外科切除，且在诊断5 d内尽早启动多烯类药物抗真菌治疗可显著改善患者的生存率。同时，纠正或控制存在的危险因素，对于改善患者预后同样至关重要。在糖尿病酮症酸中毒患者中，应当纠正高血糖和酸中毒；中断去铁敏或免疫抑制治疗，特别是糖皮质激素，应强烈推荐。此外，还应及时外科清创去除感染和坏死组织。例如，鼻脑型毛霉病，早期外科清除鼻窦及眼窝内的感染组织，常可有效预防眼球的扩散感染，避免眼球摘除；肺毛霉病患者中，较之单用抗真菌药物治疗，外科处理联合抗真菌治疗可极大改善临床预后。

（2）抗真菌治疗

目前临床上最常用的抗真菌药物主要包括多烯类、咪唑类、棘白菌素类等。两性霉素B是目前唯一已批准可用于毛霉菌病治疗的多烯类抗真菌药物。因为部分毛霉菌分离株对两性霉素B相对不敏感或高度抵抗，两性霉素B通常的起始治疗剂量为1.0～1.5 mg/(kg·d)。这种剂量常伴显著的肾脏毒性。因此，两性霉素B脂质体已取代两性霉素B成为毛霉病治疗的优先选择，其高剂量长期应用相对安全有效。

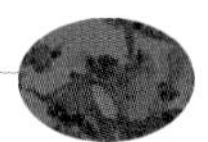

临床常用的咪唑类药物，如伊曲康唑、氟康唑及伏立康唑，在体外实验中对大多数毛霉菌抗菌活性不强，唯有泊沙康唑对毛霉菌显示出较强的体外抗真菌活性，MIC90 为 0.25～8 mg/ml，对根霉菌 MIC 最高(MIC90 = 8 mg/ml)。然而，动物实验研究发现，泊沙康唑对毛霉菌感染小鼠的疗效弱于或显著弱于两性霉素 B。因此，泊沙康唑当前不推荐作为毛霉病的主要治疗方案，仅可用于对多烯类药物抵抗或不敏感的毛霉病患者；临床上常作为病情稳定患者两性霉素 B 起始应用后的递减治疗方案，目前尚无前瞻性研究数据。

棘白菌素类药物(如卡泊芬净、米卡芬净及阿尼芬净)，体外实验检测均对毛霉菌无明显抗真菌活性。然而，少根根霉已证实存在棘白菌素类药物的靶点酶，如 1,3-β-葡聚糖合酶，动物实验和临床小样本回顾性研究均提示两性霉素 B 脂质体联合棘白菌素类药物(卡泊芬净或阿尼芬净)较之单用两性霉素 B 脂质体可显著改善毛霉感染宿主的生存率或临床预后，其作用机制尚不明确。

(3) 其他治疗

1) 铁离子螯合剂去铁酮和去铁斯若：常应用于治疗输血依赖性贫血患者的铁超负荷现象，体外研究和动物实验均已证实其对毛霉菌具有重要的抗真菌活性。去铁斯若，对毛霉菌的临床分离株 90%最小抑菌浓度(MIC90)为 6.25 mg/ml，其杀菌作用呈时间依赖性，约于药物暴露 12～24 h 发挥杀菌作用；以 20 mg/(kg・d)剂量治疗时，其在患者体内药物水平不低于 15 mg/ml，超过最小抑菌浓度；联合两性霉素 B 脂质体，可协同改善播散性毛霉病小鼠的生存率，较之单用两性霉素 B 脂质体治疗可使脑部真菌负荷显著下降 100 倍。有报道，去铁敏若曾成功应用于进行性鼻脑型毛霉病(脑干感染)患者的补救治疗。关于其联合抗真菌药物治疗毛霉病的安全性和有效性仍需进一步研究。

2) 高压氧治疗：有研究报道高压氧治疗联合标准的外科处理和抗真菌药物治疗毛霉病(尤其是鼻脑型)，有利于提高疗效。一项小样本回顾性研究发现，鼻脑型毛霉病患者中，接受高压氧治疗组(6 例)病死率 33.3%，而未接受高压氧治疗组(仅接受外科处理联合两性霉素 B 治疗，7 例)病死率为 57.1%。其作用机制可能在于改善中性粒细胞的杀菌作用、抑制真菌孢子出芽及菌丝生长。

3) 细胞因子 IFN-γ 和粒细胞、巨噬细胞集落刺激因子(GM-CSF)：可增强粒细胞的杀菌功能。有报道发现，对毛霉病患者应用两性霉素 B，同时以重组性颗粒细胞集落刺激因子(G-CSF)和 GM-CSF 或重组 IFN-γ 为辅助治疗，可有利于改善患者的生存时间。G-CSF 在顽固性真菌病中的应用不断增加，尽管其临床经验仅限于个案报道，但对持续性中性粒细胞减少的毛霉病患者可能具有救命作用。

24.3 虫霉病

虫霉目主要包含两类组织病理特点相似，但临床和真菌学特点不同的菌属：蛙粪霉属 *Basidiobolus* 和耳霉属 *Conidiobolus*。蛙粪霉菌和耳霉菌主要侵犯免疫功能正常的宿主，引起皮下组织感染，偶可在免疫正常和免疫受损宿主体内引起播散性感染。蛙粪霉菌病主要是蛙生蛙粪霉(*Basidiobolus ranarum*)感染所致，以前曾用名固孢蛙粪霉(*B. haptosporus*)、裂孢蛙粪霉(*B. meristosporus*)或异孢蛙粪霉(*B. heterosporus*)，当前以蛙生蛙粪霉(*B. ranarum*)最为常用，其感染主要以躯干、肢体为主。而耳霉菌病(也称为鼻藻菌病、鼻虫霉菌病或鼻面部接合菌病)主要由冠状耳霉(*Conidiobolus coronatus*)或异孢耳霉(*Conidiobolus incongruous*)引起感染，主要侵犯鼻部和面部软组织。

24.3.1 流行病学

虫霉病主要见于非洲和东南亚的热带、亚热带地区，其他地区罕有报道。就发病年龄而言，蛙粪霉菌病主要累及青少年儿童，偶可感染成年人，而耳霉菌病则几乎总是侵犯成人。虫霉菌在大自然界普遍存在，主要分布于土壤，蛙生蛙粪霉还可见于爬行动物、鱼类、两栖动物和蝙蝠的胃肠道，冠状耳霉也可见于昆虫、蜥蜴及蟾蜍的胃肠道中，临床显性感染甚为罕见。蛙生蛙粪霉的传播途径可能主要经皮肤微小创口和昆虫叮咬处感染，还可寄生于树叶，如用这些树叶如厕可直接接种肛门，引起臀部、股侧及会阴的感染。耳霉菌病好发于男性，患病率男性较之女性约为 8 倍多，其传播途径尚不清楚，好发于头、面部，可能由孢子吸入或微创皮肤的直接接种引起，经昆虫叮咬传播也有可能。

24.3.2 临床表现

蛙粪霉病典型表现为手臂、小腿或臀部皮下组

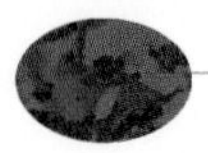

织的慢性感染，其特征为坚实的无痛性皮下结节，可发生局部扩散(图 24-3-1)。如不治疗，可缓慢进展，也可自发愈合。尽管播散不常见，深部入侵至皮下肌肉及广泛播散也有报道。其他罕见感染部位还有胃肠道，表现为发热、腹痛、腹泻、便秘、体重下降，畏寒、寒战较少见；类似于毛霉病的血管侵袭性感染也有报道。

耳霉菌病最常见表现为慢性鼻旁窦炎，起始表现为下鼻甲肿胀，如不治疗，感染可扩散至邻近的面部和皮下组织及鼻旁窦(图 24-3-1B)。鼻、口及鼻周组织肿胀相继发生，可导致鼻部充血和流涕、鼻旁窦疼痛和鼻出血。严重的面部广泛性肿胀也可发生。肘部、上唇及面颊部的皮下结节可引起毁容，尤其是局部淋巴结累及引起继发性淋巴水肿时。感染罕见累及咽喉部，可导致吞咽困难和气道梗阻。与毛霉病不同，耳霉菌病通常不侵犯中枢神经系统，播散性感染较罕见。

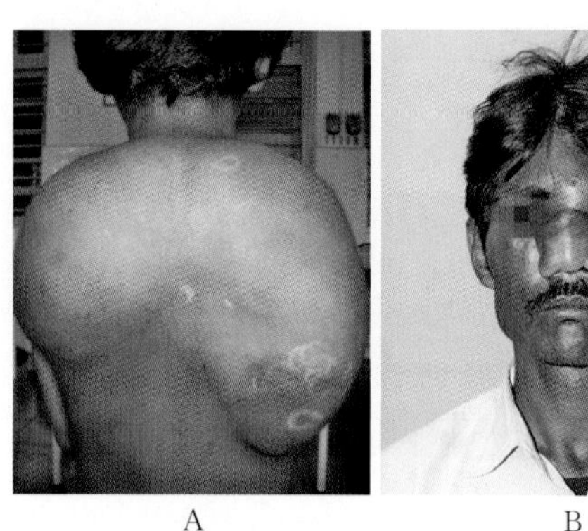
A

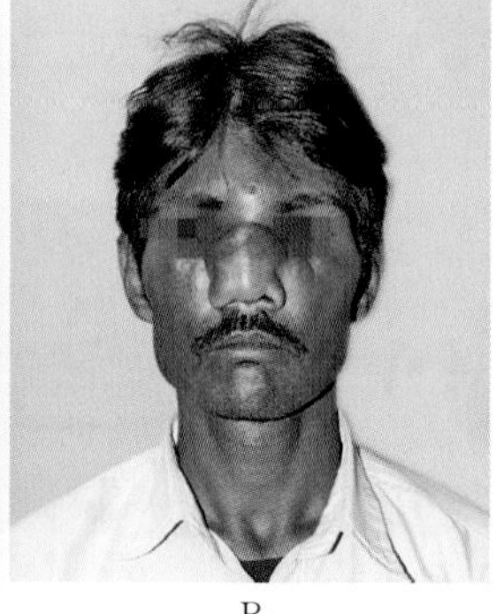
B

图 24-3-1 虫霉病的临床表现

A. 蛙生蛙粪霉感染引起的软组织肿瘤样皮损；B. 冠状耳霉感染引起的鼻面部皮损

24.3.3 诊断

在虫霉菌病流行地区，蛙粪霉病和耳霉病可根据感染部位和患者年龄轻易鉴别，诊断常依赖于组织活检。两种疾病组织病理学特点相似，均表现为宽大、薄壁的无隔菌丝(偶可分隔)，HE 染色可发现 Splendore-Hoeppli 嗜酸性物质，而其他染色(如 PAS 染色和六胺银染色)相对无效；菌丝常环绕着嗜酸性粒细胞、淋巴细胞和浆细胞。嗜酸性粒细胞的存在是虫霉菌病诊断的重要病理学依据。组织病理学诊断通常难以鉴定到菌种水平，常需结合真菌学培养。

24.3.4 治疗

治疗上，尚无一种抗真菌药物可用于所有虫霉菌病的治疗，饱和碘化钾溶液(SSKI)、复方磺胺甲噁唑、抗真菌药物(两性霉素 B 和咪唑类)及这些药物联合应用，可取得不同程度的治疗成功。而且，部分虫霉菌感染患者可自愈。传统上，常应用 SSKI 治疗(1.5～2.0 g/d，持续 3 个月)。复方磺胺甲噁唑相对于碘化钾不良反应较少，然而需大剂量长时间应用。抗真菌药物中，氟康唑、伊曲康唑及酮康唑已成功应用于虫霉菌病的治疗，两性霉素 B 常非首选，可应用于其他治疗失败后的补救治疗。单一药物治疗失败，可联合上述药物进行治疗。除了抗菌治疗之外，应当尽可能外科切除皮下结节，并重建严重变形组织。

主要参考文献

[1] 冉玉平，熊琳，胡瑚，等. 鼻甲切除术后发生鼻脑毛霉病的诊治——附 1 例报告. 中国真菌学杂志，2006，(1)：28-30.

[2] 张思平，刘蔚，胡白. 少根根霉所致皮肤毛霉病 3 例. 临床皮肤科杂志，2012，41(3)：163-165.

[3] 吴迪，巩纯秀，李豫川. 儿童 1 型糖尿病合并肺毛霉病一例并文献复习. 中华糖尿病杂志，2013，5(7)：430-433.

[4] Alvarez E, Cano J, Stchigel AM, et al. Two new species of Mucor from clinical samples. Med Mycol, 2011，49(1)：62-72.

[5] Hibbett DS, Binder M, Bischoff JF, et al. A higher-level phylogenetic classification of the fungi. Mycol Res, 2007，111(Pt 5)：509-547.

[6] Spellberg B, Edwards J Jr, Ibrahim A. Novel perspectives on mucormycosis: pathophysiology, presentation, and management. Clin Microbiol Rev, 2005，18(3)：556-569.

[7] Greenberg RN, Scott LJ, Vaughn HH, et al. Zygomycosis (mucormycosis): emerging clinical importance and new treatments. Curr Opin Infect Dis, 2004，17(6)：517-525.

[8] Marty FM, Cosimi LA, Baden LR. Breakthrough zygomycosis after voriconazole treatment in recipients of hematopoietic stem-cell transplants. N Engl J Med, 2004，350(9)：950-952.

[9] Waldorf AR, Ruderman N, Diamond RD. Specific susceptibility to mucormycosis in murine diabetes and

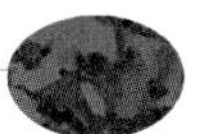

bronchoalveolar macrophage defense against Rhizopus. J Clin Invest, 1984,74(1):150－160.

[10] Chinn RY, Diamond RD. Generation of chemotactic factors by Rhizopus oryzae in the presence and absence of serum: relationship to hyphal damage mediated by human neutrophils and effects of hyperglycemia and ketoacidosis. Infect Immun, 1982,38(3):1123－1129.

[11] Boelaert JR, de Locht M, Van Cutsem J, et al. Mucormycosis during deferoxamine therapy is a siderophore-mediated infection. *In vitro* and *in vivo* animal studies. J Clin Invest, 1993,91(5):1979－1986.

[12] Artis WM, Fountain JA, Delcher HK, et al. A mechanism of susceptibility to mucormycosis in diabetic ketoacidosis: transferrin and iron availability. Diabetes, 1982,31(12):1109－1114.

[13] Bouchara JP, Oumeziane NA, Lissitzky JC, et al. Attachment of spores of the human pathogenic fungus Rhizopus oryzae to extracellular matrix components. Eur J Cell Biol, 1996,70(1):76－83.

[14] Ibrahim AS, Spellberg B, Avanessian V, et al. Rhizopus oryzae adheres to, is phagocytosed by, and damages endothelial cells *in vitro*. Infect Immun, 2005, 73(2):778－783.

[15] Blitzer A, Lawson W, Meyers BR, et al. Patient survival factors in paranasal sinus mucormycosis. Laryngoscope, 1980,90(4):635－48.

[16] Gleissner B, Schilling A, Anagnostopolous I, et al. Improved outcome of zygomycosis in patients with hematological diseases. Leuk Lymphoma, 2004,45(7): 1351－1360.

[17] Boyd AS, Wiser B, Sams HH, et al. Gangrenous cutaneous mucormycosis in a child with a solid organ transplant: a case report and review of the literature. Pediatr Dermatol, 2003,20(5):411－415.

[18] Chamilos G, Marom EM, Lewis RE, et al. Predictors of pulmonary zygomycosis versus invasive pulmonary aspergillosis in patients with cancer. Clin Infect Dis, 2005,41(1):60－66.

[19] Wahba H, Truong MT, Lei X, et al. Reversed halo sign in invasive pulmonary fungal infections. Clin Infect Dis, 2008,46(11):1733－1737.

[20] Sun QN, Najvar LK, Bocanegra R, et al. In vivo activity of posaconazole against mucor spp. in an immunosuppressed-mouse model. Antimicrob Agents Chemother, 2002,46(7):2310－2312.

[21] Dannaoui E, Meis JF, Loebenberg D, et al. Activity of posaconazole in treatment of experimental disseminated zygomycosis. Antimicrob Agents Chemother, 2003,47(11):3647－3650.

[22] Greenberg RN, Mullane K, van Burik JA, et al. Posaconazole as salvage therapy for zygomycosis. Antimicrob Agents Chemother, 2006,50(1):126－133.

[23] van Burik JA, Hare RS, Solomon HF, et al. Posaconazole is effective as salvage therapy in zygomycosis: a retrospective summary of 91 cases. Clin Infect Dis, 2006,42(7):e61－e65.

[24] Ibrahim AS, Gebremariam T, Fu Y, et al. Combination echinocandin-polyene treatment of murine mucormycosis. Antimicrob Agents Chemother, 2008, 52(4):1556－1558.

[25] Cappellini MD. Iron-chelating therapy with the new oral agent ICL670 (Exjade). Best Pract Res Clin Haematol, 2005,18(2):289－298.

[26] Ibrahim AS, Gebermariam T, Fu Y, et al. The iron chelator deferasirox protects mice from mucormycosis through iron starvation. J Clin Invest, 2007,117(9): 2649－2657.

[27] Couch L, Theilen F, Mader JT. Rhinocerebral mucormycosis with cerebral extension successfully treated with adjunctive hyperbaric oxygen therapy. Arch Otolaryngol Head Neck Surg, 1988,114(7):791－794.

[28] Ma B, Seymour JF, Januszewicz H, et al. Cure of pulmonary Rhizomucor pusillus infection in a patient with hairy-cell leukemia: role of liposomal amphotericin B and GM－CSF. Leuk Lymphoma, 2001,42(6):1393－1399.

[29] Abzug MJ, Walsh TJ. Interferon-gamma and colony-stimulating factors as adjuvant therapy for refractory fungal infections in children. Pediatr Infect Dis J, 2004, 23(8):769－773.

[30] Thakar A, Baruah P, Kumar S, et al. Rhinophycomycosis. J Laryngol Otol, 2001,115(6):493－496.

[31] Thotan SP, Kumar V, Gupta A, et al. Subcutaneous phycomycosis — fungal infection mimicking a soft tissue tumor: a case report and review of literature. J Trop Pediatr, 2010,56(1):65－66.

[32] Chowdhary A, Randhawa HS, Khan ZU, et al. Rhinoentomophthoromycosis due to Conidiobolus coronatus. A case report and an overview of the disease in India. Med Mycol, 2010,48(6):870－879.

[33] Restrepo A. Treatment of tropical mycoses. J Am Acad Dermatol, 1994,31(3 Pt 2): S91－102.

（方　伟　法振宗　廖万清）

25 毛孢子菌病

25.1 真菌学

25.1.1 概述

毛孢子菌属是毛孢子菌病的致病菌，又名丝孢酵母。毛孢子菌是引起毛孢子菌病的病原菌。毛孢子菌属于半知菌门芽生菌纲隐球酵母目隐球酵母科的酵母样真菌。可引起毛发、甲、皮肤，甚至系统性感染。早期，*T. beigelli*(白吉利)曾被认为是唯一的毛孢子菌，临床上较常见的是由白吉利毛孢子菌侵犯毛发和须部所致的毛结节菌病。近年来发现大多是阿萨希毛孢子菌感染的，可有皮肤感染、肺部感染和播散性感染。根据最新的分子生物学分类方法，将毛孢子菌分为 17 个种，其中可以引起人类感染的包括 6 种：阿萨希毛孢子菌(*T. asahii*)、星形毛孢子菌(*T. asteroids*)、皮毛孢子菌(*T. cutaneum*)、皮瘤毛孢子菌(*T. inkin*)、黏液毛孢子菌(*T. mycoides*)及卵形毛孢子菌(*T. ovoides*)等。它们可以引起不同类型的感染，*T. cutaneum* 和 *T. asteroides* 与浅表感染有关，*T. ovoides* 和 *T. inkin* 与白毛结节病及头皮、会阴部位的感染有关，*T. asahii* 和 *T. mucoides* 也可引起白毛结节病，但它们主要与深在感染有关。

毛孢子菌广泛分布于世界各地，特别是土壤和腐败的木材中。该菌也是皮肤正常菌群之一。目前尚无明确的证据表明环境株可直接感染人类。毛孢子菌感染最多见于白血病患者，也可见于免疫功能低下的多发性骨髓瘤、再生障碍性贫血、淋巴瘤、器官移植及 AIDS 患者；还可见于非免疫功能低下的白内障摘除术、人工心脏瓣膜、静脉药瘾、长期腹膜透析及外用糖皮质激素治疗的患者。

1) 直接镜检：可见真菌丝、芽孢和关节孢子。

2) 培养检查：①菌落特征，如 SDA 27℃菌落呈奶油色，湿润或干燥，有时呈脑回状，表面附有粉末状物。②显微镜下特征，如关节孢子、真假菌丝、芽生孢子。

3) 生理学实验：糖发酵阴性，重氮蓝 B 阳性，水解尿素。

4) 鉴别要点：毛孢子菌有芽孢，地霉没有芽孢，两者都有关节孢子，地霉从关节角部发芽，属内鉴别需用 AP120C 进行鉴别。

25.1.2 阿萨希毛孢子菌

阿萨希毛孢子菌(*T. asahii*)是毛孢子菌病最常见、最重要的致病菌。Kalkanci 等对 107 株毛孢子菌病的致病菌进行了分类研究，发现 87 株(81.3%)为阿萨希毛孢子菌。Chagas-Neto 等对 22 株血培养

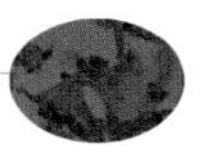

的毛孢子菌进行鉴定研究后发现，其中 15 株为阿萨希毛孢子菌。此菌新近从白吉利毛孢子菌分离出来，新版 AP120C 可鉴定出此菌。

阿萨希毛孢子菌又名皮肤毛孢子菌喷尼变种、图形毛孢子菌、罗伯毛孢子菌、阿萨希丝孢酵母等。

1）菌落形态：菌落形态随培养基及温度的变化不大。中等速度扩展生长，在 28℃ 及 35℃ 生长 10 d 后，菌落的直径在 16～22 mm，中心呈白色、粉尘状，周边有皱褶、脑回样。

2）显微镜下特征：出芽细胞，无侧生分生孢子，关节孢子呈桶装。无附着孢。

25.1.3 皮肤毛孢子菌

皮肤毛孢子菌又名皮毛孢子菌、皮肤粉孢、皮肤丛梗孢、皮肤醭酵母、皮肤类地霉等。

1）菌落形态：SDA 上中等速度扩展生长，28℃ 培养 10 d 后，菌落呈奶酪色，脑回状，有宽而闪光的边缘带，直径在 16～20 mm。表面无粉状物，老后边缘有裂隙。皮毛孢子不能在 35℃ 生长。

2）显微镜特征：镜下常常可以见到菌丝断裂为关节孢子，但也可以见到亚球形的芽生孢子。关节孢子柱状至椭圆形。

25.1.4 倒卵状毛孢子菌

倒卵状毛孢子菌又名白吉利毛孢子菌，曾被认为是唯一的毛孢子菌。

1）菌落特征：菌落限制性生长，白色，呈粉末状，中央有皱褶，边缘平坦。

2）显微镜下特征：芽生细胞，无侧生分生孢子，玻片培养可见附着孢子。

25.1.5 皮瘤毛孢子菌

皮瘤毛孢子菌异名又名短张力小孢霉、皮瘤束状菌、束状孢子菌等。

1）菌落特征：菌落表面也是粗糙不平，呈脑回状，脑回状较小。在培养过程中常常使培养基裂开，颜色为白色、粉样。在 28℃ 及 35℃ 培养 10 d 以后，菌落直径在 12～16 mm。

2）显微镜下特征：镜下可见菌丝断裂成直角形的关节孢子，此外还可以见到鹿角菌丝。

3）组织病理：毛孢子菌感染的皮肤及脏器组织病理改变主要在真皮，主要表现为感染性肉芽肿，真皮内有中等度或致密的肉芽肿性浸润，有明显的血管改变，包括血栓塞性血管炎、血管周围炎。有时可见分枝菌丝侵入血管或小血管，有真菌栓塞。有 1 例报道，在真皮内形成小囊肿，在囊肿内及其周围有大量真菌。PAS 染色或六胺银染色在感染组织中可见形态各异的菌丝及圆形或卵圆形真菌孢子堆积，也可见到芽生孢子、关节孢子和假菌丝，酵母细胞呈圆形或卵圆形，大小为(2～4)μm×(4～7)μm，当切片中关节孢子少见时，毛孢子菌形似白念珠菌。在镜下发现分隔菌丝、关节孢子、假菌丝及芽生孢子，则有利于诊断，但多数情况下仅见分隔菌丝、圆形或卵圆形孢子及芽生孢子。由于此菌与新生隐球菌有共同抗原，取自播散性毛孢子菌感染患者的血清往往隐球菌抗原阳性。

4）分子生物学检查：分子生物学方法在毛孢子菌病的诊断方面具有灵敏度高、特异性强等特点，但易受实验室条件等因素的影响。目前，常用 PCR、巢式 PCR、实时荧光定量 PCR 法检测 rRNA 的 ITS、D1D2 区基因序列对毛孢子菌病进行诊断。

25.2 毛孢子菌病

毛孢子菌病（trichosporosis）是由毛孢子菌(*Trichosporon*)所致的毛发、指(趾)甲、皮肤及系统感染。临床较常见的有白结节病(white piedra)和系统性毛孢子菌病(systemic trichosporosis)。毛孢子菌广泛存在于自然界中，近年来发现阿萨希毛孢子菌是皮肤、呼吸道和胃肠道免疫受损患者和新生儿的条件致病菌，不仅可导致浅部感染，更重要的是可导致免疫低下或免疫功能缺陷患者的深部感染，主要表现为真菌血症及皮肤、脏器的播散性感染。播散性感染和系统性念珠菌病有相似的传播途径，且病死率高。

25.2.1 病因和流行病学

毛孢子菌是引起毛孢子菌病的病原菌。毛孢子菌属于半知菌门芽生菌纲隐球酵母目隐球酵母科的酵母样真菌。毛孢子菌广泛分布于自然界中，特别是土壤和腐败的木材中。1992 年以前所报道的病原菌主要为皮毛孢子菌(又名白吉利毛孢子菌)，其分类及真菌特征与白毛结节病的病原菌相同。1992 年及 1994 年，Gueho 等根据最新的分子生物学方法，将毛孢子菌分为 17 个种，其中可引起人类感染

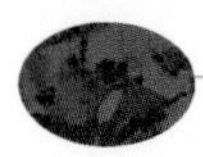

的有6种，即卵圆形毛孢子菌(*T. ovoides*)、皮瘤毛孢子菌(*T. inkin*)、阿萨希毛孢子菌(*T. asahii*)、星形毛孢子菌(*T. asteroides*)、皮毛孢子菌(*T. cutaneum*)和黏液样毛孢子菌(*T. mucoides*)。它们可以引起不同类型的感染，*T. cutaneum* 和 *T. asteroides* 与浅表感染有关，*T. ovoides* 和 *T. inkin* 与白色毛结节病及头皮、会阴部位的感染有关，*T. asahii* 和 *T. mucoides* 也可引起白毛结节病，但它们主要与深在感染有关。

毛孢子菌病的发病机制尚不十分清楚。本菌存在于周围环境中，也可于正常人体的皮肤、呼吸道、消化道及阴道等部位发现，并不引起疾病；而在某些条件下，可致病，故毛孢子菌病为一条件致病性真菌感染。毛孢子菌具有含铁细胞受体。如机体血清铁含量增加，有利于菌的生长、繁殖，在发病机制中也有重要作用。

毛孢子菌病多数情况继发于有免疫缺陷患者，如恶性肿瘤、器官移植、骨髓移植、大量应用免疫抑制剂或糖皮质激素等。在免疫缺陷患者中，毛孢子菌常为内源性感染，主要通过消化道或呼吸道的损伤进入体内，形成真菌血症，发生播散性毛孢子菌病。少数病例原来并无免疫缺陷，如应用静脉导管、心脏瓣膜置换、眼白内障摘除术等，也可发生毛孢子菌病。此类患者以外源性感染为主，因环境中的真菌污染了导管、医疗器械、创面等引起。

25.2.2 临床表现

(1) 毛结节病

多发于毛发、毛干上，附有白色或灰白色针尖至小米粒大学的结节，中等硬度，易从毛干上刮下，称为白色毛结节病。镜下可见真菌菌丝和孢子。此外，胡须、腋毛、阴毛等处也可发病。

(2) 系统性毛孢子菌病

本病常继发于有基础疾病，特别是有免疫缺陷的患者，具有明显的诱发因素，有报道指出，当中性粒细胞数$<0.1\times10^9/L$并持续时间较长，受真菌感染的可能性大为增加，且易并发播散性毛孢子菌病。中性粒细胞数和本病的预后也有关，如中性粒细胞数持续低下，预后不良。

系统性毛孢子菌感染的临床表现在许多方面与念珠菌病相似，呈急性或慢性感染过程。急性播散性毛孢子菌病常在原有疾病的基础上，病情突然恶化，发生高热、心率及呼吸加快，表现为1个或多个脏器损害。病情进展迅速，血压下降，出现昏迷、休克，在发病数天或1个月左右死亡。而慢性播散性毛孢子菌病，可持续几个月，甚至数年，表现为间断或持续性发热，肝、脾大，肝功能异常或进行性器官衰竭等。临床上毛孢子菌侵犯的部位最多见的是血液循环及肾脏，其次为肺、胃肠道、皮肤，有时累及肝、脾、心内膜、中枢神经系统、眼等。并可出现相应系统的临床特征，如累及肾脏时可出现血尿、尿中红细胞及管型，甚至引起肾衰竭等。脑等中枢神经系统感染时可有头痛、脑膜刺激症状、失语、偏瘫等。多次做血培养、活组织检查或病变部位穿刺液培养可检出毛孢子菌。最后虽获确诊，采用抗真菌药治疗，但也常导致死亡。

1) 毛孢子菌性败血症：又称毛孢子菌感染引起的脓毒病。血液循环是真菌最先并侵犯最多的部位。真菌在血液循环、深部组织或器官内生长、繁殖，临床上产生毒血症及受累脏器的相应表现。加上原有的基础疾病，其临床症状可以十分复杂。如多次重复做血培养，获得真菌的阳性率也最高，有利于本病的诊断。也有在新生儿及早产儿中发生患毛孢子菌性败血症的报道。

2) 毛孢子菌性肾病：真菌通过血行播散，最常感染肾脏。可发生血尿、红细胞管型，甚至引起肾衰竭，预后不良。尿液检查可检出病原菌。

3) 毛孢子菌性肺炎：毛孢子菌在正常情况下，可存在于呼吸道，并不致病；但某些诱因使机体免疫力降低时，真菌可以生长、繁殖，成为致病菌，引起肺部炎症性病变。感染主要部位在细支气管及肺泡。有中性粒细胞数降低的患者，更易从肺侵入体内，形成真菌血症。患者有发热、咳嗽、咯痰或痰中带血，多次查痰有时可检出病原菌。

4) 消化道毛孢子菌病：毛孢子菌可作为正常菌群存在于胃肠道。机体免疫力降低时可成为致病菌，侵犯胃肠黏膜及血管，引起炎症，同时消化道也是毛孢子菌侵入体内，形成真菌血症的主要部位。患者可出现食欲缺乏、腹痛、腹胀、稀便、腹泻、便中带血等症状，粪便有时可检出病原菌。

5) 皮肤毛孢子菌病：约有30%的播散性毛孢子菌病可累及皮肤，发生多种皮疹，好发于头面部、躯干、前臂，常两侧对称。较常见的表现为紫癜性丘疹和结节，其中心发生坏死、结痂或形成溃疡；但也有报道仅发生多数结节，位于头及面颊部，不痛，略有波动感。其他皮疹可有斑丘疹、丘疱疹、丘疹脓疱性

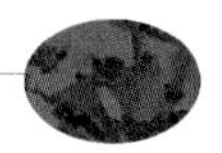

损害、出血性大疱、鳞屑性皮肤损害等。有 1 例报道病变在腿部，类似蜂窝织炎。在皮肤部位取真皮组织做真菌培养，约有 90%可获阳性结果，对本病的早期诊断有重要意义。但也有皮肤病变培养阴性而血培养阳性的情况。

6）毛孢子菌性脑膜炎：可有不规则发热、头痛、脑膜刺激症状，如影响脑实质可出现失语、偏瘫、渐加重，病程迁延。脑脊液培养可获病原菌。亦有脑脓肿的报道。

7）其他：可发生毛孢子菌性心内膜炎，常在心瓣膜病变基础上，或心脏瓣膜置换术后发生。毛孢子菌所致肝、脾损害无特征性，较难确诊。毛孢子菌所致眼内炎，可以是播散性毛孢子菌病变的一部分，也可因手术后发生单个眼内感染，引起失明。

AIDS 患者并发毛孢子菌病者相对较少，至今仅有数例报道。但值得注意的是，在住院患者中，皮毛孢子菌在 0.8%患者的咽喉部及 3.1%患者的下胃肠道检出。在男性同性恋人群中，从 15.5%直肠培养物中可分离出皮毛孢子菌，提示这种真菌可通过直肠的性接触而传播。

毛孢子菌病可以和细菌、病毒及其他条件致病性真菌同时引发感染，使临床症状更加复杂。需多次重复检查病原菌。

25.2.3 实验室检查

（1）真菌镜检、真菌培养

详见 25.1。

（2）组织病理学检查

毛孢子菌感染的皮肤及脏器组织病理改变主要在真皮，主要表现为感染性肉芽肿，真皮内有中等度或致密的肉芽肿性浸润，有明显的血管改变，包括血栓塞性血管炎、血管周围炎。有时可见分枝菌丝侵入血管或小血管，有真菌栓塞。有 1 例报道，在真皮内形成小囊肿，在囊肿内及其周围有大量真菌。PAS 染色或六胺银染色在感染组织中可见形态各异的菌丝及圆形或卵圆形真菌孢子堆积，也可见到芽生孢子、关节孢子和假菌丝，酵母细胞呈圆形或卵圆形，大小为(2～4)μm×(4～7)μm，当切片中关节孢子少见时，毛孢子菌形似白念珠菌。在镜下发现分隔菌丝、关节孢子、假菌丝及芽生孢子，则有利于诊断，但多数情况下仅见分隔菌丝、圆形或卵圆形孢子及芽生孢子。

25.2.4 诊断和鉴别诊断

毛孢子菌病因临床报道较少，医生对该病缺乏足够的认识，且由于病原菌临床分离、鉴定困难等致该病诊断困难，易被漏诊或误诊。如患者具有易感因素和典型临床表现，应考虑本病的可能。早期主要根据病原学、真菌培养、菌落形态、镜下形态、组织病理特点及细胞壁多糖检测等对毛孢子菌病进行诊断。随着分子生物学的发展，目前分子学诊断已经成为最主要、准确的诊断方法之一。

（1）临床特点

本病临床症状复杂，根据受累部位不同，可有不同表现。一般可参考以下各点：①常先有一基础疾病；②患者具有免疫缺陷的情况，特别是中性粒细胞计数减少；③有长期应用广谱抗生素、糖皮质激素、免疫抑制剂、化疗药物等情况，有器官移植、骨髓移植等诱发因素；④在基础疾病的基础上，有发生新的局部或播散性感染的症状；⑤在头面部、躯干、四肢有紫癜性丘疹或结节，中央有坏死或溃疡；⑥抗细菌治疗无效；⑦患者一般状况常在短期内明显恶化。具有以上情况则需考虑有继发本病的可能性，必要时进一步做活组织检查或真菌学检查。

（2）真菌学诊断

主要是采血进行血培养，或对有关受累脏器的尿、粪、痰、脓液、脑脊液、穿刺物等反复进行真菌检查。皮肤则需刮取真皮组织进行培养。标本直接镜检，主要可见分隔菌丝，圆形、卵圆形孢子，特别是关节孢子，有时可见少量芽生孢子。结合培养鉴定菌种。由于毛孢子菌属为常见污染菌，正常人体也可存在，必须进行多次重复培养，获同一菌种才有意义。真菌学检查是诊断的“金标准”。

（3）分子生物学检测

分子生物学方法在毛孢子菌病的诊断方面具有灵敏度高、特异性强等特点，但易受实验室条件等因素的影响。目前常用 PCR、巢式 PCR、实时荧光定量 PCR 法检测 rRNA 的 ITS、D1D2 区基因序列对毛孢子菌病进行诊断。

（4）病理学诊断

皮肤损害的组织病理改变主要依据：①真皮内肉芽肿性浸润；②血管改变明显，可有血栓栓塞性血管炎、血管周围炎，小血管内可见真菌栓塞；③PAS 染色在炎症区内可见分隔菌丝、多数关节孢子、少量假菌丝及芽生孢子，如在切片中有上述形态的真菌则有利于本病的诊断。

(5) 鉴别诊断

播散性毛孢子菌病主要需与播散性念珠菌病、曲霉败血症、隐球菌败血症及播散性毛霉病等相鉴别；毛孢子菌性脑膜炎需与隐球菌性脑膜炎、结核性脑膜炎鉴别。

毛孢子菌病的皮肤组织病理改变需与念珠菌病、曲霉病、地霉病鉴别。

1) 念珠菌病主要为亚急性化脓性炎症反应至慢性肉芽肿形成。病灶内有分隔菌丝、假菌丝、多少不一的卵圆形孢子或芽生孢子，但血管改变较轻，无关节孢子。

2) 曲霉病为急性、亚急性至慢性炎症反应。有时可见组织坏死及小脓肿，可产生血管炎、血管周围炎及血栓形成。病变内有较多分隔菌丝，有的排列成放射状，菌丝分枝多呈锐角，但无假菌丝及关节孢子。

3) 地霉病在真皮及皮下有血管增生，周围有灶状及弥散性炎症细胞浸润，其中有成群或散在的关节菌丝、关节孢子及圆形孢子，但无假菌丝及芽生孢子。

25.2.5 治疗

本病多数在诊断后不久死亡或尸检时才确诊，因此早期诊断、及时治疗显得特别重要。

(1) 一般治疗

由于本病常在某一基础疾病过程中发生，病情复杂，因此需对基础疾病进行适当的治疗。去除诱发因素，增强机体免疫力，尤其是提高中性粒细胞的数量，加强全身的营养及护理均很重要。

(2) 药物治疗

由于毛孢子菌对很多常规抗真菌药物耐药，目前该病治疗困难，免疫受损患者感染的死亡率较高。目前主要以抗真菌药物、免疫因子及联合治疗等方法为主。抗真菌药物主要包括咪唑类、棘白菌素类及两性霉素 B 等；免疫因子包括巨噬细胞集落刺激因子(M－CSF)、粒细胞集落刺激因子(G－CSF)、肿瘤坏死因子(TNF－α)等。有报道指出使用两性霉素 B 或两性霉素 B 脂质体对本病有效。也有报道指出咪唑类药物治疗本病有效，可以试用氟康唑、伊曲康唑或酮康唑治疗。抗真菌药物的联合既可以提高疗效，又可以降低药物的毒副作用，可以联合两性霉素 B 和氟康唑治疗。Bassetti 等用卡泊芬净联合两性霉素 B 成功治疗了 *T. asahii* 引起的系统性毛孢子菌病。国内杨蓉娅等用脂质体两性霉素 B 联合氟康唑成功治疗了国内首例播散性毛孢子菌病患者，并通过小鼠播散性毛孢子菌病模型进行了验证。有报道毛孢子菌病的病原菌对包括两性霉素 B、卡泊芬净等在内的多种抗真菌药物存在耐药。Bayramoglu 等报道了 1 例 *T. asahii* 感染患者，经卡泊芬净、两性霉素 B 及伏立康唑治疗后死亡的病例，药敏实验证实致病菌对卡泊芬净及两性霉素 B 均不敏感。但多项研究表明三唑类及联合治疗是对抗毛孢子菌病较为有效的药物，特别是伏力康唑、脂质体两性霉素 B 效果较好。治疗中，还应注意结合药敏试验合理选择用药，早期、足量、联合用药及足够疗程可以达到理想的治疗效果。此外，可以试用免疫因子治疗，如 M－CSF、G－CSF、TNF－α 等。

主要参考文献

[1] 王端礼. 医学真菌学——实验室检验指南. 北京：人民卫生出版社，2005.

[2] 张宏，廖万清，郭宁如. 实用临床真菌学. 北京：人民军医出版社，2009.

[3] 夏志宽，杨蓉娅. 毛孢子菌病. 实用皮肤病学杂志，2010，3(4)：215－218.

[4] 李厚敏，刘伟，万哲，等. 临床相关毛孢子菌生物学特性的研究. 中华检验医学杂志，2005，28(6)：613－616.

(高爱莉　石建萍)

26 青霉病

青霉病主要是指青霉属中某些种的青霉感染人体所致的疾病。目前已知的青霉约300余种，绝大多数为非致病菌，仅少数为条件致病菌，广泛分布于土壤等自然环境，也是最常见的实验室污染真菌之一。最常见的致病青霉主要是马尔尼菲青霉（*Penicillium marneffei*），但最近的分类学研究将其从青霉属中划出，归入篮状菌属（*Talaromyces*）。本章仍依照传统分类学的定义，仅介绍由马尔尼菲篮状菌感染引起的各种疾病。

26.1 真菌学

马尔尼菲篮状菌（*Talaromyces marneffei*）旧称马尔尼菲青霉（*Penicillium marneffei*）。广义的青霉属包括正青霉属（*Eupenicillium*）（相当于目前狭义的青霉属）和篮状菌属（*Talaromyces*）（目前认为是双轮亚属的有性阶段）。这两个菌属的主要区别是子囊果的不同，狭义的青霉属具有菌核样的子囊果，子囊果为壁厚、等径的细胞，成熟常需几个月的时间，多数不形成子囊孢子。而篮状菌属的子囊果是较软的细胞壁中含有多层交织的菌丝，可在数周内成熟。不同于狭义的青霉属，篮状菌属中的菌种常有深绿色分生孢子，气生菌丝产色素且被包绕，菌落背面为黄色、橙色或红色到紫色。此外，关于真菌 rRNA 和钙调蛋白基因的遗传相关性系统发生的研究也证明了狭义的青霉属和篮状菌属属于不同的亚科。基于以上原因，修订命名将马尔尼菲青霉菌改为马尔尼菲篮状菌，作为新命名系统的有效名称。

绝大多数青霉病均是由于马尔尼菲篮状菌感染引起，但也有如产黄青霉（*Penicillium chrysogenum*）、斜卧青霉（*Penicillium decumbens*）、灰黄青霉（*Penicillium griseofulvum*）等引起免疫正常或免疫受损患者深部感染的报道。截至2002年，全球报道非马尔尼菲篮状菌感染的病例仅31例，大部分为肺部感染（38.7%，12/31），其中产黄青霉、斜卧青霉较常见。2013年，笔者也报道1例由胶囊青霉（*Penicillium capsulatum*）感染引起的肺部“青霉球”样改变（penicillioma）的病例。本部分仅对马尔尼菲篮状菌展开讨论。

本菌是一种双相型真菌，在37℃培养条件下或组织中为酵母相，在25℃培养条件下为丝状真菌。本菌在沙氏培养基上25℃生长良好，2 d即可见菌落生成，菌落表面可见细粉末状或绒毛状菌丝，菌落周围培养基可见玫瑰红色或酒红色色素浸润（图26-1-1）。随着时间的延长，色素逐渐加深扩散到整个培养基。这种弥漫在培养基中的红色色素对该菌的鉴定有十分重要的意义。马尔尼菲篮状菌生长较快，25℃时，接种2 d后可形成直径5 mm的菌落，2周可形成40 mm菌落。培养10 d后菌落颜色可出现白色或淡灰色变成浅绿色。直接镜检可见分枝分隔菌丝，无色透明，有典型的帚状枝，分生孢子梗等结构(图 26－1－2)。分生孢子为椭圆形或球形，光滑，直径 2～4 μm。

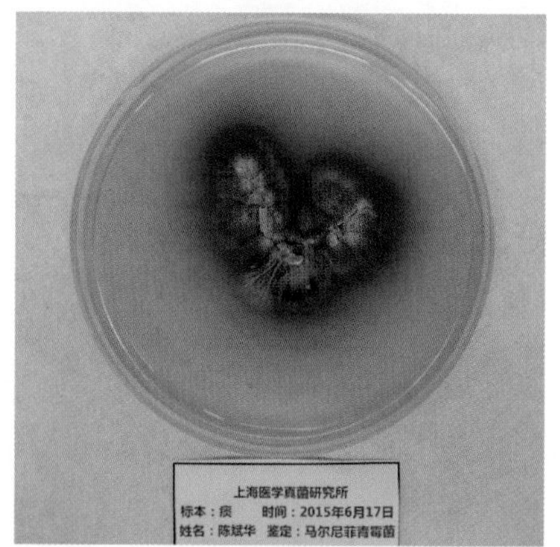

图 26－1－1　25℃培养条件下可见丝状菌落生长

注：菌落周边可见浸入培养基的酒红色色素

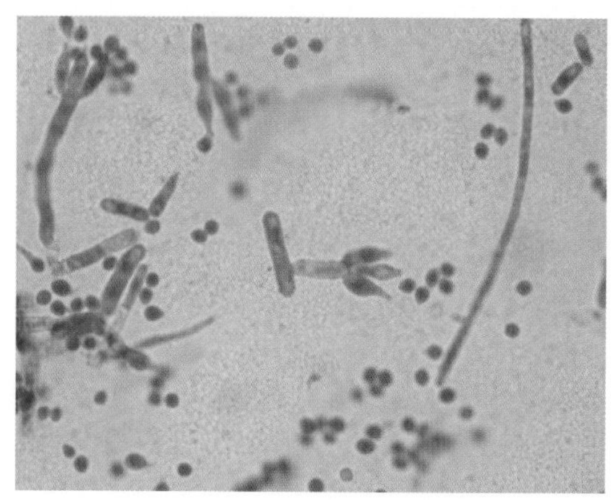

图 26－1－2　菌丝相乳酸溴酚蓝染色

注：可见帚状枝、分生孢子梗，菌丝内可见间隔(×100)

37℃培养时，3～5 d 可见酵母样菌落生长。此时菌落多为白色，没有红色色素生成(图 26－1－3)。培养 2 周后菌落可见脑回样皱褶或放射状沟纹产生，菌落呈自限性生长。37℃条件下，本菌可在沙氏培养基、哥伦比亚血培养基和脑心浸出膏培养基生长。镜检单细胞大小为(3～6)mm×(1.5～2)mm，可与菌丝样片段混杂。真菌细胞可呈圆形、椭圆形或矩形。部分细胞中间可见横隔，无出芽。乳酸棉蓝、革兰染色和 PAS 染色可用于该菌的染色观察。

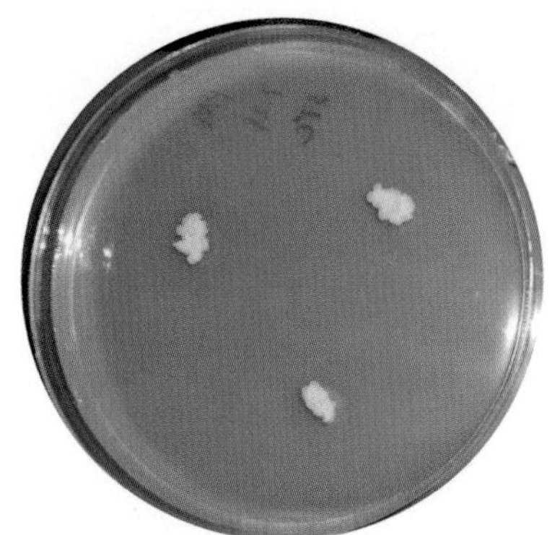

图 26－1－3　37℃培养条件下呈酵母样菌落

注：菌落周边无色色生成

马尔尼菲篮状菌菌丝生长需要有机氮源，酪蛋白水解物、蛋白胨和天冬酰胺可作为氮源来源。培养时，该菌对放线菌酮敏感。

小鼠和线虫(*Caenorhabditis elegans*)可用于马尔尼菲篮状菌动物感染模型造模。该菌需要与产红色色素的其他 *Talaromyces* 菌属进行鉴别，但除了 *Talaromyces marneffei* 外，该属中的其他菌无明显致病力。

26.2　马尔尼菲篮状菌病

除了既往认为的马尔尼菲青霉(现已认为其属于 *Talaromyces* 菌属而非青霉属)可以引起人类疾病外，青霉属的其他菌种并没有明显的致病能力，所以本部分仅介绍马尔尼菲篮状菌引起的感染性疾病。该病的临床表现与组织胞浆菌病相似，临床表现主要为发热，乏力，肝、脾大，淋巴结大和体重减轻。组织胞浆菌病多累及免疫正常人群，但马尔尼菲篮状菌病多累及 HIV 感染患者或其他免疫抑制患者，并可出现多发溃疡坏死性皮疹和溶骨性损害。

26.2.1　流行病学

马尔尼菲篮状菌病呈明显的地区性分布，病例主要集中在东南亚的泰国、老挝、越南、马来西亚及我国南方省份，AIDS 患者等免疫抑制患者是本病的主要感染人群。马尔尼菲篮状菌在泰国北部 HIV 患者合并感染中排第 3 位。本菌于 1956 年由法国巴斯德研究所的 Capponi 首先在越南的中华竹鼠中成功分离并发现；1959 年，该所的 Segretain 首次做出了真菌鉴定，并报道由该菌引起其本人的实验室

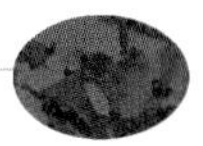

感染(意外手指外伤后,出现局部感染和引流部位淋巴结炎);1976 年,Disalvo 报道了首例马尔尼菲篮状菌自然感染病例;1984 年,我国的邓卓霖等报道了 1 例播散性感染。1990 年以前,该病属于较为罕见的疾病,但随着 AIDS 在东南亚地区的流行,1995 年泰国即报道了超过 1 000 例的 AIDS 患者合并马尔尼菲篮状菌感染的病例;2000 年,邓卓霖等也报道了我国首例 AIDS 患者感染病例。目前,我国报道的散发病例多集中在广西、广东、云南等南方省份及有东南亚旅居史的人群中。欧美国家也偶有报道,但患者多有东南亚地区旅游史。目前,WHO 已经把马尔尼菲篮状菌病作为 AIDS 的指征性疾病之一。

目前,马尔尼菲篮状菌病的自然宿主、传播源和传播途径尚不十分明确。竹鼠可能是该菌的天然携带宿主之一。曹存魏等学者在中国广西对竹鼠进行病原学检测发现,100%的竹鼠携带有马尔尼菲篮状菌。竹鼠的内脏(肺、肝、脾等)和其巢穴附近的土壤均可分离出本菌。但来自泰国的研究发现,常接触竹鼠的易感人群对马尔尼菲篮状菌的感染率并未增加。国外也有相关研究表明患者均无竹鼠接触史,因此竹鼠并非直接传染源。由于该病多发生在雨季,推测人可能是通过接触竹鼠粪便污染的空气经呼吸道或皮损接触等传播途径感染。

26.2.2 致病机制

目前,人类感染马尔尼菲篮状菌的途径尚不十分明确。流行病学调查表明该菌在自然界的分布主要在土壤,其孢子易随风播散。因此,洞穴生活方式和刨挖茅草根为主食的啮齿动物——竹鼠可以在活动中感染(经呼吸道),实验也证明竹鼠粪便及其洞穴泥土中可以分离出该菌。该菌也可以在水中长期存活,故该菌也可能通过消化道感染。

马尔尼菲篮状菌易累及呼吸道和网状内皮系统,包括肝脏、脾脏、淋巴结、骨髓、骨骼、皮肤、黏膜和肺脏。马尔尼菲篮状菌孢子可以通过唾液酸依赖途径与细胞外基质层粘连蛋白相连。在免疫正常宿主,该菌可以诱导以组织细胞、淋巴细胞、浆细胞和多核巨细胞为主的肉芽肿形成。如果宿主免疫受损,病理表现则以组织坏死为主,罕有肉芽肿形成。坏死病灶周边可见包含酵母菌的组织细胞浸润。

在吞噬细胞内存活及适应 37℃ 生长是该菌致病的重要原因。与宿主抵抗其他胞内病原体的机制类似,细胞免疫在抗马尔尼菲篮状菌感染过程中发挥重要作用。巨噬细胞对真菌的吞噬和由致敏 $CD4^+$ T 细胞所介导的迟发型超敏反应可以使宿主抵抗该菌感染。由于马尔尼菲篮状菌在人体内以酵母相生长,其大小适合巨噬细胞吞噬,巨噬细胞呈递真菌抗原至致敏 T 细胞,后者通过释放淋巴因子,再次活化巨噬细胞内的过氧化物酶系统,达到杀菌作用。但巨噬细胞释放的细胞因子等也可同时造成局部组织的坏死。单核-巨噬细胞可以不依赖抗体调理作用吞噬马尔尼菲篮状菌。

马尔尼菲篮状菌在巨噬细胞内存活机制包括抑制胞内氧自由基代谢和降低细胞代谢活性。磷酸酶也是马尔尼菲篮状菌的一个重要的毒力因子,可以帮助其抵御中性粒细胞的杀伤作用。此外,过氧化氢酶相关蛋白(catalase-peroxidase protein)、多肽酶等也是该菌的重要毒力因子,有助于马尔尼菲篮状菌在胞内存活。真菌的热休克蛋白 70 则可能与该菌能在 37℃ 环境下生长有关。虽然该菌在 25℃ 培养时可分泌红色色素,但在 37℃ 生长时则无色素生成,所以目前认为色素生成并不是该菌的毒力因子。

26.2.3 临床表现

该病多见于 AIDS 患者或其他免疫抑制患者,但目前也有免疫正常人群感染该病的报道。马尔尼菲篮状菌感染的患者临床表现缺乏特异性,典型症状包括发热、体重下降、乏力、咳嗽、淋巴结大和肝、脾大。感染的播散性通常体现在皮肤损害上,常累及的部位是面部、躯干和上肢,多表现为中央凹陷性的坏死丘疹。绝大多数患者有干咳、浅表淋巴结的大。肝、脾大在大多数患者身上可以观察到,尤其是合并 AIDS 的儿童。在一部分患者还可以观察到肺部的浸润性病灶或脓肿、空腔的形成。大多数的患者同时伴有菌血症、腹泻、表皮或皮下组织形成坏死型丘疹、结节(图 26-2-1)。此外,骨

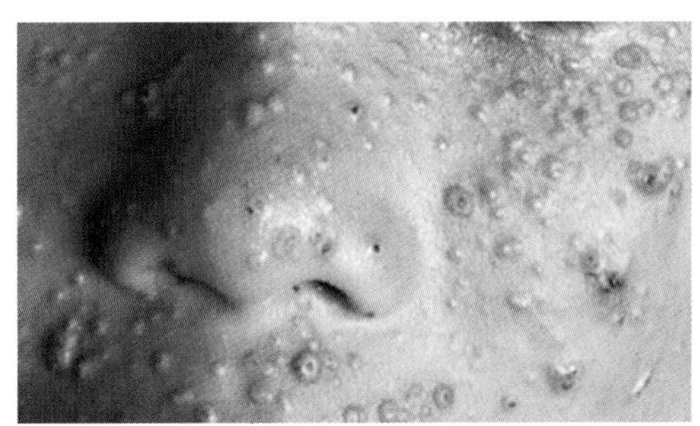

图 26-2-1 面部皮疹为凹陷性坏死性丘疹

引自:www. rihes. cmu. ac. th

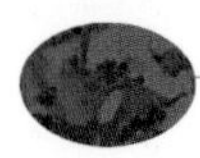

损害、生殖器感染性溃疡灶、肠道炎症性损害、心内膜炎和胸膜炎也有报道。有70% HIV感染者合并播散性马尔尼菲篮状菌病时会出现皮疹，皮疹可对称分布于面部、胸前和四肢。

马尔尼菲篮状菌病的临床表现和体征的非特异性为其临床诊断增添了困难，但其疾病类型大致可以分为以下两种形式。

(1) 播散型马尔尼菲篮状菌病

多见于AIDS患者及胸腺发育不良的婴幼儿。患者有发热、寒战、咳嗽、有或无痰；可伴有腹痛、腹泻、全身皮疹等；肝、脾及浅表淋巴结大；肿大淋巴结一般1 cm左右，质地软至中等，轻无压痛；实验室检查外周血白细胞计数增高，可有明显贫血。X线检查见肺部常为弥漫性间质性肺炎及渗出性肺炎；体内马尔尼菲篮状菌数量多，广泛分布于各脏器组织中。可有霉菌性败血症，血和骨髓培养常为阳性，血清抗体阴性。累及胃肠道者可有消化道黏膜的糜烂、出血及增生(图26-2-2)。

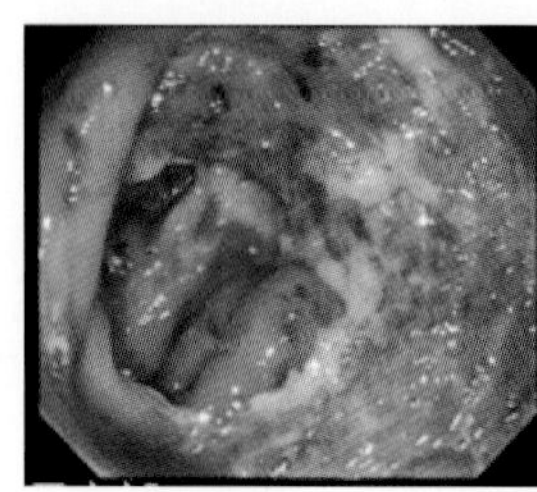
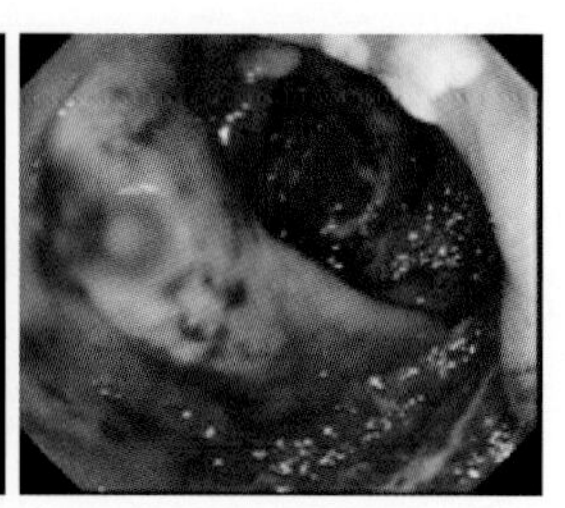

图26-2-2 马尔尼菲篮状菌感染肠道

注：肠镜显示多发溃疡，环形趋势，黏膜红肿、糜烂、结节样增生

(2) 慢性局灶型马尔尼菲篮状菌病

多见于青壮年患者，主要累及单核-巨噬细胞系统，突出特点为反复出现的皮肤及皮下组织、淋巴结或肺的脓肿，脓肿表面皮肤可以不红，类似结核病的冷脓肿表现，脓液黄白色，无臭味；患者同时可伴有单发或多发溶骨性病变。骨的感染好发于扁骨，如颅骨、肋骨、锁骨、胸骨等。抽取脓液做真菌培养为阳性，但血培养常为阴性，血清抗体滴度高。两型病变之间可有过渡型存在，与患者的机体免疫力有关。当机体免疫功能较正常，则病变易被局限而形成慢性局灶型马尔尼菲篮状菌病；当免疫功能逐渐低下时，病变逐渐播散演变成播散型马尔尼菲篮状菌病。

26.2.4 临床诊断

由于马尔尼菲篮状菌病临床表现缺乏特异性，故实验室诊断是临床确诊的关键。在病理组织切片中发现马尔尼菲篮状菌的典型形态或从临床样本中培养出该菌均可诊断为马尔尼菲篮状菌病。

(1) 真菌培养

血液、骨髓、淋巴结、皮肤、支气管灌洗液及痰液均可作为真菌培养的材料。少数情况下，通过直接镜检的方式也可以发现临床样本中存在于胞内或胞外马尔尼菲篮状菌。最易获得阳性结果的取材部位是皮肤、外周血，其次是骨髓、淋巴结。即使在严重的播散性感染的情况下，直接通过外周血涂片镜检也很难获得阳性结果。在临床上，24%～45%的患者血培养无法获得阳性结果，尤其是当感染局限于某一部位时。

如前所述，该菌最典型的形态学特征是30℃培养时可见培养基中菌落周边存在酒红色色素和25℃/37℃时的双相型生长，具体如前所述。这两种特征可用于马尔尼菲篮状菌鉴定。

(2) 细胞涂片

播散型患者骨髓涂片经姬姆萨及瑞氏染色，可见骨髓单核细胞增生极度活跃，造血成分相对减少。圆形、卵圆形酵母样菌体在单核细胞内大量堆积，可见桑葚体，细胞外的真菌多数为圆形，直径2～3 μm，有些处于分裂前状态的真菌呈粗短的腊肠状(长3～4 μm)，菌体中部有横隔(图26-2-3)。PAS染色能将菌壁染成红色，GMS将菌壁染成黑色。在组织病理PAS染色中，菌体呈桑葚状或腊肠状，两头钝圆，弯曲呈弧形。

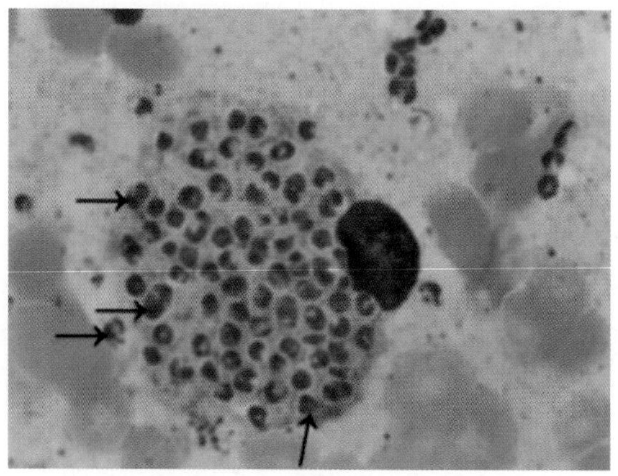

图26-2-3 骨髓瑞氏染色

注：可见巨噬细胞内大量病原菌，菌体中央有横隔(×100)

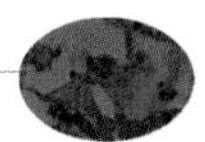

(3) 免疫学方法

主要有酶联免疫吸收实验(ELISA)等方法应用。Cao等用重组马尔尼菲篮状菌的甘露糖蛋白(Mp1p)作抗原，检测患者血清中的抗Mp1p抗体诊断马尔尼菲篮状菌病，发现PM基因MP1编码一种具有高抗原性的PM细胞壁Mp1p，检索基因资料库中没有发现与MP1相同的基因序列，为PM所特有。目前，该作者已克隆Mp1p，它是一种462氨基酸残基的蛋白，纯化后的Mp1p大大提高了马尔尼菲篮状菌感染患者血清学诊断的敏感性与特异性。另外，Kaufman报道乳胶凝集试验，可检测患者血清和尿标本中的马尔尼菲篮状菌抗原。Desakon等介绍应用荧光亚硫氰酸标记的纯化兔高免疫IgG作酶免疫试验，定量测定尿中马尔尼菲篮状菌抗原的方法，这种高免疫血清是皮下注射死的酵母相马尔尼菲篮状菌到新西兰白兔所产生，尿抗原检测的敏感性为97%，特异性达98%。另外，2/3的播散性马尔尼菲篮状菌病患者可出现血半乳甘露聚糖试验(G试验)阳性。

(4) 病理学检查

病理切片中的马尔尼菲篮状菌多需要使用油镜观察。当真菌数量多时，HE染色可见巨噬细胞胞质内有淡蓝色颗粒(实际上是真菌的细胞核)，用淀粉酶消化后PAS染色或六胺银染色可以清楚地显示真菌形态(特征同细胞涂片所见)。通过基因工程所生产的马尔尼菲篮状菌抗体可以用于免疫组化标记以显示真菌的胞壁，该方法较一般组织化学染色更敏感和特异。

马尔尼菲篮状菌感染皮损的组织病理学改变主要分为肉芽肿性病变和坏死性病变，在肉芽肿性病变基础上可以出现化脓性病变。从免疫学角度可以合理解释皮损的改变：患者免疫功能接近正常时，机体对侵入的马尔尼菲篮状菌出现良好的免疫反应，表现为淋巴细胞、组织细胞和多核巨噬细胞聚集，对孢子进行吞噬。因此，肉芽肿性病变中见多数巨噬细胞或组织细胞吞噬直径2～7 μm形态一致的圆形或椭圆形酵母样孢子，中央有分隔，周围绕以淋巴细胞和浆细胞。随着肉芽病变范围扩大，其中央可见坏死，中性粒细胞大量浸润和纤维素沉积，即演变为化脓性病变。由于该菌的胞壁和胞质不能被苏木精和伊红染色，所以真菌在组织病理中呈荚膜样。

马尔尼菲篮状菌在病理组织类似于荚膜组织胞浆菌，但马尔尼菲篮状菌细长、弯曲，长8～13 μm，而荚膜组织胞浆菌仅2～4 μm。同时，荚膜组织胞浆菌缺少横隔，这也是重要的鉴别点。

(5) 分子生物学诊断方法

应用现代分子生物学技术诊断马尔尼菲篮状菌病具有广阔的发展前景，其主要技术策略有针对DNA的各种核酸诊断技术及基于蛋白多肽的MALDI-TOF-MS技术。LoBuglio等最早针对马尔尼菲篮状菌的5.8S rRNA基因设计了一对特异引物，结合真菌ITS片段的通用引物ITS5和ITS4作巢式PCR，其敏感性达到100 fg/μl的基因组DNA。而Vanittanakom等设计的常规PCR特异引物(PM1：5'-ATGGGCCTTTCTTTCTGGG-3'、PM2：5'-GCGGGTCATCATAGAAACC-3')，敏感性也达到1.0 pg/μl，成功地识别培养2 d的菌落。

孙九峰等采用环介导等温扩增(LAMP)方法，针对马尔尼菲篮状菌的ITS序列，设计相应的引物，对分离自临床标本的马尔尼菲篮状菌及其他真菌的标准株进行扩增，其特异性可达100%，敏感性可达2个拷贝。将此方法应用于临床马尔尼菲篮状菌感染的石蜡包埋组织，也可得到特异性扩增。2011年，孙九峰等基于核糖体ITS1和ITS2序列，采用滚环扩增(RCA)技术，对40株马尔尼菲篮状菌临床株及23株标准株进行扩增，敏感性可达10^7个拷贝。近年来迅速发展的MALDI-TOF MS技术也可将青霉成功从其他临床常见真菌(如念珠菌、曲霉、隐球菌)中鉴定出。

26.2.5 鉴别诊断

(1) 与组织胞浆菌病的鉴别诊断

马尔尼菲篮状菌病与组织胞浆菌病的临床和病理表现极其相似，易误诊。但组织胞浆菌病主要在北美一带流行，少量来自非洲。我国不是主要流行区。该病的病原体组织胞浆菌(*Histoplasa capsulatum*)虽也为双相型真菌，但培养的形态与马尔尼菲篮状菌截然不同。这两种真菌在25℃生长时易于区分，组织胞浆菌25℃生长较慢，无色素产生，2～3周时才能看出特征，除分隔的菌丝外还有大、小两种分生孢子。大孢子直径8～15 μm，表面具有诊断特征的棘突，如舵轮状。

(2) 与化脓性骨髓炎和骨结核鉴别

骨髓炎病程发展快，临床上可出现相应部位皮肤红、肿、热、痛、脓肿、窦道等改变，好发于青少年，以单发者多，骨质破坏区内常有死骨，且骨片较大，

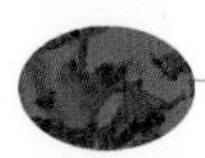

临床极少出现贫血和肺部炎症。骨结核可侵犯全身任何骨骼，以溶骨性病变为主，好发于青少年，病程发展慢，缺少全身急性感染中毒症状，骨病变多为单发，累及软骨引起关节间隙或椎间隙变窄，并有明显骨质疏松，与马尔尼菲篮状菌病可资鉴别。

总之，马尔尼菲篮状菌病的诊断和鉴别诊断关键在于提高对此病的警惕性，临床遇有经验性抗细菌治疗无效的感染患者，尤其是 AIDS 等免疫抑制患者，需尽可能获取患者病变组织骨髓做真菌学培养和病理学检查，其真菌学培养结果是目前临床诊断的“金标准”。

26.2.6 治疗

由于马尔尼菲篮状菌病发病隐匿，病程进展快，若不及时治疗，病死率可高达 91.3%。但如能早期诊断并使用敏感的抗真菌药，该病能被治愈。遗憾的是，迄今对于马尔尼菲篮状菌病的治疗方案尚无统一意见。目前虽无证据表明体外药敏试验结果与体内治疗的药效结果一致，但临床上的治疗方案还是多基于体外药敏试验和临床研究的结果来制定。泰国推荐的方案是先以 0.6 mg/(kg · d)的剂量静脉滴注两性霉素 B_2 周，症状控制后改为口服伊曲康唑 10 周，剂量为 400 mg/d。我国学者则认为采用两性霉素 B 和伊曲康唑治疗均可取得较好疗效，两者联用可获得更高治愈率，合并 AIDS 患者在治疗的过程中均应同时行高效抗反转录病毒疗法(HARRT)治疗。临床上两性霉素 B 和伊曲康唑联用可用于严重的马尔尼菲篮状菌感染者，而中度感染单用伊曲康唑或酮康唑，治愈后应口服伊曲康唑长期维持治疗，整个过程中应同时采用免疫辅助治疗。体外药敏实验也显示，马尔尼菲篮状菌对伊曲康唑等咪唑类药物敏感性良好。

(1) 两性霉素 B(AmB)及其脂质体

两性霉素 B 属于多烯类广谱抗真菌药，对多种深部真菌感染有较好的疗效，且价格低廉。两性霉素 B 对马尔尼菲篮状菌只表现出中度的抗菌活性，一般只用于严重马尔尼菲篮状菌病患者的治疗，且不适宜长期使用。泰国学者 Sirisanthana 等对 74 名经培养确诊为系统性马尔尼菲篮状菌病的 AIDS 患者进行研究，先静脉给予两性霉素 B 0.6 mg/(kg · d)，持续 2 周，然后再口服伊曲康唑 400 mg/d，持续 10 周，72 名患者获得良好的治疗效果，且没有发生严重的不良反应。香港学者胡德超等也采用两性霉素 B 作为诱导治疗，然后接着口服伊曲康唑治疗马尔尼菲篮状菌病，获得满意的效果，故临床上多采用两性霉素 B 控制症状后改用伊曲康唑继续治疗的联合用药方案。治疗期间应定期严密监测肝功能、肾功能、血常规、尿常规、血钾、心电图等，为了减轻其不良反应，给药前可给予解热镇痛药和抗组胺药，静脉滴注时同时给予氢化可的松 25～50 mg 或地塞米松 2～5 mg；加入肝素 10 mg 能减轻静脉炎；当出现低血钾时给予口服补钾，出现肝功能损害时给予护肝治疗。鉴于两性霉素 B 毒性较大，目前临床上多采用其脂质体剂型，以减少不良反应的发生率。

(2) 咪唑类抗真菌药

伊曲康唑是目前研究得最多且效果显著的抗马尔尼菲篮状菌药。伊曲康唑与酮康唑一起被推荐作为治疗轻、中度马尔尼菲篮状菌病的首选用药。Suwat 等将伊曲康唑用于 AIDS 患者对马尔尼菲篮状菌感染的一级预防，在 AIDS 晚期且 $CD4^+$ T 细胞计数 $<200 \times 10^6$ 个/L 的患者中，口服伊曲康唑 200 mg/d，2 年后发现伊曲康唑组发生马尔尼菲篮状菌病只有 1.6% (1/63)，对照组 16.7% (4/66)，而 2 组的不良反应发生率差异无统计学意义，提示口服伊曲康唑可用于晚期 AIDS 患者对马尔尼菲篮状菌病的一级预防，尤其是伴有 $CD4^+$ 淋巴细胞计数 $<100 \times 10^6$ 个/L 的患者尤有必要。由于停药后马尔尼菲篮状菌感染易复发，因此有学者给予伊曲康唑 200 mg/d 用于曾患有马尔尼菲篮状菌病的 AIDS 患者进行维持治疗 1 年，效果显著。

氟康唑的抗马尔尼菲篮状菌活性较低，甚至出现耐药菌株，其 MIC 值为 4.0～8.0 μg/ml。临床上如果伊曲康唑和酮康唑效果不佳时可考虑使用氟康唑，且可以与伊曲康唑联用。我国学者李凌华等采用氟康唑 400 mg/d 静脉滴注 6～8 周，后改为口服伊曲康唑(200 mg/d)维持治疗的方案用于 34 名 AIDS 合并马尔尼菲篮状菌感染患者的治疗，取得较好的疗效，有效率为 58.825% (20/34)。

伏立康唑(voriconazole)属于第 2 代三唑类抗真菌，也已用于马尔尼菲篮状菌病的治疗。Khuanchai 等将伏立康唑用于有系统性马尔尼菲篮状菌病的晚期 AIDS 患者的治疗，住院者静脉给药(第 1 天总量 12 mg/kg，分 2 次给药；以后每天总量 8 mg/kg，分 2 次给药，至少维持 3 d；以后患者转为口服给药，总量 400 mg/d，分两次给药)，非住院患者采用口服给药(第 1 天总量 800 mg，分 2 次口服；以后每天总

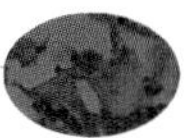

量 400 mg,分 2 次口服),最长用药时间为 12 周,且这些患者未同时接受抗反转录病毒治疗,结果在 9 名患者中,8 名患者在临床上和病原学上均获得满的治疗效果;其中有 6 名患者治疗结束后继续随访 4 周,均未发现复发,提示伏立康唑是系统性马尔尼菲篮状菌病治疗的另外一种选择。

(3) 棘白菌素类抗真菌药

棘白菌素是一类新的广谱抗真菌药,通过非竞争性抑制真菌胞壁上的 1,3-D-葡聚糖的合成,使真菌细胞的渗透压不稳定最终溶解而发挥高选择性抗菌的作用。米卡芬净(micafungin)属于该类药中的代表性药物。体外试验研究表明,米卡芬净抗菌丝相马尔尼菲篮状菌的活性显著高于酵母相,MIC 分别为 0.031～2 μg/ml 和 4～16 μg/ml;而酵母相才是马尔尼菲篮状菌在人体内的致病相。因此,提示米卡芬净对马尔尼菲篮状菌病的治疗受到一定的限制。然而,有学者研究证明米卡芬净可以加强两性霉素 B 和伊曲康唑的抗马尔尼菲篮状菌活性,但不能增加氟康唑的抗真菌活性,提示米卡芬净可以与两性霉素 B 或伊曲康唑联合用于马尔尼菲篮状菌病患者的治疗。

此外,患者的免疫水平与真菌感染的发生和治疗疗效密切相关,如 HIV 感染者深部真菌的发生与 $CD4^+$ T 细胞计数密切相关。提高 HARRT 治疗疗效与重建机体免疫功能是降低 HIV 感染者深部真菌感染率发生率的关键。HARRT 的普及对 HIV 感染患者免疫力的恢复(如 $CD4^+$ T 细胞计数的升高)、缩短抗真菌药物的使用时间及降低感染的复发率起重要作用,其在马尔尼菲篮状菌感染的治疗中也发挥重要作用,而 $CD4^+$ T 细胞计数更可作为 AIDS 患者停用抗真菌药物的重要指标。

26.2.7 预后

我国回顾性研究发现,AIDS 患者合并 PSM 病死率为 18%～26%,该结果与国外报道存在差异(超过 75%)。合并细菌或其他真菌性肺炎、败血症与血小板减少时 AIDS 合并 PSM 预后不良的危险因素,ITR 序贯疗法和 HAART 可降低死亡风险,改善预后。

主要参考文献

[1] Samson RA, Yilmaz N, Houbraken J, et al. Phylogeny and nomenclature of the genus talaromyces and taxa accommodated in penicillium subgenus biverticillium. Stud Mycol, 2011,70:159-183.

[2] Chen M, Houbraken J, Pan W, et al. Pulmonary fungus ball caused by penicillium capsulatum in a patient with type 2 diabetes: a case report. BMC Infect Dis, 2013. 13:496.

[3] Yilmaz N, Visagie CM, Houbraken J, et al. Polyphasic taxonomy of the genus talaromyces. Stud Mycol, 2014, 78:175-341.

[4] Kudeken N, Kawakami K, Saito A. $CD4^+$ T cell-mediated fatal hyperinflammatory reactions in mice infected with penicillium marneffei. Clin Exp Immunol, 1997,107:468-473.

[5] Huang X, Li D, Xi L, et al. Caenorhabditis elegans: a simple nematode infection model for penicillium marneffei. PLoS One, 2014,9:e108764.

[6] Duong TA. Infection due to penicillium marneffei, an emerging pathogen: review of 155 reported cases. Clin Infect Dis, 1996,23:125-130.

[7] Hu Y, Zhang J, Li X, et al. Penicillium marneffei infection: an emerging disease in mainland China. Mycopathologia, 2013,175:57-67.

[8] Cao C, Liang L, Wang W, et al. Common reservoirs for penicillium marneffei infection in humans and rodents, China. Emerg Infect Dis, 2011,17:209-214.

[9] Bulterys PL, Le T, Quang VM, et al. Environmental predictors and incubation period of AIDS-associated penicillium marneffei infection in Ho Chi Minh City, Vietnam. Clin Infect Dis, 2013,56:1273-1279.

[10] Kudeken N, Kawakami K, Saito A. Mechanisms of the in vitro fungicidal effects of human neutrophils against Penicillium marneffei induced by granulocyte-macrophage colony-stimulating factor (GM-CSF). Clin Exp Immunol, 2000,119:472-478.

[11] Vanittanakom N, Cooper CR Jr., Fisher MC, et al. Penicillium marneffei infection and recent advances in the epidemiology and molecular biology aspects. Clin Microbiol Rev, 2006,19:95-110.

[12] Pongpom P, Cooper CR Jr., Vanittanakom N. Isolation and characterization of a catalase-peroxidase gene from the pathogenic fungus, penicillium marneffei. Med Mycol, 2005,43:403-411.

[13] Thirach S, Cooper CR Jr., Vanittanakom P, et al. The copper, zinc superoxide dismutase gene of penicillium marneffei: cloning, characterization, and differential expression during phase transition and macrophage

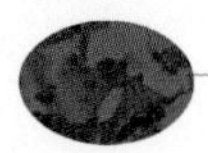

infection. Med Mycol, 2007,45:409－417.

[14] Kummasook A, Pongpom P, Vanittanakom N. Cloning, characterization and differential expression of an hsp70 gene from the pathogenic dimorphic fungus, penicillium marneffei. DNA Seq, 2007,18:385－394.

[15] Supparatpinyo K, Khamwan C, Baosoung V, et al. Disseminated penicillium marneffei infection in southeast Asia. Lancet, 1994,344:110－113.

[16] Lee PP, Chan KW, Lee TL, et al. Penicilliosis in children without HIV infection — are they immunodeficient? Clin Infect Dis, 2012,54:e8－e19.

[17] De Pauw B, Walsh TJ, Donnelly JP, et al. Revised definitions of invasive fungal disease from the European Organization for Research and Treatment of Cancer/Invasive Fungal Infections Cooperative Group and the National Institute of Allergy and Infectious Diseases Mycoses Study Group (EORTC/MSG) Consensus Group. Clin Infect Dis, 2008, 46:1813－1821.

[18] Huang YT, Hung CC, Liao CH, et al. Detection of circulating galactomannan in serum samples for diagnosis of penicillium marneffei infection and cryptococcosis among patients infected with human immunodeficiency virus. J Clin Microbiol, 2007,45:2858－2862.

[19] Supparatpinyo K, Sirisanthana T. Disseminated penicillium marneffei infection diagnosed on examination of a peripheral blood smear of a patient with human immunodeficiency virus infection. Clin Infect Dis, 1994, 18:246－247

[20] LoBuglio KF, Taylor JW. Phylogeny and PCR identification of the human pathogenic fungus penicillium marneffei. J Clin Microbiol, 1995,33:85－89

[21] Sun J, Li X, Zeng H, et al. Development and evaluation of loop-mediated isothermal amplification (LAMP) for the rapid diagnosis of penicillium marneffei in archived tissue samples. FEMS Immunol Med Microbiol, 2010,58:381－388.

[22] Sun J, Najafzadeh MJ, Zhang J, et al. Molecular identification of penicillium marneffei using rolling circle amplification. Mycoses, 2011,54:e751－759.

[23] Chen YS, Liu YH, Teng SH, et al. Evaluation of the matrix-assisted laser desorption/ionization time-of-flight mass spectrometry Bruker Biotyper for identification of penicillium marneffei, paecilomyces species, fusarium solani, rhizopus species, and pseudallescheria boydii. Front Microbiol, 2015,6:679.

[24] Luo DQ, Chen MC, Liu JH, et al. Disseminated penicillium marneffei infection in an SLE patient: a case report and literature review. Mycopathologia, 2011, 171:191－196.

[25] Liu D, Liang L, Chen J. In vitro antifungal drug susceptibilities of penicillium marneffei from China. J Infect Chemother, 2013,19:776－778.

[26] Larsson M, Nguyen LH, Wertheim HF, et al. Clinical characteristics and outcome of penicillium marneffei infection among HIV-infected patients in northern Vietnam. AIDS Res Ther, 2012,9:24.

（陈　敏　潘　搏　方文捷　廖万清）

27 地 霉 病

地霉(*Geotrichum*)为酵母样真菌属半知菌类内孢霉纲丛梗孢目丛梗孢科。地霉菌在自然界广泛存在,见于土壤、蔬菜及水果上,也可以从肥料、动物粪便、唾液中分离到。其代表菌种白地霉,又称念珠地丝菌,可从人消化道分离出。它是一种机会致病菌,常伴发或继发于结核、糖尿病、白血病、肿瘤等慢性消耗性疾病、AIDS 患者或伴发于长期用糖皮质激素、抗生素、免疫抑制剂等免疫缺陷患者。

27.1 真菌学

27.1.1 地霉属的特征

本属菌的营养细胞为真菌丝,易裂殖为节孢子及子囊孢子。地霉菌在 MEYA 培养基上,菌落呈白色、面粉样、绒毛样或乳酪样,通常干燥。菌丝透明,很快断裂成矩形关节孢子。无荚膜或细胞外淀粉结构。偶尔有合轴型或串生型孢子。厚壁孢子和内生型分生孢子常见。细胞壁分 3 层,没有木糖或岩藻糖,隔膜有小孔。

27.1.2 地霉属分种检索表

a. 菌落扩展型。同化葡萄糖、山梨醇、木糖及 L-阿戊糖,不同化蔗糖、麦芽糖、乳糖、纤维二糖
…………………… 白地霉(*Geotrichum candidum*)

b. 菌落局限型。同化葡萄糖、山梨醇、木糖,不同化蔗糖、麦芽糖、乳糖、纤维二糖、L-阿戊糖
……………………… 果香地霉(*G. Suaveolens*)

c. 菌落局限型。同化葡萄糖及蔗糖,不同化山梨醇、木糖,麦芽糖、乳糖、纤维二糖、L-阿戊糖
………………………… 鲁氏地霉(*G. ludwigii*)

d. 菌落局限型。同化葡萄糖、山梨醇、木糖,麦芽糖、乳糖、纤维二糖、L-阿戊糖,不同化蔗糖
……………………… 健强地霉(*G. robustum*)

e. 菌落扩展型。同化葡萄糖及木糖,不同化山梨醇、麦芽糖、乳糖、纤维二糖、L-阿戊糖、蔗糖
………………………… 林生地霉(*G. sivicola*)

27.2 地霉病

地霉病又名地丝菌病,是由白地霉(又名念珠地丝菌)、林生地霉等引起的真菌病,可侵犯皮肤、黏膜和内脏。国内外报道病例不多。

27.2.1 病因

1809 年,Link 首先分离出白地霉。本菌是一种腐物寄生性真菌,在自然界广泛存在,可自蔬菜、青草、肥料、土壤中分离出,也可在正常人的皮肤、黏膜、消化道、痰及粪便中检出。2002 年,Pimenta 等在巴西的果蝇和印度柞蚕幼虫身上分离出林生地

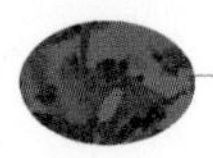

霉。同年,我国朱敬先等发现本菌可感染人类,从1例脓癣患儿皮损组织中分离得到1株林生地霉。地霉为条件致病菌,只有当人体抵抗力降低时才能感染,如糖尿病、白血病、淋巴瘤、结核病、肿瘤等慢性患者,以及长期使用广谱抗生素、皮质类固醇激素和免疫抑制剂者,才易招致感染。但是也有家庭小流行的报道。其传染途径可以是内源性的,如经消化道、呼吸道进入机体;也可以是外源性的,如经皮肤、黏膜破损处侵入机体而致病。地霉属的经典代表菌种为白地霉,以支气管感染最多见,偶可致全身播散性感染。

27.2.2 临床表现

(1) 口腔地霉病

在口腔黏膜上出现白色斑片,如鹅口疮样,有时稍带黄色,斑片与黏膜黏着疏松。病变可波及咽喉及扁桃体。

(2) 阴道地霉病

白带量增多,如豆腐渣样,多伴外阴瘙痒。妇科检查可见阴道黏膜充血、内可见大量豆腐渣样分泌物,有臭味,阴道壁覆有白膜。

(3) 皮肤地霉病

比较少见。局部皮肤感染后,出现鳞屑性红斑、瘙痒,常发生于皮肤褶皱部位或头部,也可侵犯皮下,发生脓肿。一般无全身症状。

(4) 支气管地霉病

是最常见的一种类型。症状,如慢性细菌性支气管炎,有持久的咳嗽、黏液样或胶质样痰,有时带血丝。在肺底可以听到粗糙啰音,伴有低热。X线检查显示弥漫性支气管周围增厚,有时肺中部、底部有轻度浸润斑点。

(5) 肺地霉病

也是常见的一型。症状类似肺结核,发热、脉搏加快、呼吸急促。脓性黏痰常带血丝,白细胞计数增加。有时伴有肺空洞。X线检查:肺部显示有光滑致密的浸润斑,或伴有薄壁空洞。

(6) 肠道地霉病

临床表现如慢性结肠炎,有腹痛、腹泻、血脓便等。

(7) 地霉败血症

本型罕见。皮肤、黏膜及内脏地霉病,菌体可侵入血液。多为慢性消耗性患者,身体极度衰弱而继发地霉败血症。

27.2.3 实验室检查

(1) 直接检查

标本取自口腔、阴道黏膜白色斑片、痰、粪、皮肤鳞屑、脓液及活检组织等。经氢氧化钾溶液处理后,镜检可见长方形、桶形关节孢子(4 μm × 8 μm)或圆形孢子(直径 4 μm × 8 μm),革兰染色阳性(图 27-2-1)。

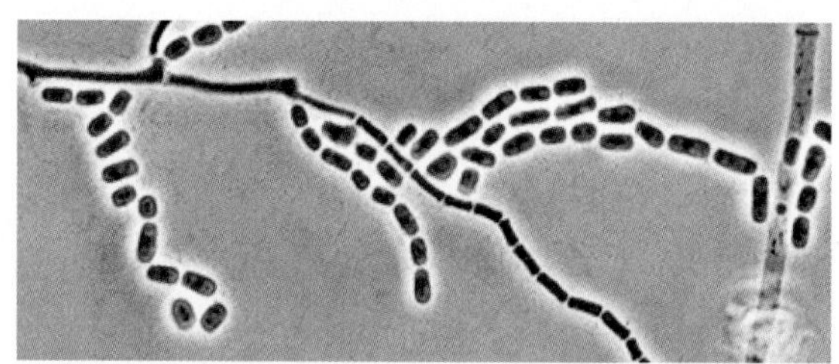

图 27-2-1 地霉(长方形、桶形关节孢子)

图片引自:www. Yeang. dxyer. com

(2) 培养

取标本接种在葡萄糖蛋白胨琼脂培养基上,室温,生长快。菌落为膜状,湿润、灰白色,有黏性,在37℃也能生长。镜检形态:如直接镜检,有时关节孢子的一角有芽管生出。

(3) 动物接种

林生地霉可使免疫抑制的豚鼠致病。

27.2.4 诊断与鉴别诊断

由于从正常人的口腔及肠道中可以检出白地霉,所以本病的诊断需根据多次检查本菌阳性、白地霉菌素皮肤试验阳性、治疗试验,以及临床症状等多方面的依据方能确定。本病应与肺结核、肺部细菌感染、念珠菌病、隐球菌病及粗球孢子菌病的等相鉴别。

27.2.5 治疗

口腔、皮肤地霉病可用1%甲紫(龙胆紫)溶液或制霉菌素霜涂布。阴道白霉病可用碱性溶液2%~4%碳酸氢钠液冲洗阴道及外阴,口服伊曲康唑200 mg/d,连续治疗7 d为1个疗程,可巩固治疗3个疗程。系统感染可以使用伊曲康唑、伏立康唑或者两性霉素B治疗。

主要参考文献

[1] 李秀丽,辛德梅,顾小萍,等. 我国首见白地霉引起阴道

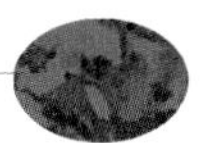

炎 2 例及实验研究. 现代妇产科进展,2008,17(4):300-301.

[2] 高顺强,朱敬先,林元珠,等. 中毒性表皮坏死松解症伴发林生地霉感染一例. 中华皮肤科杂志,2006,39(11):648-650.

[3] 李秀丽,朱敬先,林元珠,等. 我国首见由地霉引起的脓癣一例及实验研究. 中华皮肤科杂志,2004,37(8):446-448.

[4] Vázquez G, Perusquía O, Hundeiker M, et al. Opportunistic yeast infections: candidiasis, cryptococcosis, trichosporonosis and geotrichosis. J Dtsch Dermatol Ges, 2013,11(5):381-393.

[5] Henrich TJ, Marty FM, Milner DA Jr, et al. Disseminated geotrichum candidum infection in a patient with relapsed acute myelogenous leukemia following allogeneic stem cell transplantation and review of the literature. Transpl Infect Dis, 2009,11(5):458-462.

(张　超　潘炜华　廖万清)

28 组织胞浆菌病

荚膜组织胞浆菌(*Histoplasma capsulatum*)是组织胞浆菌病(histoplasmosis)的病原真菌。荚膜组织胞浆菌可分为荚膜组织胞浆菌荚膜变种(*Histoplasma capsulatum* var. *capsulatum*)、荚膜组织胞浆菌杜波变种(*H. capsulatum* var. *duboisii*)和 *Histoplasma capsulatum* var. *farciminosum* 3 种变种。其中荚膜变种分布最广,各大洲均有发现该菌种;杜波变种则有明显的地区流行性,主要分布在非洲大陆,杜波变种感染患者以皮肤、骨骼受累为主;而 *farciminosum* 变种则主要引起马和犬的感染,但也有少数人类感染病例报道。

本章节仅介绍荚膜组织胞浆菌荚膜变种,以组织胞浆菌代替之。组织胞浆菌杜波变种将在附篇中进行介绍。

28.1 真菌学

1905 年 12 月,驻扎在巴拿马的病理学家 Samuel Darling 在 1 名死于粟粒性肺结核患者的内脏和骨髓中发现组织胞浆菌。Darling 在该名患者的组织切片中看到大量胞内小体,且小体外有一层"荚膜",所以当时将其命名为 *Histoplasma capsulatum*。Darling 认为所见胞内小体为利氏曼原虫的新变种。直到 1912 年,da Rocha-Lima 重新阅读该组织切片后才认为组织胞浆菌更像是酵母菌而不是原虫,但当时并没有成功将该菌培养分离出来。20 多年后人们才成功培养出该菌,并且发现其在室温生长为菌丝形态,在 37℃生长为酵母形态。

目前,已完成 5 株组织胞浆菌的全基因组测序,其中 3 株为荚膜组织胞浆菌荚膜变种,2 株为杜波变种(http://www.broadinstitute.org)。组织胞浆菌为单倍体,有 7 条染色体,基因组约 28 M,包含 9 000～10 000 个基因。该菌属于子囊菌门(Ascomycota)盘菌亚门(Pezizomycotina)散囊菌纲(Eurotiomycetes)散囊菌目(Onygenale)阿耶罗菌科(Ajellomycetaceae)阿耶罗菌属(*Ajellomyces*)。基于核糖体大亚基和内转录间隔区序列的系统进化分析发现皮炎芽生菌和巴西副球孢子菌与荚膜组织胞浆菌关系较近,皮炎芽生菌属于阿耶罗菌属,巴西副球孢子菌属于阿耶罗菌科。组织胞浆菌在有性期被称为 *Ajellomyces capsulatum*,由 Kwon-Chung 于 1974 年发现,包含两种交配型(mating type, MAT),可用"+"和"−"表示。临床多见"−"交配型的组织胞浆菌,而在自然界中分离的两种交配型菌株等量,导致这种差别的原因未知。

28.1.1 真菌培养

该菌为双相真菌,可在沙氏培养基、脑心浸出膏

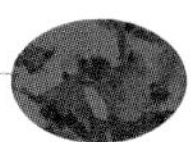

培养基及血平板上生长。该菌生长缓慢，一般室温(24～30℃)培养需1周左右才可见肉眼菌落，有时培养时间甚至需要延长至6周。室温培养时，可呈白色棉花样菌落，培养后期菌落变为褐色(图28-1-1)。白色菌落时真菌生长快速，但产孢较少；而褐色菌落产孢则较多。镜检可见菌丝相有两种形态的孢子存在：大分生孢子(macroconidia)和小分生孢子(microconidia)。大分生孢子直径8～15 μm，厚壁，表面有棘突，齿轮状，这是组织胞浆菌最重要的形态学特征，有极其重要的诊断价值(图28-1-2、28-1-3)。小分生孢子直径2～4 μm，表面光滑，无棘突，它是人类经呼吸道感染的主要形式。在37℃培养时，组织胞浆菌可由菌丝相向酵母相转变。酵母相菌落呈奶油状菌落，随着培养时间的延长可逐渐变为灰色。

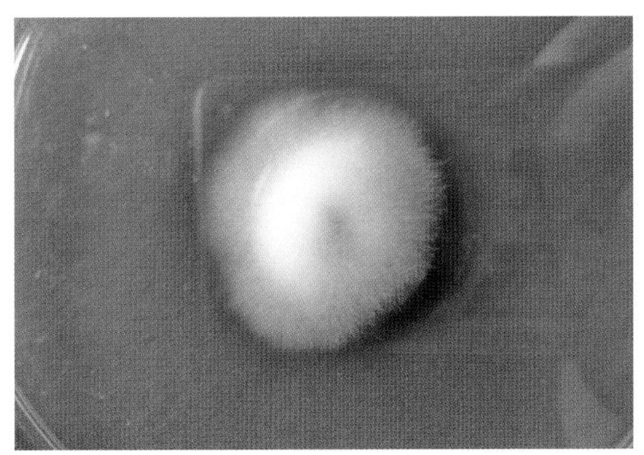

图28-1-1　沙氏培养基30℃培养7 d

注：可见白色丝状菌落

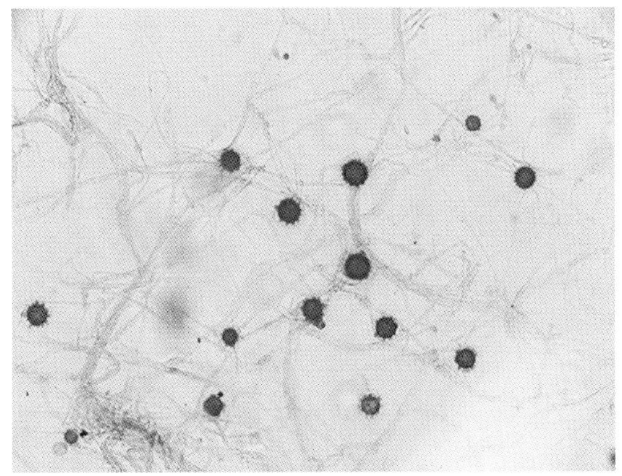

图28-1-2　菌丝和大分生孢子(乳酸棉蓝染色，×1 000)

注：大分生孢子壁厚，表面有棘突

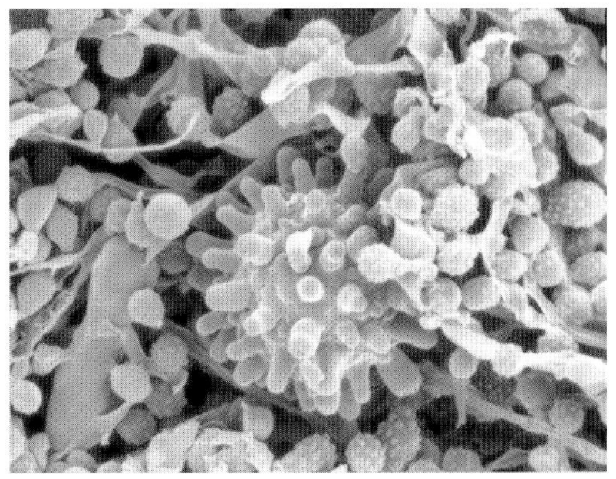

图28-1-3　组织胞浆菌菌丝相扫描电镜照片

注：可见大分生孢子和小分生孢子。引自：http://www.pf.chiba-u.jp/gallery/fungi/h/Histoplasma_capsulatum_SEM.html

组织胞浆菌荚膜变种尿素试验阳性。该菌生长需要维生素 B_1(硫胺素，thiamine)、生物素(biotin)和铁。巯基半胱氨酸或胱氨酸是维持酵母相生长所必需的营养物质。酵母相和菌丝相生长对钙的需求也不同，螯合培养基中的钙会抑制组织胞浆菌菌丝相的生长，但不会抑制酵母相的生长。同时，组织胞浆菌菌丝相向酵母相的转变伴随一种钙结合蛋白的表达上调。最近发现一种组氨酸激酶(hybrid histidine kinase)DRK1在组织胞浆菌双相转换时发挥重要作用。DRK1基因存在于多种真菌中，其在双相真菌(组织胞浆菌、皮炎芽生菌和球孢子菌)间有保守性。受DRK1调控的RYP1结合蛋白在组织胞浆菌双相转变过程中也发挥重要作用，该蛋白基因突变后，组织胞浆菌无法在37℃向酵母相转化。

28.1.2　组织胞浆菌的鉴定与鉴别

可根据室温和37℃不同培养条件下的形态转变对该菌进行鉴定。组织胞浆菌丝状真菌相的厚壁、有棘突齿轮状大分生孢子具有鉴定意义。但需要注意的是，瘤孢菌属(*sepedonium* spp.)相关菌种也可产生类似形态的棘突齿轮状孢子，但两者菌落形态有较大区别。

组织胞浆菌荚膜变种与杜波变种间区别在于，前者菌体较小且尿素试验阳性。而杜波变种菌体较大、尿素试验阴性。

真菌核糖体基因内间隔转录区(internal

transcribed spacer，ITS)测序可用于该菌的明确鉴定。荚膜变种和杜波变种在该段序列上存在的数个位点核苷酸差异，这可用于区分这两种变种。ITS 区通用引物 ITS5－ITS4、ITS1－ITS4 组合均可用于组织胞浆菌 ITS 区的扩增和测序。

28.2 组织胞浆菌病

组织胞浆菌病是由组织胞浆菌引起的一种感染性极强的深部真菌病，多经呼吸道吸入感染。肺及网状内皮系统(肝、脾、淋巴结等)为该菌的主要靶器官，少数情况下组织胞浆菌可侵犯中枢神经系统、皮肤和黏膜。感染该病的患者大多数为一过性无症状感染，仅有 1％的感染患者会出现临床症状。

28.2.1 流行病学

组织胞浆菌适宜在温度 22～29℃，酸性、含氮量高的潮湿土壤中生存。除了南极洲以外，全世界均有组织胞浆菌病的病例报道，但该病主要在北美洲(美国俄亥俄州、密西西比河流域)和中美洲流行。流行区域含有蝙蝠及鸟类腐烂粪便的土壤中常可发现组织胞浆菌且多存在于表层土壤中(直径＜20 cm)，新鲜粪便中很少分离出组织胞浆菌。蝙蝠、鸟类等禽类粪便为组织胞浆菌提供了丰富的营养，第 1 株组织胞浆菌环境株就是从鸡窝中分离得到。需要注意的是，鸟类并不是组织胞浆菌的宿主，尚未从鸟类中分离出组织胞浆菌的报道，而蝙蝠的胃肠道却可分离出该菌。

人为活动造成表层土壤中的孢子形成气溶胶，继而被吸入体内引起感染。所以，在组织胞浆菌流行区域从事挖掘、拆迁、洞穴探险等活动均有感染组织胞浆菌的风险。建筑工人、拆迁工人、农民、园丁、空调维修人员、历史建筑改造者、地质工作者和洞穴探险者为该病感染的高危人群。尚无组织胞浆菌人传人的报道。流行区域组织胞浆菌皮试试验显示，不同性别组织胞浆菌菌素皮试阳性率差异不显著，但男性显性感染(表现出临床症状)患者明显多于女性。组织胞浆菌是否显性感染与患者免疫情况和接触菌量相关。在俄亥俄州和密西西比河流域 80％的成人感染过组织胞浆菌病，但仅有不到 1％的患者会出现临床症状。艾滋病、器官移植、激素、TNF－α 抑制剂使用者等免疫缺陷人群更容易出现组织胞浆菌的显性感染。

我国于 1955 年首次在广州发现经培养证实的组织胞浆菌病患者，该患者为新加坡归侨，后由中山医学院的李瑛和陈秉谦详细报道了该病例。随后，又有 1 名马来西亚华裔患者感染该病。广西在 20 世纪 80 年代报道了数例组织胞浆菌病患者，但均被证实为马尔尼菲篮状菌感染。所以，有学者一度认为我国无组织胞浆菌存在。为了了解组织胞浆菌在中国的流行情况，吴鄂生等学者在广西南宁、湖南邵阳、江苏南京、四川成都和新疆乌鲁木齐进行了组织胞浆菌素皮试调查。结果显示，邵阳、成都和南京的健康人群中有较高的皮试阳性率，分别为 22.4％、21.8％和 15.1％，而广西南宁和乌鲁木齐的阳性率仅为 0.18％和 2.5％。这提示湖南、江苏和四川可能存在组织胞浆菌病的流行，而这些地区的自然环境和气候特征正好适合组织胞浆菌的生长。

回顾分析 1990～2011 年中国(含两岸三地)报道的组织胞浆菌病病例，资料翔实的病例共 300 例，涉及 21 个省市。在描述旅游史的 195 例病例中，仅有 17 例有出国史，178 例无出国史，说明为中国本土感染。综述指出，组织胞浆菌病患者主要来源于中国南方，75％的病例发生在我国长江流域的 9 个省市，病例最多的 5 个省市分别是云南、江苏、湖南、湖北和四川，这与先前学者进行的组织胞浆菌菌素皮试结果相吻合。通过调查了解，云南红河等地区每年都会发现组织胞浆菌病患者。但是我国尚无从环境中分离组织胞浆菌的研究报道，明确该菌的生态分布情况对疾病预防和早期诊断有重要意义。值得注意的是，中国医学科学院皮肤病研究所在 1991 年报道了 1 例经培养证实的荚膜组织胞浆菌杜波变种感染病例，患者来自安徽贵池县，无出国史。该病例提示荚膜组织胞浆菌杜波变种可能不仅局限于非洲。

尽管中国报道了众多组织胞浆菌病的病例，但尚无急性肺组织胞浆菌病病例报道。急性组织胞浆菌病多在接触病原菌后的 7～21 d 发病，根据急性组织胞浆菌病患者的旅游史可以推断出组织胞浆菌可能存在的疫源地。缺乏相关病例报道的原因可能是：①急性感染患者多表现为流感样症状并有自愈倾向，没有引起首诊医生的足够重视；②缺乏组织胞浆菌在中国的生态学调查，无法对那些到疫源地的患者提前预警；③该菌在普通培养基上生长缓慢，往往需要 1 周以上时间才会形成肉眼菌落，增加了疾病的诊断难度。但急性肺组织胞浆菌病在中国

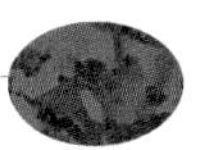

的确存在。1993 年，英国 Monsall Hospital in Manchester 曾报道了 1 例急性肺组织胞浆菌病患者，并且明确指出该患者是在我国云南开远的大塔洞进行地质考察时感染该病。

利用分子流行病学诊断方法可以在基因层面对组织胞浆菌进行分型，并探讨不同基因型组织胞浆菌地域分布特点和致病特点。有学者通过多位点序列分型（multiple-locus sequence typing, MLST）方法对来自世界各地 137 株组织胞浆菌进行分析，发现组织胞浆菌基因型与地域分布存在联系。对不同染色体上的 4 种管家基因进行测序，合并后通过最大简约法（maximum parsimony）和邻位相连法（neighbour-joining）建树，发现组织胞浆菌可分为 8 个进化支：北美 1 型（North American class 1 clade, NAm 1）、北美 2 型（North American class 2 clade, NAm 2）、拉丁美洲 A 型（Latin American group A clade）、拉丁美洲 B 型（Latin American group B clade）、澳洲进化支（Australian clade）、荷兰进化支（Netherlands clade）、欧亚大陆进化支（Eurasian clade）和非洲进化支（African clade）。这 8 个进化支具有地域分布特点，同时还发现组织胞浆菌起源于 300 万～1 300 万年的拉丁美洲。该研究纳入了来自中国的 3 株菌株，其中 2 株位于欧亚进化支，1 株位于 NAm2 进化支，但这 3 株菌株的具体信息缺失，无法判断是中国本土感染还是输入性感染。最近，我们成功诊治了一名来自湖南的播散性组织胞浆菌患者，该患者无境外旅游史，曾在厦门打工 4 年。从该患者体内分离到一株荚膜组织胞浆菌荚膜变种。利用 MLST 方法进行基因分型，并与上述数据进行比对，发现该株菌位于澳洲进化支。

28.2.2 致病机制

组织胞浆菌的双相性（存在菌丝相和酵母相）在其致病机制中发挥重要作用。该菌在 37℃ 为酵母相，所以组织胞浆菌多以酵母相存在于人体内。用 4－氯汞苯磺酸钠（p-chloromercuriphenylsulfonic acid, PCMS）抑制组织胞浆菌菌丝相和酵母相的转换时（PCMS 对组织胞浆菌生长无影响），该菌感染能力显著下降。此外，可在胞内获取足够的营养也是组织胞浆菌胞内存活的原因之一。铁和钙是该菌生长所必需的物质。组织胞浆菌可以通过以下 3 种途径从胞内获取铁：直接刺激宿主铁载体释放铁、释放一种铁还原酶和调节 pH 促进转铁蛋白释放铁。对组织胞浆菌毒力因子鉴定的研究起步较晚，目前仅发现几种与致病有关的毒力蛋白。酵母相的组织胞浆菌可以分泌一种钙结合蛋白（calcium-binding protein, CBP），该蛋白基因仅在酵母相时表达，敲除该蛋白基因后组织胞浆菌体外生长不受影响，但胞内生存能力显著下降。与胞壁几丁质相连的 Yps3 蛋白则与组织胞浆菌的播散性感染相关，敲除该蛋白基因后并不影响组织胞浆菌胞内存活，但动物感染模型中脾脏和肝脏分离到的菌株显著减少。α－(1,3)-葡聚糖也与组织胞浆菌毒力相关，敲除 α－(1,3)-葡聚糖合成酶后对组织胞浆菌生长无影响，但对小鼠致病能力大大降低。进一步研究发现，α－(1,3)-葡聚糖位于组织胞浆菌细胞壁最外层，该多糖可以阻断巨噬细胞模式识别受体 dectin－1 对组织胞浆菌 β-(1,3)-葡聚糖的识别，进而抑制 TNF－α 的表达。而 TNF－α 在抗组织胞浆菌感染过程中发挥重要作用，缺失 TNF－α 或其受体会加重组织胞浆菌的感染情况。所以，TNF－α 抑制剂的使用也是组织胞浆菌病患者显性感染的原因之一。

有研究显示组织胞浆菌是由菌丝相产生的小分生孢子形式感染人类，因为这种孢子更容易到达肺泡继而被中性粒细胞和巨噬细胞吞噬。这两种细胞吞噬组织胞浆菌是由受体 CR3（CD11b/CD18）所介导，而组织胞浆菌胞壁的热休克蛋白 HSP60 和 β－葡聚糖可能为其配体。对肺组织胞浆菌病病理切片进行分析，发现组织胞浆菌多位于肺泡巨噬细胞内。事实上，肺泡表面活性蛋白 A（SP－A）和肺泡表面活性蛋白 B（SP－B）有直接杀死组织胞浆菌孢子的作用，但巨噬细胞却可以给组织胞浆菌提供生长和繁殖的环境。胞内的组织胞浆菌可以发生菌丝相向酵母相的转换，该过程可能需要数小时至数天。组织胞浆菌很容易在未激活的巨噬细胞内存活，这在该菌播散感染过程中发挥重要作用。胞内的组织胞浆菌会随巨噬细胞到达局部引流淋巴结、肝和脾等器官，并通过网状内皮系统进入血液循环。细胞免疫在宿主抵抗组织胞浆菌感染过程中发挥重要作用。一般在感染数周后，致敏 T 细胞会激活巨噬细胞杀伤胞内病原体。动物肺部感染模型中，中性粒细胞是组织胞浆菌吸入后早期到达肺部的天然免疫细胞。中性粒细胞内的嗜天青颗粒和防御素（defensins）能有效抑制组织胞浆菌的生长。所以，粒缺小鼠对组织胞浆菌易感性增加。

疾病严重程度与组织胞浆菌孢子吸入量和宿主

免疫情况息息相关。例如,免疫正常患者在吸入大量组织胞浆菌孢子后(如旧房拆迁或从事洞穴探险过程中)会发生急性肺组织胞浆菌病,严重时可危及生命。而免疫缺陷患者,如 AIDS 患者,即使少量的孢子吸入也会引起播散性感染。几乎所有人类吸入组织胞浆菌后都会引起一过性无症状血行播散性感染,仅有极少数人会有临床症状(<1%)。组织胞浆菌还可以造成类似结核菌的潜伏感染,在宿主细胞免疫受损时出现显性感染症状。

28.2.3 临床症状

生活在组织胞浆菌流行区的人极易接触并感染组织胞浆菌,但大部分患者仅为一过性无症状感染或不被觉察的轻症感染,类似一种潜伏感染状态。仅有不到 1%的感染这表现出明显的感染症状。出现症状与吸入的菌量、患者年龄和潜在疾病有关。老年、2 岁以内的儿童和免疫缺陷患者接触该菌后,可表现出明显症状。根据累及部位可将组织胞浆菌病分为肺组织胞浆菌病和播散性组织胞浆菌病。

(1) 肺组织胞浆菌病(pulmonary histoplasmosis)

又可分为急性肺组织胞浆菌病、慢性肺组织胞浆菌病、组织胞浆菌瘤等。

1) 急性肺组织胞浆菌病(acute pulmonary histoplasmosis):此类患者多有明确疫源接触史,如在疫源地进行旧屋拆迁、禽舍打扫和洞穴探险等活动。一次接触大量组织胞浆菌的患者可在 7~21 d 后出现临床症状,中位时间为 2 周。该病患者常表现为高热、头痛、干咳、心前区胸痛和寒战。胸痛主要表现为胸骨后不适,胸膜炎样疼痛者罕见。这可能是因为胸痛症状由肿大的肺门或纵隔淋巴结压迫引起。急性肺组织胞浆菌病患者还可出现风湿免疫病的临床表现,如关节痛、结节性红斑、多形红斑等,出现类似临床表现的患者多为女性。此外,患者还可表现为全身不适、肌痛、乏力等。该病患者多可在 10 d 内自愈,但接触大量组织胞浆菌的患者,其临床症状可持续数周。

急性肺组织胞浆菌病患者多无明显物理体征,少数患者可出现肺部水泡音及肝脾大。常规胸片检查可见斑片样阴影,钙化和肺门淋巴结肿大。6%的患者可出现心包炎表现,该症状多出现在肺部症状 6 周后。

急性肺组织胞浆菌病与流感和社区获得性肺炎有类似的症状,并且有自愈倾向,常被误诊为后两种疾病。此外,该病还需要与结核病鉴别,愈合后的肺组织胞浆菌病患者肺部可见类似肺结核原发综合征的表现,同时,患者肝脏和脾脏也可出现钙化灶。

2) 慢性肺组织胞浆菌病(chronic pulmonary histoplasmosis):肺部空洞是该病的主要特征。超过 90%慢性组织胞浆菌病的空洞病灶位于肺上叶。此病多见于年龄>50 岁、吸烟、有慢性阻塞性肺病和肺气肿病史的患者。该病患者多表现为低热、咳嗽、呼吸困难和体重下降,少数患者还可表现为夜间盗汗、胸痛和咯血。早期症状包括胸痛、咳嗽、咳痰、发热、乏力,病程可达数周,其后患者胸痛和发热症状减轻,但会出现咯血。影像学表现可见肺部斑片状浸润影、纤维化、钙化灶和空洞,一般无纵隔和肺门淋巴结炎。实验室检查可见白细胞计数增多、碱性磷酸酶增高和贫血。该病需要与肺结核、肺癌进行鉴别。

组织病理为间质性肺炎改变,病灶周边可见淋巴细胞和巨噬细胞为主的炎性浸润区。病灶内还可见坏死组织,坏死组织周边存在上皮细胞、淋巴细胞和多核巨细胞。

3) 其他肺组织胞浆菌病:

A. 组织胞浆菌瘤(histoplasmoma):少数情况下,肺部组织胞浆菌病灶随着时间迁移形成类似纤维瘤的局部肿块,被称作组织胞浆菌瘤(图 28-2-1)。组织胞浆菌瘤由周边急性炎症区域和中央钙化区组成,影像学上需要与肿瘤相鉴别。其形成的原因可能是因为病灶中的组织胞浆菌抗原持续刺激机体所致。

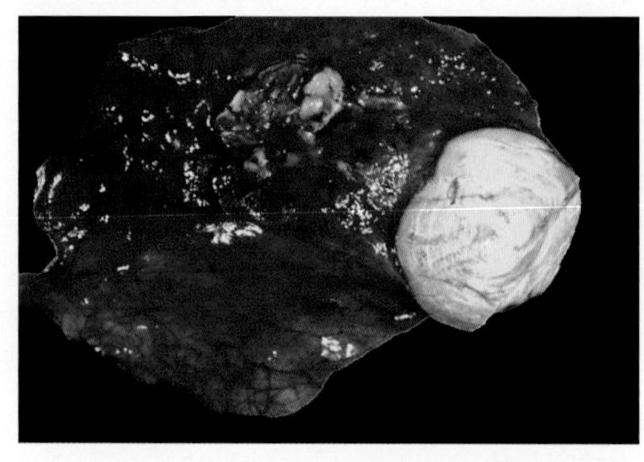

图 28-2-1 肺部组织胞浆菌瘤

注:横切面可见"年轮征"。引自:http://www.uaz.edu.mx/histo/pathology/ed/ch_12/c12_s22.html

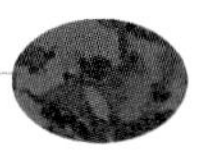

B. 纵隔肉芽肿和纤维化：肺组织胞浆菌病可伴有纵隔淋巴结肿大，直径可达 8～10 cm。病理检查显示，肿大的淋巴结中央为干酪样物质，由 5 mm 厚的纤维化外壳包绕。少数情况下，淋巴结可压迫气道、食管和上腔静脉，继而引起相应并发症。它也是支气管结石形成的原因之一。部分患者还可见纵隔纤维化，此种情况需要与结核病鉴别。

少数肺组织胞浆菌病患者还可伴有急性心包炎，表现为胸骨下疼痛、呼吸困难。影像学检查还可发现胸腔积液、纵隔淋巴结炎和肺炎。

(2) 播散性组织胞浆菌病（disseminated histoplasmosis）

接触过组织胞浆菌的患者均可出现一过性无症状血行播散性感染，该过程由吞噬组织胞浆菌的巨噬细胞所介导。在网状内皮系统中，巨噬细胞将组织胞浆菌抗原递呈给 T 细胞，T 细胞致敏后再激活巨噬细胞，使其杀伤胞内的病原菌，从而控制感染。组织胞浆菌的潜伏感染和结核杆菌的潜伏感染十分类似，尽管细胞免疫可以有效地控制感染播散，但免疫正常的潜伏感染患者体内仍可发现少量组织胞浆菌，这为后期疾病复燃提供可能。播散性组织胞浆菌病的发生与患者的机体免疫有关。免疫缺陷，尤其是细胞免疫受损是该病的危险因素。AIDS、器官移植和血液系统恶性肿瘤患者，以及类固醇激素使用者、婴儿均易发生播散性组织胞浆菌病。

美国印第安纳波利斯曾有过 2 次组织胞浆菌病的流行，就诊患者中 8% 为播散性组织胞浆菌病。AIDS 患者合并组织胞浆菌病预后极差，但使用抗反转录病毒药物和三唑类抗真菌药可以降低该类患者死亡风险。另外，TNF－α 抑制剂的使用也是播散性组织胞浆菌病的危险因素，并已被 FDA 黑框警告。

与急性肺组织胞浆菌病不同，播散性组织胞浆菌病患者多无短期组织胞浆菌接触史。该病可能是因为潜伏在体内的组织胞浆菌复燃引起，患者可在接触疫源数年后发病。

播散性组织胞浆菌病可通过临床症状和病理学检查确诊。该病按照病程可以分为急性、亚急性和慢性感染。急性感染患者多存在细胞免疫受损，有明显症状，组织病理可见巨噬细胞内有大量酵母样细胞。慢性患者病程迁延，病理可见局限性肉芽肿和少量酵母样细胞

1) 急性播散性组织胞浆菌病（acute disseminated histoplasmosis）：AIDS、血液系统恶性肿瘤患者及幼儿是急性播散性组织胞浆菌的易感人群。该病患者可表现为发热、乏力、体重减轻、咳嗽和腹泻。几乎所有的患者都存在肝、脾大，大约 30% 的患者存在淋巴结大，特别是颈部淋巴结大。该病未经治疗病死率可达 100%，儿童可在症状出现 6 周内死亡。终末期事件包括血栓形成、胃肠道出血和继发感染。CD4 细胞$<200\times10^6$ 个/L、有家禽接触史和组织胞浆菌潜伏感染是 HIV 患者感染该病的风险因素。在组织胞浆菌病流行区域，25% 的 HIV 患者会感染急性播散性组织胞浆菌病。

2) 慢性播散性组织胞浆菌病（chronic disseminated histoplasmosis）：该病多见于老年患者，患者多无明显免疫缺陷，但其细胞免疫功能不足以刺激巨噬细胞杀伤胞内的病原菌。患者病程迁延数月，未经治疗病死率高。该病与急性播散性组织胞浆菌病的区别在于，后者进展迅速，主要见于幼儿和免疫缺陷患者。

慢性播散性组织胞浆菌病临床症状与急性播散型类似，包括发热、乏力、食欲缺乏和体重减轻。体征可见肝、脾大，淋巴结大，瘀斑及皮肤黏膜损害。实验室检查提示血常规三系降低、碱性磷酸酶、乳酸脱氢酶、铁蛋白、红细胞现降率和 C 反应蛋白升高等。超声检查可见肝、脾大。患者病情严重时可出现脓毒血症，表现为低血压、弥散性血管内凝血(DIC)、肾衰竭和呼吸窘迫。播散性感染常可累及胃肠道，尤以结肠受累多见，患者表现为间断性腹痛、腹部压痛和腹泻。内镜检查可见肠壁溃疡、息肉、肠道狭窄和穿孔。组织活检可见可见酵母样组织胞浆菌存在于巨噬细胞内或组织中。

该病可累及双侧肾上腺。患者表现为肾上腺皮质功能不全（Addison disease），肾上腺受损是该病常见的致死原因。腹部 CT 检查可见肾上腺增生，中央可见坏死区。

组织胞浆菌还可播散至皮肤和黏膜。皮肤受累时，皮疹表现多样，包括丘疹、脓疱、溃疡和皮下结节。黏膜病变表现为溃疡、结节状肿块和疣状增生。病灶多出现在舌、齿龈、颊黏膜、唇、咽和食管。少数病例报道仅累及口腔黏膜，无其他系统播散性感染，但此种情况也应考虑为播散性组织胞浆菌病。

骨骼感染是播散性组织胞浆菌病另一个常见症状。感染可导致骨髓炎，累及肌腱可导致腕管综合征，累及关节可致化脓性关节炎等。此种情况较难

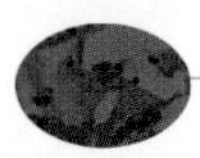

诊断,仅能通过病变组织培养和病理检查确诊。

除此以外,还有组织胞浆菌累及心血管系统和中枢神经系统的报道。播散性组织胞浆菌病可同时累及多个器官,但少数情况下也可表现为单一器官受累(如仅累及泌尿生殖道或骨骼等)。仅累及单一器官但无系统症状时需要与肿瘤进行鉴别,活检组织病理在鉴别诊断中起重要作用。

去过疫源地的不明原因发热(fever of unkown origin)患者需考虑该病可能。同时,播散性感染患者需要与以下疾病进行鉴别:淋巴瘤、结节病、结核病、马尔尼菲篮状菌病、黑热病等。

28.2.4 实验室检查

从组织或体液中培养分离到组织胞浆菌或活检病理发现形态符合组织胞浆菌的病原菌均可以明确诊断该病。但病理诊断有赖于病理医生的经验,并需要与其他病原菌(如马尔尼菲篮状菌、杜氏利什曼原虫)相鉴别。

(1) 真菌培养

组织胞浆菌病患者血液、骨髓、肝脏、痰液、皮肤和黏膜等受累组织均可作为培养样本。在沙氏培养基或脑心浸出膏培养基(BHI) 30℃培养时,90%的阳性样本可在培养1周左右见肉眼菌落,少数情况下,需要将培养时间延长至3~6周。由于培养周期较长,可在培养基中添加抗生素和放线菌酮防止污染菌生长,利用氢氧化铵适当提高培养基的pH也可以减少酵母及腐生真菌生长。播散性感染患者骨髓培养的阳性率可高达50%,血液裂解离心后取沉淀用于培养,可提高培养阳性率。临床标本培养阳性率与疾病的严重程度、样本质量有关。

(2) 组织病理

组织病理可见病灶内组织坏死、纤维化,外周为肉芽肿样改变,可见多核巨细胞,酵母样真菌位于多核巨细胞内或组织中,2~4 μm,芽颈细。

病理切片过碘酸-希夫(PAS)染色、Gomori六胺银染色(GMS)和瑞氏-吉姆萨染色均可发现组织胞浆菌,HE染色法很难辨认出组织胞浆菌。外周血和骨髓涂片的瑞氏-吉姆萨染色可用于播散性组织胞浆菌病的诊断。阳性骨髓标本瑞氏-吉姆萨染色可见巨噬细胞内外存在大量圆形或卵形小体,菌体外有一层类似"荚膜"的透亮晕,荚膜组织胞浆菌也因此得名。实际上,荚膜组织胞浆菌并无荚膜,此种透亮晕系标本固定处理所致(图28-2-2)。PAS染色则不能发现"荚膜"(图28-2-3)。另外,组织胞浆菌病患者的骨髓片与播散性马尔尼菲篮状菌病和黑热病患者类似。这两种疾病与组织胞浆菌病也有类似的临床症状,并且瑞氏染色的骨髓片中均可见巨噬细胞胞内存在寄生菌。我国已有多例组织胞浆菌误诊为这两种疾病的报道。在瑞氏染色的骨髓片中,马尔尼菲篮状菌呈桑葚样,中间可见横隔,真菌培养生长较快,且在培养基上可见红色色素;而黑热病的病原体是利氏曼原虫,瑞氏染色时,利氏曼小体尾部可见基动体,真菌培养阴性。

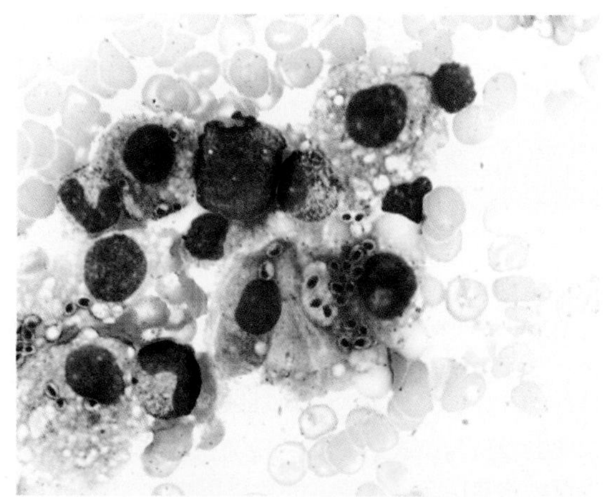

图28-2-2 播散性组织胞浆菌病患者骨髓瑞氏-吉姆萨染色

注:可见巨噬细胞内大量酵母样细胞,菌体呈卵圆形,轮廓清楚,周围有"荚膜"包绕(×1 000)

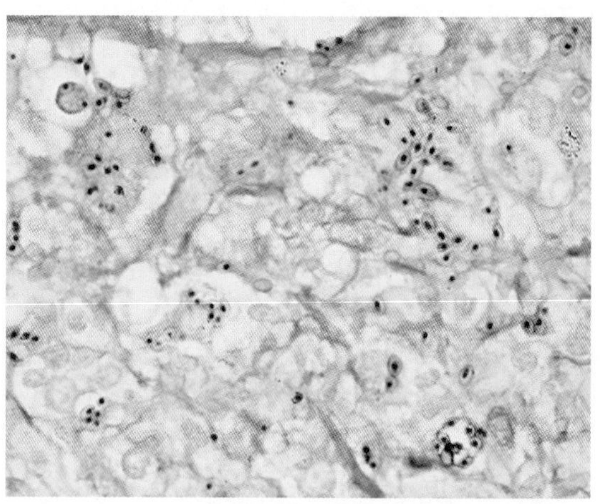

图28-2-3 播散性感染患者淋巴结PAS染色

注:可见组织中大量卵圆形PAS阳性病原体,中间含有点样物质,周边无荚膜(×1 000)

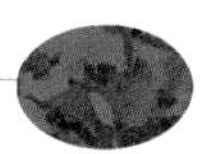

（3）抗原检测

以组织胞浆菌多糖抗原为靶点的抗原检测可用于组织胞浆菌病的诊断。患者尿液和血清均可作为检测样本。尿抗原检测的敏感性高于血清。目前，国外已有基于酶免疫分析方法检测组织胞浆菌抗原的商品化试剂盒出售。组织胞浆菌抗原检测可用于各型组织胞浆菌感染的诊断，并能用于治疗效果评价。检测敏感性与患者的病情和菌荷量有关，播散性组织胞浆菌病合并AIDS患者尿抗原检测的敏感性高达95%，血清抗原敏感性为86%；而病情较轻或慢性肺组织胞浆菌病患者的阳性率仅为10%～20%。还有报道称，支气管灌洗液和脑脊液也可作为检测样本。但需要注意的是，组织胞浆菌多糖抗原检测与马尔尼菲篮状菌病、副球孢子菌病和球孢子菌病间存在交叉反应。

除此以外，组织胞浆菌患者血中(1,3)-β-D-葡聚糖(G试验)也会升高。

（4）分子生物学检测

如前所述，真菌ITS区通用引物扩增测序可用于多种真菌鉴定。随着基因提取方法的更新和新型检测技术的出现，直接从临床样本提取全基因组再利用组织胞浆菌特异性引物PCR扩增可用于组织胞浆菌病的快速诊断。针对组织胞浆菌M抗原基因序列设计的两对特异性引物可用于区分组织胞浆菌和其他病原真菌，组织胞浆菌基因用这两对引物扩增可分别扩增出111 bp和279 bp条带，而其他真菌基因无法扩增相应条带。目前，已有针对多种不同靶点的组织胞浆菌特异性引物可以满足组织胞浆菌鉴定需要。与传统PCR方法相比，巢式PCR和荧光定量PCR有更高的检测敏感性，这两种方法结合特异性引物扩增可使检测敏感性达到数个拷贝基因组。

组织胞浆菌病的其他诊断方法还包括抗体检测和组织胞浆菌菌素皮试试验。基于补体固定或免疫扩散法的特异性抗体检测可用于慢性肺组织胞浆菌病或其他病程较长的患者的诊断，急性期或免疫缺陷患者抗体常阴性。国外已有特异性抗体检测商品化试剂盒出售。而组织胞浆菌菌素皮试仅用于组织胞浆菌病流行病学调查实验，临床诊断价值不大。

28.2.5 治疗

无症状或轻症组织胞浆菌病患者无须治疗，大部分患者可以自愈。但是重症急性肺组织胞浆菌病、慢性肺组织胞浆菌和播散性感染患者需要接受治疗。美国感染病学会于2007年发表了《组织胞浆菌病治疗指南》，两性霉素B相关制剂及伊曲康唑推荐用于组织胞浆菌病的治疗。氟康唑疗效不如伊曲康唑，仅作为组织胞浆菌病二线治疗方案。有报道称，伏立康唑和泊沙康唑对组织胞浆菌病治疗有效，但仅用于该病的补救治疗，尚缺乏临床试验数据。由于体外药敏结果和体内动物实验矛盾，尚无证据表面棘白菌素类药物可用于治疗该病。

严重的急性肺组织胞浆菌病患者可给予两性霉素B脂质体3～5 mg/(kg・d)或两性霉素B脱氧胆酸盐0.7～1 mg/(kg・d)治疗1～2周，继而改用伊曲康唑口服200 mg，每日2次巩固治疗，治疗至肺部影像学检查明显好转可停药。一般而言，免疫正常患者疗程在12周以内，但免疫抑制患者需要延长疗程。

慢性肺组织胞浆菌病患者可仅给予伊曲康唑200 mg，每日2次口服治疗，但治疗时间需延长至1年，治疗结束后需接受随访，防止疾病复发。合并组织胞浆菌瘤的患者可接受手术治疗。合并心包炎患者可给予非甾体抗炎药治疗。

播散性组织胞浆菌病可给予两性霉素B脂质体3～5 mg/(kg・d)或两性霉素B脱氧胆酸0.7～1 mg/(kg・d)治疗2周，临床症状好转后改用伊曲康唑口服200 mg，每日2次巩固治疗1年，部分患者需延长疗程。部分轻症或慢性播散性感染患者可仅给予伊曲康唑200 mg，每日2次口服治疗。

中枢神经系统感染患者需延长抗真菌治疗时间，两性霉素B治疗4～6周，伊曲康唑口服治疗1年以上。虽然伊曲康唑不能透过血脑屏障，但该药被证明可用于治疗中枢神经系统组织胞浆菌病。心内膜炎患者可接受抗真菌和心脏换瓣治疗，如无法接受手术，需要终身服用伊曲康唑。

有基础疾病的患者还应注意基础疾病的治疗。

28.2.6 预防

从事可能暴露于组织胞浆菌的工作或活动（如拆迁、鸡窝打扫、洞穴探险等）时需佩戴口罩，做好呼吸道防护。

附：荚膜组织胞浆菌杜波变种

荚膜组织胞浆菌杜波变种(*H. capsulatum* var.

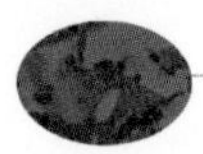

duboisii)主要在非洲存在。该菌培养条件同荚膜变种,其菌丝相形态与荚膜变种类似,但在酵母相,杜波变种孢子更大,可达 15 μm,壁厚(附图 28－1)。与荚膜变种不同,杜波变种尿素试验为阴性。该菌可通过呼吸道和皮肤接种感染,但尚未见到该菌引起的原发性肺部感染报道。除了人以外,狒狒和猴也能感染该病。

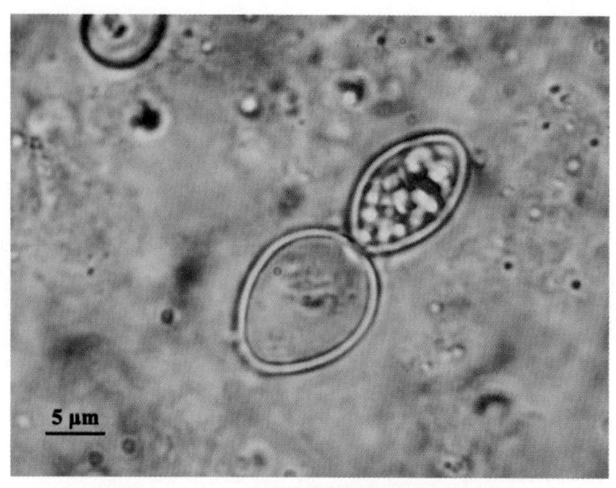

附图 28－1 杜波变种引起播散性感染患者痰液直接镜检

注:可见 7～15 μm 卵圆形厚壁孢子

杜波变种引起的组织胞浆菌病主要在乌干达、尼日利亚、扎伊尔和塞内加尔等非洲国家流行。其余国家报道的病例多为输入性感染。该病患者多合并 AIDS 感染。

杜波变种主要引起皮肤、皮下组织和骨组织的感染。患者皮损表现为触痛结节,无红、肿、热等炎症表现,为冷脓肿。感染杜波变种的患者 50%可表现为骨损害,颅骨和肋骨最常受累,其次为椎骨。骨病变区可见肉芽肿性炎,继而形成窦道和囊性变,患者可同时存在多处骨损害。

该菌播散性感染可累及肝、脾、肾、淋巴结和肺。临床表现与荚膜变种所致的播散性感染类似。组织病理表现为化脓性肉芽肿炎。与荚膜变种不同,杜波变种引起感染的组织病理中中很少见到被巨噬细胞吞噬的酵母样细胞,但可见大量中性粒细胞浸润。

由于该病罕见,治疗可参考荚膜变种引起组织胞浆菌治疗方案。

主要参考文献

[1] 李瑛,陈秉谦. 组织胞浆菌病一例. 中华医学杂志,1958,3:301－302.

[2] 邓卓霖. 评《组织胞浆菌六例》. 中华内科杂志,1998,37:866.

[3] 邓卓霖,莫志纯,邬质彬,等. 广西组织胞浆菌素敏感性调查报告. 广西医学院学报,1985,2:72－74.

[4] 张长法,郭宁如,冯晓英,等. 见于我国的杜波型组织胞浆菌病. 中华皮肤科杂志,1991,24:413－415.

[5] Murata Y, Sano A, Ueda Y, et al. Molecular epidemiology of canine histoplasmosis in Japan. Med Mycol, 2007,45:233－247.

[6] Untereiner WA, Scott JA, Naveau FA, et al. The ajellomycetaceae, a new family of vertebrate-associated onygenales. Mycologia, 2004,96:812－821.

[7] Kauffman CA. Histoplasmosis: a clinical and laboratory update. Clin Microbiol Rev, 2007,20:115－132.

[8] Nemecek JC, Wuthrich M, Klein BS. Global control of dimorphism and virulence in fungi. Science, 2006,312:583－588.

[9] Tamura M, Kasuga T, Watanabe K, et al. Phylogenetic characterization of histoplasma capsulatum strains based on ITS region sequences, including two new strains from Thai and Chinese patients in Japan. Nihon Ishinkin Gakkai Zasshi, 2002,43:11－19.

[10] Mok WY, Luizao RC, Barreto da Silva Mdo S. Isolation of fungi from bats of the Amazon basin. Appl Environ Microbiol, 1982,44:570－575.

[11] Chu JH, Feudtner C, Heydon K, et al. Hospitalizations for endemic mycoses: a population-based national study. Clin Infect Dis, 2006,42:822－825.

[12] Edwards LB, Acquaviva FA, Livesay VT, et al. An atlas of sensitivity to tuberculin, PPD-B, and histoplasmin in the United States. Am Rev Respir Dis, 1969, 99 (Suppl): 1－132.

[13] Assi M, Martin S, Wheat LJ, et al. Histoplasmosis after solid organ transplant. Clin Infect Dis, 2013,57:1542－1549.

[14] Nacher M, Adenis A, Blanchet D, et al. Risk factors for disseminated histoplasmosis in a cohort of HIV-infected patients in French Guiana. PLoS Negl Trop Dis, 2014,8:e2638.

[15] Zhao B, Xia X, Yin J, et al. Epidemiological investigation of histoplasma capsulatum infection in China. Chin Med J (Engl), 2001,114:743－746.

[16] Pan B, Chen M, Pan W, et al. Histoplasmosis: a new

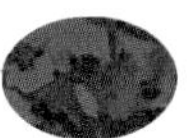

endemic fungal infection in China? Review and analysis of cases. Mycoses, 2013,56:212-221.

[17] Kasuga T, White TJ, Koenig G, et al. Phylogeography of the fungal pathogen histoplasma capsulatum. Mol Ecol, 2003,12:3383-2401.

[18] Wang Y, Pan B, Wu J, et al. Detection and phylogenetic characterization of a case of histoplasma capsulatum infection in mainland China. Am J Trop Med Hyg, 2014.

[19] Sebghati TS, Engle JT, Goldman WE. Intracellular parasitism by histoplasma capsulatum: fungal virulence and calcium dependence. Science, 2000, 290: 1368-1372.

[20] Edwards JA, Rappleye CA. Histoplasma mechanisms of pathogenesis — one portfolio doesn't fit all. FEMS Microbiol Lett, 2011,324:1-9.

[21] Rappleye CA, Engle JT, Goldman WE. RNA interference in histoplasma capsulatum demonstrates a role for alpha-(1, 3)- glucan in virulence. Mol Microbiol, 2004,53:153-165.

[22] Rappleye CA, Eissenberg LG, Goldman WE. Histoplasma capsulatum alpha-(1,3)-glucan blocks innate immune recognition by the beta-glucan receptor. Proc Natl Acad Sci USA, 2007,104:1366-1370.

[23] Smith JA, Kauffman CA. Endemic fungal infections in patients receiving tumour necrosis factor-alpha inhibitor therapy. Drugs, 2009,69:1403-1415.

[24] Deepe GS Jr, Gibbons RS. T cells require tumor necrosis factor-alpha to provide protective immunity in mice infected with histoplasma capsulatum. J Infect Dis, 2006,193:322-330.

[25] Holbrook ED, Rappleye CA. Histoplasma capsulatum pathogenesis: making a lifestyle switch. Curr Opin Microbiol, 2008,11:318-324.

[26] McCormack FX, Gibbons R, Ward SR, et al. Macrophage-independent fungicidal action of the pulmonary collectins. J Biol Chem, 2003,278:36250-36256.

[27] Newman SL, Gootee L, Gabay JE. Human neutrophil-mediated fungistasis against histoplasma capsulatum. Localization of fungistatic activity to the azurophil granules. J Clin Invest, 1993,92:624-631.

[28] Kauffman CA. Endemic mycoses: blastomycosis, histoplasmosis, and sporotrichosis. Infect Dis Clin North Am, 2006,20: 645-62, vii.

[29] Newman SL. Cell-mediated immunity to Histoplasma capsulatum. Semin Respir Infect, 2001,16:102-108.

[30] Olson TC, Bongartz T, Crowson CS, et al. Histoplasmosis infection in patients with rheumatoid arthritis, 1998-2009. BMC Infect Dis, 2011,11:145.

[31] Dasmasceno LS, Novaes AR Jr, Alencar CH, et al. Disseminated histoplasmosis and aids: relapse and late mortality in endemic area in North-Eastern Brazil. Mycoses, 2013,56:520-526.

[32] Ge L, Zhou C, Song Z, et al. Primary localized histoplasmosis with lesions restricted to the mouth in a Chinese HIV-negative patient. Int J Infect Dis, 2010,14 (Suppl 3):e325-e328.

[33] Mignogna MD, Fedele S, Lo Russo L, et al. A case of oral localized histoplasmosis in an immunocompetent patient. Eur J Clin Microbiol Infect Dis, 2001,20:753-755.

[34] Huang L, Wu Y, Miao X. Localized histoplasma capsulatum osteomyelitis of the fibula in an immunocompetent teenage boy: a case report. BMC Infect Dis, 2013, 13:132.

[35] Kauffman CA, Israel KS, Smith JW, et al. Histoplasmosis in immunosuppressed patients. Am J Med, 1978,64: 923-932.

[36] De Pauw B, Walsh TJ, Donnelly JP, et al. Revised definitions of invasive fungal disease from the European Organization for Research and Treatment of Cancer/Invasive Fungal Infections Cooperative Group and the National Institute of Allergy and Infectious Diseases Mycoses Study Group (EORTC/MSG) Consensus Group. Clin Infect Dis, 2008,46:1813-1821.

[37] Girouard G, Lachance C, Pelletier R. Observations on (1-3)-beta-D-glucan detection as a diagnostic tool in endemic mycosis caused by histoplasma or blastomyces. J Med Microbiol, 2007,56:1001-1002.

[38] Schoch CL, Seifert KA, Huhndorf S, et al. Nuclear ribosomal internal transcribed spacer (ITS) region as a universal DNA barcode marker for fungi. Proc Natl Acad Sci USA, 2012,109:6241-6246.

[39] Guedes HL, Guimaraes AJ, Muniz Mde M, et al. PCR assay for identification of histoplasma capsulatum based on the nucleotide sequence of the M antigen. J Clin Microbiol, 2003,41:535-539.

[40] Frias De Leon MG, Arenas Lopez G, Taylor ML, et al. Development of specific sequence-characterized amplified region markers for detecting Histoplasma capsulatum in clinical and environmental samples. J Clin Microbiol, 2012,50:673-679.

[41] Martagon-Villamil J, Shrestha N, Sholtis M, et al. Identification of Histoplasma capsulatum from culture

extracts by real-time PCR. J Clin Microbiol, 2003,41: 1295 - 1298.

[42] Bialek R, Feucht A, Aepinus C, et al. Evaluation of two nested PCR assays for detection of histoplasma capsulatum DNA in human tissue. J Clin Microbiol, 2002,40:1644 - 1647.

[43] Wheat LJ, Freifeld AG, Kleiman MB, et al. Clinical practice guidelines for the management of patients with histoplasmosis: 2007 update by the Infectious Diseases Society of America. Clin Infect Dis, 2007, 45: 807 - 825.

[44] Wheat J, MaWhinney S, Hafner R, et al. Treatment of histoplasmosis with fluconazole in patients with acquired immunodeficiency syndrome. National Institute of Allergy and Infectious Diseases Acquired Immunodeficiency Synddrome Clinical Trials Group and Mycoses Study Group. Am J Med, 1997,103:223 - 232.

[45] Loulergue P, Bastides F, Baudouin V, Literature review and case histories of *Histoplasma capsulatum* var. *duboisii* infections in HIV-infected patients. Emerg Infect Dis, 2007,13:1647 - 1652.

(潘　搏　潘炜华　廖万清)

29 球孢子菌病

29.1 概述

球孢子菌病(Coccidioidomycosis)是由土壤中的双相真菌球孢子菌(*Coccidioides* spp.)引起的局限性或播散性深部真菌病,主要在西半球流行。第1例球孢子菌病于1891年在阿根廷由Alejandro Posadas发现,起初认为该病由寄生虫引起,后由真菌学家证明该病病原菌为真菌,将其命名为粗球孢子菌(*Coccidioides immitis*)。当时认为该病是一种罕见疾病。1929年,美国加州斯坦福大学的一名医学生接触球孢子菌后出现一过性的呼吸道感染,并且症状类似于在加州San Joaquin山谷流行的"山谷热"(valley fever)。Smith等学者用球孢子菌病皮试进行的流行病学调查证实San Joaquin山谷存在球孢子菌病的流行且该菌为"山谷热"的病原菌。由于球孢子菌感染性极强,该菌被美国CDC认为可作为潜在生物武器的致病真菌。

29.1.1 真菌学

球孢子菌属(*Coccidioides* spp.)属于真菌界(Fungi)子囊菌门(Ascomycota)散囊菌目(Onygenales)爪甲团囊菌科(Onygenaceae)。球孢子菌的有性期表型尚未发现,但交配型等位基因研究证明该菌存在有性期。通过分子生物学方法可将球孢子菌分为两个种:粗球孢子菌(*C. immitis*)和*C. posadasii*。这两种真菌有明显的的地域分布性,粗球孢子菌主要分布在美国加利福尼亚州,而*C. posadasii*分布在除美国加利福尼亚以外的其他地区。在高盐培养基上,粗球孢子菌生长快于*C. posadasii*。但这两种真菌引起的临床症状和治疗方法相同,在后面的介绍中将以球孢子菌代替粗球孢子菌和*C. posadasii*。球孢子菌多以关节菌丝形式存在于流行区土壤中。

球孢子菌的生长方式十分特别,在环境中,菌丝可产生关节孢子;而在宿主体内,关节孢子可形成球体,以内生孢子形式继续繁殖。土壤中的关节孢子发育为管状菌丝;菌丝内孢子可交替自身溶解(autolysis),每个溶解孢子两端未溶解的孢子在振动或风吹的情况下被释放到环境中。空气中的关节孢子尺寸为2 μm×5 μm,很容易在空气中传播并被人类宿主吸入。宿主内环境的高温、高CO_2浓度、专职吞噬细胞内较低的pH均可使被吸入孢子疏水外壁破裂,内壁变厚,形状趋于圆形,向球体(spherule)分化。球体内部出现核分裂,细胞内壁向胞内生长将核分裂产生的子细胞分隔开,分隔开的子细胞被称为内生孢子(endospores)。球体随着内生孢子的增多,体积不断变大,在组织中这种球体细胞的直径可达 60～100 μm,含有成百上千个内生孢子,内生孢子直径为 2～4 μm。球体细胞成熟后,外壁变薄并破裂,每个释放到组织中的内生孢子都可以成为单独的球体细胞(图 29-1-1)。从吸入关节孢子到球体细胞破裂大概需要 4 d 时间。

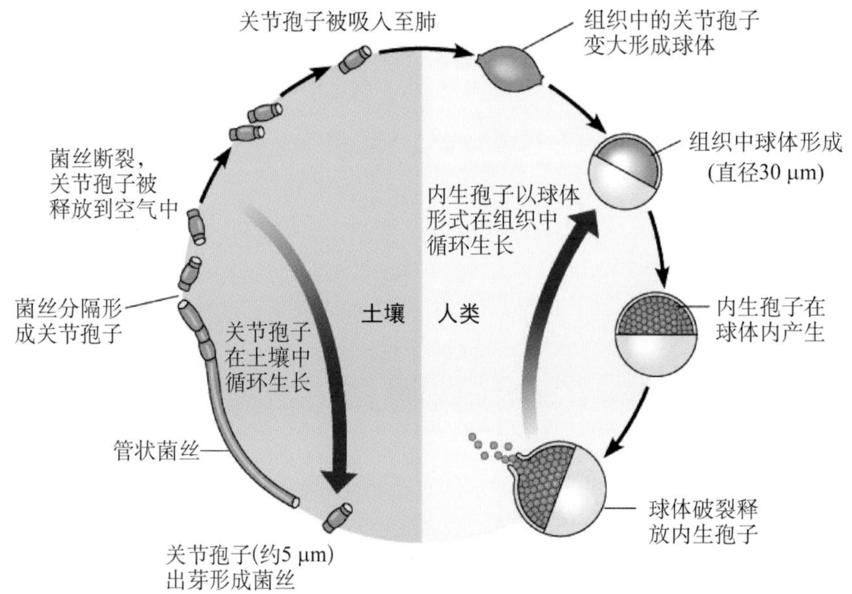

图 29-1-1 球孢子菌循环生长模式

引自:https://www.pinterest.com/pin/143200463127250511/

29.1.2 真菌培养

该菌为双相真菌,沙氏培养基和血平板均可用于该菌培养。室温培养(24℃)时生长较快,5～7 d 即可见扩展的白色或淡灰色毡状或膜状菌落,后期菌落为棕褐色细颗粒状(图 29-1-2)。培养时间较长时,菌落可呈粉末状,此时镜检可见较多关节孢子。该菌在含盐培养基上生长良好。需要注意的是,球孢子菌感染性极强,当考虑为球孢子菌时,需要在生物安全柜或 BSL-3 实验室中进行操作。如无球孢子菌病保存资质,一旦检出该菌,需对其进行销毁处理。

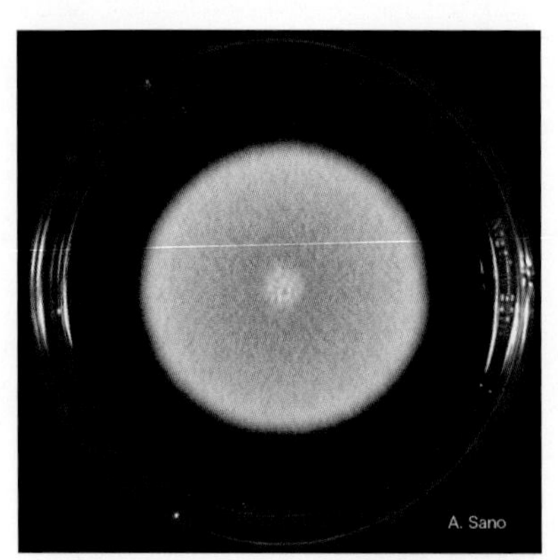

图 29-1-2 球孢子菌菌丝相菌落

引自: http://www.pf.chibau.ac.jpgalleryfungicCoccidioides_immitis_colony-3.html.jpg

对菌丝相菌落进行镜检,镜下可见有隔菌丝和关节孢子(2 μm×4 μm),直角菌丝常见,胞壁光滑且较厚。关节孢子之间可见薄壁中隔样细胞(溶解的孢子)。乳酸酚棉蓝染色后关节孢子着色较深,孢子与孢子间中隔清晰可见(图 29-1-3)。在物理扰动后,中隔破碎,继而释放其两端的孢子。游离的关节孢子两端可见褶边(frill),为中隔残留物质。

液体培养基、20% CO_2、37～40℃培养条件下可诱导球孢子菌球体产生。

用真菌通用引物对球孢子菌核糖体基因 ITS 区扩增后测序可以明确鉴定该菌。

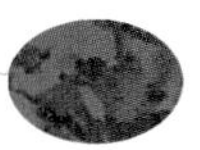

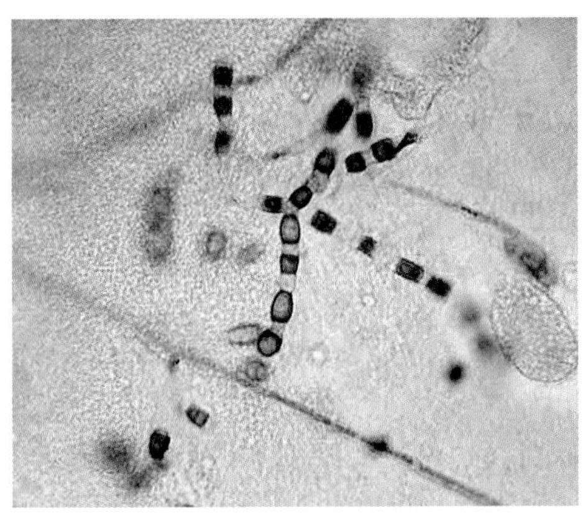

图 29-1-3 球孢子菌菌丝相可见菌丝内关节孢子和孢子间中隔

引自：http://path.upmc.edu/cases/case211/micro.html

29.2 流行病学

球孢子菌病主要在西半球流行。美国西南部的加利福尼亚州、亚利桑那州、德克萨斯州及墨西哥和南美的一些地方存在该病的流行。分子生物学研究发现，美国加州的球孢子菌病主要由 *C. immitis* 引起，而除加州以外地区的球孢子菌病主要由 *C. posadasii* 引起。就美国而言，95%的球孢子菌病例来自于加利福尼亚州和亚利桑那州。近年来，亚利桑那州和加州球孢子菌病的发病人数逐年上升，可能的原因是这两个州移民人口的增加和气候的变化所致。据估计，美国每年感染球孢子菌病的人数约15 万人。

球孢子菌适合在干燥、炎热、碱性的土壤中生长。流行区域的干燥炎热环境为球孢子菌提供了良好的生长场所。由于土壤杂菌生长过快，该菌较难从土壤中直接培养分离到。但通过小鼠腹腔注射土壤混悬后的上清液，再对器官进行真菌培养可以分离到球孢子菌菌株。用分子生物学方法也可做到土壤中球孢子菌的检测。由于球孢子菌是经呼吸道吸入感染，流行区的沙尘暴或接触扬沙都可以导致球孢子菌病的暴发流行。

青岛医学院的穆瑞五教授于 1956 年发现并报道了我国第 1 例球孢子菌病患者，并对患者体内分离出的菌株进行真菌鉴定和动物接种试验，均证实是球孢子菌感染。该病例意义重大，这是我国第 1 例本土感染的确诊病例。患者无国外旅行史，仅在山东省、北京、天津和兰州生活过，说明这些地方可能存在球孢子菌病的流行。至今，中国仅有 10 余例球孢子菌病病例报道，但未发现存在区域性流行特点。

29.3 致病机制

球孢子菌病主要通过吸入空气中的球孢子菌孢子而感染，极少数情况下也会经过皮肤接种感染。球孢子菌关节孢子的密度很低且体积小，悬浮在空气中的孢子易被人类吸入并能到达终末支气管。

该菌致病力极强，单个孢子即可引起肺部感染。如前所述，关节孢子可以在短时间内形成球体，而球体周边会发生炎症反应，继而在肺内形成病灶。环绕球体的坏死性肉芽肿是球孢子菌病最典型的病理特征。这种病理改变的出现是因为球孢子菌的菌丝和球体提取物均可使中性粒细胞向病灶趋化。虽然体外实验证实，中性粒细胞可以抑制球孢子菌的生长，但在体内向球体趋化的中性粒细胞并不能控制感染的进展。此外，球孢子菌病患者组织和外周血中还会出现嗜酸性粒细胞增多，播散性感染患者外周血嗜酸性粒细胞可高于 20%。嗜酸性粒细胞增多与球体破裂释放内生孢子相关。

完善的细胞免疫反应对球孢子病的控制至关重要。患者针对球孢子菌的细胞免疫情况与病情密切相关。HIV、器官移植患者和接受激素治疗的患者一旦被球孢子菌感染，极易产生严重的系统性播散。而正常人群感染球孢子菌后仅表现为一过性肺部感染，可无明显症状或病情自限。用球孢子菌抗原进行的 IFN-γ 释放实验证实，播散性感染患者外周血单个核细胞产生的 IFN-γ 明显弱于球孢子菌病自限性患者，但白细胞介素-4 和白细胞介素-10 水平无变化。

29.4 临床症状

超过半数的球孢子菌病感染患者可为无症状或症状十分轻微，无须至医院就诊。有明显症状的患者以社区获得性肺炎表现为主。在美国亚利桑那州南部进行的调查发现，流行区 1/3 诊断为社区获得性肺炎的患者感染的是球孢子菌病。但因为该病有自愈性，按社区获得性肺炎治疗也可自愈，所以许多患者并不知道自己曾感染过该病。仅有极少数患者出现播散性感染。

球孢子菌病的临床症状表现多样，与宿主的免疫情况、接种途径和接种菌量相关。

29.4.1 原发性肺球孢子菌病

从接触该菌到出现呼吸系统感染症状需要 1～3 周时间。患者可表现为发热、头痛、咳嗽(多为干咳)、胸痛、乏力等类似流感和社区性肺炎的症状。症状持续时间短于 3 周。患者在疾病初期还可有一过性的皮疹，以瘙痒性红斑、多形红斑或结节性红斑为主。伴有结节性红斑的原发性肺球孢子菌病主要见于女性白种人，非洲裔美国人很少出现类似症状。

影像学表现表现多样，以单侧肺下叶受累常见。胸片可见类似于大叶性肺炎的单侧肺叶斑片状浸润，偶尔也可表现为肺不张。肺门及纵隔淋巴结肿大者常见。1/5 的患者可出现单侧胸腔少量积液。少数患者临床症状消失后仍可留有肺部后遗症，包括结节、钙化、空洞等，这种情况需要与肺癌进行鉴别诊断(图 29－4－1)。

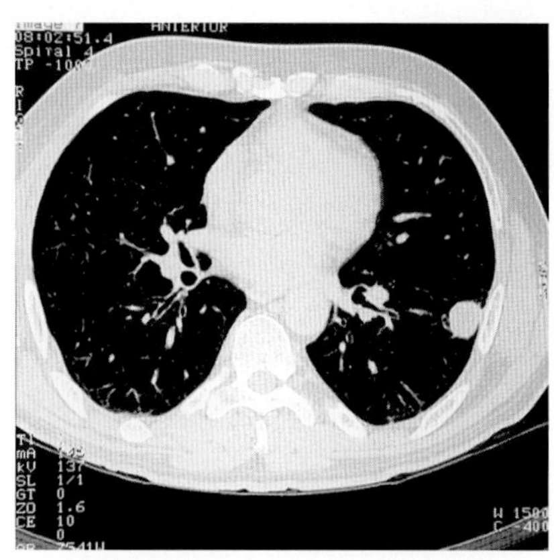

图 29－4－1 胸部 CT 检查

注：可见患者左下肺叶存在 1 枚圆形结节，经皮肺穿活检证实为球孢子菌病

29.4.2 播散性球孢子菌病

仅有 0.5%的球孢子菌病患者表现为肺外播散性感染。恶性血液系统肿瘤、接受器官移植、TNF－α 抑制剂、化疗或糖皮质激素治疗的患者及 HIV 感染者是该病易感人群。播散性感染患者多为球孢子菌在体内潜伏感染的复燃，患者既往多有急性球孢子菌病病史或球孢子菌血清学阳性证据。

播散性球孢子菌病表现多样，临床症状可从轻微的皮肤结节、脓肿到预后凶险的脑膜炎。最常见的肺外受累器官是皮肤、骨、关节和脑膜。患者可表现为单一或多个器官受累。

皮肤是该病肺外播散性感染最容易累及的器官。皮疹临床表现多样，可表现为丘疹、结节、溃疡、窦道和皮下脓肿。皮损组织病理活检可发现病原体(图 29－4－2)。少数情况下，皮肤接种关节孢子也可以导致皮肤球孢子菌病。

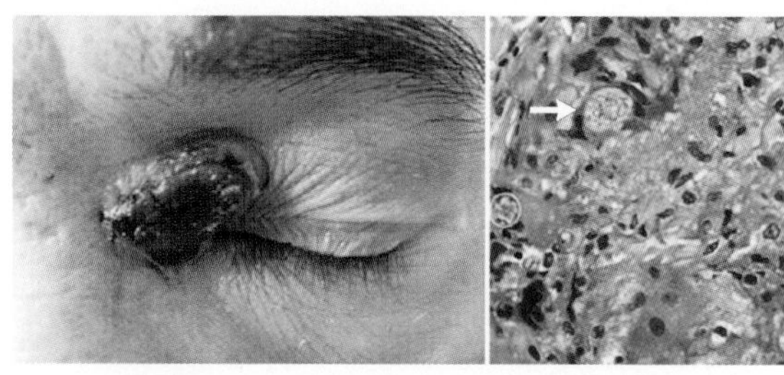

图 29－4－2 患者左眼睑结节伴破溃

注：行病理活检检查，组织 HE 染色可见球体(箭头处)，提示球孢子菌病

骨损害也较为常见，以椎骨受累最为多见。累及椎骨时，患者可表现为背部疼痛、局部压痛和软组织肿胀。影像学以骨溶解表现多见，可出现累及多个椎体，但一般不累及椎间盘。病情严重者可导致神经根或脊髓压迫。关节受累可单独存在，膝关节是最常见的病变关节。核磁共振成像检查可见关节滑膜强化、增厚及软骨缺失。关节液培养常为阴性。

脑膜炎患者可出现持续性头痛、反应迟钝和脑积水。脑脊液检查可见淋巴细胞增多、蛋白升高及葡萄糖含量降低。脑脊液中出现嗜酸性粒细胞是球孢子菌累及脑膜的重要标志。仅有 1/3 的患者脑脊液培养阳性。超过一半的播散性球孢子菌病患者可仅表现出脑膜炎症状。患者病情严重时，可出现脑梗死和脑出血。

29.5 实验室检查

从病灶中培养分离到球孢子菌、组织病理或临床标本直接镜检发现球孢子菌及急性期血样本抗体滴度升高均可明确诊断该病。美国已有商品化球孢子菌抗体检测试剂盒，但尚未在我国出售。

尽管我国第 1 例球孢子菌病为本土感染，但数十年来病例罕见，考虑该病在我国仍属于输入性感

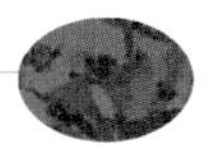

染。球孢子菌病有明显的地域流行性，对疑似患者旅游史采集对疾病诊断至关重要。该病的潜伏期为1～3周，如果患者在发病前1～3周有美洲流行区旅游史的话需要考虑该病可能。少数慢性肺炎或播散性感染患者接触史可追溯至2年前。

患者外周血检验可见嗜酸性粒细胞增加，红细胞沉降率增快。外周血嗜酸性粒细胞升高对球孢子菌病有诊断意义。

29.5.1 直接镜检

尽管球孢子菌有很强的致病性，但尚无证据表明该病可以人际传播，所以采集样本时无须特别防护。分泌物标本可以采用常规镜检法（10%氢氧化钾）进行检查。也可以用 Calcofluor white 进行染色，但该法需要通过荧光显微镜观察。少数情况下，直接镜检可以观察到球孢子菌球体结构（如支气管灌洗液样本）。

29.5.2 真菌培养

各类临床样本均可用于真菌培养。有研究表面，镜检阳性的临床标本培养时间（3.9 d）短于镜检阴性的样本（6.5 d）。气道分泌物的阳性率较高，脑脊液培养阳性率低。具体培养方法和菌落特征同前。

29.5.3 组织病理学检查

组织样本 H－E 染色、PAS 染色和 Grocott 银染均可以对样本中的病原体进行染色。组织中含有内生孢子的球体（10～100 μm）是球孢子菌病的典型病理表现（图 29－5－1）。球体周围可见化脓性肉芽肿形成，中性粒细胞、淋巴细胞、嗜酸性粒细胞浸润明显。但是，少数来自皮肤或肺部空洞的病理样本中可见菌丝，无球体存在。

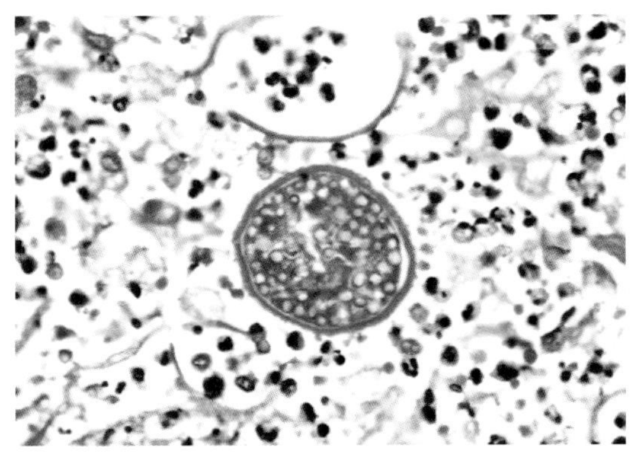

图 29－5－1 **高倍镜下的球体**

注：球体壁厚，其中可见大量内生孢子；球体外可见中性粒细胞和嗜酸性粒细胞浸润

29.5.4 其他诊断方法

目前已有用于检测球孢子菌抗体的商品化试剂盒，这些试剂盒对急性球孢子菌病患者的诊断敏感性可达80%以上。

基于 PCR 的分子生物学方法可以对来自菌落或临床样本的 DNA 进行检验。以 Ag2/PRA 抗原基因为靶点可以将球孢子菌鉴定到种。有学者以球孢子菌核糖体基因 ITS 区为靶位点设计引物和探针，运用实时 PCR 方法对不同临床样本的 DNA 进行检测。该方法对气道分泌物检测的敏感性可达100%，特异性98.4%；对新鲜临床标本检测的敏感性和特异性分别为92.9%和98.1%；对石蜡切片检测的敏感性为73.4%，特异性100%。

29.6 治疗

大多数原发性肺部球孢子菌病可自愈，无须治疗。

严重肺部感染者需要治疗。目前对严重原发性感染的定义是：体重减轻＞10%、夜间盗汗＞3周、影像学证据表明超过一个肺叶受累或持续性肺门淋巴结肿大、症状持续超过2个月、年龄＞55岁和补体固定实验抗体滴度＞1∶16。此类患者可给予口服咪唑类药物治疗，氟康唑或伊曲康唑常规治疗3～6个月。对弥漫性肺炎表现的患者需要考虑肺外播散性感染的可能。

如果患者存在免疫抑制情况或一次性大量接触球孢子菌，特别是出现低氧血症或进展迅速的患者，应给予两性霉素 B 治疗，病情好转后可改用氟康唑巩固治疗，治疗时间需延长至1年。

无症状的肺部空洞或结节患者，接受组织活检证实为球孢子菌病感染，可密切随访，暂不给予抗真菌药物治疗。对于无手术禁忌证的患者，如果肺部空洞存在破裂风险，可接受手术治疗。

肺外播散性感染患者需要接受抗真菌治疗且疗程较长。根据不同感染部位治疗时间需从数月到终身服药，因为该病有较高的复发率。

皮肤或骨骼系统感染患者可采用氟康唑或伊曲康唑口服治疗，两性霉素 B 可作为替代治疗方案。

对于较大的皮肤脓肿、损毁性病灶、会造成严重并发症的骨损害(如脊椎骨折、脊髓压迫等),可采用手术治疗,术前行 CT 或 MRI 扫描有助于判断病变累及范围。患者用药时间取决于患者临床转归、血清抗体滴度和器官功能恢复情况。

球孢子菌脑膜炎患者应采用氟康唑治疗,400～800 mg/d,氟康唑可以很好地透过血脑屏障。少数患者在治疗的过程中可能出现脑积水,但脑积水的出现与治疗效果无关,可仅给予对症处理。球孢子菌脑膜炎患者抗真菌治疗时间一定要长。有学者建议,该类患者最好终身服用咪唑类药物。因为即使该病患者接受咪唑类药物维持治疗数年后,停药后仍有复发可能。

泊沙康唑和伏立康唑可以用于难治性球孢子菌病的治疗。

主要参考文献

[1] 穆瑞五,陈受夔. 球孢子菌病一例报告及其病原菌的研究. 青岛医学院学报,1963,2:7-14.

[2] Tintelnot K, de Hoog GS, Antweiler E, et al. Taxonomic and diagnostic markers for identification of coccidioides immitis and coccidioides posadasii. Med Mycol, 2007,45:385-393.

[3] Fisher MC, Koenig GL, White TJ, et al. Molecular and phenotypic description of Coccidioides posadasii sp. nov., previously recognized as the non-California population of coccidioides immitis. Mycologia, 2002, 94:73-84.

[4] Klotz SA, Drutz DJ, Huppert M, et al. The critical role of CO_2 in the morphogenesis of Coccidioides immitis in cell-free subcutaneous chambers. J Infect Dis, 1984, 150:127-134.

[5] Galgiani JN, Isenberg RA, Stevens DA. Chemotaxigenic activity of extracts from the mycelial and spherule phases of coccidioides immitis for human polymorphonuclear leukocytes. Infect Immun, 1978,21:862-865.

[6] Sun SH, Huppert M. A cytological study of morphogenesis in coccidioides immitis. Sabouraudia, 1976, 14: 185-198.

[7] Bialek R, Kern J, Herrmann T, et al. PCR assays for identification of coccidioides posadasii based on the nucleotide sequence of the antigen 2/proline-rich antigen. J Clin Microbiol, 2004,42:778-783.

[8] Park BJ, Sigel K, Vaz V, et al. An epidemic of coccidioidomycosis in arizona associated with climatic changes, 1998-2001. J Infect Dis, 2005,191:1981-1987.

[9] Nguyen C, Barker BM, Hoover S, et al. Recent advances in our understanding of the environmental, epidemiological, immunological, and clinical dimensions of coccidioidomycosis. Clin Microbiol Rev, 2013, 26: 505-525.

[10] Lauer A, Baal JD, Baal JC, et al. Detection of *Coccidioides* immitis in Kern County, California, by multiplex PCR. Mycologia, 2012,104:62-69.

[11] Flynn NM, Hoeprich PD, Kawachi MM, et al. An unusual outbreak of windborne coccidioidomycosis. N Engl J Med, 1979,301:358-361.

[12] Pan B, Deng S, Liao W, et al. Endemic mycoses: overlooked diseases in China. Clin Infect Dis, 2013,56: 1516-1517.

[13] Smith JA, Riddell Jt, Kauffman CA. Cutaneous manifestations of endemic mycoses. Curr Infect Dis Rep, 2013,15:440-449.

[14] Shubitz L, Peng T, Perrill R, et al. Protection of mice against coccidioides immitis intranasal infection by vaccination with recombinant antigen 2/PRA. Infect Immun, 2002,70:3287-3289.

[15] Harley WB, Blaser MJ. Disseminated coccidioidomycosis associated with extreme eosinophilia. Clin Infect Dis, 1994,18:627-629.

[16] Ampel NM, Christian L. In vitro modulation of proliferation and cytokine production by human peripheral blood mononuclear cells from subjects with various forms of coccidioidomycosis. Infect Immun, 1997,65:4483-4487.

[17] Valdivia L, Nix D, Wright M, et al. Coccidioidomycosis as a common cause of community-acquired pneumonia. Emerg Infect Dis, 2006,12:958-962.

[18] Tang TH, Tsang OT. Images in clinical medicine. Fungal infection from sweeping in the wrong place. N Engl J Med, 2011,364:e3.

[19] Williams PL. Vasculitic complications associated with coccidioidal meningitis. Semin Respir Infect, 2001,16: 270-279.

[20] De Pauw B, Walsh TJ, Donnelly JP, et al. Revised definitions of invasive fungal disease from the European Organization for Research and Treatment of Cancer/Invasive Fungal Infections Cooperative Group and the National Institute of Allergy and Infectious Diseases Mycoses Study Group (EORTC/MSG) Consensus

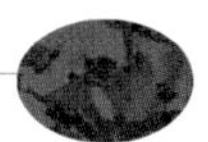

Group. Clin Infect Dis, 2008,46:1813 - 1821.

[21] Saubolle MA, McKellar PP, Sussland D. Epidemiologic, clinical, and diagnostic aspects of coccidioidomycosis. J Clin Microbiol, 2007,45:26 - 30.

[22] Binnicker MJ, Buckwalter SP, Eisberner JJ, et al. Detection of coccidioides species in clinical specimens by real-time PCR. J Clin Microbiol, 2007,45:173 - 178.

[23] Galgiani JN, Ampel NM, Blair JE, et al. Coccidioidomycosis. Clin Infect Dis, 2005,41:1217 - 1223.

[24] Dewsnup DH, Galgiani JN, Graybill JR, et al. Is it ever safe to stop azole therapy for coccidioides immitis meningitis?. Ann Intern Med, 1996,124:305 - 3110.

[25] Freifeld A, Proia L, Andes D, et al. Voriconazole use for endemic fungal infections. Antimicrob Agents Chemother, 2009,53:1648 - 1651.

[26] Kim MM, Vikram HR, Kusne S, et al. Treatment of refractory coccidioidomycosis with voriconazole or posaconazole. Clin Infect Dis, 2011,53:1060 - 1066.

（潘　搏　潘炜华　廖万清）

副球孢子菌病

副球孢子菌病(Paracoccidioidomycosis)是在拉丁美洲流行的一种地方性真菌病，巴西副球孢子菌(*Paracoccidioides brasiliensis*)是该病的病原体。该病通过呼吸道感染，常累及口腔黏膜、肾上腺、淋巴结、皮肤等。副球孢子菌病以慢性感染为主，急性感染患者少见。

30.1 真菌学

巴西副球孢子菌是一种双相真菌，在人类宿主体内或37℃环境下，呈酵母相；<28℃培养时，呈菌丝相。在菌丝相时，细胞壁成分以β-1,3-葡聚糖为主；而在酵母相，则以α-1,3-葡聚糖为主。该菌的有性期尚未发现。核糖体大亚基(large RNA subunit, LSU)和核糖体内间隔转录区(Internal transcribed spacer, ITS)序列证明，巴西副球孢子菌位于子囊菌门(Ascomycota)，散囊菌目(Onygenales)、阿耶罗菌科(Ajellomycetaceae)，与组织胞浆菌进化关系较近。巴西副球孢子菌有5条染色体，全基因组测序已经完成，相关数据可在 http://www.broad.mit.edu/annotation/genome/paracoccidioides_brasiliensis/查询。

37℃时，巴西副球孢子菌在沙氏培养基上培养1周可见酵母相菌落，菌落表面有皱褶，棕褐色至奶油色。镜下可见4～40 μm椭圆或圆形酵母样细胞，可见双层折光细胞壁和胞内脂质液泡。该菌最典型的形态是母细胞周边有子细胞环绕，呈“水手轮状”，母细胞与子细胞间相连(图30-1-1)。

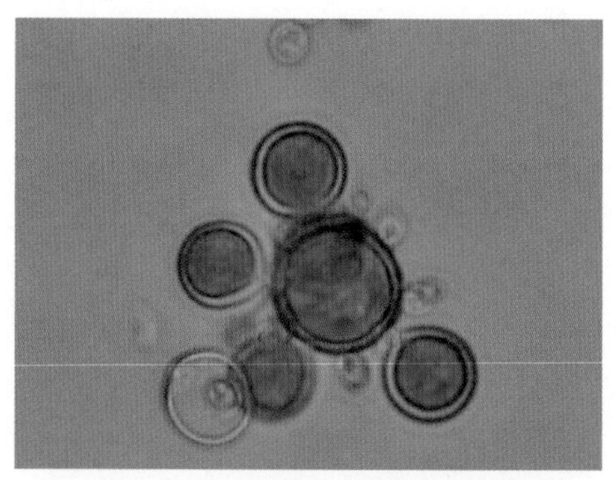

图30-1-1 副球孢子菌乳酸棉蓝染色

注：可见多个子细胞围绕母细胞，形成后“水手轮”样结构，这是巴西副球孢子菌的典型形态学特征

19～28℃培养时，巴西副球孢子菌为菌丝相，此时生长较为缓慢，需15～30 d才可形成菌落。菌落

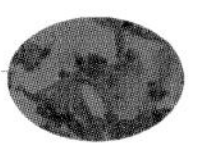

为棕色至白色短毛样菌落，周边不规则。少数菌落还可产生棕色色素。镜下可见细长有隔菌丝，菌丝间可见厚垣孢子（chlamydospore）。副球孢子菌在营养条件较差情况下生长可形成关节孢子或小分生孢子，单个孢子直径＜5 μm。孢子在 36℃培养时可形成酵母样细胞，而在 20～24℃培养可形成菌丝。孢子拥有致病能力，孢子悬液滴鼻吸入后可使小鼠感染。巴西副球孢子菌的酵母和孢子都可以产生黑色素（melanin），这与致病力有关。

通过随机扩增多态性 DNA 技术（random amplied polymorphic DNA, RAPD）可将巴西副球孢子菌分为两种基因型。这两种基因型存在致病力的差别：Ⅰ型多引起局限型感染，病灶外周可见肉芽肿形成后；而Ⅱ型可引起播散性感染，病理以坏死和大量真菌为主，缺少肉芽肿组织。

30.2 流行病学

副球孢子菌病仅在拉丁美洲流行，80%的病例来自于巴西，其次是委内瑞拉、哥伦比亚、厄瓜多尔和阿根廷。该病好发于雨水充分地区和潮湿丛林地带，温度为 17～24℃。尽管拉丁美洲以外的地区也有副球孢子菌病病例报道，但多属于输入性感染(即在拉丁美洲感染该病，离开拉丁美洲后发病)。我国尚无副球孢子菌病病例报道。随着旅游业和国际交流的日益加深，今后我国可能会出现该病的输入性感染病例。

目前，尚不清楚副球孢子菌在环境中的分布情况，仅在犰狳体内分离到该菌。除了人类以外，副球孢子菌还可感染犬和猴。副球孢子菌抗原皮试试验证实，与犰狳、森林或天然水源接触较多的人皮试阳性率高。亚马逊河流域生活的人抗原皮试试验阳性率更高。

在巴西，副球孢子菌病的年发病率为（10～30）/100 万，年病死率为 1.45/100 万。各年龄段人群对该病易感，但超过 60%的患者年龄＞30 岁。男性患者明显高于女性患者，性别差异在慢性感染者中更为显著，慢性感染者该比例 16∶1。但是，儿童患者男、女比例均等。70%的患者从事农业工作。在乌拉圭，伐木工人是感染该病的高危人群。疫源地的外来移民感染该病后可出现严重症状。

30.3 致病机制

成人感染该病多因体内巴西副球孢子菌的再激活，病原接触史可以追溯到数年前；而儿童多为急性或亚急性感染，累及网状内皮系统。接触该菌后可导致亚临床感染。抗原皮试实验、外周血中检测到抗 GP43 抗体和病灶中发现巴西副球孢子菌均可证明感染该病。

动物感染模型证明不同性别对巴西副球孢子菌的敏感性不同，雄性小鼠对该菌更易感。进一步研究发现，17－β 雌二醇可以阻碍该菌菌丝相向酵母相的转换，从而降低该菌的致病能力。

动物吸入感染模型发现，在感染早期，病灶周围可见巨噬细胞和中性粒细胞浸润。随后上皮细胞数量增加，感染 1 周后可见上皮样肉芽肿形成和病灶周边纤维化。与组织胞浆菌病的肺部钙化灶不同，上皮样肉芽肿和纤维化是副球孢子菌病典型的病理特征。纤维化是宿主-病原菌相互作用的结果，可能与巴西副球孢子菌黏附促进细胞外基质分泌相关。免疫组化结果显示，病灶内包绕病原菌纤维化成分包括胶原、纤连蛋白、层粘连蛋白和蛋白聚糖。

副球孢子菌病患者存在高球蛋白血症和 T 细胞增殖低下，这表明 Th2 型免疫反应介导了感染的发生。几乎所有的患者体内都可检测到高水平的抗副球孢子菌 IgA、IgG 和 IgE 抗体。慢性感染患者体内以 IgG2 和 IgA 水平升高为主，而急性或亚急性感染患者体内以 IgG4 和 IgE 升高为主。急性患者抗原皮试往往呈阴性，对有丝分裂原反应低下。高抗体水平、低 T 细胞反应增值能力与疾病的严重程度呈正相关。成人慢性感染患者 T 细胞反应能力仅轻度受损，抗体水平也较低。

细胞因子在抗副球孢子菌免疫调控过程中发挥重要作用。严重感染患者体内 Th2 型免疫反应相关细胞因子 IL－10、IL－4 和 IL－5 升高，而 IFN－γ 和 IL－2 等 Th1 型细胞因子则降低。与慢性感染患者相比，急性感染患者体内还会有 IL－18 和 TNF－RII 的升高，这两项指标可以用来预测疾病的严重程度。

巨噬细胞和中性粒细胞对副球孢子菌感染的控制起至关重要作用。但巨噬细胞仅在被 IFN－γ 和 TNF－α 激活的情况下才能杀伤副球孢子菌，该菌可在未激活的巨噬细胞内繁殖。中性粒细胞在感染起始阶段发挥重要作用，它是最先出现在病灶处发挥作用的免疫细胞，可以被多种细胞因子激活继而杀伤胞内副球孢子菌。

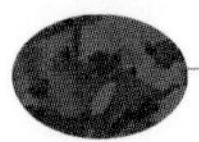

30.4 临床症状

本病通过呼吸道传播。疾病严重程度与患者年龄、免疫情况和吸入菌量有关。抗原皮试试验证明在巴西的副球孢子菌病流行地区，疾病感染率可高达50%，但大部分患者无临床症状或仅表现出轻微、可自愈的呼吸系统症状。此类患者体内仍可发现有活力的副球孢子菌，一旦患者出现免疫抑制会导致疾病复燃。细胞免疫缺陷患者感染后可出现显性感染症状。如前所述，副球孢子菌病可分为急性、亚急性和慢性，前者多见于营养不良的儿童和免疫缺陷人群，后者多见吸烟或酗酒的中年患者。肺、口腔黏膜、皮肤、淋巴结是最常见的受累器官，淋巴结受累主要出现在儿童患者中，口腔黏膜损害主要见于成人患者(见图30-1-1)。

30.4.1 急性、亚急性感染

此种疾病模式多见于儿童或细胞免疫缺陷患者(如HIV感染)，多累及网状内皮系统。患者表现为发热、乏力、淋巴结大和肝、脾大(图30-4-1)。淋巴结大的该类感染最常见的临床症状。有半数患者会出现肝、脾大和肝功能损害。

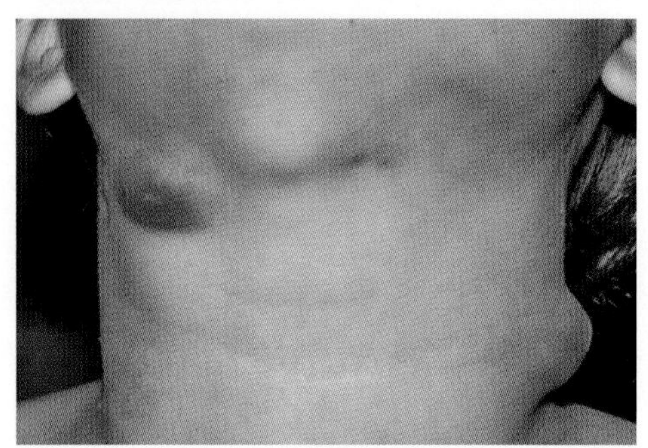

图30-4-1 急性副球孢子菌病

注：可见淋巴结大，炎症明显伴脓肿形成

皮肤、骨骼和关节损害常见。皮肤损害多累及面部、颈部和躯干。皮疹以溃疡、增生性结节、丘疹为主(图30-4-2)。骨损害多累及上肢和胸腔骨骼，症状以局部疼痛为主。少数患者可累及胃和小肠，以黏膜溃疡性损害为主，病理检查可见病原菌。急性或亚急性感染多不累及肾上腺。

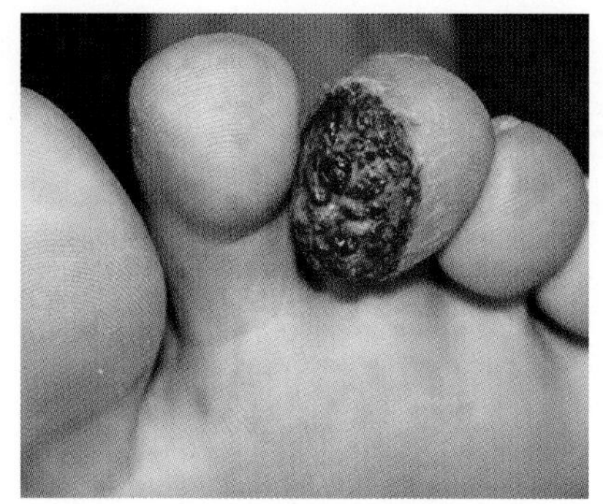

图30-4-2 副球孢子菌病外生性疣状皮疹伴溃疡

注：需要与鳞状细胞癌相鉴别

30.4.2 慢性感染

慢性感染多见于成人，年龄在30～50岁。疾病可持续数月到数年。以肺部和肺外损害为主，病程迁延数年。虽然呼吸系统在感染过程中最先累及，但症状较轻且无特异性，所以该病患者常因肺外损害而就诊。慢性感染患者可无明显细胞免疫缺陷。

该病患者起初呼吸系统症状较轻，仅表现为干咳、呼吸不畅，肺功能检查提示肺换气功能障碍。临床症状随着病程延长而加重。胸片以肺间质浸润为主。病程较长的患者会出现双肺纤维化或肺气肿，这些感染后遗症不能被抗真菌治疗逆转。

有半数患者会出现口腔黏膜损害，多累及牙龈、硬腭、口咽和喉部。黏膜损害表现为隆起性结节和溃疡。可见单一或多个病灶，病灶疼痛、易出血(图30-4-3)。患者还可出现发声困难和吞咽困难。病灶区引流淋巴结大，淋巴结可自发破裂并形成瘘管。

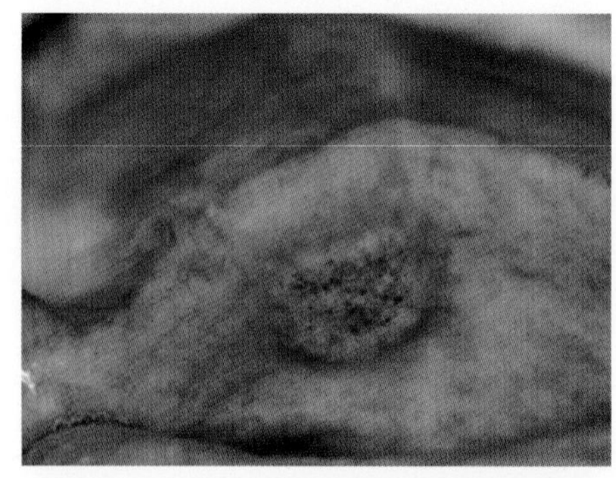

图30-4-3 副球孢子菌口腔黏膜损害

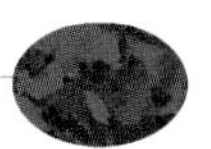

此外，慢性感染患者还会累及皮肤、肾上腺和中枢神经系统。

30.5 实验室检查

直接镜检及组织病理发现巴西副球孢子菌典型结构及血清学检查（抗原免疫沉淀法）均可用于该病的诊断。

30.5.1 直接镜检

痰液、脓液、病灶渗出液等均可用于直接镜检的样本。标本可用 10% 氢氧化钾处理后镜检。副球孢子菌在新鲜临床样品中呈圆形或椭圆形酵母样细胞，可见多个出芽细胞围绕 1 个母细胞的“水手轮”样典型结构（图 30－5－1）。酵母样细胞胞壁较厚（0.2～1 μm），具有折光现象，胞内可见液泡。

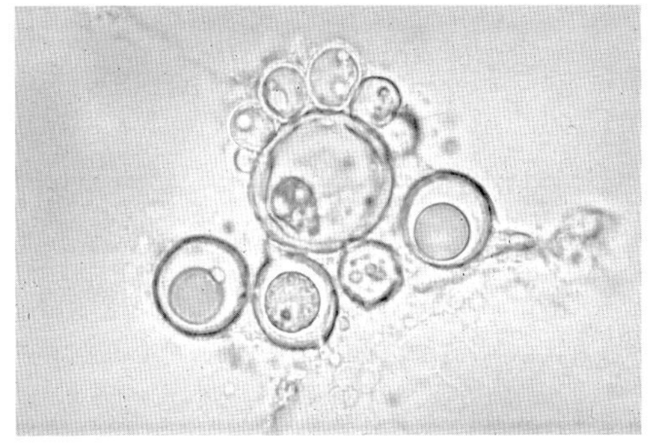

图 30－5－1 黏膜刮取物经 10% 氢氧化钾处理后直接镜检

注：可见病原菌呈“水手轮”样形态

30.5.2 组织病理学检查

病理活检具有诊断意义。GMS 银染、HE 染色、PAS 染色及间接免疫荧光都能用于样本病理制片。淋巴结、皮肤、黏膜等均可作为活检样本。病变组织中如发现副球孢子菌样典型形态可诊断为副球孢子菌病。同时，病理表现为化脓性肉芽肿性炎伴有假上皮瘤样增生，可见真菌细胞被肉芽肿包绕，肉芽肿由中性粒细胞、单核细胞、上皮细胞和多核巨细胞组成，少数情况可见吞噬酵母样细胞的多核巨细胞和巨噬细胞，病灶周边可由纤维化包绕。

30.5.3 培养

多次取材、培养基中添加抗生素和离心富集液体样本可提高巴西副球孢子菌的分离率。沙氏培养基和酵母浸出膏培养基均可用于真菌分离。巴西副球孢子菌在室温（19～24℃）和 37℃ 均可生长。室温培养时，该菌生长缓慢，需要 20～30 d 才可长出菌落，镜检可见直径 3～4 μm 细小有隔菌丝和其间的厚壁孢子（15～30 μm）。在无糖类培养基上培养 2 个月后可见产孢。临床样本 36℃ 培养 8～10 d 可见奶油色酵母菌落生长，表面有皱褶。镜下可见 4～40 μm 椭圆或球形酵母样细胞，部分呈“水手轮”形态。

30.5.4 血清学检查

血清抗体检查不仅可以用于诊断该病，还能用于疾病预后随访。巴西副球孢子菌 gp43、pb27、相对分子质量 87 000 热休克蛋白均可作为抗原检测体内特异性抗体。检测 pb27 和相对分子质量 87 000 热休克蛋白抗体可使疾病诊断的敏感性达 92%、特异性达 88%。抗原检测可用于疾病的早期诊断，可以和抗体检测联合使用，多用免疫沉淀方法进行检测。副球孢子菌病感染患者接受伊曲康唑治疗 20 周后抗原滴度开始出现降低，急性感染患者治疗后抗原滴度下降更为明显。但中国尚无副球孢子菌抗原和抗体检测方法。

30.5.5 分子生物学方法

目前，检测巴西副球孢子菌所用的分子生物学方法多以核糖体 ITS 区为靶基因设计引物，ITS 区序列测定可将病原菌鉴定至种。Dias 等根据巴西副球孢子菌 ITS1 区设计引物，用实时 PCR 方法进行检测，扩增片段大小为 144bp。该方法检测阈值可达 0.5pg。

30.6 治疗

副球孢子菌病的治疗包括抗真菌治疗、营养支持治疗、基础疾病治疗和戒烟。治疗该病的抗真菌药物包括磺胺类药物、两性霉素 B 和咪唑类药物。需要注意的，该病是为数不多可以用磺胺类药物治疗的真菌病。接受抗真菌治疗后，患者的复发率仍较高。临床症状痊愈（除纤维化病灶以外）和血清抗体或抗原滴度明显降低且维持低滴度数月可用于治疗终点判定。

30.6.1 磺胺类药物

磺胺嘧啶或长效类磺胺药物可用于该病的治疗。该类药物对70%的患者有效,但疾病复发率较高,20%～25%的患者疾病会出现复发。轻症患者推荐用复方磺胺甲噁唑(复方新诺明)治疗12个月,病情较重者需延长治疗时间至18～24个月。粒细胞减少是该药常见的不良反应之一,可用四氢叶酸治疗。该药有致畸作用,孕妇禁用。

30.6.2 两性霉素B

该药多用于治疗重症感染患者。两性霉素B治疗时,累及剂量需要达到1 000～2 000 mg,然后可换用复方磺胺甲噁唑或伊曲康唑口服治疗。尽管如此,副球孢子菌病的复发率仍可达15%。

30.6.3 咪唑类药物

伊曲康唑可用于治疗轻度或中度感染患者。体外药敏实验表明,巴西副球孢子菌对酮康唑、伊曲康唑和氟康唑均敏感。但由于氟康唑治疗患者复发率较高(可达45%)和口服酮康唑的不良反应,伊曲康唑是治疗该病的首选咪唑类药物。98%的患者伊曲康唑治疗有效,且复发率较低。该药治疗时间为3～12个月,可根据临床治疗效果和血清学反应调整用药时间。伏立康唑和泊沙康唑可用于该病的补救治疗,但相应临床数据较少。

主要参考文献

[1] Untereiner WA, Scott JA, Naveau FA, et al. The ajellomycetaceae, a new family of vertebrate-associated Onygenales. Mycologia, 2004,96:812 - 21.

[2] Desjardins CA, Champion MD, Holder JW, et al. Comparative genomic analysis of human fungal pathogens causing paracoccidioidomycosis. PLoS Genet, 2011,7:e1002345.

[3] Brummer E, Castaneda E, Restrepo A. Paracoccidioidomycosis: an update. Clin Microbiol Rev, 1993,6:89 - 117.

[4] Cock AM, Cano LE, Velez D, et al. Fibrotic sequelae in pulmonary paracoccidioidomycosis: histopathological aspects in BALB/c mice infected with viable and non-viable paracoccidioides brasiliensis propagules. Rev Inst Med Trop Sao Paulo, 2000,42:59 - 66.

[5] da Silva MB, Marques AF, Nosanchuk JD, et al. Melanin in the dimorphic fungal pathogen paracoccidioides brasiliensis: effects on phagocytosis, intracellular resistance and drug susceptibility. Microbes Infect, 2006,8:197 - 205.

[6] Molinari-Madlum EE, Felipe MS, Soares CM. Virulence of paracoccidioides brasiliensis isolates can be correlated to groups defined by random amplified polymorphic DNA analysis. Med Mycol, 1999,37:269 - 276.

[7] Cadavid D, Restrepo A. Factors associated with paracoccidiodes brasiliensis infection among permanent residents of three endemic areas in Colombia. Epidemiol Infect, 1993,111:121 - 133.

[8] Coimbra Junior CE, Wanke B, Santos RV. Paracoccidioidin and histoplasmin sensitivity in Tupi-Monde Amerindian populations from Brazilian Amazonia. Ann Trop Med Parasitol, 1994,88:197 - 207.

[9] Coutinho ZF, Silva D, Lazera M, et al. Paracoccidioidomycosis mortality in Brazil (1980 - 1995). Cad Saude Publica, 2002,18:1441 - 1454.

[10] Bellissimo-Rodrigues F, Bollela VR, da Fonseca BA, et al. Endemic paracoccidioidomycosis: relationship between clinical presentation and patients' demographic features. Med Mycol, 2013,51:313 - 318.

[11] Botteon FA, Camargo ZP, Benard G, et al. Paracoccidioides brasiliensis-reactive antibodies in Brazilian blood donors. Med Mycol, 2002,40:387 - 391.

[12] Aristizabal BH, Clemons KV, Stevens DA, et al. Morphological transition of paracoccidioides brasiliensis conidia to yeast cells: in vivo inhibition in females. Infect Immun, 1998,66:5587 - 5591.

[13] Singer-Vermes LM, Caldeira CB, Burger E, et al. Experimental murine paracoccidioidomycosis: relationship among the dissemination of the infection, humoral and cellular immune responses. Clin Exp Immunol, 1993, 94:75 - 79.

[14] Gonzalez A, Lenzi HL, Motta EM, et al. Expression and arrangement of extracellular matrix proteins in the lungs of mice infected with paracoccidioides brasiliensis conidia. Int J Exp Pathol, 2008,89:106 - 116.

[15] Souza AR, Gesztesi JL, del Negro GM, et al. Anti-idiotypic antibodies in patients with different clinical forms of paracoccidioidomycosis. Clin Diagn Lab Immunol, 2000,7:175 - 181.

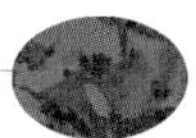

[16] Baida H, Biselli PJ, Juvenale M, et al. Differential antibody isotype expression to the major paracoccidioides brasiliensis antigen in juvenile and adult form paracoccidioidomycosis. Microbes Infect, 1999, 1: 273 - 278.

[17] Karhawi AS, Colombo AL, Salomao R. Production of IFN-gamma is impaired in patients with paracoccidioidomycosis during active disease and is restored after clinical remission. Med Mycol, 2000, 38: 225 - 229.

[18] Calich VL, Kashino SS. Cytokines produced by susceptible and resistant mice in the course of paracoccidioides brasiliensis infection. Braz J Med Biol Res, 1998, 31: 615 - 623.

[19] Corvino CL, Mamoni RL, Fagundes GZ, et al. Serum interleukin-18 and soluble tumour necrosis factor receptor 2 are associated with disease severity in patients with paracoccidioidomycosis. Clin Exp Immunol, 2007, 147: 483 - 490.

[20] Carmo JP, Dias-Melicio LA, Calvi SA, et al. TNF-alpha activates human monocytes for paracoccidioides brasiliensis killing by an H_2O_2 - dependent mechanism. Med Mycol, 2006, 44: 363 - 368.

[21] Benard G, Kavakama J, Mendes-Giannini MJ, et al. Contribution to the natural history of paracoccidioidomycosis: identification of the primary pulmonary infection in the severe acute form of the disease — a case report. Clin Infect Dis, 2005, 40: e1 - e4.

[22] Benard G, Orii NM, Marques HH, et al. Severe acute paracoccidioidomycosis in children. Pediatr Infect Dis J, 1994, 13: 510 - 515.

[23] Verli FD, Marinho SA, Souza SC, et al. Clinical-epidemiologic profile of paracoccidioidomycosis at the Stomatology Department of Sao Lucas Hospital, Pontificia Universidade Catolica of Rio Grande do Sul. Rev Soc Bras Med Trop, 2005, 38: 234 - 237.

[24] Marchiori E, Valiante PM, Mano CM, et al. Paracoccidioidomycosis: high-resolution computed tomography-pathologic correlation. Eur J Radiol, 2011, 77: 80 - 84.

[25] Marques SA. Paracoccidioidomycosis: epidemiological, clinical, diagnostic and treatment up-dating. An Bras Dermatol, 2013, 88: 700 - 711.

[26] de Oliveira Gondak R, Mariano FV, dos Santos Silva AR, et al. Single oral paracoccidioidomycosis mimicking other lesions: report of eight cases. Mycopathologia, 2012, 173: 47 - 52.

[27] de Pauw B, Walsh TJ, Donnelly JP, et al. Revised definitions of invasive fungal disease from the European Organization for Research and Treatment of Cancer/Invasive Fungal Infections Cooperative Group and the National Institute of Allergy and Infectious Diseases Mycoses Study Group (EORTC/MSG) Consensus Group. Clin Infect Dis, 2008, 46: 1813 - 1821.

[28] Gomez BL, Figueroa JI, Hamilton AJ, et al. Antigenemia in patients with paracoccidioidomycosis: detection of the 87 - kilodalton determinant during and after antifungal therapy. J Clin Microbiol, 1998, 36: 3309 - 3316.

[29] Dias L, de Carvalho LF, Romano CC. Application of PCR in serum samples for diagnosis of paracoccidioidomycosis in the southern Bahia-Brazil. PLoS Negl Trop Dis, 2012, 6: e1909.

[30] Almeida OP, Jacks J Jr., Scully C. Paracoccidioidomycosis of the mouth: an emerging deep mycosis. Crit Rev Oral Biol Med, 2003, 14: 377 - 383.

[31] Menezes VM, Soares BG, Fontes CJ. Drugs for treating paracoccidioidomycosis. Cochrane Database Syst Rev, 2006, CD004967.

[32] Restrepo A, Benard G, de Castro CC, et al. Pulmonary paracoccidioidomycosis. Semin Respir Crit Care Med, 2008, 29: 182 - 197.

[33] Shikanai-Yasuda MA, Benard G, Higaki Y, et al. Randomized trial with itraconazole, ketoconazole and sulfadiazine in paracoccidioidomycosis. Med Mycol, 2002, 40: 411 - 417.

[34] Dietze R, Fowler VG Jr, Steiner TS, et al. Failure of amphotericin B colloidal dispersion in the treatment of paracoccidioidomycosis. Am J Trop Med Hyg, 1999, 60: 837 - 839.

[35] Queiroz-Telles F, Goldani LZ, Schlamm HT, et al. An open-label comparative pilot study of oral voriconazole and itraconazole for long-term treatment of paracoccidioidomycosis. Clin Infect Dis, 2007, 45: 1462 - 1469.

（潘　搏　潘炜华　廖万清）

31 皮炎芽生菌病

31.1 真菌学

皮炎芽生菌病(blastomycosis)或称北美芽生菌病是由皮炎芽生菌(*blastomyces dermatitidis*)引起的一种慢性化脓性肉芽肿,本菌属半知亚门丝孢菌纲丝孢菌目从梗孢科,为双向型菌。通过呼吸道或皮肤进入人体,可侵犯身体任何部位,主要侵犯皮肤、肺和骨骼等。

31.1.1 真菌镜检

取痰、脓液、骨髓、血、脑脊液、胸腔积液、尿、活体或尸体组织标本进行检查。10% KOH涂片可见圆形、双壁直径8～14 μm的单芽孢子,芽颈较粗,孢子呈圆形,有双壁。0.9%氯化钠溶液涂片可见长出单芽的孢子,但应与隐球菌、副球孢子菌、组织胞浆菌等相鉴别。

31.1.2 培养

1) 在葡萄糖蛋白胨琼脂培养基上,室温培养,开始为酵母样薄膜生长,随即在中央出现细丝刺样菌丝,逐渐增多,形成中心环,时间久后乳白色菌丝覆盖整个斜面。背面呈淡棕色。菌落镜检菌丝(直径2～3 μm)和许多卵圆形或梨形4～5 μm直径的小分生孢子,直接从菌丝或分生孢子柄上长出。老培养可见间生的厚膜孢子,如移种到血琼脂上,封口,37℃,可能变为酵母样菌落。本菌生长甚慢(一般2～4周才开始生长),故应观察足够时间才可能确定有无生长。

2) 在血琼脂肉汤浸液葡萄糖琼脂上,37℃培养10～15 d,生长成奶油色或棕色酵母样菌落,表面有皱褶,菌落镜检与直接镜检结果相同,但有短而粗的菌丝或芽管。

31.1.3 动物接种

可用豚鼠、大鼠、小鼠及田鼠做腹腔、滴鼻或尾静脉接种。酵母型或霉菌型菌落的0.9%氯化钠溶液悬液都可以用,加胃黏液素后作用更明显,但以酵母型为佳。动物接种3周左右感染达到高峰,可能死亡。如果用上述悬液0.5 ml注射入小鼠尾静脉内,可很快使其死亡。取上述接种致病的新鲜病灶组织或脓液作直接镜检,可找到组织相的双壁发芽孢子。

31.1.4 鉴定与鉴别诊断

本菌的鉴定可以根据:①本菌呈双相性,两相可相互转变;②动物接种后可致病。

本菌的酵母型应与下述真菌相鉴别:①新生隐球菌。该菌也可有发芽孢子,但芽颈较细,发芽可以延长为芽管。②副球孢子菌。该菌也是芽生菌,但

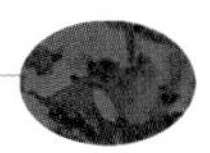

有多个发芽孢子。③组织胞浆菌。该菌也可有发芽孢子，但芽颈比皮炎芽生菌要细，发芽的孢子可以生长到母孢子大小，外观有如两个孢子相连。④白念珠菌。该菌虽也有芽生孢子，但可有假菌丝。

31.2　皮炎芽生菌病

本病又称 Gilchrist 病或者北美芽生菌病，是一种慢性肉芽肿性及化脓性疾病，通常由呼吸道感染，然后播散至身体各部，主要侵犯肺、皮肤及骨骼。

本病主要发生在美国和加拿大，在英国和墨西哥等地也有少数散发，但患者以往都有居住在美国或接触过本菌污染物的历史。近年来，拉丁美洲和非洲、亚洲等地也有当地发病的报道。我国也有个别病例报道，1990 年郭润身等报道 1 例，患者曾去美国，2010 年陈刚等报道 1 例，患者曾去加拿大，王彭等于 2005 年报道 1 例，但患者无疫区旅游史。患者多为中年男性，户外职业者多见。

31.2.1　临床表现

本病主要表现为化脓性肉芽肿，在早期的脓疡内及晚期的巨细胞或组织内均可见到厚壁芽生孢子。根据本病发病部位可分为肺部芽生菌病和肺外芽生菌病。

（1）肺芽生菌病

由呼吸道吸入真菌孢子引起肺泡炎，巨噬细胞浸润，其后又有中性粒细胞浸润，引起脓疡及肉芽肿性损害，有如原发性肺结核或组织胞浆菌病，可有干咳、胸痛、低热、呼吸道障碍等症状。日久病情渐重，常可波及两肺，但很少有空洞形成。X 线检查仅见有肺门淋巴结肿大或原发性肺结核样改变，后期则可似肿瘤或其他深部真菌感染。多数病例可以自愈，少数则进展迅速或转变成播散性芽孢菌病。

（2）皮肤芽生菌病

是最常见的肺外感染。皮损常在身体的暴露部位，如手、足、头、面等处，而头皮、掌、跖很少波及。初起为丘疹或脓疱，渐向四周扩大而成一边缘高起的暗红色疣状斑片或皮下结节，其内有很多小脓疡，压之有脓液排出，其中央有黑色结痂，可转成溃疡。皮损愈合后留下萎缩性瘢痕，但在瘢痕上又可出现新的皮损。此外，咽喉部等黏膜也可被侵犯，但附近淋巴结常不肿大，无自觉症状，间或有低热。本型预后较好。

（3）骨芽生菌病

6%～48%的患者可伴有骨芽生菌病，以阻塞性骨溶解或单关节炎为主。常发生于长骨、脊椎、肋骨、头骨等处，并见其骨骺端有局灶性或弥漫性骨髓炎，犹如结核性肉芽肿。发生关节病损时常可发热，局部肿胀、化脓，有时可出现一个渗透性窦道。

（4）泌尿生殖道感染

男性患者的睾丸、附睾和前列腺，女性患者的输卵管和卵巢均可波及，可通过性传播。感染的复发可由肺部病灶播散所致。

（5）中枢神经系统感染

在肺外感染的患者中，该部位的感染占 5%～10%。可表现出脑膜炎的症状，也可表现为颅内脓肿和肉芽肿。

（6）其他部位感染

该菌几乎可以感染任何器官或部位，如乳房、眼、耳、甲状腺、肾上腺、心肌、心包膜及消化道等。

31.2.2　实验室检查

检查患者咯出的痰液、肺支气管灌洗液、脓疡、脓液、尿液或脑脊液，可见到出芽的球形酵母样细胞，基底较宽，双层壁，外壁厚，直径 8～14 μm，无菌丝形成，出芽的小细胞与母细胞可连在一起。必要时可行有创检查获得标本，如行前列腺细针穿刺活检。实验室培养时，需接种至试管中，应避免在平板培养皿中培养，以防止孢子播散至环境中。针对皮炎芽生菌的抗原检测可用于检测脑脊液、腹水、肺泡灌洗液、尿液等体液，敏感性＞90%。

31.2.3　病理

主要是化脓性炎症改变，类似结核，有时难以与之鉴别。但本病是以化脓性小脓疡及纤维增生为主，甚少干酪样坏死，最终当以找到病原菌为依据。由于组织内很少见到酵母型菌体，故应做仔细检查。

肺部病变为多形性，有急性渗出性炎症及慢性增殖性炎症两个极端。前者呈局限性或弥漫性肺炎状，有中性粒细胞浸润，后者则是本病的典型病变。有结核结节样病变，可见上皮样细胞及干酪化，但不易出现钙化灶，有时还可以出现脓疡及小空洞，可伴胸膜肥厚。有时又可与肺癌相似。病原菌全身播散时，在脏器中可以形成脓疡，如形成腰肌脓肿或脑脓肿等。肾、肝、脾也可发生小脓肿。淋巴结可相互融合、坏死，发生脓疡及纤维化。子宫、输卵管也可受

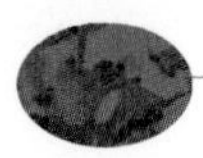

侵。当波及骨骼时,可使脊椎、肋骨、颅骨、胫骨等发生破坏性改变。

皮肤病变很像疣状皮肤结合,表皮可见乳头瘤样增生,其中有多核粒细胞、浆细胞、红细胞、坏死组织及巨细胞等所组成的小脓疡。

病变组织中可见双层壁的病原菌,其周围有白细胞、巨细胞等。有时巨细胞内可见到芽生态菌体,用 HE、PAS 及 Gridley 染色常可在细胞内或者细胞外见到本菌菌体。

31.2.4 治疗

症状较轻的原发性肺芽生菌病,可用咪唑类抗真菌药治疗。伊曲康唑,口服,200 mg,每日 2 次,持续 4～6 个月,治愈率可达 90%～95%。泊沙康唑具有更广的抗菌谱,且耐药现象较少,可口服,800 mg/d,持续 2～3 个月。治疗时间应该根据病情适当缩短或延长。亦可使用氟康唑(400～600 mg/d)或者伏立康唑(200 mg,每日 2 次),持续 3～4 个月。

症状较重的肺芽生菌病或伴有系统性播散时,可静脉使用两性霉素 B, 0.7～1 mg/kg,隔天 1 次,总剂量不超过 2～3 g,也可使用两性霉素 B 脂质体,3～5 mg/(kg · d)。局限性肺部病灶可手术切除。大的脓疡应切开引流,切开前宜先用两性霉素 B 等治疗,以免病菌扩散。

主要参考文献

[1] 王澎,范洪伟,盛瑞媛,等. 播散性皮炎芽生菌病一例. 中华内科杂志,2006,45(2):144-145.

[2] 陈刚,沈定霞,罗燕萍,等. 皮炎芽生菌致肺部及皮肤感染一例. 中华检验医学杂志,2010,33(5):467-468.

[3] López-Martínez R, Méndez-Tovar LJ. Blastomycosis. Clin Dermatol. 2012,30(6):616-627.

[4] Chapman SW, Dismukes WE, Proia LA, et al. Clinical practice guidelines for the management of blastomycosis: 2008 update by the Infectious Diseases Society of America. Clin Infect Dis, 2008,46(12):1801-1812.

(张　超　潘炜华　廖万清)

32 足 菌 肿

32.1 真菌学

32.1.1 致病菌分类

足菌肿主要分为放线菌足菌肿(actinomycetoma)和真菌性足菌肿(eumycetoma)两大类,其比例约为1.5∶1。由20多种致病菌引起,也有少数由细菌所致的假性足菌肿。

有关致病原的研究始于19世纪末,最先发现产生灰色颗粒的放线菌。1906年,Brumpt将产生黑色颗粒的致病菌命名为足菌肿马杜拉霉(*Madurella mycetomatis*)。1911年,Saccardo又从一种产生白色颗粒的足菌肿中分离出尖端赛多孢子菌(*Scedosporium apiospermum*)。我国第1例足菌肿于1962年由程运乾报告,秦启贤鉴定,致病菌为星形奴卡菌(*N. asteroids*)。李亚运等1965年报道第1例由真菌马杜拉分支菌所致的足菌肿。现将足菌肿常见的致病菌及其分布汇总于表32-1-1。

表32-1-1 足菌肿常见致病菌及其分布

分 类	致病菌	主要分布地区
放线菌性	巴西奴卡菌(*Nocardia brasiliensis*)	苏丹、南美、乌干达、印度
	星形奴卡菌(*Nocardia asteroids*)	日本、南美、乌干达、印度
	豚鼠奴卡菌(*N. caviae*)	少见(日本、中国、以色列)
	索马里链霉菌(*Streptomyces somaliensisi*)	苏丹、索马里、塞内加尔、南美、印度
	白乐杰放线马杜拉菌(*Actinomadura pelletieri*)	索马里、塞内加尔、墨西哥、印度
	马杜拉放线马杜拉菌(*Actinomadura madurae*)	苏丹、塞内加尔、索马里、南美、印度、罗马尼亚
	以色列放线菌(*Actinomyces israelii* 厌氧)	少见
真菌性	子囊菌门	
	曲霉有性期(*Aspergillus* spp.)	苏丹、塞内加尔
	小球腔菌(*Leptosphaeris* spp.)	塞内加尔
	波氏假性阿利什霉(*Pseudallescheria boydii*)	美国、南美
	半知菌门	
	枝顶孢菌种(*Acremonium* spp.)	印度、美国、非洲

续 表

分 类	致病菌	主要分布地区
	弯孢霉(*Curuualris* spp.)	美国、塞内加尔
	甄氏外瓶霉(*Exophiala jeassellmei*)	美国、欧洲
	镰刀菌(*Fusarium* spp.)	意大利、泰国、塞内加尔
	马杜拉霉(*Madurella* spp.)	印度、南美、苏丹、尼日利亚、沙特
	帚霉(*Scopulariopsis* spp.)	中国
	皮肤癣菌(*Dermatophytes*)	中国
细菌性	葡萄球菌(*Staphylococcus* sp.)	少见
	链球菌(非溶血性)(*Streptococcus* sp.)	少见
	大肠埃希菌(*Escherichis* coli.)	少见
	假单胞菌(*Pseudomonas* sp.)	少见

病原菌存在地理分布差异。在热带和亚热带干旱地区较多见,在温带也有散发。在印度及非洲和南美洲的一些国家有流行,特别是非洲的苏丹和南美的墨西哥发病率高,不同地区的致病菌种类有所不同(见表 32-1-1)。最常见的是足菌肿马杜拉菌(*Madurella mycetomatis*)、马杜拉放线马杜拉菌、白乐杰放线马杜拉菌(*A. pelletieri*)和索马里链霉菌(*Streptomyces somaliensisi*)。在拉丁美洲潮湿的山区,以巴西奴卡菌为主,其次是灰色马杜拉菌(*M. grisea*)。在温带国家,主要分离到尖端赛多孢子菌(*Scedosporium apiospermum*,又称假性阿利什菌)、足菌肿马杜拉菌和马杜拉放线马杜拉菌。其他一些菌,包括远志小球腔菌(*Leptosphaeria senegalensis*)、罗萨梯新龟甲形菌(*Neotestudina rosatii*)、罗麦卢棘壳孢(*Pyrenochaeta romeroi*)、甄氏外瓶霉、枝顶孢菌种(*Acremonium* spp.)、构巢曲霉(*Aspergillus midulans*)、星形奴卡菌及豚鼠奴卡菌也与足菌肿的病因有关。此外还有报道由帚霉、镰刀菌种及一些皮肤癣菌,如红色毛癣菌、疣状毛癣菌、铁锈色小孢子菌等也可引起足菌肿。

31.1.2 真菌检查

(1) 标本采集

颗粒的颜色及形态对于足菌肿的诊断甚为重要,对于足菌肿的诊断最重要的是找到颗粒,并对颗粒进行鉴定。颗粒一般存在于脓液中,可从窦道中引流得到,也可用无菌注射器从皮下柔软的结节中抽取。若无脓性分泌物,可取小块组织。一般理想的取材可得到 20~30 个颗粒。用 70%乙醇洗涤,然后用 0.9%氯化钠溶液冲洗,进行培养。

(2) 颗粒检查

包括肉眼观察和直接镜检。肉眼观察也可为诊断提供病原学线索。将标本放在平皿中检查颗粒的特点,一般颗粒为圆形或不规则团块,大小为 0.5~2 mm,多少真菌学颗粒呈黑色,诺卡菌颗粒一般呈白色,白乐杰放线菌呈红色,小白色颗粒和黄白色颗粒可源于放线菌或真菌。

(3) 真菌镜检

将颗粒用玻片压成 2 个涂片,用 20% KOH 溶液或革兰染色直接镜检。革兰染色后在显微镜下检查可对足菌肿进行确诊,同时可以区分病原菌是真菌还是放线菌。可见颗粒由菌丝和孢子交织形成团块。放线菌性颗粒中含有革兰阳性的纤细菌丝,直径<1 μm,有时断裂成杆状和球状。真菌性颗粒中含有短菌丝,呈分枝状,直径 2~4 μm,略呈小泡状的菌丝,有时尚可见到厚壁孢子。

电镜下巴西奴卡菌的颗粒有 2 个明显的区域,中心区由无黏合质及间质的菌丝团所组成,周围区由有可能是钙质的电子致密物质所包围的变形菌丝所构成。

(4) 真菌培养

尽管从颗粒的形态学特征上可以对足菌肿的病原菌作出一些推断,但进行分离培养也是必要的。先将颗粒用 70%乙醇洗涤,再用含有抗生素的 0.9%氯化钠溶液冲洗后置于沙氏培养基或脑心琼脂上培养,用于放线菌培养的培养基应不含抗生素。为提高阳性率,应同时接种多个平皿,一部分放置于 25℃,一部分放置于 37℃培养,不同的病原菌培养时间不同,奴卡菌所需时间为数天至数周;足菌肿马杜拉菌需 1 个月以上;马杜拉放线马杜拉菌和索马

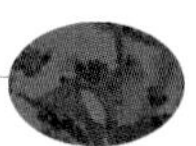

里链霉菌需 2 个月或更久。得到相应的致病菌后，应根据形态学特征及营养需要等进一步鉴定菌种。

32.2 足菌肿

足菌肿（mycetoma）又称马杜拉足（Madura foot），是一种由真菌（皮肤癣菌、酵母菌）、放线菌及细菌引起的皮肤、皮下组织、筋膜和骨骼及其他组织的一种慢性局限性破坏性的感染。病变最常累及暴露部位和容易受伤处，如手足部，偶可侵犯身体其他部位。损害主要自局部向周围缓慢扩散，少数致病菌种可经血行播散，引起内脏器官的感染。其 3 个突出典型的特征性损害为局限性皮肤肿胀、变性；窦道形成；颗粒状物通过窦道排出。Gill 于 1842 年在印度的马杜拉发现该病，命名为“马杜拉足”，而“足菌肿”是由 Carter 在 1860 年首次命名。Piony 根据病因将该病分为 2 类，即由不同种类的真菌引起的真菌性足菌肿（eumycetoma）和放线菌类细菌引起的放线菌性足菌肿（actinomycetoma）。足菌肿的特征性表现是在被感染组织及窦道脓液中可见到不同颜色的颗粒，颗粒是由真菌或放线菌成分形成的致密团块。

32.2.1 病因和流行病学

放线菌性足菌肿由放线菌类细菌引起，包括奴卡菌属、放线菌属和链霉菌属的一些种。真菌性足菌肿由真菌引起，涉及十多个属至少 20 余种，其中波氏霉样菌除能引起皮肤和皮下组织的局部感染外，还可血行播散引起脑、脑膜、肺、骨和其他内脏的感染。

本病的发病常与微小外伤有关，致病菌常腐生于土壤、腐败植物中，最常见的感染途径为棘刺刺伤，还有由鱼刺扎伤、昆虫或蛇咬伤所致。致病菌侵入皮肤后，侵入皮下组织后缓慢增殖，病程呈慢性经过，可引起中性粒细胞趋化，形成微脓疡，同时引起机体的免疫反应，产生特异性抗体，可用于对疾病的诊断。

该病在某些国家男性比女性易感，可累及各个年龄组，但好发年龄为 20～50 岁，偶见于儿童。该病最多见于农村，尤以在耕种方式落后、污染机会较多的人群中为多，病原菌通过伤口植入皮肤或皮下组织中而造成感染。

足菌肿主要发生在南纬 15°和北纬 30°之间，如墨西哥、委内瑞拉及中南美的一些国家，北非南亚的发病率最高。放线菌性足菌肿常发生在炎热、干燥半沙漠地区，而真菌性足菌肿发病则需潮湿环境（见表 32－1－1）。

32.2.2 临床表现

引起足菌肿的病原菌可不同，其临床表现基本相似，主要有 3 个典型特征：局限性皮肤肿胀、变性；窦道形成；颗粒状物通过窦道排出。

足菌肿最常见于足部（占病例的 70%以上），其次是手部（大约占 10%）及在工作和坐卧时与土壤或腐生物相接触的身体其他部位。其原发性损害主要包括脓疱、结节和肿胀。最初的皮损出现在外伤后几个月，甚至数年，表现为一小而坚实的无痛性皮下结节，在皮下可以活动；随之结节渐增大并与皮肤粘连，呈暗红色，中央逐渐破溃，流出带有各种颜色的颗粒状脓液，时稀时稠，有时夹带血，量不多。伤口可于短期内自愈，但附近又可相继出现多个类似的结节，并可再度破溃流脓，形成瘘管直至愈合结瘢（图 32－2－1）。间或出现小疱或脓肿，初起较浅，位于皮下组织内，日久可波及骨骼、关节等处，引起骨骼、关节的炎症，并可形成死骨及关节畸形。本病常经久不愈，病变此起彼伏，最终常导致局部肿胀而行动困难。愈合部位有纤维增生犹如肿瘤。该病甚少引起血源播散。

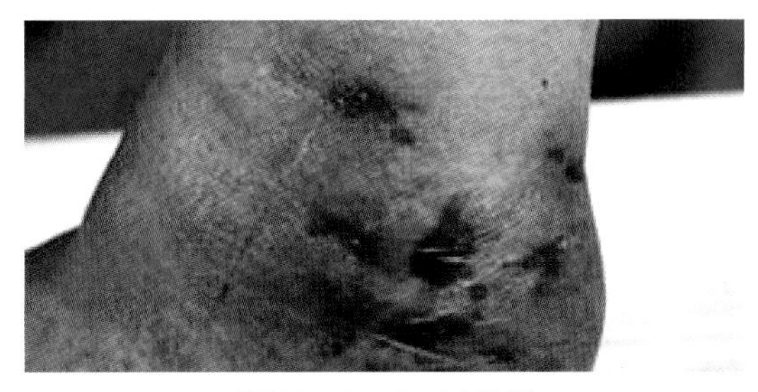

图 32－2－1 足菌肿

注：局部肿胀，可见瘘管、瘢痕。图片引自：www.cdboai.com

真菌性足菌肿一般较放线菌性足菌肿进展慢、破坏性小。病变趋于局限性，随着病情发展到晚期，因病变肿胀而对相邻解剖结构造成不太明显的破坏。在放线菌性足菌肿感染中，皮损边界不清，并有与周围组织相融合的趋势。最常见的而且是特征性的表现是局灶性的骨质破坏，伴有空洞的形成。在真菌性足菌肿中，骨骼的损害范围小而数量多，在放线菌性足菌肿中正相反。影像学检查有助于确定骨骼受累的程度和病变的范围。

足菌肿常扩展至邻近的组织，颗粒是传播的一个来源，可被吞噬细胞吞噬，带到其他部位而产生新的菌落，也可直接由淋巴管传播到附近部位而发病。这种现象常见于产生小颗粒的放线菌性足菌肿，而对于真菌性足菌肿则极少见，尽管某些病例中发现有淋巴播散。

32.2.3 实验室检查

（1）真菌学检查

标本采集、肉眼观察、真菌镜检及培养详见32.1。

（2）免疫学检查

数种免疫技术，如免疫扩散、对流免疫电泳、酶联免疫吸附试验（ELISA）和 Western 印迹法已被用来检测引起足菌肿的真菌和放线菌产生的抗体。

（3）组织病理学检查

足菌肿的病理表现主要为慢性化脓性肉芽肿性炎症，主要是化脓性肉芽肿反应导致致密的瘢痕组织及局部末梢动脉炎性改变。特征性表现为组织中可发现由病原体和机体坏死组织共同形成的颗粒，颗粒的形态对于病原菌鉴定十分重要。颗粒位于肉芽肿的中心，可有化脓区，周围由排成栅栏状的组织细胞所围绕最外周为组织细胞、中性粒细胞、淋巴细胞、异物巨细胞、浆细胞等浸润及新生毛细血管。陈旧性损害在真皮内形成明显的瘢痕组织，包括较为丰富的血管及成纤维细胞增生。

马杜拉菌肉芽肿呈现为在黏液样基质中的离心性匀整的细丝状生长物，颗粒老化，周缘区的细丝呈空泡状，而基质 PAS 染色不均匀。这种颗粒在不同角度下可呈球状、曲柱状或团块状，切面呈球状、弯肾状或邱突状。

32.2.4 诊断和鉴别诊断

根据典型的临床表现，发生于足部的局限性皮肤肿胀、变性；窦道形成；颗粒状物通过窦道排出，以及镜检颗粒的结构，一般即可诊断。菌培养可以确定菌种。组织病理表现为组织中存在由病原菌和机体坏死组织共同形成的颗粒；X 线检查显示特征性的表现为局限性骨质破坏伴有空洞形成。一般放线菌所致的皮损范围小而数量多，真菌学损害常为较大的单发皮损，界限清楚，直径可＞10 mm 中找到颗粒也有助于确诊。本病须与慢性感染性疾病相鉴别，如皮肤结核、肿瘤、象皮病及其他皮肤深部真菌感染等。

32.2.5 治疗和预防

（1）治疗

治疗前需区分是真菌性足菌肿还是放线菌性足菌肿，因应根据病原菌的种类不同分别对待。若出现骨损害或严重组织破坏时，可考虑外科手术清创，但应与内用药物接个治疗。

1）药物治疗：

A. 放线菌性足菌肿的治疗：药物治疗有效，应根据药物敏感试验结果选择合适的抗生素。给予硫酸链霉素（1 000 mg/d，肌内注射）联合其他药物治疗可取得较好结果。1 个月后，给药间隔可延长到每 48 h 1 次。

由白乐杰放线马杜拉菌、巴西奴卡菌、索马里链霉菌引起的放线菌性足菌肿，应该用链霉素与复方磺胺甲噁唑（早晚 2 片，每片含磺胺甲噁唑 400 mg 和甲氧苄啶 80 mg）治疗。对复方磺胺甲噁唑有抗药性的马杜拉放线马杜拉菌和索马里链霉菌，应使用链霉素和氨苯砜（dapsone，200 mg/d）联合治疗。如果治疗 3 周后未见疗效，可以换用其他药物。包括链霉素加利福平（600 mg/d）及链霉素加磺胺邻二甲氧嘧啶-乙胺嘧啶（增效磺胺，sulphadoxine-pyrimethamine，1 片，每周 2 次，每片含增效磺胺 500 mg、乙胺嘧啶 25 mg）。

放线菌性足菌肿的平均疗程约为 9 个月。治疗应持续到疼痛和肿胀消失，分泌物和颗粒的排出停止，以及窦道闭合。体征都已经消失后应再治疗一段时间以防复发。

B. 真菌性足菌肿的治疗：真菌性足菌肿的治疗尚未解决，数种抗真菌药系统使用偶获成功。真菌性足菌肿的感染常较局限，如损害的大小和发病部位允许，应早期彻底切除病灶。

临床常用抗真菌药物有：①酮康唑，200～400 mg/d，连续 8 个月，对波氏假性阿利什霉所致的感染有效。②伊曲康唑，有长期治疗成功的报道。初始剂量为 200～400 mg/d，逐渐减少至 100～200 mg/d，连续 1 年以上。③两性霉素 B，是目前顽固性病例最为有效的药物，但疗程长，须注意其不良反应。④碘化钾，口服有一定疗效，用药至症状消退后 1～3 个月以防复发。⑤氟胞嘧啶，对暗色真菌有

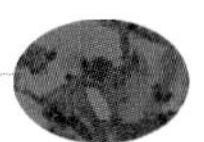

一定疗效，可与两性霉素 B 或酮康唑联合使用。

2）外科治疗：对于损害数目少，局限有包膜的损害，或侵犯骨质破坏性大的损害，均可采用外科切除治疗。清除坏死组织，也可截去坏死的骨质。对于脓肿可切开排脓，深部损害应广泛彻底切除，并同时配合内服药物。对于严重肢体破坏的病例可考虑截肢术。

（2）预防

由于本病多因田间劳动时皮肤破损后病原菌植入引起，故应提高自我保护意识，尽量避免外伤和接触腐物，有外伤时应及时清创处理。发现有小的病损应尽早就医，及时治疗可以避免更多组织受累。

主要参考文献

［1］王端礼．医学真菌学——实验室检验指南．北京：人民卫生出版社，2005.

［2］张宏，廖万清，郭宁如．实用临床真菌学．北京：人民军医出版社，2009.

（高爱莉）

33 鼻孢子菌病

33.1 真菌学

鼻孢子菌病(rhinosporidiosis) 的病原菌为西伯鼻孢子菌(*Rhinosporidium seeberi*)。该菌是一种可产生内孢子的菌,到目前为止还不能用培养方法对该种真菌进行分离培养,动物接种也未成功。对于该菌的分离目前尚未有统一的分类,大多数学者认为它是壶菌属。该菌呈世界性分布,主要发生在印度和斯里兰卡。该菌对人类感染的机制尚不清楚,但可以肯定死水池是一个重要的传染源。外伤是一个非常重要的易感因素。最常见于儿童和青少年,男性多于女性。

33.1.1 真菌检查

(1) 真菌镜检

组织切片或处理后的组织及分泌物的湿片镜检,可见较大的圆形或椭圆形的厚壁孢子囊,直径50～300 μm,成熟的孢子囊中可有4 000～16 000个直径6～7 μm的孢子囊孢子。当孢子囊壁破裂后孢子囊孢子释放出来,每个孢子又可在组织内形成孢子囊,如此反复可引起病理损伤。在分泌物中大多只见孢子,偶尔见孢子囊。

(2) 真菌培养

至今,西伯鼻孢子菌尚未被培养分离出来。

33.1.2 电镜检查

由于鼻孢子菌的人工培养和动物接种迄今均未成功,因而它的生物学特性和流行病学以及分类归属等问题都未明确。1979年,暨南大学医学院李新章等对从复发患者的鼻息肉中取出的鼻孢子菌细胞进行了超微结构的研究。结果发现,该菌细胞具有线粒体、胞核、核仁、核膜孔、高尔基、微管、液泡、小球体、核糖蛋白、细胞膜和细胞壁及个别孢子具有溢出孔雏型等结构。这些结构的发现,澄清了国际上对鼻孢子菌分类的归属问题,提出该菌应属真菌类,同时提出国外资料报道的在菌细胞体内未能找到细胞器的原因,可能是由于取材方法不当之故。李德忠等在1996年用光学显微镜和透射电镜对一例左鼻腔鼻孢子菌病进行了观察。在病变组织中可见许多大小不等(3～300 μm)的密度不等的内含数量不等形态不同颗粒的球形孢子。按孢子大小和孢子内颗粒形态结构的不同,将其划分为孢子母细胞、滋养细胞、中小型孢子、中型孢子和大型晚期孢子5个期。从大型晚期孢子中释放出的内孢子(孢子母细胞)中有核、球状体及空泡,外有薄层囊壁及放射状丝状物。在早期滋养的细胞中核旁出现界膜包围中的中央为球状致密物的结构(内孢子前体)。在中期滋养细胞中界膜包围的中央致密物中出现环层体结构。在晚期滋养的细胞中该结构内的环层状体及球

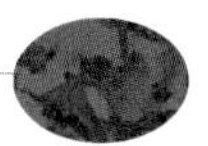

状体消失，而以中度密的形状不规则物质代之。在中小型孢子中内孢子呈有丝分裂期。在中型孢子中内孢子发育成为具有高级动物细胞雏形的成熟内孢子。以后不再分裂，到大型晚期孢子时，内孢子又缩小变成球状，内有核及脂质泡。最后孢子囊破裂继而消失，内孢子又弥散于组织中。从该研究中鼻孢子菌的超微结构显示该菌有着复杂的生命周期，并且在其发育过程中其形态结构变化也较为复杂。

33.2 鼻孢子菌病

鼻孢子菌病(rhinosporidiosis)是由西伯鼻孢子菌引起的鼻黏膜、其他黏膜及皮肤组织的肉芽肿性感染。本病最常见的发病部位是鼻部，其次是眼结合膜，其他少见部位，包括阴道、阴经、肛门、耳、咽喉部位，偶可播散至气管。损害常可产生较大的息肉、乳头状瘤或疣状损害，损害高度增生，有较多的血管，质地脆，常有蒂。

33.2.1 病因和流行病学

西伯鼻孢子菌感染是该病的病因。它可在其宿主组织中产生内孢子。此内孢子形成厚壁的孢子囊，孢子囊中再产生大量孢子，成熟后通过囊壁上的小孔释放出囊，每个孢子又可再发育形成1个新的孢子囊。

鼻孢子菌病呈世界性分布，最常见于印度和斯里兰卡。此菌生活在土壤、尘土和水中。本病多发于农村地区，在公共池塘中洗澡或在稻田等污水中作业的人群中流行，最常见于儿童和青少年，男性多于女性；患者年龄在3～90岁，平均年龄20～40岁。鼻损害者男性占70%～80%，眼损害者女性多见，几乎所有尿道感染者均为男性。传染源是污染的水和土壤。传染方式不详。人类受感染的机制尚不清楚。

33.2.2 临床表现

鼻孢子菌病最常见的病变部位是鼻部，有统计学表明，70%以上为鼻腔感染，15%为眼部感染，8%为其他部位感染，如尿道、阴道、肛周黏膜等，偶有皮肤感染。

(1) 鼻部鼻孢子菌病

鼻部是本病最常见的受累部位，可有外伤史，男性多见。早期损害常见于鼻中隔、鼻甲和鼻底黏膜，可有鼻塞、瘙痒等症状，可伴有异物感。前鼻镜检查见鼻腔内息肉样新生物，呈粉色、红色，甚至棕色或紫色，表面光滑或乳头瘤状，质脆。新生物较大时可垂挂于前、后鼻孔，也可波及整个鼻咽部。有时在息肉样新生物表面可见白点，此为该菌之菌落。鼻腔分泌物可呈黏液或血性黏液，常伴鼻出血症状。有些损害可逐渐长至咽、气管及支气管等部位引起气道阻塞。

(2) 眼部鼻孢子菌病

眼部为鼻孢子菌侵犯的另一重要器官，多发于单侧。在眼鼻孢子菌病中，64%可波及结膜，24%波及泪囊等。女性多见。结膜损害可表现为上下睑结膜或球结膜上长出不痛的息肉或扁平赘生物，呈粉红色，质软，其上可有白色斑点，有乳酪状脓液排出。临床可伴有多泪、畏光、眼睑发红等症状(图33-2-1)。

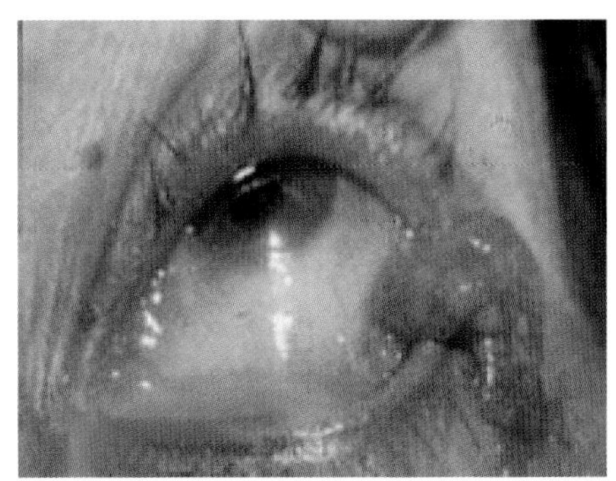

图 33-2-1 眼部鼻孢子菌病

注:眼结膜上无痛性息肉

(3) 尿道鼻孢子菌病

较少见。多发于男性。病变常局限于舟状窝及外尿道口，少数可上行感染至尿道海绵体及生殖器阴囊交界处。临床常表现为孤立、舌样或蒂状赘生物从舟状窝长出。

(4) 皮肤鼻孢子菌病

罕见。常从黏膜皮肤处发生或因自家接种而感染，可表现为无痛的丘疹、疣状、结节或肉芽肿样损害，较少有蒂。播散性鼻孢子菌病则多由血源性播散引起，呈坚实的皮下无痛性结节。

(4) 其他

除上述部位外，阴道、肛门、咽喉等部位也可受到累及。

33.2.3 实验室检查

(1) 真菌镜检

详见 33.1.1。

(2) 真菌培养

至今,西伯鼻孢子菌尚未被培养分离出来。

(3) 组织病理

取息肉样肿块活检,肿块表面的灰白色斑点为大的孢子囊。镜下可见表皮增厚,在相对较薄的地方,可见较成熟的孢子囊,其内充满无数内生孢子,并可见到破裂的孢子囊。当内生孢子脱离孢子囊进入组织时,可引起周围组织多形核白细胞浸润,并有组织坏死而形成脓肿,且常可见到浆细胞和淋巴细胞浸润的炎症反应,偶有嗜酸性粒细胞,也可见巨细胞。在空的孢子囊周围有巨细胞和富于血管的肉芽肿组织及瘢痕。

33.2.4 诊断和鉴别诊断

鼻黏膜或结膜上出现有蒂或无蒂的息肉或结节时应考虑鼻孢子病的可能,在病变表面见到小的白点有助于诊断。镜检组织内或分泌物中见圆形或卵圆形孢子囊,病理检查可见大量孢子囊孢子及不同时期的孢子囊,一般即可诊断。

本病应于鼻咽纤维血管瘤、鼻硬结病、内翻性乳头状瘤、鼻息肉、鼻腔恶性肿瘤、恶性中线肉芽肿、结核、麻风病及隐球菌病等相鉴别。生殖器或肛门部位的损害应与疣、湿疣及痔等相鉴别。

33.2.5 治疗

本病迄今无特效药物,首选手术治疗,且外科切除是当前唯一的根治方法。术中切除病变组织,基底部辅以化学烧灼或激光治疗,可以降低复发率。局部注射两性霉素 B 可作为外科手术的一种辅助治疗,以防复发及播散。

有学者用氨苯砜(DDS)治疗本病有效。其可能机制是抑制叶酸的生物合成及菌细胞壁的磷脂形成。而且该药物对炎症及肉芽肿性病变有抗炎作用,它可抑制溶酶体酶的活性,干扰中性粒细胞中的髓过氧化物酶 H_2O_2 系统。该药可作为本病治疗的首选药物,但本病易复发,术后应定期随访。

抗真菌药物治疗效果不确定,有学者试用酮康唑联合 5-氟胞嘧啶能使病情好转。

主要参考文献

[1] 王端礼. 医学真菌学——实验室检验指南. 北京:人民卫生出版社,2005.

[2] 张宏,廖万清,郭宁如. 实用临床真菌学. 北京:人民军医出版社,2009.

[3] 李德忠,王伟,傅学清,等. 鼻孢子菌的超微结构研究. 电子显微学报,1996,15(5):478.

(高爱莉)

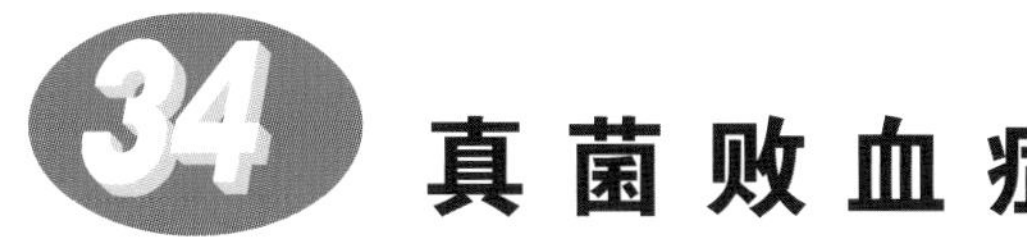

34 真菌败血症

34.1 概述

真菌败血症(Fungemia, fungal septicemia)是指真菌侵入血液后,在血液和组织器官中生长繁殖,并引起寒战、高热等一系列临床症状的一种全身侵袭性真菌感染。真菌败血症易发生于伴有严重基础疾病、免疫功能低下或受抑制、内环境失衡或菌群失调的患者,具有临床表现不典型,早期诊断较为困难,容易延误诊断,病死率较高等特点。

34.2 病原学

多种真菌可引起败血症。念珠菌是引起败血症最常见的医学真菌,主要为白念珠菌,其次为光滑念珠菌,热带念珠菌和近平滑念珠菌。其他可引起败血症的真菌包括毛孢子菌、隐球菌、曲霉、红酵母、芽生裂殖菌、着色霉菌、孢子丝菌等。目前,白念珠菌感染的比例有所下降,其他非白念珠菌感染(如隐球菌属、红酵母属、镰刀菌属等)比例在逐年增加。2013年,美国暴发的因注射被真菌污染的甲泼尼龙而引起深部真菌感染的事件提示我们有更多潜在的真菌可能导致真菌败血症。

引起真菌败血症的原发病灶常不易发现,不同真菌的侵袭途径也有不同。同一患者可以为单一真菌感染,也可为2种以上真菌同时或先后感染,也可合并其他微生物感染,如细菌(大肠埃希菌、葡萄球菌)、病毒(巨细胞病毒、HIV)和卡氏肺孢子虫等。

34.3 流行病学

近年来,真菌败血症的发病率呈显著上升趋势。一项对1979～2000年22年间美国10 319 418名败血症患者的研究表明,真菌感染引起的败血症增加了207%。1995～2002年,美国49家医院连续7年对24 179例院内血行感染的监测资料表明,念珠菌血症在医院感染性脓毒血症中居第4位,病死率则居首位,多数真菌败血症为院内感染。重症监护病房(ICU)危重病患者易发生真菌性败血症。真菌谱在不断变迁,非白色念珠菌感染比例增加,对氟康唑的耐药性也增加,病死率升高。

34.4 发病机制与病理

真菌败血症的发生取决于真菌、宿主及两者之间的相互作用。一些真菌在人类皮肤、黏膜等处寄生(如念珠菌属)或暂住(如曲霉属、青霉属)。在正常情况下,人体的菌群处于平衡的状态,并不致病。

当在各种因素的作用下导致人体防御功能下降，且有足够数量的真菌侵入人体时，才会引起败血症。

真菌败血症的危险因素包括以下几种：①长期不合理应用广谱抗生素。②存在严重的基础疾病，免疫力低下。③血液系统疾病或恶性肿瘤化学治疗，中性粒细胞及其他免疫细胞减少或缺乏。④糖皮质激素长期应用或大剂量应用。⑤器官移植及免疫抑制剂的长期应用。⑥有创操作：营养支持及深静脉导管、呼吸机应用增多。⑦中性粒细胞减少（多核白细胞＜500×10^6/L）。⑧大型外科手术或烧伤。⑨长期卧床住院治疗。⑩血液透析。

真菌败血症可累及全身各器官，基本病变为坏死、溃疡、出血及空洞形成。真菌侵入血液循环系统并生长增殖后，可进一步播散至全身各器官，并在器官内生长繁殖，引起血管炎、肉芽肿、出血坏死等基本的病理变化。念珠菌败血症常侵袭实体器官，在组织内出现散在的小脓肿；新生隐球菌败血症脑部损害较严重；曲霉败血症主要表现为急性渗出性炎症、脓肿及溃疡等病变。

34.5 临床表现

真菌菌血症的临床表现与其他菌血症和全身感染类似。由于其常伴发于有严重基础疾病的患者，其临床表现常常被掩盖或被临床医生所忽视。

(1) 发热

多数伴有高热，常在39℃以上，热型不一，以间歇热、弛张热多见。若为稽留热，患者常在数天内死亡。念珠菌败血症发热间隔为3～5 d，也可不规则发热。大部分患者无发冷感觉，甚至超过39℃也无不适。新型隐球菌败血症，一般开始为低热，伴有畏寒、头痛、呕吐、出汗，死前出现高热。此外，尚有少数病例为低热或体温不升，常是机体反应差、病情严重的表现。

(2) 皮疹

皮肤可出现瘀斑、瘀点及斑丘疹表现。活检可见菌体及淋巴细胞浸润，组织培养与血培养一致。

(3) 内脏器官受损表现

真菌败血症往往伴有真菌性肺炎、食管炎、心内膜炎、肾炎和脑膜炎等，并伴有相应的临床表现。部分患者有淋巴结及脾大。念珠菌血症可能造成眼部感染。在患者首次血培养转阴、念珠菌血症症状和体征消失后建议对所有患者进行眼科检查。

34.6 实验室检查

34.6.1 一般实验室检查

血常规可出现白细胞及中性粒细胞计数增高；B超，CT或磁共振检查部分可见肝、肾、脾等实体器官小脓肿形成。

34.6.2 真菌镜检、分离与培养

(1) 真菌镜检

直接镜检是真菌学检查最经典方法，对于一些特征明显的深部真菌能快速做出初步诊断。取静脉血抗凝、染色后观察可见菌体。多次镜检阳性或多部位（血、痰、尿、粪、脑脊液等）镜检阳性即可诊断。真菌镜检阳性可确诊真菌感染，但阳性率低，阴性结果不能排除诊断，需与培养检查结果结合才能更好地为临床服务。

(2) 真菌培养

血培养阳性是诊断的“金标准”。血培养一般需要时间长，某些生长较慢的真菌，如组织胞浆菌的培养时间要达到数月以上，并且由于环境菌的污染或者存在多重感染，真菌培养会受到其他微生物的干扰，导致培养阴性。传统的培养方法需要时间长，且敏感性较低，故很难为临床提供早期诊断依据。

(3) 血清学检查

深部真菌进入血液后，会产生特定的代谢产物，同时人体对真菌会产生特定的抗体。检测血清中特定的抗原、抗体或代谢产物已成为真菌败血症诊断的一个重要手段。目前临床应用较多的是血清烯醇化酶、甘露聚糖、半乳甘露聚糖（GM试验）、1，3-β-D-葡聚糖（G试验）、隐球菌荚膜多糖抗原等检测方法。血清学的诊断方法特异性强，但易出现假阳性，而且无法区分真菌种类。

(4) 分子生物学诊断

随着分子生物学的发展，尤其是PCR的成熟和普及，发展以PCR为基础的分子生物学方法检测真菌深部感染已成为诊断真菌败血症的有效手段之一。多种分子生物学技术，如DNA随机扩增多态性分析、DNA限制性片段长度多态性分析、ITS测序等都先后应用于真菌感染的分子鉴定及分子流行病学研究中，其具有特异性强、敏感性高的优点。但目前由于成本问题、环境污染菌问题，以及从血液和组

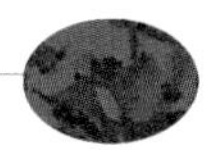

织中提取 DNA 效率问题，此方法还没有普遍应用于临床。

(5) 其他

一些内脏器官损伤的指标可提示真菌感染的严重程度，如转氨酶升高等可提示真菌感染对肝脏造成损伤。对培养出的真菌进行药敏实验可协助治疗。

34.7 诊断与鉴别诊断

血培养阳性是“金标准”。真菌败血症的诊断，患者生前主要靠血培养及多途径培养来确诊，死后则靠尸解来证实。真菌败血症应与细菌性败血症及变应性亚败血症鉴别。细菌败血症时，各种检查可得到细菌感染证据，应用抗生素有效；变应性亚败血症时，虽然抗生素治疗无效，可长期间歇发热，但多见于儿童，伴有关节痛、红细胞沉降率增快，应用皮质类固醇可使症状缓解，血培养阴性。

34.8 预防与治疗

真菌败血症的治疗原则是早期治疗，强调整体观念，注意支持疗法。对高危患者应积极治疗原发病，消除易患因素，重视病原菌检查及药敏测定，及时合理选用抗真菌药物，以改善愈后。

根据不同情况可分为：①预防治疗，指对真菌感染的高危患者，如持续性中性粒细胞缺乏、长期应用激素及免疫抑制剂、合并糖尿病的患者，预先应用抗真菌治疗。较合适的药物是伊曲康唑和氟康唑，一般用药时间不宜超过 2 周。②经验性治疗，指对免疫缺陷(如中性粒细胞减少、骨髓移植应用免疫抑制剂治疗、接受化疗等)，长期应用激素治疗后出现不明原因发热(体温＞38.5℃) 3 d 以上，广谱抗生素治疗 5 d 无效者，或者起初有效，但 3～7 d 后再次发热者，在积极寻找病因的同时，应用抗真菌治疗。伊曲康唑或两性霉素 B 脂质制剂具有优势。③临床诊断治疗，指对具有感染的临床表现但缺乏组织病理学检查或血液标本资料的患者进行抗真菌治疗。

34.9 预后

真菌败血症病死率极高，其报道的病死率为 10%～71%。要改善真菌性败血症的预后，不但要治疗基础疾病，提高患者的免疫功能，尽量避免及改善易感因素，还应尽早明确真菌性败血症的诊断，加强真菌药敏监测，及时、合理使用抗真菌药物治疗。

主要参考文献

[1] 廖万清，吴绍熙，王高松. 真菌病学. 北京：人民卫生出版社. 1989，388－394.

[2] Arendrup MC, Sulim S, Holm A, et al. Diagnostic issues, clinical characteristics, and outcomes for patients with fungemia. J Clin Microbiol, 2011,49(9): 3300－3308.

[3] Arendrup MC, Dzajic E, Jensen RH, et al. Epidemiological changes with potential implication for antifungal prescription recommendations for fungaemia: data from a nationwide fungaemia surveillance programme. Clin Microbiol Infect, 2013,19(8):e343－e353.

[4] Couto FM, Macedo DP, Neves RP. Fungemia in a university hospital: an epidemiological approach. Rev Soc Bras Med Trop, 2011,44(6):745－748.

[5] Garber G. An overview of fungal infections. Drugs, 2001,61 (Suppl 1):1－12.

[6] Lai CC, Gau SJ, Hsueh PR. Fungemia caused by non-Candida species. J Microbiol Immunol Infect, 2012,45(3):262－263.

[7] Yamamoto M, Takakura S, Hotta G, et al. Clinical characteristics and risk factors of non-Candida fungaemia. BMC Infect Dis, 2013,13:247.

[8] Smith RM, Schaefer MK, Kainer MA, et al. Fungal infections associated with contaminated methylprednisolone injections. N Engl J Med Overseas Ed, 2013,369(17): 1598－1609.

[9] Martin GS, Mannino DM, Eaton S, et al. The epidemiology of sepsis in the United States from 1979 through 2000. N Engl J Med Overseas Ed, 2003,348(16):1546－1554.

[10] Wisplinghoff H, Bischoff T, Tallent SM, et al. Nosocomial bloodstream infections in US hospitals: analysis of 24,179 cases from a prospective nationwide surveillance study. Clin Infect Dis, 2004,39(3):309－317.

[11] Bassetti M, Righi E, Costa A, et al. Epidemiological trends in nosocomial candidemia in intensive care. BMC Infect Dis, 2006,6:21.

[12] Demitrovicova A, Liskova A, Valach M, et al. Fungal neuroinfections and fungaemia: unexpected increase of mortality from invasive fungal infections in 2005－2011 in comparison to 1989－1998: analysis of 210 cases.

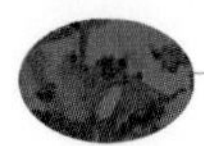

Neuro Endocrinol Lett, 2013,34(Suppl 1):32 - 35.

[13] Giri S, Kindo AJ. A review of candida species causing blood stream infection. Indian J Med Microbiol, 2012, 30(3):270 - 278.

[14] Montagna MT, Caggiano G, Borghi E, et al. The role of the laboratory in the diagnosis of invasive candidiasis. Drugs, 2009,69 (Suppl 1):59 - 63.

[15] Hay RJ, Jones RM. New molecular tools in the diagnosis of superficial fungal infections. Clin Dermatol, 2010,28(2):190 - 196.

[16] Kibbler CC, Seaton S, Barnes RA, et al. Management and outcome of bloodstream infections due to candida species in England and Wales. J Hosp Infect, 2003,54 (1):18 - 24.

[17] Safdar A, Bannister TW, Safdar Z. The predictors of outcome in immunocompetent patients with hematogenous candidiasis. Int J Infect Dis, 2004,8(3):180 - 186.

[18] Zaoutis TE, Argon J, Chu J, et al. The epidemiology and attributable outcomes of candidemia in adults and children hospitalized in the United States: a propensity analysis. Clin Infect Dis, 2005,41(9):1232 - 1239.

[19] Falagas ME, Apostolou KE, Pappas VD. Attributable mortality of candidemia: a systematic review of matched cohort and case-control studies. Eur J Clin Microbiol Infect Dis, 2006,25(7):419 - 425.

[20] Vigouroux S, Morin O, Moreau P, et al. Candidemia in patients with hematologic malignancies: analysis of 7 years' experience in a single center. Haematologica, 2006,91(5):717 - 718.

[21] Zaragoza R, Peman J. Invasive fungal infections in critically ill patients: different therapeutic options and a uniform strategy. Revista iberoamericana de micologia, 2006,23(2):59 - 63.

（桑军军　廖万清）

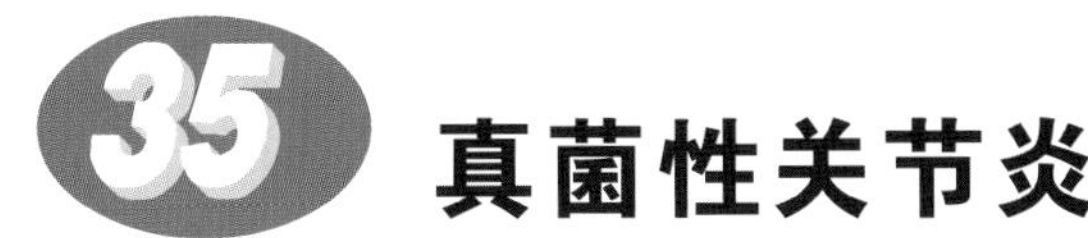

35 真菌性关节炎

真菌性关节炎(fungal arthritis)为致病真菌感染关节组织所致,可以为播散性真菌感染的表现之一,也可以单独发生,如不引起注意,常可延误诊断和治疗,造成不良后果。

35.1 病因

真菌性关节炎多由外源性创伤、手术、关节感染及引流等引起,也可由邻近真菌性病灶,直接扩散到关节,或者由系统性真菌感染血性播散而引起,如念珠菌性关节炎等。已知可以引起关节炎的有白念珠菌、光滑念珠菌、克柔念珠菌、近平滑念珠菌、热带念珠菌、曲霉、粗球孢子菌、组织胞浆菌、皮炎芽生菌、新生隐球菌、申克氏孢子丝菌等。真菌性关节炎通常发生于免疫力低下人群,常见的易感因素有免疫抑制剂的使用、静脉营养或用药、留置导管、糖尿病、HIV 感染、多次手术、恶性肿瘤、肝硬化、营养不良、类固醇和广谱抗生素的滥用等。

35.2 临床表现

全身关节均可受累,但最常见于承重性的大关节。常侵犯单一关节,主要是膝关节,其次是肘、踝、髋、腕和脊柱等关节,也可见于人工关节或多关节受累。主要症状是关节疼痛、活动受限、不能负重等,也可出现发热、体重减轻等全身症状。体格检查主要为关节炎的症状,包括僵直、压痛、红肿和关节积液等,邻近淋巴结可以肿大。慢性感染可能导致软组织脓肿、窦道形成,排出脓性或黄色血清样液体。慢性病程可以出现关节邻近肌肉的萎缩。全身症状常有程度不同的发热、乏力、食欲缺乏、体重下降和其他慢性消耗性症状。

影像学检查表现为关节腔隙变窄或关节粘连,有时可见相邻部位骨质疏松、破坏、骨髓炎或骨皮质侵蚀,骨膜可隆起或有骨赘形成。关节镜检查可见关节腔内充血、滑膜增厚和大量的黄白色液体。

孢子丝菌病和芽生菌病累及关节相对多见。孢子丝菌引起的关节炎好发于户外工作者,以及嗜酒的老年男性,常在外伤后发病。芽生菌、球孢子菌和新生隐球菌除常引起四肢关节病变外,还有侵犯脊柱关节的特点,常是系统感染的表现之一,其临床表现与结核很难区别。念珠菌性关节炎多由血性播散引起,常累及单一关节,开始表现为滑膜炎,最后累及附近骨组织。真菌血症与发生关节炎之间可能伴有较长的潜伏期,有报道见发生光滑念珠菌血症后 31 个月才发生由同一致病菌引起的髋关节炎。

35.3 实验室检查

(1) 直接镜检

取关节腔穿刺液或滑膜组织直接涂片镜检。同时可做 PAS 染色、革兰染色检查。如怀疑隐球菌感染,则应做墨汁染色检查。

(2) 真菌培养

取滑膜液 0.5～1 ml 或滑膜组织小块,接种于沙氏培养基,置于 28℃温箱培养。如有真菌生长,则应进一步做形态特征观察和生理、生化测定以鉴定菌种。

(3) 病理检查

滑膜活检对各种真菌性关节炎均表现为肉芽肿性滑膜炎。组织切片中一般不易查见真菌。

(4) 其他检查

大多数患者红细胞沉降率加快,白细胞计数可轻度增加。滑膜液分析常为炎症表现:白细胞计数总数升高,以中性粒细胞增高为主,糖含量减少或正常,蛋白质含量增多。各种血清学试验中,补体结合试验如呈高滴度,对组织胞浆菌病和球孢子菌病有诊断意义。凝集试验可以用于测定念珠菌病、孢子丝菌病等的抗体。乳胶凝集试验对发现隐球菌病抗原有特异性。

35.4 诊断与鉴别诊断

由于疾病进展缓慢,缺乏特征性的实验室发现,患者症状由于其他疾病而忽视等原因,往往导致诊断的延误。因此,凡遇长期发热,有消耗性的非典型关节炎,并且病理上表现为肉芽肿性滑膜炎,或长期查不出结核分枝杆菌和抗结核治疗久而不愈者,或认为是化脓性关节炎用抗细菌抗生素治疗无效者,或诊断为风湿性关节炎用抗风湿药物治疗无效者,均要考虑真菌性关节炎。

本病诊断主要根据滑膜组织和滑膜液的真菌直接镜检和培养,但直接镜检一般不容易发现致病菌,因而真菌培养甚为重要。其中,滑膜组织培养的阳性率比滑膜液高。如关节病变为播散性真菌病的表现之一,还可以结合其他病灶的表现和真菌镜检、培养结果来分析诊断。

真菌性关节炎需与下列疾病相鉴别:化脓性关节炎、风湿性关节炎、结核性关节炎、痛风及其他各种肉芽肿性关节炎。需要认真分析临床表现,结合实验室检查加以识别。

35.5 治疗

(1) 抗真菌药物

两性霉素 B 仍为首选药物,对孢子丝菌、隐球菌、念珠菌、组织胞浆菌、球孢子菌和芽生菌引起的关节炎有效。文献报道的用药剂量为 900 mg～3.5 g,使用时间为 4～12 周。但不良反应较大,特别是肾毒性,故需在严密监视下应用。也可采用关节腔内注射,一次剂量 5 mg。两性霉素 B 脂质体安全性较高,和两性霉素 B 疗效相似,彻底清除念珠菌可能需要几个月的抗真菌治疗。如果无法使用两性霉素 B,可以根据体外药敏实验结果选择其他抗真菌药物,如咪唑类药物氟康唑、伊曲康唑、伏立康唑、泊沙康唑等,必要时可长期服用。

(2) 手术治疗

对真菌性关节炎,可根据病情选择引流术、粘连分离术、滑膜切除术、半月板切除术、关节固定术和截肢术。手术治疗配合抗真菌药物治疗往往有较好的疗效,但应尽量避免外科致残手术。

主要参考文献

[1] Kohli R, Hadley S. Fungal arthritis and osteomyelitis. Infect Dis Clin North Am, 2005,19(4):831-851.

[2] Bayer AS, Guze LB. Fungal arthritis. Candida arthritis: diagnostic and prognostic implications and therapeutic considerations. Semin Arthritis Rheum, 1978,8(2):142-150.

[3] Smith JW, Piercy EA. Infectious arthritis. Clin Infect Dis, 1995,20(2):225-230.

[4] Turgut B, Vural O, Demir M, et al. Candida arthritis in a patient with chronic myelogenous leukemia (CML) in blastic transformation, unresponsive to fluconazole, but treated effectively with liposomal amphotericin B. Ann Hematol, 2002,81(9):529-531.

[5] Acikgoz ZC, Sayli U, Avci S, et al. An extremely uncommon infection: candida glabrata arthritis after total knee arthroplasty. Scand J Infect Dis, 2002,34(5):394-396.

[6] Lodge BA, Ashley ED, Steele MP, et al. Aspergillus fumigatus empyema, arthritis, and calcaneal osteomyelitis in a lung transplant patient successfully treated with posaconazole. J Clin Microbiol, 2004,42(3):1376-1378.

[7] Sohail MR, Smilack JD. Aspergillus fumigatus septic arthritis complicating intra-articular corticosteroid injection. Mayo Clin Proc, 2004,79(4):578-579.

[8] Bayer AS, Scott VJ, Guze LB. Fungal arthritis. IV. Blastomycotic arthritis. Semin Arthritis Rheum, 1979,

9(2):145-151.

[9] Bayer AS, Choi C, Tillman DB, et al. Fungal arthritis. V. cryptococcal and histoplasmal arthritis. Semin Arthritis Rheum, 1980,9(3):218-227.

[10] Agrawal A, Brown WS, McKenzie S. Cryptococcal arthritis in an immunocompetent host. J S C Med Assoc, 2000,96(7):297-299.

[11] DeHart DJ. Use of itraconazole for treatment of sporotrichosis involving a knee prosthesis. Clin Infect Dis, 1995,21(2):450.

（张　超　潘炜华　廖万清）

器官移植患者的真菌感染

实体器官移植(SOT)已被公认为肾脏、肝脏、心脏和肺脏等终末期疾病的方法,但术后感染的控制一直是一个困扰医生的问题。器官移植手术、术后并发症及免疫抑制剂的应用都是器官移植受者易于发生真菌感染的原因,临床症状具有多样性。

36.1 真菌学

36.1.1 念珠菌属

念珠菌属临床上又称为假丝酵母属。念珠菌感染是在器官移植受体中最常见的侵袭性真菌感染,可占到一半以上。在一项大型前瞻性研究中,侵袭性念珠菌病的 12 个月累积发病率为 1.9%,是侵袭性真菌感染中发病率最高的,移植器官的发病率从高到低依次为小肠、胰腺、肝脏、肾脏、心脏和肺。

念珠菌属(*Candida*)属于子囊菌亚门子囊菌纲酵母菌目酵母菌科,共同特征为细胞呈球形、椭圆形、圆筒形、长条形,有时为不规则形。营养繁殖为多极芽殖,除光滑念珠菌外,所有菌种及变种的全部或多数可形成假菌丝,少数可形成厚壁孢子及真菌丝,无关节孢子,不产生色素,不形成子囊孢子、冬孢子或掷孢子。

白念珠菌是主要的侵袭性病原体,约占念珠菌属的 50%。光滑念珠菌是最常见的非白念珠菌属感染菌。克柔念珠菌和季也蒙念珠菌是粒细胞缺乏宿主中常见的病原体,在器官移植受体中少见,更多见于干细胞移植受体。

对于器官移植患者,除了常见的引起侵袭性念珠菌病的危险因素外(如年龄、广谱抗生素治疗、中央静脉导管的置入、肠外营养、持续性粒缺、持续的重症监护、糖尿病和肾替代疗法等),还有一些移植手术特有的危险因素。例如,对于肝移植患者来说,胆管-空肠吻合术比胆管端-端吻合术更易感染侵袭性念珠菌病;对于胰腺移植患者来说,肠内引流比膀胱引流更易感染侵袭性念珠菌病。移植患者其他比较明确的侵袭性念珠菌病的易感因素还有急性肾衰竭、近期的巨细胞病毒感染、原发性移植物功能不全、早期的外科再探查和念珠菌的早期定植。

36.1.2 曲霉属

侵袭性曲霉菌病(IA)发生在 1%～15%的实质器官移植受者,而伴随侵袭性曲霉病的受体病死率最高曾达 65%～92%。而目前报道的器官移植受者 IA 病死率平均为 22%。经对临床资料的研究与估计,第 1 年移植受者的死亡者中有 9.3%～16.9%被认为是由于 IA 而导致死亡的。随着医生对移植后侵袭性曲霉病认识度的增高,近年病死率有所改善,但其仍然是实体器官移植接受者中是一个值得注意的移植术后并发症。

仅有无性期的曲霉属半知菌亚门丝孢菌纲丝孢

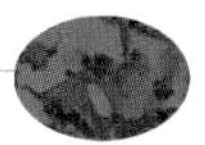

菌目丛梗孢科。具有有性期的曲霉属子囊菌亚门不整子囊菌纲散囊菌目散囊菌科。曲霉属具有特征性的结构，即为分生孢子头，又称曲霉头，分生孢子头由分生孢子梗、顶囊、梗基、瓶梗和分生孢子链构成。部分曲霉能产生壳细胞。壳细胞是一种特化的结构，为厚壁的囊状结构，形态各异。

IA 通常是通过获得的分生孢子而吸入。少量的局部感染可能会导致手术伤口感染，而侵入性疾病可能表现为局部(肺或肺外病)或播散性曲霉病。无论是哪一种类型的实质器官移植受者的移植，免疫抑制方案的强度是一个重要的决定 IA 发展的因素。表 36-1-1 为各种类型的器官移植受者 IA 发生的风险因素，临床上可根据这些因素来评估器官移植术后的感染风险。

表 36-1-1 侵袭性曲霉感染的器官移植接受者风险因素

分 类	风险因素
肝移植受者	再移植
	肾衰竭，特别是需要肾脏替代治疗
	暴发性肝衰竭移植
	再手术
肺移植受者	单肺移植
	气道早期缺血
	巨细胞病毒感染
	抑制和增强免疫抑制剂
	移植前曲霉定植
	移植后 1 年内移植曲霉菌
	获得性低丙种球蛋白血症(IgG 抗体<400 mg/dl)心脏移植
	在呼吸道曲霉菌种的分离培养
	再手术
	巨细胞病毒疾病
	移植后的血液透析
	心脏移植程序之前或之后的 2 个月的侵袭性曲霉病的一个插曲的存在
肾移植受者	需要血液透析移植失败
	糖皮质激素高和延长时间

36.1.3 地域性感染的真菌

地域性真菌感染是指组织胞浆菌病、芽生菌病、球孢子菌病等在特殊地理区域流行的真菌感染性疾病。有研究显示器官移植受者中，地域性真菌感染的发生率在渐渐上升，其焦点式地理分布和感染的无痛症状常常是导致诊断延迟和发病率及病死率的上升的原因。

(1) 着色芽生菌

着色芽生菌病多发生在美国中西部、东南部和中南部的人群中，特别是密西西比河在俄亥俄州流域的人群。着色芽生菌也曾在纽约州北部和五大湖及圣劳伦斯河沿岸的土壤中发现。

着色芽生菌病的主要病原菌为：暗色孢科真菌中的疣状瓶霉(*Phialophora verrucosa*)、裴氏着色霉(*Fonsecaea pedrosoi*)、紧密着色霉(*Fonsecaea. compacta*)、卡氏枝孢霉(*Cladophialophora carrionii*)和嗜脂色霉(*Rhinocladiella. cerephilum*)。

暗色孢科真菌主要腐生在腐烂的植物及泥土中。其分布有地域性差别，一些病原真菌在干燥地域多见，如卡氏枝孢霉是干燥地域和沙漠地区的主要病原体，如澳大利亚、古巴和南非；另外部分致病菌则在热带、潮湿地区最常见，如裴氏着色霉等。大多数报道的器官移植后的芽生菌病例都发生在居住在流行地区的患者人群中。

据报道，肾脏、心脏、肝脏和肺移植后的芽生菌病的发病时间从 1 周到 20 年。这些人群中芽生菌病可能由器官移植后的原发感染、潜伏疾病的激活或无临床症状的疾病向由临床症状的转化导致。至今，没有报道发现供体传播的着芽生菌病。

(2) 球孢子菌

球孢子菌是一类在美国西南部，特别是桑华金河谷和索诺兰沙漠的南加州、亚利桑那州和墨西哥北部的干旱、沙漠土壤中茁壮生长的真菌。球孢子菌有两种，粗球孢子菌(*C. immitis*)与美国加州感染的感染有关，波萨达球孢子菌(*C. posadasii*)与加州地区以外的感染相关，如亚利桑那州和新墨西哥州。

粗球孢子菌是一种双向真菌，寄生在人体组织内。菌体排出体外，延长分支成为菌丝体，有明显分隔，称为关节菌丝。在移植人群中，球孢子菌感染的其他危险因素包括抗急性排斥反应的治疗、之前有球孢子菌感染史，和(或)移植前血清学检测阳性和美籍非裔。目前伴随免疫抑制状态的疾病如糖尿病或巨细胞病毒(CMV)感染是否进一步增加移植后球孢子菌感染的风险尚未可知。

(3) 组织胞浆菌

组织胞浆菌属真菌界半知菌亚门丝孢菌纲丝孢菌目丛梗孢科，主要包括 3 个变种：荚膜组织胞浆菌荚膜变种(*Histoplasma capsulatum* var. *capsulatum*)、

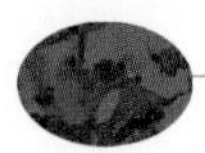

荚膜组织胞浆菌杜波变种(*Histoplasma capsulatum* var. *duboisii*)及荚膜组织胞浆菌马皮疽变种(*Histoplasma capsulatum* var. *farciminosus*)。前者最常见,引起美洲型组织胞浆菌病,后两者引起非洲型组织胞浆菌病。移植后组织胞浆菌病感染罕见,即使在地方性流行区域,估计发病率也<1%。完好的细胞免疫功能对于遏制和消除组织胞浆菌感染是至关重要。

36.2 诊断与治疗

36.2.1 临床表现

(1) 真菌菌血症

表现为病情突然变化,出现寒战、发热、谵语、昏迷等败血症表现,同时随血行播散至全身各器官。血、尿等体液培养可有真菌生长。

(2) 真菌性脑膜炎或脑膜脑炎

患者有头痛,伴恶心、呕吐。部分患者有精神症状,如抑郁、淡漠、易激动,以至喊叫、谵妄、癫痫大发作、朦胧、昏迷等。可出现颈项强直,克尼格征、奥本罕征及巴彬斯基征可为阳性,但多数为弱阳性。脑炎型因脑实质受累部位的不同而有相应的脑灶性损害征象,如偏瘫、失语或局限性癫痫发作等。脑脊液真菌检查阳性。

(3) 真菌性肺炎

初发常有上呼吸道感染的症状,进而表现为支气管炎或肺炎,出现咳嗽、胸部隐痛、咯出胶冻样痰、黏液样痰、黄色稠厚的黏痰、血丝痰或咯血,痰中可找到有多量菌丝和(或)芽孢,培养有真菌生长。除非是发生在肺移植患者吻合处念珠菌感染气管支气管炎,从呼吸道分离出念珠菌属不一定就是侵袭性念珠菌病,一般不采用抗真菌治疗。对于曲霉感染,呼吸道分泌物的培养也缺乏敏感性。

(4) 泌尿系统感染

真菌侵袭泌尿生殖系统,以肾脏为主,可达40%,部分表现为膀胱炎,有时前列腺也可受累,表现为无症状真菌尿。生殖器真菌病两性均可发生,多以念珠菌感染为主,但少数可以曲霉感染为主,曾报道由熏烟色曲霉引起的阴道炎,主要症状为白带增多。

(5) 其他器官

其他移植后感染的部位还包括消化道、鼻旁窦、眼、外耳部、皮肤黏膜等。可单独出现,也可合并其他脏器感染。

36.2.2 诊断

(1) 实验室检查

1) 直接镜检与多途径培养:移植后患者真菌感染的初步诊断可以从对痰、假膜、粪、脓液、骨髓、血液、活检组织等标本的直接镜检和培养得出。但并非所有的感染都能从镜检和培养结果获得明确诊断,如呼吸道标本培养曲霉阳性并不一定表明是侵袭性感染。器官移植的类型的不同,从呼吸道标本获得的阳性培养结果也不同。仅小于1.5%的曲霉属能从肝移植术后患者的呼吸道分离到,但它却具有较高的阳性预测价值,41%~72%的患者可能后续会发展为IA;而25%~30%的肺移植术后气道样品中可以检测到曲霉菌,却对IA诊断的预测价值相对较低。

血液培养对于诊断侵袭性念珠菌病也不敏感。即使采用最新的血液培养技术,血液培养敏感性估计为70%。

2) 分子生物学检测:近年来,分子生物学检测手段越来越重要,成为确诊侵袭性真菌感染的重要辅助方法。目前,有FDA通过的几种有效的诊断方法,但这些方法在临床上的应用极其有限。其中,血清1,3-2-β-葡聚糖(BDG)法可能是最可信的,敏感性和特异性分别为70%和87%。GM试验(血清半乳甘露聚糖检测)对诊断曲霉属感染有较高的诊断价值,现对SOT移植受者IA的早期诊断的价值也已作出了评估。有研究对肝移植受者存档的血清进行检测,发现其检测的灵敏度为55.6%,而特异性为93.9%。

当然,分子生物学检测手段也可能会有假阳性结果。据报道,假阳性半乳甘露聚糖检测在肺移植受者中已在高达13%,在肝移植受者中为20%。而这种假阳性可能与围手术期使用β-内酰胺类药物、哌拉西林、他唑巴坦及阿莫西林克拉维酸等预防感染有关。

3) 免疫学检测:通过检测尿液、血液、脑脊液或支气管肺泡灌洗液(BAL)等体液中的真菌抗原实现,往往比通过培养诊断更迅速。在芽生菌病的患者中,抗原检测技术的敏感性超过90%;在球孢子菌病患者的诊断中,补体结合IgG是诊断的一线方法;而在播散性组织胞浆菌感染时,免疫功能受损和

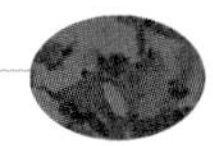

重症感染的患者的抗原检测敏感性可达92%。

虽然免疫学检测方法敏感性较高，但特异性较低，如芽生菌病患者抗原阳性者可与96%的组织胞浆菌病患者发生交叉反应。

4）组织学检查：一个全面的诊断方案应包括侵入性操作（如支气管肺泡灌洗、活检）、谨慎的样本收集和处理、使用特定的培养基。组织学染色技术对于真侵袭性真菌感染的诊断相当必要。活检标本的组织病理学分析时，HE染色下发现分隔菌丝可见于曲霉菌、镰刀菌和丝孢菌感染；而接合菌通常表现为广泛、无间隔、带状的菌丝。丰塔纳马松染色可用于识别组织中的暗色真菌。

（2）影像学检查

移植后早期发现肺部结节强烈提示为心或肺移植后出现侵袭性真菌感染。兼容CT可发现具有特异性但敏感度不高的征象，如"光环"，或多发结节、肿块，特别是如果有中央低密度则提示空腔，这可以有助于侵袭性真菌感染诊断。

36.2.3 治疗与预防

（1）治疗

对于器官移植后患者真菌感染的治疗，往往需持续较长时间。由于许多抗真菌药相当昂贵，且有潜在的相互作用和（或）毒性反应，对高风险患者的预测显得非常重要。对有更高风险发展侵袭性真菌病的移植患者应用抗真菌药物，对低风险患者不予预防治疗。对于治疗，一般情况下，我们建议采用下面的方法。

1）对活动性真菌感染应尽早用药治疗。

2）条件允许可减少免疫抑制。

3）条件允许时行感染部位清创术（可反复进行）。

4）抗真菌治疗应根据参考实验室药敏结果指导用药，根据一般的抗真菌药物使用模式合理用药。

5）临床医师应密切监测AmB产物的肾毒性。

6）医生应密切监测咪唑类药物引起的Q－T间期延长，药物相互作用，毒性神经不良反应。可根据伏立康唑和泊沙康唑的药物监测结果指导药物调整。伏立康唑的目标低谷水平为1.5～4.5 lg/ml，泊沙康唑的谷底水平至少0.5 lg/ml。

7）一般不推荐γ-干扰素和（或）粒细胞-巨噬细胞集落刺激因子作为常规治疗，但可作为部分患者的辅助治疗。曾有报道用标准抗真菌治疗效果欠佳的难治性患者曾使用这类药物后病情改善。

（2）预防

真菌感染最常见的定植和感染方式是通过环境感染。移植后患者应避免到建筑工地和农场、接触空调过滤器和接触污水或腐烂的物质。为了减少移植过程中的传播所致侵袭性感染风险，应谨慎接受溺水者器官。器官获取机构应向移植中心报告所有从供体分离到的真菌菌株。接合菌和丝孢菌属已被证实与免疫功能低下患者的播散性感染有关，预防性治疗主要用于这类患者和接受真菌定植肺的患者。如果确定的定植真菌通常是罕见的真菌病原体（如枝孢霉属、拟青霉属和除了马尔尼菲篮状菌以外的青霉属），一般不需要采取预防措施。

主要参考文献

[1] Pappas PG, Alexander BD, Andes DR, et al. Invasive fungal infections among organ transplant recipients: results of the transplant-associated infection surveillance network (TRANSNET). Clin Infect Dis, 2010, 50: 1101－1111.

[2] Marr KA, Seidel K, White TC, et al. Candidemia in allogeneic blood and marrow transplant recipients: evolution of risk factors after the adoption of prophylactic fluconazole. J Infect Dis, 2000, 181: 309－316.

[3] Collins LA, Samore MH, Roberts MS, et al. Risk factors for invasive fungal infections complicating orthotopic liver transplantation. J Infect Dis, 1994, 170: 644－652.

[4] Benedetti E, Gruessner AC, Troppmann C, et al. Intra-abdominal fungal infections after pancreatic transplantation: incidence, treatment, and outcome. J Am Coll Surg, 1996, 183: 307－316.

[5] Marik PE. Fungal infections in solid organ transplantation. Expert Opin Pharmacother, 2006, 7: 297－305.

[6] Morgan J, Wannemuehler KA, Marr KA, et al. Incidence of invasive aspergillosis following hematopoietic stem cell and solid organ transplantation: interim results of a prospective multicenter surveillance program. Med Mycol, 2005, 43(Suppl 1): S49－S58.

[7] Singh N, Avery RK, Munoz P, et al. Trends in risk profiles for and mortality associated with invasive aspergillosis among liver transplant recipients. Clin Infect Dis, 2003, 36: 46－52.

[8] Steinbach WJ, Marr KA, Anaissie EJ, et al. Clinical

epidemiology of 960 patients with invasive aspergillosis from the PATH Alliance registry. J Infect, 2012, 65: 453 - 464.

[9] Paterson DL, Singh N. Invasive aspergillosis in transplant recipients. Medicine (Baltimore), 1999, 78: 123 - 138.

[10] NM Singh, S Husain. The AST Infectious Diseases Community of Practice. Aspergillosis in solid organ transplantation. Am J of Trans, 2013, 13: 228 - 241.

[11] Gauthier GM, Safdar N, Klein BS, et al. Blastomycosis in solid organ transplant recipients. Trans Infect Dis, 2007, 9: 310 - 317.

[12] Dworkin M, Duckro AN, Proia L, et al. The epidemiology of blastomycosis in illinois and factors associated with death. Clin Infect Dis, 2005, 41: e107 - 111.

[13] Serody J, Mill MR, Detterbeck FC, et al. Blastomycosis in transplant recipients: report of a case and review. Clin Infect Dis, 1993, 16: 54 - 58.

[14] Keckich D, Blair JE, Vikram HR, et al. Reactivation of coccidioidomycosis despite antifungal prophylaxis in solid organ transplant recipients. Transplantation, 2011, 92: 88 - 93.

[15] Grim S, Proia L, Miller R, et al. A multicenter study of histoplasmosis and blastomycosis after solid organ transplantation. Trans Infect Dis, 2012, 14: 17 - 23.

[16] Cuellar-Rodriguez J, Avery RK, Lard M, et al. Histoplasmosis in solid organ transplant recipients: 10 years of experience at a large transplant center in an endemic area. Clin Infect Dis, 2009, 49: 710 - 716.

[17] Wood GC, Mueller EW, Croce MA, et al. Candida spp. isolated from bronchoalveolar lavage: clinical significance in critically ill trauma patients. Intensive Care Med, 2006, 32: 599 - 603.

[18] Mehrad B, Paciocco G, Martinez FJ, et al. Spectrum of aspergillus infection in lung transplant recipients: case series and review of the literature. Chest, 2001, 119: 169 - 175.

[19] OsawaM, Ito Y, Hirai T, et al. Risk factors for invasive aspergillosis in living donor liver transplant recipients. Liver Trans, 2007, 13: 566 - 570.

[20] Obayashi T, Negishi K, Suzuki T, et al. Reappraisal of the serum (1→3)-beta-D-glucan assay for the diagnosis of invasive fungal infections—a study based on autopsy cases from 6 years. Clin Infect Dis, 2008, 46: 1864 - 1870

[21] Fortun J, Martin-Davila P, Alvarez ME, et al. Aspergillus antigenemia sandwich-enzyme immunoassay test as a serodiagnostic method for invasive aspergillosis in liver transplant recipients. Transplantation, 2001, 71: 145 - 149.

[22] Kwak EJ, Husain S, Obman A, et al. Efficacy of galactomannan antigen in the platelia aspergillus enzyme immunoassay for diagnosis of invasive aspergillosis in liver transplant recipients. J Clin Microbiol, 2004, 42: 435 - 438.

[23] Husain S, Kwak EJ, Obman A, et al. Prospective assessment of platelia aspergillus galactomannan antigen for the diagnosis of invasive aspergillosis in lung transplant recipients. Am J Trans, 2004, 4: 796 - 802.

[24] Hage C, Ribes JA, Wengenack NL, et al. A multicenter evaluation of tests for diagnosis of histoplasmosis. Clin Infect Dis, 2011, 53: 448 - 454.

[25] Connolly P, Hage CA, Bariola JR, et al. Blastomyces dermatitidis antigen detection by quantitative enzyme immunoassay. Clin Vaccine Immunol, 2012, 19: 53 - 56.

[26] Bryant AM, Slain D, Cumpston A, et al. A post-marketing evaluation of posaconazole plasma concentrations in neutropenic patients with haematological malignancy receiving posaconazole prophylaxis. Int J Antimicrob Agents, 2011, 37: 266 - 269.

[27] Armstrong-James D, Teo IA, Shrivastava S, et al. Exogenous interferon-gamma immunotherapy for invasive fungal infections in kidney transplant patients. Am J Trans, 2010, 10: 1796 - 1803.

[28] S. Huprikara, Shohamb S. The AST Infectious Diseases Community of Practice. Emerging fungal infections in solid organ. Transplantation. Am J Trans, 2013, 13: 262 - 271.

（潘炜华　廖万清）

获得性免疫缺陷综合征的真菌感染

获得性免疫缺陷综合征(艾滋病)作为一个全球关注的重要公共卫生问题,尽管随着治疗范围的扩大及人们防范意识的增强,每年新增的感染人数已经开始下降。但伴随艾滋病继发感染而引起死亡的人群却在增多。艾滋病患者因严重的免疫缺陷而易于并发各种机会感染,是侵袭性真菌感染的高危人群。随着患者免疫功能的下降并发各种侵袭性真菌感染的风险明显增加,高效抗反转录病毒联合治疗(HAART)通过重建机体免疫功能而降低患者并发真菌感染的风险。国内研究发现,我国住院艾滋病患者侵袭性真菌感染的发生率为 41.2%,病死率达 22.9%。艾滋病患者真菌感染的概率与其 $CD4^+$ T 细胞计数相关,计数<200×10^6/L 的患者合并侵袭性真菌感染的比率明显高于 $CD4^+$ T 细胞计数≥200×10^6/L 的患者,且计数越低感染的概率越大。

合并侵袭性真菌感染已成为影响艾滋病患者预后及生存质量的主要原因之一。致病的菌种几乎包含了所有已发现的致病真菌和某些条件致病菌。常见的致病菌有念珠菌、隐球菌、马尔尼菲篮状菌、曲霉菌等。在条件致病真菌中,最常见的菌为白念珠菌。近年,随着氟康唑在临床的大量使用,白念珠菌的分离率有所下降。对氟康唑敏感性差的光滑念珠菌、热带念珠菌、近平滑念珠菌、克柔念珠菌的分离率有所提高。球孢子菌也是艾滋病患者常见的机会感染真菌之一。防治真菌感染,已成为艾滋病治疗成败的重要因素之一。

据国外流行病学资料统计,艾滋病患者在病程中的真菌感染可能性为 90%,约有 60%的患者直接死因是侵袭性真菌感染。抗病毒治疗能降低 HIV 的 RNA 载量,重建机体的免疫功能。

37.1 诊断与鉴别诊断

在艾滋病患者中,系统性真菌感染常呈急性过程,表现为快速进展的肺炎、真菌血症、中枢神经系统感染和播散性感染。真菌感染累及各个组织器官,临床表现多样,皮肤、肺及中枢神经系统是最常累及的部位。真菌感染的临床表现往往缺乏特异性,仅凭临床表现难以将真菌感染与细菌、病毒感染进行区分,而艾滋病患者由于免疫功能低下,临床表现更不典型,诊断难度较大。需根据患者真菌感染的危险因素、临床表现和病原体检测结果进行综合考虑,按各项标准的符合情况进行分层诊断:确诊、临床诊断、拟诊。

(1) 隐球菌性脑膜炎

隐球菌性脑膜炎是艾滋病患者第 3 位常见的神经系统并发症,艾滋病发病者隐球菌性脑膜炎的发生率在 5%~10%。常见于 $CD4^+$ T 细胞计数<100×10^6/L 的患者,免疫功能严重受损的个体($CD4^+$ T 细胞计数<50×10^6/L)中往往会引起全身播散性感染。与 HIV 阴性患者相比,艾滋病合并隐球菌脑膜炎的患者从发病到确诊的平均时间要短,临床表现更重。重点应与弓形虫脑炎、结核性脑膜炎、化脓性脑膜炎相鉴别。通常隐球菌脑膜炎患者脑脊液中隐球菌涂片或培养为阳性,或乳胶凝集试验为阳性;40%的患者脑脊液可出现细胞数增多(大多数患者细胞数<150×10^6/L),糖降低(发病初期可不低),蛋白质稍增高。70%的患者 CSF 开放压高于 19.6 kPa

(200 mmH_2O)。

(2) 念珠菌病

艾滋病念珠菌感染多发生于黏膜，系统感染少见且发生很晚。在使用 HAART 之前，50%～75%的艾滋病患者发生口、咽念珠菌病，20%～40%的患者食管受累，30%～40%的艾滋病女性患者有阴道念珠菌病。多数患者初次感染由白念珠菌引起，复发感染 50%由同一株菌念珠菌引起。其他种的念珠菌感染多发生于接受大剂量抗真菌药(咪唑类药多见)之后且病情严重者，如近平滑念珠菌、光滑念珠菌等。食管念珠菌病可发展为溃疡和侵蚀，伴有吞咽疼痛和呼吸困难。诊断以真菌培养结果为准。

(3) 马尔尼菲篮状菌病

马尔尼菲篮状菌病的致病机制尚不明确，与感染途径、感染负荷及患者的免疫功能相关。病原菌被清除主要依靠细胞免疫，巨噬细胞和 T 细胞在抗马尔尼菲篮状菌感染中起主要作用，艾滋病患者 $CD4^+$ T 细胞数量进行性减少，是导致马尔尼菲篮状菌感染的重要因素。由于马尔尼菲篮状菌病病变常不典型，或常伴发其他基础疾病，因而经常被误诊、漏诊。诊断主要依据临床表现和真菌学检查两个方面，分离出马尔尼菲篮状菌是诊断的"金标准"。另外，也可用分子生物学方法对临床标本直接检测，目前已有研究包括通过巢式 PCR 检测石蜡包埋组织切片中马尔尼菲篮状菌及通过半巢式 PCR 检测全血中马尔尼菲篮状菌。这些分子生物学方法敏感度及特异度相对较高，而且相对于马尔尼菲篮状菌的培养鉴定时间大大缩短。

马尔尼菲篮状菌病可累及多系统，还需和其他系统性感染性疾病相鉴别，需鉴别的疾病包括隐球菌病、皮炎芽生菌病、荚膜组织胞浆菌病及结核感染等。

(4) 曲霉病

高效抗反转录病毒联合治疗(HAART)的使用，曾一度使艾滋病中较为严重的曲霉感染减少。曲霉为条件致病菌，当免疫功能受到抑制或损伤时，特别是当外周血中性粒细胞缺乏超过 2 周时更易罹及。艾滋病继发曲霉感染的典型患者常用极低的 $CD4^+$ T 细胞，并且同时发生其他 AIDS 的机会感染，主要累及呼吸系统和神经系统。除了真菌培养，曲霉病的病理变化具有诊断意义。在侵袭性曲霉病发作期间，血清半乳甘露聚糖检测(GM 试验)指数可随时间出现不同变化模式，最常见的是其指数在治疗开始后下降，随后不久即出现反常增加，可能与真菌细胞释放抗原增加有关，而治疗失败的患者则呈持续阳性。肺部曲霉病应与细菌感染、其他真菌感染及肿瘤等疾病相鉴别。如果在肺内发现球形阴影时，需将曲霉球与结核球、良性肿瘤、肺脓肿等相鉴别。

(5) 球孢子菌病

球孢子菌可引起艾滋病患者感染，$CD4^+$ T 细胞计数 $<250\times10^6/L$ 的患者感染概率更高。早期累及肺部，30%的患者发生播散性感染并伴泛发淋巴结病、皮肤结节或溃疡、脂膜炎、骨和关节受累等，10%的患者有脑膜病变。从病灶中培养分离到球孢子菌、组织病理或临床标本直接镜检发现球孢子菌及急性期血样本抗体滴度升高均可明确诊断该病。病理检查可看到典型的内孢囊。

37.2 治疗

艾滋病患者的侵袭性真菌感染治疗原则同免疫功能正常者，$CD4^+$ T 细胞计数低下者对治疗反应慢，真菌清除率低，并有高复发率。体外药敏实验有助于临床治疗。

对于隐球菌病、念珠菌病、马尔尼菲篮状菌病及球孢子菌病，除了初期给予两性霉素 B 治疗以外，后期治疗需长期口服咪唑类药物，否则易复发。多数情况下，艾滋病患者在诊断曲霉病后平均 2～4 个月后死亡。

主要参考文献

[1] Shen YZ, Qi TK, Ma JX, et al. Invasive fungal infections among inpatients with acquired immune deficiency syndrome at a Chinese university hospital. Mycoses, 2007,50(6):475-480.

[2] Barragan NC, Sorvillo F, Kuo T. Cryptococcosis-related deaths and associated medical conditions in the United States, 2000-2010. Mycoses, 2014,57(12):741-746.

[3] Marukutira T, Huprikar S, Azie N, et al. Clinical characteristics and outcomes in 303 HIV-infected patients with invasive fungal infections: data from the Prospective Antifungal Therapy Alliance registry, a multicenter, observational study. HIV AIDS (Auckl), 2014,6:39-47.

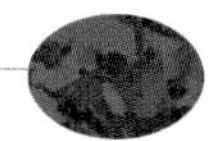

[4] Zeng hx , Li xq, Chen xj, et al. Identification of penicillium marneffei embedded tissue using nested PCR. Mycopathologia, 2009,168(1):31-35.

[5] Nongnuch V, Chester RC Jr., Matthew CF, et al. Penicillium marneffei infection and recent advances in the epidemiology and molecular biology aspects. Clin Microbiol Reviews, 2006,19(1):95-110.

[6] de Pauw B, Walsh TJ, Donnelly JP, et al. Revised definitions of invasive fungal disease from the European Organization for Research and Treatment of Cancer/Invasive Fungal Infections Cooperative Group and the National Institute of Allergy and Infectious Diseases Mycoses Study Group (EORTC/MSG) Consensus Group. Clin Infect Dis, 2008,46:1813-1821.

（潘炜华　廖万清）

烧伤患者的真菌感染

烧伤感染是严重烧伤患者的主要死亡原因，是需要密切关注的问题。烧伤感染中细菌感染占70%，真菌感染占20%～25%，厌氧菌与病毒感染占5%～10%。真菌为机会感染菌，在正常情况下它一般不会致病。在烧伤及其治疗中的某些因素作用形成的适宜环境下，外界污染或原来寄宿于体内的真菌大量繁殖，易造成真菌感染。

38.1 病因与诱发因素

烧伤患者真菌感染大多发生在伤后2周左右。此时患者自身免疫功能有明显的下降，创面大多处于溶痂阶段，创面血浆样渗出液、坏死组织等均为真菌提供定植和繁殖的生存环境，并可通过创面进入血液循环导致深部真菌感染乃至全身感染。以下诱发因素易常促进真菌感染的发生。

1）创面外用药和全身大剂量广谱抗生素的长期应用，引起微生物生态失衡，造成大面积烧伤患者真菌感染率明显增加。严重烧伤后深部真菌感染者，绝大多数有长期应用第3、第4代头孢菌素、碳青霉烯类等广谱抗生素史，有些患者甚至是两联或三联使用广谱抗生素。它们在杀灭或抑制细菌的同时易导致机体生态菌群失调，从而增加患者真菌感染的机会。

2）吸入性损伤是肺部真菌感染的重要病理基础。重度吸入性损伤由于直接损伤呼吸道黏膜和肺实质，引起局部损害，气管内充满脱落的坏死黏膜、异物和富含蛋白质的分泌物，有利于真菌的生长和繁殖。特别是气管切开者，由于呼吸道的相对开放，失去了抵抗真菌经气道侵入的屏障，真菌非常容易在潮湿呼吸道内生长。

3）长期留置导尿管、胃管、深静脉插管输液及肠道外营养均可以为真菌感染的入侵途径和诱发因素。

38.2 流行病学

烧伤真菌感染中，Ballard等曾统计念珠菌为最常见致病菌，其中白念珠菌占主导地位，其次为曲霉，还有有些较少见的其他菌株。Clinton等对1991～2003年间来自美国陆军外科研究所烧伤中心中重度烧伤97例死亡患者进行尸检，其中43例（44%）经组织病理学证实为真菌感染，14例（14%）由真菌感染导致死亡。曲霉和念珠菌引起的感染最多，由

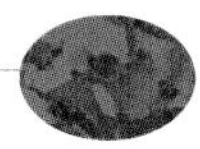

真菌感染致死的 14 例患者中 13 例为曲霉感染那。最常见的感染部位是创面(86%)和肺部(14%)。经 ROC 曲线分析烧伤面积(TBSA)和住院时间与真菌感染的发生密切相关。近几年来,烧伤后真菌感染的菌种分布发生了变化。念珠菌属中白念珠菌感染有下降趋势,热带念珠菌、光滑念珠菌感染发病率上升。Tahereh Shokohi 等对 55 例烧伤患者的 200 例血标本进行真菌鉴定。22 例 (11%)经证实为酵母菌感染,其中近平滑念珠菌感染居首位,占 12 例(54.5%),其次为光滑念珠菌(4 例,18.1%)、热带念珠菌(3 例,13.6%)、白念珠菌(3 例,13.6%),86.3%为非白念珠菌。在 10 例念珠菌血培养阳性的患者中,4 例烧伤面积(TBSA)为 30%, 4 例(TBSA)为 30%～60%,平均 TBSA 为 39.6%,其中 6 例患者死亡。de Macedo JL 等通过一项前瞻性研究发现真菌在烧伤后第 2 周会定植在烧伤创面,第 3～4 周会出现真菌感染。菌种鉴定结果显示热带念珠菌为主要致病菌,其次为近平滑念珠菌。我国罗高兴等统计,烧伤患者最多见的真菌感染菌种为热带念珠菌(42.1%),白念珠菌(31.6%)居第 2 位,再次是近平滑念珠菌菌(10.5%)和光滑念珠菌(7.9%)。烧伤患者感染中,侵袭性念珠菌感染的发病率与病死率居首位。曲霉、镰刀菌、毛霉及一些罕见真菌引起烧伤后感染的发病率较前明显增加。镰刀菌也是一种植物腐生菌,较少引起入感染,仅在再生障碍性贫血、白血病或化疗后免疫力低下患者体内引发浅表或深部组织播散性感染。李峰等总结了烧伤科多年来收治的 4 例毛霉菌感染病例,烧伤面积 70%～94%,分别于伤后 18～31 d 发生毛霉菌感染,4 例均采用组织病理切片,2 例同时有创面培养毛霉菌感染确诊。确诊后予彻底清创或截肢,并调整抗真菌药物,结果 4 例均在清创、抗真菌治疗后短期内死亡。

38.3 临床表现

(1) 创面局部感染表现

可表现为创面加深或延迟愈合。焦痂提前潮解、脱落,或出现虫蚀样变化。痂皮或焦痂创面上出现灰白斑点,并逐渐发展为圆形或不规则形状的黑褐色霉斑或者坏死斑。创面快速进行性加深,呈豆渣或奶酪样坏死,伴深部肌肉坏死及(或)肢体远端坏死,常见于严重毛霉菌感染致血管栓塞。创面外观类似健康肉芽但触之出血,表面有薄层黏液状分泌物附着,移植皮片虽成活但无法生长扩展最终被溶解。在正常皮肤上可见细小出血点或弥散性红斑样结节。创周炎症较明显,曲霉菌和毛霉菌感染时因血管受到侵蚀,表现为局部组织出血或大片坏死,也可出现痂下积脓或局部形成深部脓肿(图 38-3-1)。

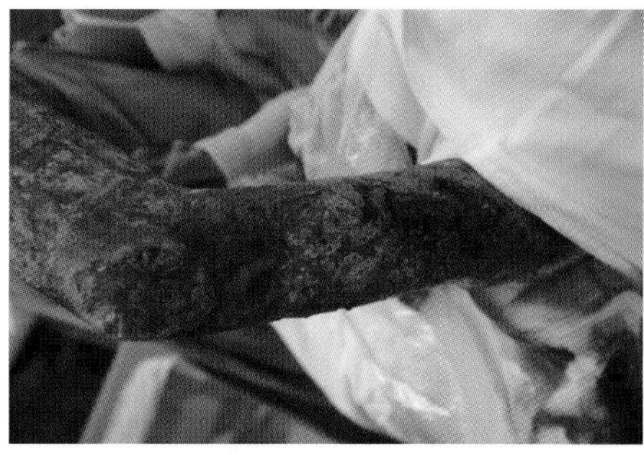

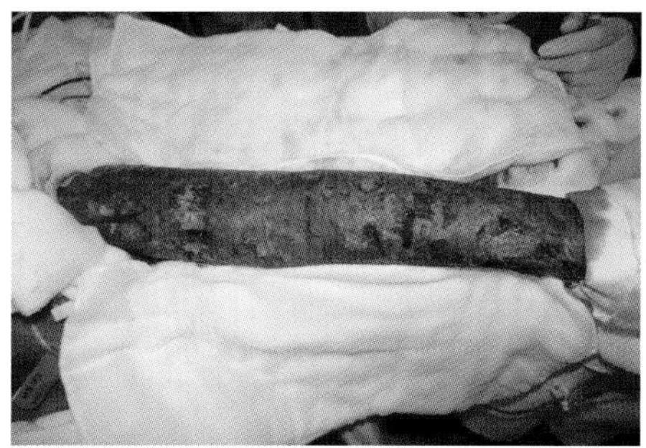

图 38-3-1　烧伤创面区虫蚀样坏死斑

(2) 系统真菌感染后全身表现

1) 精神状态多为兴奋状态,有时出现幻觉、谵妄、淡漠或神志恍惚,但有时神志清醒,严重者可发生昏迷。较多患者有兴奋与抑制交替表现即“时明时暗现象”,晚期可出现昏迷。

2) 体温常为稽留热或弛张热,夜间达高峰,一般在 39℃以上。发热前有轻微的寒战。晚期或临终前患者可出现低温状态。

3) 脉搏、心率增快,最高可达 140 次/分,后期可出现心力衰竭或心搏骤停。

4) 呼吸浅快或深大,可发生低氧血症,甚至出现呼吸困难。肺部侵袭性真菌感染时痰少而痰液黏稠呈胶冻状不易咳出,有时带血丝,甚至咯血。损害扩展时症状加重,出现高热、胸痛,甚至胸腔积液。

5) 消化道症状表现为食欲缺乏、恶心、吞咽困难、水样腹泻、黏液样便或柏油样便。口腔黏膜出现

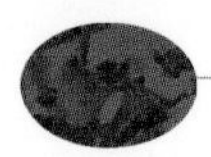

炎症、溃疡或形成不易脱落的假膜，小儿患者尤为明显。

6）可出现尿频、尿急、尿痛，可有尿液浑浊。可伴下腹触痛或肾区叩击痛等体征，可有或无全身感染表现。尿液生化检查及尿淀渣细胞数异常（男性 WBC＞5 个/HP，女性 WBC＞10 个/HP），对于留置尿管超过 7 d 的患者，当有上尿路刺激症状并发现尿液中有絮状团块样物漂浮或沉于尿袋时亦应考虑。

7）心率增快与高体温相关，如心脏实质受到真菌侵袭可表现为心内膜炎、心包炎、心肌炎和其他循环系统感染。

真菌可通过血液等途径传播至肝、肾、脾、脑、血管、眼，形成小脓肿感染灶并出现与侵犯脏器相关的临床表现。

38.4　实验室检查

（1）微生物学检查

所有样本应为新鲜、合格标本，检测手段包括传统的真菌涂片和真菌培养技术

1）真菌镜检：此方法简便快速。通过显微镜下观察创面分泌物、气道分泌物、尿液、大便标本，在 2 种或 2 种以上标本中或同种标本连续 2 次检出真菌菌丝；在支气管肺泡灌洗液标本中检出菌丝；在痰或支气管肺泡灌洗液标本中检出隐球菌、肺孢子菌包囊、滋养体或囊内小体。一般来讲，念珠菌感染时可发现酵母细胞和假菌丝，隐球菌感染可见带有荚膜的酵母细胞，曲霉菌感染可见无色、45°分支分隔的菌丝，毛霉菌感染可见粗大无分隔呈直角分支的菌丝。痰涂片找到菌丝比孢子意义更大，大量菌丝说明处于致病状态。尿中出现真菌是诊断的有力证据。

2）真菌培养：在创面分泌物、气道分泌物、尿液、血液、导管等 2 种或 2 种以上标本中，或同种标本连续培养 2 次分离出同种真菌；行痰液和支气管肺泡灌洗液真菌培养，菌量分别＞10^6 cfu/ml 和 10^4 cfu/ml 数量级；尿和大便标本真菌培养，菌量分别＞10^5cfu/ml 及 10^3 cfu/g 数量级。

（2）组织学检查

组织学检查是诊断真菌感染的"金标准"。在创面或是创面与正常组织交界处的活检标本中，有真菌菌丝侵入未烧伤组织；血管周围可见真菌，过碘酸-雪夫（PAS）染色阳性。

（3）影像学及其他相关检查

1）胸片或 CT 检查结果提示肺部病变，经抗菌药物治疗无好转或肺部出现新的非原发病浸润影。侵袭性念珠菌肺部感染可表现为结节实变影和（或）大片状实变，少有空洞形成。侵袭性曲霉菌肺部感染可表现为早期胸膜下密度增高的结节实变影和（或）楔形实变影、团块状阴影，病灶周围可有晕轮征，数天后肺实变区液化坏死，出现空腔阴影或新月形空气征。血行感染或由肺部感染发生播散者，多呈弥漫性粟粒状阴影。

2）血常规中性粒细胞比例低于正常值下限，或中性粒细胞比例骤然下降。

3）检测血液标本真菌细胞壁成分 1，3－β－D－葡聚糖（G 试验），结果连续 2 次阳性。

4）检测血液或呼吸道标本曲霉半乳甘露聚糖（GM 试验），连续 2 次吸光度值＞0.8 或者单次＞1.5。

5）应用真菌 18S rRNA、核糖体 DNA 等特异性引物扩增（PCR 法），可检出特异性阳性条带。

38.5　诊断与鉴别诊断

（1）确诊

满足以下任何 1 项，即可确诊为烧伤后真菌感染：组织病理学检查阳性；严重烧伤患者除宿主易感因素及临床表现外，有明确的微生物学证据；严重烧伤患者除宿主易感因素及临床表现外，影像学及其他相关检查中任意 2 项为阳性。

（2）疑诊

除宿主易感因素及临床表现以外，无组织学和微生物学证据，仅影像学及其他相关检查中有 1 项阳性。

（3）拟诊

仅有宿主易感因素及临床表现，缺乏其他相关证据。诊断分级详情如表 38－5－1 所示。

烧伤侵袭性真菌感染诊断中，尤应重视与烧伤后全身性细菌感染或创面脓毒症等进行鉴别诊断。后者指细菌微生物通过侵入烧伤创面、呼吸道、消化道、导管等，侵入周围正常组织、血管、淋巴管及血液，同时释放大量脂多糖（LPS）到血液循环中，出现严重毒血症样临床症状，血培养往往呈阴性。创面周围组织活检时菌量＞10^5 cfu/g 数量级，有血管炎

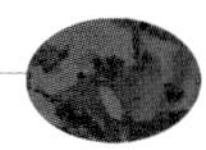

表 38-5-1 烧伤后真菌感染的诊断分级

分 级	宿主易感因素	临床表现	微生物学检查	组织学检查	影像学及其他相关检查
确诊	±	±	±	+	±
	+	+	+	−	−
	+	+	−	−	5 项中 2 项+
疑诊	+	+	−	−	5 项中 1 项+
拟诊	+	+	−	−	−

注:+表示检查结果阳性;−表示检查结果阴性或未检查;±表示检查结果可有可无;5 项检查指影像学、血液中性粒细胞、血液 1,3-β-D-葡聚糖、血液或呼吸道曲霉半乳甘露聚糖、真菌特异性引物扩增

或血管周围炎表现。创面分泌物、痰液、血液、尿液、导管等标本细菌微生物学检查结果阳性,有时也呈阴性。

38.6 预防

38.6.1 一般预防

(1) 病房环境条件

病房布局需合理,通风条件要好,以能自然对流通风为好,空调通风管道、过滤网片要定时清洗,病房通风条件改善可明显减少曲霉菌的感染。病房保持合适的温度及湿度,温度 28~32℃,相对湿度 20%~40%。

(2) 密切观察创面情况及加强护理

保持创面清洁干燥,及时封闭创面。标明动静脉导管置管时间,尽量减少不必要的留置;每天检查并护理置管部位 2 次,5~7 d 更换置管部位;经烧伤创面置管时,必须保持局部清洁干燥,每天护理 4 次。尽可能缩短气管插管及机械通气时间,加强吸痰等操作时的无菌观念,每天 2 次行清洁消毒气管切开局部、更换敷垫、湿化气道处理;如切开处为烧伤创面,每天进行 4 次清洁消毒并更换敷垫、湿化气道。

(3) 注意消化道缺血缺氧性损害的预防与治疗

重视早期肠道喂养,对有明确宿主易感因素患者,伤后第 3 天起口服双歧杆菌等肠道微生物生态制剂,维护菌群平衡。注意纠正烧伤后代谢紊乱,充分利用肠内外途径进行营养支持。

(4) 积极治疗基础疾病

如糖尿病、免疫功能低下疾病、慢性肺部疾患等。在病情许可条件下,尽量避免长期应用糖皮质激素等抑制机体免疫功能的药物。

(5) 原有真菌病的治疗

对新入院的患者应详细询问有无真菌性肠炎、鹅口疮、足癣、体癣等病史,对于女性患者应了解阴道真菌病史,并及时采取相应的局部或全身治疗措施,预防浅表部位真菌向深部侵袭及常驻菌部位真菌过度增长。

(6) 合理应用抗生素

根据创面、血液培养情况尽可能选用窄谱敏感抗生素。应做到及时停用,避免多联广谱抗生素的长期使用。

38.6.2 经验性药物预防

目前认为,对于高危人群进行真菌预防性治疗是控制真菌感染的重要步骤,能大大降低侵袭性真菌感染的患病率和病死率。以下列项为烧伤后真菌感染宿主的易感因素,建议在烧伤后 7 d 进行经验性预防治疗,疗程为 1~2 周:重度烧伤特别是烧伤总面积>50%或者Ⅲ度面积>30% TBSA 的患者;2 种以上广谱强效抗生素连续应用 5 d 以上,且不能立即停药者;连续动静脉置管 2 周以上者;气管切开 2 周以上或机械通气 1 周以上者;连续应用糖皮质激素 1 周以上者;年龄>65 岁者;合并吸入性损伤、糖尿病及免疫相关性疾病者等。

抗真菌药物包括多烯类、咪唑类、丙烯胺类、棘白菌素类、氟胞嘧啶类等。目前临床真菌感染预防用药一般选用咪唑类及棘白菌素类。咪唑类抗真菌药物可通过阻止真菌细胞壁主要成分麦角甾醇的合成,从而抑制真菌生长繁殖。棘白菌素类抗真菌药物通过非竞争性抑制真菌细胞壁重要成分 1,3-β-葡聚糖合成,进而破坏细胞壁的完整性,导致真菌细胞溶解。对念珠菌属及曲霉菌属均有很好的抗菌活性。多烯类的两性霉素 B 及其脂质体是治疗侵袭性真菌感染的经典药物,抗菌谱广、疗效确切,通过和真菌细胞膜麦角固醇的结合致真菌死亡,但常因肝、肾功能损害、血栓性静脉炎等严重不良反应而被迫停药,而用脂质

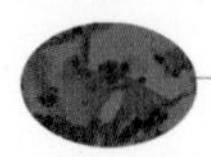

体对两性霉素B进行包裹后其对人体细胞膜的亲和力减低，因此毒性减小，特别是肾毒性明显减轻，可以提高用药剂量，已有研究证实两性霉素B脂质体的疗效优于两性霉素B。氟胞嘧啶具有肾毒性作用，目前较少单独用于侵袭性真菌感染的治疗。

(1) 口服用药

1) 伊曲康唑口服液或伊曲康唑胶囊：预防剂量每次200 mg，每日1次，首次剂量可加倍(400 mg)。其抗菌谱广，对念珠菌、隐球菌、曲霉菌、组织胞浆菌、皮炎芽生菌、球孢子菌、副球孢子菌、孢子丝菌等均有较好的预防作用。为减少胃肠不良反应，可在初始3 d联合应用伊曲康唑胶囊和伊曲康唑口服液。

2) 氟康唑：每次服用400 mg，每日1次，能较好地预防大部分除光滑念珠菌、克柔念珠菌以外的侵袭性念珠菌感染。有部分研究建议首剂量加倍(800 mg)。当肌酐清除率＜25 ml/min时，剂量要降至200 mg/d。

3) 伏立康唑：首次剂量400 mg，每日2次；之后每次200 mg，每12 h口服1次。对所有曲霉菌、隐球菌、念珠菌属包括对氟康唑耐药的克柔念珠菌和光滑念珠菌均有杀菌活性，对皮炎芽生菌、粗球孢子菌、巴西副球孢子、荚膜组织胞浆菌及暗色真菌亦具抗菌活性。

(2) 静脉用药

1) 伊曲康唑：200 mg，每日1次。

2) 伏立康唑：首次剂量6 mg/kg，每日2次；维持剂量4 mg/kg，每日2次。

3) 卡泊芬净或米卡芬净：首次剂量为70 mg，以后50 mg，每日1次。

4) 两性霉素B因其输注相关反应与肾毒性，一般不用于预防治疗。但也有研究显示，小剂量的两性霉素B[0.2 mg/(kg·d)]用于侵袭性真菌感染的预防是有益的。目前常以两性霉素B脂质体替代。

氟胞嘧啶由于抗菌谱相对窄，有明显的毒副作用，单药使用易出现耐药，故不推荐其作为预防药物使用。

(3) 静脉口服序贯用药

根据早期应用广谱强效药物的原则，对部分有可能发生侵袭性真菌感染的特殊患者，烧伤后早期先静脉给药，3～5 d后再改为口服制剂。

38.6.3 烧伤侵袭性真菌感染的监测

包括患者体温、意识、创面、血常规等。对怀疑有侵袭性真菌感染的患者应及时取创面分泌物、中段尿、痰液、支气管肺泡灌洗液等标本反复连续送检；进行G试验及GM试验检查；尽可能连续多次采集痂下组织标本送显微镜检查；连续多次行胸部影像学检查，尽早找到真菌菌丝等真菌感染的证据。对送检标本进行真菌培养、鉴定及药物敏感试验，尽早明确感染菌种和可能的敏感药物。

38.7 治疗

38.7.1 经验性治疗

一旦确诊或怀疑有侵袭性真菌感染，应及时停用广谱抗生素，根据临床表现采取经验性早期抗真菌治疗。切莫因等待确切的真菌学证据而耽误病情。提倡经验性早期抗真菌治疗的理论依据是真菌感染的确诊较为困难，而延误治疗可明显增加病死率。有报道认为经过经验性早期治疗的患者存活率可达83%，而确诊后才开始抗真菌治疗患者存活率仅33%。药物的选择应综合考虑可能的感染部位、病原真菌、患者预防用药的种类及药物的广谱、有效、安全性和效价比等因素。

(1) 静脉用药

1) 伊曲康唑注射液：第1～2天每次200 mg，每12 h 1次，之后每天1次；14 d后可改为口服，每次200 mg，每天2次。

2) 伏立康唑：第1天6 mg/kg，每12 h 1次，输注速度不得超过每小时3 mg/kg体重，在1～2 h内输完。之后4 mg/kg，每12 h 1次给予维持。

3) 卡泊芬净：首次剂量为70 mg，维持剂量为每日50 mg，输注时间不得少于1 h。

4) 米卡芬净：首次负荷剂量为100～150 mg，之后维持剂量为每日50 mg。用药疗程建议延续至侵袭性真菌感染征象消失后1～2周。

5) 两性霉素B：可用于曲霉、念珠菌、隐球菌、组织胞浆菌等引起的侵袭性真菌感染。首剂先给1 mg试验剂量，逐渐增加到0.1 mg/kg的治疗剂量，疗程2～4周。应用两性霉素B前0.5 h给予解热镇痛药，抗组胺药，小剂量地塞米松可以减轻不良反应。传统的两性霉素B制剂具有严重的肾毒性，需对患者进行严密的肾功能及血钾水平监测。当肾功能显著下降时应予减量，并应避免与其他肾毒性药物合用。对两性霉素B不可耐受或者有肾功能损

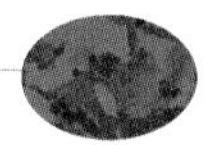

害的患者，可以改用两性霉素 B 的脂类复合体 3～4 mg/(kg·d)，根据病情可增加至 6 mg/(kg·d)。

(2) 创面局部用药

3%～5%克霉唑霜与 10～40 g/L 克霉唑二甲亚砜制剂或新鲜配制的 10 万 U/ml 制霉菌素悬剂等，涂搽创面可较好地抑制局部真菌生长与增殖。浓度 1%酮康唑霜剂或 10 g/L 混悬液，每天涂搽 2～3 次，对创面念珠菌和曲霉菌感染有一定预防效果。有文献报道 0.2%两性霉素 B 湿敷创面也取得较满意的疗效。

(3) 免疫调节治疗

免疫调节治疗的目的是增加中性粒细胞、吞噬细胞的数量，激活中性粒细胞、吞噬细胞和树突状细胞的杀真菌活性，增强细胞免疫，缩短中性粒细胞减少症状的持续时间等，进而提高机体抗真菌能力。可给予粒细胞集落刺激因子、巨噬细胞集落刺激因子、粒细胞巨噬细胞集落刺激因子、白细胞介素、胸腺素、粒细胞及新鲜血浆等。有研究表明，免疫治疗可改善中性粒细胞减少症侵袭性真菌感染患者的预后，但尚缺乏大规模随机对照研究。

38.7.2 针对性治疗

对有明确侵袭性真菌感染宿主因素或怀疑侵袭性真菌感染患者，要定期进行各种标本的真菌培养及药物敏感试验。在真菌培养结果出来后、药物敏感试验结果出来前，应有针对性地选择静脉用抗真菌药物进行全身性治疗。白念珠菌、热带念珠菌、近平滑念珠菌等对氟康唑敏感，也可以选择其他咪唑类或棘白菌素类药物进行治疗；针对光滑念珠菌和克柔念珠菌可选择伏立康唑、卡泊芬净、伊曲康唑等治疗，卡泊芬净与咪唑类抗真菌药物的作用机制不同，可以单独或者联合咪唑类抗真菌药物使用；曲霉菌感染首选伏立康唑，备选棘白菌素类药物、两性霉素 B(对土曲霉菌耐药)或伊曲康唑；接合菌纲(毛霉菌、根霉菌、犁头霉菌等)感染选用两性霉素 B 或泊沙康唑，必要时应联合外科治疗。伊曲康唑和伏立康唑均对毛霉菌无作用。

38.7.3 靶向治疗

根据真菌培养及药物敏感试验结果，有针对性地及时选用敏感抗真菌药物进行全身治疗。建议在真菌感染各种临床表现消失后 2～4 周停药。

38.7.4 外科治疗

一旦明确创面真菌感染，特别是曲霉菌或毛霉菌感染，应迅速果断地彻底清除感染病灶，充分冲洗创面，保持创面干燥，在局部应用抗真菌药物。根据创面情况选择自体皮、异体(种)皮、人工皮等封闭创面，或直接行暴露、半暴露治疗。静脉应用抗真菌药物进行全身治疗。

主要参考文献

[1] 《中华烧伤杂志》编辑委员会. 烧伤侵袭性真菌感染诊断与防治指南(2012 版). 中华烧伤杂志，2012，28(2)：81－86.

[2] 李峰，杨红明，王宏伟. 烧伤患者毛霉菌侵袭性感染(附 4 例报告)并文献复习. 中华损伤与修复杂志，2011，6(3)：388－393.

[3] 付洋，夏照帆. 重症烧伤念珠菌病的诊断与治疗. 中国感染与化疗杂志，2011，12(2)：132－134.

[4] Capoor MR，Sarabahi S，Tiwari VK，et al. Fungal infections in burns：diagnosis and management. Indian J Plast Surg，2010，43(Suppl)：S37－S42.

[5] Pedrosa AF，Rodrigues AG. Candidemia in burn，patients：figures and facts. J trauma，2011，70(2)：498－506.

[6] Murray CK，Loo FL，Hospenthal DR，et a1. Incidence of systemic fungal infection and related mortality following severe burns. Burns，2008，34(8)：1108－1112.

[7] de Macedo JL，Santos JB. Bacterial and fungal colonization of burn wounds. Mem Inst Oswaldo Cruz，2005，100(5)：535－539.

[8] Gupta N，Haque A，Lattif AA，et a1. Epidemiology and molecular typjng of candida isolates from burn patients. Mycopathologja，2004，158(4)：397－405.

[9] Cuenca-Estrella M，Verweij PE，Arendrup MC，et al. ESCMID guideline for the diagnosis and management of candida diseases 2012：diagnostic procedures. Clin Microbiol Infect，2012，18 (7)：9－18.

[10] Walsh TJ，Anaissie EJ，Denning DW，et a1. Treatment of aspergillosis：clinical practice guidelines of the Infectious Diseases Society of America. Clin Infect Dis，2008，46(3)：327－360.

[11] Coban YK. Infection control in severely burned patients. World J Crit Care Med，2012，1(4)：94－101.

(仇 萌 邹先彪)

39 吸入性过敏性霉尘病

已知大自然中存在的吸入性变应原种类约 100 余种,常见的主要有屋尘螨、花粉、真菌 3 种。其中真菌在室内和室外环境中广泛存在,尤其是丝状真菌是常见的气源性致敏原。室内真菌主要是毛霉菌属(*Mucor*)、青霉属(*Penicillium*)、曲霉属(*Aspergillus*)、根霉属(*Rhizopus*)、链格孢属(*Alternaria*)、分枝孢子菌属(*Cladosporium*)等。

在过去的几十年中,真菌对人类的健康危害日益增加,包括真菌感染、真菌毒素及真菌过敏原等引起的疾病。真菌产生的毒素具有致癌性、致畸性和神经毒性,且能损害免疫系统。对真菌致敏的研究可以追溯到 19 世纪,到目前为止约有 80 种真菌的 150 种过敏原已被确定。据统计,在发展中国家 2%～6%人群对真菌过敏。大部分患者对链格孢属(*Cladosporium*)、分生孢子菌属(*Cladosporium*),曲霉属(*Aspergillus*)、青霉属(*Penicillium*)和镰刀菌属(*Fusarium*)敏感。这些真菌过敏原常导致 IgE 介导的Ⅰ型变态反应的发生。临床常表现为哮喘、鼻炎、结膜炎、荨麻疹或异位性皮炎等。白念珠菌和曲霉菌的细胞壁成分甘露聚糖可引起Ⅱ型变态反应。支气管肺曲霉病(allergic bronchopulmonary aspergillosis, ABPA)属于Ⅲ型变态反应。

真菌与其他的变应原相比,对人类的免疫系统有着更广泛的影响。与环境中其他变应原相比,真菌变应原引起的呼吸系统症状更为明显,这可能是由于真菌除了蛋白质外还有特殊的繁殖能力并且能够感染呼吸道黏膜,定植于呼吸道。一种真菌可以产生 40 种或更多的蛋白质,引起过敏。除此之外,葡聚糖或几丁质等细胞壁非蛋白质组分也可能有致敏作用。此外,真菌变应原之间也有显著交叉反应。

39.1 真菌相关变态反应性皮肤病

癣菌疹反应(dermatophytid reaction or ID reaction)是一种远离原发真菌感染灶(足癣、头癣等),由皮肤癣菌循环抗原引起的一种免疫反应。真菌代谢产物经血行播散后,在病灶以外的皮肤上发生的皮疹称为癣菌疹(dermatophytid)。早在 1918 年就有研究者发现 1 例脓癣症患者伴发播散性毛囊丘疹。此后认识到这是真菌或者其代谢产物所致的癣菌疹。癣菌疹在皮肤癣菌感染患者中的发病率达 5%,常发生于足癣患者。儿童患者中的发病率为 4.2%,常发生于系统性抗真菌治疗开始后,可持续 5～20 d。

(1) 发病机制

癣菌疹是一种继发性皮疹,多由真菌代谢产物经血行播散后,在病灶以外的皮肤上发生的皮疹。有些足癣患者,在原发感染 1～2 周后出现癣菌疹,是对真菌变应原的一种迟发型变态反应。感染部位真菌抗原的释放,抗体的调理作用,Th1 细胞的致敏

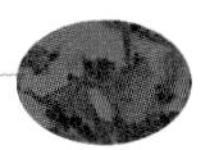

并分泌细胞因子作用于身体其他部位是目前公认的免疫机制。因此，癣菌疹反应是宿主对真菌代谢产物的一种变态反应。

（2）临床表现

临床表现多样，常取决于宿主的免疫反应，基本可分为3型。

1）急性播散性癣菌疹：全身突然出现大量不同形态的皮疹，以针头大小的尖或平顶状丘疹为主，常为毛囊性、苔藓样、丘疹鳞屑或脓疱性损害。有时也可呈麻疹样或猩红热样损害。本型多见于头癣患者中。可伴有发热、食欲缺乏、全身淋巴结大、脾大及白细胞计数增高。

2）汗疱疹样癣菌疹：主要见于足部真菌感染，皮疹可发生于手掌及指侧面，也可见于足底，损害大多为针头至米粒大小水疱，剧痒，有时甚至有压痛。若继发细菌感染水疱可变成脓疱。

3）红斑结节样癣菌疹：表现各异，但皮损都为非水疱性且不局限于手掌及指侧。根据皮损特点不同可分别呈现出结节性红斑样、离心性环状红斑样、游走性栓塞性脉管炎样、丹毒及荨麻疹样损害。

（3）诊断要点

癣菌疹的诊断需符合以下标准：①患者存在急性活动性真菌病灶，多为足癣或头癣，真菌学检查证实皮肤癣菌感染；②远离原发真菌感染灶的非感染性皮损，皮疹局限也可泛发，可为汗疱疹型皮损，也可呈湿疹样、猩红热样、丹毒样、多形红斑、荨麻疹样等类型；③真菌镜检原发病灶阳性，其他部位皮疹阴性，癣菌素试验阳性；④原发感染灶清除后，癣菌疹可自愈。本病须与汗疱疹、结节性红斑、离心性环状红斑、脉管炎、丹毒、荨麻疹等相鉴别。上述疾病无原发活动性真菌病灶，癣菌素试验阴性，故可鉴别。

（4）治疗

1）由于癣菌疹多由原发真菌感染病灶活动引起，因此需口服抗真菌制剂治疗原发真菌感染，如斯皮仁诺100 mg，每日1次，2周为1个疗程；特比萘芬250 mg，每日1次，服用2周。

2）由于发病机制为变态反应，可口服抗过敏药物；也可局部或系统用糖皮质激素。

39.2　其他真菌相关变态反应性疾病

变态反应性皮肤病是皮肤科的常见病多发病，主要包括荨麻疹、湿疹和特应性皮炎。皮肤癣菌是一组寄生于皮肤浅层角蛋白组织的浅部真菌，包括毛癣菌属、小孢子菌属和表皮癣菌属，影响世界20%～25%的人群。皮肤癣菌也是重要的变应原，其致敏作用逐渐引起国内外学者关注。变态反应性疾病和慢性皮肤癣菌病的相关性研究已有多年历史。1993年，Wilson等学者研究发现合并甲癣的顽固性手足湿疹患者在系统性抗真菌治疗后，患者的症状明显缓解。1999年，Ward Jr GW等学者报道了11例合并甲真菌病和足癣的中重度哮喘患者，在应用抗真菌药物氟康唑之后，发现受试者支气管对癣菌素的敏感性降低、口服激素剂量显著减少，同时哮喘症状、肺功能和真菌感染症状均显著改善，为皮肤癣菌在哮喘的病因学中的作用提供了强有力的证据。2010年，Kiran报道了4例合并皮肤癣菌感染的慢性荨麻疹患者，抗真菌治疗后患者癣菌感染及荨麻疹症状均明显好转。近年来又有一些相关的个案报道。浅部真菌感染与变态反应性疾病相关性研究日益受到重视。

在临床工作中，国内学者发现部分久治不愈、反复发作的湿疹、荨麻疹、特异性皮炎患者多伴有长期慢性真菌感染病史，临床症状多较重，主要表现为严重的皮肤瘙痒，皮损范围广泛等（图39－2－1），抗组胺药及皮质类固醇治疗效果差，联合抗真菌药物治疗后可改善症状，停用抗真菌药物后可再次复发，这提示我们真菌感染可能是这部分变态反应性疾病的病因。国内学者对353例慢性荨麻疹、湿疹、及特应性皮炎患者进行分析，其中有173例合并皮肤癣菌感染，对这些患者进行9种真菌变应原检测发现实验组真菌变应原阳性率显著高于对照组。这提示皮肤癣菌感染可能在部分慢性荨麻疹、湿疹的病因学中起重要作用。在前期研究中发现伴有皮肤癣菌感染的慢性荨麻疹、湿疹患者对皮肤癣菌变应原出现超敏反应（图39－2－2），同时皮肤癣菌种属间还可以出现交叉反应，对这部分患者联合抗真菌药物治疗后，症状可明显改善。

（1）发病机制

已有学者研究证实了皮肤癣菌感染和变态反应性疾病之间的相关性。但是通过何种途径致敏仍需要进一步研究。有研究者认为皮肤癣菌致敏途径可能是从感染的部位吸收了癣菌素衍生的蛋白，并认为抗原蛋白吸收后引起T细胞致敏并产生IgEAb。也有研究者认为合并皮肤癣菌感染的哮喘或者过敏

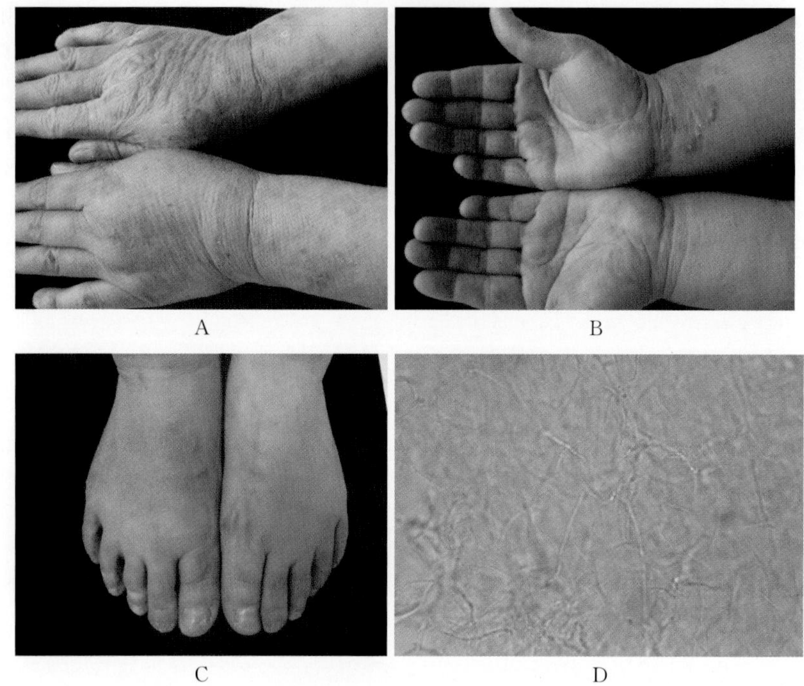

图 39-2-1　真菌相应性变态反应性疾病皮肤表现

A. 手背部手掌部；B. 皮肤红斑、脱屑伴瘙痒肿胀；C. 足侧缘皮肤红斑、脱屑伴瘙痒，趾甲变灰增厚；D. 真菌镜检手部真菌镜检阳性。由南京军区总医院皮肤科提供

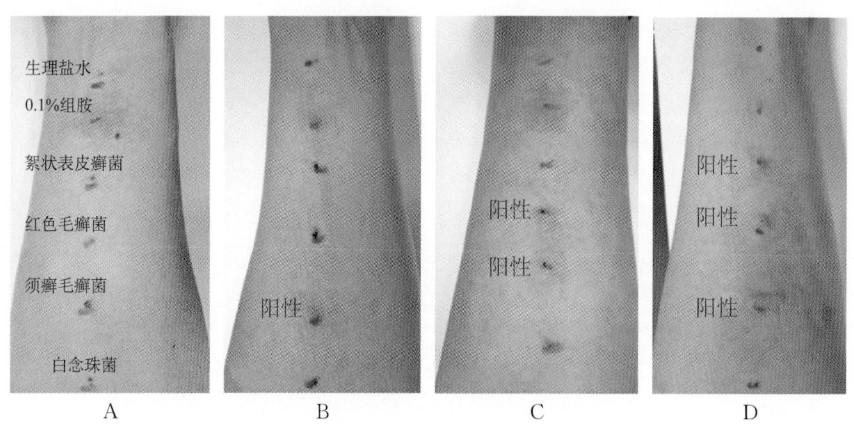

图 39-2-2　真菌变应原点刺试验结果

A. 4 种真菌变应原絮状表皮癣菌，红色毛癣菌、须癣毛癣菌、白念珠菌均阴性；B. 须癣毛癣菌阳性；C. 红色毛癣菌，须癣毛癣菌阳性；D. 絮状表皮癣菌、红色毛癣菌、须癣毛癣菌均阳性。由南京军区总医院皮肤科提供

性鼻炎患者，皮肤癣菌可能通过呼吸道吸入并定植在鼻黏膜或者肺，但是取这部分患者的肺组织和鼻粘膜、鼻窦黏膜标本均未分离出相应的皮肤癣菌。皮肤癣菌感染引起的免疫机制包括非特异性宿主机制、体液和细胞介导的免疫反应。目前大部分学者认为是细胞介导的免疫反应调节皮肤癣菌致病及致敏机制。换言之，对慢性皮肤癣菌病易感性主要与特应性和速发型变态反应相关。癣菌素抗原皮内试验在不同的个体可以诱发不同反应，主要表现为速发型变态反应（immediate hypersensitivity，IH）、迟

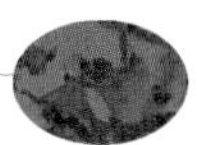

发型变态反应(delayed-type hypersensitivity, DTH)。

(2) 治疗

目前变态反应性疾病的治疗药物主要为抗组胺药及糖皮质激素等,但是对于合并真菌感染患者应用糖皮质激素可以抑制免疫反应,引起真菌过度繁殖及持续感染,导致这部分患者的病因持续存在,治疗效果差,口服抗真菌治疗有效。Ward Jr GW 等学者用氟康唑 100 mg/d,连续服用至少 5 个月,治疗 11 例合并甲真菌病的中重度哮喘患者,患者的哮喘症状明显改善。Hürlimann 报道了 2 例甲真菌病患者,1 例伴有多年的变应性结膜炎和支气管哮喘,另外 1 例伴有面颈部严重皮炎,在用特比萘芬(250 mg/d)治疗 3 个月后,哮喘和皮损症状明显改善,但在治疗中断后症状明显加重。虽然目前关于癣菌素抗原蛋白酶的功能虽不十分明了,但是其在皮肤癣菌感染的致病性和免疫炎症反应中均起到重要的作用,因此了解癣菌素抗原的免疫反应的性质和功能,可以为皮肤癣菌感染相关变态反应性疾病的治疗和免疫预防提供新靶点。

39.3 过敏性支气管肺曲霉病

过敏性支气管肺曲霉病(allergic bronchopulmonary aspergillosis, ABPA)是烟曲霉菌引起的超敏性疾病,1952 年由 Hinson 首次报道。主要临床表现是哮喘、反复发作肺部浸润、脓性咳嗽伴发热和有痰栓形成,对曲霉菌高度敏感。随着真菌意识加强和检测手段的提高,ABPA 的检出率明显提高,尤其是慢性哮喘患者中,ABPA 发病率为 1%~40%,急性重症哮喘 0~38%。该病主要发生在哮喘患者中,但在没有哮喘的患者中也能发生。如囊性纤维化(cystic fibrosis, CF)患者中发病率 7%~15%,在自发性支气管扩张、慢性阻塞性肺疾病、肺曲霉肿和慢性坏死性肺曲霉病患者中也有报道。

39.3.1 发病机制

健康人由于有支气管黏膜-上皮屏障功能、黏液纤毛清除功能和肺泡巨噬细胞的吞噬作用,2~5 μm 大小的曲霉孢子吸入后即被清除,不会引起 ABPA。与 ABPA 致病性相关的最常见因素是气道内的分生孢子清除缺陷。气道上皮细胞是第 1 道防御屏障,通过纤毛的运动排出吸入的真菌孢子。突破第 1 道防线的分生孢子到达肺泡,肺泡内的吞噬细胞,中性粒细胞和效应细胞通过氧化或非氧化途径效应高效的杀死出芽的菌丝。气道髓系细胞通过模式识别受体(PRRs)如 toll 样受体(TLRs)和 Dectin-1 识别真菌,刺激促炎介质和趋化因子的分泌。气道上皮结构的异常导致真菌孢子不能有效地被清除。例如,在过敏性哮喘或其他慢性肺部疾病的患者中,真菌孢子能够发芽形成菌丝。同时真菌菌丝能够分泌朊酶类和毒素进一步破坏气道上皮细胞,导致细胞间的紧密连接消失。上皮细胞的破坏导致烟曲霉抗原暴露于肺树突状细胞(DCs),促使 Th1 细胞向 Th 2 细胞转换,分泌 IL-4, IL-5 和 IL-13 导致 B 细胞 IgE 同型转换,分泌烟曲霉特异性 IgE、IgG 抗体。目前为止已知有 20 余种的烟曲霉过敏原。

39.3.2 诊断

ABPA 的诊断依靠临床表现,免疫学检查,X 线检查。2008 年,美国感染学会曲霉病诊治指南中将 ABPA 的诊断定为 7 项主要标准:①支气管阻塞症状发作(哮喘);②外周血嗜酸性粒细胞增多;③曲霉变应原速发性皮肤试验阳性;④血清曲霉变应原沉淀抗体阳性;⑤血清总 IgE 浓度增高;⑥肺部影像学检查存在或以前曾有肺部浸润影;⑦中央型支气管扩张。次要诊断标准包括:①痰涂片和(或)培养反复找到曲霉;②咳出棕色黏液栓病史;③血清曲霉特异性 IgE 抗体增高;④曲霉变应原迟发性皮肤试验阳性。主要指标和次要指标均至少符合 2 条即可做出 ABPA 的诊断。

(1) ABPA 的分期

ABPA 主要分为 5 期:①Ⅰ期急性期。X 线片显示上叶或中叶浸润;血清总 IgE 急剧升高。②Ⅱ期缓解期。X 线显示无浸润现象,患者停用泼尼松 >6 个月;血清总 IgE 升高或正常。③Ⅲ期加重期。X 线显示上叶或中叶浸润;血清总 IgE 急剧升高。④Ⅳ期激素依赖期。X 线显示浸润现象偶有发生,血清总 IgE 升高或正常。⑤Ⅴ期纤维化期。X 线显示纤维化,空洞或大疱形成,血清总 IgE 可正常。

(2) 病理学表现

ABPA 的病理改变早期主要表现为支气管壁大量单核细胞和嗜酸性粒细胞浸润,但不侵袭组织。以后出现黏液嵌塞、中央型支气管扩张和嗜酸性粒细胞性肺炎,进一步发展为慢性细支气管炎和非干酪性支气管肉芽肿,晚期则出现广泛肺间质纤维化。

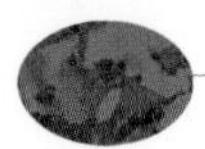

39.3.3 影像学检查

细支气管(1～2 mm)影像学改变对诊断 ABPA 非常有价值。影像学改变:急性期的肺浸润可呈一过性、持续性,以肺上叶为多见,也可累及中、下肺叶。慢性期可表现为黏液嵌塞或病变气道内的分泌物所致的中央型支气管扩张,常为近端支气管呈柱状或囊状扩张,远端支气管可正常。特征性的中央型支气管扩张对诊断 ABPA 有重要意义。

39.3.4 治疗

(1) 激素

口服激素是 ABPA 的基本治疗药物。治疗目标是抑制炎症反应和机体对曲霉抗原发生的免疫反应。在急性期应用激素可以迅速缓解哮喘症状,降低血清 IgE 水平,清除肺部浸润阴影,防止病情加重。目前激素治疗方案尚不统一。国内学者常采用的方案为:急性期患者,泼尼松 0.5 mg/(kg·d)持续 2 周,然后口服泼尼松 0.5 mg/kg,隔日 1 次,总疗程 3 个月,如病情控制不佳,可适当延长疗程,病情重者可在前 2 周口服泼尼松量提高至 40～60 mg/d,急性期过后可逐渐减量至停用,不推荐长期全身应用激素。

(2) 抗真菌药物

气道内曲霉的持续存在与 ABPA 的发生、发展密切相关,使用抗曲霉的药物治疗以清除或者减少支气管内定植的曲霉,减轻气道炎症,缓解哮喘症状,并能减少激素的用量。目前口服激素联合伊曲康唑是最常见的治疗 ABPA 的方法,也是 2008 年 IDSA 公布的曲霉菌病诊治指南中记载的一线用药方案。伊曲康唑在治疗 ABPA 中的使用剂量、疗程及开始使用时间尚无统一标准。有学者治疗 ABPA 时用伊曲康唑 400 mg/d,每日 1 次,疗程 16 周。

其他常见的真菌相关的变态反应性疾病有过敏性哮喘,过敏性鼻炎。有报道高达 80%的哮喘患者对真菌敏感。哮喘的发病原因主要是遗传与环境。近年来研究者发现真菌细胞壁的壳多糖成分能够引起强烈的免疫反应从而导致过敏性哮喘的发生。一项关于 981 例 4 岁儿童调查发现,真菌致敏引起的哮喘是儿童中最常见的疾病。真菌与哮喘相关性的研究已有 60 多年历史,真菌被认为是哮喘的重要病因。因此,真菌,尤其是链格孢属、曲霉菌属、分枝孢子菌属、长蠕孢属、附球菌属、短梗霉属、青霉属常参与过敏性哮喘的发生。皮肤点刺实验有助于寻找过敏原(图 39-3-1)。

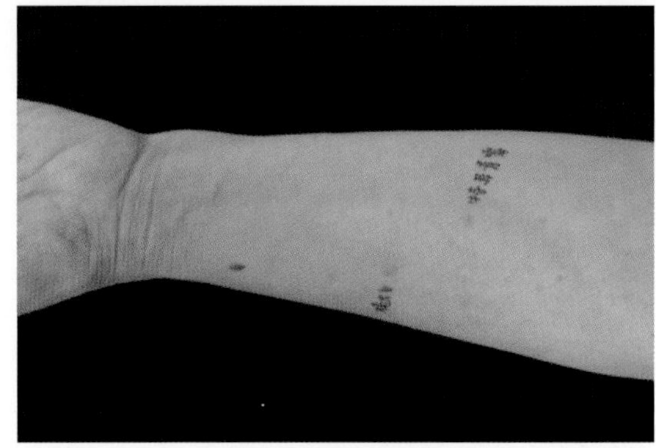

图 39-3-1 过敏性哮喘患者点刺试验:特异青霉阳性

注:由南京军区总医院皮肤科提供

过敏性鼻炎(allergic Rhinitis, AR)是鼻炎中最常见的类型。近几年来过敏性鼻炎的发病率明显增加,影响全球 10%～25%的人群。遗传和环境因素被认为是 AR 的病因学因素。它能被许多种真菌诱导,常见的有链格孢属、曲霉菌属、双极霉属、分枝孢子菌属、弯孢(霉)属和青霉属(图 39-3-2)。

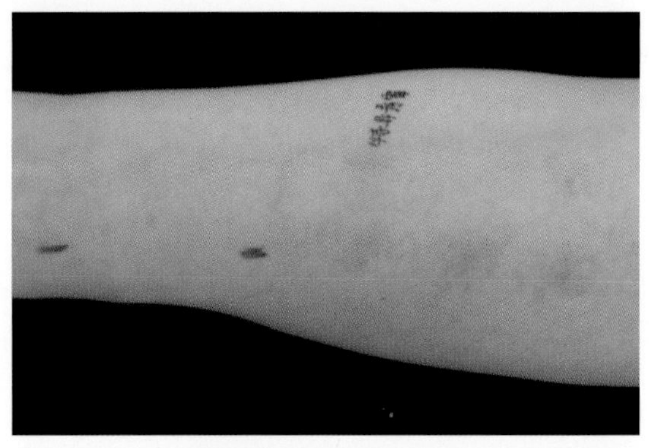

图 39-3-2 过敏性鼻炎患者点刺试验:特异青霉阳性

注:由南京军区总医院皮肤科提供

附:常见的真菌变应原

(1) 链格孢属

A. alternata 是常见的与过敏性疾病相关的真菌,它主要存在室外环境中。研究发现,链格孢属敏感与重度哮喘关系密切。Halonen 等学者发现链格孢致敏的年龄是 6～11 岁,这个年龄段的儿童患哮喘的风险很高。美国一项大规模的调查研究发现,

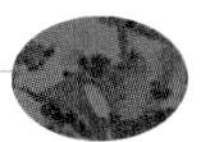

在1 286哮喘儿童中，38.3%患儿链格孢属皮肤实验阳性。

(2) 分生孢子菌属

分生孢子菌属的气生孢子是主要的真菌过敏原，存在于室内外。Tariq等研究发现，在981例4岁儿童中2.9%对分生孢子属敏感。该项研究发现分生孢子属和链格孢属是仅次于屋尘螨和青草花粉的第3常见致敏原。

(3) 曲霉属

曲霉属在自然界中普遍存在，是主要的室内病原体。其中烟曲霉涉及大约80%的曲霉菌相关感染。它能够产生大量的2～3 μm的分生孢子。这些分生孢子被吸入后将会到达气管末端或大量聚集在上呼吸道。曲霉能够引起人类众多的疾病，包括定植呼吸道、过敏性肺炎(外源性过敏性肺泡炎)、过敏性鼻炎、鼻旁窦和哮喘，危及生命的全身侵袭性曲霉病和ABPA。曲霉病常发生于免疫力低下的患者，如移植术后免疫抑制治疗，HIV感染。曲霉的孢子很小，且耐热性使它能够适应人体体温，它能够抵抗氧化杀伤性，产生次级代谢产物和分解蛋白质的酶类，甚至具有免疫抑制作用。

(4) 青霉属

青霉属中有150余种不同的菌种，其中最常见的是*P. citrinum*。易感人群吸入青霉菌孢子后能够引起过敏性哮喘。在我国台湾，22%的哮喘患儿青霉属皮内试验呈阳性。

(5) 皮肤癣菌属

皮肤癣菌是寄生于角蛋白组织的浅部真菌，可以分为3个属，即毛癣菌属、小孢子菌属、表皮癣菌属，主要引起头癣、体癣、股癣、手足癣、甲癣等。近年，皮肤癣菌病发病率逐年升高，越来越成为世界关注的公共卫生问题。毛癣菌属是已知最常见致病菌属，其中红色毛癣菌一直是世界范围内最多见的皮肤致病真菌。目前研究者从红色毛癣菌、断发毛癣菌、须癣毛癣菌及许兰毛癣菌中提取出8个癣菌素抗原(Tri r2、Tri r4、Tri t1、Tri t4、Tri me2、Tri me4、Tri sc2、Tri sc4)，他们都是酶的同系物。其中研究比较详尽的有4种，分别是Tri t1、Tri t4、Tri r2、Tri r4。

39.4 结语

在过去的20年里，真菌引起的过敏性病例显著增加，且分离出了大量的真菌变应原，其中一些还在临床试验中得到应用，为真菌过敏性疾病提供诊断依据。但这些微生物的实际作用和致病机制仍需进一步研究。

主要参考文献

[1] 刘芳，王雪连，沈永年，等. 皮肤癣菌和白念珠菌抗原在慢性荨麻疹患者中的致敏性及交叉反应研究. 临床皮肤科杂志，2013，42(5)：270－273.

[2] 刘芳，桑红，胡文星，等. 浅部真菌感染和变态反应性皮肤病相关性研究. 中国真菌学杂志，2011，6(6)：344－349.

[3] Simon-Nobbe B, Denk U, Poll V, et al. The spectrum of fungal allergy. Int Arch Allergy Immunol, 2008, 145(1): 58－86.

[4] Zukiewicz-Sobczak WA. The role of fungi in allergic diseases. Postepy Dermatol Alergol, 2013, 30(1): 42－45.

[5] Grappel SF, Bishop CT, Blank F. Immunology of dermatophytes and dermatophytosis. Bacteriol Rev, 1974, 38(2): 222－250.

[6] Gianni C, Betti R, Crosti C. Psoriasiform id reaction in tinea corporis. Mycoses, 1996, 39(7－8): 307－308.

[7] Fuller LC, Child FJ, Midgley G, et al. Diagnosis and management of scalp ringworm. BMJ, 2003, 326(7388): 539－541.

[8] Mark BJ, Slavin RG. Allergic contact dermatitis. Med Clin North Am, 2006, 90(1): 169－185.

[9] Wilson BB, Deuell B, Mills TA. Atopic dermatitis associated with dermatophyte infection and Trichophyton hypersensitivity. Cutis, 1993, 51(3): 191－192.

[10] Ward GJ, Woodfolk JA, Hayden ML, et al. Treatment of late-onset asthma with fluconazole. J Allergy Clin Immunol, 1999, 104(3 Pt 1): 541－546.

[11] Godse KV, Zawar V. Chronic urticaria associated with tinea infection and success with antifungal therapy — a report of four cases. Int J Infect Dis, 2010, 14 (Suppl 3): e364－e365.

[12] Woodfolk JA. Allergy and dermatophytes. Clin Microbiol Rev, 2005, 18(1): 30－43.

[13] Almeida SR. Immunology of dermatophytosis. Mycopathologia, 2008, 166(5－6): 277－283.

[14] Mendez-Tovar LJ. Pathogenesis of dermatophytosis and tinea versicolor. Clin Dermatol, 2010, 28(2): 185－189.

[15] Brasch J. Current knowledge of host response in human tinea. Mycoses, 2009, 52(4): 304－312.

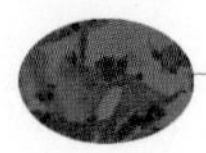

[16] Hurlimann A, Fah J. Asthma, rhinitis and dermatitis triggered by fungal infection: therapeutic effects of terbinafine. Dermatology, 2001,202(4):330 - 332.

[17] Eaton T, Garrett J, Milne D, et al. Allergic bronchopulmonary aspergillosis in the asthma clinic. A prospective evaluation of CT in the diagnostic algorithm. Chest, 2000,118(1):66 - 72.

[18] Agarwal R, Nath A, Aggarwal AN, et al. Aspergillus hypersensitivity and allergic bronchopulmonary aspergillosis in patients with acute severe asthma in a respiratory intensive care unit in North India. Mycoses, 2010,53(2):138 - 143.

[19] Walsh TJ, Anaissie EJ, Denning DW, et al. Treatment of aspergillosis: clinical practice guidelines of the Infectious Diseases Society of America. Clin Infect Dis, 2008,46(3):327 - 360.

[20] Wark PA, Hensley MJ, Saltos N, et al. Anti-inflammatory effect of itraconazole in stable allergic bronchopulmonary aspergillosis: a randomized controlled trial. J Allergy Clin Immunol, 2003,111(5):952 - 957.

[21] Reed CE. What we do and do not know about mold allergy and asthma. J Allergy Clin Immunol, 1985,76(6):773 - 775.

[22] Bush RK, Prochnau JJ. Alternaria-induced asthma. J Allergy Clin Immunol, 2004,113(2):227 - 234.

[23] Neukirch C, Henry C, Leynaert B, et al. Is sensitization to alternaria alternata a risk factor for severe asthma? A population-based study. J Allergy Clin Immunol, 1999,103(4):709 - 711.

[24] Niedoszytko M, Chelminska M, Jassem E, et al. Association between sensitization to aureobasidium pullulans (Pullularia sp) and severity of asthma. Ann Allergy Asthma Immunol, 2007,98(2):153 - 156.

[25] Denning DW, O'Driscoll BR, Hogaboam CM, et al. The link between fungi and severe asthma: a summary of the evidence. Eur Respir J, 2006,27(3):615 - 626.

[26] Eggleston PA, Rosenstreich D, Lynn H, et al. Relationship of indoor allergen exposure to skin test sensitivity in inner-city children with asthma. J Allergy Clin Immunol, 1998,102(4 Pt 1):563 - 570.

[27] Hsieh KH. A study of intracutaneous skin tests and radioallergosorbent tests on 1,000 asthmatic children in Taiwan. Asian Pac J Allergy Immunol, 1984,2(1):56 - 60.

（桑　红　孔庆涛　胡治丽）

40 不育大孢子菌病

不育大孢子菌病(Adiospiromycosis)是一种不常见的人、畜共患病,主要侵犯呼吸道,由真菌引起。1979年,Kamalan等曾报道皮肤病感染2例,笔者于1991年首先报道1例由本菌所引起的呼吸道感染,经及时治疗而愈。

40.1 病因及发病机制

本病是一种少见的人与动物共患病,常在吸入动物排出的菌后引起发病,其症状、体征常较轻,不易引起注意。

不育大孢子菌病常见于啮齿类及其他小动物,多由新月矮小金锈孢子菌(*Chrysosporium paivum* var. *crescens*)所引起,也可由另一种矮小伊蒙菌(*Emmoniella parva*)所引起。尽管啮齿类小动物广布于全世界,但较少见到人类感染。1964年,法国Doby-Dubois首先确认1例人类患者,其后在捷克斯洛伐克、委内瑞拉及洪都拉斯等也陆续有报道。大多报道病例只是在肺内发现大孢子菌。

1962年,Carmichael曾将本病病原菌归入金锈孢子菌属(*Chrysosporium*),分别称为矮小金锈孢子菌(*C. parvum*)及矮小金锈孢子菌新月变种。然有人认为这显然是两个不同的种。近来也有人认为此菌种与粉状侧孢霉(*Sporotrichum pruinosum* Gilmon and Abbott)相识,总体归入金锈孢子菌属。

40.2 临床表现

本菌毒力较小,除刺激肺泡和支气管可引起咳嗽,甚至血痰外,偶可引起胸痛,甚少引起全身症状。然肺部X线检查可见肺纹理不规则增厚,如砂状。这是由于菌体入侵后可引起典型的异物或结核样肉芽肿性改变,但不引起组织坏死,主要是围绕每个不育大孢子菌可引起细胞增生性反应。笔者在小鼠接种时证明本菌毒力不强。1971年,Kodousek等报道人类感染有两种显著不同类型:一是孤立的不育大孢子菌性肺肉芽肿;二是播散性肉芽肿性不育大孢子菌病。虽然临床有这些类型,但因病症不明显,只有X线摄片检查才可分开,而且全身症状不显著。皮肤感染可呈肉芽肿性病变,无明显主观症状。

40.3 组织病理学检查

一般菌入侵组织可引起异物或肉芽肿性改变,但不引起坏死,主要围绕菌体有细胞增生性反应,如吸入直径2～4 μm的新月伊蒙菌气生孢子,进入肺泡后可逐渐长大至直径200～700 μm。本菌壁甚厚,20～30 μm,平均24 μm,孢子中除可见许多小的嗜酸性圆形颗粒(直径1～3 μm),无其他结构。孢子壁在HE染色可见2层,嗜酸性外层有一疏松不染色的环状结构,内层较厚呈均一而不染色。矮小型单核,而新月变种则是多核,这是与球孢子菌的不同之处。

40.4 诊断及鉴别诊断

本病诊断主要靠上述临床表现，尤其是找到病原真菌——新月伊蒙菌或矮小伊蒙菌才可确诊。

(1) 镜检

常从痰标本氢氧化钾中可找到 3～3.5 μm 直至 80 μm 大小圆形或者扁圆形孢子，其上有细或粗的棘刺。

(2) 培养检查

当本菌培养于：①常规是蛋白胨琼脂，26℃，1～2 d，即有湿润蜡状薄膜样菌落，反面呈褐至深褐色，小培养检查，3 d 后可见有菌丝，4 d 后可见厚壁关节孢子呈方、圆、椭圆形，(3～3.3)μm×(3～4)μm。②在 Canverse 琼脂上，37℃，2 d 后孢子开始长大，5 d 即长至 26.4～29.4 μm，有双层胞壁。③在 10 月龄鸡胚上绒毛尿囊膜接种培养，37℃，6 d。将尿囊与蛋白分开，0.9%氯化钠溶液稀释 10 倍加戊二醛达 1%浓度，混匀后取自然沉淀物检查，直接可见 19.8～52.8 μm 大小双壁球体。

本病主要应与其他引起肺部感染的真菌病，尤其是肺部球孢子菌病相鉴别。其鉴别要点是：①前者为散发，后者常在流行区流行。②前者一般临床症状较轻，后者不管是肺部感染或者继发性病变，临床症状较严重。③找到病原菌常有助确诊。④大孢子菌病可有人畜共患史，而球孢子菌病例则不一定。⑤前者较易治疗，后者除原发型外，常须积极长期治疗。

40.5 治疗

本病治疗原则是早期用抗真菌药物即可治愈。如笔者所发现的 1 例，以每天用克霉唑 0.6 g，30 d 即告治愈。其他咪唑类抗真菌药，如咪康唑、酮康唑、伊曲康唑等也可治愈本病。

主要是防治人畜间相互传染和提高患者抵抗力。笔者用本菌感染(腹腔内攻击)40 只小鼠，仅在 1 只小鼠肝内肉芽肿中找到数个菌，提示本菌致病力及毒力较小，谨慎防治即可避免发病。

主要参考文献

吴绍熙，童竞亚，罗祖方，等. 见于中国的不育大孢子菌一例. 中华皮肤科杂志，1991，24(6)：411－413.

(吴绍熙　郭宁如)

暗色丝孢霉病

暗色丝孢霉病是指一大组暗色孢科真菌所致的皮肤，乃至深部脏器的感染，这些感染的共同特征是在寄生组织内形成暗色菌丝。

41.1 病原学及流行病学

暗色丝孢霉是指一些真菌感染宿主后，在病变组织病理检查中，表现为棕色有分隔菌丝的一组暗色孢科真菌。暗色丝孢霉为条件致病菌，其导致的感染全世界散在分布。该组病原真菌常在土壤或植物中腐生，孢子可以在空气中漂浮。

现已经发现的病原菌有 100 余种，分布于 60 多个属。但是临床上常见的病原真菌主要有外瓶霉(*Exophiala*)、瓶霉(*Phialophora*)、链格孢(*Alternaria*)、枝孢霉(*Cladosporium*)、离蠕孢(*Bipolaris*)、明脐霉(*Exserohilum*)、弯孢霉(*Curvularia*)、支孢瓶霉(*Cladophialophora*)、暗色环痕霉(*Phaeoannellomyces*)、短梗霉属(*Aureobasidium*)、万吉拉菌属(*Wangiella*)等。一些罕见的，如盾壳霉(*Coniothyrium minitans*)感染的报道也逐渐增多。

研究表明，皮肤及皮下型暗色丝孢霉病 85%的损害发生于四肢末端，86%的患者年龄超过 30 岁，且超过一半的患者为男性。少部分患者可有明确的感染部位刺伤史。

随着接受器官移植、化疗药物使用及 HIV 感染等免疫抑制状态的增多，在这些免疫抑制患者中，暗色丝孢霉病发病率有所增加。

41.2 临床表现

暗色丝孢霉病临床表现差异非常大，涵盖了角质层的浅表感染(掌黑癣)到皮下囊肿(暗色真菌囊肿)及侵犯脑组织。

暗色丝孢霉病患者的疾病状态最理想的描述方式是，同时描述病原真菌的种属及病理学改变。按照致病菌侵犯部位的不同，分为浅表、眼部、皮肤、皮下、系统性感染等。

41.2.1 浅表型暗色丝孢霉病

本型主要包括两种疾病，均好发于热带和亚热带。其一为掌黑癣，由威尼克外瓶霉引起，仅累及手

足部的角质层，表现为掌跖部位棕黑色斑块，边界清晰，无鳞屑形成；其二为黑色毛结节病，由何德毛结节菌引起，表现为毛发上的黑色结节，甚至梳头时可以发出脆声。

41.2.2 皮肤及皮下型暗色丝孢霉病

皮下暗色丝孢霉病全球散发，通常在污染真菌的泥土、木刺等刺伤后出现，多累及成人。外瓶霉和瓶霉是最常见的病原菌，累及皮肤和皮下组织，表现为孤立深在的皮下或肌肉脓肿或囊肿，内有稀薄脓液，一般不破溃。在一些免疫抑制状态的患者，可以出现皮损表面的疣状增生。如脓肿或囊肿破溃，可形成窦道。

41.2.3 暗色丝孢霉性角膜炎

多有角膜擦伤或异物侵入的病史，致病菌多为甄氏外瓶霉及枝孢霉，表现为外伤后数周内角膜刺激症状，如畏光、流泪、脓性分泌物等表现，随后可能出现角膜溃疡，如未及时治疗，可以因为穿孔导致角膜失明。

41.2.4 鼻旁窦暗色丝孢霉病

主要的病原菌为离蠕孢，而明脐霉、弯孢霉和链格孢导致的感染近年来有所增多，特别在有过敏性鼻炎和免疫抑制的患者。本病的病程缓慢，自觉症状早期不太明显，后期可出现鼻塞和鼻旁窦区皮肤疼痛、鼻腔阻塞，鼻窦部可有压痛明显。患者往往以鼻塞或面部疼痛为首诊理由。病变最常累及筛窦，严重者可以出现眼球突出，甚至鼻梁增宽，上颌窦也较易累及，蝶窦常常在疾病的后期受累，鼻窦壁可以变薄但是通常完整。疾病的晚期损害可以累及整个鼻窦腔，手术中可见鼻窦腔中充满暗色黏稠物质。

41.2.5 脑部暗色丝孢霉病

可由鼻旁窦暗色丝孢霉扩展或肺部暗色丝孢霉病延血行播散而来，多发生于免疫抑制患者，但班氏枝孢霉具有亲神经性，发病前可能没有相应的易感因素，容易引起脑部病变。主要症状为头痛、恶性、呕吐、神志不清、共济失调等，根据所累及的部位有相应的神经系统体征出现，如抽搐、麻痹、偏瘫、癫痫发作等，患者后期可以出现惊厥及昏迷。

41.2.6 系统性暗色丝孢霉病

指暗色丝孢霉扩展至全身多个器官，表现为化脓性肉芽肿性改变，症状根据所累及的器官而有相应表现，严重者出现真菌败血症导致死亡。近年来，在接受器官或骨髓移植的患者中，链格孢霉的感染报道逐渐增多。

41.3 实验室检查

41.3.1 直接镜检

取材为皮肤刮片、活检组织、痰液及支气管盥洗液、脑脊液、胸腔积液、血液，内脏组织的活检标本及植入导管的头部。皮肤刮片、痰液及支气管盥洗液可以直接用 10% KOH 及墨水染色后观察；而渗出物、体液离心后沉淀再用 10% KOH 及墨水染色；组织采用 HE、PAS 等方法后观察。如在临床症状支持暗色丝孢霉患者的任何一个标本中发现棕色分枝状分隔菌丝可以确诊本病。但确定病原菌需要做真菌培养。

41.3.2 真菌培养及鉴定

临床标本接种沙氏葡萄糖琼脂。由于暗色丝孢霉多是常见的环境气生污染物，从非无菌标本得出的阳性培养结果必须有直接镜检证据的支持。患者的病史也有一定的诊断价值。菌部位标本中培养阳性有诊断意义，但于外界相通部位标本中培养阳性不能确定，需反复多次培养且为同一菌种，还必须结合相关临床表现。

真菌鉴定方面，培养特征和镜下形态非常重要，特别是分生孢子的形态、分生孢子在产孢细胞上的排列、产孢细胞的形态。推荐采用小培养的方式。

标本接种沙氏葡萄糖琼脂培养，1～2 周后可以形成菌落，多为灰黑色。

41.3.3 组织病理学检查

损害多局限于真皮及皮下，为单个囊肿，外周有结缔组织包绕，中央可见液化坏死，周围见肉芽组织，可见多核巨细胞、组织细胞。在中央坏死区和肉芽组织边缘容易发现棕色分隔的菌丝，2～6 μm 长(图 41-1-1)。

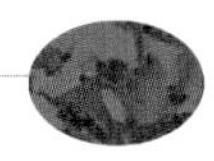

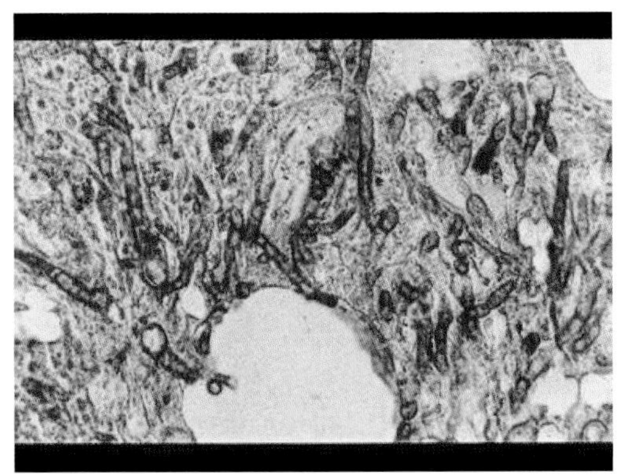

图 41-1-1 暗色丝孢霉病

注：组织里可见棕色分枝状分隔菌丝。引自：baike.cogou.com

41.3.4 分子生物学检查

对一些特殊的患者，可以采用分子生物学的检查方法。

41.3.5 CT 或 MRI 检查

对于鼻旁窦暗色丝孢霉病及脑部暗色丝孢霉病，需要进行影像学检查明确病变累及的部位，确定诊断和治疗方法。

41.4 诊断和鉴别诊断

皮损直接镜检及组织病理学检查中发现棕色分隔菌丝即可明确诊断为暗色丝孢霉病。

本病无特异性症状，临床表现和相累及病变部位的内脏及皮肤疾病类似。需要鉴别的疾病：皮肤及皮下型暗色丝孢霉病主要和其他原因导致的窦道、脓肿、囊肿等相鉴别，包括放线菌病、聚合性痤疮、脓肿穿掘性毛囊炎等疾病。暗色丝孢霉性角膜炎主要和其他原因导致的角膜炎进行鉴别，真菌学检查有助于区分是否真菌所引起的感染。鼻旁窦暗色丝孢霉病必须和细菌性鼻旁窦炎、鼻旁窦息肉、鼻旁窦肿瘤等进行鉴别，影像学检查包括 X 线、CT、MRI 及增强扫描等有助于确诊。和其他各相应部位疾病的鉴别诊断主要依靠真菌学检查。

41.5 治疗

对脑及鼻窦的暗色丝孢霉，以及孤立的皮肤或皮下暗色丝孢霉，手术治疗是首选，但应在充分的抗真菌治疗前提下进行，一般在使用抗真菌药物 1～2 个月后实施。

暗色丝孢霉性角膜炎应尽早治疗，尽量避免角膜溃疡形成。可以用 0.1% 两性霉素 B 溶液冲洗等，同时应该加强全身药物治疗。掌黑癣常规外用抗真菌制剂，一般达 4 周。黑色毛结节菌病首选剃发，头皮外用抗真菌制剂有效。

药物治疗可以采用：①伊曲康唑，0.2～0.6 g/d，疗程 6～18 个月。氟康唑对链格孢霉的感染有效，首次剂量为 400 mg，静脉滴注，以后减至 100～200 mg/d。②两性霉素 B 和氟胞嘧啶联合治疗。两性霉素 B 0.5～1 mg/(kg·d)联合 5-氟胞嘧啶 100～200 mg/(kg·d)应用，至少 1 个月。

对于那些在病变较为局限、患者病情可能的情况下的暗色丝孢霉病，可以考虑手术治疗联合抗真菌药物治疗，以获得最好的效果。

主要参考文献

[1] Leahy TR, Punnett AS, Richardson SE, et al. Molecular identification of phaeohyphomycosis due to alternaria infectoria in a patient with acute myeloid leukemia — a case report. Diagn Microbiol Infect Dis, 2010,66(3): 318-321.

[2] Boyce RD, Deziel PJ, Otley CC, et al. Phaeohyphomycosis due to alternaria species in transplant recipients. Transpl Infect Dis, 2010,12(3):242-250.

（潘炜华 廖万清）

42 耳真菌病

耳真菌病(otomycosis)是指由浅部治病真菌和某些条件致病真菌引起的耳廓、外耳道、中耳的急性、亚急性或慢性的炎症性疾病。

42.1 概述

本病是一种常见病,首先由 Andral 和 Gavarret 在 1843 年描述。目前世界各地均已有报道,且有不断增加的趋势。Petmy 等统计了 2 592 名耳鼻咽喉科就诊患者,患耳真菌病的比例为 6.09%。Conant 认为在耳感染的病例中,15%~20%为真菌感染,戴艳红等报道因慢性中耳乳突炎收住院的患者中真菌培养阳性者占 13.0% (39/299),张永圣对 862 例耳科患者外耳道的耵聍进行真菌培养检查,其阳性率为 14.6%。

耳真菌病在热带及亚热带的潮湿温暖地区较多发生。Saki N 统计了 881 例诊断为耳真菌病的患者,20~39 岁高发,女性略多于男性(55.3 % : 44.7%),单侧多于双侧,好发季节由高至低依次为夏、秋、冬、春。我国南方沿海地区较北方多见。

42.2 病因

引起耳廓感染的真菌主要为浅部致病菌,有红色毛癣菌、石膏样毛癣菌及犬小孢子菌等。引起外耳道、中耳真菌病的真菌以曲霉菌属为主,常见黄曲霉菌、黑曲霉菌、杂曲霉菌、烟曲霉菌等,其次是念珠菌属,如白色念珠菌。再次毛霉菌属,其主次结构依不同地区、环境和人群而异。如南方地区念珠菌属感染比例较高;北方地区曲霉菌属感染比例较高,正常免疫人群曲霉菌感染常见,免疫低下人群白色念珠菌感染常见。

耳廓的真菌感染主要由接触感染或头面部癣传播而来。外耳道和中耳的真菌感染主要由空气传播,也可为异物接种所得。正常人外耳道的 pH 为 5~7.8,适合于多种真菌的生存,当因各种原因使局部或全身防御机能改变时,一些在外耳道寄生或暂居的真菌便繁衍生殖,并发生病变,常见的诱因有:①创伤,用不洁的锐利物品挖耳,常可造成创伤性接种。笔者曾见一患者因用生锈的铁钉挖耳,引起白念珠菌性外耳道炎。②外耳道炎或乳突根治术后长期流脓不愈者,局部常用抗细菌的抗生素,有利于真菌生长。③潮湿,因游泳、淋浴致使外耳道皮肤潮湿时,较易受真菌感染;④局部或全身疾病,如外耳道湿疹、银屑病、脂溢性皮炎及糖尿病等。另有报道如中耳等深部的耳真菌病往往与使用免疫抑制剂、化疗免疫力低下、血液病、AIDS 等有关。

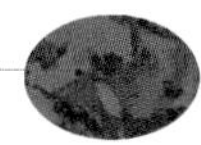

42.3 临床表现

42.3.1 耳廓癣

初起为粟粒至米粒大的红色丘疹、水疱，继而脱屑，逐渐向周围扩展、蔓延。可波及整个耳轮、耳垂、耳甲腔、外耳道和头面部。伴有明显的瘙痒。多见于成人。一般为一侧耳廓发生。可伴有手、足、头面等部位的癣病(图 42-3-1)。

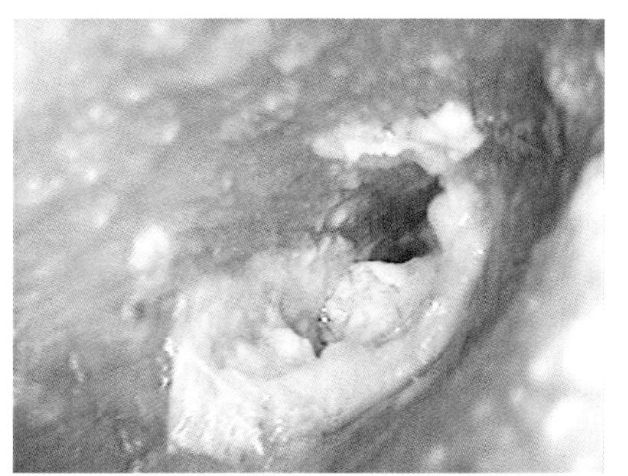

图 42-3-1 真菌性外耳道炎

电子纤维耳镜示：外耳道充血、肿胀，深部白色霉苔，附着较紧，行外耳道冲洗无效

42.3.2 外耳道真菌病

主要症状为盯聍多、耳痒，还可有耳道流出稀薄脓液、耳鸣、耳闷、耳闭塞感及听力减退等。患者可同时有两种或两种以上的症状。

外耳道痂皮常呈筒状，贴于外耳道皮肤上，也可呈纸样、片状、结块状，其上附有粉末状或绒毛状真菌生长，颜色为淡白、土黄、黄绿、灰褐、黑或青绿色。痂皮生长甚快，一般为干性，少数湿软。大多数患者需数日或1周挖耳1次。取出痂皮后，常可见外耳道皮肤红肿。重者外耳道狭窄，表面稍粗糙，有时可见少量渗血，表面轻度糜烂，轻者仅见皮肤充血并稍增厚。

上述表现主要为亚急性炎症；若为急性炎症，可为突然发作，伴明显疼痛；若为慢性炎症，则出现瘙痒或烧灼感，有时可有轻度鳞屑。

42.3.3 鼓膜真菌病

常伴随外耳道真菌病发生，也可单独发生，由外耳道真菌病延及鼓膜或真菌直接感染鼓膜引起。早期有的感奇痒，以夜间为甚。有少量水样分泌物，后期则可出现疼痛、听力减退及耳鸣。外耳道皮肤可正常，或有真菌感染改变，深部有浆液性或浆液脓性分泌物；鼓膜充血，表面粗糙，常常表面上有广基肉芽或息肉状新生物，但无穿孔，或者直接可见霉菌在鼓膜表面生长(图 42-3-2)。从颞骨 CT 片上，可见鼓室、鼓窦及乳突正常。

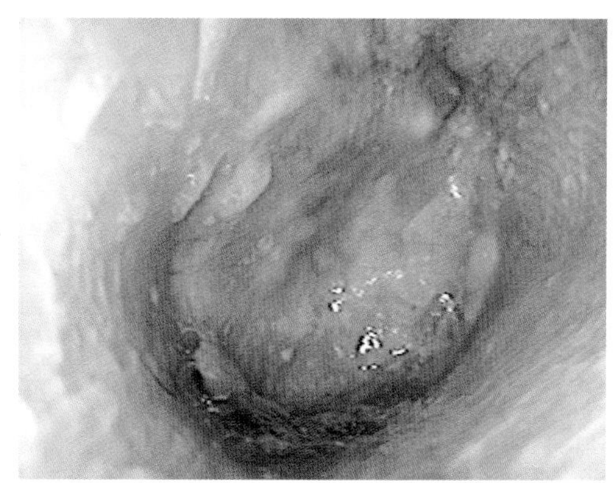

42-3-2 鼓膜真菌病

电子纤维耳镜示：鼓膜充血，紧张部表面息肉样新生物，但无穿孔

42.3.4 真菌性中耳炎

按照《中华医学会中耳炎临床分类和手术分型指南》(2012)，真菌性中耳炎属于特殊类型中耳炎之一。乳突根治术后术腔引流不畅、滥用抗生素是真菌感染致中耳炎的重要因素，而由外耳道真菌病感染延及至鼓室和鼓窦引起的真菌性中耳炎。这类情况少见，表现为开始时鼓膜上常存在白色的不透明斑块，显微镜下可观察到鼓膜上存在微小的脓肿，可导致邻近血管形成微血栓而致鼓膜缺血性坏死，数天后白色斑块逐渐消失并遗留穿孔，随后外部真菌进入鼓室致病。

真菌性中耳炎症状与鼓膜真菌病相同，但听力损失较重。可见鼓膜穿孔，穿孔边缘或鼓室内有痂皮、菌丝或肉芽生长(图 42-3-3)。对抗细菌感染治疗无效，易误认为骨疡型中耳炎。个别可广泛破坏骨壁，引起颅内并发症。因此，在临床上，对持续耳漏抗细菌治疗无缓解者，应考虑真菌感染可能，尽早取分泌物涂片镜检或真菌培养。

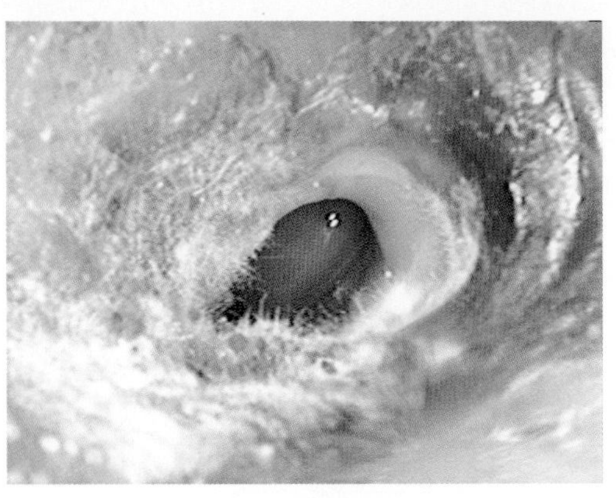

图 42-3-3 真菌性中耳炎

电子纤维耳镜示:鼓膜大穿孔,鼓室潮湿,鼓室内、穿孔边缘及外耳道可见痂皮和菌丝

42.4 实验室检查

42.4.1 直接镜检

取少许鳞屑或痂皮置载玻片上,加 1 滴 10%氢氧化钾液,加盖玻片,微火加温后轻压盖片,使标本呈半透明状即可观察。镜下可见菌丝、孢子或曲霉分生孢子头。若为脓液,则置玻片上加 1 滴氢氧化钾或 0.9%氯化钠溶液,加盖玻片后即可观察。也可做涂片,用革兰或 PAS 染色后进行观察。

42.4.2 培养

取少许鳞屑、痂皮或用棉签擦拭脓性分泌物,接种于含抗生素的葡萄糖蛋白胨琼脂斜面上,置 28℃温箱内培养,每日观察。若 2 周无真菌生长,即为阴性。若出现菌落生长,即应进一步进行真菌学鉴定。

42.4.3 病理切片

耵聍、痂皮等标本用 10%甲醛固定后,可行石蜡包埋切片,用 PAS 染色可见染成红色的菌丝、孢子。若为曲霉,则常见分生孢子头。

42.5 诊断与鉴别诊断

对耳廓癣根据临床表现作出诊断比较容易。对外耳道真菌病和鼓膜真菌病,根据症状及检查所见作出诊断也不困难。对弥漫性外耳道炎,经非抗真菌药物治疗无效者,检查时如外耳道深部可见黄绿色或其他颜色的丝状菌苔或粉末状菌苔,将带菌苔的痂皮作直接镜检可见菌丝和(或)芽孢,培养时有真菌生长,即可明确诊断。

对于真菌性中耳炎,应注意有无中耳或乳突手术病史,有无滥用抗生素病史,有无听力下降情况,检查时发现鼓膜穿孔、穿孔边缘或鼓室内有痂皮、菌丝或肉芽生长有助于诊断。

耳真菌病需与细菌性耳部炎症相鉴别,耳真菌病常见症状为耳痒,有时有稀薄黏液性渗出,鼓膜真菌病和真菌性中耳炎可有耳痛、耳鸣、听力下降。细菌性耳部炎症急性期的主要症状为耳痛,慢性期的症状为瘙痒及耳道中常有少量积脓。有时两者症状相近,易于混淆,有时两者伴发,同时存在,如化脓性中耳炎伴真菌感染,多见于机体免疫力低下患者,加之鼓室、鼓窦及乳突引流不畅,局部 pH 降低等因素促进了真菌生长。此时,对耳道耵聍或分泌物的涂片检查及培养发现细菌还是真菌即可区别。

42.6 治疗

耳廓癣可用复方雷锁辛溶液、1%益康唑霜或 2%克霉唑霜外用,必要时内服灰黄霉素 1~2 周即可治愈。

对外耳道真菌病患者,宜先将痂皮、耵聍等污物除尽,在无急性皮肤炎症时,每天用 1%~2%水杨酸乙醇或 1%~2%麝香草酚乙醇或 0.25%两性霉素 B 溶液滴耳,每天 1~3 次,一般治疗 2~3 周即可治愈。为防止复发,可嘱患者在家休息 1~2 周,然后再用上述药物滴耳 2~3 d。当外耳道皮肤有急性炎症和少量渗液时,不宜即用上述药剂,可用 2%~4%水杨酸氧化锌粉敷于耳内,或用制霉菌素 10 万 U 加入 1 g 硼酸粉,喷撒于外耳道内。近年来,使用聚维酮碘溶液、氟康唑等也有不错疗效。对于顽固难愈复发性真菌性外耳道炎,可以口服伊曲康唑治疗,或使用高压氧治疗。

对于由真菌感染引起的慢性肉芽性鼓膜炎,若肉芽局限,可用杯状咬钳清除,病变较浅者,去除后可见完整的鼓膜纤维层,较深者肉芽组织可侵及鼓膜纤维中层,需注意勿用力过大导致鼓膜穿孔;若肉芽呈弥漫性,可用 30%三氯醋酸烧灼,之后用纯甘油纱条[含 1%冰醋酸及 1%小檗碱(黄连素)]填压,或用激光清除,治疗时要注意深度,尽量避免鼓膜

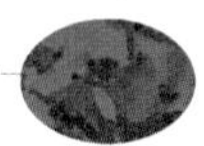

穿孔。

对于真菌性中耳炎，应以局部治疗为主，这里不建议使用硼酸和水杨酸，因为其对鼓膜穿孔、乳突根治术后的患者有致痛、致眩晕作用。若鼓膜穿孔不大且局部结构尚可者，可以从穿孔处放置涂有克霉唑霜的药棉芯，或者将棉球置于鼓膜表面，每日由外耳道向内滴克霉唑液2次，疗程均为2周，可取得不错的疗效。大部分穿孔可自行愈合，避免较大范围的手术探查。若鼓膜穿孔大，鼓室内病变重，或是由于中耳、乳突手术后引起的真菌性中耳炎，建议局部与全身治疗结合，局部滴用氟康唑溶液，氟康唑能抑制真菌细胞膜重要成分麦角固醇的合成，从而抑制真菌细胞的生长，还抑制细胞色素氧化酶与过氧化酶，使菌内过氧化物大量积聚，导致真菌死亡。全身应用抗真菌药物：酮康唑0.2 g，每天2次或伊曲康唑0.2 g，每天2次，疗程2周。如果上述治疗仍不能缓解或伴有骨质破坏者，可联合手术治疗彻底清除病变组织。

42.7 预防

保持外耳道干燥，勿进脏水，勿用不洁之物挖耳。避免滥用抗生素。中耳、乳突手术应保证术腔引流通畅，病灶清除要彻底，重点是后鼓室、鼓室窦、面神经隐窝、听骨链周围等部位，要避免外耳道口扩大不足、面神经嵴过高等情况，术后及时换药，注重术腔清理。

主要参考文献

[1] 姜泗长，顾瑞，王正敏. 耳鼻咽喉科学全书(耳科学). 上海:上海科学技术出版社，2002:612.

[2] 戴艳红，余万东，朱文燕，等. 慢性中耳炎真菌感染的诊疗分析. 临床耳鼻咽喉头颈外科杂志，2009,23(1):11-13.

[3] 张永圣. 外耳道寄生篅状菌属致病力的实验研究. 中华耳鼻咽喉科杂志，1957,5(3):241.

[4] 中华医学会耳鼻咽喉头颈外科学分会耳科学组，中华耳鼻咽喉头颈外科杂志编辑委员会耳科组. 中耳炎临床分类和手术分型指南(2012). 中华耳鼻咽喉头颈外科杂志，2013,48(2):5.

[5] 林昶，易自翔，林勤，等. 霉菌性中耳乳突炎的诊治. 中华耳鼻咽喉科杂志，2000,35(3):171.

[6] 梁慧，刘丽萍，刘元明，等. 曲霉菌与临床感染. 中国医学检验杂志，2003,4(1):45-46.

[7] 何平，钱晓琼，陆江楠，等. 伊曲康唑治疗难治性复杂性真菌性外耳道炎的临床疗效观察. 中华耳科学杂志，2012,10(4):479-481.

[8] 江刚，刘永红. 真菌性外耳道炎致鼓膜穿孔18例报告. 临床耳鼻咽喉科杂志，2003,17(7):435.

[9] Saki N, Rafiei A, Nikakhlagh S, et al. Prevalence of otomycosis in Khouzestan Province, south-west Iran. J Laryngol Otol, 2013,127(1):25-27.

[10] Jia X, Liang Q, Chi F, et al. Otomycosis in Shanghai: aetiology, clinical features and therapy. Mycoses, 2012,55(5):404-409.

[11] Viswanatha B, Sumatha D, Vijayashree MS. Otomycosis in immunocompetent and immunocompromised patients: comparative study and literature review. Ear Nose Throat, 2012,91(3):114-121.

[12] Araiza J, Canseco P, Bonifaz A. Otomycosis: clinical and mycological study of 97 cases. Rev Laryngol Otol Rhinol (Bord), 2006,127(4):251-254.

[13] Nowak K, Szyfter W. Problematics of fungal infections in the ear. Otolaryngol Pol, 2008,62(3):254-260.

[14] Narozny W, Kuczkowski J, Stankiewicz C, et al. Value of hyperbaric oxygen in bacterial and fungal malignant external otitis treatment. Eur Arch Otorhinolaryngol, 2006,263(7):680-684.

[15] Abou-Halawa AS, Khan MA, Alrobaee AA. Otomycosis with perforated tympanic membrane: self medication with topical antifungal solution versus medicated ear wick. Int J Health Sci (Qassim), 2012,6(1):73-77.

(范静平　陈争明)

43 眼真菌病

人眼结膜囊与外界环境相通，据报道结膜囊中发现真菌的比例为 2.9%～37.1%，随着自然环境状况和季节变换，该数据和真菌种类也会有变化。一般情况下真菌不致眼病，但是在一定条件下，如外伤、手术、佩戴角膜接触镜，以及长期应用广谱抗生素、糖皮质激素、免疫抑制剂或免疫缺陷，外源或内源真菌侵入眼部可致病。

43.1 与眼科有关的主要真菌

可导致眼部感染的真菌有 60 属以上，包括丝状菌、酵母菌和双相型真菌三大类，多数为丝状菌，少数为酵母菌。

43.1.1 丝状真菌

(1) 曲霉菌属(*Aspergillus*)

曲霉菌属是一种条件致病菌，正常人对该菌有抵抗力。引起曲毒菌感染的主要因素是机体抵抗力下降。曲霉苗生长迅速，2～6 d 即可出现白色绒状或灰绿色菌落。菌丝有中隔，分生孢子垂直生长，梗无横隔，顶部膨大为球形，烧瓶形或半球形顶囊。与眼科密切相关的包括烟曲霉(*A. fumigatus*)、黄曲霉(*A. flavus*)和黑曲霉(*A. niger*)。其中烟曲霉致病力最强，为真菌性角膜炎中常见的病原体。

曲霉菌所致眼病有眼睑炎、泪小管炎、结膜炎、过敏性眼炎，角膜感染、巩膜溃疡、眼外伤或手术后眼内炎、全眼球炎。真菌性鼻旁窦炎侵及眶内致眶蜂窝织炎或眶肉芽肿性炎症。另外，免疫力低下者致播散性葡萄膜炎、内源性眼内炎。

(2) 镰刀菌属(*fusarium*)

在培养条件下，镰刀菌菌落呈绒毛状或棉团样，白色或淡紫色。气生菌丝发达，有中隔，菌丝的短爪状突起或分生孢子座上有大分生孢子，呈镰刀状，纺镰形。与眼科密切相关的有茄病镰刀菌(*F. solani*)、串珠镰刀菌(*F. moniliforme*)和禾符镰刀菌(*F. graminearum*)。镰刀菌属为条件致病菌，常常在植物外伤后导致角膜感染和溃疡，在真菌性角膜炎中居首位，也可致眼内炎。茄病镰刀菌为重症真菌性角膜炎的常见菌，治疗非常棘手。

(3) 青霉菌属(*penicillium*)、拟青霉菌属(*paecilomyces*)

青霉菌属培养的菌落可为暗绿色、白色或其他色。表面呈绒毛状至粉末状的织物样外观。菌丝有中隔，直接分化生成分生孢子梗。小梗基都膨大，未端变尖成管状，产生卵形分子孢子。青霉菌一般不致病，一定条件下可导致角膜溃疡、眼内炎，偶致结膜炎、泪囊炎。拟青霉菌属菌落毡状，可致角膜溃疡、巩膜炎、穿通伤后或术后眼内炎、人工晶状体植

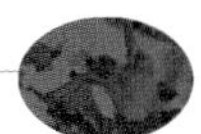

入后眼内炎。

(4) 头孢霉属(*cephalosporium*)

产黄头孢霉、顶孢头孢霉等可致角膜炎、眼内炎。

(5) 链格孢霉属(*ahernaria*)

条件致病真菌，可引起结膜感染、角膜炎。

(6) 毛霉菌属(*mucor*)

毛霉菌在特定条件下致病，主要侵犯血管，易侵入动脉，引起血栓、组织坏死，且沿血管扩展。糖尿病及长期使用免疫抑制剂、白血病、淋巴瘤等患者患毛霉菌鼻旁窦炎波及眼眶可致急性眶蜂窝织炎、炎性假瘤、眶尖综合征，另可致角膜炎、眼内炎。播散性脑膜脑炎时表现上睑下垂、瞳孔散大和眼外肌麻痹。

(7) 其他

如犁头霉、瓶霉、枝孢霉等也可致角膜感染。

43.1.2 类酵母型、酵母型真菌

(1) 白念珠菌(*Candida albicans*)或白色假丝酵母菌

眼及其附属器皆可感染，表现眼睑念珠菌病、湿疹性睑缘炎、假膜性结膜炎或球结膜鹅口疮、角膜溃疡、感染性结晶性角膜炎。内源性或者外源性真菌性眼内炎中最多最常见的为白色念珠菌感染。白色念珠菌感染为 7 种念珠菌中致病力最强的一种，培养 2～3 d 可长成菌落，呈典型类酵母型，灰白色或奶油色，表面光滑，菌细胞为卵圆形或球形，$2\ \mu m \times 4\ \mu m$，芽生繁殖。另外，热带念珠菌、克柔念珠菌等偶致角膜炎。

(2) 新型隐球菌(*Cryptococcus neoformans*)

是 AIDS 患者的机会致病真菌之一。累及眼部表现斜视、上睑下垂、视盘水肿、视神经视网膜炎、内源性眼内炎、玻璃体视网膜炎、脉络膜视网膜炎、渗出性视网膜脱离等，偶致眶蜂窝织炎、肉芽肿性溃疡。

(3) 卵圆糠疹癣菌(*Pityrosporum ovale*)、圆糠疹癣菌(*P. orbiculare*)

为嗜脂酵母，可为皮肤正常菌群，常见于睑缘，麦氏腺过度分泌时更适于生长。在脂质含量高的部位，如毛囊腔内繁殖，产生脂肪分解酶，常致慢性脂溢性睑缘炎、毛囊炎、秃睫、上皮性角膜炎、慢性结膜炎、边缘性角膜溃疡。

43.1.3 双相型真菌

(1) 荚膜组织胞浆菌(*Histoplasma capsulatum*)

为禽类病原性真菌，人的原发感染常为肺，血行播散到眼，可致脉络膜视网膜炎，偶致眼睑、眼眶病灶、睑结膜肿物样溃疡。感染后机体产生抗体，组织胞浆菌素皮肤试验呈阳性反应。

(2) 皮炎芽生菌(*Blastomyces dermatitidis*)

经血行播散到眼或皮肤病灶直接扩展累及眼部致葡萄膜炎、眼内炎、角膜炎、巩膜炎、眼睑、眼眶化脓性肉芽肿性病变。

(3) 申克孢子丝菌(*Sporothrix*)

培养 3～5 d 可形成菌落，与其他菌落不同，开始为灰白色黏稠小点，逐渐扩大变为黑褐色皱折薄膜菌落，是一种常见的深部感染真菌，可致眼睑、结膜慢性肉芽肿性炎症，反复化脓。菌经淋巴管扩散可致葡萄膜炎、眼内炎、肉芽肿性坏死性脉络膜视网膜炎、全眼球炎。角膜表现为基质炎者多见。

43.2 眼真菌病

43.2.1 眼睑真菌感染

(1) 临床表现

眼睑真菌感染包括浅层感染和深层感染。

1) 浅层感染：常见的病原有念珠菌、小孢子菌、发癣菌等，眼睑表浅真菌感染表现为环形皮癣，逐渐向周围扩展，形成由鳞屑包围的褐黄色斑，环形病灶可以相互连接，形成大面积感染。眉毛和睫毛可因感染而脱落，邻近淋巴结可肿大。

2) 深层感染：常见的是孢子丝菌。临床表现为病程缓慢，无疼痛感的炎性结节，可在眼睑或睑缘部出现。结节性病灶可伴有肉芽组织增生，溃疡形成。眼睑组织的感染可向眼眶及骨壁发展，甚至侵犯眼球；偶尔可累及肺及脑脊髓。

(2) 诊治

在病变部位找到真菌菌丝，是确定诊断的可靠依据。由于长期应用抗生素及肾上腺皮质激素者，应立即停止上述药物。局部抗真菌治疗。

43.2.2 真菌性结膜炎

结膜囊中的正常菌群为需氧菌，而真菌也可以

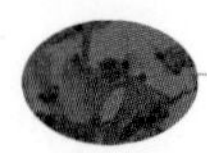

在结膜囊中短暂存在。在正常人结膜囊中分离到的真菌包括：分枝孢子菌、镰孢菌、链格孢菌、曲霉菌和念珠菌。这些真菌中的绝大多数在结膜囊中始终作为良性的过客存在，不会引发感染。因此，真菌性结膜炎是非常少见的疾病，主要发生在热带和农村地区。

(1) 诱发因素

使用糖皮质激素会增加真菌感染的机会。真菌进入结膜囊的常规途径有空气、污染物、眼-手接触、受污染的滴眼剂，以及从眼周围附属器中迁移扩散而来，如慢性泪囊炎。内源性的真菌性结膜炎非常少见。

(2) 临床特征

结膜真菌感染可以分为浅部感染、深部感染和增生性感染。

1) 浅部感染：为非肉芽肿性，局限于结膜上皮及其附属器，多同时伴有睑缘炎。常见的致病真菌为：白念珠菌、小孢子菌、毛癣菌、头孢霉菌、皮屑牙孢菌等。新生儿念珠菌性结膜炎时，偶可见到结膜上的白色斑，类似鹅口疮样改变，易与伪膜相混淆。

2) 深部感染：通常表现为肉芽肿性结膜炎。最常见的致病菌为申克孢子丝菌。

3) 增生结膜炎：可以由许多真菌引起，如曲霉菌、鼻孢子菌、芽生菌、球孢子菌、巴西副球孢子菌等。除了鼻孢子菌以外，由上述真菌导致的结膜炎非常罕见。鼻孢子菌感染在东南亚常见，其特征性结膜病变为上下睑结膜或球结膜水螅样的增生物，病变类似于破溃的睑板腺囊肿，表面有奶油状分泌物，周围的结膜保持正常。

真菌除了导致结膜感染以外，还可以引起过敏性结膜炎。Ⅰ型超敏反应(速发型超敏反应)介导的枯草热性结膜炎可能是由环境中存在的真菌孢子所致。头癣可以合并结膜炎，这通常为Ⅳ型超敏反应(迟发型超敏反应)。

(3) 诊断

取标本的具体方法根据病变的深浅和类型决定。可以用无菌棉签收集结膜分泌物，或者用外科刀片刮取结膜碎屑。深部病变或增生性病变需行结膜活检。棉签标本和结膜碎屑标本的处理程序大致相同，进行后续的涂片染色，真菌培养等(详见真菌性角膜炎部分)。

(4) 治疗

对于浅部真菌结膜炎，可以采用局部两性霉素B、咪康唑、5%那他霉素或氟康唑治疗。深部或增生性真菌性结膜炎可以联合全身治疗。外科切除可以作为增生性病变治疗的选择，尤其对于鼻孢子菌感染者。

43.2.3 真菌性巩膜炎

巩膜疾病通常与自身免疫性疾病有关，而很少由病原感染导致。真菌感染极少累及巩膜，但在手术，外伤等病理条件下可能发生。

(1) 病因学

1) 外源性感染：眼部手术是引起感染性巩膜炎一个重要诱因。文献报道在白内障手术后可以发生真菌性巩膜炎，其中包括做自闭性巩膜隧道切口的白内障手术。翼状胬肉切除是另一重要诱因，可以发生在单纯翼状胬肉切除术后，更多见于术后使用β射线照射或者曾使用抗代谢药物的患者，巩膜坏死和暴露是主要原因。视网膜脱离巩膜扣带术也可能发生巩膜感染。另一种导致感染性巩膜炎的是邻近组织感染的扩散，如角膜真菌感染可累及角膜缘和巩膜组织。

2) 内源性感染：全身感染或身体局灶性感染产生的感染性栓子可以导致巩膜真菌感染，此类患者通常全身感染十分严重，极少见。

(2) 临床表现

真菌性巩膜炎的临床表现与免疫反应介导的巩膜炎非常类似。真菌性巩膜炎通常表现为缓慢进展的巩膜坏死、化脓。初始阶段表现为局灶巩膜硬结，与免疫反应介导性巩膜炎难以鉴别；很快巩膜结节化脓，对应结膜也出现溃疡和化脓，伴严重的结膜充血、脓性分泌物和眼内炎症的表现。后巩膜炎可以伴有渗出性视网膜脱离。如未及时诊断和正确治疗，巩膜穿孔和眼内感染扩散无法避免，最终无法保留眼球。

(3) 诊断

真菌性巩膜炎的诊断较难，其临床表现与免疫反应介导的巩膜炎非常类似，临床医生往往考虑不周是导致诊断延迟的原因之一。因此，对于化脓性病变来说，排查感染和胶原血管性疾病的来说非常必要，尤其是对于存有高危因素的患者，必须要进行相应的微生物学检查。

(4) 治疗

真菌性巩膜炎首先选用局部或全身的抗真菌药物：两性霉素B、氟胞嘧啶、局部使用的咪康唑

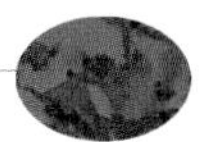

(2%)、那他霉素(5%)、氟康唑或伊曲康唑。虽然有药物治疗成功的个案报道,但由于抗真菌药物难以穿透无血管的巩膜组织,单纯药物治疗通常无法治愈真菌性巩膜炎,往往需要手术处理:包括巩膜病灶清创、切除,以利于药物的渗透,巩膜穿孔则需要急症行移植修补手术。巩膜扣带或外加压块发生感染的患者则应该首先拆除扣带或加压块和缝线。总体来说,真菌性巩膜炎的预后较差。

43.2.4 真菌性泪小管炎

真菌性泪小管炎比较少见。不同的致病菌中,最常见的是放线菌属,真正的真菌,如白色念珠菌和黑曲霉菌,比较少见。

(1) 临床特征

泪小管炎的患者通常有溢泪症状。典型的体征有内半部分睑缘肿胀、皮肤红斑、泪小点凸起发红及睑球结膜充血,挤压可见从泪小点排出牛奶状、黄色、血染的分泌物。黑霉菌导致的泪小管炎,其泪小点和泪小管会出现特征性的黑色素沉着。泪道探针进入泪小管时会发现泪小管堵塞并伴有摩擦感,冲洗泪道时受阻。

(2) 诊断

所有无法解释的溢泪并伴有节段性眼睑和结膜炎症的病例都应该考虑泪小管炎的可能性。为了鉴定致病菌,排出的脓液应该送去镜检,并行有氧和厌氧培养。由于放线菌属和其他丝状细菌是泪小管炎的主要病因,所以涂片镜检时须仔细鉴别丝状细菌和真正的真菌。

(3) 治疗

真菌性泪小管炎最有效的治疗方法是彻底切除被感染的组织,然后给予局部抗真菌药物治疗。由于真菌容易隐藏在泪小管的憩室里,因此有时必要重复进行切除或泪小管切除术。两性霉素 B (1～5 mg/ml)可以作为术中冲洗液,术后可以使用 5% 那他霉素或两性霉素 B 滴眼液作为辅助治疗。

43.2.5 真菌性角膜炎

真菌性角膜炎(mycotic keratitis)是严重的致盲性眼病,对于眼科医生来说,也是最具挑战性的感染性角膜炎之一。真菌性角膜炎主要与植物性外伤有关,所以主要发生在农村和气候温暖的地区,如我国农村地区、印度和美国南部等。随着人们对真菌性角膜炎认识的提高,其诊断率不断增加,治疗手段也有了明显的改善,但是由于有效抗真菌药物种类和商品化滴眼液比较少,药物角膜穿透差等因素的限制,真菌性角膜炎的治疗仍较困难。

(1) 发病率

与细菌性角膜炎相比,真菌性角膜炎的发病率是比较低的(20%∶6%),但是在印度,我国和美国南部地区,真菌性角膜炎的发生率要高得多,且农村地区更为多见。印度真菌性角膜炎病例报道的数量最多,我国北方统计数据显示,真菌性角膜炎占重症角膜感染的比例达 61.9%。

曲霉菌是世界上最常见的真菌性角膜炎病原体,但是存在国家和地区的差异性。据报道,在印度,曲霉菌最为常见(占 27%～64%),其次是镰孢菌(占 6%～32%)、青霉菌(占 2%～29%)、其他较少见的微生物。在美国北部念珠菌和曲霉菌角膜炎最为多见;而在美国南部最多见的则是镰刀菌角膜炎。在我国中部地区确诊的 2 064 份真菌性角膜炎病例中,镰刀菌属是最常见的病原,其次是曲霉菌和链格孢属。在我国北部,同样也是镰刀菌属最为常见(73.3%),其次是曲霉菌属(12.1%)。

(2) 病因学

大多数学者认为真菌是一种条件致病菌,因为正常结膜囊内培养出真菌,检查阳性率高达 27%,但不发病,只有长期使用抗生素,致结膜囊内菌群失调或长期应用糖皮质激素,使局部免疫力低下;角膜的外伤等情况下,才引起真菌性角膜炎。真菌感染角膜有 3 种途径:①外源性。真菌通过角膜上皮屏障缺损处(通常是外源性植物、泥土外伤史,角膜接触镜的使用、眼表情况不佳或眼部手术史)进入角膜基质层,并在其中大量繁殖,导致组织坏死和炎症反应。②眼附属器的感染蔓延。③内源性。身体其他部位深部真菌感染,血行扩散。

目前对真菌如何在角膜损伤后在基质中定植,其机制尚未完全明了。零星的研究表明真菌本身的侵袭力和机体防御力是真菌感染发生的两大因素。目前认为真菌的黏附,特别与宿主上皮的黏附是真菌感染角膜的第 1 步,不同的真菌对角膜上皮有不同的黏附力。一些研究还发现真菌在感染宿主的过程中,通过分泌一些特异性酶降解破坏宿主细胞膜,达到侵袭和扩散的目的。病原性真菌分泌的酶类目前研究较多的有磷酸酯酶和降解肽类的金属蛋白酶。对几种常见致病真菌的蛋白酶进行研究,发现不同真菌在感染的不同时期分泌蛋白酶的量是不一

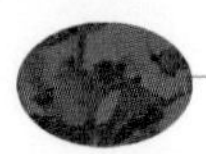

样的。

（3）临床特征

1）危险因素：外伤是真菌性角膜炎最常见的危险因素，近期一项研究表明外伤是约60%真菌性角膜炎患者的主要危险因素，外伤通常发生在室外并与植物有关。

发达国家的数据显示，真菌性角膜炎还与角膜接触镜的使用有关，从角膜接触镜表面可以培养出真菌。在角膜接触镜相关的角膜感染的大样本研究中，真菌性角膜炎较少见。使用角膜接触镜者发生真菌性角膜感染的概率显著低于不使用者。

局部和全身糖皮质激素的使用与真菌性角膜炎的进展与恶化有密切关系。糖皮质激素会损害宿主对入侵微生物的免疫防御作用。局部麻醉剂的滥用也是念珠菌角膜炎发生的危险因素。

过敏性结膜炎患者是发生真菌性角膜炎的高危人群。伴有免疫抑制的全身性疾病也可增加真菌性角膜炎的发生率。

角膜移植和角膜屈光手术同样与真菌性角膜炎密切相关。角膜移植术后容易发生真菌性角膜炎的危险因素在于：供体角膜的污染、疏松的角膜组织结构、糖皮质激素的长期局部使用、抗生素的长期使用、角膜接触镜的使用、移植失败以及角膜上皮的持续缺损等。真菌性角膜炎与角膜屈光手术也存在一定关系。它在术后早期、晚期均可发生。术后早期发生的真菌性角膜炎与手术中角膜污染有关；而术后远期的则与手术对角膜的损伤有关。

2）临床特征：总体来说，真菌性角膜炎的病程相对缓慢，但是，不同菌属导致的角膜炎发病速度和临床特征不尽相同。另外，糖皮质激素或者免疫抑制剂类药物也会影响真菌性角膜炎的自然病程。

真菌性角膜炎的临床表现有：①角膜病灶特点。羽毛状、菌丝状边缘的基质浸润，干燥、灰白色、隆起的角膜浸润病灶。②伪足。在感染角膜病灶周围有伪足，像树枝状浸润。③卫星灶。为角膜大感染灶周围，出现与病灶之间没有联系的小感染灶。④免疫环。常表现为感染灶周围的环形浸润。此环与感染灶之间有一模糊的透明带。⑤内皮斑。约有50%患者可见到角膜内皮面有圆形块状斑，常见于病灶下方或周围。⑥前房积脓。酵母菌性角膜炎通常较为局限和浅层，呈“领扣状”，角膜表面的溃疡面较小。需要注意的是，角膜免疫环和内皮斑并非真菌性角膜炎所特有，不能以此怀疑真菌性角膜炎（图43-2-1）。

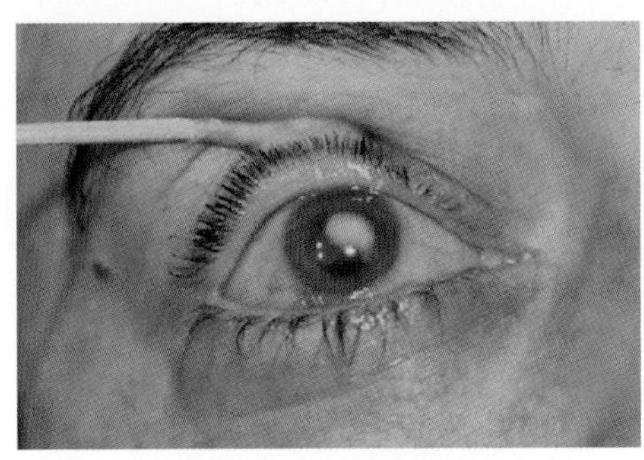

图43-2-1 眼真菌感染

注：角膜基质受浸润，前房积脓

（4）诊断

1）病史：角膜常伴有植物性、泥土等外伤史，眼及全身长期应用糖皮质激素及广谱抗生素史。

2）典型的临床表现：主要是眼部的典型体征。

3）实验室检查：

A. 刮片染色法：病原微生物可能存在于角膜组织深层，并不容易刮取，建议可以用外科手术刀进行角膜刮片，同时刮片也能够对角膜病灶进行清创和促进抗真菌药物的渗透。染色方法包括：10%～20%氢氧化钾湿片法；Gram染色；棉蓝染色。

B. 角膜活检染色：如果角膜刮片结果阴性，下一步应该考虑进行诊断性的角膜活检，以取得包括病变角膜和临近处健康角膜组织在内的标本。取材时应尽量避开视轴。活检所得角膜标本应行涂片、培养和组织病理学检查。某些角膜上皮和基质完整的深部角膜炎，可用1个27号皮下针头和1根6-0缝线经过浸润区后获取供培养用的标本。角膜活检的诊断效率优于角膜刮片。角膜标本可进行过碘酸希夫（PAS）染色，光学显微镜下见真菌菌丝染为红色。

C. 真菌培养和鉴定：常用培养基有血清琼脂培养基、沙氏培养基、土豆葡萄糖培养基、巧克力琼脂平板培养基。虽然置于室温下培养的含庆大霉素、不含放线菌素的沙氏培养基是最敏感的真菌培养基，但是血清琼脂培养基检出率也相当高。依据真菌生长速度，菌落外观、菌丝、孢子或菌细胞形态特征等进行鉴别。为了显示固体培养基中接种标本的位置，通常在培养基上以“C”形的条纹接种标本。

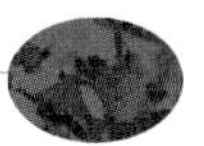

D. 共焦显微镜检查：共焦显微镜是一种新型、无创伤性检查设备，它可以在活体上对角膜行三维水平扫描，并提供高清晰和放大倍率的角膜各层面图像，从细胞水平上对活体角膜的病理生理进行直接观察，其对真菌性角膜炎的诊断阳性率达到96%以上，并能对抗真菌药物的治疗效果进行监控和随访。

E. 已有一些鉴定真菌的新方法，但未得以大规模的应用，其中包括：免疫荧光、电子显微镜及聚合酶链反应。真菌性角膜炎患者局部使用的药物、化妆品、角膜接触镜及储存和清洗这些物品的溶液中都有可能找到真菌。因此，在患者初次就诊时这些物品应收集送检。培养和涂片有助于增加发现致病微生物的机会。

（5）治疗

1）抗真菌药物：抗真菌药物主要分为多烯类和氮唑类。多烯类包括两性霉素B（amphotericin B）、那他霉素（natamycin）、制霉菌素；氮唑类包括克霉唑、咪康唑、酮康唑、氟康唑、氟胞嘧啶、伊曲康唑和伏立康唑等。另外，一些杀菌剂也具有抗真菌的作用。

A. 两性霉素B：是从链丝菌培养液中分离得到的多烯类抗真菌药物，体外实验证实多烯类抗真菌药物具有杀灭几乎所有真菌的能力，是目前抗真菌活性最高的药物。多烯类药物与真菌细胞膜中的麦角固醇结合，使细胞膜通透性和电解质平衡改变，导致细胞死亡。两性霉素B在临床上应用已久，1969年以前，绝大多数真菌性角膜炎都依靠局部使用两性霉素B治疗，但是角膜内穿透性差。两性霉素B是多烯类抗真菌药物中唯一可以全身使用的，但因为能与动物细胞上的固醇结合，其药物毒性也不容忽视，至今尚未解决。

B. 那他霉素：那他霉素是从链丝菌培养液中分离的四烯类抗真菌药物，抗真菌原理与两性霉素B相同。1979年，美国食品药品监督管理局允许那他霉素应用于眼部。那他霉素难溶于水，临床常用5%混悬液，由于角膜结膜通透性较差。因此，仅用于治疗浅表的角膜感染灶。那他霉素治疗失败的原因在于微生物耐药性和组织穿透能力差。

C. 氟康唑：属于咪唑类药物，通过与细胞色素P450结合，抑制真菌细胞膜上麦角固醇的生物合成，从而破坏真菌细胞膜的结构和功能，使细胞内过氧化物大量堆积，造成真菌死亡。氟康唑滴眼液曾广泛用于真菌性角膜炎的治疗，具有安全、眼部刺激性小的特点，但由于易产生耐药性，抗菌谱窄，特别是对丝状真菌感染，几乎无治疗作用，目前已逐步被淘汰。

D. 伊曲康唑：属于咪唑类药物，目前有商品化的口服胶囊制剂，真菌性角膜炎的应用为200 mg，每日1次，最常见不良反应有肝功能损害及胃肠道反应。

E. 新一代三唑类抗真菌药物：新一代抗真菌药物的问世弥补了现有抗真菌药物的不足，包括伏立康唑（voriconazole）、泊沙康唑（posaconazole）和拉夫康唑（ravuconazole），具有抗真菌谱广、代谢稳定、不良反应小等优点。伏立康唑的抗菌活性是氟康唑的50～100倍，也优于两性霉素B、那他霉素和伊曲康唑。曾有学者报道100%的眼部分离到的镰刀菌和曲霉菌对伏立康唑敏感，并且349 320的相对分子质量也非常适合于局部应用，具有良好的角膜渗透性（1%浓度局部每2 h 1次使用1 d后，前房浓度达6 μg/ml），目前已有局部使用伏立康唑成功治疗真菌性角膜炎的报道，O'Day及其同事报道泊沙康唑对曲霉菌和白色念珠菌感染非常有效，并且能够在局部应用时穿透角膜，达到其治疗浓度。

F. 杀菌剂：杀菌剂在真菌性角膜炎上的治疗作用已有较多报道，聚维酮碘（碘伏）、聚六亚甲基双胍及其他杀菌剂在动物模型上已经有研究。体外、体内实验证实0.2%氯己定（洗必泰）溶液具有良好的抗真菌作用，临床随机对照观察显示0.2%氯己定溶液治疗轻中度真菌性角膜炎效果优于0.25%和0.5%那他霉素眼水，尤其对镰刀菌感染有效，对曲霉菌感染效果较差，眼局部耐受性良好。

2）真菌性角膜炎药物治疗及存在的问题：细菌性角膜炎的诊治目前已经有可参照的临床诊疗规范，同时可以选用角膜穿力佳、疗效好、毒性低的局部药物。但是，真菌性角膜炎的治疗仍较困难：抗真菌药物可溶性、穿透非脂质层的能力差，治疗浓度与毒性浓度接近，抗真菌药物体外敏感试验结果和体内的抗真菌活性存在显著差异。一项关于真菌性角膜炎药物治疗现状的调查研究，对30多个国家（包括北美、南美、亚洲、欧洲和澳大利亚）的800多位眼科医生进行调查，结果显示治疗真菌性角膜炎经验性选药仍占主导地位。大多数眼科医生对于临床疑似或经培养证实的真菌性角膜炎如何正确处理并无把握，尤其是对深部的真菌性角膜炎。

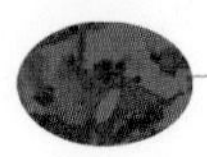

对真菌性角膜炎迅速、适当、合理的治疗依赖于临床评估和实验室检查。真菌性角膜炎的治疗见效慢,医生必须耐心地等待药物起效;如已经确诊的真菌性角膜炎在治疗的同时病情不断进展,应该考虑添加或更换其他抗真菌药物。真菌性角膜炎的治疗时间长于细菌性角膜炎,临床医生须根据治疗反应决定每个病例的治疗时间,同时也要关注较长时间治疗可能会带来的药物毒性的问题。

一般浅层的真菌性角膜炎首选局部抗真菌药物滴眼剂治疗,结膜下注射抗真菌药物会引起局部药物毒性并带来疼痛,所以一般不使用。在严重深层角膜炎、巩膜炎、眼内炎及真菌性角膜炎行穿透性角膜移植术后建议全身应用抗真菌药物。

真菌性角膜炎治疗中糖皮质激素使用的问题需十分谨慎对待。原则上,疾病治疗至少 2 周内或者在感染尚未明显控制之前禁用糖皮质激素。在真菌性角膜炎动物模型中,单独局部使用糖皮质激素会恶化病情,而联合使用糖皮质激素则会降低那他霉素、氟胞嘧啶和咪康唑的药效,临床报道也得了类似的结论。如果在感染明显控制或对疾病已经有充足把握的情况下使用了糖皮质激素,必须密切观察病情变化,必须与抗真菌药物联合使用,禁止单独使用糖皮质激素。

3) 手术治疗:所有真菌性角膜炎,除非合并穿孔或有穿孔趋势者,都应行抗真菌药物进行治疗,约有 1/3 的真菌性角膜炎病例由于药物治疗失败或者发生角膜穿孔,需行外科处理,外科处理的主要目标是控制感染,保持眼球的完整性。最常采取的处理是治疗性穿透性角膜移植术,我国谢立信等也有报道介绍了板层角膜移植术的优点。板层角膜移植手术的适应证为:①药物治疗 1 周以上无效,同时不合并前房积脓的中浅层溃疡;②对药物治疗有效,其中选择经治疗后前房积脓消失,病灶位于角膜基质的中浅层,视力严重下降至 0.1 以下者,尤其适宜于溃疡直径较大或偏中心的中浅层角膜溃疡。

其他手术方法包括:结膜瓣、角膜切除术和板层或穿透性角膜移植加结膜瓣。一些作者建议病灶切除性角膜手术和嵌入式结膜瓣可作为真菌性角膜炎外科处理的方法之一,尤其是针对于角膜周边角膜溃疡且对药物治疗反应不佳者。进行结膜瓣和板层角膜移植术时,应该考虑到真菌潜伏于角膜板层内、躲避抗真菌药物和宿主免疫反应的攻击、最终导致感染持续和复发的可能性。

角膜移植术后继续使用局部抗真菌药物,以免感染复发。若病理实验室报告未在角膜标本的边缘发现真菌,那么抗真菌药物可以在 2 周以后停止,但是患者必须密切随诊,警惕感染复发。若微生物学实验室报告角膜或眼内组织培养发现真菌生长,则局部和全身抗真菌药物需要使用更长的时间,6～8 周。

角膜移植术后不能马上使用糖皮质激素。糖皮质激素只有在感染已经得到明确控制数周以后才能使用。环孢素(环孢菌素 A)对角膜移植术后患者非常有帮助。该药既是一种抗真菌药物,还具有抗移植排斥的能力,其双重功效使得环孢素成为这种临床情况下的理想药物。

43.2.6 真菌性眼内容炎

真菌引起的眼内容炎,是临床最常见的化脓性眼内容炎之一,由于病情凶险,对眼组织和视功能破坏极大,若医治不及时,炎症向巩膜、眼外筋膜和眶组织发展,称为“全眼球炎”。因此是眼科急诊救治的主要病种之一。

(1) 病因学

1) 感染途径:

A. 外源性感染:有外伤或内眼手术史,多见于白内障、抗青光眼和玻璃体手术,并且有一定潜伏期,真菌性角膜炎也可引起。

B. 内源性感染:真菌病原由身体其他部位的感染性病灶,经由血液播散至眼内,常见于致病菌免疫功能低下、静脉插管、静脉吸毒、糖尿病患者和长期应用激素和抗生素者。

2) 致病菌:致病菌有上千种,内源性感染最常见的是念珠菌,还有曲霉菌、芽生菌属、球孢子菌属、新型隐球菌、组织孢浆菌属、分支孢菌属。

(2) 临床表现

1) 潜伏期:一般来说真菌感染的潜伏期较长,随菌种不同,有数周至数月不等,一般在伤后 2 周内发病。

2) 症状和体征:起病迟缓,早期眼部症状不明显,常仅有轻度的视力下降,轻度的眼红和眼痛。数日后出现病情进展,眼部体征包括眼睑和结膜充血水肿、角膜水肿混浊、房水混浊或有积脓,虹膜肿胀、纹理不清,瞳孔缩小或伴渗出膜,玻璃体灰白色黏性纤维素样渗出,眼底模糊不清。

眼球穿孔伤者常可发现角巩膜伤口有脓性分泌

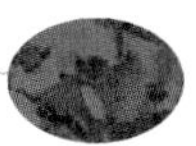

物或坏死组织；白内障术后者可在切口处或者晶状体囊袋内有白色渗出物积聚；青光眼术后者一般因滤过泡过薄或有瘘管形成继发感染所致，多为迟发性，可见滤过泡混浊及泡周结膜充血等，有时还可见到脓性分泌物由滤过口向前房内扩散；内源性眼内炎的眼底表现为视网膜水肿、见孤立或融合的灰白或黄白色病灶，血管扩张出血，常伴有全身的菌血症或脓毒败血症状，以及可能的原发感染灶，但也有很多内源性的患者找不到眼部以外的感染灶。

（3）诊断

1）临床诊断：典型的临床表现容易诊断。对非典型的病例，以下情况可供参考：①眼球穿通伤或内眼手术后，出现眼痛并持续加重、视力下降、前房有渗出、房水和玻璃体混浊且有较多细小的灰白色颗粒悬浮，应考虑眼内容炎。应仔细检查伤口、缝线的情况，并明确有无眼内异物滞留。②有发热史的，单眼或双眼红痛、视力减退、眼底渗出病灶、玻璃体浑浊，应考虑内源性眼内容炎的可能。应进一步做全身检查，寻找原发病灶；做血培养，以明确致病菌。③大手术后、免疫力低下或长期使用激素和抗生素者，是化脓性眼内容炎的高危人群，如出现发展迅速的葡萄膜炎，应高度怀疑眼内容炎。

超声波检查能了解玻璃体混浊的程度和部位、有无视网膜脱离，以及有无球壁或球后脓肿，在眼内容炎的诊断与治疗中具有重要作用。整个病程中动态的超声检查，可掌握病情的进展，有助于对治疗效果和预后作出判断。

2）病原诊断：实验室检查是诊断眼内容炎的最重要依据，可以明确致病菌。前房穿刺抽吸、玻璃体抽吸、玻璃体切割获取的组织标本进行涂片镜检和培养，查到菌丝就可以明确，必要时可以重复多次进行，其中以玻璃体的标本阳性率最高。

玻璃体穿刺抽吸的方法：表面麻醉，用 5 号或 7 号注射针，自颞上或颞下角膜缘后 3.5～4 mm（儿童 3 mm）向眼球中心刺入达玻璃体胶内，抽吸 0.2 ml 或更多的玻璃体，将针管内的玻璃体标本立即送检，也可以随后接上装有药物溶液的针管，向玻璃体腔内缓缓注入药被，拔出针头，穿刺部位用棉签轻压片刻即可。抽取玻璃体如不顺畅，系针头被脓液或纤维物堵塞，不能强行抽吸，更忌针头在玻璃体腔内捣动，可改用较粗的针头抽吸。

（4）治疗

真菌性眼内容炎能迅速而严重地破坏眼组织、损害视功能，如不及时有效地控制炎症，将会造成视力丧失和眼球萎缩的严重后果；若能及早控制可望保留部分视功能。因此，一旦怀疑为眼内容炎，即应积极治疗。眼内容炎的治疗包括药物治疗和必要时的手术治疗。

1）药物治疗：怀疑真菌感染时，应尽快做病原学检查，同时开始抗真菌治疗，主要是选用有效的抗真菌药物，当病原菌明确后，再根据药敏试验进行调整。两性霉素 B 抗菌谱广，可以静脉使用，也可以玻璃体腔内注射。两性霉素 B 玻璃体腔注射的浓度一般为 0.05 mg/ml，注射 0.1～0.2 ml（5～10 μg）。另外可以选用氟康唑，玻璃体腔内注射剂量 100～150 μg。注入眼内的药物及剂量应严格控制，以免造成视网膜的毒性。

2）手术治疗：玻璃体切割联合玻璃体腔内注射抗真菌药物的治疗效果优于静脉注射用药。但到目前为止，治疗效果仍不理想。

主要参考文献

[1] Arora S, Tyagi SC. Fungal flora of conjunctival sac in health and disease. Indian J Ophthalmol, 1976,24(1): 15-18.

[2] Williamson J, Gordon AM, Wood R, et al. Fungal flora of the conjunctival sac in health and disease. Influence of topical and systemic steroids. Br J Ophthalmol, 1968,52(2):127-137.

[3] Prabhaker H, Chitkara NL, Prabhaker BR. Mycotic and bacterial flora of the conjuctival sacs in healthy and diseased eyes. Indian J Pathol Bacteriol, 1969,12(4): 158-161.

[4] François J, Elewaut-Rysselaere M. Ocular mycoses. Bull Soc Belge Ophtalmol, 1968,148:5-356.

[5] Bron A. Dermatosis and infectious dermatitis of the eyelid. J Fr Ophtalmol, 2005,28(8):875-880.

[6] Pemberton JD, Vidor I, Sivak-Callcott JA, et al. North American blastomycosis of the eyelid. Ophthal Plast Reconstr Surg, 2009,25(3):230-232.

[7] Ando N, Takatori K. Fungal flora of conjunctival sac. Am J Ophthalmol, 1982,94:67-74.

[8] Mitsui Y, Hanabusa J. Corneal infection after cortisone therapy. Br J Ophthalmol, 1955,39:244.

[9] Watson PG. Disease of the sclera and episclera. // Duane TD, Jaeger EA. Clinical ophthalmology, vol 4. Philadelphia: JB Lippencott, 1995:1-45.

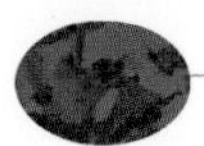

[10] Doshi RR, Harocopos GJ, Schwab IR, et al. The spectrum of postoperative scleral necrosis. Surv Ophthalmol, 2013,58(6):620 - 633.

[11] Podedworny W, SUIE T. Mycotic infection of the sclera. Am J Ophthalmol, 1964,58:494.

[12] Carlson AN, Foulks GN, Perfect JR, et al. Fungal scleritis after cataract surgery. Successful outcome using itraconazole. Cornea, 1992,11(2):151 - 154.

[13] Garg P, Mahesh S, Bansal AK, et al. Fungal infection of sutureless self-sealing incision for cataract surgery. Ophthalmology, 2003,110(11):2173 - 2177.

[14] Lin CP, Shih MH, Tsai MC. Clinical experiences of infectious scleral ulceration: a complication of pterygium operation. Br J Ophthalmol, 1997, 81 (11): 980 - 983.

[15] Moriarty AP, Crawford GJ, McAllister IL, et al. Severe corneoscleral infection. A complication of beta irradiation scleral necrosis following pterygium excision. Arch Ophthalmol, 1993,111(7):947 - 951.

[16] Sawant SD, Biswas J. Fungal scleritis with exudative retinal detachment. Ocul Immunol Inflamm, 2010, 18 (6):457 - 458.

[17] Pavklack MA, Fruch BR. Through curettage in the treatment of chronic canaliculitis. Arch Ophthalmol, 1992,110:202.

[18] Liesegang TJ, Foster RK. Spectrum of microbial keratitis in South Florida. Am J Ophthalmol, 1980,90: 38 - 47.

[19] Bharathi MJ, Ramakrishnan R, Meenakshi R, et al. Microbial keratitis in South India: influence of risk factors, climate, and geographical variation. Ophthalmic Epidemiol, 2007,14(2):61 - 69.

[20] Srinivasan R, Kanungo R, Goyal JL. Spectrum of oculomycosis in South India. Acta Ophthalmol (Copenh), 1991,69(6):744 - 749.

[21] Xie L, Zhong W, Shi W, et al. Spectrum of fungal keratitis in north China. Ophthalmology, 2006, 113 (11):1943 - 1948.

[22] Foster CS. Fungal keratitis. Infect Dis Clin North Am, 1992,6:851 - 857.

[23] Wang L, Sun S, Jing Y, et al. Spectrum of fungal keratitis in central China. Clin Experiment Ophthalmol, 2009,37(8):763 - 771.

[24] Rosa RH, Miller D, Alfonso EC. The changing spectrum of fungal keratitis in South Florida. Ophthalmology, 1992,4101:1005 - 1113.

[25] Kremer I, Goldenfeld M, Shmueli D. Fungal keratitis associated with contact lens wear after penetrating keratoplasty. Ann Ophthalmol, 1991,23:342 - 345.

[26] Strelow SA, Kent HD, Eagle RC Jr., et al. A case of contact lens related fusarium solani keratitis. CLAO J, 1992,18:125 - 127.

[27] Willcox MD. Microbial adhesion to silicone hydrogel lenses: a review. Eye Contact Lens, 2013,39(1):61 - 66.

[28] Alfonso E, Mandelbaum S, Fox MJ, et al. Ulcerative keratitis associated with contact lens wear. Am J Ophthalmol, 1986,101(4):429 - 433.

[29] Koidou-Tsiligianni A, Alfonso E, Forster RK. Ulcerative keratitis associated with contact lens wear. Am J Ophthalmol, 1989,108(1):64 - 67.

[30] Chern KC, Meisler DM, Wilhelmus KR, et al. Corneal anesthetic abuse and candida keratitis. Ophthalmology, 1996,103(1):37 - 40.

[31] Sridhar MS, Gopinathan U, Rao GN. Fungal keratitis associated with vernal keratoconjunctivitis. Cornea, 2003,22(1):80 - 81.

[32] Naik M, Mohd Shahbaaz, Sheth J, et al. Alternaria keratitis after deep anterior lamellar keratoplasty. Middle East Afr J Ophthalmol, 2014,21(1):92 - 94.

[33] Jafarinasab MR, Feizi S, Yazdizadeh F, et al. Aspergillus flavus keratitis after deep anterior lamellar keratoplasty. J Ophthalmic Vis Res, 2012,7(2):167 - 171.

[34] Aldave AJ, DeMatteo J, Glasser DB, et al. Report of the Eye Bank Association of America medical advisory board subcommittee on fungal infection after corneal transplantation. Cornea, 2013,32(2):149 - 154.

[35] Labiris G, Troeber L, Gatzioufas Z, et al. Bilateral fusarium oxysporum keratitis after laser in situ keratomileusis. J Cataract Refract Surg, 2012,38(11): 2040 - 2044.

[36] Sharma DP, Sharma S, Wilkins MR. Microbial keratitis after corneal laser refractive surgery. Future Microbiol, 2011,6(7):819 - 831.

[37] Mozayan A, Madu A, Channa P. Laser in-situ keratomileusis infection: review and update of current practices. Curr Opin Ophthalmol, 2011, 22 (4): 233 - 237.

[38] Marangon FB, Miller D, Giaconi JA, et al. In vitro investigation of voriconazole susceptibility for keratitis and endophthalmitis fungal pathogens. Am J Ophthalmol, 2004,137:820 - 825.

[39] Loh AR, Hong K, Lee S, et al. Practice patterns in the management of fungal corneal ulcers. Cornea, 2009,28

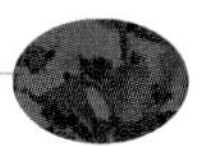

(8):856 - 859.

[40] Efficacy of antifungal agents in the cornea. II. Influence of corticosteroids. Invest Ophthalmol Vis Sci, 1994,25:331.

[41] Xie L, Shi W, Liu Z, et al. Lamellar keratoplasty for the treatment of fungal keratitis. Cornea, 2002,21(1):33 - 37.

[42] Thomas PA, Kaliamurthy J. Mycotic keratitis: epidemiology, diagnosis and management. Clin Microbiol Infect, 2013,19(3):210 - 220.

[43] Sharma N, Sachdev R, Jhanji V, et al. Therapeutic keratoplasty for microbial keratitis. Curr Opin Ophthalmol, 2010,21(4):293 - 300.

[44] Bell NP, Karp CL, Alfonso EC, et al. Effects of methylprednisolone and cyclosporine A on fungal growth in vitro. Cornea, 1999,18(3):306 - 313.

[45] Perry HD, Doshi SJ, Donnenfeld ED, et al. Topical cyclosporine A in the management of therapeutic keratoplasty for mycotic keratitis. Cornea, 2002, 21(2):161 - 163.

[46] Li O, Kapetanakis V, Claoué C. Simultaneous bilateral endophthalmitis after immediate sequential bilateral cataract surgery: what's the risk of functional blindness?. Am J Ophthalmol, 2014,157(4):749 - 751.

（李　由　吴联群　魏锐利）

输液真菌感染

44.1 概述

输液真菌感染是指误将已被真菌污染的注射液输入人体，引起轻重不同的临床表现。住院患者为了降温、补液或者输注药物等，通常需要大量葡萄糖溶液或者血浆等静脉滴注，这种静脉滴注已成为医院不可或缺的治疗手段。20 世纪 80 年代以前，国内静脉输液方式以全开放式为主，且输液橡胶管消毒后重复使用。80 年代后期，半开放式输液逐渐替代了全开放式输液，输液器更新为一次性的。90 年代末，国内出现了全密闭式静脉输液。2012 年 7 月至 2013 年 7 月，美国曾发生大规模因注射被污染的甲泼尼龙而引起的深部真菌病，包括真菌性脑脊髓膜炎、关节炎等。

半开放式输液使用刚性瓶体的玻璃瓶或者塑料瓶装葡萄糖溶液，需要在瓶口胶塞处插入通气管路，用于输液过程中空气进入瓶内产生压力，输液过程中空气需不断经通气管路引入溶液产生压力，空气中的灰尘、微生物(如细菌、真菌、尘螨等)可由此进入玻璃瓶内引发输液污染，如有疏忽，将有真菌生长的葡萄糖溶液输注给患者，会引起不良后果。此情况在医院屡见不鲜。另外，药品生产商生产过程中的不慎也可能是输液真菌感染的来源之一。作为医护人员，输液前应仔细检查液体，符合规定方能使用。正常的补液液体溶液在透光检查时，液体应该无色清澈透亮，无渣滓、沉淀、异物，不浑浊、不变色。

44.2 病因

输液中的真菌感染多是污染真菌，如青霉、曲霉、毛霉、根菌、酵母菌、念珠菌等。2013 年，美国发生的注射感染事件主要的感染菌为嘴突脐孢和烟曲霉。大部分污染真菌通常不致病，加之正常人对真菌有一定的抵抗力，故输注真菌后一般不易引起全身感染。但是，输注真菌后可引起的各种不良反应，这可能是由于真菌在葡萄糖溶液中的代谢产物所致。虽然输注的真菌多属于不致病的污染真菌，但是也有少数污染真菌可以致病，如某些曲霉、白念珠菌可以引起全身感染，引起真菌性脑膜炎、真菌性败血症等严重疾病。

44.3 临床表现

44.3.1 急性过敏反应

患者表现为发热、胸闷、呼吸困难、心悸、呕吐、烦躁不安等，严重者出现过敏性休克。1977 年，吴绍熙等报道 1 例因输液引起的白念珠菌菌血症。当静脉滴注葡萄糖液 150 ml 时，患者突发寒战，2 h 后高热 40.5℃，双侧腰部针刺样疼痛难忍，伴有胸闷、呼吸困难、心悸、胸腹部疼痛、呕吐。检查：口唇发

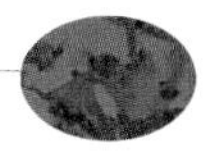

绀，四肢冰凉，神志迟钝，尿闭，血压 90/40 mmHg。同时发现原输液中有白色团状絮状物及黑色块状物。输液瓶底有裂纹，注射液涂片找到真菌菌丝及孢子。取血、尿及原输液培养均有白念珠菌生长。先后用异丙嗪(非那更)、氢化可的松、低分子右旋糖酐、曲古霉素及大蒜素溶液等治疗，40 d 后痊愈。

44.3.2　菌血症

单纯感染者表现为弛张型高热，体温多在凌晨 1～2 时达高峰，复合感染者体温波动于 38.5～41℃，无典型热型。由于血行播散，全身各系统都可侵犯，患者可有突出而多变的精神症状，如嗜睡、躁动、讲胡话、焦虑、幻视幻觉等，也可有腹胀、腹泻等消化系统症状。2012 年 10 月 7 日，美国有线电视新闻网(CNN)报道，美国疾病防治中心(CDC)称，截至 6 日，美国已有 64 人因注射受真菌污染的类固醇而感染脑膜炎，该疾病已致 7 人死亡。脑膜炎感染者分布于美国 9 个州，均因注射受真菌污染的类固醇而感染该病。当局正采取举措，追踪每一名可能已受感染的患者。暂时难以确定每一名患者具体感染的是哪一种真菌，至今仅辨别出了曲霉菌和突脐蠕孢菌。

44.4　诊断

一旦发现输注了被真菌污染的液体，不论是致病真菌还是非致病真菌，都应该严密观察临床体征，送血、尿、痰做真菌培养，并做胸部 X 线检查，若血、尿检查真菌阳性，应考虑有真菌血行感染。

44.5　治疗

发现输注液体中有疑似真菌污染，应立即停止输注，并将残余液体送检做真菌培养。因输注真菌引起的过敏反应，可予抗组胺药、糖皮质激素治疗；如患者被确诊为真菌血行感染，应立即采用抗真菌疗法。可选用两性霉素 B、氟康唑或伊曲康唑等联合应用，以免血行播散。如发热，血象高，伴有低血压或休克者，可给予地塞米松、低分子右旋糖酐扩容以间羟胺、多巴胺等血管活性药物维持血压等对症支持治疗。

主要参考文献

[1] 廖万清，吴绍熙、王高松. 真菌病学. 北京：人民卫生出版社，1989，432.

[2] Reilly A, Fiedler J, Wiese AD, et al. Fungal infections associated with contaminated methylprednisolone injections. N Engl J Med, 2013,369(17):1598－1609.

[3] Baniasadi S, Dorudinia A, Mobarhan M, et al. Microbial contamination of single-and multiple dose vials after opening in a pulmonary teaching hospital. Braz J Infect Dis, 2013,17(1):69－73.

(李　娟　潘炜华　廖万清)

45 其他少见真菌病

随着真菌诊断技术的发展，一些少见的真菌感染也逐渐被人们所认识，本章介绍了除本书系统阐述的其他少见真菌感染。

45.1 镰孢菌引起的皮肤溃疡

45.1.1 概述

镰孢菌属可以导致多种部位的感染，包括鼻旁窦感染、肺炎、角膜炎及播散性感染。镰孢菌引起的皮肤溃疡是较常见的感染类型，常因外伤植入镰孢菌引起，可有肿胀、硬结、脓肿及瘘管形成。常见于成人，男性多与女性，在热带和亚热带地区报道较多。

45.1.2 病原学

镰刀菌属（*Fusarium* spp.）属于半知菌亚门丝孢菌纲丝孢菌目瘤座孢科，在自然界广泛分布，在亚热带、热带比较常见，寒带也有报道，存在于土壤、植物、空气中，也是一种常见的植物病原菌。一定条件下可引起多种疾病，包括局部（如角膜、皮肤）或播散性感染。常见的致病菌包括茄病镰孢菌（*Fusarium solani*）、尖孢镰孢菌（*Fusarium oxysporum*）、轮枝镰孢菌（*Fusarium verticillioides*）、层生镰孢菌（*Fusarium proliferatum*）等；厚垣镰孢霉（*Fusarium chlamydosporum*）、双胞镜孢菌（*Fusarium dime-*

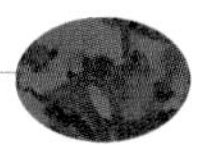

rum)、甘蔗镰孢(*Fusarium sacchari*)、串珠镰刀菌(*Fusarium moniliforme*)等致病较少见；茄病镰孢菌在镰孢菌属中是致病力最强的。外伤和空气传播是主要的感染方式。

45.1.3　发病机制与病理

镰孢菌具有多种毒力因子，如镰孢菌分泌单端孢霉烯类真菌毒素可抑制细胞免疫和体液免疫，同时还可导致组织分解。另外，镰孢菌具有黏附于假体材料的能力，并能产生蛋白酶和胶原酶。外伤和空气传播是主要的感染方式。在田间劳作时，皮肤可能被植物刮伤，是导致皮肤感染的一个重要途径。皮肤感染的病理表现主要为炎性细胞浸润真皮层，可见分支分隔的透明菌丝，侵犯血管引起血栓和坏死。皮肤感染也可呈现化脓性肉芽肿表现。

45.1.4　临床表现

一般局限于外伤部位，常发生于足踝，进展缓慢。溃疡基底可见膜样物或黄绿色坏死组织，去除坏死组织，可见肉芽组织，有厚痂、脓液或出血，边界清楚，有暗红色炎性浸润(图 45－1－1A)。正常人群一般病变局限于局部，但免疫抑制患者可能发展为播散性感染。

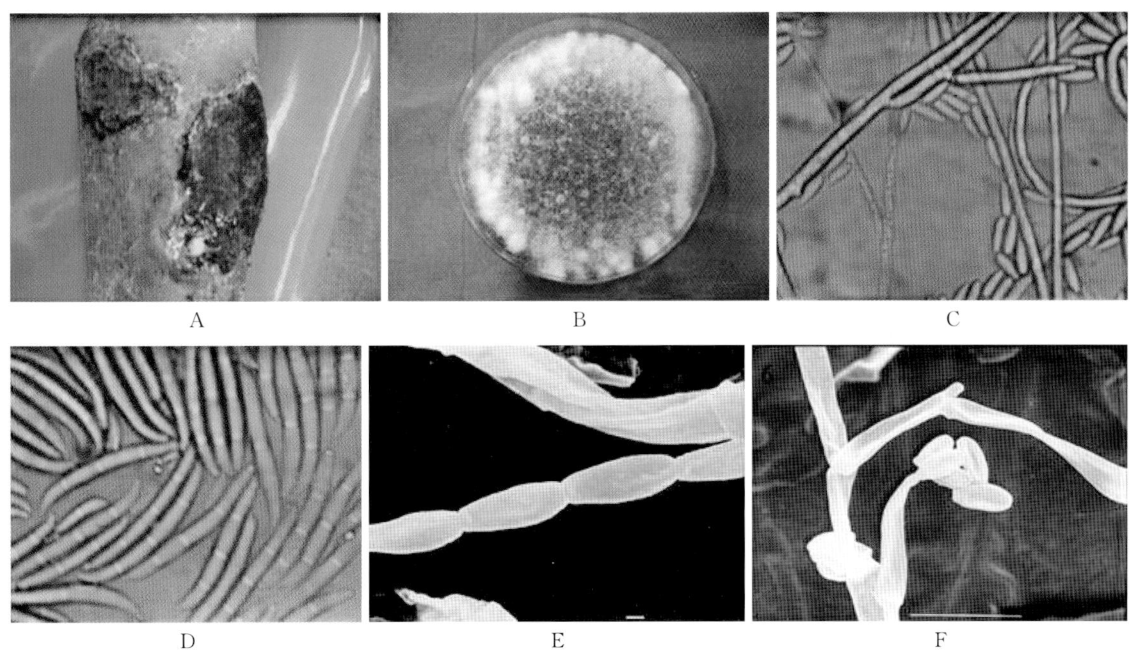

图 45－1－1　镰孢菌

A. 右小腿可见皮肤溃疡，上覆黑褐色硬的厚痂，有脓液外溢；B. 在 PDA 上，25℃培养，7 d 时菌落生长情况；C. 在 PDA 上，小分生孢子链生和假头状着生并存(×400)；D. 大分生孢子呈镰刀形，有 3～6 个隔(×400)；E. 扫描电镜观察：小分生孢子呈串珠状(×3 500)；F. 扫描电镜观察：瓶梗及假头状小分生孢子(×3 000)。图片引自：宋红娟，郭书萍，王胜，等. 伏立康唑联合手术治愈小腿镰刀菌感染 1 例. 中国真菌学杂志，2010，6.

45.1.5　真菌学检查

(1) 真菌镜检

取脓性分泌物、坏死物、感染皮肤组织等涂于玻片上，加入 10%的 NaOH，加盖玻片，可见大量不规则分支、分隔的菌丝，偶见镰刀状大分生孢子。

(2) 真菌培养

在马铃薯葡萄糖琼脂培养基(PDA)或沙堡葡萄糖琼脂培养基(SDA)上接种，25℃培养，PDA 培养基上菌落生长迅速，气生菌丝发达，菌丝呈棉絮状，低平或蛛丝状，菌落可呈白色、浅紫色、粉红色、橙红色、紫色等，背面颜色与正面相同但常更深，培养基可着色(图 45－1－1B)。显微镜下可见透明分隔菌丝、大分生孢子、小分生孢子、分生孢子梗。大分生孢子是镰刀菌属的特征性结构，着生于菌丝的分生孢子梗或大分生孢子座内，透明多隔，一般 3～5 个

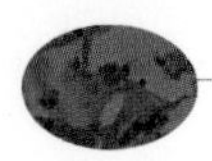

分隔，有镰刀形、线形、纺锤形、柱形、腊肠形、披针形。小分生孢子产生于气生菌丝，透明单细胞或2～3个分隔，数量多于大分生孢子，形态大小多变，可呈卵圆形、梨形、柱形或纺锤形，通常头状着生，较少为链状着生，或假头状和链状兼有。茄病镰刀菌小分生孢子呈卵圆形或短棒状，着生于不规则的分生孢子柄上，大分生孢子呈腊肠形、纺锤性，分隔1～4个，厚壁孢子呈球形或椭圆形，顶生性或中间性，多为1个细胞。串珠镰刀菌镜下可见分支、分隔、透明菌丝；分生孢子梗为简单瓶梗；小分生孢子链生和假头状着生并存，可见小分生孢子呈椭圆形、纺锤形、卵形、腊肠形，透明，单细胞或有1个隔，直或稍弯曲（见图45-1-1C）；大分生孢子有3～6个隔，呈纺锤形、镰刀形、棍棒形、线形，壁薄，孢子两端窄细，可见脚孢，有的呈楔形（见图45-1-1D）；在扫描电镜下观察，可见小分生孢子呈串珠状（见图45-1-1E）；瓶梗及假头状小分生孢子（见图45-1-1F）。

45.1.6 诊断与鉴别诊断

主要与曲霉菌、青霉菌、毛霉菌等真菌引起的皮肤感染鉴别。

45.1.7 预防与治疗

在农业劳作时或野外工作时要注意对暴露部位的保护，防止植物擦伤或割伤；被植物擦伤或割伤后要及时清理伤口。早期治疗是非常重要的，尤其是对于免疫功能不全的患者，防止其发展为全身性感染。对于正常人预后较好，免疫抑制或缺陷患者如不及时治疗有播散性感染的危险，可能威胁生命。镰刀菌，特别是茄病镰刀菌，对氟胞嘧啶、酮康唑、咪康唑、氟康唑、伊曲康唑等有耐药性。伏立康唑，两性霉素B和联合抗真菌药治疗有成功的报道，体外药敏实验对治疗有重要的提示意义；局部的治疗包括外科清创手术和抗真菌药物局部外用。

45.2 帚霉病

45.2.1 概述

帚霉病是由某些帚霉菌属真菌引起的感染性疾病，较为少见。帚霉主要分布在土壤中，可侵犯皮肤黏膜、甲、鼻旁窦，甚至引起深部感染。

45.2.2 病原学与流行病学

帚霉属（*Scopulariopsis* spp.）属于半知菌类丝孢纲从梗孢目从梗孢科，为常见的土壤腐生菌，已从多种物质中分离出来，如空气、食品、土壤等。对人类致病的菌种主要有短帚霉（*Scopulariopsis brevicaulis*）、布兰特帚霉（*Scopulariopsis brumpti*）、枝顶孢帚霉（*Scopulariopsis acremonium*）、棕帚霉（*Scopulariopsis fusca*）和康宁帚霉（*Scopulariopsis koningii*）等，短帚霉是最常见的致病菌。帚霉引起的人类疾病包括甲真菌病、角膜炎、鼻旁窦炎、心内膜炎、腹膜炎、肺脓肿、脑脓肿等。侵袭性感染主要发生在免疫抑制人群，其死亡率很高。

45.2.3 发病机制与病理

帚霉对甲板有很强的侵袭力，可引起甲真菌病，帚霉可能通过土壤污染或外伤侵袭趾甲引发霉菌性甲真菌病。对于免疫功能缺陷者，帚霉可侵袭侵袭多器官，导致播散性感染。皮肤帚霉感染的病理多为慢性肉芽肿表现，皮下及真皮组织见广泛的肉芽肿及化脓性病灶。PAS染色可见大小不等的孢子，分支、分隔菌丝。

45.2.4 临床表现

（1）甲真菌病

甲帚霉菌感染是帚霉菌感染中较常见的类型，主要为短帚霉菌感染。临床多表现为远端侧缘甲下型，可累及多个足趾，较少累及手指。

（2）皮肤感染

可为结节性或溃疡性或肉芽肿样损害。

（3）肺部感染

多发生在免疫功能异常的人群，可出现支气管出血、支气管阻塞、肺脓肿等多种变现。

（4）其他

Jain D等报道了1例人造瓣膜心内膜炎。Hart AP等报道了1例脑部感染帚霉的病例。鼻旁窦炎、足菌肿、腹膜炎、角膜炎、脑脓肿等也有报道。

45.2.5 真菌学检查

真菌学检查是诊断的依据。短帚霉可以在沙氏培养基生长，初为白色膜样菌落，后变为白色毡样菌落，后可呈灰褐色（图45-2-1A、B），27℃较37℃生长快。光镜下可见丰富的分枝、分隔菌丝，透明、

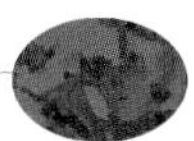

细长，分生孢子由环孢子梗产生，球形或柠檬形，壁厚、表面光滑或粗糙有刺，常成链状排列，自动卷曲或成团，有帚状枝（图 45－2－1C、D）。电镜下可见丰富的分支、分隔菌丝，环痕梗自菌丝直立生出，短，呈轮状分支形成帚状枝（图 45－2－1E），环痕产孢，环痕梗外壁破裂，梗与孢子间产生横隔，遗留 1 圈环痕。球形的顶生或侧生环孢子常见，环孢子表面光滑或粗糙有刺，成串排列或脱落（图 45－2－1F）。

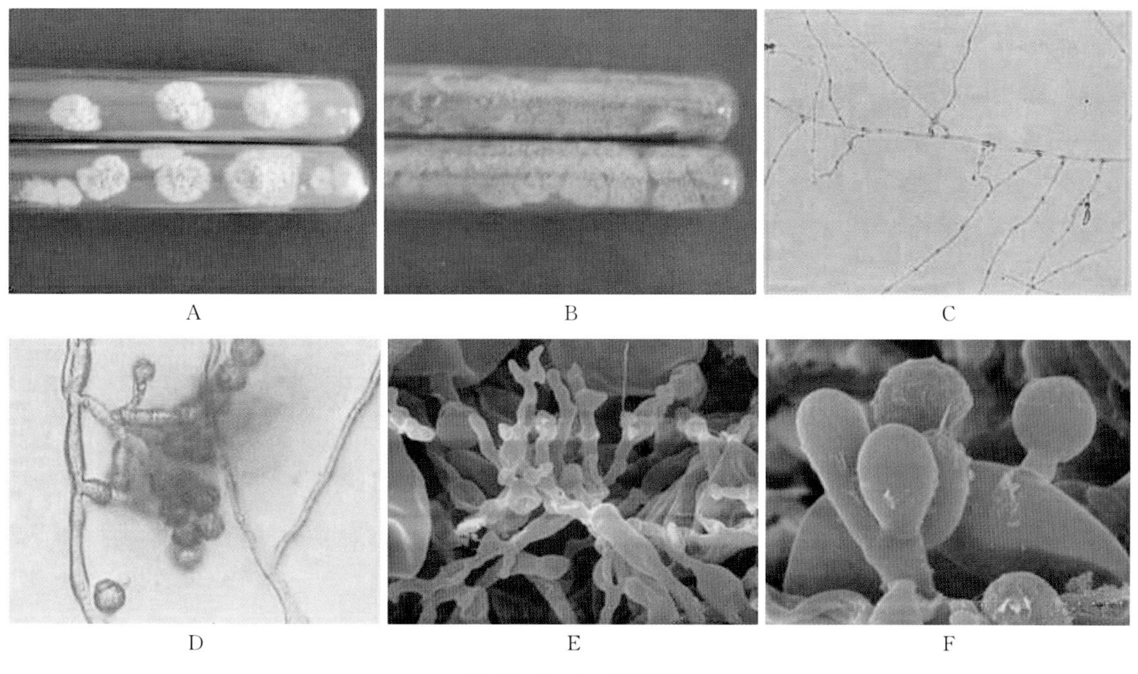

图 45－2－1　短帚霉

A. 27℃培养 3～4 d，菌落开始生长，初为白色膜样菌落，生长迅速，1 周时形成直径达 2 cm 的白色毡样菌落；B. 以后菌落逐渐成灰褐色粉末状，边缘淡黄色；C、D. 可见丰富的分支、分隔菌丝，透明、细长、弯曲，分生孢子梗从菌丝末端或侧面产生，直立，与菌丝呈 45°～90°角，分生孢子梗顶端产生帚状枝；E、F. 可见丰富的分支、分隔菌丝，环痕梗自菌丝直立生出，短，呈轮状分支形成帚状枝。向基性的连续产孢，菌丝或孢子表面有饰纹。球形的顶生或侧生环孢子常见，环孢子表面光滑或粗糙有刺。图片引自：林元珠. 1 株短帚霉临床分离株的形态学和 rDNA 序列的鉴定. 中国真菌学杂志，2008，3：146－149.

甲真菌病镜检可见成群的梨形孢子，具有一定的诊断价值。分子生物学诊断的方法也逐步受到重视。

45.2.6　诊断与鉴别诊断

皮肤感染临床特点无特异性，应与孢子丝菌病、结核、放线菌病等鉴别；肺部感染需与曲霉感染鉴别；真菌学证据具是诊断的“金标准”。

45.2.7　治疗与预后

抗真菌治疗：帚霉病通常对伊曲康唑、氟康唑、氟胞嘧啶耐药，对与两性霉素、咪康唑、酮康唑较敏感。口服特比萘芬、伊曲康唑及局部的纳他霉素对其引起的甲真菌病的治疗有效均有报道。国内有碘化钾内服治愈的报道。

45.2.8　其他治疗

切除局部感染灶；对症治疗。

45.3　链格孢病

45.3.1　概述

链格孢病，又称交链孢霉病，是由链格孢属的真菌引起的感染性疾病。主要发生于免疫抑制人群，皮肤和皮下感染是最常见的类型。

45.3.2　病原学与流行病学

链格孢（*Alternaria* spp.）又称交链孢霉、链互格孢，属于半知菌亚门丝孢菌纲丝孢菌目暗色孢科链格孢属。链格孢是常见的腐生菌，在空气、土壤、工业材料上均可发现，同时也是一种常见的植物致病菌，一般对人类无致病性。但某些链格孢可引起皮肤感染、角膜炎、过敏性哮喘等，报道的常见的致病菌有交链链格孢（*Alternaria alternata*）、纤细链格孢（*Alternaria tenuissima*）、感染链格孢（*Alternaria infectoria*）、石竹链格孢（*Alternaria dianthicola*）、绒状链格孢（*Alternaria chartarum*）、厚壁链格孢（*Alternaria chlamydosporum*）等，很多报道的交链链格孢、纤细链格孢感染实际上是链格孢感染。本病主要发生于免疫抑制人群（特别是实体器官移植患者）及库欣综合征患者，在世界各地均有报道。

45.3.3 发病机制与病理

链格孢可以导致多种过敏性疾病，如过敏性皮炎、过敏性支气管炎，过敏性哮喘、过敏性肺炎等；同时，链格孢可以导致多种类型的感染，如鼻旁窦感染、眼部感染、皮肤感染、肺部感染及播散性感染等。组织病理学改变呈慢性炎症性肉芽肿，表皮增殖含有少量多形核细胞，真皮有组织细胞和巨噬细胞浸润，PAS 染色时感染部位可见菌丝。

45.3.4 临床表现

皮肤及皮下感染：皮肤链格孢感染是最常见的感染类型（约占 74.3%），常在皮肤暴露部位出现，好发于手、面、前臂和膝部。损害表现为炎症浸润，可有红斑脱屑，纤维状或条索状丘疹，可伴慢性溃疡，病程缓慢，表现为痊愈和新的皮损交替出现，全身无明显症状。一般为单个皮损，中心可有溃疡或结痂。有时可见多个无痛性皮下结节，提示播散性链格孢感染。

(1) 角膜炎

角膜可见灰白色病灶，密度不均，边界模糊，呈羽毛状。一般为单眼患病，患者有眼涩、眼痛、视力下降，分泌物增多等症状。患者可有隐形眼镜佩戴史、角膜外伤史或角膜移植等病史，以及外伤后糖皮质激素使用史。

(2) 鼻腔感染

无特殊表现，可能表现为鼻旁窦的侵袭性感染。中性粒细胞减少是一个重要的危险因素，可能有类固醇喷雾剂使用史。

(3) 甲癣

一般有接触土壤或外伤史，可表现为甲营养不良，远端甲下角化过度或甲剥离。

45.3.5 真菌学检查

(1) 直接镜检

皮屑或组织涂片可见黑褐色菌丝，也可见无色的厚壁孢子。

(2) 真菌培养

菌落呈绒状，灰黑色至黑色。分生孢子梗较短，分隔，不分支或分支，褐绿色，分生孢子壁呈砖状，具 3～5 个横隔，褐绿色或褐黑色，常数个成链，大小极不规律。单格孢属真菌形态与链格孢相似，要注意区分。

45.3.6 诊断与鉴别诊断

本病临床表现无特殊，皮肤感染应与分枝杆菌感染及其他着色真菌感染及暗色丝孢霉感染鉴别。真菌学证据可确诊，但要注意排除污染菌可能。分子生物学的诊断是在菌种鉴定方面有重要意义，对于组织病理阳性，培养阴性的病例具有诊断价值。另外，临床上要注意有无与其他真菌的合并感染，如拟青霉与链格孢合并感染。

45.3.7 治疗与预后

链格孢病常发生于免疫功能缺陷人群，应仔细询问病史，给予全面检查，排除或发现其他相关疾病。对于由于长期使用糖皮质激素或免疫抑制剂导致感染的人群，可根据实际病情减量或停用。

一般来说，常规的抗真菌药对链格孢感染都有较好的治疗效果。伊曲康唑是成功治疗链格孢感染导致甲癣和皮肤感染最常见的用药；氟康唑有效治疗链格孢病有多例报道，伏立康唑和泊沙康唑治疗角膜感染具有较好的疗效。

局部皮肤感染可在抗真菌治疗的同时，考虑手术切除病灶；也可考虑使用干扰素，胸腺肽等增强免疫力。

对于链格孢病的治疗尚无统一的指南，对于链格孢皮肤感染目前最有效的治疗方法是全身咪唑类抗真菌治疗联合局部手术治疗。对于角膜感染，有联合卡泊芬净外用和伏立康唑系统联合治疗有效的报道。局部病灶切除联合长期系统性抗真菌治疗及减少免疫抑制剂的使用是目前治疗免疫抑制人群皮肤感染患者的最佳选择。

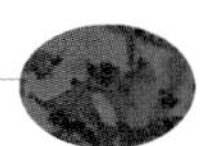

45.4 拟青霉病

45.4.1 概述

拟青霉病是由某些拟青霉属真菌引起的感染性疾病。有报道该菌可引起心内膜炎、腹膜炎、肺炎和皮肤感染等。

45.4.2 病原学与流行病学

拟青霉属(*Paecilomyces* spp.)属于子囊菌门真子囊菌纲散子囊菌目发菌科,最早在1907年由Bainier描述,是常见的环境霉菌。可以在土壤、腐败的植物中发现,可污染食物,如瓶装水果罐头,也可以造成皮革和棉麻制品的污染。拟青霉是条件致病菌,很少引起人类发病,但是一些拟青霉,如宛氏拟青霉(*Paecilomyces variotii*)、淡紫拟青霉(*Paecilomyces lilacinus*)等可以引起人类疾病,包括腹膜炎、眼内炎、心内膜炎、骨髓炎、鼻旁窦炎及皮肤感染等。发病多为散发,也有因为皮肤洗剂污染而导致医院内爆发流行的报道。感染者多为AIDS、器官移植、恶性血液病、腹膜透析患者,偶可见于免疫功能正常者。

45.4.3 发病机制与病理

感染的途径包括从破损的皮肤黏膜感染和吸入感染。感染灶病理无特殊,主要表现为真皮浅层及中层血管周围炎,大量炎性细胞浸润,PAS染色可见真皮中层大量小型酵母样孢子。

45.4.4 临床表现

(1) 心内膜炎

1963年,Uys等报道了1例由拟青霉感染引起心内膜炎。Silver(1971年)和Haldane(1974年)等也报道了由拟青霉引起心内膜炎,患者均为瓣膜置换术后1年左右发病,临床表现无特殊,主要为全身感染症状,如恶寒、发热等。

(2) 腹膜炎

主要发生在长期进行腹膜透析的患者,表现为腹痛,发热等腹膜感染表现。

(3) 眼内炎

主要发生在眼外伤或眼科手术后,如晶体植入术后感染。

(4) 角膜炎

常发生在角膜移植,角膜外伤或佩戴隐形眼镜人群,主要表现为视力下降,角膜浸润等症状。

(5) 鼻旁窦炎

主要表现为皮下肿胀,鼻塞流涕,嗅觉下降等症状。

(6) 肺部感染

国内吴绍熙等报道了1例宛氏拟青霉导致的肺炎,临床表现为咳嗽咳痰,畏寒发热等上呼吸道感染症状。Ono等报道了1例由淡紫拟青霉感染引起的肺脓肿。

(7) 皮肤感染

主要表现为结节、溃疡、肉芽肿,病程常较缓慢。1977年,Takayasu等报道了1例经活检及培养证实的拟青霉引起的皮肤感染,表现为病程缓慢,在面颊部出现多数鳞屑性红色丘疹,有互相融合成大的暗红色斑块及蜂窝状萎缩,无自觉症状。吕雪莲等报道了1例淡紫拟青霉引起的新生儿皮肤感染(图45-4-1A),主要表现为外侧不规则的浸润性暗红斑片,中央黑紫色结痂,边缘见粟粒至绿豆脓疱;胡志敏等报道了1例淡紫拟青霉致原发性皮肤透明丝孢霉病,皮损表现为无痛性暗红色丘疹、脓疱和黄褐色结痂。

45.4.5 真菌学检查

取脓疱分泌物等加入10% NaOH,镜下可见无色透明孢子及少量短小菌丝。在沙氏培养基(SDA)、马铃薯琼脂糖培养基(PDA)、察氏培养基(CDA)均可生长,25℃时形态典型。菌落呈白色、淡粉红色(图45-4-1B)、紫丁香色、黄褐色或藏灰褐色,偶可见浅绿色;菌落质地紧密呈毡状、松絮状或索状,也可见湿润或黏质的菌落。淡紫拟青霉在YPD上培养10 d左右,可以看到典型结构:单个小梗或单根和一簇小梗直立于营养菌丝上,小梗底部膨大,上部尖细,产生分生孢子卵形在顶部呈链状分布(图45-4-1C、D)。电镜下可见淡紫拟青霉菌丝、分生孢子梗、瓶梗和分生孢子形态与光镜下大致相同,瓶梗顶部锥形变细的瓶颈清晰可见,部分瓶颈有偏离主轴而呈弯曲的特征(图45-4-1E、F)。

45.4.6 诊断与鉴别诊断

本病临床表现无特殊,需要与多种感染鉴别,真菌学证据是诊断的“金标准”。诊断时要注意有无多

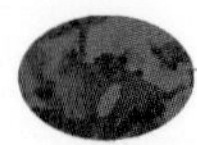

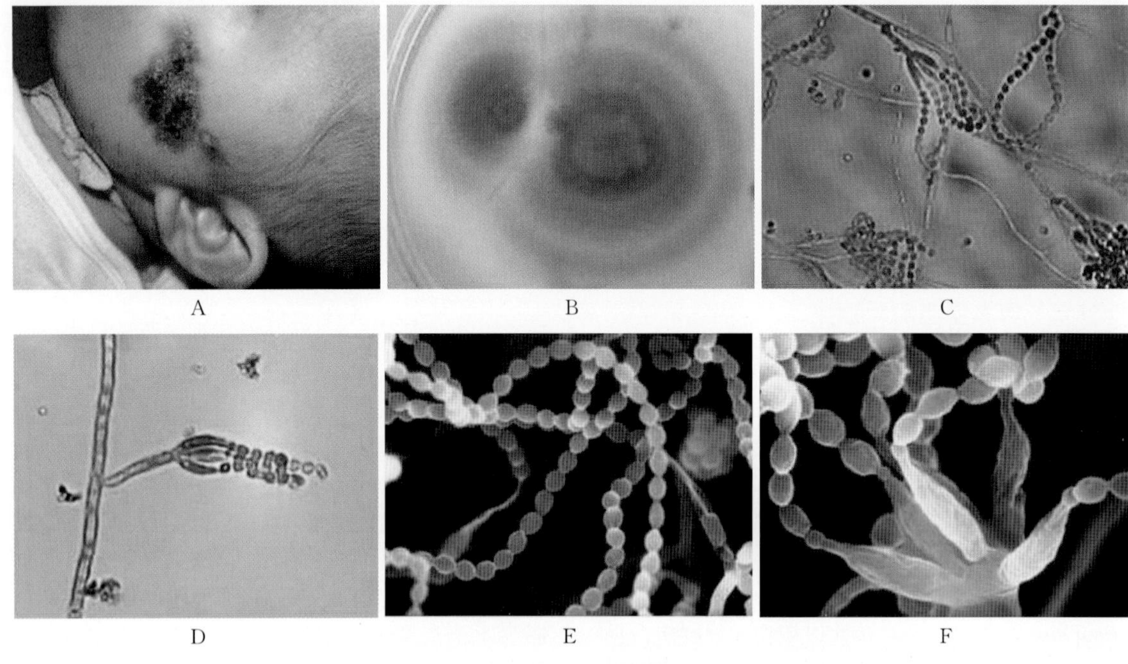

图 45-4-1 拟青霉

A. 左颊外侧边缘不规则浸润性暗红斑片，约 3 cm × 2 cm 大，中央黑紫色结痂，边缘见粟粒至绿豆大丘脓疱疹，脓疱；B. SDA 25℃培养 10 d，菌落正面为淡灰紫色羊毛状，颜色呈同心圆分布；C. 菌落镜检见无色透明分支分隔菌丝，分生孢子梗直立，长 40～600 μm，宽 3～4 μm，其顶端帚状枝一般单轮生(×400)；D. 瓶梗基部膨大，顶部见锥形变细的瓶颈；E. 分生孢子大多椭圆形或近球形，壁较光滑，分生孢子链呈柱状或分散柱状；F. 瓶梗基部膨大，顶部有锥形变细的瓶颈，部分瓶颈有偏离主轴而弯曲的特征。图片引自：吕雪莲，陈晶，沈永年，等. 淡紫拟青霉所致皮肤及皮下感染：临床和实验研究. 中国真菌学杂志，2006，3：129-133.

种真菌混合感染，如混合交链孢霉菌感染。一些新的诊断技术，如分子生物学诊断技术，蛋白质组学诊断技术(MALDI-TOF)等也逐步成熟。

45.4.7 治疗与预后

(1) 抗真菌治疗

伏立康唑成功治疗淡紫拟青霉眼内炎、皮肤感染、真菌血症均有多例报道；口服伊曲康唑成功治疗皮肤淡紫拟青霉感染也有报道；特比萘芬、两性霉素 B、泊沙康唑等均有治疗有效的报道。体外药敏实验对治疗有重要的指导意义。

(2) 其他治疗

包括对症治疗，免疫调节治疗，手术联合抗真菌治疗等。

主要参考文献

[1] 宋红娟，郭书萍，王胜，等. 伏立康唑联合手术治愈小腿镰刀菌感染 1 例. 中国真菌学杂志，2010，5(6)：360-363.

[2] 胡志敏，陈柳青，王玮臻，等. 淡紫拟青霉致原发性皮肤透明丝孢霉病 1 例. 国际皮肤病性病学杂志，2010，36(3)：131-133.

[3] Nucci M, Anaissie E. Fusarium infections in immunocompromised patients. Clin Microbiol Rev, 2007, 20(4)：695-704.

[4] Tortorano AM, Richardson M, Roilides E, et al. ESCMID and ECMM joint guidelines on diagnosis and management of hyalohyphomycosis: fusarium spp., scedosporium spp. and others. Clin Microbiol Infect, 2014，20 (Suppl 3)：27-46.

[5] Nelson PE, Dignani MC, Anaissie EJ. Taxonomy, biology, and clinical aspects of fusarium species. Clin Microbiol Rev, 1994，7(4)：479-504.

[6] Kratka J, Kovacikova E. The effect of temperature and age of strains of fusarium oxysporum on its enzymatic activity. Zentralbl Bakteriol Naturwiss, 1979，134(2)：154-158.

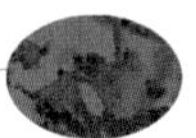

[7] Nucci M, Anaissie E. Cutaneous infection by fusarium species in healthy and immunocompromised hosts: implications for diagnosis and management. Clin Infect Dis, 2002,35(8):909 - 920.

[8] Lalitha P, Shapiro BL, Srinivasan M, et al. Antimicrobial susceptibility of fusarium, aspergillus, and other filamentous fungi isolated from keratitis. Arch Ophthalmol, 2007,125(6):789 - 793.

[9] Gupta AK, Gregurek-Novak T. Efficacy of itraconazole, terbinafine, fluconazole, griseofulvin and ketoconazole in the treatment of scopulariopsis brevicaulis causing onychomycosis of the toes. Dermatology, 2001, 202 (3):235 - 238.

[10] Lotery AJ, Kerr JR, Page BA. Fungal keratitis caused by scopulariopsis brevicaulis: successful treatment with topical amphotericin B and chloramphenicol without the need for surgical debridement. Br J Ophthalmol, 1994, 78(9):730.

[11] Kriesel JD, Adderson EE, Gooch WM 3rd, et al. Invasive sinonasal disease due to scopulariopsis candida: case report and review of scopulariopsosis. Clin Infect Dis, 1994,19(2):317 - 319.

[12] Gentry LO, Nasser MM, Kielhofner M. Scopulariopsis endocarditis associated with Duran ring valvuloplasty. Tex Heart Inst J, 1995,22(1):81 - 85.

[13] Vaidya PS, Levine JF. Scopulariopsis peritonitis in a patient undergoing continuous ambulatory peritoneal dialysis. Perit Dial Int, 1992,12(1):78 - 79.

[14] Endo S, Hironaka M, Murayama F, et al. Scopulariopsis fungus ball. Ann Thorac Surg, 2002,74(3):926 - 927.

[15] Baddley JW, Moser SA, Sutton DA, et al. Microascus cinereus (Anamorph scopulariopsis) brain abscess in a bone marrow transplant recipient. J Clin Microbiol, 2000,38(1):395 - 397.

[16] Iwen PC, Schutte SD, Florescu DF, et al. Invasive Scopulariopsis brevicaulis infection in an immunocompromised patient and review of prior cases caused by scopulariopsis and microascus species. Med Mycol, 2012,50(6):561 - 569.

[17] Neglia JP, Hurd DD, Ferrieri P, et al. Invasive scopulariopsis in the immunocompromised host. Am J Med, 1987,83(6):1163 - 1166.

[18] Lee MH, Hwang SM, Suh MK, et al. Onychomycosis caused by scopulariopsis brevicaulis: report of two cases. Ann Dermatol, 2012,24(2):209 - 213.

[19] Yang Q, Wei J, Chen Z. Fatal bronchial invasion of scopulariopsis brevicaulis in an acute monocytic leukemia patient. Diagn Microbiol Infect Dis, 2012,73 (4):369 - 371.

[20] Jain D, Oberoi JK, Shahi SK, et al. Scopulariopsis brevicaulis infection of prosthetic valve resembling aspergilloma on histopathology. Cardiovasc Pathol, 2011,20(6):381 - 383.

[21] Hart AP, Sutton DA, McFeeley PJ, et al. Cerebral phaeohyphomycosis caused by a dematiaceous scopulariopsis species. Clin Neuropathol, 2001,20(5): 224 - 228.

[22] Wang DL, Xu C, Wang GC. A case of mycetoma caused by scopulariopsis maduromycosis. Chin Med J (Engl), 1986,99(5):376 - 378.

[23] Hagensee ME, Bauwens JE, Kjos B, et al. Brain abscess following marrow transplantation: experience at the Fred Hutchinson Cancer Research Center, 1984 - 1992. Clin Infect Dis, 1994,19(3):402 - 428.

[24] Montone KT, Livolsi VA, Lanza DC, et al. Rapid in-situ hybridization for dematiaceous fungi using a broad-spectrum oligonucleotide DNA probe. Diagn Mol Pathol, 2011,20(3):180 - 183.

[25] Aguilar C, Pujol I, Guarro J. In vitro antifungal susceptibilities of scopulariopsis isolates. Antimicrob Agents Chemother, 1999,43(6):1520 - 1522.

[26] de Hoog GS, Horre R. Molecular taxonomy of the alternaria and ulocladium species from humans and their identification in the routine laboratory. Mycoses, 2002, 45(8):259 - 276.

[27] Pastor FJ, Guarro J. Alternaria infections: laboratory diagnosis and relevant clinical features. Clin Microbiol Infect, 2008,14(8):734 - 746.

[28] Yildiz EH, Ailani H, Hammersmith KM, et al. alternaria and paecilomyces keratitis associated with soft contact lens wear. Cornea, 2010,29(5):564 - 568.

[29] Chang GH, Wang WH. Intranasal fungal (Alternaria) infection related to nasal steroid spray. Am J Otolaryngol, 2013,34(6):743 - 745.

[30] Robert T, Talarmin JP, Leterrier M, et al. Phaeohyphomycosis due to alternaria infectoria: a single-center experience with utility of PCR for diagnosis and species identification. Med Mycol, 2012,50(6):594 - 600.

[31] Lavergne RA, Cassaing S, Nocera T, et al. Simultaneous cutaneous infection due to paecilomyces lilacinus and alternaria in a heart transplant patient. Transpl Infect Dis, 2012,14(6):e156 - e160.

[32] Saegeman VS, Dupont LJ, Verleden GM, et al. Paecilomyces lilacinus and alternaria infectoria

cutaneous infections in a sarcoidosis patient after double-lung transplantation. Acta Clin Belg, 2012,67(3):219-221.

[33] Alhmali N, Lindenlaub P, Ghebremedhin B, et al. Deep cutaneous mycosis due to Alternaria infectoria after liver transplantation: successful treatment with fluconazole. Eur J Dermatol, 2013,23(1):100-102.

[34] Salido-Vallejo R, Linares-Sicilia MJ, Garnacho-Saucedo G, et al. Subcutaneous phaeohyphomycosis due to alternaria infectoria in a renal transplant patient: surgical treatment with no long-term relapse. Rev Iberoam Micol, 2014,31(2):149-151.

[35] Neoh CF, Leung L, Vajpayee RB, et al. Treatment of alternaria keratitis with intrastromal and topical caspofungin in combination with intrastromal, topical, and oral voriconazole. Ann Pharmacother, 2011,45(5):e24.

[36] Boyce RD, Deziel PJ, Otley CC, et al. Phaeohyphomycosis due to alternaria species in transplant recipients. Trans Infect Dis, 2010,12(3):242-250.

[37] Wolley M, Collins J, Thomas M. Paecilomyces lilacinus peritonitis in a peritoneal dialysis patient. Perit Dial Int, 2012,32(3):364-365.

[38] Rodrigues MM, MacLeod D. Exogenous fungal endophthalmitis caused by paecilomyces. Am J Ophthalmol, 1975,79(4):687-690.

[39] Haldane EV, MacDonald JL, Gittens WO, et al. Prosthetic valvular endocarditis due to the fungus paecilomyces. Can Med Assoc J, 1974,111(9):963-5, 968.

[40] Wong G, Nash R, Barai K, et al. Paecilomyces lilacinus causing debilitating sinusitis in an immunocompetent patient: a case report. J Med Case Rep, 2012,6(1):86.

[41] Takayasu S, Akagi M, Shimizu Y. Cutaneous mycosis caused by paecilomyces lilacinus. Arch Dermatol. 1977, 113(12):1687-1690.

[42] Orth B, Frei R, Itin PH, et al. Outbreak of invasive mycoses caused by paecilomyces lilacinus from a contaminated skin lotion. Ann Intern Med, 1996,125(10):799-806.

[43] Uys CJ, Don PA, Schrire V, et al. Endocarditis following cardiac surgery due to the fungus paecilomyces. S Afr Med J, 1963,37:1276-1280.

[44] Silver MD, Tuffnell PG, Bigelow WG. Endocarditis caused by paecilomyces varioti affecting an aortic valve allograft. J Thorac Cardiovasc Surg, 1971,61(2):278-281.

[45] Yuan X, Wilhelmus KR, Matoba AY, et al. Pathogenesis and outcome of paecilomyces keratitis. Am J Ophthalmol, 2009,147(4):691-696.

[46] Matoba AY. Fungal keratitis responsive to moxifloxacin monotherapy. Cornea, 2012,31(10):1206-1209.

[47] Ono N, Sato K, Yokomise H, et al. Lung abscess caused by paecilomyces lilacinus. Respiration, 1999,66(1):85-87.

[48] Garbino J, Ondrusova A, Baglivo E, et al. Successful treatment of paecilomyces lilacinus endophthalmitis with voriconazole. Scand J Infect Dis, 2002,34(9):701-703.

[49] Labriola L, Ercam VB, Swinne D, et al. Successful treatment with voriconazole of prolonged paecilomyces lilacinus fungemia in a chronic hemodialyzed patient. Clin Nephrol, 2009,71(3):355-358.

[50] Rimawi RH, Carter Y, Ware T, et al. Use of voriconazole for the treatment of paecilomyces lilacinus cutaneous infections: case presentation and review of published literature. Mycopathologia, 2013,175(3-4):345-349.

[51] Gottlieb T, Atkins BL. Case report. Successful treatment of cutaneous paecilomyces lilacinus infection with oral itraconazole in an immune competent host. Mycoses, 2001,44(11-12):513-515.

[52] Clark NM. Paecilomyces lilacinus infection in a heart transplant recipient and successful treatment with terbinafine. Clin Infect Dis, 1999,28(5):1169-1170.

[53] Kurzai O, Vaeth T, Hamelmann W, et al. Combined surgical and antifungal treatment of a subcutaneous infection due to paecilomyces lilacinus. Med Mycol, 2003,41(3):253-258.

(桑军军　潘炜华　廖万清)

第四篇
真菌毒素中毒症

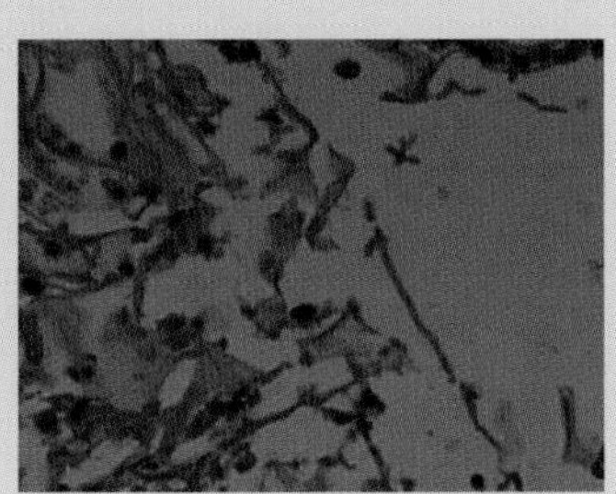

真菌毒素的致病特点及种类

真菌毒素是一些真菌在生长过程中产生的、易引起人和动物病理变化和生理变态的次生代谢产物,有的储存于菌体细胞内,有的可分泌到细胞外,甚至菌体外的基物中,是可以引起人和动物中毒的一种天然有毒化合物。研究证实,当人误食毒菌(如毒蘑菇)或被真菌毒素污染的食物时,可引起急性或慢性中毒,损害机体的肝脏、肾脏、神经组织、造血组织及皮肤组织等,有的已被证实具有致癌、致畸及致细胞突变的"三致"作用。

真菌毒素引起医学界重视才 50 余年,但在人类的生活实践中,很早就对此有了一定认识,如麦角中毒是人类第 1 个有记录的真菌毒素中毒症,早在 9～14 世纪,在欧州频频发生。18 世纪,法国由于麦角中毒死亡 8 000 余人。此外,1913 年,在俄罗斯东部西伯利亚发现食用了霉捂越冬的粮食而引起食物中毒性白细胞缺乏病(ATA)。1940 年以来日本发现因食用粳米中的黄变米而引起黄变米毒素中毒症,导致大批人死亡,并从中分离到 15 种污染真菌,其中主要为 3 种青霉,即黄绿青霉(*Penicillium citreoviride*)、桔青霉(*P. citrinum*)和岛青霉(*P. islandicum*)。在我国也曾发现多起真菌中毒病例。例如,20 世纪 50 年代,曾发生马和牛的霉玉米中毒和甘薯黑斑病中毒,东北发生臭米面中毒,华南发生霉甘蔗中毒等。由于过去对真菌毒素污染危害的严重性缺乏认识,因而在这方面的研究工作较少。1960 年,英国发生 10 万只火鸡因食用了制油后的花生残渣导致中毒死亡事件,经研究,发现这些饲料中含有大量黄曲霉毒素(aflatoxin),从而引起世界范围的广泛重视。各国真菌学工作者先后开展了产毒真菌的鉴定、真菌毒素化学和分析方法、生理活性和病理学等领域的广泛研究,相继发现了许多重要真菌毒素,如杂色曲霉毒素(sterigmatocystin)、皱褶青霉素(rugulosin)、展青霉素(patulin)、青霉酸(penicillic acid)、赭曲霉毒素 A(ochratoxin A)、岛青霉毒素(islanditoxin)、富马毒素(fumonisin)和 T-2 毒素等。另外,我国真菌学工作者在该领域开展了许多有价值的工作。例如,在 20 世纪 60 年代进行了真菌及其代谢产物与肿瘤发生关系的研究,取得了较大进展,阐明了河南林县食管癌高发区酸菜中白地霉(*Geotrichum candidum*)具促癌作用。另外,中国协和医科大学张永江教授证实了玉米赤霉烯酮(zea)是地方性乳腺增生症的病因。1986 年,我国学者胡文娟等证实霉变甘蔗中毒是由于甘蔗节菱孢(*Arthrinium sacchari*)等霉菌产生的三硝基丙酸引起的。

至今,由真菌学家们发现的真菌种类约有 97 000 多种,但生长在食物或饲料上且能产生真菌毒素的种类仅有百余种,主要为曲霉属(*Aspergillus*)、青霉属(*Penicillium*)和镰孢菌属(*Fusarium*)真菌,其次为葡萄状穗霉属(*Stachybotrys*)、长蠕孢属(*Helminthosporium*)和链格孢属(*Alternaria*)等属中的产毒真菌。另外,大型毒菌(毒蘑菇)约有 200 多种,主要分属于担子菌门(Basidiomycota),其次为子囊菌门(Ascomycota)。

本篇就真菌毒素的种类、致病特点及真菌毒素中毒症的防治作概述。

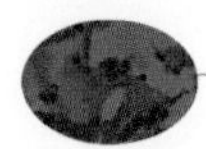

46.1 真菌毒素的致病特点

真菌毒素被人或动物误食后，根据其性质、摄入量和机体敏感性差异，会引起不同种类和程度的中毒症状，如可引起腹泻、恶心、呕吐、腹痛、嗜睡、昏迷，甚至死亡等急性中毒症状。也可引起多种多样的慢性中毒症状，如肝硬化、肝癌、肾炎、脑出血和神经组织变性等症状。真菌毒素的致病具有以下特点。

1）中毒的发生与进食某些食物有关，对可疑食物或饲料分析，常可发现真菌或真菌有毒代谢产物。

2）分析中毒者的排泄物常可发现真菌毒素。

3）中毒的发生常有一定的季节性和区域性，如温暖、潮湿、多雨、发霉的季节或发生洪涝地区及寒冷季节较长、缺乏新鲜食物及饲料地区，中毒的发生率往往较其他季节和地区为高。

4）真菌毒素中毒是不传染的，也没有免疫性。因真菌毒素不同于细菌毒素，其一般都是小分子量的，且为不复杂的蛋白质分子，其没有免疫原性，故不能刺激机体免疫系统产生抗体。

5）化学药物或抗生素对中毒症疗效甚微。

6）长期、少量地摄入真菌毒素，不仅可引起人体的慢性损害，还可引起维生素缺乏症。但这种症状用维生素治疗无效。

46.2 真菌毒素的毒害作用及分类

46.2.1 真菌毒素的毒害作用

（1）肝脏

可引起肝实质细胞的变性、坏死、肝硬化或肝肿瘤等。这类毒素包括黄曲霉毒素、杂色曲霉毒素、赭曲霉毒素、黄天精（luteoskyrin）、岛青霉毒素、灰黄霉素（griseofulvin）和鬼笔毒伞素（phallotoxins）等。

（2）肾脏

可引起急性或慢性肾病变，如发生肾小管的病变，导致肾小球损害，最终导致肾衰竭。这类毒素包括桔青霉素（citrinin）、曲酸（kojic acid）和鲜绿青霉毒素（viridicatumtoxin）等。

（3）神经系统

可引起神经组织的变性、出血、功能障碍及肌肉痉挛、震颤等。包括黄绿青霉素（citreviridin）、展青霉素（patulin）、烟曲霉震颤素 A（fumitremorgin A）和麦芽米曲霉素（maltoryzine）等。

（4）皮肤

可引起皮肤对光过敏、发生面部湿疹和光过敏性皮炎，如葚孢霉素 A（sporodismin A）、补骨脂素（psoralen）及桑条菌核病核盘霉（*Sclerotinia seleroterum*）产生的毒素。

（5）造血组织

如引起造血器官坏死或造血功能障碍，导致出现白细胞缺乏症等。此类毒素包括黑葡萄状穗霉毒素（satratoxin）、T－2 毒素和雪腐镰孢菌烯醇（nivalenol）等。

（6）生殖系统

引起家畜发生雌性激素综合征，如母畜子宫肥大、外阴肥大水肿、卵巢萎缩，引起流产、早产、畸胎等；公畜发生睾丸萎缩、乳腺膨大等雌性效应。如玉米赤霉烯酮（zearalenone）等。

（7）消化道

引起黏膜溃疡和出血。这类毒素包括 T－2 毒素、雪腐镰孢菌烯醇和镰孢菌烯酮一X 等。

（8）呼吸道

引起人的呼吸器障碍，如吸入能产黑葡萄状穗霉毒素的霉菌孢子等。

（9）心脏

引起心肌空泡样变性，如黄子囊素（xanthoascin）。

真菌毒素对人体组织和器官的作用不是专一的，许多真菌毒素常常可毒害多种组织和器官，因而可引起多种部位的病变和症状，从而给诊断带来一定的困难。

46.2.2 真菌毒素的分类

目前，已报道的真菌毒素达 300 多种，但小型丝状真菌产生的毒素尚无统一的分类方法。岩田和夫按真菌毒素分子量的大小不同，将其分为低分子真菌毒素和高分子真菌毒素两大类（低分子真菌毒素研究较多，包括曲霉属毒素、青霉属毒素和镰孢菌属毒素等。高分子真菌毒素包括念珠菌毒素和烟曲霉毒素）。角田广等根据真菌毒素产生菌的属种而分为曲霉毒素类、青霉毒素类、镰孢菌毒素类和其他真菌毒素类。Austwick 将真菌毒素按化学结构进行分类，共包括 11 类，如生物碱、环氯肽、丁烯酸内酯等。而 Townsend 则根据真菌毒素损害机体的器官部位及病变特征，将其分为肝脏毒、肾脏毒、神经毒、

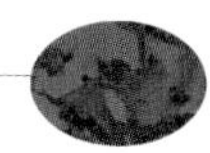

光过敏性皮炎毒及“其他”5 类。我国学者杨均培认为 Townsend 的分类也有不足之处，建议在其分类基础上再增加造血组织毒、生殖系统毒、消化系统毒和呼吸系统毒等似更全面。

根据所产毒素的真菌类别，一般可先分为大型真菌毒素和小型丝状真菌毒素两大类。

（1）大型真菌毒素

主要是指毒蘑菇类真菌产生的毒素。世界上已发现的毒蘑菇种类约有 200 多种，其中能使人致死的约有 30 多种。研究发现，一种毒蘑菇中有的可含多种毒素，也有一种毒素又经常存在于多种蘑菇中。总的来说，大型真菌产生的毒素种类并不多，它们大部分是由担子菌门（Basidiomycota）担子菌纲（Basidiomycetes）伞菌目（Agaricales）（也称蘑菇目）中的一些种产生的，少数是子囊菌门（Ascomycota）中的一些种产生的。目前已知主要的毒素为鹅膏毒素及毒蝇碱（muscarins）。此外，还有蟾蜍素（bufotenine）、裸盖菇素（psiocybin）、马鞍酸（helvelic acid）、鹿花蕈素、毒伞溶血素、幻觉诱发剂和麦角碱（ergotoxine）等。

1）鹅膏毒素：是破坏肝脏系统的主要毒素，同时也是毒蘑菇导致中毒的最主要的毒素。通常由春生鹅膏（*Amanita verna*）、毒鹅膏（*A. phalloides*）、鳞柄白鹅膏（*A. virosa*）、褐鳞环柄菇（*Lepiota helveola*）和秋盔孢伞（*Galerina autumnalis*）等产生。该毒素可分为毒伞肽（amatoxins）和毒肽（phallotoxins）两大类。其中毒肽抗热性强，在 100℃煮沸 20 min 仍保持其毒性。毒肽不溶于水，在碱性环境中其活性明显减弱。该毒素存在于菌体组织细胞中。

A. 毒伞肽：该类毒素可进一步分为 6 种不同的毒素，它们主要作用于细胞核，具有毒性作用慢、毒性强特点。通常实验动物误食大剂量毒素后，在 15 h 内不死亡。但 α 毒伞肽的毒力比毒肽强 10～20 倍，毒伞肽的致死量<0.1 mg/kg 体重。若 1 个人误食 1 个重 50 g 的春生鹅膏，也可足以被毒死。

B. 毒肽：包括至少 5 种不同化学结构的毒素。该类毒素主要作用于肝细胞的内质网，具有毒性快、作用猛的特点。给大鼠或小鼠等以大剂量喂饲时，1～2 h 即可被毒死。

产生这两类毒素的春生鹅膏在我国分布广泛，河北、吉林、江苏、安徽、江西、广西、河南和四川等省均有发现。春夏季散生于阔叶林或杂木林地。误食后 10～12 h（有时延至 30 h）即出现中毒症状。中毒者头痛、头晕、视力丧失、胃部刺痛、上吐下泻。尿量少而色深，大量出汗，四肢发冷，体温降至 35～36℃，脉搏变弱。平静数小时后，又重新发作。有些中毒者表现嗜睡、运动不能、昏迷和痉挛。有的还发生溶血和吐血现象。除极少数病例能慢慢恢复健康外，大多于 1～6 d 死亡。

2）毒蝇碱：是引起精神兴奋的主要毒素。通常由哈膜菌（*Amanita muscaria*）、褐黄牛肝菌（*Boletus luridus*）、毒红菇（*Russula emetica*）和黄豹斑鹅膏（*A. pantherina*）等产生。该毒素分子式为 C_9H_2ONCN，学名为氧化杂环的季胺盐，2-甲基-3-羟基-5-三甲基铵基四呋喃氯盐。

产生该毒素的蛤蟆菌是一种分布较广的毒蘑菇，在夏秋季群生于森林树木中。黑龙江、四川和吉林等地都有报道。该菌含有毒蝇碱外，还含有胆碱和蕈颠茄碱等，误食后潜伏期为 126 h。其中毒可表现为恶心、呕吐、腹痛、腹泻等胃肠道症状。同时还可呈现发冷、出汗、流泪、流涎、瞳孔缩小、脉搏减慢等副交感神经兴奋的症状，严重者有呼吸困难、昏迷，甚至因肺水肿、呼吸抑制而死亡。

3）蟾蜍素：该毒素最早从橙黄鹅膏（*A. citrina*）中发现。其被认为是真菌的阿托品，它是一种 5-羟基-N-二甲基色胺的吲哚衍生物。其主要毒害作用是引起极明显的对色的幻觉、一时性肌肉麻痹或意识障碍。研究发现，褐云斑鹅膏（*A. porphyria*）、黄豹斑鹅膏（*A. pantherina*）和蛤膜菌也可产生此毒素。

4）裸盖菇素：存在于裸盖菇属（*Psilocybe*）、球盖菇属（*Stropharia*）和斑褶菇属（*Panaeolus*）等毒菇中。此毒素含磷，具有吲哚特性，分子式为 $C_{12}H_{17}O_4N_2P$，是二甲基色胺衍生物。该毒素可引起视觉、听觉和味觉等紊乱，并有人格变态、烦躁、时哭时笑，甚至杀人和自杀等。此外，还可致交感神经兴奋等症状。

5）马鞍酸：该毒素由子囊菌中的鹿花菌（*Gyromitra esculenta*）产生。其主要毒害作用是溶血。它是一种黄色透明液，分子式为 $C_{12}H_{20}O_7$，其中毒特点是在 1～3 d 内可破坏大量红细胞。严重者可导致肝脏损害，甚至引发尿毒症而死亡。

6）鹿花蕈素：该毒素也存在于鹿花菌中，是一种甲基联氨化合物。其毒害作用是溶血。误食此类毒蘑菇后，中毒者可出现贫血，甚至溶血型黄疸，并见血红蛋白尿和尿量减少等症状。严重者可导致尿毒症而死亡。

7) 麦角碱:为子囊菌中的麦角菌(*Claviceps*)产生的毒碱。人畜误食后引起中毒表现为剧烈口渴、恶心呕吐、腹痛、嗜睡、头晕、痉挛、坏疽和精神失常等。同时还可致人畜流产或早产,严重者能致死。

8) 幻觉诱发剂:该类毒素一般存在于牛肝菌属(*Boletus*)及橘黄裸伞(*Gymnopilus spectabpilis*)等毒蘑菇中,能引起幻觉、共济失调如醉汉状或具小人国幻视。中毒严重者可引起死亡。该类毒素主要包括对羟基苯乙烯基三乙酸内酯(bisnoryangonin)和落叶松蕈毒等毒素。

根据大型真菌(如毒蘑菇等)及其毒素对人体造成的主要破坏或损害的主要器官,一般把大型真菌(如毒蘑菇等)及其毒素的主要毒害作用分为以下4类:①主要侵害人的神经系统毒素,导致中枢神经功能紊乱,并出现中毒性精神病。这类毒素有毒蝇碱、蟾蜍素和裸盖菇素等。②主要侵害人的肝脏系统毒素,导致肝脏损害,使细胞坏死,从而影响肝脏各种生理功能。这类毒素包括毒肽和毒伞肽等。③主要引起胃肠刺激的毒素,导致中毒者出现恶心、呕吐、腹痛、腹泻、便血、胃肠黏膜出血等症状。这类毒素包括毛钉菇(*Gomphus floccosus*)及牛肝菌内含有类似于树脂毒性物质或苯酚(石碳酸)、甲酚的化合物等毒素。④主要引起溶血的毒素,导致中毒者红细胞大量被破坏,甚至继发肝脏损害及尿毒症。这类毒素包括鹿花蕈素和马鞍酸等。

综上所述,因食用有毒大型真菌(如毒蘑菇等)而引发中毒的最常见毒素是鹅膏毒素,其次为毒蝇碱等。

(2) 小型丝状真菌毒素

此类毒素按其产毒真菌的属种可分为曲霉毒素、青霉毒素、镰孢菌毒素和其他小型丝状真菌毒素四大类。

1) 曲霉毒素类:由曲霉属中某些产毒菌株产生的毒素总称,下面列举几种较常见的曲霉毒素。

A. 黄曲霉毒素:主要由黄曲霉(*Aspergillus flavus*)产毒株和寄生曲霉(*A. parasitics*)通过聚酮途经产生的次生代谢产物。另外,黑曲霉(*A. niger*)和温特曲霉(*A. wentii*)等也可产生此毒素。该毒素是目前化学致癌物中致癌力最强的一种,按毒性级别分类,属超剧毒级。它的毒性比氰化钾强10倍,比砒霜强68倍。

黄曲霉毒素通常由1个双氢呋喃环的基本毒性结构和1个氧杂萘邻酮的基本结构单位构成。迄今已发现有B_1、B_2、G_1、G_2、G_2a、D_1、M_1、M_2、P_1、Q_1和R_0等20余种。其中G族和B族是根据该毒素在紫外光下发出荧光颜色来命名的。B族发出蓝色荧光,G族发出绿色荧光,M族则是由于最早发现于奶中。而P_1、Q_1、B_2a、C_2a等是黄曲霉毒素的代谢物、异构物和类似物。黄曲霉毒素中,B_1毒性最大,致癌力最强。然后依次是$M_1 > G_1 > B_2 > M_2 > G_2$。黄曲霉毒素的毒性较稳定,耐热性强,加热到280℃以上才被破坏。此外,该毒素具耐酸性和中性特点,但在强碱溶液中可迅速被分解。另外,5%次氯酸钠、Cl_2、NH_3、H_2O_2和SO_2等也可破坏其毒性。

黄曲霉毒素经动物试验证明为强致癌物,靶器官主要为肝脏,其次为胃、肾和肺等。据上海师范大学张树荣教授介绍,在食物中添加0.015×10^{-6}的纯黄曲霉毒素,饲养大白鼠68周,全部试验动物均发生肝癌。另如Wogan用恒河猴进行研究,其喂饲黄曲霉毒素B_1 5.5~6年,观察肿瘤发生时间更长,有的观察到10年才发生肝癌,其中8只试验恒河猴中有6只产生肝癌(表46-2-1)。

表46-2-1 黄曲霉毒素B_1对灵长类动物的致癌作用

灵长类	总剂量 (年)	肝癌发生率
恒河猴	1.655 g (5.5)	2/2
恒河猴	99~842 mg (6)	4/6
狒狒	3.5~5.8 mg (1~2)	3/6

为了进一步证实人类摄入黄曲霉毒素与肝癌发生关系,有人在肝癌流行地区,如东非和泰国等地做了大量流行病学调查。结果表明,某地区食品中黄曲霉毒素含量越高,人摄入黄曲霉毒素越多,肝癌的发病率也越高。因此,食物中黄曲霉毒素的摄入量与肝癌发病率之间似乎存在一定的因果关系(表46-2-2)。

关于黄曲霉毒素的致癌机制,目前仍未完全阐明。一般认为以下几点与致癌原因可能是密切相关的。

a. 导致DNA损伤和基因突变:黄曲霉毒素B_1(AFB_1)进入体内后,由于其具有亲肝性,故首先

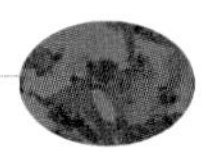

表 46-2-2 黄曲霉毒素摄入量与肝癌发生率的关系

国家	地区	摄入量 [mg/(kg·d)]	肝癌发生率 [发病人数/(百万人·年)]
肯尼亚	干燥高原	3.5	0.07
泰国		5.0	0.20
索马尼亚	高原	5.1	0.222
肯尼亚	内陆	5.8	0.29
索马尼亚	内陆	8.9	0.4
肯尼亚	低洼地	10.0	0.42
索马尼亚	低地	43.1	0.97
泰国		45	0.6
莫桑比克		222.4	1.30

在肝细胞内聚积，后在细胞色素 P450 系统作用下转变为 8,9-环氧-AFB_1(AFBO)，而 AFBO 包括 2 种异构体(即外 AFBO 和内 AFBO)，其中外 AFBO 能和 DNA 链上的鸟苷残基的 N_7 结合，最后形成许多其他 DNA 损伤形式：①DNA 加合物引起的碱基修饰，包括最后形成甲酰嘧啶-AFB_1-DNA 加合物和 8,9-二氢-8-(N_7-鸟苷)-9 烃-AFB_1-DNA 加合物，这些碱基损伤可导致基因突变。②形成无嘌呤/无嘧啶位点(apurinic aprimidinic site, AP)，使 DNA 分子链上存在碱基空缺。因此，DNA 复制和转录在此极易受阻，可能导致 DNA 损伤。③DNA 单链和双链断裂损伤，多在 AFB_1 作用时自发形成，表现为多种染色体畸变方式，如重复、互换、倒位和易位等，进一步影响结构基因在基因组内正常排列，或造成基因片段丢失或重排，及改变基因调控机制，成为 AFB_1 诱导基因突变和细胞癌变的分子基础。④DNA 氧化性损伤，AFBO 具有氧化活性，其作用于 DNA 后产生的 8-羟脱氧鸟嘌呤，是一种重要的 DNA 氧化性损伤形式，目前被用作流行病学中检测生物体 DNA 氧化性损伤的重要标记因子。研究发现，其与 AFB_1 诱发基因突变相关。⑤DNA 碱基错配损伤，AFB_1 与 G 结合后易于与 T 互补形成 G-T 错配，经 2 个复制周期后导致 G→T 突变，并进一步可导致碱基替代、插入、缺失和颠换，影响 DNA 复制与转录。⑥姐妹染色体交换频率增加，也增加了基因不稳定性。

此外，AFB_1 还能诱导 *p53* 抑癌基因特定密码子的特定碱基突变，即能将 249 号密码子第 3 位碱基 G→T。同时 *p53* 基因突变频率与 AFB_1 暴露程度密切相关。目前该突变位点被看作“AFB_1 突变点”，并作为一个分子流行病学指标调查各地肝癌发病情况。

b. 对癌基因和抑癌基因作用：近年来研究表明，AFB_1 及其代谢产物可促使 *p53* 抑癌基因突变敏感性增强，并提高 *p53* 突变率。而突变型 *p53* 基因不仅失去了抑癌活性，还获得癌基因性质，抑制细胞凋亡，引起细胞恶性转化，导致细胞异常扩增，最终形成肿瘤。此外，在肝癌形成早期，AFB_1 还能诱发肝组织 *ras* 癌基因第 12、第 13 位密码子上的 G 发生颠换突变(G：C→T：A)，并进一步引起 *p21* 表达增加。而 *p21* 表达阳性的动物肝癌发生率是明显高于阴性对照，从而被认为 *ras* 癌基因可能参与了肝癌的形成。

另外，近年来研究也发现存活蛋白(survivin)(凋亡蛋白抑制因子家族成员)和 *c-fos* 癌基因也分别参与或促进肝癌的发生和演进。

c. 与乙型肝炎病毒(HBV)联合致癌：许多研究结果表明，HBV 和 AFB_1 有协同致肝癌作用。虽然，许多学者认为 HBV 本身不会引起 DNA 损伤，也不会导致肝细胞癌变。但研究发现 HBV 蛋白能影响宿主 DNA 修复系统和药物代谢酶系统，从而可抑制细胞对受损 DNA 的修复能力。因此，当 AFB_1 及其代谢产物攻击 DNA 时，使体内累积大量的受损 DNA，从而增加了机体对外来化合物的敏感性，最终提高了肝癌发生率。此外，以下几点可能与致癌也有一定相关性：①HBV 还可能协调 AFB_1 所致的 *p53* 基因突变及 *p21* 的过量表达，从而参与肝癌发生、发展过程。②AFB_1 有利于 HBV 抗原的表达。HBV 基因组与宿主肝细胞染色体的整合，可使肝细胞更易蓄积 HBV 抗原。这也可能是 HBV 与 AFB_1 协同致癌作用的机制之一。③由于基因的整合及 AFB_1 的攻击可降低细胞色素 P450(*cyp*)代谢酶基因表达，从而可能会增加 AFB_1 及代谢产物的致癌效应。

d. AFB_1 与微囊藻毒素协同致癌：我国学者俞顺章等(2001)曾开展微囊藻毒素和 AFB_1 在 HBV_X 转基因鼠中致肝癌作用的研究，结果发现用微囊藻毒素和 AFB_1 一起攻击 HBV_X 转基因鼠的肝癌发生率要高于单用微囊藻毒素攻击的 HBV_X 转基因鼠，从而表明 AFB_1 与微囊藻毒素有协同致癌作用。

4 种常见黄曲霉毒素(化合物)的化学结构式如图 46-2-1 所示。

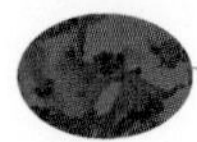

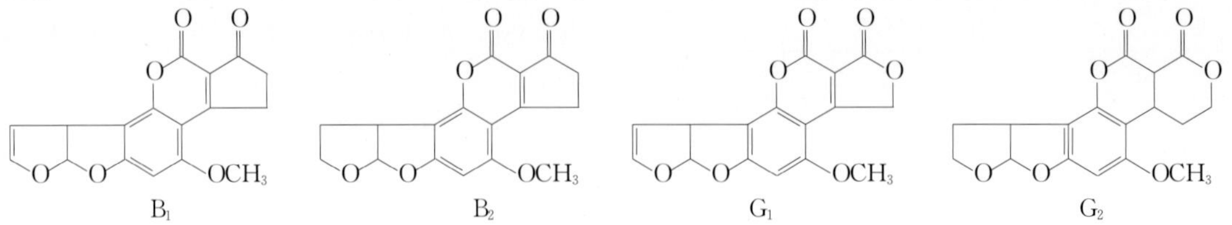

图 46-2-1　4 种常见的黄曲霉毒素的化学结构式

B. 赭曲霉毒素：是由赭曲霉(*A. ochraceus*)、硫色曲霉(*A. sulphureus*)、蜂蜜曲霉(*A. melleus*)和鲜绿青霉(*Penicillium viridicadum*)等真菌产生的一种强的肝毒素和肾毒素。该类真菌常污染玉米、小麦、燕麦和水稻等谷物的种子及制成品。赭曲霉毒素的基本化学结构是由异香豆素连接到β-苯基苯氨酸的衍生物(图 46-2-2)，包括 A、B、C、D 等 7 种结构类似的化合物。在紫外灯光线照射下，赭曲霉毒素 A 和 B 分别呈绿色和蓝色，其最大吸收峰分别为 333 nm 和 318 nm(其中赭曲霉毒素 A 毒性最大、分布最广、对农作物污染最为严重)。

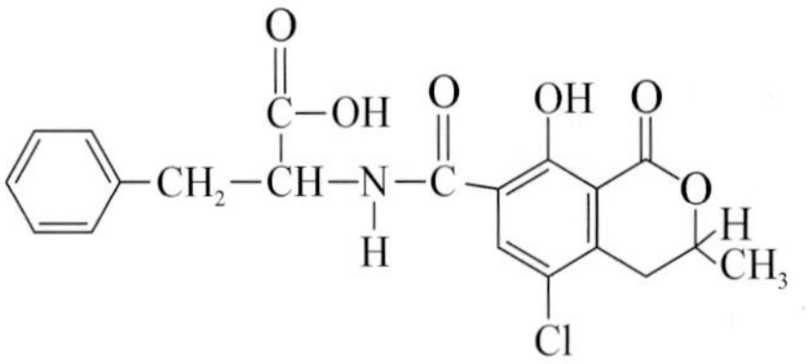

图 46-2-2　赭曲霉毒素 A 化学结构式

研究发现，赭曲霉毒素 A 对雏鸭 LD_{50}为 133～136 μg/kg，大白鼠为 20 mg/kg，猴是 32～46 mg/kg。犬敏感性高，可引起肾细尿管表皮坏死。此外，用赭曲霉毒素 A 喂鸡，可使鸡产蛋率明显降低，致畸并可诱发肝癌和肾癌。另外，该毒素还能引起人的地方性巴尔干肾病，并伴有上泌尿道上皮癌症。

C. 烟曲霉毒素(fumonisin)：烟曲霉毒素又称烟曲霉震颤素 A、B(fumitremorgin A、B)，是由烟曲霉(*A. fumigatus*)产生的神经毒素。该菌不但可侵染食品，也可寄生于动物和人体的肺内，产生肺结核式的病症。烟曲霉毒素对小白鼠的 LD_{50}为 5 mg/kg，并可致小白鼠、大白鼠、家兔和蟾蜍等动物激烈性痉挛。此外，小白鼠腹腔内注射引起痉挛的指标为 ED_{50}(μg/kg)毒素 A 为 177，毒素 B 为 3 500。

烟曲霉菌还可产生烟曲霉酸(helvolic acid)，该化合物对动物毒性是引起肝损害。

2) 青霉毒素类：由青霉属中某些产毒菌株产生的毒素总称。下面列举几种较常见的青霉毒素。

A. 黄绿青霉毒素：1940 年，三宅氏从我国台湾进口及日本北部生产的粳米中分离出一株青霉菌，当时定名为毒青霉(*P. toxicarium*)。后该菌被鉴定为黄绿青霉(*P. citreo-viride*)。1947 年，Hirata 从黄绿青霉中分离出黄绿青霉毒素(图 46-2-3)。

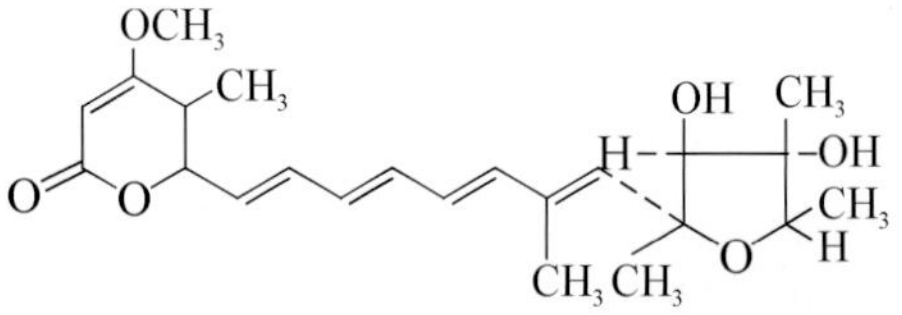

图 46-2-3　黄绿青霉毒素的化学结构式

黄绿青霉毒素耐热，加热至 270℃才失去毒性。此外，该毒素在波长为 366 nm 的紫外灯光下呈黄色荧光。黄绿青霉毒素是一种很强的神经毒素，主要损害神经系统。急性中毒的典型症状为上行性、进行性神经麻痹。其他包括呕吐、痉挛、呼吸系统紊乱(脊髓麻痹)及血压下降、心力衰竭和呼吸衰竭等。给大白鼠腹腔注射的 LD_{50}为 8 mg/kg，皮下注射为 10 mg/kg。经口为 30 mg/kg。不论采用何种途经给毒，都可使大白鼠在短时间内致死。

B. 岛青霉毒素：该毒素是指由岛青霉(*P. islandicum*)产生的毒素，也是污染粮食尤其是在粳米上的一种毒素。这种毒素主要对肝脏有毒，故常称为肝毒素。一般将岛青霉产生的 4 种代谢物毒素统称为岛青霉毒素。

a. 黄天精(luteoskyrin)：是一种带有芳香族基团的蒽醌类化合物(图 46-2-4)。给雄性大白鼠皮下注射的 LD_{50}为 145 mg/kg，静脉注射为 6.65 mg/kg。对 HeLa 细胞(人宫颈癌传代细胞)的抑制生长浓度为 0.1～1.0 μg/ml，抑制草履虫分裂的浓度为 0.1～4 μg/ml，该毒素可致小白鼠产生肝癌。

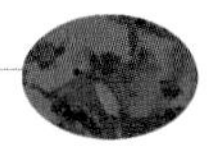

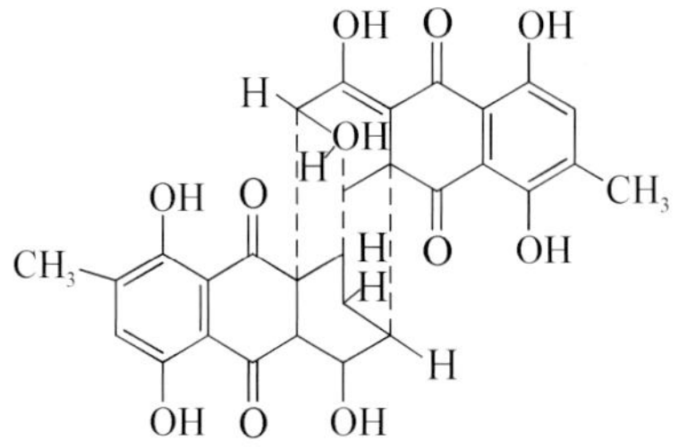

图 46-2-4 黄天精的化学结构式

b. 环氯素(cyclochlorotine):是一种带有氯环的多肽化合物(图 46-2-5)。该毒素给小白鼠皮下注射的 LD_{50}为 0.475 mg/kg。另对小白鼠每日给 40～60 μg 的毒肽,可引起肝硬化和肝癌。

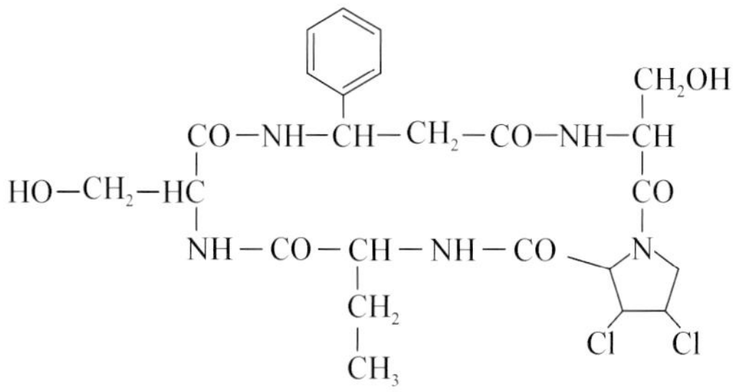

图 46-2-5 环氯素的化学结构式

c. 红天精(erythroskyrin):也是岛青霉产生的一种肝毒素。它不仅可致动物肝脏破坏性坏死,同时对肾、脾、胸腺和淋巴结等细胞具明显的裂解作用。

d. 毒性生物碱(toxic alkaloids):包括两种组分,即毒素 A 和毒素 B。其中毒素 A 对动物有毒性,但机制暂未清楚。对于毒素 B 目前了解也甚少,如是否有毒性及机制均未明确。

C. 桔青霉毒素:1931 年,Raistrick 等首先从桔青霉中分离到该毒素(图 46-2-6)。研究发现,该毒素具有在紫外光下呈现黄色荧光特点。桔青霉毒素主要可引起肾脏肿大、尿量增加、肾小管扩张和上皮细胞变性坏死等病症。小白鼠皮下注射的 LD_{50}为 60 mg/kg,腹腔注射为 58 mg/kg。

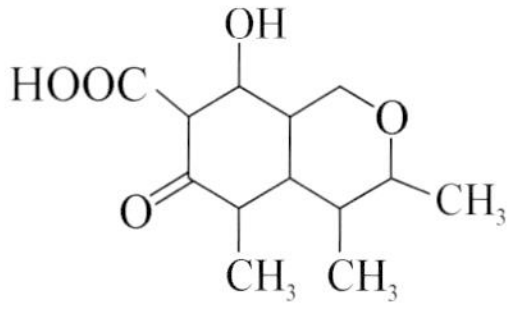

图 46-2-6 桔青霉毒素的化学结构式

D. 展青霉毒素:由扩展青霉(*P. expansum*)产生的一种毒素(图 46-2-7)。扩展青霉主要生长于粳米、面包等食品上,使变质发黄。该毒素给小白鼠皮下注射,其 LD_{50}为 10 mg/kg。展青霉毒素能降低淋巴细胞、增强血管渗透性,引起严重水肿及尿量减少和血糖增加,同时还可致大白鼠产生肉瘤。

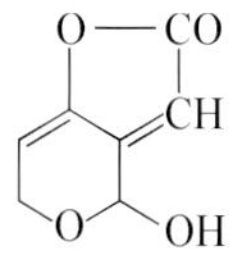

图 46-2-7 展青霉毒素的化学结构式

3) 镰孢菌毒素类:是镰孢菌属中某些产毒菌株产生的毒素总称。据不完全统计,该类毒素已发现有 120 多种。按其化学结构和毒性可分为以下三大类。

A. 单端孢霉烯族毒素(trichothecenes, Ts):是谷物中最常见的天然毒素。其基本结构类似,都有一个骨架为 12,13-环氧-Δ^9-单端孢霉烯。Uneo(1973, 1980)根据其结构特点,即取代基团 R 的差异,将该类毒素分为 A、B、C、D 4 种类型,现已发现约有 40 多种。其中镰孢菌产生的共约有 15 种,归入 A、B 两型(图 46-2-8)。

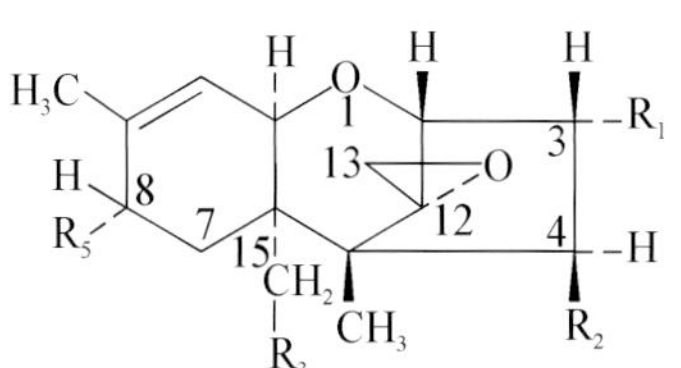
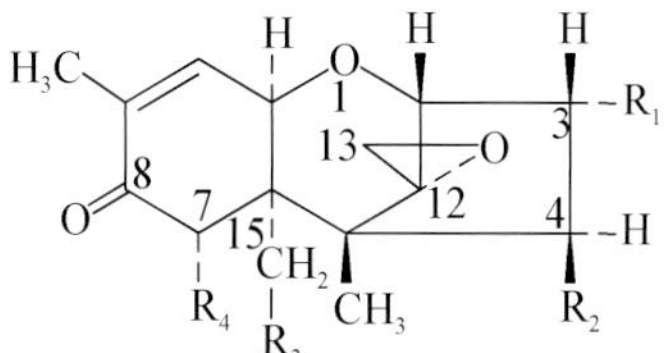

图 46-2-8 单端孢霉烯族的 A(左)和 B(右)型毒素的化学结构式

单端孢霉烯族毒素最早发现是由单端孢霉(*Trichothecium*)产生的，后发现引起麦类、玉米和谷类等赤霉病的镰孢菌属中大多数真菌[如梨孢镰孢菌(*F. poae*)、禾谷镰孢菌(*F. graminearum*)和三线镰孢菌(*F. tricinctum*)]及黑葡萄状穗霉(*Stachybotrys atra*)和木霉属(*Trichoderma*)等也能产生该类毒素。此外，粮食中发现的单端孢霉烯族毒素主要有 4 种，即脱氧雪腐镰孢菌烯醇(deoxynivalenol, DON)、雪腐镰孢菌烯醇(nivalenol, NIV)、T-2 毒素(T-2 toxin)和二乙酸藨草镰孢菌烯醇(diacetoxyscirpenol, DAS)等。单端孢霉烯族毒素对消化系统、免疫系统、造血系统和神经系统具有强烈的毒性，人误食污染有该类毒素的食品后，可出现恶心、呕吐、心跳迟缓、腹泻、出血、水肿、皮肤和黏膜组织红肿、溃疡、坏死，造血抑制，出现白细胞计数和血红蛋白降低，免疫功能下降、神经功能紊乱等症状。该类毒素还可抑制 DNA、RNA 及蛋白质的生物合成，因而被认为可能与某些癌症的发生机制有关。

T-2 毒素是单端孢霉烯族毒素中最具代表性、且是毒性最强的一种毒素。它主要由镰孢菌在特定条件下产生。该毒素属 A 型，其毒性属剧毒级。T-2 毒素分布相当广泛，是真菌污染的谷物和饲料中最常见的毒素之一，也是一个全球性的谷物污染物。该毒素于 1968 年由 Bamburg 分离提纯，并确认了化学结构(图 46-2-9)。其化学名称为 4β-1,5-二乙酰氧基-8α-(3-甲基丁酰氧基)-3α-羟基-12,13-环氧单端孢酶-9-烯。该毒素具有极强的活性，对大白鼠 LD_{50}(经口)为 4 mg/kg。

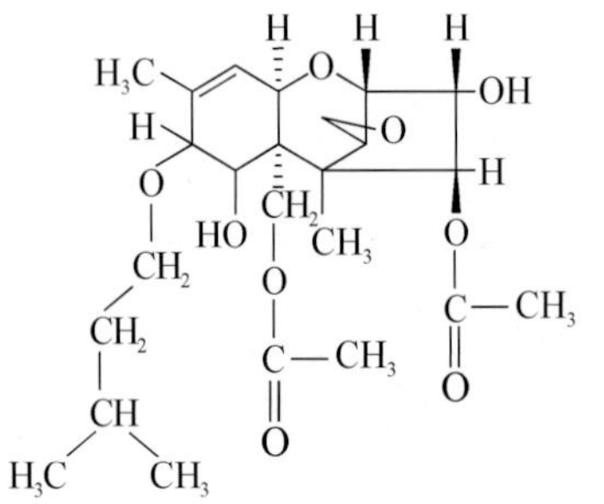

图 46-2-9　T-2 毒素的化学结构式

T-2 毒素不但可致骨髓造血组织坏死和内脏器官出血，而且也导致人类的食物中毒性白细胞缺乏症，并被认为与人类的克山病和大骨节病有关。此外，该毒素还可诱发大鼠肠癌、胃癌等消化系统癌症。因而推测其可能是引起人类某些癌症的原因之一。

B. 玉米赤霉烯酮毒素：又称 F-2 毒素，是禾谷镰孢菌、粉红镰孢菌(*F. roseum*)等多种镰孢菌产生的一种非类固醇雌激素真菌毒素。这种毒素主要存在于玉米和玉米制品中，另在小麦、大麦、高粱和粳米中也有一定程度的分布。

玉米赤霉烯酮毒素最初于 1962 年由 Stob 等从污染了禾谷镰孢菌的霉变玉米中分离获得。1964 年，Urry 确定了其化学结构(图 46-2-10)。该毒素有 11 种以上的衍生物，包括玉米赤霉烯酮、玉米赤霉烯醇和 8-羟玉米赤霉烯酮等。

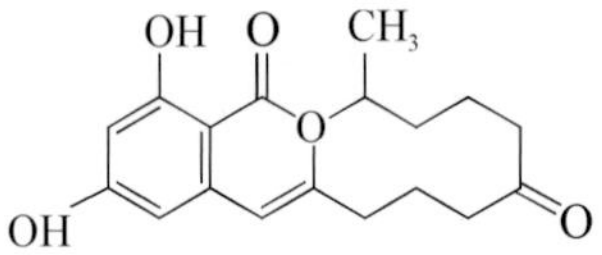

图 46-2-10　玉米赤霉烯酮的化学结构式

玉米赤霉烯酮具有较强的生殖毒性和致畸作用，可使动物发生雌性激素综合征，导致母畜子宫肥大、外阴肥大、严重的子宫脱垂、直肠脱出，引起流产、早产、畸形等。对公畜则令使睾丸萎缩，精液品质下降，乳腺膨大等雌性效应。

C. 其他毒素类：

a. 丁烯酸内酯(butenolide)：1967 年，Yates 首先从三线镰孢菌培养物中分离到该毒素，并确定了其化学结构(图 46-2-11)。此后，发现雪腐镰孢菌(*F. nivale*)、木贼镰孢菌(*F. equiseti*)等也能产生此毒素。该毒素的毒性较强，毒性分级为剧毒物质。给小白鼠腹腔注射，其 LD_{50} 为 91 mg/kg 可引起脾、胸腺及淋巴结的细胞核崩解。另外，该毒素可导致牲畜的烂蹄病。

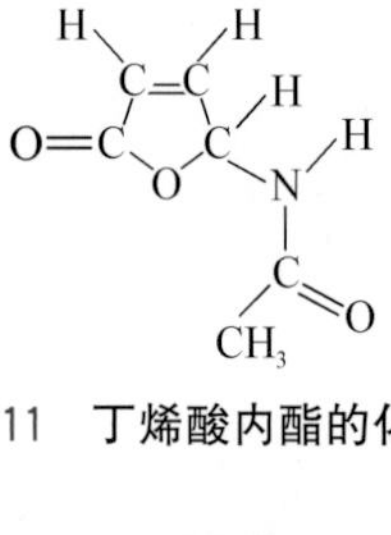

图 46-2-11　丁烯酸内酯的化学结构式

b. 串珠镰孢素：由串珠镰孢菌(*F. moniliforme*)、本色镰孢菌(*F. concolor*)和禾谷镰孢菌等镰孢菌属

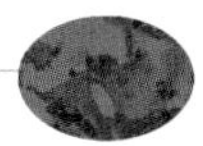

的 20 多个菌种产生的一种真菌毒素(图 46-2-12)。1973 年,Cole 等首次发现此毒素。该毒素属剧毒物质,对鸡、鸭、小鼠和大鼠的 LD_{50} 为 1.38～50 mg/kg(随摄入途径和动物种系、年龄等因素不同而有所差异)。该毒素的急性中毒症状表现为肝脏损害、肿大,胃肠黏膜出血,肠系膜水肿,心脏可见心房扩大、淤血、心包积液,病理检查可见心肌变性、坏死,心肌线粒体也呈损伤。肾脏、胰腺也有不同程度的损伤。此外,也被认为是导致克山病的病因。

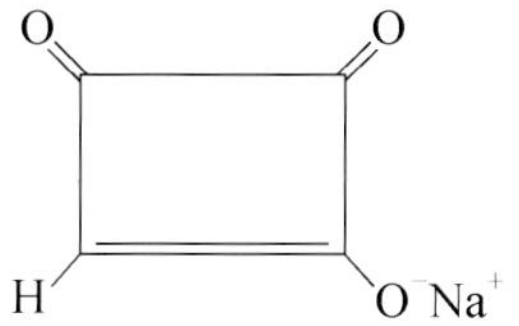

图 46-2-12 串珠镰孢素的化学结构式

c. 富马毒素(fumonisins):又称腐马毒素或伏马毒素。1988 年由南非的 Gelderblom 等从串珠镰孢菌 MRC826 培养物中首先发现的一种新型毒素。后来又陆续发现多育镰孢菌(*F. proliferatum*)和 *F. nygamai* 等也可产生此毒素。富马毒素是 1 组物质,至今已发现有 15 种同系物,主要为 FB_1、FB_2、FB_3、FB_4、FA_1、FA_2 和 FC_1。其中 FB_1 和 FB_2 最为常见。富马毒素的化学结构式如图 46-2-13 所示。

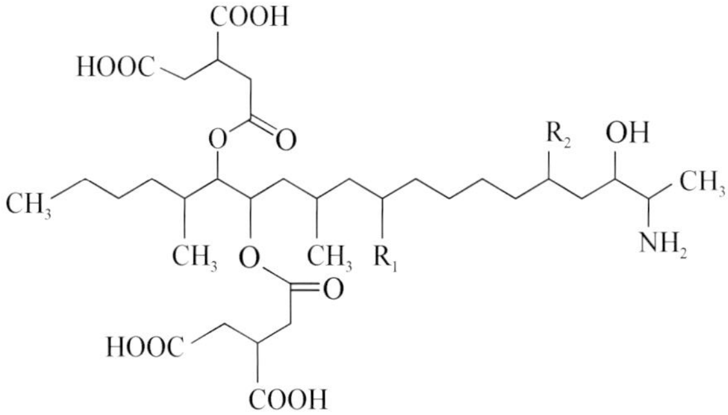

Fumonisin B_1:R_1=R_2=OH
Fumonisin B_2:R_1=H,R_2=OH
Fumonisin B_3:R_1=OH,R_2=H

图 46-2-13 富马毒素的化学结构式

富马毒素主要污染对象是玉米和玉米制品,在大米、面条、高粱等中也有较低浓度的富马毒素存在。该毒素是一类细胞毒,也是致癌物质,其中 FB_1 毒性最强,是一种较强的肝脏、肾脏毒。这种毒素可导致马发生脑白质软化症和神经性中毒。对猪产生肺水肿综合征。另外,可危害灵长类动物的肝脏和肾脏,并被怀疑可诱发人类食管癌疾病。此外,富马毒素还可使人患肝癌。

4) 其他小型丝状真菌毒素类:该类毒素是除上述主要产毒真菌外的少数其他小型丝状真菌产生的毒素总称。

A. 黑葡萄状穗霉毒素(seratoxin):是由黑葡萄状穗霉(*Stachybotrys atra*)产生的有毒代谢产物,共分为黑葡萄状穗霉毒素 C、D、F、G 和 H(图 46-2-14)。该菌常寄生于粮食种子、豆科植物和牧草上,可使家畜皮肤发生溃烂。另外,此菌也可腐生于土壤、有机残体和食草性动物粪便等处,人畜食入污染有该菌生长的食品或饲料,会引起人畜黑葡萄状穗霉中毒症,如出现腹泻、呕吐、组织出血坏死,人呼吸器障碍,马、牛、山羊等肾脏病变及鼻咽头炎,甚至死亡。

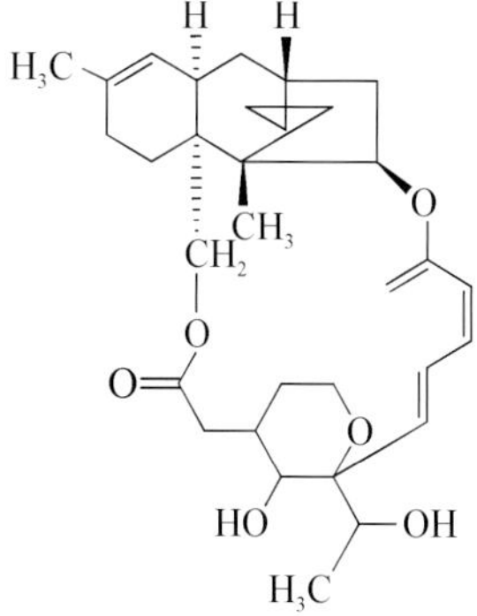

图 46-2-14 黑葡萄穗霉毒素 H 的化学结构式

B. 巴豆素(crotocin):由头孢霉属(*Cephalosporium*)中的产巴豆素头孢霉(*C. crotocigenum*)产生的一种真菌毒素。该毒素给小白鼠腹腔注射,其 LD_{50} 为 700 mg/kg,急性的毒性作用较弱。巴豆素可引起皮肤炎症,并抑制兔网状红细胞的蛋白质合成。

C. 链格孢属(*Alternaria*)真菌产生的毒素:本属菌是土壤、空气和潮湿的工业材料上常见的腐生菌,也是粮食种子内部的重要寄生菌。该属中的细交链格孢(*A. tenuis*)不仅可引起皮肤链格孢病、过敏性肺炎和哮喘病,而且还能产生链格孢烯(altenuene)、细链格孢酚(altenuisol 或 altertenuol)、

链格孢酚-甲基醚(alternariol monomethyl ether)、链格孢酚(alternariol)和细链格孢酮酸(tenuazonic acid)等5种毒素。此外,链格孢(*A. alternata*)可产生链格孢醇(alternariol),簇生链格孢(*A. fasciculata*)可产生链格孢醇、甲基醚(methylether)、链格孢烯(altenuene)和细链格孢酮酸等毒素(图46-2-15)。其中链格孢醇具有对小白鼠呈现急性和亚急性毒性作用。

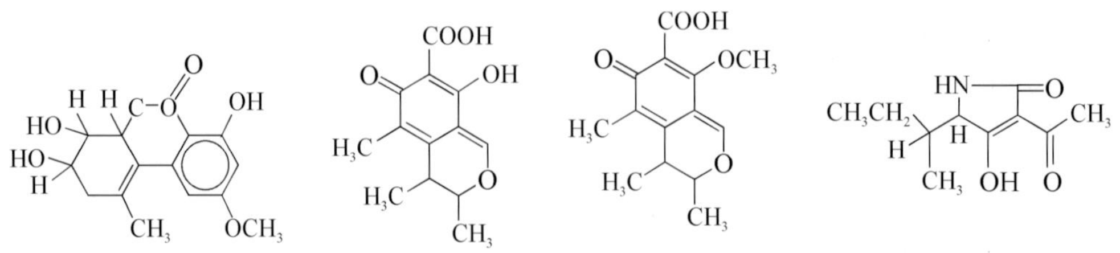

细链格孢酮酸　　链格孢醇　　甲基醚　　链格孢烯

图46-2-15　链格孢属菌产生的部分有毒代谢物的化学结构式

该属菌产生的毒素与食管癌关系:1978年,科技工作者从河南省林县食管癌户粮食中曾分离到链格孢,采用细菌回复突变试验结果为阳性,并用玉米面培养提取物诱发出大鼠的前胃癌。1980年,对河南省5个食管癌高发县和3个低发县的粮食进行真菌分离,发现链格孢在食管癌高发县和低发县有极显著差异,污染程度与该地区食管癌的发病率呈正相关。链格孢90个菌株中有约73%菌株对变异的大肠埃希菌回复突变试验阳性。另据王良君等(1994)报道,链格孢酚是河南省林县霉变粮食中主要毒素提取物,可能与该地区食管癌高发病率有关。目前,已有实验证实该属菌产生的毒素能引起细胞DNA的断裂,直接损伤DNA,有致突变性和致癌性。此外,还发现该类毒素能提高淋巴细胞内cAMP水平,对细胞免疫功能可能有抑制作用。因而被认为该属菌产生的毒素可能与食管癌的发生和发展有密切关系。

D. 3-硝基丙酸($O_2N—CH_2—CH_2—CO_2H$):该毒素是由变质甘蔗中分离到的甘蔗节菱孢(*Arthrinium sacchari*)、蔗生节菱孢(*A. saccharicola*)、暗孢节菱孢(*A. phaeospermum*)及某些霉菌(如黄曲霉、米曲霉、青霉)产生的毒素,且也是某些高等植物中的有毒成分。该毒素可引起人类食物中毒(如食用变质甘蔗而中毒)。其中毒主要表现为中枢神经系统受损,严重者1~3 d内死亡。有的患者遗留终身残废的后遗症。采用Horn剂量递增法测定该毒素对刚断乳小鼠的LD_{50},结果为65~121 mg/kg。此外,大鼠、猫和犬等对该毒素也很敏感,能引起急性神经中毒和死亡。另外,根据对引起中毒的样品检测,已推算出人类对3-硝基丙酸的中毒剂量为12.5 mg/kg,因而该毒素对人类的毒性属剧毒级。

主要参考文献

[1] 廖万清,吴绍熙,王高松.真菌病学.北京:人民卫生出版社,1989.

[2] 孟昭赫,张国柱,宋圃菊.真菌毒素研究进展.北京:人民卫生出版社,1979.

[3] 余永年.真菌与人.北京:科学出版社,1980.

[4] 郁庆福.现代卫生微生物学.北京:人民卫生出版社,1995.

[5] 裘维蕃.菌物学大全.北京:科学出版社,1998.

[6] 秦启贤.临床真菌学.上海:上海医科大学出版社,2001.

[7] 吴绍熙.现代医学真菌检验手册.2版.北京:中国协和医科大学出版社,2005.

[8] 李群伟.真菌毒素与人体健康.北京:人民军医出版社,2005.

[9] 胡文娟,梁晓天,陈晓明,等.变质甘蔗节菱孢毒性物质-3-硝基丙酸的分离与鉴定.中华预防医学杂志,1986,20(6):321-323.

[10] 杨建伯.真菌毒素与人类疾病.中国地方病学杂志,2002,21(4):314-317.

[11] 龙喜带,唐月浩,曲德英,等.黄曲霉毒素B_1毒性及其发挥与DNA修复(修复相关酶).右江民族医学院学报,2006,28(2):278-280.

[12] 陈丽星.真菌毒素研究进展.河北工业科技,2006,23(2):124-126.

[13] 孙长坡,代岩石,王松雪,等.利用生物技术防控消减粮食及其制品中的真菌毒素.中国粮油学报,2009,24(11):97-101.

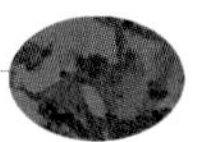

[14] 陈峰,卢庆,梁晓翠. 食品与饲料中霉菌毒素的微生物脱毒研究进展. 饲料与畜牧,2009,11:8-10.

[15] 庄振宏,张峰,李燕云,等. 黄曲霉毒素致癌机理的研究进展. 湖北农业科学,2011,50(8):1522-1525.

[16] 刘峰良,赵志辉,谢晶. 谷物中真菌毒素研究进展. 广东农业科学,2012,19:115-119.

[17] Paterson RR, Lima N. Toxicology of mycotoxins. EXS, 2010(100):31-63.

[18] Rastogi R, Srivastavn AK, Rastogi AK. Long term effect of aflatoxin B(1) on lipid peroxidation in rat liver and kidney: effect of picroliv and silymarin. Phytother Res, 2001,15:307-310.

[19] Kerkadi A, Barriault C, Tuchweber B, et al. Dietary cholestyramine reduces ochratoxin A — induced nephrotoxicity in the rat by decreasing plasma levels and enhancing fecal excretion of the toxin. J Toxicol Environ Health (Part A), 1998,53(3):231-250.

[20] Gelderblom WCA, Jaskiewicz K, Marasas WFO, et al. Fumonisins — novel mycotoxins with cancer-promoting activity produced by fusarium moniliforme. Appl Environ Microbiol, 1988,54(7):1806-1811.

(徐德强)

47 真菌毒素中毒症及其防治

根据大型真菌和小型丝状真菌所产生毒素的性质和人的摄入量及机体敏感性的差异，通常可引起人和动物的不同类型和不同程度的真菌毒素中毒症(mycotoxicosis)。其中大型真菌引发中毒表现为急性的食物中毒(如毒蘑菇中毒、麦角中毒等)。而一些小型丝状真菌毒素可引发急性或慢性中毒。如一次大量摄入真菌毒素，则可引发急性中毒，反之若长期多次少量摄入或注入某些真菌毒素，则可引起慢性中毒。其中黄曲霉毒素和杂色曲霉毒素等对人和某些动物呈致癌作用，是真菌毒素引起的一种慢性中毒的典型症状。

47.1 真菌毒素中毒症

毒蘑菇及其毒素等引发的中毒症，常根据其毒素的性质不同，临床表现也有差异，常见的临床表现主要为以下 5 种类型。

47.1.1 胃肠型

因误食毒赤褶菇(*Rhodophyllus sinuatus*)、蛤蟆菌、乳菇科(Lactariaceae)和牛肝菌科(Boletaceae)中少数有毒的种或食入被禾谷镰孢菌和雪腐镰孢菌等污染的粮食或食品，一般在 30 min～2 h 即发生剧烈的胃肠道症状，如腹痛、腹泻、恶心和呕吐等。经对症治疗一般可迅速恢复，预后较好。反之，若误食春生鹅膏和包脚黑褶伞(*Clarkeinda pequinii*)等毒菌，一般产生胃肠道中毒症状稍慢些，通常为 10～42 h。

47.1.2 肝、肾损害型

通常可分为急性中毒和慢性中毒两型。

(1) 急性中毒型

因误食毒鹅膏和春生鹅膏等引起。这些毒蘑菇中主要含有毒肽和毒伞肽等对肝脏严重损害的肝毒素。故中毒后病情危急，如不及时治疗死亡率高达 80%～90%。这类毒蘑菇中毒的临床表现可分为 6 期。

1) 潜伏期：食后 10～30 h 通常无临床症状。

2) 胃肠炎期：出现呕吐、腹泻，但症状较轻，常在 1 d 内自愈。

3) 假愈期：患者乏力，不思饮食。此时中毒严重者肝脏损害已开始，而中毒轻者此时进入恢复阶段。

4) 内脏损害期：肝、肾、脑、心已有损害，其中肝损害尤明显。此时，肝脏已发现肿大。若发生急性肝细胞坏死，则伴有黄疸和出血倾向。患者肝脏也明显缩小。

5) 精神症状期：患者精神兴奋，烦躁不安，谵妄

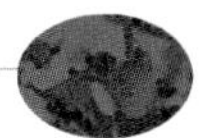

或肝性脑病而死亡。

6）恢复期：经及时对症治疗，患者通常在 2～3 周逐渐进入恢复阶段，各项体征逐渐消失而痊愈。实际上，上述 6 期并非每个患者都必须经过。少数患者可在潜伏期 1～2 d 便死亡。其死因通常为中毒性心肌炎、中毒性脑膜炎或肾衰竭。此外，黄曲霉毒素不仅能使实验动物产生类似的急性中毒症状，而且人摄入含黄曲霉素素的食物后可发生急性中毒。例如，1974 年印度西北部农民食用了含有黄曲霉毒素的霉玉米（黄曲霉毒素 6～15 g/kg 玉米，每日摄入黄曲霉毒素 2～6 mg 达数周），后即出现黄疸、呕吐、食欲缺乏等中毒症状，严重者还有肝大和腹水，急性中毒者共 397 人，死亡 106 人。

（2）慢性中毒型

已有资料证明，长期、多次、少量摄入某些真菌毒素，可因积累作用而导致慢性肝、肾损害，如黄曲霉毒素、杂色曲霉毒素、赭曲霉毒素、黄天精、皱褶青霉素等均可引起慢性中毒性肝炎、继发性肝硬化和肝癌；桔青霉毒素、赭曲霉毒素和鲜绿青霉毒素等主要引起肾脏肿大（或变色）、尿量增加、肾小管扩张和上皮细胞变性坏死等。

47.1.3 神经精神型

如前所述，对神经系统有损害的毒素有毒蝇碱、蟾蜍素、裸壳菇素、黄绿青霉毒素及 3-硝基丙酸等。

（1）毒蝇碱

除有恶心、呕吐、腹痛、腹泻等胃肠道症状外，还呈现副交感神经兴奋的症状，如发冷、出汗、流泪、流涎、瞳孔缩小、脉搏减弱等。少数严重者可有幻觉、昏迷，甚至因肺水肿、呼吸抑制而死亡。

（2）蟾蜍素

除有胃肠道症状外，还可引起头晕、轻度头痛、皮肤发红、出汗、恶心、瞳孔放大、幻视、轻度呼吸障碍及一时性肌肉麻痹或意识障碍，一般在 1～2 d 即可自行恢复，病死率较低。

（3）裸盖菇素

可引发视觉、听觉、味觉等紊乱，有时表现为烦躁不安，甚至杀人、自杀及交感神经兴奋的症状。

（4）黄绿青霉毒素

可引起的症状类似脚气病的神经中毒，动物试验结果表明该毒素可诱发上行性、进行性神经麻痹、呕吐、呼吸障碍，中毒后期可发生心血管系统损害、肌肉麻痹、呼吸困难、昏迷，甚至死亡。

（5）3-硝基丙酸

由蔗生节菱孢等真菌产生的一种可导致中枢神经系统受损的毒素，人误食了污染有该毒素的变质甘蔗等物后，最初可出现呕吐、头昏、视力障碍，进而眼球偏侧，凝视、阵发性抽搐，甚至昏迷。严重者 1～3 d 内死亡。幸存者则留有类似乙型脑炎的后遗症。

47.1.4 溶血型

常见为误食鹿花菌引起的中毒症。潜伏期 6～12 h，除具恶心、呕吐及腹痛、腹泻等胃肠炎症状外，还有寒战、发热、头痛、全身乏力、烦躁不安和气促。由于在短时间内大量红细胞被破坏，故可呈现急性贫血、黄疸、血红蛋白尿等溶血型中毒症状。另外，中毒者的肝脏肿大、网织细胞增多，中毒严重者产生尿毒症死亡。目前已知除鹿花菌外，引起溶血型中毒症状的毒蘑菇还有纹缘鹅膏（*A. spreta*）等。

47.1.5 光过敏性皮炎型

人若误食胶陀螺菌（*Bulgaria inquinans*）毒蘑菇中毒，潜伏期为 1～2 d。其中毒症状为人体受日光照射出现皮炎，红、肿、针刺痛感。另如人误食污染有核盘菌（*Sclerotinia*）产生的补骨脂素芹菜等植物，也可引起光过敏性皮炎型中毒症。光过敏皮炎型中毒症除了呈现上述一些特征外，有时还可呈现指尖剧痛、指甲根部出血及嘴唇肿胀、外翻等症状。

47.2 真菌毒素中毒症的防治

47.2.1 真菌毒素中毒症的诊断与治疗

（1）诊断

首先需详细了解发病前后的饮食情况，如是否食入野生蘑菇、变质甘蔗或霉菌污染的粮食或食品等，这是确诊真菌毒素中毒症的重要依据。虽然毒蘑菇等中毒的临床表现有多种类型，但在发病初期均有呕吐和腹泻等胃肠道症状。问诊中漏问误食野生蘑菇、变质甘蔗或霉变食品等的主诉，常被误诊为胃肠炎或细菌性痢疾等病症。由于真菌的生长繁殖和毒素的产生与环境和生态学因素密切相关，因此食物性真菌中毒症的发生和流行就有着明显的地域性和季节性等特点，有时仅侵犯某一地区的某一部分人群。在夏、秋梅雨季节的山区或林区，若遇到有

呕吐和腹泻等胃肠道症状的患者，并出现一户或数户家庭人员同时发病，则应考虑为毒蘑菇中毒的可能性。如发病前确有进食野蘑菇的依据，结合临床症状通常较易确认。如能在现场找到该野蘑菇，并给予鉴定或作动物饲喂试验，以证实其毒性，则诊断会更加确切。由于大多数霉菌引起的人畜的真菌毒素中毒没有可供定性的典型特征，因此，通常需对患者或患畜发病的流行病学特征、临床表现、毒素的检出及动物实验等可靠资料进行综合分析，才能给予明确诊断。其中，中毒食物或饲料中检出可致中毒剂量并引起相同中毒表现的真菌毒素则是明确诊断真菌毒素中毒症的关键依据(也可参阅第 46 章中有关真菌毒素的致病特点)。

(2) 治疗

到目前为止，几乎所有的真菌毒素中毒都无特效的治疗方法。一般真菌毒素中毒症的治疗原则为尽快地排除毒物，应用解毒药物和对症治疗。

1) 排除毒物：尽快采用催吐、洗胃、导泻或灌肠等方法，排除尚未吸收的毒物，对发病较迟的毒鹅膏和春生鹅膏等毒蘑菇中毒，进食后 6 h 以上采用上述疗法仍有一定效果。经洗胃灌肠后，可经胃管灌入药用炭(10～20 g)，以减少毒物的吸收。

2) 解毒及对症治疗：对毒鹅膏和春生鹅膏中毒，一般采用巯基解毒药。常用的有二巯基丁二酸钠及二巯基丙磺酸钠。此外，可用葡萄糖溶液和氢化可的松静脉滴注，或口服葡醛内酯(肝泰乐)、肌注维生素 B_{12} 支持疗法，并可应用保肝药物以促进肝脏损害的恢复。在胃肠道反应阶段，应积极补液以纠正酸中毒及水电解质紊乱。

也可同时使用中药治疗。常用的解毒处方是：绿豆 90～120 g，蒲公英 32～62 g，银花 32 g，紫草根 32～64 g，大青叶 32～64 g，生甘草 10～16 g，加水煎服，每日 1 剂，儿童剂量酌减。此外，也可采用以下处方：①绿豆 100 g，生甘草 10 g，煎服；②野菊花 20 g，甘草 6 g，紫草根 20 g，板蓝根 20 g，绿豆 50 g。煎汤饮服，每日 1 剂；③生绿豆 90～120 g，碾碎，开水浸泡后冷服。对于鹿花菌和纹缘鹅膏等中毒引起的溶血性反应，可使用肾上腺皮质激素治疗。如应用地塞米松 20～30 mg 或氢化可的松 200～300 mg，加入 500 ml 5%～10%葡萄糖中进行静脉滴注。另外，也可采用中药治疗，常用处方：鸡血藤 15 g，蓼三七 15 g，茜草 15 g，甘草 6 g，绿豆 50 g，煎汤饮服，每日 1 剂。若中毒者出现贫血现象，可采用输血(输同种血型以免加重溶血反应)处理。此外，还可采用对症及支持疗法，如在静脉内补充大量的维生素 C，以纠正酸中毒。如出现尿毒症，则可按急性肾衰竭处理原则治疗。若早期出现剧烈的恶心、呕吐、腹痛、腹泻等胃肠道症状，或确证是蛤蟆菌等的毒蝇碱类中毒引起的副交感神经兴奋症状，可使用阿托品治疗。用法为 0.5～1.0 mg 皮下注射，每 1/2～6 h 1 次，必要时可加大剂量或静脉注射。有烦躁、幻觉、谵妄及抽搐、痉挛等症状者，应给予镇惊或镇静药物(剂量不宜过大)，也可试用脱水剂。另外，也可同时使用中草药治疗，常用的解毒处方是：绿豆 300 g，甘草 10 g，生姜 10 g，煎汤饮服，每 4 h 1 次，每日 1 剂。如有便秘者，则加入大黄 15 g。某些神昏乱语者，可加入钩藤 20 g，石决明 30 g，菖浦 10 g，郁金 6 g，远志肉 10 g，煎汤饮服。上述各种治疗措施应持续用到肝功能恢复正常为止。

另外，对于疑为黄曲霉毒素中毒者，通常应立即停止食用被该毒素污染的食物。如果中毒症状较轻，只有恶心、呕吐、头痛、头晕等症状，其他状况较好，一般在停止食用被毒素污染的食物后症状会逐渐消失。如果症状较重，则需立即送医院给予对症治疗。据有关文献介绍，水飞蓟素和 picroliv 具抗氧化效应，可以部分逆转黄曲霉毒素诱导的脂质过氧化，从而可降低肝癌的发生率。此外，考来烯胺(消胆胺)具有增强赭曲霉素 A 从粪便排泄、降低该毒素的血浆水平的功能，从而可减少其对肾脏的毒性。再则，天冬氨酰苯丙氨酸甲酯可基本阻止赭曲霉素 A 诱导的肾脏毒性，从而也可阻止对肾脏组织学上的破坏。此外，当误食污染有真菌毒素的食物后，有人给动物投予硒剂、维生素、考来烯胺(胆酪胺)，发现这些物质对减轻真菌毒素的作用有一定效果。

总之，临床所见的真菌毒素中毒症的严重程度常取决于所误食毒蘑菇或其他真菌毒素的种类、性质、进入量及是否长期摄入等因素。据报道，肝肾损害型的急性中毒性肝炎，死亡率常高达 50%～90%。若采用正确治疗方法，如及时采用巯基解毒药并以中西医结合治疗促进肝脏损害的恢复，可明显降低病死率。胃肠型如无并发症，一般也少见死亡者。神经精神型出现症状虽很凶猛，一般经阿托品治疗后死亡者也很少。溶血型如能及时采用肾上腺皮质激素，并结合输血等治疗处理，病死率也较低。

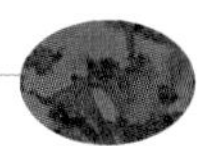

47.2.2　真菌毒素中毒症的预防

（1）大型真菌中毒症的预防

毒蘑菇识别知识的普及对于防止大型真菌中毒症的发生是极其重要的。一般色彩鲜艳、具疣状突起或鳞片、裂沟、生泡流浆、有土豆或萝卜味、茎易纵裂及奇形怪状的野蘑菇不能随便采食，应严格鉴别。据有关资料介绍，牛肝菌中少数有毒的种类较易辨认，其菌管和担子果碰伤时有颜色变化。通常毒种碰伤后，全部变蓝，或具红的孔口，或两者均有。而有些毒蘑菇与可食菇类外貌极为相似。如毒鹅膏和洋蘑菇的外形极为相似，口味也难以区别，从安全起见，一般应尽可能先作动物饲喂试验，以确定能否被食用。另外，对于共食毒蘑菇的人群中那些未发病者，也应认真观察，并做相应的排毒、解毒处理，以防其发病。

（2）小型丝状真菌毒素中毒症的预防

一般来说，小型丝状真菌毒素中毒症的预防就是对于粮食或食品等中真菌毒素污染的防范、去除及解毒措施。

1）真菌毒素污染的防范：即防止粮食和食品中真菌污染及毒素的生成，是预防真菌毒素中毒症的最好措施。真菌毒素的生成可发生在农产品的收获、储藏、运输和加工等过程中。农产品收获方法是否适当，将直接影响真菌的污染及毒素的生成。如在多雨、洪涝季节，要适时抢收、及时晾晒或烘干，干、湿谷物需分别运输、脱粒，避免因潮湿而有利于真菌的生长。另外，在收获时还需注意不要造成花生和谷物的机械损伤，否则便破坏了它们抵抗真菌的天然屏障，从而有利于真菌的生长和毒素的生成。农产品收获后，储藏条件适当，可控制或减少真菌的污染和毒素的生成。因为水分、温度、氧气、相对湿度与真菌污染程度等储藏环境因素直接影响真菌毒素的生成。因此，对农产品的储藏首先必须控制其本身的水分，储藏的环境或容器要适当的低温、防湿、防潮、通风和干燥，有条件的可采用密封材料、降低储藏环境中氧气的浓度，或充入 CO_2 或氮气，以控制真菌的生长。同时要采用防霉剂或电离辐射处理，以达防霉目的。此外，培养抗真菌的作物或选择对真菌有拮抗作用的微生物也是防止真菌毒素污染的一种有效的预防方法。目前有人已利用转基因技术培养抗真菌的农作物。

2）真菌毒素的去除和解毒：对于已经含有真菌毒素的粮食和食品可采用物理学、化学、生物学或中草药等方法以去除或降解其中的毒素。

A. 物理学方法：

a. 挑选法：即人工挑选，去除霉变、破损、皱皮、变色或虫蛀等不正常的粮粒，此方法简单，效果极佳（此法去毒效果一般可达 80％以上），但使用人力较多，故一般在小范围或家庭中使用。国外现已采用机械挑选、电眼挑选或借助紫外线灯，根据有无荧光进行挑选，效率明显得到提高。

b. 碾轧加工法：适用于较大范围。霉变的大米等粮食真菌毒素主要集中在米糠层和皮胚部，采用此法处理可去除 85％以上的毒素。

c. 高温破坏法：由于大多数真菌毒素都是耐热的小分子物质，因此在高温处理下只能部分被分解。如用 150℃的温度焙烤饼粕类原料 30 min，可破坏其中的 48％的黄曲霉毒素 B_1 和 32％的黄曲霉毒素 G_1。

d. 电离辐射法 包括紫外线照射法、γ 射线照射法和日光照射法等。在紫外线照射下，黄曲霉毒素 B_1 分子吸收一定波长的光能，一部分光能被产生的荧光消耗，剩余的能量使黄曲霉毒素 B_1 分子内部发生化学反应，使之结构改变，荧光消失，失去毒性。γ 射线在理论上不能直接破坏黄曲霉毒素的分子结构，但可使水或简单化合物分子发生射线分解产生游离基，而游离基作用于黄曲霉毒素分子，可达到解毒的目的。日光照射也可使含黄曲霉毒素的粮食解毒，并且粮食中毒素的含量随照射时间的延长而减少。实验中发现含黄曲霉毒素的粮食在日光下照射 8～10 h，已检不出黄曲霉毒素的荧光。此外，微波、红外线和激光对某些真菌毒素也具破坏作用。例如，用微波处理粮食，发现其破坏单端孢霉烯族毒素的效果很好。

e. 水洗法：用水洗的方法去除某些真菌毒素，简单而有效。如水洗 2 次的粮食，其中的脱氧雪腐镰孢菌烯醇（DON）可去除 50％～70％。

f. 吸附法：主要利用铝硅酸盐类（如沸石、蒙脱石、硅藻土和高岭土等）和药用炭表面吸附真菌毒素，使毒素在经过动物肠道时不被动物吸收，直接排出动物体外。这是目前饲料市场上较为成熟可行的一种毒素脱毒方法。其中，水合铝硅酸钠碱对黄曲霉毒素有很好的吸附作用。

B. 化学法：

a. 碱炼法：在碱性条件下，黄曲霉毒素结构中的内酯环被破坏，形成香豆素钠盐，后者溶于水。当

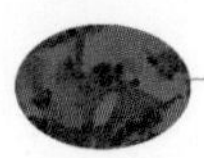

加碱后再用水洗，可将毒素解除。花生、玉米均可用此法处理。

b. 食盐去毒法：花生油加食盐、再加热处理，能使其中的黄曲霉毒素解毒，效果明显。如加食盐量为油量的 21.7%（相当于炒菜时的盐量）时，在 140℃加热 15 min 或在 180℃加热 2 min，均可使含黄曲霉毒素 200×10^{-9} 的花生油解毒达 95% 以上。

此外，也有资料报道，采用含氯石灰（漂白粉）、臭氧对真菌毒素的去除效果很好，尤其是对串珠镰孢菌素更为有效。另亚硫酸处理黄曲霉毒素 B_1 效果也较好。再则，在烹调加工时加少量小苏打，也可有效降解粮食中的真菌毒素。

c. 中草药法：有资料介绍，梅叶冬青、白芍、半枝莲、鸡骨草和山苍子等对黄曲霉毒素等有很好去毒作用；白矾、草决明、莪术、岗梅、贯众也具很好的解毒作用。山蚂蟥、桂皮等对毒素也有降解作用。用上述中草药烟雾剂熏蒸，可使黄曲霉毒素含量为 500×10^{-9} 的大米荧光消失。另外，蛋白质、维生素及大豆异黄酮等抗氧化剂均可降低黄曲霉毒素对畜禽的毒害作用。

d. 生物学方法：主要涉及真菌毒素的微生物降解及真菌毒素降解酶的应用等。

Ⅰ. 真菌毒素的微生物降解：如 Fuchs 等分离到一株能降解赭曲霉毒素（OTA）的嗜酸乳杆菌（*Lactobacillus acidophilus* VM20），将该菌液（10^9 cfu/ml）加入至含有 1 μg/ml OTA 的培养液中，结果发现 4 h 内就可降解该培养液中 95%以上的 OTA。另外，橙色黄杆菌（*Flavobacterium aurantiacum*）被发现可以去除被黄曲霉污染食品中的全部黄曲霉毒素，且不会产生新的有毒物质。另外，有人分离到一株能在一定培养基上抑制黄曲霉毒素产生的枯草芽孢杆菌，将该菌的培养物加入到含黄曲霉毒素的霉变玉米粉中培养 48 h 后喂猪，经 3 个月饲喂，猪既未产生中毒症状，也未发生肝脏病变，而对照组均有严重的中毒症状和肝脏纤维素病变。Varga 等报道日本曲霉（*A. japonicus*）和黑曲霉（*A. niger*）也可以降解或部分降解 OTA，其中黑曲霉 CBS 120.49 株在液体培养基中分解 OTA 较慢，OTA 在 7 d 内全部转化为毒性较低的赭曲霉毒素 α。但在后来的 10 d 培养中被进一步降解至痕量。另外，匍枝根霉和米根霉（*R. oryzae*）等在培养过程中也具一定的降解赭曲霉毒素的效果。研究发现，酵母菌在发酵过程中对真菌毒素也具一定的降解作用。如有人报道念珠菌（*Candida*）在 20 d 内可降解 80%的黄曲霉霉素 B_1。另如 Scott 等使用酵母属（*Saccharomyces*）中的 3 个不同菌株对加入了 OTA 和富马毒素 B_1 和 B_2 的基质进行 8 d 发酵，结果发现 3 种毒素分别被降解 13%、28%和 17%。

Ⅱ. 真菌毒素降解酶的应用：采用具有生物学活性的酶制剂来降解真菌毒素是一项较新的技术，国内外都进行了大量的探索研究。

Liu 等研究发现亮菌（又名发光假密环菌，*Armillariella tabescens*）产生的多酶体系可完全降解浓度为 16 μmol/L 的黄曲霉毒素 B_1 组分。最终研究发现起作用的是一种蛋白酶，该酶在温和条件下能破坏黄曲霉毒素毒性结构双呋喃环，使其开环而起到脱毒作用（图 47-2-1）。后经中美科学家研究证实，该酶是一种新的蛋白酶，目前已利用分子生物学技术获得编码该酶基因的全长核苷酸序列。同时该基因已转入酵母中构建了酵母基因工程菌。该酶未来将可用于饲料和食品脱毒添加剂，药用酶制剂，也可利用该酶开发相关的黄曲霉毒素检测生物传感器等，因而具有较好的经济和社会效益。

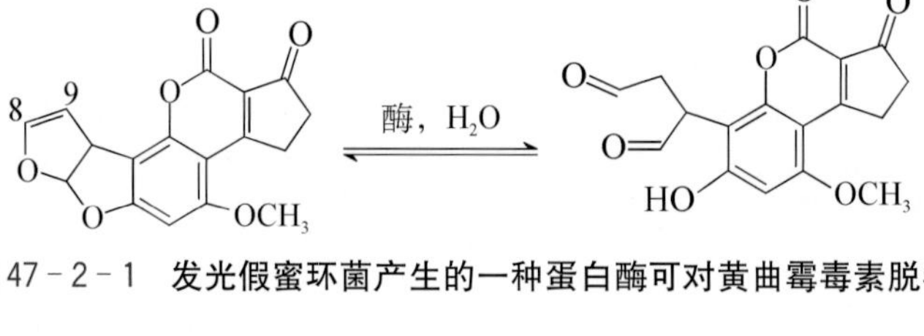

图 47-2-1　发光假蜜环菌产生的一种蛋白酶可对黄曲霉毒素脱毒

另外，Fuchs 等分离到一株能降解单端孢霉烯族毒素能力的细菌 BBSH797，研究发现该菌株产生的酶对单端孢霉烯族毒素的 12，13-环氧基进行选择性断裂，以达到消除毒力的作用，其活菌制剂已被商品化应用在畜牧业中起到积极作用。

Ⅲ. 酵母细胞壁类吸附剂：酵母细胞壁上多糖、

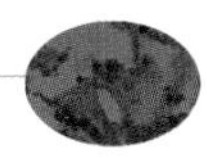

蛋白质和脂类对真菌毒素的吸附是通过氢键、离子键和疏水作用力等实现的。如有人发现酵母细胞壁可以吸附 2.7 mg/g 玉米赤霉烯酮，且这种吸附平衡可在 10 min 内达到，其吸附效果比铝硅酸盐类更佳。

此外，葡甘露聚糖聚合物是一种由酵母细胞内壁提取的化合物，其对真菌毒素具一定吸附作用。酯化葡配甘露聚糖不但可增进肉鸡的采食量，减轻腹泻症状，而且与真菌毒素结合后其毒素不易被解离，另外对饲料中其他营养成分无显著的副作用，因而被认为是一种广谱、具有很大潜力的真菌毒素吸附剂。

综上所述，国内外对于用物理学、化学和中草药等方法作真菌毒素去除或解毒的研究很多，也找出了有一定效果的方法，但可供工业化大规模应用的方法仍较为少见。此外，用生物学方法对毒素去除或解毒的研究也同样如此。目前虽已获得不少能去除毒素的菌株，但去毒微生物直接在粮食等基质中生长，虽然能解除毒素，但也消耗粮食等基质中的营养物质，从而降低了其营养价值。另外，有的将霉变基质进行微生物发酵生产，结果也存在基质中毒素转移至发酵液中问题。因此，至今有关微生物去毒方法的工业化应用实例也为少见。开发利用真菌毒素降解酶，将是去除粮食等基质中真菌毒素的一种较为有效的方法，若再结合生物型吸附剂的吸附作用，不但可使真菌毒素在肠绒毛吸收之前在胃内快速转变为无毒或低毒的化合物，而且也不影响粮食等基质中营养成分的吸收，同时也解决了单纯用微生物酶降解毒素成本较高的问题，因而可望成为粮食等基质中真菌毒素的脱毒带来新突破。

主要参考文献

[1] 廖万清，吴绍熙，王高松. 真菌病学. 北京：人民卫生出版社，1989.

[2] 孟昭赫，张国柱，宋圃菊. 真菌毒素研究进展. 北京：人民卫生出版社，1979.

[3] 余永年. 真菌与人. 北京：科学出版社，1980.

[4] 郁庆福. 现代卫生微生物学. 北京：人民卫生出版社，1995.

[5] 裘维蕃. 菌物学大全. 北京：科学出版社，1998.

[6] 秦启贤. 临床真菌学. 上海：上海医科大学出版社，2001.

[7] 吴绍熙. 现代医学真菌检验手册. 2 版. 北京：中国协和医科大学出版社，2005.

[8] 李群伟. 真菌毒素与人体健康. 北京：人民军医出版社，2005.

[9] 胡文娟，梁晓天，陈晓明，等. 变质甘蔗节菱孢毒性物质-3-硝基丙酸的分离与鉴定. 中华预防医学杂志，1986，20(6)：321－323.

[10] 杨建伯. 真菌毒素与人类疾病. 中国地方病学杂志，2002，21(4)：314－317.

[11] 龙喜带，唐月浩，曲德英，等. 黄曲霉毒素 B_1 毒性及其发挥与 DNA 修复(修复相关酶). 右江民族医学院学报，2006，28(2)：278－280.

[12] 陈丽星. 真菌毒素研究进展. 河北工业科技，2006，23(2)：124－126.

[13] 孙长坡，代岩石，王松雪，等. 利用生物技术防控消减粮食及其制品中的真菌毒素. 中国粮油学报，2009，24(11) 97－101.

[14] 陈峰，卢庆，梁晓翠. 食品与饲料中霉菌毒素的微生物脱毒研究进展. 饲料与畜牧，2009，11：8－10.

[15] 庄振宏，张峰，李燕云，等. 黄曲霉毒素致癌机理的研究进展. 湖北农业科学，2011，50(8)：1522－1525.

[16] 刘峰良，赵志辉，谢晶. 谷物中真菌毒素研究进展. 广东农业科学，2012，19：115－119.

[17] Paterson RR, Lima N. Toxicology of mycotoxins. EXS, 2010，100：31－63.

[18] Rastogi R, Srivastavn AK, Rastogi AK. Long term effect of aflatoxin B(1) on lipid peroxidation in rat liver and kidney: effect of picroliv and silymarin. Phytother Res, 2001，15：307－310.

[19] Kerkadi A, Barriault C, Tuchweber B, et al. Dietary cholestyramine reduces ochratoxin A — induced nephrotoxicity in the rat by decreasing plasma levels and enhancing fecal excretion of the toxin. J Toxicol Environ Health (Part A), 1998，53(3)：231－250.

[20] Gelderblom WCA, Jaskiewicz K, Marasas WFO, et al. Fumonisins — novel mycotoxins with cancer-promoting activity produced by fusarium moniliforme. Appl Environ Microbiol, 1988，54(7)：1806－1811.

(徐德强 张纪忠)

第五篇
放线菌病

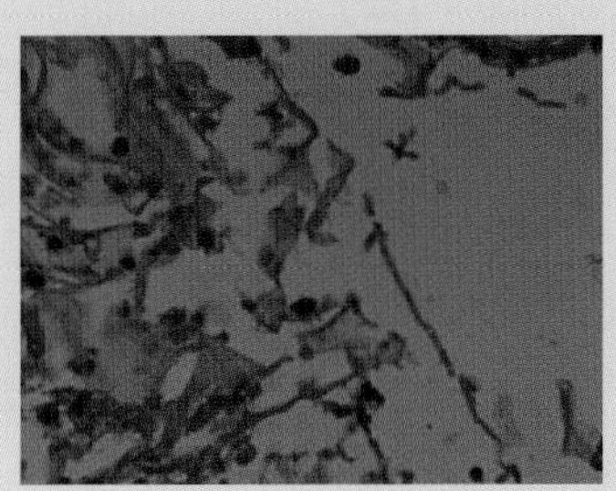

48 总论

放线菌(*Actinomycetes*)是一类具有分支状菌丝体的革兰阳性菌,广泛分布于自然界中,是微生物中与人类关系非常密切的一类菌,因菌落呈放线状生长而得名。通常所说的放线菌只是形态学上的分类,不是生物学分类的名词。有些细菌和真菌都可以划归到放线菌。放线菌的个体由一个细胞组成,这与细菌十分相似,因此它们常被当作细菌家族中的一个独立的大家庭。不过,放线菌又有许多真菌家族的特点,如菌体由许多无隔膜的菌丝体组成,所以从生物进化的角度看,它是介于细菌与真菌之间的过渡类型。

放线菌一方面是重要的自然资源,它能产生抗生素、氨基酸、维生素、酶制剂等多种生物活性物质,被广泛应用于医药、农业、工业等方面。此外,放线菌还可用于甾体转化、烃类发酵、石油脱蜡和污水处理等。另一方面放线菌又是某些疾病的病原菌,可引起多种人畜的疾病及植物的病害,如由分枝杆菌引起的肺结核和麻风病等。

48.1 放线菌的特征和生活周期

48.1.1 放线菌的特征

(1) 放线菌的细胞结构

放线菌细胞的结构与细菌相似,都具备细胞壁、细胞膜、细胞质、拟核等基本结构。个别种类的放线菌也具有细菌鞭毛样的丝状体,但一般不形成荚膜、菌毛等特殊结构。

1) 细胞壁:放线菌属于革兰阳性菌,其细胞壁主要成分是肽聚糖一类高分子化合物构成的网状黏复合体。N-乙酰葡萄糖胺和N-乙酰胞壁酸借助1,4-β-糖苷键连接成链状结构,再由胞壁酸上的短肽侧链进一步交联成为立体网格分子,在不同种类的放线菌中,短肽侧链上的氨基酸组成略有差异,这些差异常用于对放线菌的分类及鉴定。

2) 细胞膜:放线菌的细胞膜是紧贴细胞壁,包含细胞质及拟核的一层膜结构。该膜与细菌的细胞膜在结构、化学组成及生物学功能上都极为相似。细胞膜最重要的作用是选择性地进行营养物质的运输及代谢废物的排除。细胞膜上的载体蛋白种类十分丰富,在放线菌从周围环境吸取营养过程中发挥重要作用。另外,通过细胞膜的向内凹陷,有效地扩大了细胞膜的表面积,这样更有利于在膜上进行电子传递,丰富了酶的种类和数量。

3) 细胞质:放线菌是单细胞丝状体,菌丝中无横隔,整个细胞质都是贯通的。细胞质主要是有蛋白质、核酸、糖类、脂类、无机盐和大量的水所组成的半透明的胶状物,其中水的含量为60%~80%。此外,还有多聚磷酸盐、类脂及多糖等内含物。细胞质内无线粒体、叶绿体等细胞器,也无真正有膜的液

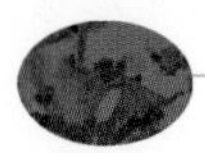

泡,有核糖体,其沉降系数为 70S。

4) 拟核区:放线菌无真正的核膜包被的细胞核,核质体形态不固定,数目较多,分散于细胞质中,其主要成分是 DNA,无组蛋白成分。当菌体细胞迅速生长时,核质体累积很快,故称"原核"。在快速生长的菌丝中,核质体 DNA 可占细胞总体积的 15%~20%。放线菌细胞通常呈纤细的单细胞丝状结构,有别于丝状真菌的多细胞形态的菌丝,因此属于原核单细胞菌丝体结构。

(2) 放线菌的基本形态

经典放线菌具有发育良好的放射状菌丝体,根据菌丝形态与功能可分为基内菌丝(substrate mycelium)和气生菌丝(aerial mycelium),有些形成孢子链(spore chain)、孢子(spore)和孢囊(sporangia)等复杂的形态结构。

1) 基内菌丝:又称营养菌丝(vegetative mycelium)或初级菌丝(primary mycelium),伸入培养机内或生长在培养基表面,基内菌丝细长,多分支,直径 0.4~1.2 μm,无横隔,不断裂,色淡透明,相互交织成网状,主要功能是吸收营养物质和排泄代谢产物。部分基内菌丝特化加粗而绕成菌核。还有些种,基质菌丝上可形成特殊的厚膜孢子。链霉菌的基质菌丝可产生黄、蓝、红、绿、褐和紫等水溶性色素和脂溶性色素使得其基质菌丝呈多种颜色。色素在放线菌的分类鉴定中有重要作用。不同类型的放线菌,其基质菌丝的形态有所不同。如诺卡菌属有的种基质菌丝强烈弯曲似树根状,生长到一定年龄后产生横隔,并迅速断裂成不同形状的杆菌体。而嗜皮菌属的基质菌丝细胞呈纵横多方向分裂,形成扁平体,或叠成鳞片状的菌落。

2) 气生菌丝:是基内菌丝长出培养基外并伸向空间的菌丝,又称二级菌丝。在显微镜下观察时,一般气生菌丝颜色较深,比基内菌丝粗,直径为 1.0~1.4 μm,形状直伸或弯曲,可产生色素,多为脂溶性。幼龄的气生菌丝多为白色,成熟后,特别是生成孢子丝后,被孢子丝和孢子层所覆盖。各类放线菌能否产生气生菌丝,取决于种的特性、营养条件和环境因子等。

3) 孢子丝(sporotrichial):气生菌丝生长发育到一定时期,大部分转化为能形成生孢子的菌丝,称为孢子丝。孢子成熟后,可从孢子丝中逸出飞散。因此,孢子丝可视作放线菌无性繁殖的器官。孢子丝着生在气生菌丝(可称为轴菌丝)上,着生的方式有从生、互生或轮生。所谓轮生,即在一条气生菌丝上相隔一定的距离,从一个位点长出 3 根以上呈轮辐状排列的孢子丝。孢子丝孕育孢子的情况,不同种间有所不同,多数种整条孢子丝都能发育形成孢子;少数种孢子丝近基部一段不孕;还有些种只局限于孢子丝顶端部分形成孢子。成熟后的孢子丝形态多样,直形、波曲、钩状、螺旋状,螺旋状的孢子丝较为常见(图 48-1-1),其螺旋的松紧、大小、螺数和螺旋方向因菌种而异。轮生菌的孢子丝可区别为一级和二级轮生。前者即孢子丝直接着生在轴菌丝上;后者即先在轴菌丝上长出一级轮生支,然后再从一级轮生支上长出 3 根以上的孢子丝,其形态同上述一样。成熟后的孢子丝还可显出白、灰、黄、红、紫、青、蓝、绿等多种颜色。因此,孢子丝的形态和色泽变化是放线菌分类的重要依据之一。

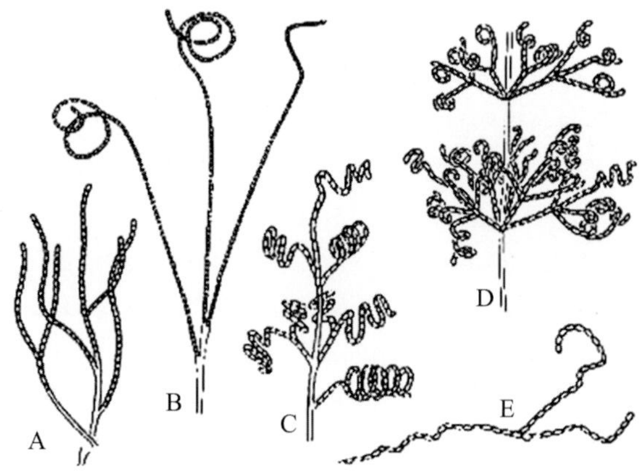

图 48-1-1 孢子丝的基本形态模式(Miyadoh et al. 1997)

A. 柔曲型; B. 钩型; C. 螺旋型; D. 轮生型; E. 分枝断裂

4) 孢子:根据来源不同,放线菌的孢子可分为分生孢子和孢囊孢子两大类。前者是从成熟的孢子丝或基质菌丝上产生的,主要是链霉菌科、高温放线菌科、小单孢菌科等科的特征;后者是在孢子囊内形成,主要是游动放线菌科的特征。两类孢子的形态基本相同。在电镜下,孢子呈圆形、椭圆形、杆状、圆柱状、瓜子状、梭状和半月状等。孢子的颜色十分丰富。孢子表面的纹饰因种而异,分生孢子表面纹包身有光滑状,褶皱状、疣状、刺状(刺又有粗细、大小、长短和疏密之分)、毛发状或鳞片状,无鞭毛附属。而孢囊孢子表面基本是光滑型,少数带刺,多数有鞭毛。孢子纹饰特征及鞭毛有无也是菌种分类、鉴定

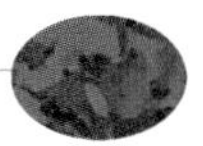

的重要依据。

5) 孢囊:有些生孢囊放线菌会形成典型孢囊,孢囊着生的位置因属而异,有的孢囊生长在气丝上,有的孢囊生长在基丝上。孢囊形成大体上分成两种形式:有些属的孢囊是由孢子丝卷绕而成;有些属的孢囊是由孢囊梗逐渐膨大而成。孢囊着生位置、形状,孢囊孢子有无鞭毛等是划分属的重要特征。

(3) 放线菌的菌落特征

在固体培养基上,一株放线菌由孢子萌生成菌丝,且紧密缠绕在一起,形成一定形态的菌丝团,称为菌落。从菌落外貌看,各类放线菌菌落的大小、厚薄、平坦或凹凸、光滑或褶皱,崎岖或有裂纹,长入基质内生长或贴着基质表面生长等差别很大;触之其质地也不同,有的易碎,有的坚韧。菌落颜色一般由基质菌丝或气生菌丝颜色决定。

48.1.2 放线菌的生活周期及繁殖方式

放线菌的孢子接种到合适的环境条件下,吸水膨胀,萌生出 1～3 根芽管,芽管逐渐长成分支菌丝,分布菌丝越生越多,形成基内菌丝,基内菌丝缠绕在一起形成致密的菌落。基内菌丝生长到一定阶段,部分转向空间长出气生菌丝。气生菌丝生长发育到一定阶段,部分发育成孢子丝。孢子丝通过横隔分裂方式产生孢子。孢子成熟后又进入上述循环,这样一个过程称为放线菌的一代生活周期或生活史。

放线菌主要通过形成无性孢子的方式进行繁殖,也可借菌体为裂片段繁殖。

48.2 放线菌的分类

随着现代科学技术的不断发展,放线菌的分类经历了传统分类、数值分类、化学分类、和分子分类的不同阶段,目前已进入多相分类的阶段。

48.2.1 传统分类

传统分类也称描述分类,主要以形态特征(morphological characteristic)、培养特征(cultural characteristic)及生理生化特征(physiological characteristic)等表观分类学信息(phenotypic information)对微生物分类单位进行的描述分类。1923 年,《伯杰氏细菌鉴定手册》出版;1961 年 Waksman SA 和 1970 年 Krasilnikov NA 关于放线菌的专著问世;1972 年,《国际链霉菌计划》(ISP)中最后一批研究结果的发表,使放线菌的经典分类达到了鼎盛时期。传统分类主要有以下几点。

1) 形态特征:主要包括基内菌丝体的发育程度,是否断裂,有无气生菌丝体和孢子、孢囊、菌核以及其他结构。此外,还要说明孢子链、孢子、孢囊、孢囊孢子的形状、大小、数目等;各类繁殖小体是否有能游动的鞭毛及鞭毛的位置。

2) 培养特征:放线菌分类中基丝和生孢子气丝的颜色一向受到重视,20 世纪 60 年代后期到 70 年代初发表的国际链霉菌计划(ISP)也是以生孢子气丝颜色为主,基丝和可溶色素的颜色为辅,新增加的色素对酸碱度是否敏感的方法极具鉴别价值。

3) 生化特征:所测定的生化指标集中在几个酶的活性上,如明胶液化、牛奶凝固和胨化、淀粉水解、纤维素分解或在其上生长、硝酸盐还原等。

4) 生态条件:主要是厌氧与需氧、腐生与寄生、中温与嗜热(少数嗜低温)及对酸碱度(pH)的要求等。

虽然现代分类学的方法是我们认识生物起源和物种多样性的重要手段,其研究成果不仅极大地丰富了分类学的内容,更接近生命现象的本质,同时定量化的测定使研究结果更为客观,但传统分类中的形态特征、培养特征及生理生化特性等表观学分类信息依然是人们认识放线菌物种最基本特征之一,是化学分类和分子分类所不可替代的,并且是多相分类的重要组成部分(图 48-2-1)。

48.2.2 数值分类

数值分类是指通过计算分析大量的特征,计算出相似值来考察菌株间的相互关系,它是建立在计算机应用上的一种分方法。在数值分类中,单一的特征没有分类意义,因而它能更客观地描述菌株的分类关系。且一旦分类关系确定后,就可以从中挑选出特征性指标用于菌株的鉴定。

48.2.3 化学分类

化学分类是研究微生物细胞不同化学特性,并利用这些特性对生物个体进行分类和鉴定。20 世纪 60 年代开始,Lechevalier 等分类学家进行了化学分类学的研究,建立了一整套放线菌细胞组分的化学分析方法,从而逐步打破了传统的分类观念,奠定了化学分类的基础,使放线菌分类学的内容从表观水平深入到细胞水平。越来越多的研究表明,化学

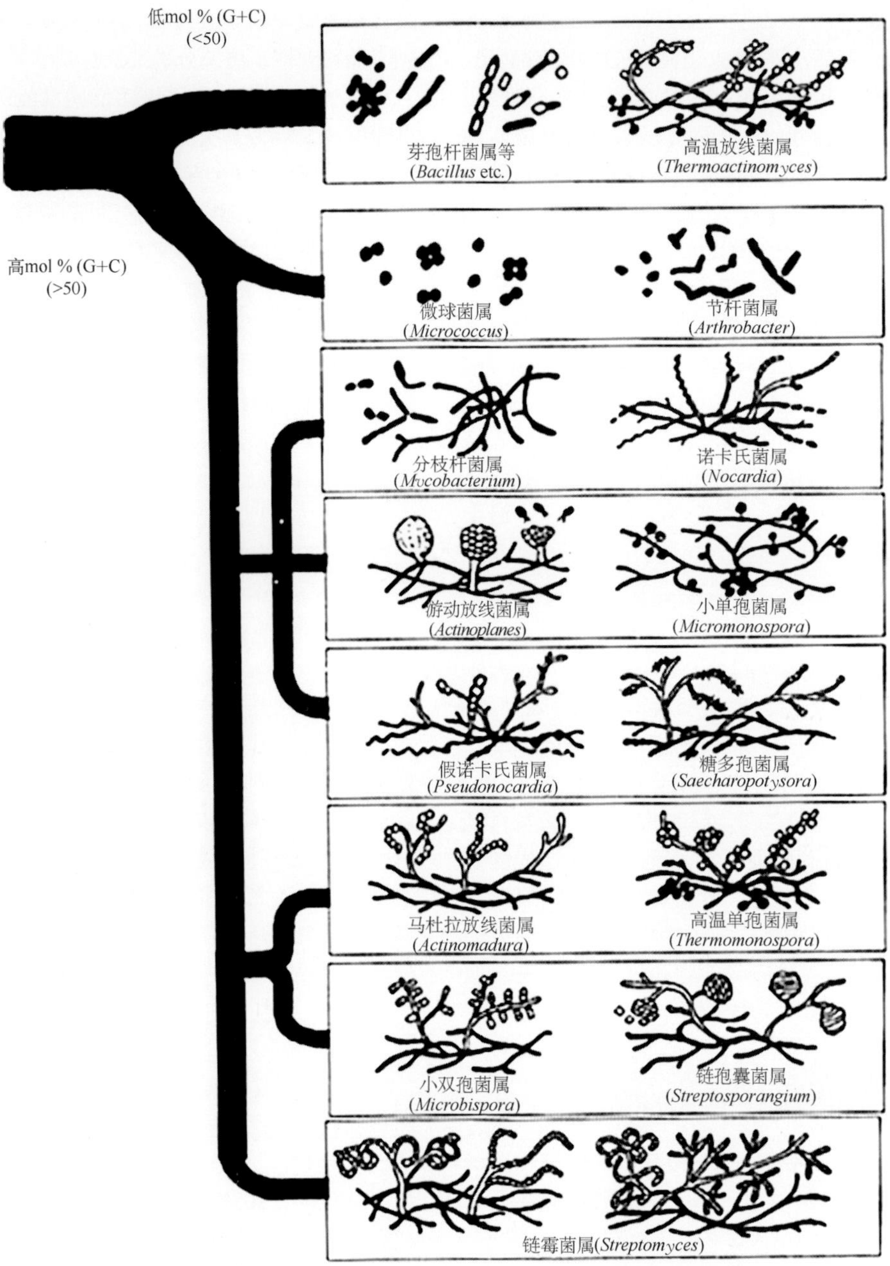

低mol % (G+C)
(<50)
高mol % (G+C)
(>50)
芽孢杆菌属等
(*Bacillus* etc.)
高温放线菌属
(*Thermoactinomyces*)
微球菌属
(*Micrococcus*)
节杆菌属
(*Arthrobacter*)
分枝杆菌属
(*Mycobacterium*)
诺卡氏菌属
(*Nocardia*)
游动放线菌属
(*Actinoplanes*)
小单孢菌属
(*Micromonospora*)
假诺卡氏菌属
(*Pseudonocardia*)
糖多孢菌属
(*Saccharopolysora*)
马杜拉放线菌属
(*Actinomadura*)
高温单孢菌属
(*Thermomonospora*)
小双孢菌属
(*Microbispora*)
链孢囊菌属
(*Streptosporangium*)
链霉菌属(*Streptomyces*)

图 48－2－1　放线菌的形态与分子进化(日本微生物学会,放线菌图鉴,1997)

分类与分子分类比较吻合,它是放线菌分类必不可少的手段之一。化学分类包括:①细胞壁化学组分分类。②枝菌酸分类。③磷酸类酯分类。④脂肪酸分类。脂肪酸常以脂的形式存在于磷酯脂蛋白、脂多糖、磷壁酸酯中,其中一些是细胞膜和细胞壁的组成部分。⑤醌分类。醌是细胞原生质膜上的组分,在电子传递和氧化磷酸化中起重要作用,放线菌的醌有泛醌(辅酶 Q)和甲基萘醌等。Collins、Minnikin 等建立了醌在不同菌类分类鉴定中的指标,并划分了放线菌的甲基萘醌类型。⑥全细胞蛋白 SDS－PAGE 分析。全细胞 SDS 降解蛋白质片段的聚丙烯酰胺凝胶电泳(SDS－PAGE)是一种通过分析蛋白图谱来获取化学分类信息的快速技术,在高度标准化的培养条件下它是分群和大量比较相近菌株的较好方法。⑦核糖体蛋白双向凝胶电泳分析。

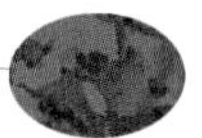

48.2.4 分子分类

Stackebrandt 和 Woes 在 20 世纪 80 年代根据 16S rRNA 相似性、DNA－rRNA 和 DNA－DNA 杂交的结果，构建了放线菌和其他生物之间的系统发育树，这标志着放线菌分子分类时期的开始。随着分子生物学的发展，分子分类逐步成为放线菌分类学中的主要方法。

（1）DNA 碱基分析

DNA 内 mol％(G＋C)含量在细菌分类中很重要，它的重要用途在于验证已有的分类关系是否正确，常常以 mol％(G＋C)含量的显著差异来纠正错误的种属划分。

（2）DNA－DNA（rRNA)分子杂交技术

有研究表明，DNA－DNA（rRNA)分子杂交技术在种属水平上研究细菌、放线菌分类地位是一个强有力的手段，可以用来解决传统分类方法难以解决的问题。

（3）16S rRNA 寡核苷酸编目分析

16S rRNA 寡核苷酸编目分析法应用于放线菌分类研究之后，给放线菌分类体系带来了深刻的变革。

48.2.5 多相分类

多相分类是将放线菌的表型特征、基因型、和系统发育等不同信息综合起来，研究微生物的分类地位和系统进化的过程。多相分类最早是由 Colwel 提出来的，可用于所有分类单位的描述(图 48－2－2)。

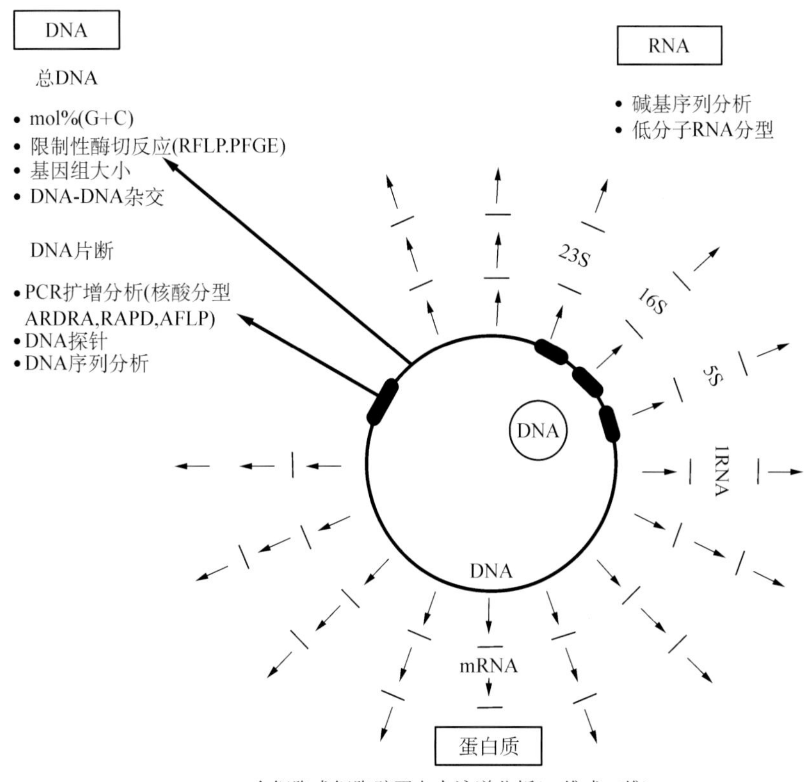

图 48－2－2 多项分类研究信息

主要参考文献

[1] 徐丽华,李文均,刘志恒,等. 放线菌系统分类学——原理、方法及实践. 北京:科学出版社,2007.

[2] 刘志恒. 现代微生物. 北京:科学出版社,2002.

[3] 姜成林,徐丽华,许宗雄. 放线菌分类学. 昆明:云南大学出版社,1995.

[4] 阮继生,刘志恒,梁丽糯,等. 放线菌研究及应用. 北京:科学出版社,1990.

[5] 阮继生,郎艳军,石彦林,等. 不同放线菌属的化学与分子分类. 微生物学报,1994,34(3):241-244.

[6] 王意敏,刘志恒. 放线菌的多相分类. 微生物学通报,1999,26(2):137-140.

[7] 刘志恒,姜成林. 放线菌现代生物学与生物技术. 北京:科学出版社,2004.

[8] Lechevalier HA, Lechevalier MP. Outline of acomparative study of criteria used in the characterization of the actinomycetes. Adv Appl Microbial, 1971,14:47-72.

[9] Goodfellow M, Mordarskil M, William ST. Introduction to and importance of actinomyces. The Biology of the actinomycetes. London: Academic Press, 1984:1-5.

[10] Collins MD, Shah HN, Minnikin DE. A note on the separation of natural mixtures of bacterial menquinones using reverse-phase thin layer chromatography. J Appl Bacteriol, 1980,48:277-282.

[11] Minnkin DE, Odonnell AG, Goodfellow M, et al. An integrated procedure for the extraction of isoprenoid quinine and polarlipids. J Microbiol Methdid, 1984,2:233-241.

[12] Woese CR, Kandler O, Wheelis ML. Towards a natural system of organisms: proposal for the domains archaea. Bacteria and Eukarya Proc Natl Acad Sci, 1990,87:4576-4579.

[13] Stackbrandt E, Woese CR. Theoretical aspects of numerical identification. Current Microbiology, 1981(5):197-202.

[14] Bérdy J. Bioactive Microbial Metabolites. J Antibiot, 2005,58 (1):1-26.

[15] Palleroni NJ. A chemotactic method for the isolation of Actinoplanceae. ArchMicrobiol, 1980,128:53.

(曾 佳 金 方 康颖倩)

49 放线菌病

放线菌病(actinomycosis)是指由放线菌属细菌引起的一种慢性化脓性疾病。病变好发于面、颈、胸、腹等部位,特征为向周围组织扩展形成瘘管并排出带有"硫黄颗粒"(sulphur granules)的脓液。大剂量、长疗程的青霉素治疗对大多数病例有效,也可选用四环素、红霉素、林可霉素及头孢菌素类抗生素;同时还需外科引流脓肿及手术切除瘘管,一般无传染性。

49.1 几种主要致病菌种的生物学特征

49.1.1 以色列放线菌

现将以色列放线菌[*Actinomyces israelii* (Kruse 1896) Lachner-Sandoval 1898]介绍如下。

1) 形态:在病变组织内可见到大的棒状类型。菌丝偶尔分隔,但不形成明确的孢子。分支可能伸展到培养基内或长菌丝,或者可能表现分裂和特征性的角状分支。菌落表现高度的多形性,但未建立稳定的变异型。菌落质地较牛型放线菌更为坚韧,老菌落成疣状(图 49-1-1、49-1-2)。

2) 明胶:生长少,片状,不液化。

3) 液体培养基:生长成白色紧密菌落或颗粒状沉淀。培养基保持澄清,不混浊。无气体,无气味。

4) 色素:无可溶或不可溶色素。

5) 蛋培养基:无分解蛋白质作用。

6) 牛奶:变酸,但通常不凝固,不胨化,常常不生长。

7) 淀粉:轻度水解。

8) 氧需要:厌氧或微厌氧。

9) 硝酸盐还原:一般阴性。

10) 糖利用:葡萄糖、半乳糖、乳糖、果糖、麦芽糖、棉子糖和蔗糖产酸不产气;菊糖不产酸。

11) 溶血:轻度至显著。

12) 温度:适温 37℃,55～60℃ 30 min 毁灭。

13) 马铃薯块:不生长,加上甘油后生长贫乏。

49.1.2 牛型放线菌

现将牛型放线菌(*Actinomyces bovis* Harz 1877)介绍如下。

1) 形态:以硫黄颗粒的形式在放线菌病患者的脓液中生长。放射状菌丝被寄主沉积的外附物质所覆盖而形成棒状物。此菌革兰染色阳性,不能运动,不抗酸。菌落污白色,只略附着在培养基上。无气生菌丝,菌丝体很快分裂成"V"形或"Y"形。菌丝直径$<1\ \mu m$。

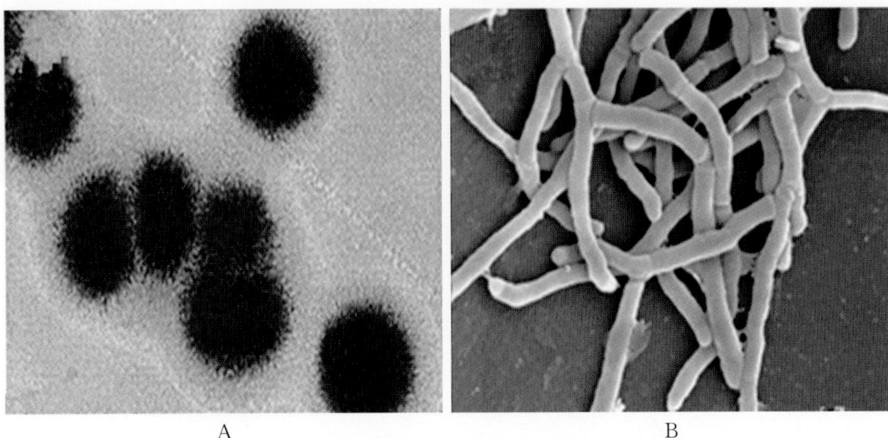

图 49-1-1　以色列放线菌宏观形态(A)和电镜下的形态(B)

引自:日本千叶大学医学真菌学研究中心真菌与放线菌保藏库

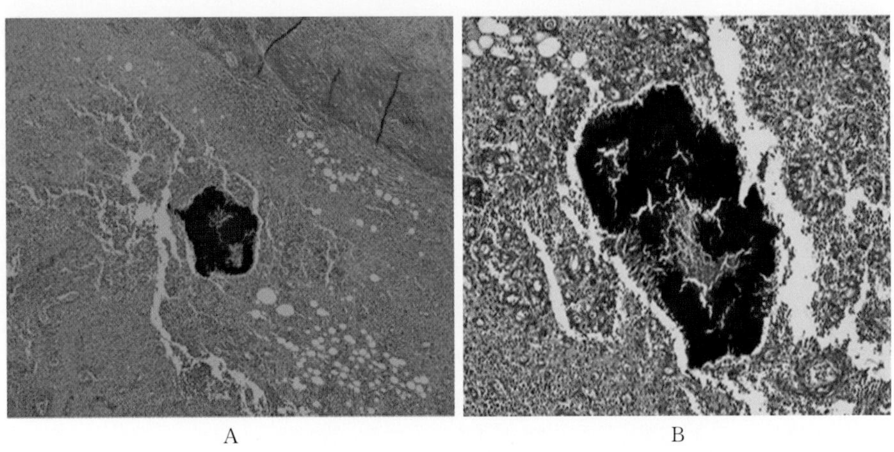

图 49-1-2　组织病理学检查显示以色列放线菌的存在

A. 4×; B. PAS, ×10。引自:日本千叶大学医学真菌学研究中心真菌与放线菌保藏库

2) 半固体培养基:特别是当用石蜡封闭时生长极好。不产生可溶性色素。

3) 明胶:生长少,片状,不液化。

4) 液体培养基:生长轻微,柔毛状,偶有混浊。

5) 蛋或血清培养基:无分解蛋白质作用。

6) 牛奶:变酸,不凝固也不胨化,有时无生长。

7) 糖利用:葡萄糖、蔗糖和麦芽糖产酸,水杨苷或甘露醇不产酸。

8) 温度:适温 37℃,22℃不生长,60℃杀死。

9) 氧需要:厌氧至微量好氧,在 CO_2 中易生长。

10) 存活力:纯培养存活不过 10~14 d,在蛋培养基上,冰箱中可存活 3~4 周。

49.1.3　内氏放线菌

现将内氏放线菌(*Actinomyces naeslundii* Thompson and Lovestedt 1951)介绍如下。

1) 形态:此菌形成微白色坚实的小菌落。菌丝分支,但不分裂,不抗酸。

2) 培养:BBL 放线菌肉汤(DSMZ Medium 1029),37℃,微需氧。

3) 激素琼脂:粗糙和光滑的菌落。4 d 直径 1~2 mm。菌落表面不一致,自光滑至结节状至褶皱。质度自奶油状至坚韧而黏附。菌落不透明,白色至乳脂色。

4) 葡萄糖脑培养液:生长快而丰茂,产酸。

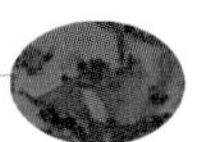

5）明胶：生长缓慢，不液化。

6）淀粉：不水解。

7）牛奶：生长少或无。

49.2 放线菌病

放线菌病(actinomycosis)是一种慢性化脓性肉芽性疾病，分布于世界各地。1857 年，Lebet 首先报道 1 例放线菌病。1877 年，Harz 将引起此病的病原菌命名为牛型放线菌。1878 年，Israeli 从尸解材料中描述了放线菌病。1910 年，Lord 证实以色列放线菌在正常人的龋齿、扁桃体等处出现。Nichols 和 Harrell (1947)报道从 1943 年开始成功地治疗本病。我国于 1904 年首先在宜昌发现本病，此后在苏州、福州、北京、南京、上海等地均有发现。

49.2.1 病因

人类放线菌病大多数为内源性自身感染。一般口腔内存在的放线菌往往为正常菌群，当口腔黏膜损伤或机体免疫力下降时致病；另外，胃肠黏膜损伤和细菌感染也是多数放线菌病的诱因。引起人类放线菌病常见的病原菌为以色列放线菌(*Actinomyces israelii*)、牛型放线菌(*Actinomyces bovis*)和内氏放线菌(*Actinomyces naeslundii*)、丙酸蛛网菌(*Arachnia propionicus*)及艾氏双歧杆菌(*Bifidobacterium eriksonii*)等。其中，以色列放线菌病最为常见。该病是由以色列放线菌引起的一种慢性化脓性增殖性疾病，大量组织破坏和瘢痕形成，日久可引起皮肤窦道、瘘管，脓液中常含“硫黄颗粒”。

49.2.2 病理及发病机制

(1) 病理

有时放线菌病无法直接诊断，只有在活检或尸解作病理切片时才能确诊，常可见接触传播的慢性化脓性炎症和纤维化过程。早期的病灶，在组织内最先引起白细胞浸润，形成多数小脓肿，继而脓肿穿破，蔓延至周围组织，形成多数排脓的窦道。各窦道可以相通，并伸向邻近器官。正常的组织分层，如筋膜、胸膜、膈肌、骨骼等均不能限制病情的扩展。在化脓区周围有慢性肉芽组织增生，可见淋巴样细胞、浆细胞、组织细胞及成纤维细胞等。病变部位组织玻璃样纤维性变同时存在，以致组织甚为坚硬。在损害组织内可发现呈圆形或椭圆形的“硫黄颗粒”，直径 100～300 μm。颗粒是细菌的砂粒样凝聚物，中心染色为嗜碱性带有嗜酸放线在表面以珠粒样“棒状”结束所含磷酸钙，可能是宿主与细菌磷酸酶共同作用的产物。HE 染色其中心呈均匀物质，周围呈栅栏状短棒样结构。

(2) 发病机制

放线菌在正常人体内寄生，一般并不引起疾病，但当机体抵抗力降低或伴有细菌感染时，便可引起发病。当患龋病、牙周脓肿时，含放线菌的脓液吸入支气管内；可引起胸放线菌病。当有胃肠溃疡时，病原菌自上消化道进入胃肠，可发生腹部放线菌病。也有因皮肤被咬伤而致病的情况。因此，内脏黏膜或皮肤破损，使放线菌能深入组织内是发病的重要条件。另外，在放线菌病损害中往往同时存在着细菌感染。

49.2.3 临床表现

放线菌病可发生于身体任何部位，但主要侵犯颌颈部和胸腹部。此外，本病也可侵犯皮肤和皮下组织，以及中枢神经系统。发病年龄主要在 20～50 岁，男性常为女性的 2 倍。早期症状为涎腺局部出现无痛性小肿块，逐渐增大。检查发现腺体肿大，组织较硬，并有压痕，挤压腺体导管口无分泌物流出。肿块不活动，很快有脓肿形成，出现疼痛或热感，表面皮肤呈暗红或紫色，板状硬，与周围正常组织无明显界限。炎症继续发展，表面皮肤变软，脓肿逐渐破溃，流出淡黄色黏稠脓液。肉眼或取脓液染色检查，均可查见“硫黄颗粒”。破溃排脓后的炎症浸润灶，不久就在其周围又形成新的结节和脓肿，脓肿互相沟通，形成瘘管而转入慢性期，瘘管口有不整齐的肉芽组织。以后若伴有化脓性感染时，还可急性发作，出现急性蜂窝织炎的症状，体温高达 38.5～39℃以上。这种急性炎症与一般炎症不同，虽经切开排脓，炎症可有好转，但放线菌病的局部板状硬肿胀不会完全消退。愈合后留下紫红色萎缩性疤痕。

(1) 面颈部放线菌病(图 49-2-1)

是最常见的类型，放线菌可先有口内寄生或发生口内放线菌病。病原菌可由龋病或牙周脓肿、扁桃体病灶等处入侵，好发于面颈交界部位。开始为皮下无痛性硬结，逐渐肿胀增大。表面皮色暗红或棕红，进而形成脓肿，脓肿穿破成许多排脓窦道，排脓中常见“硫黄颗粒”，病变可向四周扩展至颅、颈、

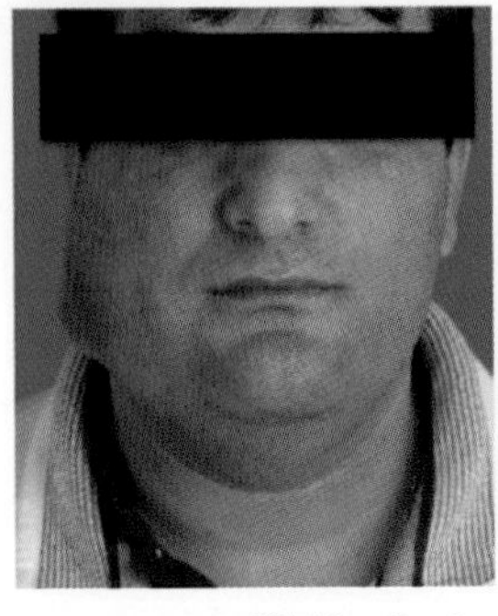
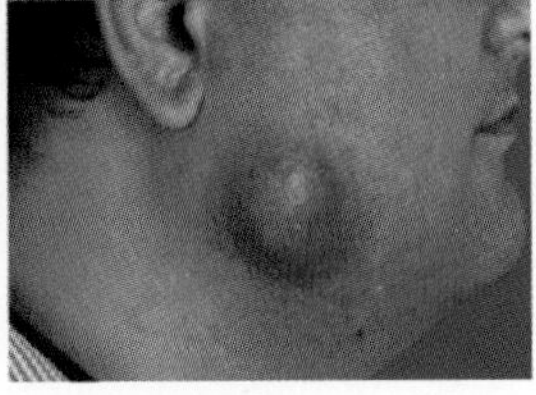

图 49-2-1 面部放线菌病

引自:日本千叶大学医学真菌学研究中心真菌与放线菌保藏库

肩和胸等处,波及咀嚼肌时可致牙关紧闭,后期可致其下方骨膜炎及骨髓炎。

(2) 腹部放线菌病

病原菌主要由口腔吞食后侵入肠黏膜而致病,也可由胸部放线菌病变直接蔓延所致。好发于回盲部,有类似于急性,表现与亚急性或慢性阑尾炎相似,局部出现肿块,继而穿破腹壁生成许多瘘管,脓中可见"硫黄颗粒"。伴有发热、盗汗、乏力、消瘦等全身症状。可波及腹部其他脏器,如胃、肝、肾等,也可累及椎骨、卵巢及膀胱,乃至胸腔或血行播散到达中枢神经系统等引起严重后果,需及时治疗。

(3) 胸部放线菌病

病原菌经呼吸道进入肺而致病,也可由相邻部位(如颈部或腹部)放线菌病直接扩展而来。常侵犯肺门或肺底,呈急或慢性感染表现。有不规则发热、胸痛、咳嗽、咳痰带血、盗汗、消瘦等症状。

(4) 脑型放线菌病

此型较少见,占 5%~8%。临床上分为两型。

1) 局限型:包括慢性厚壁脓肿或肉芽肿等。多见于大脑,也可发生在第三脑室、颅后窝等处,引起颅压升高,脑神经受损,以及不同程度的炎症表现。可有头痛、恶心、呕吐、复视、视盘水肿及出血等症状,脑血管造影及 CT 检查可见占位性病变,压迫颈内动脉、大脑中、前动脉近端变窄。

2) 弥漫型:包括单纯性脑膜炎或伴有脑脓肿,以及硬脑膜外脓肿、颅骨骨髓炎等,主要表现为炎症改变。

(5) 皮肤型放线菌病

由局部皮肤直接接触病原菌而致病。可发生于面部、四肢、躯干和臀部等躯体的各个部位。开始时局部皮肤发生皮下结节,软化后,破溃形成窦道。病变后可向四周扩展呈卫星状,继续发生皮下结节,再形成多发性瘘管,互相贯通,常排出黏稠脓液,脓中有"硫黄颗粒"。病程缓慢,逐渐向周围扩散也可侵入深部组织,局部因纤维化,瘢痕形成而呈硬块状(图 49-2-2)。

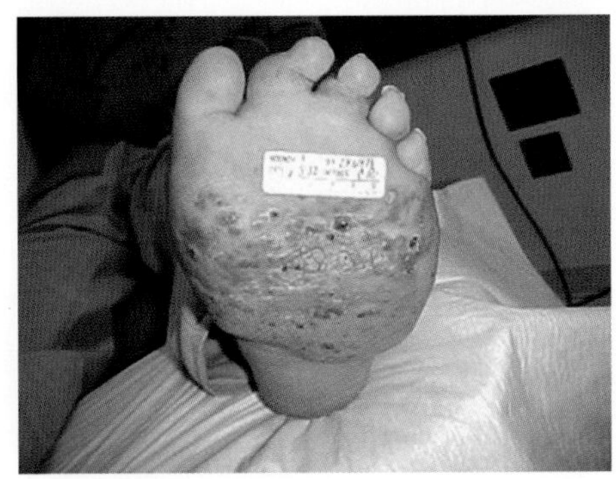

图 49-2-2 足部放线菌病

引自:日本千叶大学医学真菌学研究中心真菌与放线菌保藏库

49.2.4 实验室检查

(1) 直接镜检

从引流窦道取出敷料,可见纱布表面或网眼内有黄白色颗粒,直径为 0.25~2 mm。也可将脓或痰放入大口径试管内,然后滚动试管,使标本在管壁表面形成薄层,再用放大镜查找颗粒。颗粒用 10% KOH 溶液或 0.9%氯化钠溶液制片时,在低倍镜下呈圆形或弯盘形,中央颜色较淡,排列成放射状,边缘透明发亮,类似孢子,称为菌鞘。将颗粒压碎作革兰染色,油镜下可见革兰阳性的"Y"形分支细菌丝,无菌鞘。抗酸染色阴性。

(2) 培养

将颗粒置于 0.9%氯化钠溶液内浸洗 3 次,避免污染,再置于无抗生素的培养基上,在厌氧室温或 37℃条件下观察生长。标本久置,放线菌可能死亡,培养亦为阴性。

1) 硫乙醇酸钠肉汤:37℃,菌落在 3~7 d 内距管面 5~10 mm 处生长,呈散在雪花样菌落,管底生长不多,肉汤清澈。

2) 脑-心浸液葡萄糖肉汤(或加血):37℃,在厌氧条件下,4~6 d 在管底有像微尘样生长。

3) 1%葡萄糖肉汤:37℃,在厌氧条件下,7~

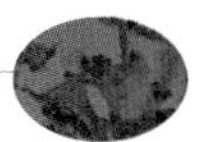

10 d 在管底生长。

4) 血琼脂：37℃，在厌氧条件下，7 d 左右有白色粗糙的结节状菌落生长，菌落紧贴培养面。

5) 心浸液血葡萄糖琼脂：37℃，在厌氧条件下7～10 d 有白色，高起、粗糙、干燥、直径 1～2 μm 的菌落生长。

(3) 动物接种

将培养的菌株与 5%胃黏液素混合，注入小鼠腹腔(必要时重复 1～2 次)，4～6 周后解剖，可见腹腔内有许多小脓肿，切片可见"硫黄颗粒"，镜检可见革兰染色阳性的分支菌丝。

(4) 免疫试验

患者血清内可有凝集素及补体结合抗体，但由于制备纯粹的与稳定的抗原有困难，同时与其他放线菌有交叉反应，故无实用价值。

(5) 5 种致病放线菌的鉴别点

5 种致病放线菌的鉴别点如表 49-2-1 所示。

表 49-2-1 5 种致病放线菌的鉴别

项 目	以色列放线菌	牛型放线菌	内氏放线菌	丙酸蛛网菌	艾氏双歧杆菌
需氧程度	厌氧或微需氧	厌氧或微需氧	同左	同左	厌氧
硫乙醇酸钠肉汤	清澈	混浊	混浊	清澈	
脑-心浸液琼脂	开始为蜘蛛样，7 d 后表面为臼齿样	开始为扁平圆形，7 d 后表面凸起	开始为蜘蛛状，7 d 后凸起或磨牙状	开始为蜘蛛状，7 d 后圆形隆起	开始为颗粒状，7 d 后圆锥状
镜检	细长分支菌丝	白喉杆菌样短菌丝	长或短菌丝	细长分支菌丝	同左
液化明胶	+/-	-	-	开始-，后期+	-
水解淀粉	0 或+/-	+++	0 或+	0	+++
还原硝酸盐	80%+	-	90%+	+	-
葡萄糖	+	+	+	+	+
棉子糖	+	-	+	+	+
甘露糖	+	-	+	+	+
木糖	+	-	-	+/-	+
甘露醇	80%+	-	-	+/-	+

49.2.5 诊断与鉴别诊断

放线菌的早期诊断很重要，因早期病灶治疗效果较好。在临床工作中应注意以下 3 点。

1) 面颌部或胸壁出现任何硬性肿块，不能确定为肿瘤或感染时，应考虑放线菌病的可能，可做多次病理检查。

2) 一般治疗无显著进步的肺脓肿，胸腔积脓，均应多次检查痰、脓液及支气管镜检吸出物。如发现多数"硫黄颗粒"，培养又为阳性，则有助于诊断。

3) 腹部胃肠炎症或溃疡穿孔后或手术后发生腹内肿块或切口瘘管时，应想到放线菌病而作进一步的检查。

本病应与结核病、恶性肿瘤、肝脓肿、腰肌脓肿、细菌性骨髓炎、阑尾炎、葡萄状菌病(botryomycosis)及诺卡菌病等相鉴别。葡萄状菌病是由细菌感染引起的一种慢性肉芽肿损害，因产生葡萄串状颗粒从窦道中排出而得名，粗看易错误为放线菌病或真菌性足菌肿。现将 3 种颗粒的鉴别列表如表 49-2-2 所示。

表 49-2-2 放线菌病、葡萄状菌病、真菌性足菌病肿所产生颗粒的鉴别

疾 病	周 围	中 央	特殊表现
放线菌病	HE 染色呈栅栏状，短棒状结构	均质性	革兰染色阳性细分支菌丝
葡萄状菌病	常见厚而光滑的嗜酸性物质	单一球菌或杆菌填塞或两者均有	常见革兰染色阳性金黄色葡萄球菌或革兰染色阴性的铜绿假单胞菌
真菌性足菌肿	在高倍镜下可见广泛的分支隔菌丝	真菌菌丝	PAS 和嗜银染色阳性

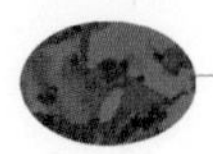

49.2.6 治疗

放线菌病的治疗以抗生素为主。如有脓肿形成,应手术切开排脓,可达到控制炎症的效果。

(1) 药物治疗

抗生素及磺胺类药物对放线菌病都有明显疗效。

1) 一般应用大剂量青霉素治疗:每日 200 万 U 以上,肌注或加普鲁卡因局部病灶封闭。有条件时,应根据药物敏感试验选用抗生素。如与链霉素、四环素等联合使用,可能提高疗效。

2) 磺胺类药物:可以单独使用,也可以与抗生素配合应用。

3) 碘制剂:口服碘制剂对病程较长的放线菌病可获得一定效果。一般常用 5%～10%的碘化钾溶液口服,每日 3 次。

4) 免疫疗法:有一定效果。一般应用放线菌溶素做皮内注射,首次剂量 0.5 ml,以后每 2～3 d 注射 1 次,剂量逐渐增至 0.7～0.9 ml,以后每次再增加 0.1 ml。全疗程为 14 次,或达到每次 2 ml 为止。放线菌素免疫疗法能增强机体的免疫能力。

(2) 手术疗法

放线菌病已形成脓肿或破溃后遗留瘘管,常有坏死肉芽组织增生,可采用外科手术切开排脓或刮除肉芽组织。由于在腺体内病变界限不清,且与周围组织粘连,常将腺体一并摘除。在肺或肋骨的破坏病灶不能恢复者,应手术切除。有些病灶不可能彻底切除,则应做到完全切开病灶并充分引流,尽量改变放线菌生长的厌氧环境。对面颈部放线菌病,必要时也可用 X 线局部照射治疗。

(3) 高压氧疗法

由于放线菌是厌氧性细菌,近年来应用高压氧治疗放线菌病,对抑制放线菌的发展能起到较好的作用,是当前采用的综合治疗方法之一。

49.2.7 预后

在抗生素广泛应用后,放线菌病的预后一般较好,关键在于早期诊断,及早、规则、充足疗程用药治疗。颈面部放线菌病预后良好。其他类型如果能适当治疗,可减少费用,避免畸形等后遗症。

49.2.8 预防

注意口腔卫生,对病牙及扁桃体等病灶应早期治疗,以消除放线菌病的发源地。对于呼吸道炎症病变及胃肠道溃疡或炎症病变发生的穿孔,均应早期正确处理,避免形成慢性感染病灶。

主要参考文献

[1] 阮其浩. 肺放线菌病 1 例报告. 中华皮肤科杂,1965,11(2):106.

[2] 李锡莹. 胸部放线菌病 1 例报告. 中华结核及呼吸系统疾病杂志,1982,5(4):254.

[3] 弓索梅. 动物防疫技术. 北京:北京理工大学出版社,2013.

[4] Hamaguchi D, Matsuda K, Kitajima M. A case of pelvic actinomycosis after prolonged intrauterine contraception diagnosed by postoperative cytology. Jpn J Clin Cytol, 2009,48:381 - 385

[5] Gou-Hong, Li, Cheng-Wei, Chen, Yi-Chun, et al. Actinomycosis of the Salivary Gland. Tzu chi Med Jour, 2008,20(3):218 - 220.

[6] Hitoshi Honda, Matthew J, Bankowski, et al. Thoracic Vertebral Actinomycosis: Actinomyces israelii and Fusobacterium nucleatum. J Clin Microbiol, 2008, 46(6):2009 - 2014.

[7] Paola Acquaro, Fulvio Tagliabue, Gianmaria Confalonieri, et al. Abdominal wall actinomycosis simulating a malignant neoplasm: case report and review of the literature. World J Gastrointest Surg, 2010,2(7):247 - 250.

[8] Das N, Lee J, Madden M, et al. A rare case of abdominal actinomycosis presenting as an inflammatory pseudotumour. Int J Colorectal Dis, 2006,21:483 - 484

[9] Khalid K, Qazi SA, Al-Saleh KA. Primary actinomycosis of the abdominal wall. Saudi Med J, 2004,25:229 - 233.

[10] Pitot D, de Moor V, Demetter P, et al. Actinomycotic abscess of the anterior abdominal wall: a case report and literature review. Acta Chir Belg, 2008,108:471 - 473.

[11] Owen K, Flannery MT, Elaini AB, et al. Actinomycotic tumor of the abdominal wall. South Med J, 2004,97: 175 - 177.

[12] Yamada H, Kondo S, Kamiya J, et al. Computed tomographic demonstration of a fish bone in abdominal actinomycosis: report of a case. Surg Today, 2006,36: 187 - 189.

[13] Meshkan Moghimi, Erik Salentijn, Yvette Debets-Ossenkop, et al. Treatment of cervicofacial actinomycosis: a report of 19 cases and review of literature. Med Oral Patol Oral Cir Bucal. 2013,18(4):e627 - e632.

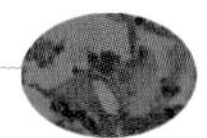

[14] Guven A, Kesik V, Deveci MS, et al. Post varicella hepatic actinomycosis in a 5-year-old girl mimicking acute abdomen. Eur J Pediatr, 2008,167:1199 - 1201.

[15] Chen LW, Chang LC, Shie SS, et al. Solitary actinomycotic abscesses of liver: report of two cases. Int J Clin Pract, 2006,60(1):104 - 107.

[16] Wong JJ, Kinney TB, Miller FJ, et al. Hepatic actinomycotic abscesses: diagnosis and management. AJR Am J Roentgenol, 2006,186:174 - 176.

[17] Baierlein SA, Wistop A, Looser C, et al. Abdominal actinomycosis: a rare complication after laparoscopic gastric bypass. Obes Surg, 2007,17:1123 - 1126.

[18] Wagenlehner FM, Mohren B, Naber KG, et al. Abdominal actinomycosis. Clin Microbiol Infect, 2003, 9:881 - 885.

[19] Saad M, Moorman J. Images in clinical medicine. Actinomyces hepatic abscess with cutaneous fistula. N Engl J Med, 2005,353(18):e16.

[20] Reichenbach J, Lopatin U, Mahlaoui N. Actinomyces in chronic granulomatous disease: an emerging and unanticipated pathogen. Clin Infect Dis, 2009,49:1703 - 1710.

[21] Fujiwara M, Koumoto Y. Clinical investigation of 10 cases of pelvic actinomycosis and literature review. Mod Trends Obstet Gynecol, 2010,59:15 - 21.

[22] Matsuda K, Moriyama S, Kotera K. A case report of pelvic actinomycosis recognized with prolonged use of an intrauterine contraceptive device. Kyushu Bran Jpn Clin Cytol, 2007,38:63 - 68.

[23] Shirai A, Machida T, Suzuki R. Two cases of actinomycosis manifesting as a pelvic mass. Obstet Gynecol, 2000,67:817 - 821.

（曾 佳 金 方 康颖倩）

50 诺 卡 菌 病

诺卡菌病(nocardiosis)是由诺卡属细菌引起的一种人兽共患的急性或慢性化脓性或肉芽肿性病变,犬、猫、牛、羊、鸡、马、人为易感动物。人类感染多由呼吸道吸入病原菌或经外伤感染引起,好发于肺部和中枢神经系统,也可经血源散播于全身各个器官,常见于免疫缺陷患者。由于诺卡病病征反应较慢,如果诊断和治疗被耽搁可致命,人体之间的皮肤接触不会导致诺卡病的传播。局部感染时,表现为皮肤诺卡菌病和诺卡氏菌足菌肿。

诺卡菌(*Nocardia*)广泛存在于自然界的土壤中,为需氧腐物寄生菌,不是人和动物体内的正常菌群,是一种机会致病菌。在普通培养基上培养1周左右,可见白色、黄色或橙褐色的颗粒状菌落,表面干燥有褶或光滑呈蜡样,革兰染色为阳性。对人致病的主要是外源性感染星形诺卡菌,其次是巴西诺卡菌。星形诺卡菌主要经呼吸道或伤口感染人体,可引起肺部化脓性炎症及坏死,症状与肺结核相似,或皮下慢性化脓性肉芽肿,尤其在AIDS、肿瘤及其他免疫力低下患者,易通过血行播散引起脑膜炎、脑脓肿等严重并发症。

50.1 生物学特征

50.1.1 诺卡菌属的特征

本属菌的共同特征是菌丝纤细,直径0.3~1.2 μm,多属弯曲如树根状。一般生长到10余小时后开始形成横隔,并断裂成长短不一的杆状、杈状体。革兰染色阳性,细胞壁Ⅳ型,糖类型A,并含有诺卡菌酸,DNA中mol%(G+C)含量为60%~70%。本属共约100余种,广泛分布于土壤,大部分好氧,小部分厌氧。大部分的诺卡病由于吸入菌体或外伤感染引起。

50.1.2 主要致病菌种及其特征描述

(1) 星型诺卡菌[*Nocardia asteroides* (Eppinger 1891)]

形态:典型的放线菌生长,通常黄色至橙红色,菌丝体直而细,断裂成小的球菌型或杆菌(图50-1-1)。抗酸或部分抗酸,产生气生菌丝。某些株产孢子链。

1) 蔗糖硝酸盐琼脂:生长薄,扩展,橙色,无气生菌丝,无可溶性色素。

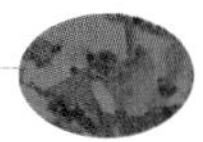

2）蛋白胨牛肉提取物琼脂：生长多褶叠，浅黄色，会变为深黄色至微黄红色，无可溶性色素。

3）酵母葡萄糖琼脂：生长平坦至多皱，某些株产生白色气生菌丝。

4）马铃薯：生长多皱，微白色变为黄色至几乎砖红色。

5）明胶：表面生长微黄色，不液化。

6）牛奶：橙色环，不凝固，不胨化。

7）淀粉琼脂：生长局限，少，橙色，无淀粉酶作用。

8）血清：不液化。

9）硝酸盐还原：阳性。

10）氧需要：好氧。

11）温度：适温37℃。某些株于28℃时易生长。

12）糖利用：葡萄糖和甘油产酸；对阿拉伯糖、乳糖、甘露醇、肌醇和木糖不产酸。

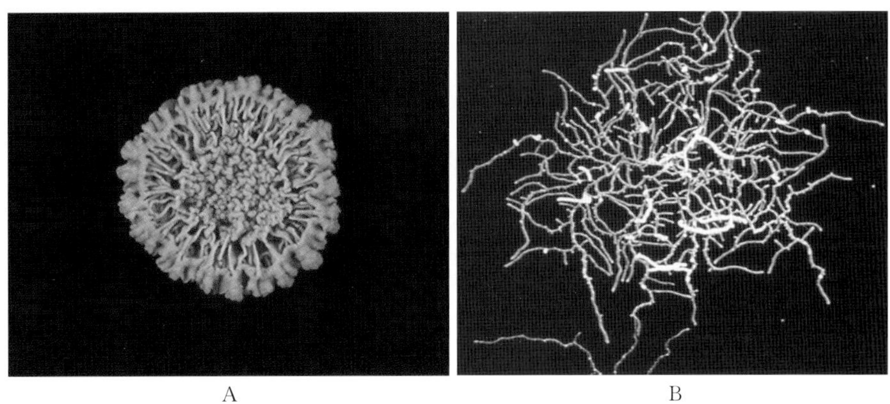

图 50-1-1 *Nocardia asteroides* 菌落和 *Nocardia asteroides* SEM

A. *Nocardia asteroides* 菌落；B. *Nocardia asteroides* SEM。引自：日本千叶大学医学真菌学研究中心真菌与放线菌保藏库(Fungus and Actinomycetes Gallery, Medical Mycology Research Center, Chiba University, Japan)，网址链接：http://www.pf.chiba-u.ac.jp/english/gallery.html#N

（2）巴西诺卡菌［*Nocardia brasiliensis* (Hindenberg 1909)］

1）形态：角状分支的菌丝，带有少数短而直的气生菌丝，然后生长扩展。气生菌丝长，分支短而呈结节状；分裂形成卵圆和柱状孢子(图 50-1-2)。

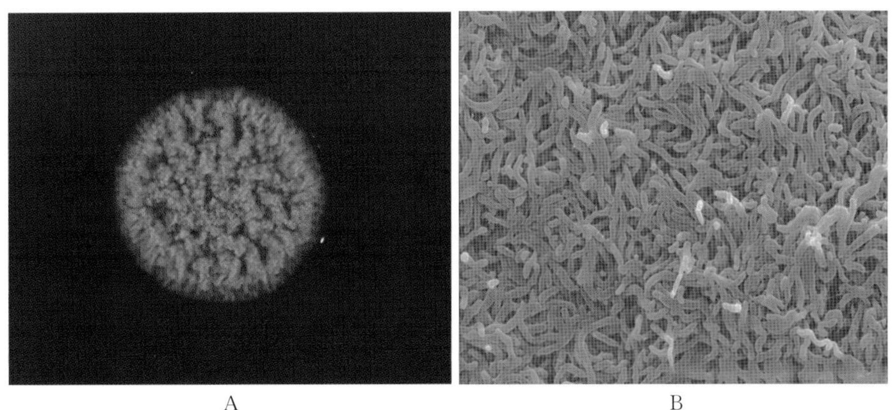

图 50-1-2 *Nocardia brasiliensis* 菌落和 *Nocardia brasiliensis* SEM

A. *Nocardia brasiliensis* 菌落；B. *Nocardia brasiliensis* SEM。引自：日本千叶大学医学真菌学研究中心真菌与放线菌保藏库(Fungus and Actinomycetes Gallery, Medical Mycology Research Center, Chiba University, Japan)，网址链接：http://www.pf.chiba-u.ac.jp/english/gallery.html#N

2）甘油硝酸盐琼脂：生长成堆积的粉色堆团，气生菌丝很少，白色，在边缘上。

3）葡萄糖营养琼脂：菌落淡软皮黄，脐形而堆叠。

4）酵母葡萄糖琼脂：高度易变，生长黄色至微黄的橙色，有细皱。某些株不产生气生菌丝；另一些菌株形成微白色气生菌丝从。少数菌株形成琥珀色至褐色的可溶性色素。

5）马铃薯：菌落小，隆起，淡粉色；薯块和液体褪色。然后，生长暗淡软皮黄色，在斜面的基部干燥而盘卷，在斜面顶端圆形，环层状。气生菌丝白色。

6）牛奶：表面生长微黄色，在管壁上淡粉色生长。1 个月内固体凝块，然后部分消化。

7）蛋培养基：3 d 内有少数圆形无色菌落。然后出现不规则隆起的粉色堆团，外貌疣状，液化中度。

8）血清琼脂：生长隆起，盘卷，略呈微粉色。

巴西诺卡菌的特征在于水解明胶，利用尿素、$(NH_4)_2SO_4$ 和 KNO_3 作为氮源，利用甘油、葡萄糖、果糖、半乳糖、甘露醇、木糖和石蜡作为碳源。巴西诺卡菌与星状诺卡菌的区别在于前者可使酪素和酪氨酸分解阳性，并分解肌醇和甘露醇产酸。

（3）鼻疽诺卡菌[*Nocardia farcinica*（Nocard 1888）]

1）形态：生长黄色，质度面团样，显著抗酸（图 50-1-3）。

2）营养琼脂：菌落微黄白色，不规则反光强烈；菌丝体丝状。

3）马铃薯：生长丰茂，暗淡，变皱，微白黄色。

4）明胶：菌落小，圆形，透明，有光泽，不液化。

5）牛奶：不凝固，不胨化。

6）淀粉：不水解。

7）营养肉汤：清澄，有颗粒状沉淀，时常有灰色菌膜。

8）硝酸盐还原：阴性。

9）温度：37℃。

（4）豚鼠诺卡菌[*Nocardia caviae*（Snijders 1924）]

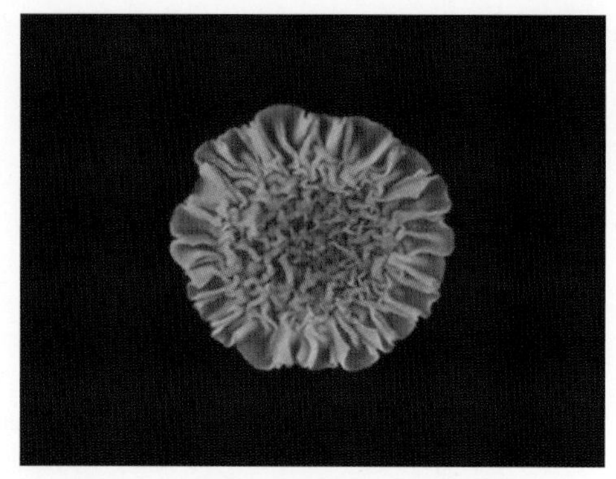

图 50-1-3　*Nocardia farcinica* 菌落

引自：日本千叶大学医学真菌学研究中心真菌与放线菌保藏库（Fungus and Actinomycetes Gallery，Medical Mycology Research Center，Chiba University，Japan），网址链接：http://www.pf.chiba-u.ac.jp/english/gallery.html#N

1）形态：生长为原始有隔的菌丝，产生粗度大致相等的小体，角状排列；繁茂分支的菌丝，原生质反光强烈。气生菌丝体直，有分支，偶尔形成螺旋状顶端，分裂成柱孢子。

2）葡萄糖琼脂：生长堆叠，盘卷，乳脂色至淡粉色。气生菌丝体白色。

3）甘油琼脂：生长少。

4）马铃薯琼脂：扩展生长，无色。气生菌丝体稠密，白色。

5）蛋培养基：生长显著波皱，淡粉色，边缘沉没。气生菌丝体稠密，白色。3 周后产生无色渗出滴。

6）马铃薯：菌落小，无色。气生菌丝体白色，粉状。然后丰茂，隆起，淡粉色，连贯生长。薯块褪色。

7）明胶：少数无色团片，不液化。

8）牛奶：表面生长，无色。气生菌丝体白色。凝固阳性。

9）营养肉汤：表面菌膜乳脂色，皱，扩展到壁上容易破碎；底上生长中度，片状，培养基退色。

（5）其他诺卡菌

包括 *Nocardia nova*、*Nocardia otitidiscaviarum*、*Nocardia transvalensis* 等（图 50-1-4～50-1-6）。

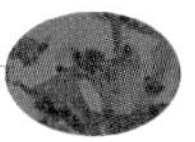

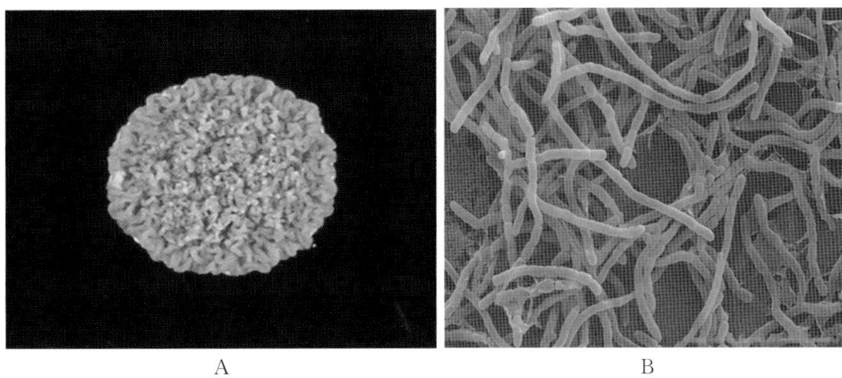

A B

图 50-1-4 *Nocardia nova* 菌落和 *Nocardia nova* SEM

A. *Nocardia nova* 菌落；B. *Nocardia nova* SEM。引自：日本千叶大学医学真菌学研究中心真菌与放线菌保藏库(Fungus and Actinomycetes Gallery，Medical Mycology Research Center，Chiba University，Japan)，网址链接：http://www.pf.chiba-u.ac.jp/english/gallery.html#N

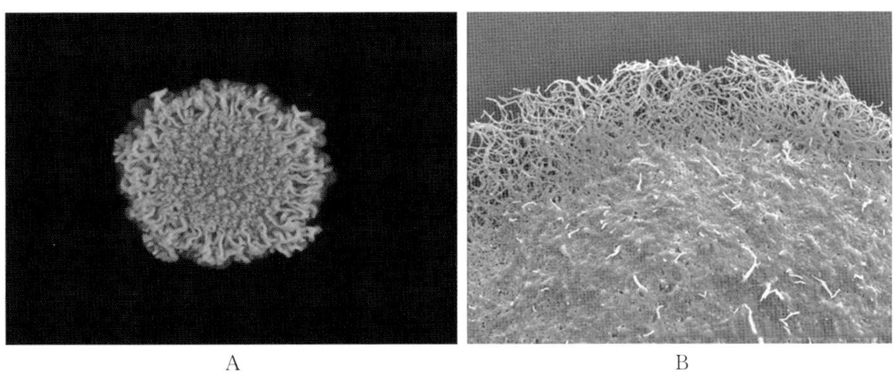

A B

图 50-1-5 *Nocardia otitidiscaviarum* 菌落和 *Nocardia otitidiscaviarum* SEM

A. *Nocardia otitidiscaviarum* 菌落；B. *Nocardia otitidiscaviarum* SEM。引自：日本千叶大学医学真菌学研究中心真菌与放线菌保藏库(Fungus and Actinomycetes Gallery，Medical Mycology Research Center，Chiba University，Japan)，网址链接：http://www.pf.chiba-u.ac.jp/english/gallery.html#N

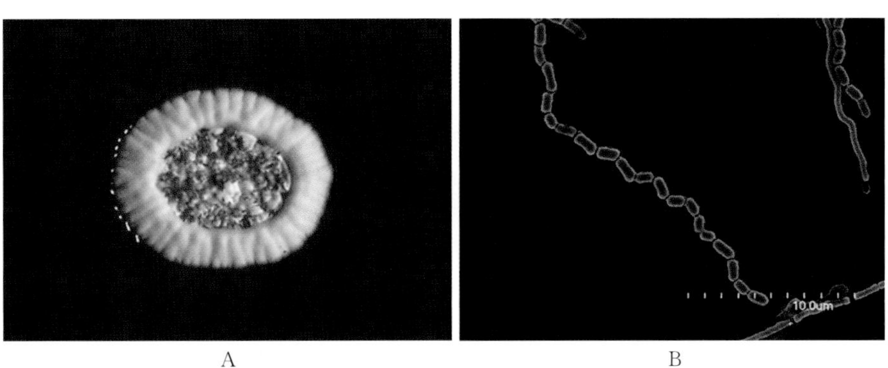

A B

图 50-1-6 *Nocardia transvalensis* 菌落和 *Nocardia transvalensis* SEM

A. *Nocardia transvalensis* 菌落；B. *Nocardia transvalensis* SEM。引自：日本千叶大学医学真菌学研究中心真菌与放线菌保藏库(Fungus and Actinomycetes Gallery，Medical Mycology Research Center，Chiba University，Japan)，网址链接：http://www.pf.chiba-u.ac.jp/english/gallery.html#N

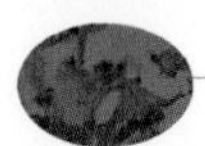

50.2 诺卡菌病

50.2.1 概述

诺卡菌病是由诺卡菌菌属引起的局限性或播散性、亚急性或慢性化脓性疾病，为外源性感染，常侵犯肺、皮肤、软组织、中枢神经系统及心脏等。可分类为系统诺卡菌病和皮肤诺卡菌病两个类型：前者最为多见，几乎均始发于呼吸道，主要是吸入诺卡菌所致。后者又分为4型：①足分支菌病（足肿）；②淋巴皮下感染（类孢子丝菌病）；③浅表皮肤感染；④伴有皮肤受累的系统诺卡菌病。1888年，Nocard从病牛体内分离出鼻疽诺卡氏菌。1890年，Eppinger首先描述了人类肺、脑诺卡菌病。此后世界各地均有诺卡菌病的报道。1962和1964年，我国程运乾、罗汉超先后报道了星状诺卡菌引起的足菌肿。1964年，李钧等报道了1例由星状诺卡菌引起的脑膜炎。1980年，白锦霞报道了2例由巴西诺卡菌引起的肺脑损害。

50.2.2 病因及流行情况

在诺卡菌属中，能导致人类疾病的主要有星型诺卡菌、巴西诺卡菌、鼻疽诺卡菌和豚鼠诺卡菌，且以前两种为多见。其中星型诺卡菌是引起人类诺卡菌病最常见的病原菌。该菌广泛存在于土壤和家畜中，为土壤腐生菌，可通过呼吸道、皮肤伤口和污染食物而入侵人体。带菌的灰尘、土壤或食物通过呼吸道、皮肤或消化道进人体，然后局限于某一器官或组织，或经血液循环散播至脑、肾或其他器官。肺是主要的受累器官，男女老幼普遍易感。有与土壤有密切接触史者、肺部感染者、年老体弱者和由各种原因引起的免疫功能低下或缺陷者为诺卡菌感染的易感人群。本病的发生与传播途径与机体的抵抗力有密切的关系。诺卡菌病国内外均有报道。

50.2.3 病理组织

病理改变主要表现为化脓性肉芽肿。在损害区可见多量革兰染色阳性的分支菌丝，直径为0.5～1 μm，一般长度为10～20 μm，最长可达40 μm。同时可见大量中性粒细胞、浆细胞、组织细胞和成纤维细胞浸润。有些区域可全为结缔组织，且有透明变性。

50.2.4 发病机制

诺卡菌广泛存在于自然界土壤中。全身性诺卡菌病90%以上是经过空气传播，即吸入带菌的尘土后，开始引起呼吸系统疾病，继而散播到其他器官。也可通过皮肤伤口或外科创面感染，再经血液散播到肺、脑及其他器官。一般认为下列原因引起机体免疫力降低时，容易感染本病：白血病、霍奇金病、肝硬化、慢性肺部疾病、烧伤、器官移植、长期化疗及应用多种抗生素与激素，免疫功能受抑制等。约49%的病例，包括某些暴发性病例可在健康人群中发生，属于原发性感染，致病性较强。

50.2.5 临床表现

诺卡菌可以侵犯皮肤和内脏，发生局部和全身性感染，引起多种临床表现。

（1）肺诺卡菌病

肺诺卡菌病是由于机体吸入了空气中的诺卡菌孢子或菌丝片段所致，故经呼吸道传播进入机体是最常见的感染途径。肺诺卡菌病常见于免疫缺陷或免疫损害患者，如艾滋病患者、系统性红斑狼疮患者、糖尿病患者、酒精中毒患者、器官移植者等。部分病例常伴有长期的肺部疾患，如哮喘、支气管扩张等。主要临床表现为：咳嗽、咳痰、脓痰或血痰、发热、寒战、食欲缺乏、体重减轻、胸部阵痛、呼吸困难等。胸部检查可有浊音，呼吸音减低和干、湿啰音。胸部X线表现可多种多样，无特异性，如肺段或肺叶浸润性病变、厚壁空洞、坏死性肺炎、大叶肺炎，单发或多发性肺脓肿，孤立性或多发性结节，胸腔积液，支气管胸膜漏等，偶尔也可表现为肺内粟粒性阴影。

（2）脑诺卡菌病

约1/3的病例侵犯中枢神经系统，多由肺部病灶迁移而来，少数也可为原发性。侵犯脑膜引起脑膜炎，侵犯脑实质形成多发性脓肿，也可互相融合成大的脓肿。出现胸膜刺激症状或脑占位性病变，有头痛、头晕、恶心、呕吐、不规则发热、乏力、抽搐、麻木、偏瘫、颈项强直、视力障碍、神志不清、视盘水肿、淤血、周围血白细胞计数增高等表现。

（3）播散性诺卡菌病

有一半的肺诺卡菌病患者会伴随肺外疾病与损害，局部的肺部疾病可能经血液播散引起肺以外部位的损害。免疫力低下者，如恶性肿瘤患者、糖尿病

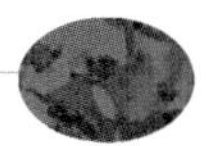

患者、酒精中毒者、艾滋病患者、肾脏损害者、风湿性疾病患者及长期应用皮质类固醇和免疫抑制剂治疗者,更容易引起肺外播散。可导致心包炎、纵隔炎等,也可播散到皮肤、中枢神经系统、皮下组织等。由诺卡菌感染引起的中枢神经系统损害,通常会在脑部形成1个或多个肿块,主要呈现颅内压增高的症状,如头痛、恶心、呕吐、精神萎靡等,个别患者还可能引起癫痫。

(4) 皮肤诺卡菌病

诺卡菌引起的皮肤性疾病与肺部疾病不同,它常见于免疫功能正常机体。所有诺卡菌种均能导致皮肤疾病,但约有80%的皮肤诺卡菌病和皮下诺卡菌病是由巴西诺卡菌引起。皮肤感染常会涉及淋巴系统,主要临床表现为皮下蜂窝织炎及结节形成,成人多见于下肢,儿童多见于面部。结节大小不等,小的似黄豆大小,大的似鸡蛋大小。结节表面红肿,部分患者结节坚硬,部分患者结节柔软,有弹性感。结节破溃后可形成深部溃疡。我国曾有群发性皮肤诺卡菌病的报道,国外未见过此类报道。

足菌肿(mycetoma)是诺卡菌引起的最常见的皮肤性疾病,足菌肿系皮肤和皮下组织的一种慢性化脓性肉芽肿性疾病,伴有瘘管形成和流出带有颗粒的脓液,有时甚至侵犯临近骨髓和器官。病原菌通过破损处侵入皮肤,引起丘疹、脓疱或结节,不断扩大,随后结节软化、破溃,流出带有不同颜色的颗粒。这些颗粒呈淡黄色、黑色、或红色,类似硫黄样颗粒,称为色素颗粒。诺卡菌可能通过血循环扩散至肺或其他部位,主观感觉除痛或局部不适外,无全身性症状。患者男多于女,中年最多。本病多发于热带、潮湿和多雨的地区和季节,亚洲的印度、非洲的苏丹及中美洲的墨西哥最为多见,我国也有报道。绝大多数诺卡菌均能引起足菌肿,但是巴西诺卡菌是最常见的病原体。产生足菌肿的主要原因是赤脚走路所致,常见于非洲。

(5) 其他

诺卡菌除了引起上述疾病外,还可能引起葡萄膜炎、渗出性脉络膜炎、视网膜脓肿、视网膜脱离、虹膜炎、角膜炎、腹膜炎、菌血症、积脓症、心包炎、滑膜炎、感染性心内膜炎、小肠诺卡菌病等疾病。

50.2.6 实验室检查

(1) 直接镜检

取痰、脓液、脑脊液(取离心沉淀物)、活检组织等制片镜检。

1) 革兰染色:诺卡菌革兰染色阳性,镜下观察到菌体呈分枝状或串珠状的细密如丝排列,诺卡菌镜下形态与以色列放线菌相似,但菌丝末端不呈棍棒状膨胀,菌丝可缠绕成团,形成类似放线菌的颗粒。诺卡菌除了同分枝杆菌属的其他细菌一样含有结核硬脂酸以外,它还含有短链的分枝菌酸。经革兰染色出现特征性的分枝状或串珠状,可作为识别诺卡菌的依据。临床样本,涂片经革兰染色能观察到典型的分枝形态,周围被急性症细胞所包裹,这是临床标本的典型特征。

2) 抗酸染色

诺卡菌为抗酸性或弱抗酸菌、或在生长的某一阶段具有抗酸性,抗酸染色为弱阳性,若脱色时间延长,则抗酸染色为阴性,呈现蓝色。

(2) 培养

需氧菌,但培养基内不可加抗生素或磺胺药物。

1) 高氏合成1号或马铃薯葡萄糖琼脂培养基:置28℃培养,星状诺卡菌72 h内开始生长,基内菌丝呈橘黄色,无气生菌丝。

2) 沙堡氏琼脂或血液琼脂培养基:置37℃培养,菌落生长缓慢。4～5 d后菌落较明显,继续生长3～4周,菌落呈橘黄色或红色,可有泥土气味。

3) 普通肉汤或5%血浆肉汤:星状诺卡菌在37℃培养48 h后表面有菌膜形成。巴西诺卡菌肉汤培养,管底有絮状物沉淀。

(3) 生理测定

星状诺卡菌不液化明胶,不凝固或胨化牛乳,不水解酪蛋白,对酪氨酸或黄嘌呤不分解,能耐高温,45℃也能生长。巴西诺卡菌则能液化明胶,能胨化牛乳,能水解酪氨酸,不分解黄嘌呤,不耐高温,50℃ 8 h活力试验为阴性。豚鼠诺卡菌类似星状诺卡菌,可以利用肌醇和甘露醇产酸,硝酸盐还原除鼻疽诺卡氏菌为阴性外,其他均为阳性。

(4) 动物接种

对豚鼠可用纯培养0.9%氯化钠溶液混悬液1 ml腹腔注射,1周或更长时间内可形成脓肿。小白鼠可加5%胃黏液素后腹腔注射,兔耳静脉注射均可引起病变。

(5) 分子生物学方法

传统方法鉴定诺卡菌费时、费力,且有时难以获得准确结果。分子生物学技术的发展特别是聚合酶链反应(PCR)方法的建立,为快速有效诊断诺卡菌提供了可能。目前基因鉴定技术主要包括 PCR-直接测序方法，随机扩增多态性 DNA(RAPD)、脉冲场凝胶电泳(PFGE)、PCR-限制性片段长度多态性(PCR-RFLP)、核酸探针技术、实时荧光定量 PCR、焦磷酸 DNA 测序技术、核糖体分型技术等。这些方法均具有检测快、操作简单、敏感性强、价格低廉的特点。

50.2.7　诊断与鉴别诊断

本病的诊断主要依靠实验室检查，找到病原体才能证实。因此，对临床表现怀疑本病的病例，应及时进行多途径检查。同时应与有关的疾病相鉴别，如放线菌病、结核病、各种肺部真菌病、细菌性脑脓肿、癌肿、肉瘤、孢子丝菌病、其他放线菌及真菌引起的足菌肿等。

50.2.8　治疗

磺胺类药物是目前治疗诺卡菌病的一线治疗药物，首选复方磺胺甲噁唑。阿米卡星、碳青霉烯类、第 3 代头孢类药物可作为重度感染患者或过敏或免疫力极其低下患者的替代治疗药物。阿米卡星在与其他抗生素，特别是碳青霉烯类、第 3 代头孢、甲氧苄啶-磺胺甲噁唑联合使用时可发挥协同作用增加其他药物活性。单纯应用复方磺胺甲噁唑，治疗效果并不理想，甲氧苄啶和磺胺甲噁唑的联合应用效果强于单纯应用其中一种药物。临床医生根据经验得出目前的药物治疗推荐三联用药，即复方磺胺甲噁唑、阿米卡星和头孢曲松钠或亚胺培南/西司他丁。

50.2.9　预后

诺卡菌病预后严重，在 1943 年以前未用磺胺药时，死亡率为 75%，用磺胺药后下降到 46%。肺部诺卡菌病在转移到脑部之前，如能早期诊治，预后良好。如发生败血症，引起脑部及多器官散播者，预后不良。

主要参考文献

[1] 白锦霞. 见于国内的巴西诺卡氏菌病. 中华皮肤科杂志，1980，13(4)：223.
[2] 席丽艳，鲁长明，曾凡钦. SLE 并发鼻疽诺卡菌感染引起皮下及脑脓肿一例. 中华皮肤科杂志，1999，32(5)：297－299.
[3] 朱万孚，庄辉. 医学微生物学. 北京：北京大学医学出版社，2007：337－338.
[4] 梁洁，杨慧兰，刘仲荣，等. 星形诺卡菌性足菌肿. 临床皮肤科杂志，2006，35(10)：650－651.
[5] 张媛，张媛媛，李振军，等. 诺卡氏菌研究进展. 中国人兽共患病学报，2012，28(6)：628－634.
[6] 贾杰. 现代真菌病学. 郑州：郑州大学出版社，2001，9：228－243.
[7] Wang HJ, Xu L, Liu J, et al. A case of nocardia peritonitis. Chin J Infect Chemother, 2010，10(1)：68－69.
[8] Farina C, Boiron P, Ferrari I, et al. Report of human nocardio-sis in Italy between 1993 and 1997. Eur J Epidemiol, 2001，7(11)：1019－1022.
[9] Zhang X, Xu YT, Li SR. A case of nocardia infection after breast augmentation surgery. J Third Mil Med Univ, 2000，22(8)：72.
[10] Yamamura H, Tamura T, Sakiyama Y, et al. Nocardia ama-miensis sp. nov., isolated from a sugar-cane field in Japan. Int J Syst Evol Microbiol, 2007，57(7)：1599－1602.
[11] Palleroni NJ. A chemotactic method for the isolation of actinoplanceae. Arch Microbiol, 1980，128：153.
[12] Athalye M, Lacey J, Goodfellow M. Selectiv isolation and enumeration of actinomycetes using rifampicin. J Appl Bacteriol, 1981，51：289.
[13] King AS, Castro JG, Dow GC. Nocardia farcinica lung abscess presenting in the context of advanced HIV infection: spontaneous resolution in response to highly active antiretrovi-ral therapy alone. Can J Infect Dis Med Microbiol, 2009，20(3)：393－398.

（金　方　康颖倩）

51 链霉菌病

链霉菌广泛存在于自然界中，常见于土壤及腐烂植物中，多数闻起来有泥土味道。相较于其他菌种，链霉菌属繁殖较缓慢，其代谢过程中能产生多种抗生素，如链霉素、四环素、红霉素、卡那霉素和春雷霉素等。目前已发现多种链霉菌可引起人类的链霉菌病(Streptomycosis)，其临床表现主要为足菌肿。

51.1 生物学特征

链霉菌属(*streptomyces*)是放线菌门一个大属，归细菌界放线菌门放线菌纲放线菌目链霉菌科。链霉菌好气，绝大部分腐生，同放线菌，一般在高氏一号培养基上生长良好，菌落较小而致密，表面多呈粉状、绒状，能产生不同颜色的色素，不易挑取，基质菌丝不断裂，气生菌丝分化成直或螺旋状的孢子丝，成熟的孢子丝生成链状的分生孢子。目前已知的致病菌种主要有以下5种。

51.1.1 马杜拉链霉菌

现将马杜拉链霉菌(*Streptomyces madural*)介绍如下。

1）形态：革兰染色阳性，菌丝直径为0.5～1 μm，气生菌丝白色和粉色，基丝红色、红褐色、粉色，孢子丝直或螺旋形，孢子呈柱形或卵圆形，分生孢子直径0.5～1 μm，排列成链状。在组织内形成颗粒，不抗酸。

2）葡萄糖天门冬素培养基：基丝呈乳脂色，有时有微红色素。

3）沙堡弱培养基：37℃生长缓慢，表现蜡状，潮湿，脑回状生长，奶油色或微红色。

4）蛋白质培养基：生长良好，微红色，可溶性色素褐色

5）明胶：生长有光泽，最初为白色，然后软皮黄至玫瑰色或深红色。可溶性色素不规则，偶然红色，明胶液化缓慢。

6）牛奶：无变化或有轻微变化，如凝固也缓慢；胨化缓慢。

7）碳源利用：利用淀粉、葡萄糖、甘露醇和木糖，但不利用乳糖和石蜡。

8）硝酸盐还原：阳性。

51.1.2 索玛里链霉菌

现将索玛里链霉菌(*Streptomyces somaliensis*)介绍如下。

1）形态：高氏合成1号培养基上气生菌丝体，

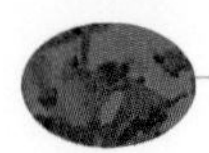

白、灰白、乳白色，基内菌丝为尘灰、茉莉黄，可溶性色素黄色；孢子丝从生、弯曲，孢子椭圆形。

2）葡萄糖天门冬素琼脂：生长薄，平滑，柔软。

3）甘油硝酸盐琼脂：生长丰茂，无色至暗灰和黑色。

4）营养琼脂：生长丰茂，颗粒状，微黄色，在边缘上有分散的小菌落，后生长无色，菌落脐状。

5）马铃薯块：菌落圆形或卵圆形，部分堆叠成玫瑰花饰状，气生菌丝体呈微白的灰色，薯块褪色。然后，气生菌丝体通常易于消失，生长几乎黑色。

6）血琼脂：生长呈褐色小菌落，圆形和脐状，堆叠成连贯的条带。反面红黑色，血溶解。

7）Dorset 蛋培养基：生长初期无色，继而变为不透明，乳白色，有褶皱，后生长粗糙，黄色，培养基液化。

8）碳源利用：利用蔗糖、葡萄糖、果糖、棉子糖、鼠李糖，不利用果糖、阿拉伯糖、甘露醇、肌醇；纤维素上生长。

9）牛奶：不胨化；淀粉水解。

10）明胶：生长呈乳白色，底部有黑色沉淀，明胶液化好。

酪氨酸培养基上不产色素，在柴斯纳培养基上不产硫化氢，细胞壁含有 DL-2,6-二氨基庚二酸、甘氨酸、葡萄糖和乳糖。

51.1.3 巴拉圭链霉菌

现将巴拉圭链霉菌（*Streptomyces paraguayensis*）介绍如下。

1）形态：孢子丝钩状至 4 圈松敞或紧密螺旋形，在碳源基础培养基加甘露糖琼脂上 1～2 级轮生，孢子不规则短柱形、立方形，表面光滑。

2）葡萄糖蛋白胨琼脂：基丝坚硬，贴附生长，白色带暗色中心，渐变为暗黄色至几乎巧克力色。

3）营养琼脂：基丝粗糙，暗灰色。

4）马铃薯块：基丝脑纹状，白色、干、易碎。

5）明胶：表面生长，不液化。

6）牛奶：染成粉色，不胨化。

7）碳源利用：利用 D-葡萄糖、L-阿拉伯糖、D-果糖；不利用 D-木糖、鼠李糖。

51.1.4 白乐杰链霉菌

现将白乐杰链霉菌（*Streptomyces pelletieri*）介绍如下。

1）形态：生长红色，光滑，为密集型的粉色小菌落。菌丝体不分隔，有分支：菌丝纤细而直，不生长。气生菌丝少而直。

2）葡萄糖天门冬素琼脂：生长呈坚硬、红色或绛红色贴附的小菌落，无可溶性色素。

3）葡萄糖琼脂：生长贫乏，为少数湿润的粉色菌落。

4）营养琼脂：菌落细小，无色，堆积或淡粉色堆团。

5）马铃薯：生长稀疏，呈微黄色的粉色，不规则堆叠；然后呈圆形粉色的小堆团。气生菌丝体少，白色。

6）血琼脂：菌落最初少数呈乳脂色针头状；不溶血。以后菌落稠密，纽扣装，边缘窄。

7）Dorset 蛋培养基：生长丰茂，皱被，粉色皮边缘带有分散的小菌落；然后表面粗糙，粉状，液化可观。

8）明胶：生长呈少数粉色薄片，最初液化缓慢，然后几乎完全液化。

9）牛奶：软凝块，逐渐胨化。

10）淀粉：不水解。

11）H_2S 产生：阴性。

12）碳源利用：不利用木糖、麦芽糖、淀粉、甘露醇及石蜡。

13）氮源利用：利用尿素，不利用硫酸铵和硝酸钾。

51.1.5 白色链霉菌

现将白色链霉菌（*Streptomyces albus*）介绍如下。

1）形态：孢子丝紧密或松敞螺旋形，孢子球形至卵圆形，表面光滑。

2）蔗糖硝酸盐琼脂：基内生长光滑，无色，气生菌丝絮状至粉状，白色至雪白色。

3）葡糖天冬素琼脂→葡萄糖天冬门素琼脂。

4）甘油天冬素琼脂（Glycerd Asparagine Agar，ISP5）、无机盐淀粉琼脂（Inorganic Salts-starch Agar，ISP4）。

5）淀粉琼脂：气丝白色，基丝无色至淡黄色。

6）营养琼脂：一般无气生菌丝体。

7）酵母精麦芽精琼脂（Yeast Extact-Medium Extract Agar，ISP2）、燕麦粉琼脂（Oatemeal Agar，ISP3）。

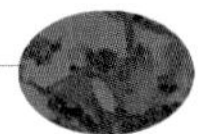

8）马铃薯块：气丝白色。基丝地衣状，乳脂色。

9）明胶：液化强、无可溶色素。

10）牛奶：胨化快。

11）碳源利用：利用 D-葡萄糖、D-果糖、D-木糖、D-甘露醇，不利用蔗糖、鼠李糖和肌醇。

12）硝酸盐还原：不产生类黑色素、酪氨酸酶和 H_2S。

13）气味：特征性霉味。

51.2 链霉菌病

51.2.1 概述

链霉菌病是外源感染的疾病，常因外伤或意外植入病菌而发病，主要侵犯皮肤、皮下组织和骨骼。可有肿胀、硬结、脓肿并形成排脓性瘘管，呈足菌肿表现。

本病多见于成人，男性多于女性，在非洲、美洲、欧洲和亚洲等热带和亚热带地区均有病例报道。

51.2.2 病因及病理

已公认的病原菌主要有 5 种：①马杜拉链霉菌，在组织内可形成白色颗粒；②索马里链霉菌，在组织内形成棕黄色颗粒；③白乐杰链霉菌，在组织内形成红色颗粒；④巴拉圭链霉菌，在组织内形成黑色颗粒；⑤白色链霉菌，在组织内形成黑色颗粒。

病原菌通过外伤破损处等侵入皮肤，引起丘疹、脓疱或结节，不断扩大，随后结节软化，破溃，流出带有不同颜色的颗粒，常见损害一边愈合结瘢，一边向外围扩散，重复结节、化脓和纤维化的过程，日久有瘘管形成。

病理组织检查显示化脓性肉芽肿表现，伴中性粒细胞浸润。在肠疡内可见颗粒，不同的链霉菌，用 HE 染色颜色深浅、形状、大小不同。

51.2.3 临床表现

本病主要发生于足部。初起表现为丘疹、小结节或有效疱的硬结区，继而形成溃疡、溃破后形成窦道，从窦道内排出脓液和颗粒，感染可继续扩展，并有新的结节出现，致使足部发生普通脓肿及变形，无明显全身症状，局部疼痛不显著，X 线片可见溶骨性损害伴有骨膜反应和增生，有时可发生关节炎表现。

51.2.4 实验室检查

（1）直接镜检

从脓液中寻找颗粒，不同的菌种形成的颗粒形状、大小、颜色不同，马杜拉链霉菌颗粒较大，1～10 mm，白霜色，罕见淡红色，较软，有或无菌鞘，圆形，边缘锯齿状，革兰染色阳性非抗酸性，菌丝不断裂；索马里链霉菌颗粒较小，1～5 mm，质硬，棕黄色，无菌鞘；白乐杰链霉菌颗粒＜1 mm，质硬，淡红色至深红色；巴拉圭链霉菌颗粒小，约 0.5 mm，质硬，黑色，有菌鞘；白色链霉菌颗粒呈黑色。

（2）培养与鉴定

菌株的鉴定依赖于其在不同培养基上的表现及其利用氮源、碳源等情况（见 51.1）。

（3）动物接种

阴性。

51.2.5 诊断

根据临床表现及实验室检查可以确诊，但需区别于真菌和其他放线菌属引起的足菌肿，不同病原链霉菌引起的足菌肿，在临床上难以区别，需依靠实验室菌种鉴定。

51.2.6 治疗

早期及局部损害可考虑切开引流或手术切除，亦可选用磺胺、青霉素、四环素治疗。

主要参考文献

[1] 邓锦惠译. 有关足菌肿的外文文摘介绍. 慢性病防治通讯，1984，1：112.

[2] 贾杰. 现代真菌病学. 郑州：郑州大学出版社，2001.

[3] Ehrlich GE. Fungal arthritis. JAMA，1978，240(6)：563.

[4] Gondry M，Lautru S，Fusai G，et al. Cyclic dipeptide oxidase from streptomyces noursei. Isolation，purification and partial characterization of a novel，amino acyl alpha，beta-dehydrogenase. Eur J Biochem，2001，268：1712－1721.

[5] Wang Y，Wang L，Zhuang Y，et al. Phenolic polyketides from the co-cultivation of marine-derived penicillium sp. WC－29－5 and streptomyces fradiae 007. Mar. Drugs，2014，12，2079－2088.

[6] Manteca A，Alvarez R，Salazar N，et al. Mycelium

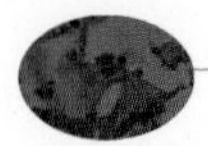

differentiation and antibiotic production in submerged cultures of streptomyces coelicolor. Appl Environ Microbiol, 2008,74(12):3877－3886.

[7] Ohnishi Y, Kameyama S, Onaka H, et al. The A-factor regulatory cascade leading to streptomycin biosynthesis in streptomyces griseus: identification of a target gene of the A-factor receptor. Mol Microbiol, 1999,34(1):102－111.

[8] Yamazaki H, Tomono A, Ohnishi Y, et al. DNA-binding specificity of AdpA, a transcriptional activator in the A-factor regulatory cascade in streptomyces griseus. Mol Microbiol, 2004,53(2):555－572.

[9] Hara H, Ohnishi Y, Horinouchi S. DNA microarray analysis of global gene regulation by A-factor in streptomyces griseus. Microbiology, 2009,155(Pt7):2197－2210

[10] Lee HN, Kim JS, Kim P, et al. Repression of antibiotic downregulator WblA by AdpA in streptomyces coelicolor. Appl Environ Microbiol, 2013,79(13):4159－4163.

[11] Xu D, Kim TJ, Park ZY, et al. A DNA-binding factor, ArfA, interacts with the bldH promoter and affects undecylprodigiosin production in streptomyces lividans. Biochem Biophys Res Commun, 2009,379(2):319－323.

[12] Cruz-Morales P, Vijgenboom E, Iruegas-Bocardo F, et al. The genome sequence of streptomyces lividans 66 reveals a novel tRNA-dependent peptide biosynthetic system within a metal-related genomic island. Genome Biol Evol, 2013,5(6):1165－1175.

[13] Murakami T, Holt TG, Thompson CJ. Thiostrepton-induced gene expression in streptomyces lividans. J Bacteriol, 1989,171(3):1459－1466.

[14] Bucca G, Brassington AM, Hotchkiss G, et al. Negative feedback regulation of DNAK, clpB and lon expression by the DNAK chaperone machine in streptomyces coelicolor, identified by transcriptome and in vivo DNAK-depletion analysis. Mol Microbiol, 2003,50(1):153－166

（金　方　康颖倩）

52 嗜皮菌病

嗜皮菌病（dermatophilosis）又称链丝菌病（Streptothricosis），是由嗜皮菌属的刚果嗜皮菌引起的人类和动物性疾病。其感染家畜和野生动物引起的疾病已在非洲、亚洲、欧洲、南美洲、大洋洲等地发现。1960 年，Dean 等在纽约发现 4 例患者在与病鹿接触后发生了皮肤病。

52.1 生物学

嗜皮菌属归入放线菌目嗜皮菌科，其主要特征为好氧或兼性厌氧。嗜皮菌属放线菌目嗜皮菌科，典型菌种为刚果嗜皮菌。其主要特征为好氧或兼性厌氧，基内菌丝体粗，0.5～5 μm，被硬胶质囊包裹着，横隔分裂，成熟后菌丝体裂为碎片和球状体，遇合适条件变为能运动的孢子（游走孢子）。孢子直径 0.5～1 μm，顶端生 5～7 根鞭毛，萌发成菌丝，波曲状，有横隔。孢子可在菌丝体内萌发。在人工培养条件下，菌丝体按纵、横方向分裂产生扁平体，横向分裂产生侧支。革兰阳性菌，不抗酸。

52.2 嗜皮菌病

嗜皮菌症常发生在牛、马、鹿和山羊等动物身上，人接触有病动物即可能发病。一般接触 2～7 d 后，在一侧或双侧手背、前臂出现多数无痛性淡白色丘疹或脓疱，直径 2～5 mm，周围有充血带。损害溃破时，呈淡红色火山口样表现，伴有淡黄白色脓液渗出。损害恢复过程中，先出现带棕色的结痂，持续数天至 1 周，形成带紫红色的瘢痕。对症治疗或不经治疗，皮损常在 3～14 d 内痊愈。早发现、早诊断是本病防治的关键。实验室检查方法：皮损渗出物涂片、姬姆萨染色镜检及分离培养，菌落初为白或灰色，后变为橙色至黄色。革兰染色阳性，不抗酸。胞壁Ⅲ型，糖类型 β（含马杜拉糖）。用牛心浸液血琼脂在有氧和含 5%～10%二氧化碳的气体中，37℃ 培养均生长良好，可见气生菌丝，在 27℃ 培养生长较慢。用沙堡琼脂培养不生长。

主要参考文献

[1] Dean DT. Streptothrichosis: a new zoonotic disease, New York J Med, 1961,61:1283.

[2] Domonkos AN. Andrew' disease of the skin. 6th ed. Phiadelphia: Wb Saunders Co, 1971.

（金　方　康颖倩）

第六篇
常见的"污染真菌"

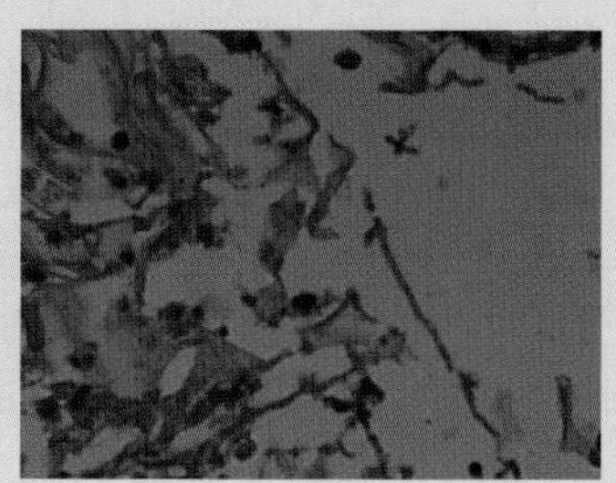

"污染真菌"在医学中的地位

医学真菌研究者以往将研究重点大多置于寄生型病原性真菌，而对于自然界中广泛分布、种类繁多的腐生型真菌则较少关注，尤其是对它们与机体间关系的研究也相对较少，甚而不恰当地称该类真菌为"杂霉""污染真菌"或"气传真菌"。

随着医学科学研究的深入，已发现某些"气传真菌"的孢子被吸入后可导致部分人产生呼吸道过敏症，如过敏性鼻炎、支气管哮喘、过敏性间质性肺炎等，其致病机制在于这类菌的菌体蛋白氮和多糖含量高，是重要的致喘变应原。随着医疗技术的提高，恶性肿瘤、恶性血液病、器官移植等患者的生存期得以延长。但由于细胞毒药物、免疫抑制剂、广谱抗菌药及各种侵袭性手段的广泛应用，临床上真菌感染日益增多，以往被视为非病原性的真菌，即所谓"杂霉""污染真菌"已成为医院感染重要病原菌，如烟曲霉、白念珠菌和新生隐球菌等。特别是有慢性疾病患者，深部真菌感染问题尤为突出，呈持续上升趋势，有的已成为致死性终末感染。据美国疾病控制中心的国家医院感染检测系统资料介绍，1980～1990 年，医院真菌感染显著上升，外科患者增加 124%，内科患者增加 73%。而念珠菌已成为第 6 位最常见的院内致病菌，也是第 4 位最常见的医院获得性血行感染病原。此外，据美国一份资料介绍，1980～1982 年与 1992～1993 年相比，念珠菌病医院感染的年发生率由 2.6%增至 72.8%，曲霉病医院感染年发生率由 8.4%增至 12.42%，隐球菌病由 4.0%增至 65.5%。医院深部真菌感染病死率为 29%～60% 。另外，吴绍熙等报道，1986 年我国致病真菌居第 5 位(5%)的白念珠菌到 1996 年已上升至第 2 位(19.6%)，2006 年则更跃居首位(26.9%)。同时，与 1986 年相比，1996 年其他念珠菌和酵母菌亦分别跃居到第 4 位和第 5 位。此外，1996 年从真菌病患者中共分离到 40 多种原来认为是不致病的霉菌，这一结果与 1986 年相比，也增加了十几倍。另据有关资料介绍，目前每年报道新的致病真菌达 8～10 种。因此，临床上"污染真菌"的感染问题目前也已越来越受到医学界的重视。

鉴于"污染真菌"具有种类繁多、数量大等特点，尤其是某些种类与病原性真菌在形态特征上极其相似，从而给医务工作者，特别是医学真菌工作者带来新的课题。为了阐明两者间的相互关系，必须采用传统并结合现代的分子生物学方法开展真菌分类学研究工作。此外，从临床角度说，若该类菌反复从同一患者身上分离获得，则应对其感染作出诊断。虽然这类真菌在大多数情况下是非致病的，但也不应忽视，任何一种条件致病真菌或"污染真菌"都有引起感染致病的可能性。例如，多育曲霉(*Aspergillus proliferans*)过去被认为是"污染真菌"，而我国学者廖万清等发现该菌能引起眼角膜炎。由于目前医院真菌感染者中以条件致病真菌感染为多见，因此所谓的"污染真菌""条件致病真菌"的涵义已被冲破。因此，上述情况应引起临床与检验工作者的高度关注，在加强综合性防治的基础上开展多学科的病理机制研究，以最终在医学真菌领域取消"污染真菌"的名词。

54 “污染真菌”

54.1 概述

“污染真菌”的绝大多数种类是在土壤中或其他各种基物上生长繁殖的，它们产生的孢子具有体积小、重量轻、数量庞大等特点，因而易随气流飘散在空气中而向四周传播，是引起临床感染和实验室污染的大敌。“气传真菌”也由此而得名。据土耳其Colakoglu对伊斯坦布尔市某街道空气中真菌菌相研究发现，无性型真菌占绝对优势(约占菌落总数的89.8%)，其中包括枝孢霉属(*Cladosporium*)、链格孢属(*Alternaria*)、青霉属(*Penicillium*)、曲霉属(*Aspergillus*)等(表54-1-1)。另据蒋蓉芳等采用曝皿捕捉法对上海市某火车站空气中真菌菌相调查发现，该区域空气中无性型真菌为主要优势菌(约占菌落总数的77.77 %)，其中包括枝孢霉属、链格孢属、青霉属、曲霉属等(表54-1-2)。

表 54-1-1 土耳其伊斯坦布尔市某街道空气中真菌构成情况

真菌(属)	菌落数	占菌落总数的百分率(%)
链格孢属(*Alternaria*)	40	24.096
曲霉属(*Aspergillus*)	16	9.638
短梗霉属(*Aureobasidium*)	8	4.819
枝孢霉属(*Cladosporium*)	55	33.132
附球菌属(*Epicoccum*)	1	0.602
镰孢霉属(*Fusarium*)	2	1.204
毛霉属(*Mucor*)	1	0.602
阜孢属(*Papularia*)	1	0.602
青霉属(*Penicillium*)	20	12.048

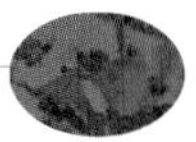

续 表

真菌(属)	菌落数	占菌落总数的百分率(%)
茎点霉属(*Phoma*)	1	0.602
根霉属(*Rhizopus*)	13	7.831
匍柄霉属(*Stemphylium*)	2	1.204
木霉属(*Trichoderma*)	2	1.204
单端孢霉属(*Trichothecium*)	1	0.602
黑粉菌属(*Ustilago*)	1	0.602
未定属(无色、透明未确定的孢子)	2	1.204
合计	166	100

表 54-1-2 上海市某火车站空气中真菌构成情况

真菌(属或种)	菌落数	占菌落总数的百分率(%)
链格孢属(*Alternaria*)	309	16.55
枝孢霉属(*Cladosporium*)	323	17.30
红酵母属(*Rhodotorula*)	266	14.25
镰孢霉属(*Fusarium*)	96	5.14
青霉属(*Penicillium*)	185	9.91
拟青霉属(*Paecilomyces*)	29	1.55
匍柄霉属(*Stemphylium*)	14	0.75
头孢霉属(*Cephalosporium*)	14	0.75
单端孢霉属(*Trichothecium*)	30	1.61
毛霉属(*Mucor*)	12	0.64
木霉属(*Trichoderma*)	35	1.87
曲霉属(*Aspergillus*)	109	5.84
根霉属(*Rhizopus*)	47	2.52
酵母属(*Saccharomyces*)	197	10.55
短梗霉属(*Aureobasidium*)	40	2.14
短帚霉(*Scopulariopsis brevicaulis*)	2	0.11
未定属	159	8.52
合计	1 867	100.00

54.2 毛霉属

毛霉属(*Mucor* Mich. ex Fr.)属于接合菌门(Zygomycota)接合菌纲(Zygomycetes)毛霉目(Mucorales)毛霉科(Mucoraceae),是毛霉目中较大的一个属,有 80 多种。该属菌广泛分布于自然界中,土壤空气、动物粪便及各种生霉的材料上都有存在。常见种为总状毛霉(*M. racemosus*)(见图 2-2-9)。

本属菌的菌丝无隔,在基物上或基物内能广泛蔓延,无假根和匍匐菌丝。孢囊梗直接由菌丝体生出,单生或分枝。分枝类型有两种:一为单轴式,即总状分枝;另一为假轴状分枝。孢子囊顶生,球形。囊壁上常带有针状的草酸钙结晶,大多数种的孢子囊成熟后其壁易消失或破裂。囊内都有囊轴,形状不一,囊轴与孢囊梗相连处无囊托,孢囊孢子球形、椭圆形或其他形状,单胞,大多无色,无线状条纹,壁薄并表面光滑。有性生殖多异宗配合,也有同宗配合的种类。配子囊柄上无附属物。接合孢子囊(内含 1 个接合孢子)表面有瘤状突起,萌芽时产生芽孢子囊。某些种可产生厚垣孢子。

本属常见致病菌有总状毛霉、鲁氏毛霉(*M. rouxianus*)、卷曲毛霉(*M. cirinelloides*)和冻土毛霉(*M. hiemalis*)等。

54.3 卷霉属

卷霉属(*Circinella* ar Tiegh. et le Monn.)的分类地位同毛霉属,共有 8 个种,常见于土壤、大气及酒曲中。常见种为伞形卷霉(*C. umbellate*)(图 54-3-1)。

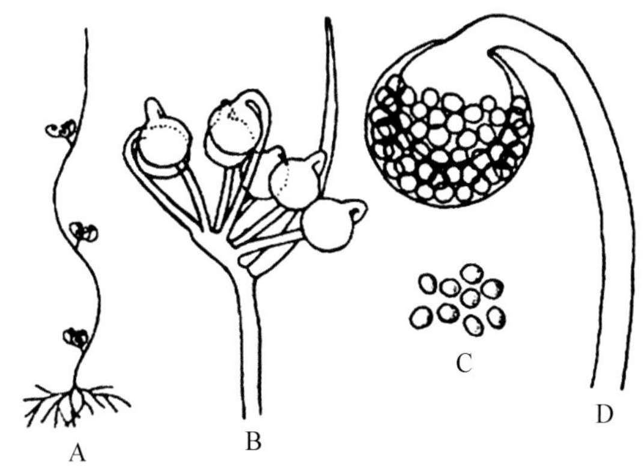

图 54-3-1 伞形卷霉

A. 分枝示意图; B. 伞形花序状孢囊梗及幼孢子囊; C. 孢囊孢子; D. 成熟的孢子囊。引自:廖万清,等. 真菌病学. 1989.

本属菌落生长快,气生菌丝丰富,表面淡褐色或深褐色。菌丝体强烈分枝,初无隔,老后形成隔膜。孢囊梗直立于菌丝体上,以假轴状分枝,侧枝轮生或单生,强烈卷曲,顶生大小一致的孢子囊。孢子囊球形,壁上有草酸钙结晶,成熟后破裂,残存不规则的囊领。囊轴大,呈柱形、锥形或其他形。孢囊孢子球形或卵形，表面光滑。接合孢子囊着生在直立的菌丝上，球形，表面近乎光滑。配子囊柄无附属丝，钳状，两个配子囊柄同形。

54.4 根霉属

根霉属(*Rhizopus* Ehrenberg et Corda)的分类地位同毛霉属，共包括约20多种。在自然界分布极广，土壤、大气、动物粪便及各类生霉材料，尤为生霉的食品中都有存在。常见种为匍枝根霉(*R. stolonifer*)(图54-4-1)。

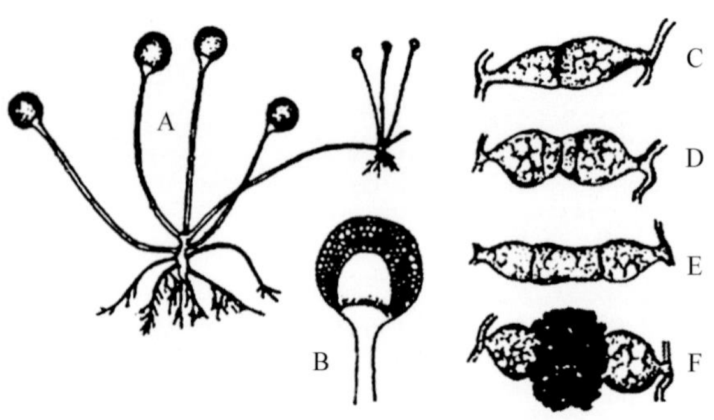

图54-4-1 匍枝根霉

A. 孢囊梗、孢子囊、假根和匍匐菌丝；B. 放大的孢子囊；C. 原配子囊；D. 原配子囊分化为配子囊和配子囊柄；E. 配子囊交配；F. 最终形成的接合孢子囊。引自：许志刚. 普通植物病理学. 2006.

本属菌的菌丝无隔，只有在匍匐菌丝上形成厚垣孢子时才形成隔膜。在培养基上或自然基物上生长时，由营养菌丝体产生弧形的匍匐菌丝，蔓延迅速。假根由匍匐菌丝上产生，孢囊梗与假根对生，大多束生不分枝，顶端形成孢子囊。孢子囊球形，成熟后囊壁消解或成块破裂。囊轴明显，球形或近球形，囊轴基部与孢囊梗相连处成囊托。孢囊孢子球形、卵形或不规则形，表面有棱角或线状条纹，无色、浅褐色或蓝灰色等。有性生殖时由菌丝体或匍匐菌丝生出2个同形对生的配子囊结合，形成表面有瘤状突起的接合孢子囊(内含1个接合孢子)。配囊柄上无附属物。该属中除性殖根霉(*R. sexualis*)为同宗配合外，目前已知的其他种都是异宗配合。

本属中常见致病菌有少根根霉(*R. arrhizus*)、匍枝根霉、同合根霉(*R. homothallicus*)须根根霉(*R. rhizopodiformis*)、小孢根霉(*R. microspous*)和寡孢根霉(*R. oligosporus*)等6种。

54.5 共头霉属

共头霉属(*Syncephalastrum* Schröter)属于毛霉目共头霉科(Syncephalastraceae)。根据《菌物词典》(第9版)，该属仅包括2个种。而根据CABI Bioscience Database (http.//www.indexfungorum.org/)，该属共包括3种及4个变种。该属菌是土壤和粪便中常见习居菌，广布于世界各地。常见种为总状共头霉(*S. racemosum*)(图54-5-1)。

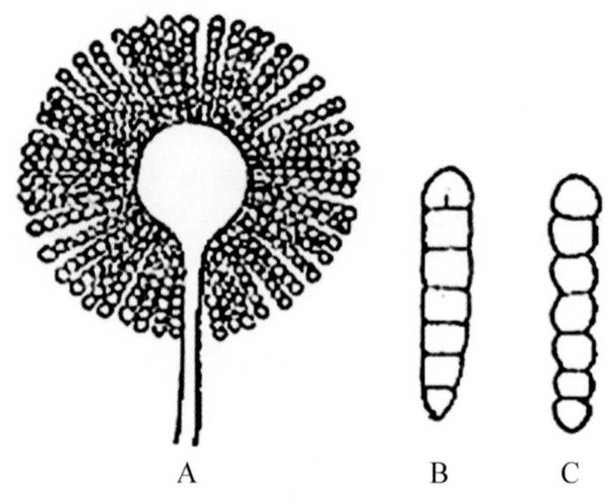

图54-5-1 总状共头霉

A. 孢囊梗、泡囊和长形孢子囊；B. 单行孢囊孢子排列在长形孢子囊内；C. 还没有散开的成串孢囊孢子。引自：中国科学院微生物研究所《常见与常用真菌》编写组. 常见与常用真菌. 1973.

本属菌丝体向四周蔓延，分枝甚繁。孢囊梗直立或倒伏如匍匐菌丝状，上面还可以长出许多不定假根，基部无假根，不规则地分枝，每个分枝顶端都有膨大的泡囊。泡囊上放射状生出无囊轴的长形孢子囊。用低倍显微镜观察时，类似曲霉的分生孢子头。孢囊孢子成串生于孢子囊内。接合孢子囊球形，黑色，有粗疣状突起。配子囊柄对生，两个配子囊柄同形，无附属物。异宗配合。

本属中的总状共头霉可引起人皮肤或消化系统感染。

54.6 长喙壳属

长喙壳属(*Ceratocystis* Ellis et Halst)属于子囊菌门(Ascomycota)子囊菌纲(Ascomycetes)粪壳亚纲(Sordariomycetidae)小囊菌目(Microascales)长喙壳科(Ceratocystidaceae)，共包括14个种。该属菌

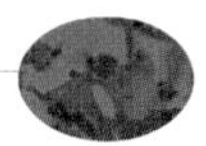

分布广泛，主要在温带。其中有些种为农作物的病原菌，另一些种则侵害树木或林产品，常见种为甘薯长喙壳（*C. fimbriata*）（图54－6－1）。

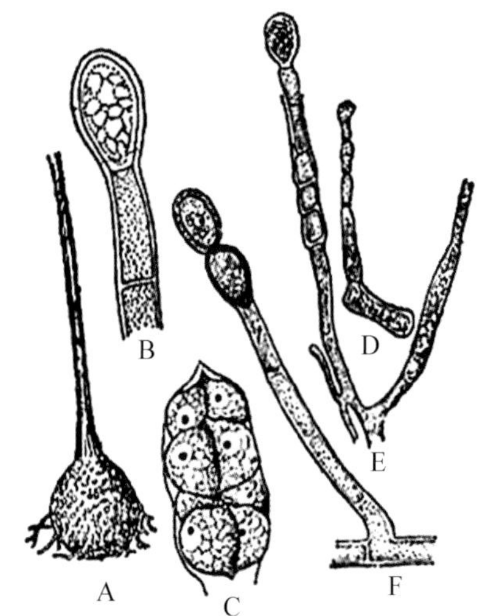

图 54－6－1 **甘薯长喙壳**

A. 子囊壳；B. 最初发生的双壁灰褐色分生孢子；C. 子囊；D. 薄壁分生孢子的萌发；E 和 F. 分别为厚壁和薄壁的分生孢子。引自：邵立平，等. 真菌分类学. 1984.

本属菌落生长快，初无色，稍久成淡褐色，灰色或灰绿色，最后呈黑色。菌丝有横隔和不规律地分枝。子囊壳表生或埋生于基质内，基部膨大成球形，顶部有长颈（其长度为子囊壳直径的几倍），壳壁暗色。子囊球形至卵圆形，散生在子囊壳内，子囊间无侧丝，子囊壁有自溶作用。子囊孢子小，单胞，无色，椭圆形、蚕豆形、帽形、四角形或针形。有性生殖有同宗配合和异宗配合两类。无性繁殖产生各种类型的分生孢子。

54.7 毛壳菌属

毛壳菌属（*Chaetomium* Kunze et Fr.）属于子囊菌门子囊菌纲粪壳亚纲粪壳目（Sordariales）毛壳菌科（Chaetomiaceae），共包括 81 个种。本属真菌是常见的霉腐菌，广泛分布于自然界的各种基物和发霉的、含纤维素的日常用品上，包括植物残体、土壤、草食和杂食动物及鸟类和鼠类的粪便，以及种子、木材、皮革等。常见种为球毛壳菌（*C. globosum*）（图54－7－1）。

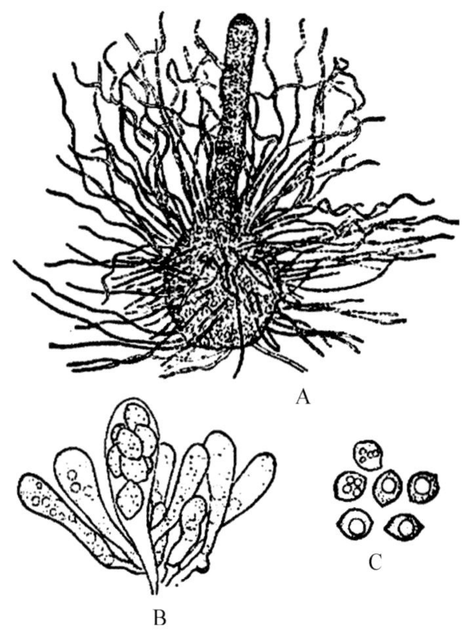

图 54－7－1 **球毛壳菌**

A. 子囊壳；B. 子囊；C. 子囊孢子。引自：郁庆福. 现代卫生微生物学. 1995.

本属菌落生长快，表面具白色棉花样的气丝，稍久变为褐色或灰色，背面褐色或橘黄色。菌丝交织，透明有隔。子囊壳表生，球形、卵形或瓶形，顶端有一孔口。子囊壳壁膜质，透明或不透明，易破裂，表面着生形式多样的附属丝，通常分化为须根、侧生附属丝和顶生附属丝。须根根状，起固定和吸收养分的作用。侧生附属丝常呈短丝状，直或弯曲。顶生附属丝较长，分枝或不分枝，刚毛状、丝状、双叉状、不规则树杈状、松螺丝状、反卷扭曲状等。子囊基部束生，棍棒状或圆柱状，囊壁早期消解，内含 8 个子囊孢子，不规则排列或单行排列。子囊孢子单细胞，球形、椭圆形、梭形等，黄褐色、暗褐色或橄榄色，排溢出孔口外的子囊孢子干凝成长柱状或堆状。本属的某些种产生分生孢子或厚垣孢子，其中厚垣孢子在菌丝上间生或顶生。

54.8 顶孢霉属

顶孢霉属［*Acremonium* （van Beyma） W. Gams］属于无性型真菌（Anamorphic fungi）（半知菌 Deuteromycotina, Deuteromycetes, Fungi imperfecti）、丝孢菌（Hyphomycetes）、淡色孢菌

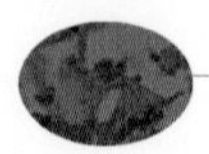

(Moniliaceous hyphomycetes)类，约有 10 个种。该属菌在自然界常见，有的可从树胶肿样真菌病及脓肿中分离获得，对豚鼠等动物有致病性。常见种为贝氏顶孢霉(*A. butyri*)(图 54-8-1)。

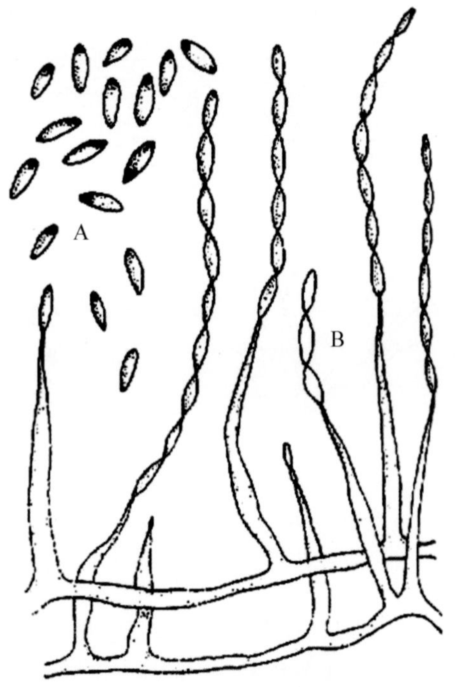

图 54-8-1　贝氏顶孢霉

A. 分生孢子；B. 分生孢子梗及分生孢子链。引自：廖万清，等. 真菌病学. 1989.

菌落在沙氏培养基上生长良好，初呈白色，绒毛状，后渐变为褐绿、黄橙或淡红色，表面有皱襞。气生菌丝常聚集成束，并交织呈网状。具分隔的匍匐菌丝，分生孢子梗直立，无分枝，下部粗大，顶端细尖，其上产生分生孢子链。分生孢子卵圆形或梭形，表面光滑，大小为(2～3)μm × 5 μm。

54.9　黏帚霉属

黏帚霉属(*Gliocladium* Corda)属于无性型真菌、丝孢菌、淡色孢菌类。分布于土壤中，也常见于生霉的纺织品和其他材料上。常见种为粉红黏帚霉(*G. roseum*)(图 54-9-1)。

本属菌落生长快，表面羊毛状或粉状，初白色，后变为绿色、玫瑰色、肉桂色或奶油色。分生孢子梗直立，不分枝或分枝，分隔，在其顶端产生类似青霉

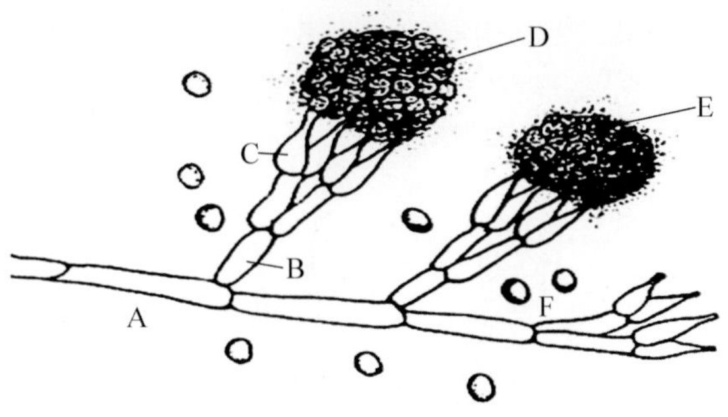

图 54-9-1　粉红黏帚霉

A. 气生菌丝；B. 分生孢子梗；C. 小梗；D. 由分生孢子组成的分生孢子头；E. 胶状物质层；F. 分生孢子。引自：廖万清，等. 真菌病学. 1989.

的帚状枝，即由 1 级、2 级轮状枝，梗基和小梗构成分生孢子子实结构。黏帚霉与青霉的主要区别是它的分生孢子头分泌黏质而将分生孢子链黏附在一起，呈团球形，易与青霉相区别。

54.10　黑孢霉属

黑孢霉属(*Nigrospora* Zimm.)属于无性型真菌、丝孢菌、暗色孢菌(Dematiaceous hyphomycetes)类。多生于植物和土壤中，是腐生型强的真菌。常见种为稻黑孢霉(*N. oryzae*)(图 54-10-1)。

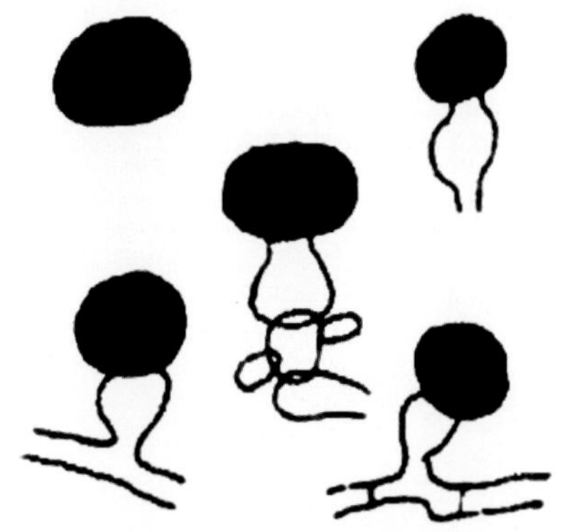

图 54-10-1　稻黑孢霉

注：示瓶梗产孢细胞及分生孢子。引自：贺云春. 真菌学. 2008.

本属菌落生长快，初为灰白色羊毛状气生菌丝，后渐产生黑色，表面灰色或深灰色，背面黑色。本属菌的分生孢子梗分化不明显至较明显，屈曲，无色至

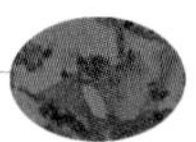

褐色,分隔,光滑。产孢细胞安瓿形至近球形,无色。分生孢子单个产生,顶生,球形、广椭圆形,亮黑色,光滑,单孢,成熟后可弹射。有性型分别属条纹假壳属(*Apiospora*)和黑霉球壳属(*Khuskia*)。

54.11 拟青霉属

拟青霉属(*Paecilomyces* Bainier)属于无性型真菌、丝孢菌、淡色孢菌类。在自然界分布广泛,土壤、空气、堆肥、木材、食品、家畜饲料等环境中都能分离到,常见种为拟青霉(*P. varioti*)(图 54-11-1)。

本属菌的形态颇似青霉菌。菌落白色,淡粉红色、紫丁香色、黄褐色或脏灰褐色,偶尔带有浅绿色调,但从不呈真正的绿色。质地紧密毡状、松絮状或索状等。子实器官结构复杂程度变化很大,自相当复杂的帚状枝至只有单个的小梗或一簇小梗直接着生于菌丝上。小梗形状独特,基部膨大,上部逐渐变尖,形成一个细长的产生分生孢子的管状体,略弯曲。分生孢子一般为卵形、长椭圆形或几乎呈圆柱形,单胞,串生。大多数种常产生巨孢子(macrospore),它是一种较大型的球形或卵圆形的粉块孢子,单生或作小簇状,常着生在近基质的菌丝上,也可生长在埋伏型菌丝体中。有性型分别属于虫草属(*Cordyceps*)、丝衣霉属(*Byssochlamys*)、嗜热子囊菌属(*Thermoascus*)和篮状菌属(*Talaromyces*)。

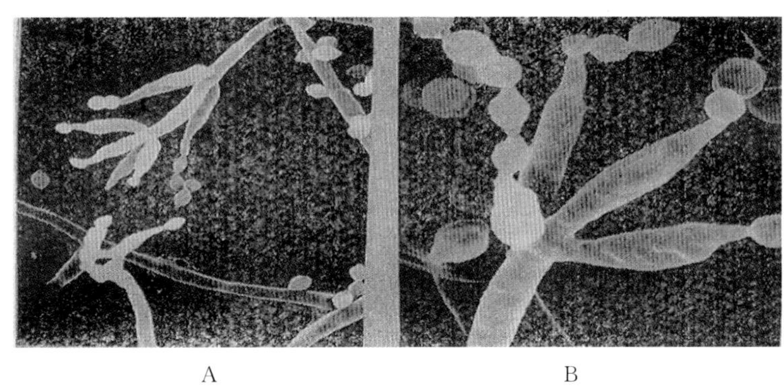

图 54-11-1 **拟青霉**

A. 分生孢子梗及帚状枝;B. 细长而略弯曲的瓶梗及分生孢子链。引自:张纪忠. 微生物分类学. 1990.

本属菌中有的可引起人的心内膜炎、角膜炎和肺部感染。

54.12 帚霉属

帚霉属(*Scopulariopsis* Bainier)属于无性型真菌、丝孢菌、淡色孢菌类,能在各种分解的有机物上生长,常见种为短帚霉(*S. brevicaulis*)(图 54-12-1)。

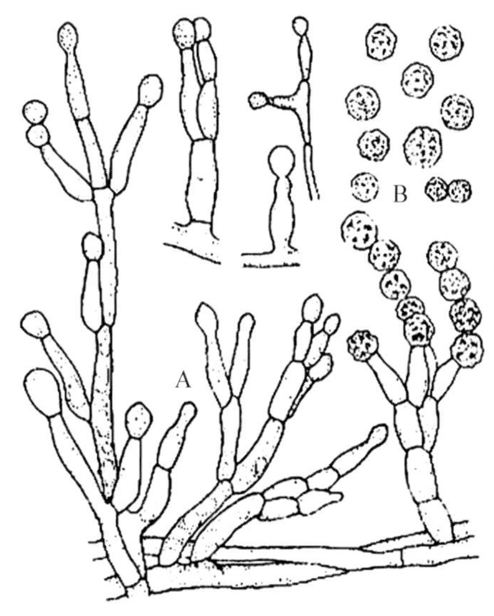

图 54-12-1 **短帚霉**

A. 分生孢子形成过程;B. 分生孢子。引自:廖万清,等. 真菌病学. 1989.

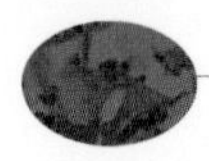

本属菌落初为白色，后呈褐黄色到深褐色、灰褐色或近于黑色，但从不呈绿色。菌落边缘淡黄色，背面黄褐色。本属菌的气生菌丝部分可集结成绳状，分生孢子梗自其上生出，极短，有时甚至无。子实结构不规则，有的具一定的帚状分枝，外观似青霉菌。有的仅在菌丝上产生无柄的单个环孢子梗，分生孢子由环孢子梗产生一串，球形或柠檬形，壁厚，粗糙或光滑，孢子较大，直径可达 10 μm。

本属中的短帚霉为常见病原菌，可引起甲癣和外耳道等感染。此外，该菌还能在含极低量砷的基质中生长，并放出气态形式剧毒的砷化合物，可用来砷化合物的测定。该属中有的菌株还可产生毒素，能诱发实验动物癌变。

54.13 木霉属

木霉属(*Trichoderma* Pers. ex Fr.)属于无性型真菌、丝孢菌、淡色孢菌类。广布于自然界，土壤、植物残体、动物粪便及大气中都能分离到。该属菌能产生多种抗生素和纤维素酶。常见种为绿色木霉(*T. viride*)(图 54-13-1)。

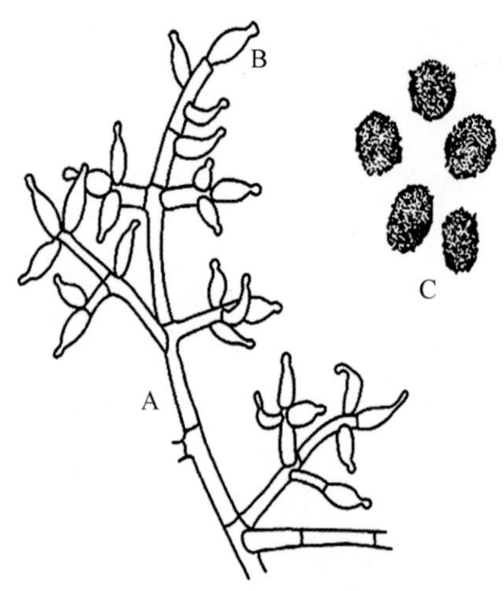

图 54-13-1 绿色木霉

A. 分生孢子梗；B. 小梗；C. 分生孢子。
引自：邢来君，等. 真菌学. 2010.

本属菌的菌丝透明，有隔，分枝繁复。菌落生长迅速，棉絮状或致密丛束状，产孢丛束区常现同心环纹，菌落表面多为绿色。厚垣孢子有或无，间生于菌丝中或顶生于菌丝短侧枝(即分生孢子梗)上，呈球形或椭圆形，无色，壁光滑。分生孢子梗具对生或互生分枝，分枝上又可继续分枝，形成二级和三级的分枝，终而形成松柏式的分枝，分枝呈锐角或近于直角，束生、对生、互生或单生小梗。最终末端分枝即小梗。分生孢子由小梗相继生出而靠黏液把它们聚成球形或近球形的孢子头。分生孢子近球形、椭圆形或圆筒形等，壁光滑或粗糙，透明或亮黄色。有性型属于肉座菌属(*Hypocrea*)。

54.14 单端孢霉属

单端孢霉属(*Trichothecium* Link ex Fr.)属于无性型真菌、丝孢菌、淡色孢菌类，约有 6 个种。通常可从土壤、玉米的杆、穗轴、腐烂的果实等处分离到。该属菌中的粉红单端孢霉(*T. roseum*)可产生抗真菌的单端孢霉素(trichothecin)，常见种为粉红单端孢霉(图 54-14-1)。

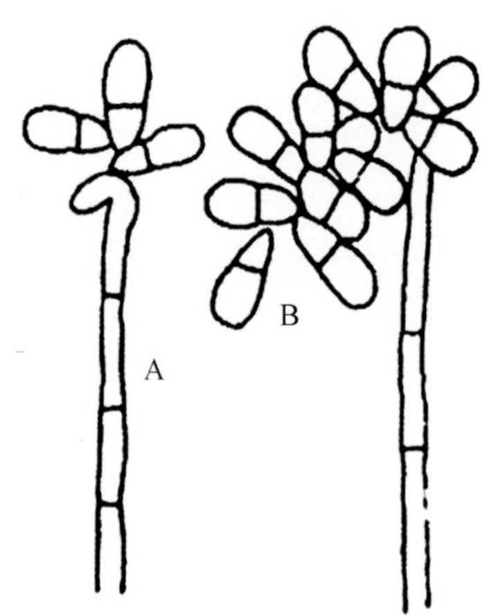

图 54-14-1 粉红单端孢霉

A. 分生孢子梗；B. 分生孢子。
引自：贺云春. 真菌学. 2008.

本属菌落薄，絮状蔓延。分生孢子梗无色，直立，无隔膜或少有隔膜，不分枝，顶端以倒合轴式序列产生分生孢子。分生孢子无色，聚集呈粉红色，具 1 个隔膜，长圆形或洋梨形，顶端钝圆，基部渐细，常以基部交错相连的方式聚集成特征性的孢子链。

本属中的粉红单端孢霉为常见病原菌，可引起耳和角膜感染。

54.15 轮枝孢属

轮枝孢霉属(*Verticillium* Nees ex Wallr.)属于

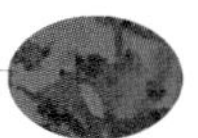

无性型真菌、丝孢菌、淡色孢菌类，是土壤中常见真菌，其中有些是植物病原菌。常见种为砖红轮枝孢(*V. lateritium*)。

本属菌落生长快，初呈放射状生长，表面平坦，白色羊毛状或绒毛状。老龄呈绿色或粉红色粉末状，背面无色或淡黄色。外观似青霉。营养菌丝匍匐，分隔，分枝，无色或微带淡色。分生孢子梗直立，无色，分隔，分枝。1级分枝对生或间生，2级分枝轮生，呈双叉式或三叉式着生在1级分枝顶端，继之以相同方式分枝，末端的分枝瓶形，其顶端尖细并产生分生孢子。分生孢子单胞，球形、椭圆形、卵形或梭形，无色至淡褐色。分生孢子连续着生，常于分枝顶端聚成头状(图 54-15-1)。有性型是拟丛赤壳属(*Nectriopsis*)、丝孢菌属(*Hyphomyces*)、*Prottocrea* 和 *Aphysiostroma*。

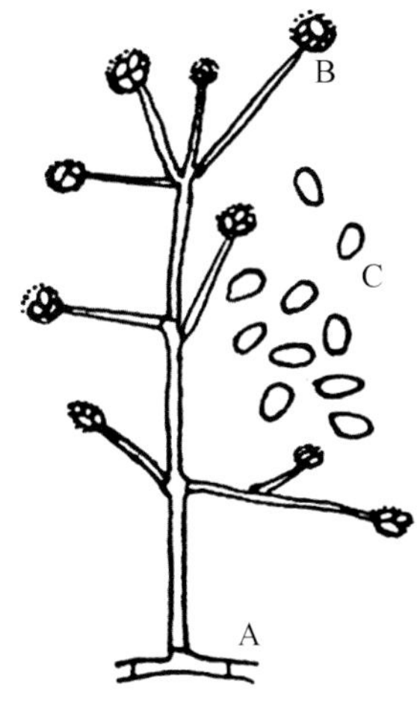

图 54-15-1 **轮枝孢属**

A. 分生孢子梗；B. 分生孢子球；C. 分生孢子。引自：贺云春. 真菌学. 2008.

54.16 短梗霉属

短梗霉属(*Aureobasidium* Viala et Boy.)属于无性型真菌、丝孢菌、暗色孢菌类，约有14个种和1个变种。在自然界分布极广，可从空气、土壤、蔬菜、草木、水果、皮革等分离获得。常见种为出芽短梗霉(*A. pullulans*)，俗名黑酵母(Black yeast)(图 54-16-1)。

本属菌丝初无色，后变为褐色，分隔处缢缩，褐色菌丝易断裂成菌丝段。分生孢子梗分化不明显，

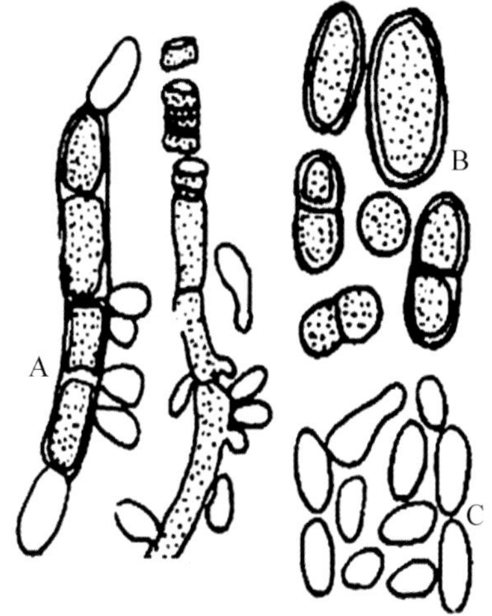

图 54-16-1 **出芽短梗霉**

A. 菌丝及产孢细胞；B. 厚垣孢子；C. 分生孢子。引自：贺云春. 真菌学. 2008.

产孢细胞位置不定。分生孢子长椭圆形、长筒形，无色，单胞，可通过芽殖产生次生分生孢子。厚垣孢子深褐色，壁厚，椭圆形、圆筒形，两端钝圆，无隔或具1个隔膜，表面光滑。

本属中的出芽短梗霉是人体的弱致病菌，可引起人类皮肤感染，如角膜溃疡和甲真菌病，有时还可侵犯肺。

54.17 葡萄孢霉属

葡萄孢霉属(*Botrytis* Pers. ex Fr.)属于无性型真菌、丝孢菌、暗色孢菌类。分布极广，重要种为灰葡萄孢霉(*B. cirerea*)(图 54-17-1)。

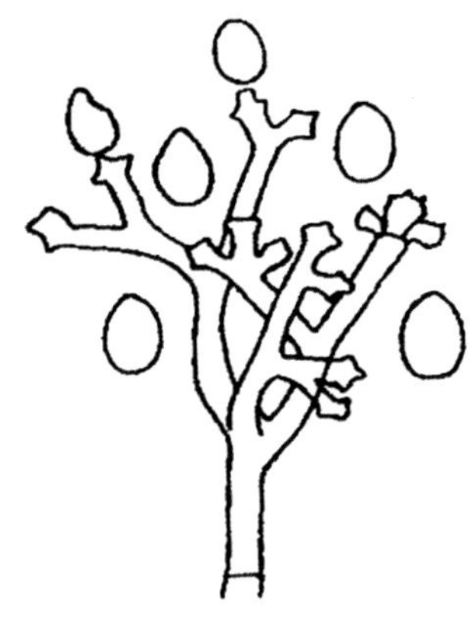

图 54-17-1 **灰葡萄孢霉**

注：示分生孢子梗和分生孢子。引自：贺云春. 真菌学. 2008.

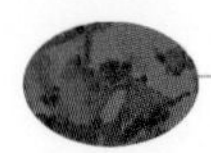

本属菌落呈羊毛状，灰色至棕色。菌丝匍匐，灰色。分生孢子梗细长，无色或稍有色，分枝，有时近顶部呈二叉状分枝。分生孢子梗顶部细胞膨大，呈球形或瓶形等，其上着生分生孢子。分生孢子聚集成葡萄穗状，无色或灰色，单胞，卵圆形或倒卵形。有时可产生黑色、不规则形的菌核。

54.18 葡萄穗霉属

葡萄穗霉属（*Stachyborys* Corda）属于无性型真菌、丝孢菌、暗色孢菌类，分布广，可从土壤、空气、有机残体和草食性动物粪便等处分离到。常见种为黑色葡萄穗霉（*S. atra*）（图 54－18－1）。

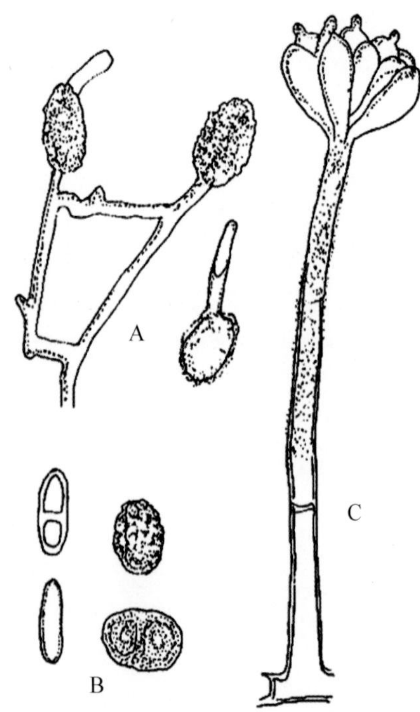

图 54－18－1 黑色葡萄穗霉

A. 孢子萌发及芽管的联结现象；B. 成熟的及未成熟的分生孢子；C. 分生孢子梗。引自：郁庆福. 现代卫生微生物学. 1995.

本属菌落生长慢，初呈烟褐色或绿褐色绒毛状，成熟后呈黑褐色至黑色粉末状，背面黑色。菌丝匍匐，蔓延，有隔，分枝、透明或稍有色。分生孢子梗从菌丝直立生出，初透明，后呈烟褐色，具互生分枝或不规则分枝，每个分枝的顶端着生 1～10 个无色或淡褐色的瓶状小梗，分生孢子单个着生在瓶状小梗的末端，椭圆形、近柱形或卵形，暗褐色，有刺状突起。有些种具卵形、椭圆形或球形的厚垣孢子。

当本属真菌污染食物和饲料时，可引起人及家畜的中毒症。

54.19 枝孢霉属

枝孢霉属（*Cladosporium* Link）属于无性型真菌、丝孢菌、暗色孢菌类，约有 50 余种，俗名芽枝霉，是空气中较常见的一类腐生真菌，也是实验室中常见的污染菌。常见种为多主枝孢霉（*C. herbarum*）（图 51－19－1）。

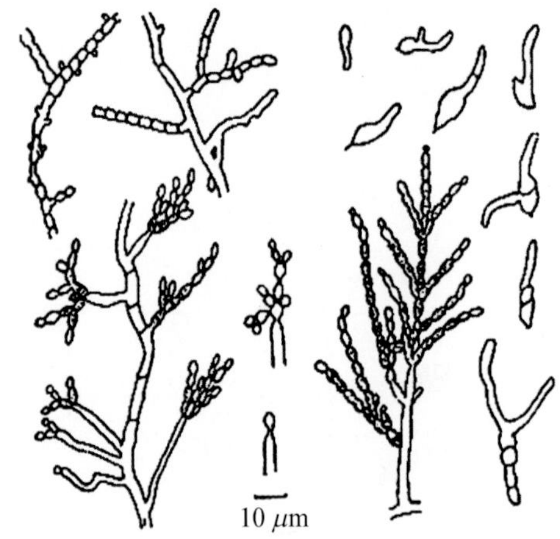

图 54－19－1 多主枝孢霉

注：示分生孢子梗及分生孢子的形成和分生孢子的萌发。引自：郁庆福. 现代卫生微生物学. 1995.

本属菌在葡萄糖蛋白胨琼脂培养基上生长速度中等，菌落表面具灰色短绒毛状气生菌丝，中央隆起，边缘有一圈浸没菌丝，黑色，背面黑色。菌丝分隔。分生孢子梗暗色，有分枝，簇生或单生。分生孢子暗色，单或双细胞，球形或卵形，有些种的孢子呈柠檬状。分生孢子顶生，后被推向侧面，因而常由孢子构成链状分枝。有性型是球腔菌属（*Mycosphaerella*）。

本属是真菌过敏症的重要病原菌，其中卡氏枝孢霉（*C. carrionii*）可引起人类着色霉菌病，班替枝孢霉（*C. bantianum*）能引起系统性暗色丝孢霉病，多侵犯脑部，也常引起皮下组织暗色丝孢霉病。

54.20 弯孢霉属

弯孢霉属(*Curvularia* Boedijn)属于无性型真菌、丝孢菌、暗色孢菌类,约有40个种。在自然界分布较广,尤以土壤中常见。常见种为弯孢(*C. lunata*)(图54-20-1)。

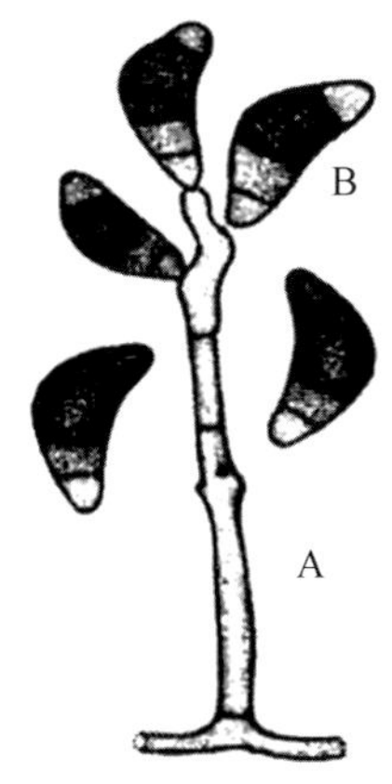

图54-20-1 弯孢

A. 分生孢子梗;B. 分生孢子。引自:贺云春. 真菌学. 2008.

本属菌丝体分枝,分隔,无色或褐色。分生孢子梗分隔不分枝。分生孢子顶生,以轮生或螺旋状排列,绿褐色或褐色,呈弯曲的椭圆形或柱形,有3～4个分隔,中间一细胞较大,且颜色较深,萌发时由一端或两端出芽。有性型是旋孢腔菌属(*Cochliobolus*)。

本属中弯孢和膝曲弯孢(*C. geniculata*)等7个种为人类致病菌,可引起足菌肿、皮下组织病变及角膜真菌病等。

54.21 长蠕孢霉属

长蠕孢霉属(*Helminthosporium* Link ex Fr.)属于无性型真菌、丝孢菌、暗色孢菌类,常寄生在禾本科和经济作物及其种子上,有些种同时也是腐生菌,存在于植物残株及土壤中。常见种为禾草长蠕孢霉(*H. sorokinanum*),异名为麦根腐长蠕孢霉(*H. sativum*)(图54-21-1)。

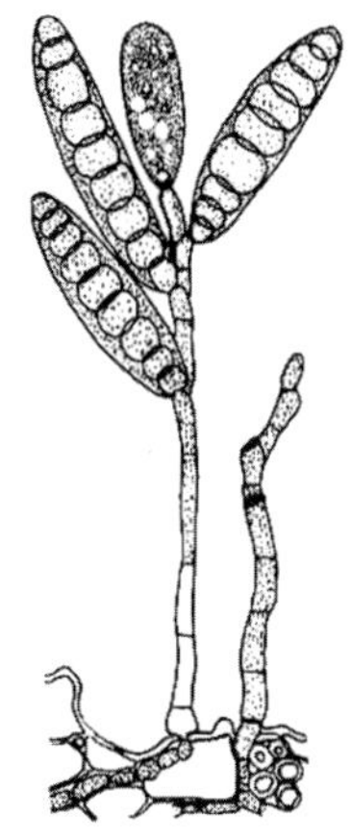

图54-21-1 禾草长蠕孢霉

注:示生长在大麦叶上层出的分生孢子梗及分生孢子的着生痕。引自:廖万清,等. 真菌病学. 1989.

本属菌落生长快,表面绒毛状,初呈淡灰色,成熟后变为棕绿色或黑色,边缘仍为淡灰色,稍高出培养基表面,背面浅黑色或深黑色。本属菌常具子座,分生孢子梗常丛生,有时单生,直立,褐色至棕褐色,不分枝,有隔,通过顶端和上部数个细胞隔膜下侧的小孔产孢,当顶端产孢时分生孢子梗不再延伸,产孢孔高差不大,使梗上的分生孢子似呈轮状着生。分生孢子一般单生,呈倒棍棒形、有喙倒棍棒形、纺锤形、圆柱形等,直或弯曲,光滑,近无色或暗褐色及黑绿色等,具隔膜或假隔膜,基部常有明显的暗色脐或瘢痕,在分生孢子梗上瘢痕不明显。

54.22 链格孢属

链格孢属(*Alternaria* Nees ex Wallr.)属于无性型真菌、丝孢菌、暗色孢菌类,全世界已描述有400多种。在自然界分布较广,是土壤、空气、工业材料上常见的腐生菌,也是某些栽培植物的寄生菌,同时也是实验室常见的污染菌之一。常见种为链格孢(*A. alternata*)(54-22-1)。

本属菌的营养菌丝匍匐,有分隔。分生孢子梗单生或成簇,一般不分枝,较短,与营养菌丝几乎无区别。分生孢子倒棒形、卵形、倒梨形、椭圆形或近圆柱形,顶部无喙或延伸成喙,淡褐色至深褐色,具典型的纵横隔,常数个成链。

本属中有些种为人类致病菌,可引起皮肤皮下组织脓肿和溃疡,还可引起足菌肿及人类过敏性肺部疾患。

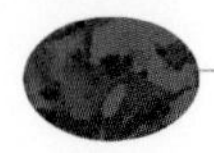

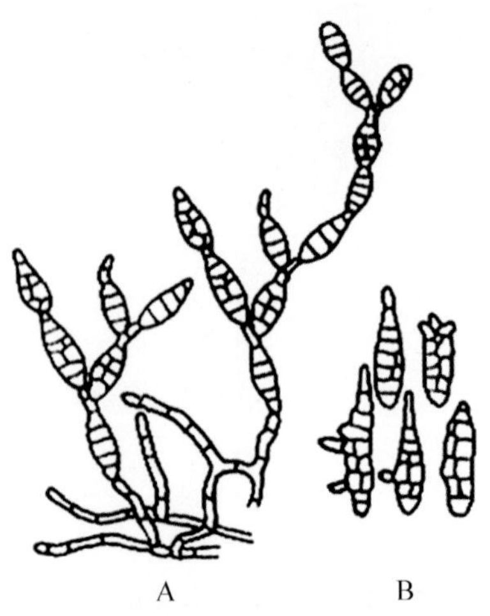

图 54－22－1 链格孢

A. 分生孢子梗及分生孢子链；B. 分生孢子。引自：廖万清，等. 真菌病学. 1989.

54.23 匍柄霉属

匍柄霉属（*Stemphylium* Wallr.）属于无性型真菌、丝孢菌、暗色孢菌类，约有 20 多种。大多为植物病原菌，少数是腐生菌，在发病植株、纤维制品、植物种子、土壤等中常可分离到，有时也出现在实验室中。常见种为簇孢匍柄霉（*S. botryosum*）（图 54－23－1）。

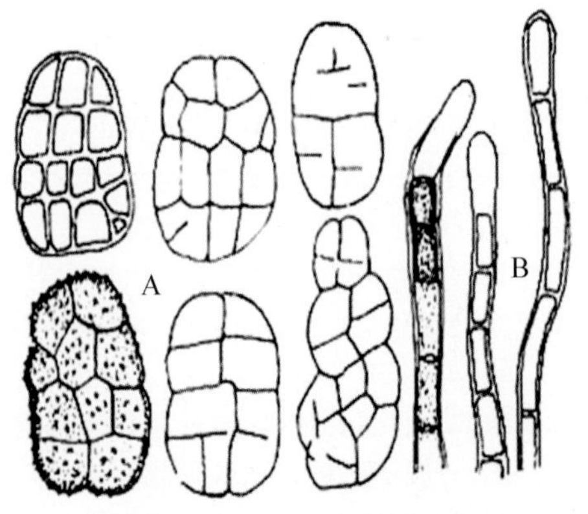

图 54－23－1 簇孢匍柄霉

A. 分生孢子梗；B. 簇生分生孢子。引自：廖万清，等. 真菌病学. 1989.

本属菌落生长迅速，絮状，初呈白色、灰色或黑色，后呈深灰或深色，气生菌丝烟灰色，边缘白色，背面黑色。分生孢子梗为菌丝侧枝，多少直立，很短，大多不分支，淡褐色或橄榄褐色，通常无隔，或具1～3 隔。孢子着生部分呈结节状，数个结节连在一起。分生孢子通常单个顶生，椭圆形、长圆形或倒棒形等，末端钝圆或略尖，褐色或橄榄褐色，光滑或具瘤刺，具纵横隔膜，呈砖格状分隔。有性型是格孢腔菌属（*Pleospora*）。

54.24 梗束霉属

梗束霉属（*Stysanus* Corda）属于无性型真菌、丝孢菌、束梗孢菌（Stilbellate hyphomycetes）类，是土壤中常见真菌，也存在空气中，可引起污染。常见种为具柄梗束霉（*S. stemonites*）（图 54－24－1）。

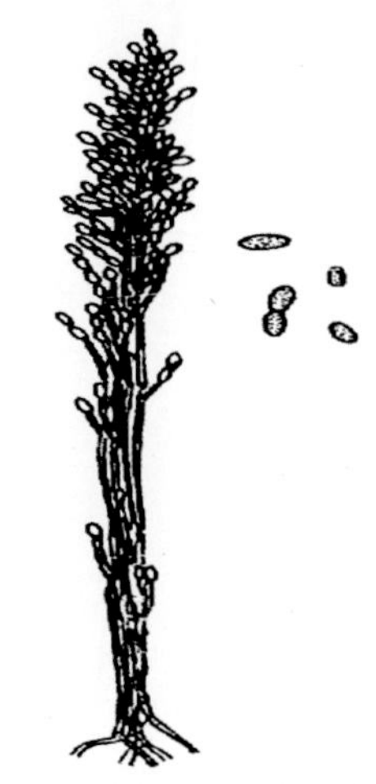

图 54－24－1 具柄梗束霉

注：示孢梗束及分生孢子。引自：廖万清，等. 真菌病学. 1989.

本属菌丝暗色，分生孢子梗暗色，并集合成明显的束状，孢梗束直立，棒状至柱状，色暗坚硬，分生孢子着生在疏松的、长形或近球形或类似圆锥花序状的孢梗束上。分生孢子卵形或柠檬形，近乎无色，成链。

54.25 附球菌属

附球菌属（*Epicoccum* Link）属于无性型真菌、丝孢菌、瘤座孢菌（Tuberculate hyphomycetes）类，常分布于土壤、空气、昆虫及人的皮肤。常见种为微紫附球菌（*E. purpurascens*）（图 54－25－1）。

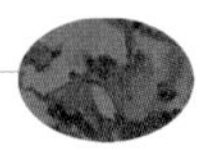

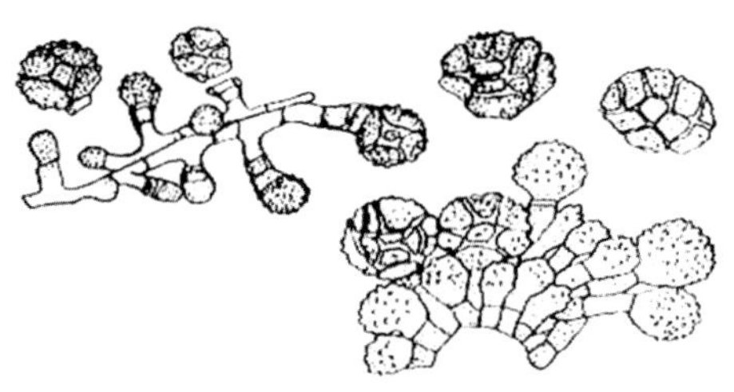

图 54-25-1　微紫附球菌

注：示形成分生孢子的细胞及分生孢子。引自：廖万清，等. 真菌病学. 1989.

本属菌落生长快，表面有较多的毛状菌丝，生长早期呈白色，后转为黄色或棕色等，可产生可溶性色素，使整个培养基呈橘黄色或红棕色，背面红色。

分生孢子座垫状，黑色，半球形。分生孢子梗短，较粗，形成于分生孢子座或生长于营养菌丝之上，无色或淡褐色，表面光滑或具疣刺，并由分生孢子梗顶端的产孢细胞产生单个球形或梨形、厚壁、多细胞的分生孢子。分生孢子表面粗糙，棕黑色至黑色，直径 16～25 μm，有的可达 40 μm。

54.26　茎点霉属

茎点霉属（*Phoma* Sacc.）属于无性型真菌、腔孢菌(Coelomycetes)，已描述约有 2 000 余个种。大多为植物病原菌，可引起农作物的茎腐、枝枯等病害。常见种为冬腐茎点霉(*P. hibernica*)(图 54-26-1)。

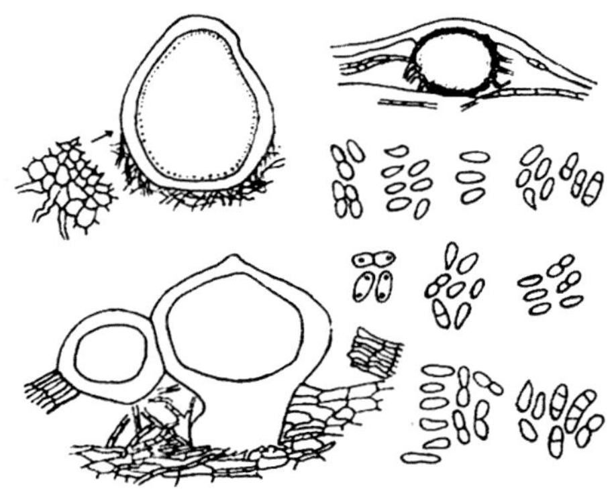

图 54-26-1　冬腐茎点霉

注：示几种分生孢子器形态及分生孢子。引自：廖万清. 真菌病学. 1989.

本属菌落生长快，羊毛状或毡状，灰白色、绿褐、黑褐色、粉红或红色，背面黑色。分生孢子器呈球形、透镜形、锥形或瓶形。无喙或有喙，具孔口。膜质、革质或炭质，褐色或黑色，器壁由薄壁浅至中度褐色的角胞组织构成。分生孢子梗不常见，若有则呈线形，具隔膜和分枝，大多呈短小和不规则分枝。分生孢子单生于梗的顶端，无色，单胞，偶生 1 个隔膜，椭圆形、圆柱形、纺锤形、梨形或球形等。有性型为亚隔孢壳属（*Didymella*）、球腔菌属(*Mycosphaerella*)、小球腔菌属(*Leptosphaeria*)和格孢腔菌属(*Pleospora*)。

本属菌还可引起人类角膜溃疡和暗色丝孢霉病。

54.27　红酵母属

红酵母属(*Rhodotorula* Harr.)属于无性型真菌(传统上归入半知菌亚门芽孢纲隐球酵母目隐球酵母科)，目前共有 47 个种。常可从土壤、空气和水中分离到，有时也可从人的皮肤、肺、尿液及粪便中分离获得，是常见的气传污染菌。常见种为黏红酵母(*R. glutinis*)(图 54-27-1)和深红酵母(*R. rubra*)。

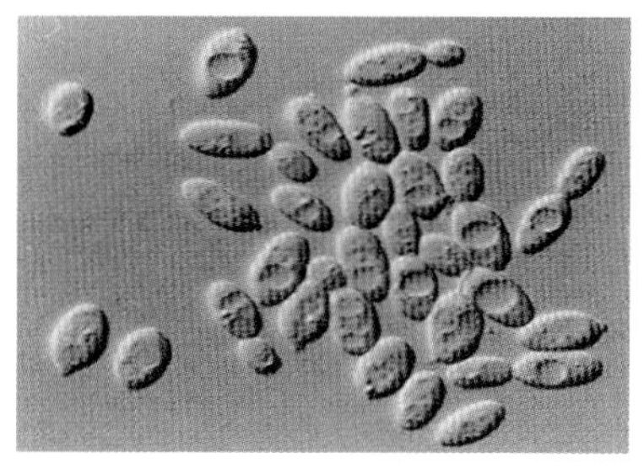

图 54-27-1　黏红酵母

引自：Barnett JA, et al. Yeasts: Characteristics and Identification, 2000.

本属的菌落常呈珊瑚红至橙红色，表面常光滑，有时为网状，湿润，很多种能产生荚膜而形成黏质菌落。细胞近球形、卵形、椭圆形或长形，无性繁殖为多边芽殖或一端和二端芽殖。可形成假菌丝或真菌丝，不形成子囊孢子和掷孢子。一些菌株可产生红色或黄色色素。

本属菌不发酵，但能同化某些糖类。此外，除 *R. bacarum*（一些菌株）、*R. phylloplana* 和 *R. yarrowii* 外，一般不能利用肌醇为唯一碳源。不产

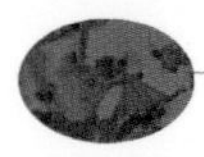

生类淀粉物质，能产生尿酶，重氮基蓝色 B 盐反应(DBB 反应)为阳性。存在醌类为 CoQ－9 和 CoQ－10。除 *R. yarrowii* 外，细胞水解物中无木糖。有性型为红冬孢酵母属(*Rhodosporidium*)。

本属中有些种为人类及动物的致病菌，可引起长期腹膜透析患者真菌性腹膜炎，有的还可引真菌血症、心内膜炎及脑膜炎。

54.28 酵母属

酵母属(*Saccharomyces* Meyen ex Reess)属于子囊菌门酵母纲(Saccharomycetes)酵母亚纲(Saccharomycetidae)酵母目(Saccharomycetales)酵母科(Saccharomycetaceae)，目前共有 8 个种和 2 个变种。广泛分布，尤为在含糖高的材料上易分离到。常见种为酿酒酵母(*S. cerevisiae*)(见图 2－2－4)。

本属菌的细胞呈球形、椭圆形或圆柱形，可产生假菌丝，但不形成有隔菌丝。无性繁殖为多边芽殖。有性生殖为同型细胞接合或异形细胞接合形成子囊，或有二倍体细胞直接转化为子囊。子囊内含 1～4 个球形或短椭圆形、光滑的子囊孢子。发酵通常是强烈的。不产生类淀粉化合物，不能同化硝酸盐。主要醌类是 CoQ－6。重氮基蓝色 B 盐反应(DBB 反应)为阴性。

本属中的某些种可致真菌血症、心内膜炎、腹膜炎及播散性感染。

54.29 黑粉菌属

黑粉菌属[*Ustilago* (Pers.) Rouss.]属于担子菌门(Basidiomycota)黑粉菌纲(Ustilaginomycetes)黑粉菌目(Ustilaginales)黑粉菌科(Ustilaginaceae)，约有 300 多种。为植物病原真菌，多数寄生在玉米等禾本科植物上，也是环境污染真菌之一，常见种为玉蜀黍黑粉菌(*U. maydis*)(图 54－29－1)。

本属菌落生长较慢，初为白色、奶油色或黄褐色、湿润的酵母样菌落，老龄后在菌落表面呈现大的、黑色的蜡状块，此时已产生较多的冬孢子。冬孢子散生，单胞，一般不超过 20 μm，光滑或有纹饰，萌发时生有隔担子(先菌丝)，由 2～4 个细胞组成，每个细胞可侧生或顶生担孢子。此外，有些种的冬孢子萌发可直接产生芽管而不形成担孢子。

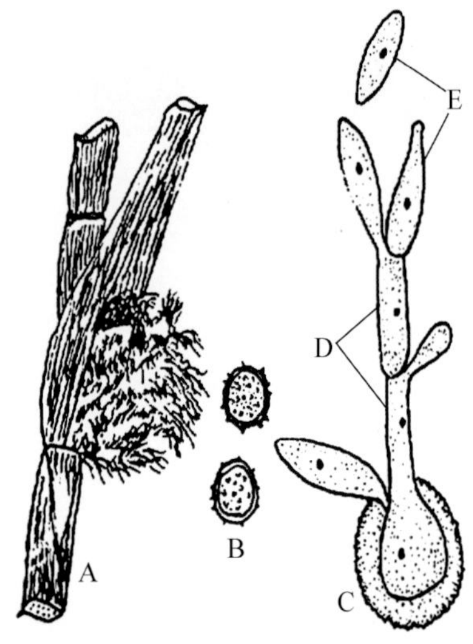

图 54－29－1 玉蜀黍黑粉菌

A. 病茎上的孢子堆；B. 冬孢子；C. 冬孢子萌发；D. 担子；E. 担孢子。引自：廖万清，等. 真菌病学. 1989.

主要参考文献

[1] 中国科学院微生物研究所《常见与常用真菌》编写组. 常见与常用真菌. 北京：科学出版社，1973.

[2] 廖万清，吴绍熙，王高松. 真菌病学. 北京：人民卫生出版社，1989.

[3] 张纪忠. 微生物分类学. 上海：复旦大学出版社，1990.

[4] 郁庆福. 现代卫生微生物学. 北京：人民卫生出版社，1995.

[5] 蒋蓉芳，宋伟民，宋凌浩，等. 上海市气传真菌污染的调查研究. 中国公共卫生学报，1999，18(4)：240－242.

[6] 吴绍熙. 现代医学真菌检验手册. 2 版. 北京：中国协和医科大学出版社，2005.

[7] 贺云春. 真菌学. 北京：中国林业出版社，2008.

[8] 邢来君，李明春，魏东盛. 普通真菌学. 北京：高等教育出版社，2010.

[9] Barnett JA, Payne RW, Yarrow D. Yeasts: characteristics and identification. 3rd ed. London: Combridge University Press, 2000.

[10] Kirk PM, Cannon PF, David JC, et al. Ainsworth and Bisby's dictionary of the fungi. 9th ed. Wallingford: CAB International, 2001.

[11] Colakoglu G. Indoor and outdoor mycoflora in the different districts of the city of Istanbul (Turkey). Indoor Built Environ, 2004, 13: 91－100.

[12] Kurtzman CP, Fell JW, Boekhout T. The Yeasts, a Taxonomic Study. 5th ed. Amsterdam: Elsevier, 2011.

(徐德强)

第七篇 真菌的培养与保藏

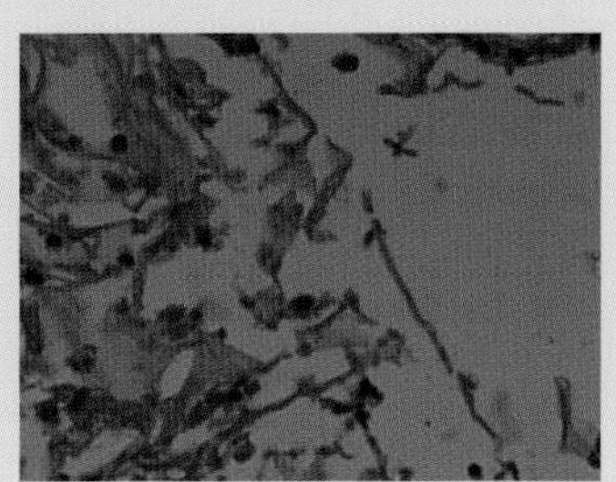

培养基及纯培养方法

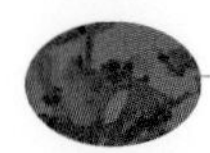

55.1 培养基的制备及用途

培养基是指由人工配制的、适合微生物生长繁殖或产生代谢产物的营养基质。培养基具体成分和种类极多。通常根据对培养基成分的了解程度可分为天然培养基、合成培养基和半合成培养基。另外,根据培养基外观的物理状态的差异又可分为液体、固体和半固体培养基。再则,根据培养基的用途来区分还可分为基础培养基、加富培养基、选择性培养基和鉴别性培养基(表 55-1-1)。通常在培养基制备时,应注意尽快配制,并立即灭菌,否则会导致杂菌生长,同时培养基中固有成分和性质也会遭受破坏。

表 55-1-1 各类真菌培养基的特点比较

培养基名称	特 点	举 例
天然培养基	由含有化学成分不清楚或化学成分不恒定的天然有机物质配制而成	麦芽汁培养基、玉米浸液培养基
合成培养基	由化学成分完全清楚的物质配制而成	察氏琼脂培养基
半合成培养基	由天然有机物质和已知化学成分清楚的物质进行营养组合而成	马铃薯葡萄糖琼脂培养基
液体培养基	不含凝固剂,培养基呈液态	糖类发酵培养液
半固体培养基	凝固剂减量(常用 0.3%~0.7%琼脂),培养基呈半凝固状态	
固体培养基	含有一定量凝固剂,培养基呈固态	沙氏葡萄糖琼脂培养基
基础培养基	含有能满足大多数真菌生长的基本营养	沙氏葡萄糖琼脂培养基
加富培养基	在基础培养基中添加某些特殊营养物质(如血液、动植物组织液等),使其培养基营养更丰富,从而使目的真菌得到富集	脑心浸液琼脂培养基
选择性培养基	在培养基中加入某种或某类真菌所需的特殊营养物质或细菌、放线菌(甚至某些霉菌)生长的抑制剂	Martin 培养基 真菌选择性培养基
鉴别性培养基	在培养基中加入某种特殊化学物质及(或)指示剂	尿素琼脂

不同类群的微生物对营养的需求也不同,因此要分离各种不同类型的病原微生物或对病原微生物进行鉴别时必须提供适合其生长所需的培养基。下面仅对常用的真菌和放线菌培养基配方、制备方法及用途作一介绍。

55.1.1 醋酸钠培养基

现将醋酸钠培养基[克来因氏琼脂(Kleyns agar)]介绍如下。

(1) 配方

葡萄糖	0.62 g	蛋白胨	2.5 g
醋酸钠	5 g	KH_2PO_4	0.12 g
K_2HPO_4	0.2 g	NaCl	0.62 g
混合盐溶液*	10 ml	生物素	20 μg
琼脂	15 g	蒸馏水	1 000 ml

(2) 制法

加热溶化上述成分,调 pH 至 6.9~7.1,分装试管,113℃灭菌 30 min,制成斜面。

(3) 用途

培养酵母菌形成子囊孢子。

混合盐溶液*:0.4% $MgSO_4 \cdot 7H_2O$, 0.4% NaCl, 0.002% $CuSO_4 \cdot 5H_2O$, 0.2% $MnSO_4 \cdot 4H_2O$, 0.2% $FeSO_4 \cdot 4H_2O$,用蒸馏水配制。

55.1.2 放线菌肉汁

现将放线菌肉汁(*Actinomyces* Broth)介绍如下。

(1) 配方

磷酸钙	15 g	葡萄糖	5 g
牛肉膏	25 g	酵母膏	5 g
酪素水解物	4 g	可溶性淀粉	1 g
$(NH_4)_2SO_4$	1 g	$MgSO_4 \cdot 7H_2O$	0.2 g
$CaCl_2$	0.01 g	蒸馏水	1 000 ml

(2) 制法

先将可溶性淀粉加入少量蒸馏水调成糊状,然后稀释并加入其他成分,加热溶化后调节 pH 为 6.9,分装试管,113℃灭菌 30 min。

(3) 用途

培养厌氧性放线菌。

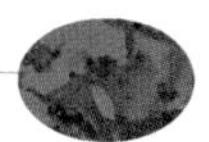

55.1.3 杨梅苷琼脂

现将杨梅苷琼脂(Arbutin Agar)介绍如下。

(1) 配方

杨梅苷	5 g	10%豆芽汁	1 000 ml
琼脂	15 g	10% $FeCl_3$	

(2) 制法

热溶琼脂并加入其他成分,分装试管,113℃灭菌 30 min。使用时融化培养基,并在每支试管内加入 1 滴 10% $FeCl_3$ 无菌水溶液,摇匀,搁置斜面。

(3) 用途

测定酵母菌分解杨梅苷的特性(若能分解,则培养基呈现褐色)。

55.1.4 精氨酸琼脂

现将精氨酸琼脂(Arginine Agar)介绍如下。

(1) 配方

精氨酸	1 g	甘油	12.5 ml
NaCl	1 g	K_2HPO_4	1 g
$MgSO_4 \cdot 7H_2O$	0.5 g	$FeSO_4 \cdot 7H_2O$	0.01 g
$CuSO_4 \cdot 5H_2O$	0.001 g	$ZnSO_4 \cdot 7H_2O$	0.001 g
$MnSO_4 \cdot 2H_2O$	0.001 g	琼脂	15 g
蒸馏水	1 000 ml		

(2) 制法

溶解上述成分,分装三角瓶和试管,113℃灭菌 30 min。

(3) 用途

分离、培养和鉴定放线菌。

55.1.5 血琼脂

现将血琼脂(Blood Agar)介绍如下。

(1) 配方

蛋白胨	10 g	牛肉膏	3 g
NaCl	5 g	琼脂	15 g
动物血	50 ml	葡萄糖	10 g
水	1 000 ml		

(2) 制法

1) 将上述成分加热溶解(除动物血外),调节 pH 为 7.4,分装三角瓶,121℃灭菌 20 min。待培养基冷至 45~50℃,速加入无菌动物血(兔、马或羊血预先用过滤除菌法制成无菌脱纤维的血液),转动,使血液与培养基充分混匀(勿摇动,以免产生气泡),后倒平板或分装无菌试管(制成斜面),凝固后备用。

2) 葡萄糖是否需加入,可视具体情况而定。

(3) 用途

1) 病原真菌和放线菌的分离和鉴定。能促使某些双相型深部真菌由菌丝型转变为酵母型。此外,也可使红色毛癣菌和石膏样毛癣菌在其上产生大分生孢子。

2) 若将牛肉膏改为心浸液,可分离某些难培养的微生物。

55.1.6 脑心葡萄糖血琼脂

现将脑心葡萄糖血琼脂(Brain Heart Glucose Blood Agar)介绍如下。

(1) 配方

牛脑或猪脑	200 g	牛心	250 g
蛋白胨	10 g	葡萄糖	2 g
NaCl	5 g	Na_2HPO_4	2.5 g
动物血	50 ml	琼脂	15 g
蒸馏水	1 000 ml		

(2) 制法

1) 取牛脑(或猪脑)、牛心(均去除血管、脂肪、筋膜),切成碎块,各加半量水浸泡过夜,经过滤,得脑、心浸液。

2) 在上述浸液中加入其他成分,加热融化琼脂,调 pH 为 7.4,115℃灭菌 15 min,冷至约 45℃,加入无菌脱纤维的动物血,转动,使混和均匀,倒平板或分装无菌试管,备用。

(3) 用途

分离培养深部病原真菌。能促使某些双相型深部真菌由菌丝型转变为酵母型。另在厌氧罐中通入 5%~10% CO_2,可培养厌氧放线菌。

55.1.7 同化碳源基础琼脂Ⅰ

现将同化碳源基础琼脂Ⅰ(Carbon Sources Assimilation Basal Agar Ⅰ)介绍如下。

包括固体和液体 2 种。

(1) 固体

1) 配方:

$(NH_4)_2SO_4$	5 g	酵母膏	0.2 g
KH_2PO_4	1 g	$MgSO_4 \cdot 7H_2O$	0.5 g
琼脂	15 g	蒸馏水	1 000 ml

2) 制法:溶解上述成分,分装三角瓶或大试管,每管 16 ml(倒平板用量),113℃灭菌 30 min。试验用碳源临用时加入。碳源种类通常包括葡萄糖、半乳糖、

L-山梨糖、麦芽糖、甘油、卫矛醇和肌醇等数十种。

3) 用途:此培养基适用于生长图谱法,测定酵母菌同化碳源的种类。

(2) 液体

1) 配方:

$(NH_4)_2SO_4$	5 g	酵母膏	0.2 g
KH_2PO_4	1 g	$MgSO_4 \cdot 7H_2O$	0.5 g
NaCl	0.1 g	$CaCl_2 \cdot 2H_2O$	0.1 g
糖或其他碳源	5 g	蒸馏水	1 000 ml

2) 制法:加热溶解上述成分,培养液过滤后分装小试管,每管 3 ml,113℃灭菌 20 min。

3) 用途:测定某些生长缓慢的酵母菌利用碳源的种类。

55.1.8 同化碳源基础琼脂Ⅱ

现将同化碳源基础琼脂Ⅱ介绍如下。

(1) 配方

$(NH_4)_2SO_4$	2.64 g	KH_2PO_4	2.38 g
K_2HPO_4	5.65 g	$MgSO_4 \cdot 7H_2O$	1 g
$CuSO_4 \cdot 5H_2O$	0.006 4 g	$FeSO_4 \cdot 7H_2O$	0.001 g
$MnCl_2 \cdot 4H_2O$	0.007 4 g	$ZnSO_4 \cdot 7H_2O$	0.001 5 g
琼脂	15 g	蒸馏水	1 000 ml

(2) 制法

溶解上述成分,调节 pH 为 7.2,配成无碳源的基础培养基,分装三角瓶,121℃灭菌 20 min。试验碳源临用时加入。碳源种类通常包括葡萄糖、木糖、果糖、鼠李糖、棉子糖、蔗糖、甘露醇及肌醇等。

(3) 用途

此培养基适用于生长图谱法(放线菌孢子液涂布于平板表面),测定放线菌同化碳源的种类。

55.1.9 胡萝卜琼脂

现将胡萝卜琼脂(Carrot Agar)介绍如下。

(1) 配方

胡萝卜	100 g	琼脂	15 g
水	1 000 ml		

(2) 制法

取洗净的胡萝卜 100 g,切成小块,加水 300 ml,放冰箱(4℃)浸泡 4 h,纱布过滤,取滤液 230 ml,加水 770 ml 和琼脂 15 g,加热使琼脂融化,分装,115℃灭菌 20 min。

(3) 用途

测定酵母菌产生孢子或形成假菌丝的能力。

55.1.10 胡萝卜块培养基

现将胡萝卜块培养基(Carrot Block Medium)介绍如下。

(1) 制法

将洗净的胡萝卜切成楔形长条,装入预先垫有脱脂棉团的试管中,塞上棉塞,115℃灭菌 20 min。

(2) 用途

测定酵母菌产生孢子的能力。

55.1.11 卡尔氏培养基

现将卡尔氏培养基(Carr Medium)介绍如下。

(1) 配方

明胶	10 g	酵母膏	10 g
葡萄糖	5 g	维生素 C	2.5 g
蒸馏水	1 000 ml		

(2) 制法

加热溶解上述成分,调 pH 为 5.5,分装,113℃灭菌 20 min。

(3) 用途

酵母菌的分离。

55.1.12 酪蛋白琼脂

现将酪蛋白琼脂(Casein Agar)介绍如下。

(1) 配方

脱脂奶粉	10 g	蒸馏水	90 ml
琼脂	3 g	蒸馏水	97 ml

(2) 制法

先将上述 1 组分调匀,分装三角瓶,113℃灭菌 20 min。后将上述 2 组分分装三角瓶,121℃灭菌 20 min。最后将上述两液冷至 55℃速混和,分装试管,并搁置斜面。

(3) 用途

奴卡菌和链霉菌的鉴定。

55.1.13 玉米粉琼脂Ⅰ

现将玉米粉琼脂Ⅰ(Corn Meal Agar Ⅰ)介绍如下。

(1) 配方

玉米粉	30～60 g	琼脂	15 g
水	1 000 ml		

(2) 制法

取玉米粉加水调成糊状,文火(60～70℃)煮

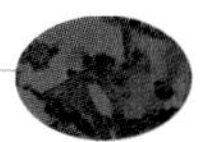

1 h,用双层纱布过滤,滤液加入琼脂,加热融化,补足水量,分装,115℃灭菌 30 min。

(3) 用途

1) 培养真菌。

2) 观察白念珠菌产厚垣孢子。

3) 若在该培养基中加入葡萄糖(10 g/L),可测定癣菌产色素的特性,凭借此鉴别红色毛癣菌和石膏样毛癣菌。

55.1.14 玉米粉琼脂Ⅱ

现将玉米粉琼脂Ⅱ介绍如下。

(1) 配方

玉米粉	50 g	Na_2HPO_4	1.15 g
KH_2PO_4	0.23 g	KCl	0.2 g
$MgSO_4 \cdot 7H_2O$	0.2 g	琼脂	15 g
蒸馏水	1 000 ml		

(2) 制法

将玉米粉加水调成糊状,煮沸 30 min,用纱布过滤,滤液补足水量,并加入其他成分加热使溶化,调节 pH 为 6.8~7.0,分装,121℃灭菌 20 min。

(3) 用途

培养放线菌。

55.1.15 胱氨酸葡萄糖血琼脂

现将胱氨酸葡萄糖血琼脂(Cystine Glucose Blood Agar)介绍如下。

(1) 配方

肉汁琼脂	50 ml	葡萄糖	0.5 g
胱氨酸	0.05 g	兔血	2.5 ml

(2) 制法

取无菌的肉汁琼脂 50 ml 加热融化,加入其他成分,调节 pH 为 7.4~7.6,常压灭菌 30 min,冷至约 45℃,加入脱纤维的无菌兔血 2.5 ml,轻轻摇匀后分装,置 60℃水浴中处理 2 h 备用。

(3) 用途

培养酵母型的孢子丝菌。

55.1.16 察氏琼脂

现将察氏琼脂(Czapek Agar)介绍如下。

(1) 配方

蔗糖	30 g	$NaNO_3$	3 g
K_2HPO_4	1 g	KCl	0.5 g
$MgSO_4 \cdot 7H_2O$	0.5 g	$FeSO_4 \cdot 7H_2O$	0.01 g
琼脂	15 g	蒸馏水	1 000 ml

(2) 制法

溶解上述成分,调节 pH 为 7.2~7.4,分装,121℃灭菌 20 min。

(3) 用途

1) 真菌和放线菌的分离、培养和鉴定。

2) 对于某些耐高渗透压的真菌,可将蔗糖浓度提高到 20%~40%(即高渗察氏琼脂)。

3) 若将此培养基中 $NaNO_3$ 改为蛋白胨(用量为 5 g/L),即制成察氏蛋白胨琼脂,可适用于酵母菌的培养。

55.1.17 甘油察氏琼脂

现将甘油察氏琼脂(Czapek Glycerol Agar)介绍如下。

(1) 配方

甘油	30 ml	$NaNO_3$	3 g
K_2HPO_4	1 g	$MgSO_4 \cdot 7H_2O$	0.5 g
KCl	0.5 g	$FeSO_4 \cdot 7H_2O$	0.01 g
琼脂	15 g	蒸馏水	1 000 ml

(2) 制法

溶化上述各成分,分装,121℃灭菌 20 min。

(3) 用途

培养真菌和放线菌。

55.1.18 皮肤癣菌鉴别琼脂

现将皮肤癣菌鉴别琼脂(Dermatophytes identify Agar, DTM)介绍如下。

(1) 配方

葡萄糖	10 g	蛋白胨	10 g
琼脂	15 g	蒸馏水	1 000 ml
0.2%酚红	6 ml	HCl(0.8 mol/L)	6 ml
金霉素	100 mg(或氯霉素 40 mg,硫酸庆大霉素 100 mg)		

(2) 制法

先将琼脂加热融化,后再加入其他成分,混匀,121℃灭菌 15 min,冷至约 45℃时再加入酚红及抗生素(抗生素先制成溶液,并经过滤除菌)。

(3) 用途

皮肤癣菌的分离、培养和鉴别。多数皮肤癣菌在此培养基上生长时可使氨基酸分解成氨,使培养基由酸变碱,故培养基由原来的黄色变为红色或橙红色,而污染真菌一般不变色。此外,酵母菌如白念珠菌也不变色。

55.1.19 蛋黄马铃薯培养基

现将蛋黄马铃薯培养基(Egg Yolk-Potato Medium)介绍如下。

(1) 配方

鸡蛋黄	1个	马铃薯	200 g
甘油	60 ml	柠檬酸	0.2 g
血红蛋白	5 g	蒸馏水	1 000 ml
10%刚果红液 100 ml			

(2) 制法

1) 马铃薯液:将马铃薯洗净去皮,切碎,加水煮30 min,此液用双层纱布过滤,滤液加入其他成分,121℃灭菌30 min。

2) 蛋黄滤液:取清洁鸡蛋1个,放入80%乙醇中浸2 h,取出鸡蛋并通过火焰烧去乙醇,打破蛋壳两端,使蛋白与蛋黄分别流出,盛于无菌容器内,用双层无菌纱布过滤。

3) 两液混合:将上述两液无菌混合,加入100 ml无菌10%刚果红液,轻轻摇匀,分装于试管或培养皿中,在无尘蒸汽中凝固1 h,备用。

(3) 用途

荚膜组织胞浆菌酵母期的培养。

55.1.20 伊莫逊氏培养基

现将伊莫逊氏培养基(Emerson Medium)介绍如下。

(1) 配方

葡萄糖	10 g	蛋白胨	4 g
酵母膏	10 g	牛肉膏	4 g
NaCl	2.5 g	琼脂	15 g
蒸馏水	1 000 ml		

(2) 制法

加热溶化上述成分,调节pH为7.0(用KOH调),加入葡萄糖,分装,113℃灭菌30 min。

(3) 用途

放线菌的培养和鉴定。

55.1.21 产酯培养基

现将产酯培养基(Ester-formation Medium)介绍如下。

(1) 配方

葡萄糖	50 g	10%豆芽汁	1 000 ml

(2) 制法

将上述成分加热溶化,分装于50 ml的三角瓶中,每瓶20 ml,113℃灭菌20 min。

10%豆芽汁制备:将洗净的100 g黄豆芽置于1 000 ml自来水中,煮沸0.5 h,纱布过滤,补足水至1 000 ml,113℃灭菌30 min,备用。

(3) 用途

酵母菌形成酯的试验。

55.1.22 同化乙醇培养基

现将同化乙醇培养基(Ethyl Alcohol Assimilation Medium)介绍如下。

(1) 配方

$(NH_4)_2SO_4$	1 g	KH_2PO_4	1 g
$MgSO_4 \cdot 7H_2O$	0.5 g	酵母膏	0.1 g
蒸馏水	1 000 ml	99%乙醇	30 ml

(2) 制法

加热溶化上述成分(除乙醇外),纱布过滤,分装小试管,每管5 ml,113℃灭菌20 min(临用时每管中加入上述乙醇液0.15 ml)。

(3) 用途

酵母菌同化乙醇的试验。

55.1.23 糖发酵肉汤基础液

现将糖发酵肉汤基础液(Sugar Fermentation Broth Base)介绍如下。

(1) 配方

牛肉膏	3 g	蛋白胨	1 g
NaCl	5 g	1.6%溴甲酚紫	1 ml
蒸馏水	1 000 ml		

(2) 制法

将上述各成分加热溶解,调pH为7.2,后加入溴甲酚紫液,分装,116℃灭菌20 min。临用时加入糖溶液(先配成10%溶液,110℃灭菌10 min),浓度为培养基的2%。若要制成糖发酵半固体培养基,可在其中加入0.5%琼脂。

(3) 用途

酵母菌发酵糖种类的测定。

55.1.24 冰冻琼脂

现将冰冻琼脂(Freeze Agar)介绍如下。

(1) 配方

马铃薯浸汁	1 000 ml	葡萄糖	8 g

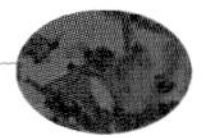

酵母膏	1 g	活性炭	0.5 g
琼脂	15 g		

(2) 制法

将琼脂加入马铃薯浸汁中，加热融化，再加入其他成分，溶解后分装，121℃灭菌 15 min。

(3) 用途

1) 冰箱保存皮肤癣菌。

2) 促使铁锈色小孢子菌产生大分生孢子。

55.1.25 高斯合成培养基

现将高斯合成培养基（Gause Synthetic Medium，即高氏 1 号培养基）介绍如下。

(1) 配方

可溶性淀粉	20 g	KNO_3	1 g
K_2HPO_4	0.5 g	NaCl	0.5 g
$MgSO_4 \cdot 7H_2O$	0.5 g	$FeSO_4 \cdot 7H_2O$	0.01 g
琼脂	15 g	蒸馏水	1 000 ml

(2) 制法

将可溶性淀粉用少量蒸馏水调成糊状，加入约半量水，加热煮沸，后加入其他成分。另将琼脂加半量水，加热融化，最后将两液混合，并补足水量，调节 pH 为 7.2～7.4，分装，121℃灭菌 20 min。

(3) 用途

放线菌的分离、培养和鉴定。

55.1.26 明胶培养基

现将明胶培养基(Gelatin Medium)介绍如下。

(1) 配方

明胶(色泽白)	160～180 g	葡萄糖	10 g
蛋白胨	5 g	蒸馏水	1 000 ml

(2) 制法

加热溶化上述成分，调节 pH 为 7.4，分装试管，使培养基高度 4～5 cm，113℃灭菌 30 min，制成明胶柱。

(3) 用途

测定真菌、放线菌等对动物蛋白(明胶)利用(液化)的能力。

55.1.27 葡萄糖琼脂

现将葡萄糖琼脂(Glucose Agar)介绍如下。

(1) 配方

葡萄糖	10 g	营养肉汁	1 000 ml
琼脂	15 g		

(2) 制法

加热溶化上述成分，分装，113℃灭菌 30 min。

(3) 用途

真菌的培养。

55.1.28 葡萄糖天门冬素琼脂

现将葡萄糖天门冬素琼脂(Glucose Aspartate Agar)介绍如下。

(1) 配方

葡萄糖	10 g	天门冬素	0.5 g
K_2HPO_4	0.5 g	琼脂	15 g
蒸馏水	1 000 ml		

(2) 制法

加热溶解上述成分，调节 pH 为 7.2～7.4，分装，113℃灭菌 30 min。

(3) 用途

放线菌的分离、培养和鉴定。

55.1.29 葡萄糖牛肉膏盐琼脂

现将葡萄糖牛肉膏盐琼脂(Glucose Beef Extract Salt Agar)介绍如下。

(1) 配方

葡萄糖	5 g	牛肉膏	10 g
NaCl	5 g	琼脂 10 g(也可适当增加)	
蒸馏水	1 000 ml		

(2) 制法

将上述成分加热溶解，调节 pH 为 7.2～7.4，分装，113℃灭菌 30 min。

(3) 用途

1) 病原真菌的分离和培养。

2) 培养酵母菌产生子囊和子囊孢子。

55.1.30 葡萄糖硝酸盐琼脂

现将葡萄糖硝酸盐琼脂(Glucose Nitrate Agar)介绍如下。

(1) 配方

葡萄糖	20 g	KNO_3	1 g
K_2HPO_4	0.5 g	$MgSO_4 \cdot 7H_2O$	0.5 g
NaCl	0.5 g	琼脂	15 g
蒸馏水	1 000 ml		

(2) 制法

加热溶化上述成分，调节 pH 为 7.2，分装，116℃灭菌 20 min。

(3) 用途

真菌的培养。

55.1.31 葡萄糖蛋白胨琼脂

葡萄糖蛋白胨琼脂(Glucose Peptone Agar)又称为沙氏琼脂(Sabouraud Agar),现介绍如下。

(1) 配方

葡萄糖	40 g	蛋白胨	10 g
琼脂	18 g	蒸馏水	1 000 ml

(2) 制法

先将琼脂加水加热融解,再加入其他成分,调节pH为5.6,分装,116℃灭菌30 min。

(3) 用途

1) 病原性真菌和放线菌的分离、培养和鉴定用的常规培养基。

2) 当用于上述菌种分离时,为防止细菌干扰,可加抗生素,如青霉素20 μg/ml或链霉素40 μg/ml,也可加氯霉素0.05～0.125 mg/ml或庆大霉素40～50 μg/ml。抗生素量不能过大,否则样品中放线菌生长被抑制。此外,青霉素和链霉素不耐高温,应在培养基灭菌后并冷至45℃时加入,而后两种抗生素抗热性强,可与培养基一起灭菌。

3) 为促进紫色毛癣菌及断发毛癣菌生长,可在该培养基中加入维生素B_1(0.1 mg/ml)。

4) 若为促进皮肤丝状菌的生长,则可在其中添加酵母膏(5 mg/ml)。

55.1.32 葡萄糖蛋白胨盐琼脂

葡萄糖蛋白胨盐琼脂(Glucose Peptone Salt Agar)又称为高氏培养基(Gorodkowa Medium),现介绍如下。

(1) 配方

蛋白胨	10 g	葡萄糖	1 g
NaCl	5 g	琼脂	16 g
蒸馏水	1 000 ml		

(2) 制法

加热溶解上述成分,分装,116℃灭菌30 min。

(3) 用途

培养酵母菌产生子囊和子囊孢子。

55.1.33 甘油琼脂

现将甘油琼脂(Glycerol Agar)介绍如下。

(1) 配方

心浸液	375 ml	蛋白胨	10 g
甘油	60 ml	琼脂	15 g
水	625 ml		

(2) 制法

将上述成分加热溶解,调pH为7.3,分装,121℃灭菌20 min。

(3) 用途

酵母菌的培养。

55.1.34 甘油苹果酸钙琼脂

现将甘油苹果酸钙琼脂(Glycerol Calcium Malate Agar)介绍如下。

(1) 配方

甘油	10 ml	苹果酸钙	10 g
NH_4Cl	0.5 g	K_2HPO_4	0.5 g
琼脂	15 g	蒸馏水	1 000 ml

注:可用葡萄糖或甘露醇(2%)替代甘油,也可用柠檬酸钙代替苹果酸钙。

(2) 制法

加热溶解上述成分,调节pH为7.2～7.4,分装,113℃灭菌30 min。

(3) 用途

放线菌的培养和鉴定。

55.1.35 甘油尿素琼脂

现将甘油尿素琼脂(Glycerol Urea Agar)介绍如下。

(1) 配方

甘油	15 ml	K_2HPO_4	0.5 g
$MgSO_4 \cdot 7H_2O$	0.5 g	尿素	2 g
NaCl	0.5 g	$FeSO_4$	0.1 g
琼脂	15 g	蒸馏水	1 000 ml

(2) 制法

尿素用抽滤法除菌,其他成分加热溶解,后分装于三角瓶中,113℃灭菌30 min。使用时加入上述无菌的尿素,摇匀,分装无菌试管并制成斜面。

(3) 用途

放线菌的培养。

55.1.36 脂肪分解培养基

现将脂肪分解培养基(Grease Decomposition Medium)介绍如下。

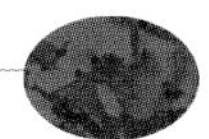

(1) 配方

蛋白胨	10 g	葡萄糖	1 g
$CaCO_3$	1 g	NaCl	20 g
琼脂	16 g	蒸馏水	1 000 ml
牛板油	适量		

(2) 制法

1) 将上述各成分加热溶解(牛板油除外),分装三角瓶,121℃灭菌 20 min。

2) 取新鲜牛板油加热融化,纱布过滤,分装三角瓶,121℃灭菌 20 min。

(3) 用途

测定酵母菌分解脂肪的能力。具体方法如下。

1) 脂肪分解试验用平板的制备:将上述少量无菌且融化的牛板油注入热的无菌培养皿中,使成一薄层(过剩的油立即吸去),后将此皿置冰箱(4℃)冷却 2 h,然后在此皿的油脂层上小心倒入融化并冷至约 45℃的上述基础培养基(15～18 ml/皿),平放,凝固后备用。

2) 菌种的接种和培养:用无菌接种环挑取待鉴定菌种的少量菌苔,在上述制备的平板表面划线接种,并于 28℃培养 4 d。

3) 结果观察:若划线接种处呈现白垩状区域,表明脂肪已被分解为脂肪酸,且脂肪酸与培养基中的 $CaCO_3$ 的钙离子结合,形成脂肪酸钙沉淀物,即为阳性反应。

4) 试验时应选用阳性试验对照菌株。

55.1.37 石膏块培养基

现将石膏块培养基(Gypsum Block Medium)介绍如下。

(1) 配方

$CaSO_4 \cdot 1/2\ H_2O$(石膏)	稀麦芽汁(糖度为 1.5 波林)
2%甘露醇	0.05% K_2HPO_4

(2) 制法

将石膏与水按 8∶3 比例混合,制成楔状石膏块斜面,置于管底垫棉花的试管内。后用上述稀麦芽汁或 2%甘露醇与 0.05% K_2HPO_4 混合液湿润之,116℃灭菌 30 min。冷却备用。

(3) 用途

培养酵母菌产子囊孢子。

55.1.38 硫化氢产生培养基

现将硫化氢产生培养基(Hydrogen Sulfide Formaion Medium)介绍如下。

(1) 配方

蛋白胨	10 g	牛肉膏	3 g
NaCl	5 g	$Na_2S_2O_3$	2.5 g
琼脂	15 g	蒸馏水	1 000 ml
无菌醋酸铅液			

(2) 制法

加热溶化上述成分,调节 pH 为 7.2,分装试管,每管 5 ml,121℃灭菌 20 min。待冷至约 50℃时,每管中各加入无菌的醋酸铅液 3 滴,将试管直立,并使试管中培养基凝固后呈立体柱。利用穿刺法培养测定待检菌是否产 H_2S。

(3) 用途

放线菌的鉴定。

55.1.39 真菌选择性培养基

现将真菌选择性培养基(Fungus Selection Agar with Cycloheximide and Chloramphenicol, Mycosel Agar, Mycobiotic Agar, Difco, 1960)介绍如下。

(1) 配方

大豆蛋白胨	10 g	葡萄糖	10 g
放线菌酮	0.5 g	氯霉素	0.05 g
琼脂	18 g	蒸馏水	1 000 ml

(2) 制法

先将上述各成分混匀于蒸馏水中,室温下放置 5 min。后加热并煮沸(其间需不断搅拌)使各成分完全溶解。分装试管,118℃灭菌 15 min。冷至约 50℃时搁置斜面。

(3) 用途

从被杂菌(霉菌和细菌)污染的标本中分离病原性真菌(在该培养基上白念珠菌在 3 d 内生长良好,而光滑毛癣菌及凝固酶阳性的葡萄球菌则均可被抑制)。

55.1.40 刘-牛顿氏琼脂

现将刘-牛顿氏琼脂(Liu-Newton Agar)介绍如下。

(1) 配方

Na_2HPO_4	5 g	KH_2PO_4	3 g
酚红	0.016 g	巯基乙酸钠	0.5 g
琼脂	15 g	蒸馏水	1 000 ml

(2) 制法

加热溶化上述成分,调节 pH 为 7.9,分装,

116℃灭菌 30 min。

(3) 用途

酵母菌的鉴定。尤为白念珠菌能在该培养基上较快地形成厚垣孢子。

55.1.41　花斑癣菌分离培养基

现将花斑癣菌分离培养基(*Malassezia Furfur* Separate Medium)介绍如下。

(1) 配方

葡萄糖	40 g	蛋白胨	10 g
食油(芝麻油、豆油或橄榄油)	50 g	琼脂	16 g
蒸馏水	1 000 ml		

(2) 制法

将上述成分混合加热煮沸 45 min,注意在煮沸过程中应不断搅拌,避免油水分层,在无菌操作下分装灭菌试管,制成斜面(不需再灭菌)。

(3) 用途

花斑癣菌的分离和培养。

55.1.42　麦芽汁培养基

现将麦芽汁培养基(Malt Extract Medium)介绍如下。

(1) 制法

先将市售的麦芽汁用水调至糖度为 10 波林,后调节 pH 为 5.4,过滤后分装试管,每管 4～5 ml,116℃灭菌 20 min(也可用麦芽浸膏和水配制,其中麦芽浸膏用量为 2%)。

也可自行制备:取大麦芽粉 50 g,加水 150 ml,恒温 60℃使其糖化,直到液体中无淀粉反应为止(测定方法为:取糖化液 0.5 ml 加碘液 2 滴,无蓝色反应即糖化完全),纱布过滤,加 1 个鸡蛋的蛋清,搅拌均匀,煮沸再过滤,即得麦芽汁,调糖度至 10%,再调节 pH 为 5.4, 116℃灭菌 20 min。

若用于培养耐高渗透压真菌,可在其中加入 20%蔗糖。若需制成固体培养基,则再加入 1.8%琼脂。

(2) 用途

1) 酵母菌的分离、培养和鉴定。

2) 样品中酵母菌的增殖时,效果很好。

3) 丝状真菌形成分生孢子、闭囊壳、子囊和子囊孢子的常用培养基。

55.1.43　产生黑色素培养基

现将产生黑色素培养基(Melanine Formation Medium)介绍如下。

(1) 配方

酪氨酸	1 g	酵母膏	1 g
NaCl	8.5 g	琼脂	16 g
蒸馏水	1 000 ml		

(2) 制法

加热溶解上述成分,分装,113℃灭菌 30 min。

(3) 用途

放线菌形成黑色素特性的测定。

55.1.44　无机盐琼脂

现将无机盐琼脂(Mineral Salts Agar)介绍如下。

(1) 配方

NH_4NO_3	1 g	K_2HPO_4	0.7 g
KH_2PO_4	0.7 g	$MgSO_4 \cdot 7H_2O$	0.7 g
NaCl	0.005 g	$FeSO_4 \cdot 7H_2O$	0.002 g
$ZnSO_4 \cdot 7H_2O$	0.002 g	$MnSO_4 \cdot 7H_2O$	0.001 g
琼脂	15 g	蒸馏水	1 000 ml

(2) 制法

先将琼脂加热融化,再加入其他成分,待溶解后调节 pH 为 6.5,分装,116℃灭菌 30 min。

(3) 用途

产游动孢子的丝状真菌的分离。

55.1.45　钼培养基

现将钼培养基(Molybdenum Medium)介绍如下。

(1) 配方

蛋白胨	10 g	蔗糖	40 g
磷钼酸(12.5%水溶液)	15 ml	琼脂	15 g
蒸馏水	1 000 ml		

(2) 制法

加热溶化上述成分(除磷钼酸外),调 pH 为 7.6,分装,116℃灭菌 20 min。后冷至约 50℃,然后在其中加入无菌的磷钼酸(其最终浓度为 1.9 mg/ml),摇匀,制成斜面或倒平板。

(3) 用途

酵母菌的分离和鉴定。尤为白念珠菌在该培养基上可形成中等大、光滑型及橄榄色菌落。

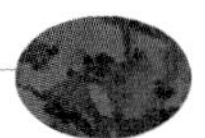

55.1.46　毛霉合成培养基

现将毛霉合成培养基（*Mucor* Synthetic Medium）介绍如下。

（1）配方

葡萄糖	40 g	天冬酰胺（门冬酰胺）	2 g
KH_2PO_4	0.5 g	$MgSO_4 \cdot 7H_2O$	0.25 g
硫胺素	0.005 g	琼脂	15 g
蒸馏水	1 000 ml		

（2）制法

先将琼脂加热融化，然后加入其他成分（硫胺素除外），调节 pH 为 6.9～7.1，分装，116℃灭菌 20 min 。硫胺素采用过滤法除菌，临用时加入。

（3）用途

毛霉的培养和鉴定。

55.1.47　麦芽膏酵母膏蛋白胨葡萄糖琼脂

现将麦芽膏酵母膏蛋白胨葡萄糖琼脂（MYPG Agar，Malt Extract，Yeast Extract，Peptone，Glucose Agar）介绍如下。

（1）配方

麦芽膏	3 g	酵母膏	3 g
蛋白胨	5 g	葡萄糖	10 g
琼脂	30 g	蒸馏水	1 000 ml

（2）制法

加热溶化上述成分，分装，118℃灭菌 15 min。若不加琼脂，即为 NYPG 液体培养基。

（3）用途

酵母菌和丝状真菌的分离、培养及增殖。

55.1.48　同化氮源基础琼脂

现将同化氮源基础琼脂（Nitrogen Source Assimilation Basal Agar）介绍如下。

（1）配方

葡萄糖	20 g	KH_2PO_4	1 g
$MgSO_4 \cdot 7H_2O$	0.5 g	酵母膏	0.2 g
琼脂	15 g	蒸馏水	1 000 ml

（2）制法

加热溶解上述成分，分装三角瓶或大试管（每管 16 ml），116℃灭菌 15 min。

（3）用途

酵母菌利用氮源种类的测定。试验用氮源种类常为 KNO_3 和 $(NH_4)_2SO_4$。常用生长图谱法测试。

55.1.49　奴卡氏菌鉴定培养基

现将奴卡氏菌鉴定培养基（*Nocadia* Appraisal Medium）介绍如下。

（1）配方

牛肉膏	3 g	蛋白胨	5 g
酪氨酸	5 g 或黄嘌呤 4 g	琼脂	15 g
蒸馏水	1 000 ml		

（2）制法

1）奴卡菌鉴定基础培养基制备：加热溶解上述成分（除酪氨酸或黄嘌呤外，另蒸馏水用量为 900 ml），调节 pH 为 7.0，分装三角瓶，每瓶 90 ml，121℃灭菌 20 min。

2）酪氨酸液（或黄嘌呤液）制备：取酪氨酸 5 g（或黄嘌呤 4 g）溶于 100 m 蒸馏水中，113℃灭菌 20 min。

3）临用时，将上述制备的 10 ml 酪氨酸液（或黄嘌呤液）加入到 90 ml 已冷却但未凝固的上述基础培养基中，摇匀，无菌操作下分装试管，制成斜面或平板备用。

（3）用途

奴卡菌和链霉菌的鉴定。

55.1.50　营养肉汁琼脂

现将营养肉汁琼脂（Nutrient Broth Agar）介绍如下。

（1）配方

蛋白胨	10 g	NaCl	5 g
新鲜牛肉（去脂绞碎）	500 g	琼脂	15 g
蒸馏水	1 000 ml		

（2）制法

先将新鲜瘦牛肉去除脂肪、肌膜及肌腱，切成小块，用绞肉机绞碎或直接用刀切碎，取 500 g 加蒸馏水 1 000 ml 充分混合，后置于冰箱中浸泡过夜，纱布过滤，最后将滤液煮沸 30 min，补足水量至1 000 ml，即得牛肉浸汁。在上述制备的 1 000 ml 牛肉浸汁中加入配方中的其他成分，加热溶化，调节 pH 为 7.4～7.6，过滤，分装，121℃灭菌 20 min，即为常用的营养肉汁琼脂（也可选用市售的牛肉膏稀释成 0.5%，替代自制的牛肉浸汁）。也可根据不同的使用目的，在其中加入酵母膏、甘油、各种糖类、新鲜血液、动物脑心浸汁或增加蛋白胨用量（加富），制成各种肉汁琼脂。若在上述配方中去除琼脂，即为营养肉汤。

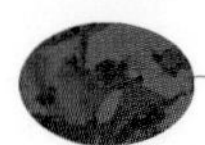

(3) 用途

病原真菌及各类微生物培养用的基础培养基。

55.1.51　营养试验琼脂

现将营养试验琼脂(Nutrient Test Agar)介绍如下。

(1) 配方

1) 基础营养试验琼脂(1):

酪蛋白[酸解，无维生素]　2.5 mg　(或10%酪蛋白液　25 ml)

葡萄糖	40 g	KH_2PO_4	1.8 g
$MgSO_4 \cdot 7H_2O$	0.1 g	琼脂	15 g
蒸馏水	1 000 ml		

2) 基础营养试验琼脂(2):

NH_4NO_3	1.5 g	葡萄糖	40 g
KH_2PO_4	1.8 g	$MgSO_4 \cdot 7H_2O$	0.1 g
琼脂	15 g	蒸馏水	1 000 ml

3) 营养试验液:

1 号:维生素 B　1 mg,蒸馏水　100 ml

2 号:肌醇　250 mg,蒸馏水　100 ml

3 号:烟酸　10 mg,蒸馏水　100 ml

4 号:组氨酸　150 mg,蒸馏水　100 ml

(2) 制法

1) 基础营养试验琼脂(1)的制备:先将琼脂加热融化,再加入其他成分,分装小三角瓶,每瓶100 ml, 116℃灭菌 20 min。

2) 基础营养试验琼脂(2)的制备:同基础营养试验琼脂(1)的制备。

3) 营养试验液制备:以上 1～4 号试验液分别配制,116℃灭菌 10 min。后置冰箱保存备用。

4) 在进行营养鉴别试验时可按以下方法制备斜面:

A. 取 1、2 和 3 号营养试验液各 2 ml 加入到已融化的 100 ml 基础营养试验琼脂(1)中,充分摇匀,分装试管并搁置斜面。

B. 取 4 号营养试验液 2 ml 加入到已融化的100 ml 基础营养试验琼脂(2)中,按上方法制成斜面。

C. 取 1 和 2 号营养试验液各 2 ml,加入到已融化的 100 ml 基础营养试验琼脂(1)中,按上方法制成斜面。

D. 取 1 号营养试验液 2 ml,加入到已融化的100 ml 基础营养试验琼脂(1)中,制成斜面。

(3) 用途

毛癣菌属的鉴定。

55.1.52　橄榄油培养基

现将橄榄油培养基(Oilve Oil Medium)介绍如下。

(1) 配方

马铃薯	200 g	葡萄糖	15 g
蛋白胨	10 g	酵母膏	10 g
橄榄油(可用芝麻油代替)	20 g	琼脂	15 g
蒸馏水	1 000 ml		

(2) 制法

先将马铃薯制成浸汁,后加入其他成分加热溶化,分装,121℃灭菌 20 min。

(3) 用途

花斑癣菌的培养。

55.1.53　嗜高渗压培养基

现将嗜高渗压培养基(Osmophilic Medium)介绍如下。

(1) 配方

麦芽汁	15 ml	麦芽糖	12.75 g
蛋白胨	7.8 g	糊精	2.75 g
甘油	2.35 ml	K_2HPO_4	1 g
蔗糖	350 g	葡萄糖	100 g
琼脂	25 g	蒸馏水	1 000 ml

(2) 制法

加热溶化上述成分,调节 pH 为 4.8,分装,116℃灭菌 20 min。

(3) 用途

嗜高渗压的酵母菌分离和培养。

55.1.54　豌豆蔗糖琼脂

现将豌豆蔗糖琼脂(Pea Sucrose Agar)介绍如下。

(1) 配方

豌豆	250 g	蔗糖	20 g
琼脂	15 g	蒸馏水	1 000 ml

(2) 制法

先将豌豆洗净,然后将其置于蒸馏水中浸泡过夜,沥去水,磨碎,加水煮沸 1 h,纱布过滤。将滤液

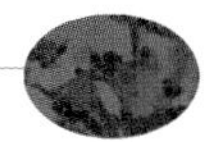

分为 2 份，一份溶解蔗糖，另一份融化琼脂，最后将两液混合，补足水量，分装，121℃灭菌 15 min。

(3) 用途

致病疫霉的培养。

55.1.55 马铃薯块

现将马铃薯块(Potato Plug)介绍如下。

(1) 制法

将新鲜马铃薯洗净去皮，切成斜面状块状物，速放入水中。漂洗后将其置于预先垫有脱脂棉团的试管中，加少量水，塞上棉塞，113℃灭菌 30 min。

(2) 用途

放线菌和丝状真菌的培养和鉴定。

55.1.56 马铃薯葡萄糖琼脂

现将马铃薯葡萄糖琼脂(Potato Dextrose Agar)介绍如下。

(1) 配方

马铃薯	200 g	葡萄糖	20 g
琼脂	15 g	水	1 000 ml

(2) 制法

将马铃薯洗净去皮，切成小块，并速将其投入水中，煮沸 10 min，纱布过滤，榨出所有液体，并在其中加入其他成分，加热溶化，补足水量，分装，121℃灭菌 20 min。

(3) 用途

1) 真菌和放线菌分离、培养和鉴定用的基础培养基。

2) 由于皮肤癣菌在此培养基上可产生不同的色素，从而可加以鉴别，如羊毛状小孢子菌产黄色色素、奥杜盎小孢子菌产褐色色素、红色毛癣菌产红色色素，而石膏样毛癣菌在其上则不产生色素。

55.1.57 保存琼脂

现将保存琼脂(Preserve Agar)介绍如下。

(1) 配方

蛋白胨	10 g	琼脂	16 g
蒸馏水	1 000 ml		

(2) 制法

加热溶化上述成分，分装，116℃灭菌 20 min。

(3) 用途

斜面菌种的保存。

55.1.58 米粉吐温 80 琼脂

现将米粉吐温 80 琼脂(Rice Flour Tween - 80 Agar)介绍如下。

(1) 配方

米粉	10 g	吐温 80	10 g
琼脂	15 g	水	1 000 ml

(2) 制法

先用半量水将米粉调成糊状(米粉不宜太粗)，再用剩余半量水将琼脂融化，后将两液混合，加入吐温 80，搅匀，补足水量，调节 pH 为 6.2，分装，121℃灭菌 20 min。

(3) 用途

培养白念珠菌产生厚垣孢子和菌丝。

55.1.59 米饭培养基

现将米饭培养基(Rice Medium)介绍如下。

(1) 配方

新鲜粳米	500 g	水	1 000 ml

(2) 制法

在每支大试管中加入 5 g 粳米，加水 10 ml，塞上棉塞，121℃灭菌 15 min，备用。

(3) 用途

1) 鉴别奥杜盎、羊毛状和歪斜形小孢子菌，后两种可产生更多的大分生孢子。

2) 能刺激某些皮肤癣菌产生孢子。

55.1.60 脱脂牛奶培养基

现将脱脂牛奶培养基(Skin Milk Medium)介绍如下。

(1) 配方

新鲜脱脂牛奶　100 ml

(可加)2.5%石蕊水溶液　0.4 ml

(2) 制法

取新鲜牛奶，离心(3 000 r/min，10 min)，去除表面奶皮，即成脱脂牛奶。分装试管，常压间歇灭菌 3 次，每次 30 min。

(3) 用途

放线菌和酵母菌等对牛奶利用能力的鉴别。

55.1.61 豆芽汁培养基

现将豆芽汁培养基(Soya Germ Infusion Medium)介绍如下。

(1) 配方

大豆芽　100 g　葡萄糖(或蔗糖)　50 g

水　1 000 ml

(2) 制法

将洗净的 100 g 大豆芽加入到 1 000 ml 水中，煮沸 30 min，纱布过滤，补足水量，滤液即豆芽汁。后将 50 g 葡萄糖(或蔗糖)加入其中，即为豆芽汁液体培养基。若再加入 15 g 琼脂，即为固体培养基。培养基制成后，需经 121℃灭菌 15 min。

(3) 用途

酵母菌和丝状真菌的培养和鉴定。

55.1.62　生孢子培养基

现将生孢子培养基(Sporalation Medium)介绍如下。

(1) 配方

酵母膏	1 g	牛肉膏	1 g
胰胨	2 g	葡萄糖	10 g
$FeSO_4 \cdot 7H_2O$	适量	琼脂	15 g
蒸馏水	1 000 ml		

(2) 制法

先用半量水将酵母膏等成分溶解，另用其余半量水将琼脂加热融化，混合两液，调节 pH 为 7.2，分装试管，113℃灭菌 30 min。如使用液体培养基则不必加琼脂。

(3) 用途

培养奴卡氏菌、链霉菌和小单胞菌等放线菌形成孢子。

55.1.63　淀粉琼脂

现将淀粉琼脂(Starch Agar)介绍如下。

(1) 配方

可溶性淀粉	40 g	酵母膏	5 g
琼脂	15 g	蒸馏水	1 000 ml

(2) 制法

先用半量水将可溶性淀粉调成糊状，另半量水中加入琼脂，并加热使融化。然后将两液混合，再加入其他成分，煮沸，补足水量，调节 pH 为 6.5～7.0，分装，121℃灭菌 20 min。

(3) 用途

丝状真菌的培养。

55.1.64　淀粉酪素琼脂

现将淀粉酪素琼脂(Starch Casein Agar)介绍如下。

(1) 配方

可溶性淀粉	10 g	酪素	1 g
K_2HPO_4	0.5 g	琼脂	15 g
蒸馏水	1 000 ml		

(2) 制法

先将酪素溶于 50 ml 0.1 mol/L NaOH 溶液中，再用少量水将可溶性淀粉调成糊状，合并两液，再在其中加入 K_2HPO_4 和琼脂，加热使琼脂融化，补足水量，调节 pH 为 7.0～7.5，分装试管，121℃灭菌 20 min。

(3) 用途

放线菌的培养和鉴定。

55.1.65　淀粉样化合物测试培养基

现将淀粉样化合物测试培养基(Starch-Like Substance Assay Medium)介绍如下。

(1) 配方

$(NH_4)_2SO_4$	5 g	KH_2PO_4	1 g
$MgSO_4 \cdot 7H_2O$	0.5 g	$CaCl_2 \cdot 2H_2O$	0.1 g
酵母膏	1 g	葡萄糖	30 g
琼脂	15 g	蒸馏水	1 000 ml

(2) 制法

先将酵母膏用少量水调匀，加入其他成分，加热溶解。琼脂单独融化，最后将两液混合，补足水量，调节 pH 为 6.4～6.6，分装，116℃灭菌 20 min。

(3) 用途

测定酵母菌是否能产生淀粉样化合物。凡能形成淀粉样化合物的酵母菌，在此培养基上培养(25～28℃) 1～2 周，于平板表面滴加碘液，在菌落周围可呈现蓝色。

55.1.66　糖类发酵培养基

现将糖类发酵培养基(Sugars Fermentation Medium)介绍如下。

(1) 配方

大豆芽	125 g	水	1 000 ml
糖	20 g(棉子糖 40 g)		

(2) 制法

1) 12.5%豆芽汁制备：见 55.1.61。

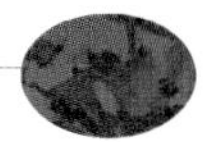

2）各种糖液制备：常用糖类为葡萄糖、半乳糖、乳糖、蜜二糖、蔗糖、麦芽糖、棉子糖、木糖、果糖和纤维二糖等。一般预先用无菌蒸馏水分别配成10%溶液（棉子糖为20%溶液），煮沸15 min，备用。

3）发酵用含糖培养基制备：将1.2 ml 12.5%豆芽汁加入杜拉姆（Durham）发酵管中，其中再放入一小套管（倒置），113℃灭菌30 min。然后在其中加入上述制备的糖液0.3 ml，放置一个时期，使发酵管内糖液尽可能扩散均匀。也可用艾氏管（Einhorn tube）进行试验。

（3）用途

酵母菌发酵糖类特性的鉴别。凡能发酵某种糖时，则在杜拉姆发酵管的小套管内见有CO_2气泡。

55.1.67 巯基乙酸钠肉汤

现将巯基乙酸钠肉汤（Thioglycollate Broth）介绍如下。

（1）配方

巯基乙酸钠	1 g	葡萄糖	10 g
普通肉汤	1 000 ml	0.2%亚甲蓝（美蓝）水溶液	1 ml
琼脂	0.5 g		

（2）制法

除亚甲蓝液外，于肉汤中加入其他成分，加热溶化，调节pH为7.8～8.0。后在其中加入亚甲蓝液，摇匀，滤纸过滤，用长试管分装，每管约10 ml，115℃灭菌30 min。

（3）用途

培养寄生性放线菌，尤其是厌氧性的放线菌。

55.1.68 尿素琼脂

现将尿素琼脂（Urea Agar）介绍如下。

（1）配方

葡萄糖	5 g	蛋白胨	1 g
NaCl	5 g	KH_2PO_4	2 g
琼脂	15 g	20%尿素	50 ml
0.02%酚红	6 ml	水	1 000 ml

（2）制法

除尿素和酚红外，先融化琼脂并加入其他成分，调pH为6.8，再加入酚红，混匀后分装三角瓶，每瓶50 ml，116℃灭菌30 min。冷至约50℃，在每瓶中无菌加入20%尿素2.5 ml，摇匀，倒平板或分装试管（搁置斜面），备用。

（3）用途

1）红色毛癣菌和石膏样毛癣菌的鉴定。后者生长3～4 d后可使培养基由黄色变红色，即为阳性反应。

2）新生隐球菌呈阳性反应。

3）念珠菌及某些酵母菌则呈阴性反应。

55.1.69 酵母膏琼脂Ⅰ

现将酵母膏琼脂Ⅰ（Yeast Extract Agar Ⅰ）介绍如下。

（1）配方

酵母膏	0.9 g	琼脂	15 g
蒸馏水	1 000 ml		

（2）制法

1）称取1.5 g酵母膏溶于10 ml蒸馏水中，过滤除菌，滤液冷藏备用。

2）在一三角瓶中加入1.5 g琼脂和100 ml蒸馏水，118℃灭菌20 min，冷至45～50℃，速加入上述制备的酵母膏液0.6 ml，摇匀倒平板或分装试管（搁置斜面），备用。

（3）用途

1）真菌的培养。

2）该培养基还可刺激毛癣菌属真菌产生大分生孢子，但加入的酵母膏不能过量，否则可刺激生成菌丝，不利孢子的产生。

55.1.70 酵母膏琼脂Ⅱ

现将酵母膏琼脂Ⅱ（Yeast Extract Agar Ⅱ）介绍如下。

（1）配方

酵母膏	4 g	麦芽膏	10 g
葡萄糖	4 g	琼脂	15 g
蒸馏水	1 000 ml		

（2）制法

溶化上述成分，分装，116℃灭菌20 min。

（3）用途

毛壳菌和某些其他子囊菌的培养。

55.2 真菌纯培养方法

采用人工方法将侵染人体的病原真菌（包括其他来源样品中真菌）分离纯化，该种方法称为真菌纯培养方法*。据有关资料介绍，当前除希伯鼻孢子菌

(*Rhinosporidium seeberi*)和链状芽生菌(*Blastomyces loboi*)等少数菌外,绝大多数病原真菌都可行人工培养。真菌纯培养方法很多,但病原真菌常营寄生生活。因此,应选择适用于它们生长的条件和恰当的方法,才能有效地将它们从寄主体内外分离出来,并成为真菌的纯培养物,以进一步供研究等所用。人体病原真菌的分离纯化通常包括以下步骤。

55.2.1 菌样采集

菌样通常是指被分离的对象。若需研究某种病变组织或器官内的致病真菌,则需采集该种病变组织或器官的特定的病原样品。采集工具及置放样品的器皿需事先灭菌,同时采集时应注意避免交叉干扰及样品达到一定数量(如骨髓、血液和脑脊液不得少于 2 ml,体腔液不得少于 20 ml。另毛发和皮屑应尽可能地多留)。采得的菌样,如痰、脓血、脑脊液、体腔液、鳞屑、毛发及活组织等应及时分离。若由于无条件立即分离或需要较长时间运送菌样,则应将采集的菌样放入冰箱保存或冷藏运送,一般不超过 8 h。因为采集的菌样离开了原先的生长环境,微生物菌相常会发生变化,同时还需防止菌样变质污染,影响分离结果。若有些菌样中含菌量过少,难于直接分离,一般可先采用适宜的培养温度及合适的培养液将菌样富集培养,待使之适当增殖后再挑取富集液进行分离。

55.2.2 分离纯化

为了对样品中病原真菌进行分离纯化,通常需针对病原真菌的生理特点,提供该类真菌生长所需的各种条件,并选取适当的分离纯化方法,获得其纯培养物也是较容易的。

(1) 培养条件

1) pH:一般真菌适于在中性和偏酸性环境中生长,所以培养基的 pH 应在 pH 5.0~7.0 之间,具体视不同培养基的要求而确定。

2) 温度:一般真菌生长的最适温度为 25~28℃。在此温度下,绝大多数医学真菌均生长良好。对于深部致病真菌,则在 37℃生长良好。其中双相菌可随温度变化其菌落形态及结构可发生变化,即 26℃时为菌丝相,37℃时为酵母相。在病原真菌分离纯化时应注意该类真菌的变化特点。

3) 渗透压:某些真菌具有喜高渗透压的特点,因此可在培养基中适当增加糖的浓度(如 20%~40%蔗糖)或添加 10%~20%的 NaCl 均能获得良好的效果。

4) 营养:病原真菌对营养要求高于一般真菌,有些真菌更需供给特殊的营养。一般来说,绝大部分病原真菌初代分离均采用沙氏琼脂培养基,而从痰中分离荚膜组织胞浆菌时常需采用脑心浸膏琼脂培养基,而察氏培养基和马铃薯葡萄糖琼脂培养基则常用于曲霉、青霉和毛霉等分离培养。

5) 化学抑制剂:为了防止菌样中混杂的细菌干扰病原真菌的分离,通常在培养基中可加入适量抗生素[见 55.2.2(2)中的 2)],从而可有效抑制细菌等生长。

(2) 分离纯化方法

1) 菌样预处理:

A. 脓液、痰、脑脊液等液态样品可用无菌 0.9%氯化钠溶液作适当稀释或不稀释。

B. 皮屑、毛发等固体样品,可先用 75%乙醇作表面杀菌(数分钟),并用无菌水洗涤 2~3 次,晾干后,用无菌剪刀将其剪碎,作为固体菌样。或用无菌 0.9%氯化钠溶液浸渍制成菌悬液,菌样制成后应及时进行分离培养(不超过 2 h)。

2) 病原真菌分离用平板的制作:根据不同的分离对象选用上节所介绍的 2~3 种培养基(如沙氏琼脂是最常用的培养基,其可用于浅部和深部真菌病病原菌的分离。另外,脑心浸膏琼脂可用于少数特殊病原真菌的分离和血标本、痰标本和颗粒标本等的需氧或厌氧培养)。为了防止标本中细菌的繁殖和污染,常在培养基中加入 1 种或多种抗生素。其中最常用的是氯霉素,使用浓度为 12.5~50 μg/ml(高温、加压不影响其抗菌效果)。此外还可选用的抗生素有:金霉素使用浓度为 30 μg/ml,庆大霉素使用浓度为 50 μg/ml(这些抗生素需在培养基融化后冷至45~50℃时加入)。有时还需加入放线菌酮来抑制一些霉菌的生长,使用浓度为 500 μg/ml,常用于分离皮肤癣菌的培养基中。平板制作时,应注意将培养基彻底融化,冷至 45~50℃,并严格按无菌操作要求浇注平板(15~20 ml/皿)。理想的分离平板其表面不可带冷凝水。

3) 病原真菌的分离接种:在无菌操作的条件下吸取上述制备的样液 0.1~0.2 ml 轻轻注入上述浇注的平板,并速用涂布玻棒涂匀(图 55-2-1)。也可用无菌接种环蘸取上述样液在平板表面划线接种

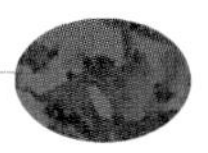

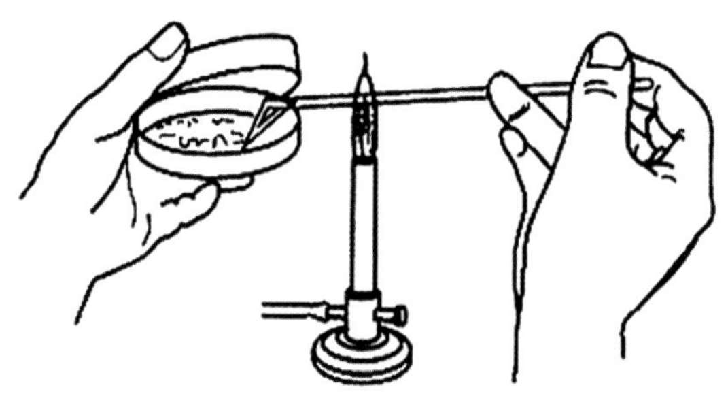

图 55-2-1　涂布接种分离法

引自：周德庆，等. 微生物学实验教程. 2013.

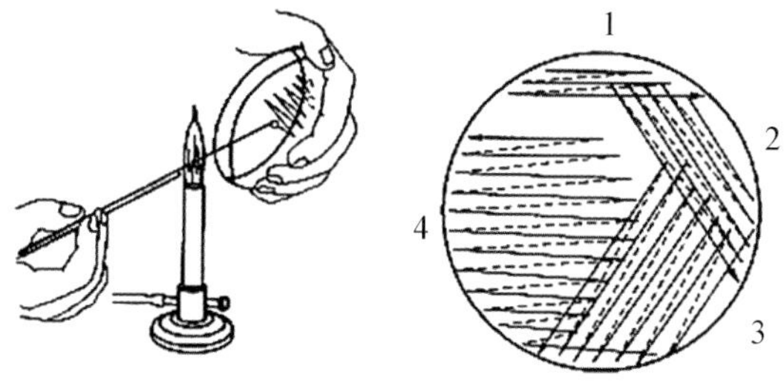

图 55-2-2　划线接种分离法

引自：周德庆，等. 微生物学实验教程. 2013.

（注意划线时接种环倾成 30°角度，否则平板表面易划破），每皿可划成 4 个小区（图 55-2-2）。其中第 1 小区轻巧地划 4～5 条连续的平行线，作为初步稀释的菌源。后将此环经火焰灭菌，并冷却（可在平板边缘冷却），然后将接种环通过第 1 小区（菌源区）而移至第 2 小区，随即在第 2 小区轻巧地划上 6～7 条致密的平行线，接着以同样的操作在第 3 小区和第 4 小区划上更多的平行线并使第 4 小区的线条与第 1 小区平行（注意不与第 1 或第 2 小区的线条接触！），这样就有可能分离到单个的菌落。此外，固体菌样经表面消毒并剪碎后，也可用接种环取碎屑直接撒布在平板表面，并轻轻按紧，使粘贴在平板培养基表面。

4）病原真菌的培养：平板经接种后需静置片刻，待平板表面稍干后再将此平板倒置于 25～28℃的恒温培养箱内（若分离深部病原真菌，应将平板置于 37℃培养）。

5）挑取单菌落：经恒温培养数天至 2 周后，取出上述菌种分离的平板，然后用无菌接种环挑取单菌落的部分生长物转接斜面，经培养后即为初步分离的菌种。

6）菌种纯化和保存：为了获得可靠的纯培养物，可对上述初步分离的菌种再次采用平板划线法进行菌种的纯化。经对菌种个体形态和单菌落特征观察确认其为纯培养物，则保存之，以备进一步研究所需。

*：对于致病好氧放线菌的分离，可选用适宜的放线菌培养基（如脑心浸膏琼脂、沙氏琼脂培养基等），并采用平板划线法或涂布法等进行该类菌种的分离（培养温度一般为 28℃或 37℃）。而若分离某些需在低氧和含 CO_2 环境中生长的致病放线菌，则可将分离接种的平板倒置于 Torbal 罐、Gaspak 厌氧罐或 CO_2 培养罐等中培养（37℃）。

主要参考文献

[1] 中国科学院微生物研究所《常见与常用真菌》编写组. 常见与常用真菌. 北京：科学出版社，1973.

[2] 廖万清，吴绍熙，王高松. 真菌病学. 北京：人民卫生出版社，1989.

[3] 张纪忠. 微生物分类学. 上海：复旦大学出版社，1990.

[4] 阮继生，刘志恒，梁丽糯，等. 放线菌研究及应用. 北京：科学出版社，1990.

[5] 谢正旸，吴挹芳. 现代微生物培养基和试剂手册. 福州：福建科学技术出版社，1994.

[6] 吴绍熙. 现代医学真菌检验手册. 2 版. 北京：中国协和医科大学出版社，2005.

[7] 周德庆，徐德强. 微生物学实验教程. 3 版. 北京：高等教育出版社，2013.

（徐德强）

56 菌种保藏

56.1　菌种保藏的背景及意义

微生物菌种保藏是一项重要的微生物学基础工作。为此，在国际上一些发达的国家中都设有相应的菌种保藏机构。例如，美国典型菌种保藏中心(ATCC)、荷兰的霉菌保藏中心(CBS)、英国的国家典型菌种保藏所(NCTC)等。我国也设有多个菌种保藏中心，涉及工业、农业及医学等多个方面，如中国普通微生物管理中心(CGMCC)。近 10 年来，由于广谱抗菌药、糖皮质激素、细胞毒性药物、免疫抑制剂等药物的广泛应用，以及各种器官移植术、导管介入治疗、放射治疗等多种医疗手段的开展，人为地改变了微生物与宿主之间的关系，造成了患者体内菌群失调，为真菌感染提供了良好的环境。随着老龄化的加快，HIV 感染患者增加，恶性肿瘤的发病率增加，真菌感染的易感人群也在增大。各种抗真菌药物的频繁使用，导致真菌耐药越来越严重。所以对真菌病流行病学、致病机制、耐药机制及防治策略的研究尤为重要，而所有研究的基础都建立在对医学真菌菌株的保藏。医学真菌的保藏对研究其致病机制，耐药趋势，系统进化都有重要意义。

56.2　菌种保藏的原理及要求

医学真菌保藏的原理同其他微生物的保藏原理相同。通过低温、干燥、隔绝空气等方法，降低真菌的新陈代谢，最大限度地延长其保藏时间。理论上，只要至少满足其中 1 个条件，就可以对菌种进行保藏。

医学真菌的保藏要满足 3 个条件：①保持菌株的纯度和活性；②维持形态学，生理学及致病力的稳定；③保持基因的完整性，避免菌株变异。

56.3　菌种保藏的方法

目前，医学真菌的保藏方法有很多种，主要有定期移植法、液状石蜡法、无菌蒸馏水法、滤纸法、冷冻保藏法、冷冻干燥保藏法等，可以把医学真菌保藏总结为以下几种方法。

(1) 传代培养保藏法

传代培养法是将菌种定期接种到适宜菌株生长的培养基上，然后放入室温或 4℃ 保藏。斜面接种传代保藏法是最常用的方法。它可用于实验室中各类医学真菌的保藏，而且简单易行，不要求任何特殊的设备。但是此方法易发生培养基干枯、基因突变、菌株污染等现象。在临床工作中，传代培养法需要耗费大量的时间和人力，而临床上收集到的大量病原真菌很难按照其要求进行定期的转接。因此，此法适用于少量菌株的短期保藏，不适宜大量菌株的长期保藏。一般酵母菌于 4℃ 保藏，每 4～6 个月移接 1 次；霉菌于 4℃ 保藏，每 6 个月移接 1 次。

(2) 蒸馏水保藏法

蒸馏水保藏法是指将菌种悬浮于无菌蒸馏水中，将容器密封，于室温或 4℃ 等温度保藏。蒸馏水保藏法对于大部分医学真菌的长期保藏是十分有效

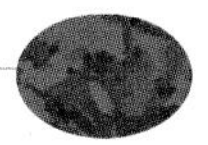

的。Fernandez 等对 102 株保藏在蒸馏水中的组织胞浆菌和隐球菌(92%菌株保藏时间>10 年)进行复苏,荚膜组织胞浆菌、新生隐球菌和格特隐球菌的成活率分别为 64.3%、79.1%和 100%。Dana 对在蒸馏水中 5℃保藏 20 年的 69 株担子菌纲的菌株进行复苏,82.6%的菌株仍然有很强的活力。Bueno L 等观察了曲霉等 26 中丝状真菌在蒸馏水中的保藏情况,在 2 年内全部都有活性,未发生明显的形态学变化。Andrew 等对保藏在蒸馏水中 2 个月到 21 年的 179 株真菌进行了复苏,其复苏率达到了 90%。章强强等对蒸馏水法和冷冻干燥法对 78 株菌株保藏情况进行评价,12 年后其生存率分别为 89.7%和 87.2%。结果表明,蒸馏水保藏法是简单,廉价和可靠的保藏方法。但是也有研究显示,菌株在蒸馏水长期保藏其某些性状可能会发生改变。例如,形态学和一些酶类的改变。Katia 等对白念珠菌常温蒸馏水保藏和 SDA 培养基保藏 180 d 前后进行形态学和酶学的方法鉴定,其形态及酶的产生均有所改变。蒸馏水保藏法长期保藏对菌种形态学,生理学以及基因的影响还有待进一步研究。对于条件有限的基层医院或实验室,蒸馏水保藏法是一个经济有效的长期保藏菌株的方法。

(3) 隔绝空气法

隔绝空气法是将矿物油、甘油、液状石蜡等对菌株生长无害的基质覆盖于培养基上,使菌株浸入基质中以达到隔绝空气的目的。以矿物油保藏法为例,将琼脂斜面或液体培养物浸入灭菌的矿物油,矿物油的用量以高出培养物 1 cm 为宜,并以橡皮塞代替封口,竖直放置于室温下或 4℃冰箱中保藏。保藏时间延长一般为 1～2 年。Manoel 等观察了矿物油保藏对伞枝犁头霉和布氏犁头霉形态学的影响,结果发现矿物油不影响其营养和无性生殖形态。要注意的是,某些菌株能利用石蜡为碳源,还有些菌株对液状石蜡保藏敏感。所有可以利用基质或对基质敏感的菌株应避免用此种方法保藏。此方法简便有效,不需要特殊的设备,不需要经常转种,可用于大部分医学真菌的保藏,特别对难于冷冻干燥的丝状真菌和难以在固体培养基上形成孢子的担子菌等的保藏更为有效。但是保存时,需要直立放置,所占空间较大,且不便于携带和转移。

(4) 载体保藏法

载体保藏法是指将真菌吸附在适当的载体,如土壤、沙子、硅胶、滤纸、有孔玻璃珠、脱水明胶上,而后进行干燥,以保藏菌种。此法适用于产孢子或芽孢的微生物的保藏。以沙土保藏法和滤纸保藏法为例。沙土保藏法是将真菌孢子悬液加入灭菌的沙土中,经真空干燥后,于低温或常温保藏,保存期可长达 10 年。滤纸保藏法是将要保藏的真菌孢子吸附在灭菌滤纸上,干燥后冷藏。方法是将滤纸剪成小条,放入干燥的培养皿中灭菌。将培养好的菌种用灭菌脱脂乳或奶粉复原乳制成孢子悬液,用灭菌镊子将准备好的滤纸条在灭菌操作下浸入菌悬液中,取出后放入灭菌小试管中,在真空干燥机上抽干、冷藏。Renata 等观察了沙土保藏法对双相真菌的活性、形态学和二态性的影响,发现双相真菌很难在土壤中长期保藏。

(5) 冷冻保藏法

冷冻保藏法是将菌株放入低温环境进行保藏的方法,可分为:①低温冰箱保藏法(−20℃、−40℃、−80℃);② 干冰保藏法(约−70℃);③ 液氮保藏法(−196℃)。通过冷冻,将真菌体内水分凝结,从而降低其代谢速度,达到长期保藏的目的。以−80℃冰箱保藏法为例,先离心收获对数生长中后期或稳定期的真菌,用新鲜培养基悬浮后加入等体积的冷冻保护剂,混匀后分装入冷冻管中,以 1℃/min 控制性降温至−30℃左右,于−80℃超低温冰箱中保藏。很多因素影响保藏菌株的活力、表型及其潜在的基因完整性,包括保藏温度、保护剂的种类、保藏前的状态、降温速度、融解速度等。一般而言,冷冻温度越低,效果越好,液氮中保藏的菌种的存活率远比其他保藏方法高且恢复突变的发生率极低。但是在冷冻的过程中,会出现冻伤的现象。冻伤来源于 pH 的改变,缓冲液的凝结,溶解的气体,电解质浓度变化,细胞内结晶,菌体收缩等因素。水凝结的物理效应可以破坏细胞膜,低温过程中冰晶的产生可能会给细胞带来致命的伤害。所以在保藏过程中,降温和融解的过程是需要控制的,慢速的降温和快速的融解可以得到较高的复活率。一般认为 $-1℃\cdot min^{-1}$ 对大多数医学真菌都是安全的。在菌种复活时,要尽快融解,可以放到菌种正常生长温度的水浴锅里融解。为了保藏的结果更加令人满意,通常在培养物中加入一定的冷冻保护剂,如甘油、海藻糖、DMSO 等。Gujjari 等研究了啤酒酵母在 4 种保护剂(DMSO、甘油、山梨醇、蔗糖)、2 种温度(−80℃、液氮)下菌株保藏情况。8 种不同保藏模式下的菌株分别在 5 个时间点(0′、6′、20′、40′、

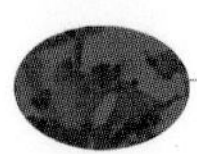

55′)取出。以山梨醇为保护剂在－80℃保藏的菌株在20个月后,活力下降了90%,其余7种模式,都很好地保持了菌株的活力,说明山梨醇不适合作为啤酒酵母的保护剂,甘油、DMSO、蔗糖都可以作为有效的保护剂。为了验证不同模式对菌种DNA的可能影响,Gujjari观察了一个营养缺陷株在保藏过程中恢复突变的比例,结果发现－80℃保藏40个月和55个月后,其恢复突变率显著增高,而且突变率与活性的降低呈正相关性变化。液氮保藏则恢复突变没有随时间有明显的变化,液氮保藏优于－80℃保藏。不过,冷冻法不适用于某些不耐低温的菌株,如蛙粪霉属及毛癣菌属的部分真菌(如 *Trichophyton concentricum*、*Trichophyton schoenleinii* 等)不适合低温保藏。

冷冻保藏法,特别是液氮超低温保藏,存活率高,突变率低,保藏时间长,是世界培养物保藏协会(WFCCs)推荐的方法之一,但是其缺点是培养物运输较困难,需要低温冰箱,液氮罐等特殊设备。

(6) 冷冻干燥保藏法

冷冻干燥保存法是使微生物在冷冻状态下,然后在真空减压的情况下利用升华现象除去水分,是微生物在非剧烈,避免细胞直接损伤的情况下处于干燥,缺氧状态,使细胞的新陈代谢减慢,从而达到长期保藏的目的。具体方法是将培养至稳定期的真菌与保护剂(如脱脂牛奶)混匀后,取适量加入安瓿管中,在－40℃冰箱预冻2 h,置于冷冻干燥机上冷冻干燥8～20 h,熔封,测定真空度,合格后室温或4℃保藏。在冷冻干燥的过程中为了尽量减少细胞损伤,加入保护剂十分必要,保护剂可分为小分子保护剂(如低聚糖类、醇类、缓冲盐类、氨基酸和维生素类)和大分子保护剂(如蛋白质、多肽类和多糖类)。作为小分子保护剂,一般具有很强的亲水性,分子结构含有3个以上氢键,在冷冻或干燥过程中,可与菌体细胞膜磷脂中的磷酸基团或菌体蛋白质极性基团形成氢键,保护细胞膜和蛋白质结构与功能的完整性。而大分子保护剂通过“包裹”形式保护菌体;同时,促进低分子保护剂发挥作用。保护剂类型的选择主要取决于菌株。目前用得比较多的保护剂包括血清、脱脂牛奶、糖类、甘油、二甲亚砜,谷氨酸钠等。冷冻干燥保藏技术适用于一些产孢子的真菌,特别是一些能够产生子囊孢子和分生孢子的真菌,保藏周期可达到20～40年。Chris Bond介绍了英国国家酵母菌保藏中心(NCYC)的保藏方法,并认为真空冷冻干燥保藏法适用于绝大对数酵母。C. Shu等介绍了荷兰菌种保藏中心(CBS)的保藏方法,冷冻干燥保藏法已用于50 000株菌株的保藏。张俊达等观察了常见医学真菌真空冷冻干燥保藏后存活情况。结果显示,皮肤癣菌的存活率达91.6%,酵母样菌总存活率为83.5%,深部真菌总存活率为83.4%,腐生真菌总存活率为75%。但是冷冻干燥保藏法对真菌形态学,生理学及基因水平的影响有待进一步研究。Cavalcante等用形态学,生物化学和随机扩增的多态性DNA(RAPD)标记的方法对8株冷冻干燥保藏的隐球菌进行了比较,发现其形态,荚膜大小以及RAPD条带均有变化。

冷冻干燥保藏法是医学真菌菌种长期保藏的最为有效的方法之一,大部分微生物菌种可以在冻干状态下保藏10年之久而不丧失活力,而且经冻干后的菌株无需进行冷冻保藏,便于运输,但操作过程复杂,需要冷冻干燥机等设备条件。

56.4 方法的选择

根据《世界培养物保藏协会(WFCCs)指南》,不同的微生物要根据其自身特点选择适宜的保藏方法以保持其最佳活性和纯度。为了最大限度地减少菌种丢失的可能性,每个菌株至少用两种方法保藏,其中至少有1种保藏方法为冷冻干燥保藏或者保藏到液氮中或－140℃的超低温保藏(http://www.wfcc.info/guidelines/)。与菌株保藏相关的工作也十分重要。每个要分配1个唯一的编码,用形态学的方法或者ITS测序鉴定到种,尽量包含更多的信息,包括生长曲线、显微照片、代谢资料、基因指纹图谱等。保藏之前必须要检测其纯度,菌株的活力应该在保藏前、保藏中和复活后进行被检测并记录。为了确保没有生理学或基因水平的改变,可以对生长速率,形态学,也可以进行代谢和基因水平的评估。

虽然目前超低温保藏法和冷冻干燥保藏法是长期保存微生物菌种的最安全、可靠的方法,但是不同种属的菌种又有其特异性。CRESPO等观察了－80℃保藏、冷冻干燥法、蒸馏水保藏法、传代法对马拉色菌保藏的效果,结果发现只有－80℃保藏能成功的复活所有的菌株。Deshmukh SK对239菌皮肤癣菌通过斜面传代法、蒸馏水悬浮法、矿物油法、二氧化硅干燥法、土壤保藏法及冷冻干燥保藏法

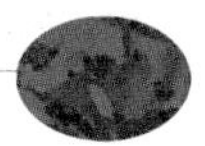

进行了对比，结果说明一些简单的方法如蒸馏水悬浮法，斜面接种法等复活率也达到了令人满意的效果。各个单位和实验室保藏条件也不尽相同，要根据自己的实际选择最科学、经济和有效的保藏方法。

参考文献

[1] 张爱梅，郭大城，王建丽，等. 国内菌种保藏材料及保藏方法研究现状. 河南预防医学杂志，2011，22(6)：405－407，412.

[2] Enoch DA, Ludlam HA, Brown NM. Invasive fungal infections: a review of epidemiology and management options. J Med Microbiol, 2006, 55(Pt7): 809－818.

[3] Clark TA, Hajjeh RA. Recent trends in the epidemiology of invasive mycoses. Curr Opin Infect Dis, 2002, 15(6): 569－574.

[4] Fernandez ACC, Diaz SLA, Ilnait ZMT, et al. Preservation of high risk fungal cultures of Histoplasma and Cryptococcus. Rev Cubana Med Trop, 2012, 64(1): 49－54.

[5] Richter DL. Revival of saprotrophic and mycorrhizal basidiomycete cultures after 20 years in cold storage in sterile water. Can J Microbiol, 2008, 54(8): 595－599.

[6] Bueno L, Gallardo R. Filamentous fungi preservation in distilled water. Rev Iberoam Micol, 1998, 15(3): 166－168.

[7] Borman AM, Szekely A, Campbell CK, et al. Evaluation of the viability of pathogenic filamentous fungi after prolonged storage in sterile water and review of recent published studies on storage methods. Mycopathologia, 2006, 161(6): 361－368.

[8] Qiangqiang Z, Jiajun W, Li L. Storage of fungi using sterile distilled water or lyophilization: comparison after 12 years. Mycoses, 1998, 41(5－6): 255－257.

[9] Bacelo KL, da CKR, Ferreira JC, et al. Biotype stability of Candida albicans isolates after culture storage determined by randomly amplified polymorphic DNA and phenotypical methods. Mycoses, 2010, 53(6): 468－474.

[10] Santos MJ, de Oliveira PC, Trufem SF. Morphological observations on Absidia corymbifera and Absidia blakesleeana strains preserved under mineral oil. Mycoses, 2003, 46(9－10): 402－406.

[11] Stielow JB, Vaas LA, Goker M, et al. Charcoal filter paper improves the viability of cryopreserved filamentous ectomycorrhizal and saprotrophic Basidiomycota and Ascomycota. Mycologia, 2012, 104(1): 324－330.

[12] Ferreti-de-Lima R, de-Moraes-Borba C. Viability, morphological characteristics and dimorphic ability of fungi preserved by different methods. Rev Iberoam Micol, 2001, 18(4): 191－196.

[13] Bond C. Cryopreservation of yeast cultures. Methods Mol Biol, 2007, 368: 109－117.

[14] Gujjari P, Muldrow T, Zhou JJ. Effect of cryopreservation protocols on the phenotypic stability of yeast. Cryo Letters, 2010, 31(3): 261－267.

[15] Smith D, Ryan MJ. The impact of OECD best practice on the validation of cryopreservation techniques for microorganisms. Cryo Letters, 2008, 29(1): 63－72.

[16] Palmfeldt J, Radstrom P, Hahn-Hagerdal B. Optimisation of initial cell concentration enhances freeze-drying tolerance of pseudomonas chlororaphis. Cryobiology, 2003, 47(1): 21－29.

[17] Bond C. Freeze-drying of yeast cultures. Methods Mol Biol, 2007, 368: 99－107.

[18] Tan CS, van Ingen CW, Stalpers JA. Freeze-drying fungi using a shelf freeze-drier. Methods Mol Biol, 2007, 368: 119－125.

[19] Cavalcante SC, Freitas RS, Vidal MS, et al. Evaluation of phenotypic and genotypic alterations induced by long periods of subculturing of cryptococcus neoformans strains. Mem Inst Oswaldo Cruz, 2007, 102(1): 41－47.

[20] Crespo MJ, Abarca ML, Cabanes FJ. Evaluation of different preservation and storage methods for malassezia spp. J Clin Microbiol, 2000, 38(10): 3872－3875.

[21] Deshmukh SK. The maintenance and preservation of keratinophilic fungi and related dermatophytes. Mycoses, 2003, 46(5－6): 203－207.

（邓淑文　廖万清）